郭霭春全集（卷十）

总主编　张伯礼　郭洪耀　郭洪图

中国分省医籍考（下册）

主编　郭霭春

编写　李紫溪　郭洪耀　高文柱

　　　高纪和　田乃姮　罗根海

全国百佳图书出版单位
中国中医药出版社
·北京·

图书在版编目（CIP）数据

中国分省医籍考 . 下册 / 郭霭春主编 . —北京：

中国中医药出版社，2021.4

（郭霭春全集；卷十）

ISBN 978-7-5132-6124-1

Ⅰ . ①中… Ⅱ . ①郭… Ⅲ . ①中医典籍 Ⅳ .

① R2-5

中国版本图书馆 CIP 数据核字（2020）第 010199 号

中国中医药出版社出版

北京经济技术开发区科创十三街 31 号院二区 8 号楼

邮政编码　100176

传真　010-64405721

山东临沂新华印刷物流集团有限责任公司印刷

各地新华书店经销

开本 710×1000　1/16　印张 72.25　彩插 0.25　字数 1323 千字

2021 年 4 月第 1 版　2021 年 4 月第 1 次印刷

书号　ISBN 978 - 7 - 5132 - 6124 - 1

定价　480.00 元

网址　www.cptcm.com

社 长 热 线　010-64405720

购 书 热 线　010-89535836

维 权 打 假　010-64405753

微信服务号　zgzyycbs

微商城网址　https://kdt.im/LIdUGr

官 方 微 博　http://e.weibo.com/cptcm

天猫旗舰店网址　https://zgzyycbs.tmall.com

如有印装质量问题请与本社出版部联系（010-64405510）

微信扫描下方二维码

查阅本书"书名索引""人名索引"

下　册

微信扫描下方二维码

查阅本书"书名索引""人名索引"

江西省

前　言

　　江西地处华南内地，其经济文化在隋唐以前似落后于黄河流域。随着我国政治形势的变化，自南宋以后，才逐渐成为文化发达地区之一。

　　中医药学的发展，历来与文化的发展紧密攸关。南宋以后，江西医学随着婺源文化的崛兴而昌盛起来。故宋、元、明、清四代，医家继踵，著作如林，为促进中医药学的发展做出了重要贡献。

　　宋代陈自明，承三世家传，长于妇科、外科，具有"世无难治之病，有不善治之医；药无难代之品，有不善代之人"的积极治疗思想。他并以"《产育宝庆集》纲领漫而无统，节目略而未备，医者不能探求遍览"为虑，因之采摭众书，附以家秘，编成《妇人大全良方》，为妇科有用之书。

　　元代危亦林，五世业医，不但家学渊源，并间有名师传授。至危氏以骨伤科、外科、五官科著名，他集其高祖以下五世所辑验方，撰成《世医得效方》，其中对骨伤科证治的论述，具有较高的学术价值。尤其悬吊复位法的运用成功，是世界伤科史上的创举。

　　明代龚应（廷）贤，传父龚信之业，以"良医济世，功与良相等"自勉。博考古方，穷源竟委，临证"决人生死，莫不奇中"。尝游大梁，救治时医不治之疫，而名噪中州。并有"医林状元"之誉。其所著《万病回春》诸书，对海内外医家颇有影响。

　　清代喻昌，学博才宏，不务名利，注重济世之学。为医能理论联系实际，著述多发前人之未备。深痛庸医误人，著《医门法律》，阐述治法，提示禁律，辨别疑似，剔抉幽微，使业医者审证用药既有所警，又有所循，猗欤伟哉。至所著《尚论篇》发挥仲景之遗蕴，《寓意草》提出"议病式"之规范，并在医学史上发出光辉。

　　江西名医，当不仅如上述，如崔嘉彦、王国瑞、王东野、争梴、汪绂、黄宫绣等，都是我国医学史上著名人物；至于医技精湛，闻名遐迩的乡里医生，更是举不胜举。本编对于他们的医学著作、医学行迹，亦都一一载录。

应该指出，江西婺源县是宋代理学家朱熹的故乡。考亭之学，一向受到封建王朝的推崇，因之明清两代文化一直受到它的影响。从本编来看，婺源医家甚多，医家著作竟达一百二十余种，占江西总数的四分之一，可见婺源文化对江西医学的发展不无影响，这也许是研究江西地方医学的特点所在。然乎？否乎？仅提出这一问题，希望读者们共同探讨，对于医学史的研究，似乎是有益的。

郭霭春　高文柱

一九八三年二月

目　录

江西省

第三类　伤寒　〔附〕金匮　温病

江西省

江西省

江西省

江西省

江西省

江
西
省

第一类　医经　〔附〕脏腑　运气

《内经旨要》　元　李季安

见民国三十六年《江西通志稿》卷三十《艺文略》。

《素问笺释》二卷　明　沈应善

见同治十二年《南昌府志》卷六十二《艺文·书目》。

道光四年《新建县志》卷四十三《人纪·方技》：沈应善，字嘉言，事亲至孝，亲没庐墓三年，屡试不售，感异梦，遂决去学医，师蜀人韩隐庵。初授《素问》《内经》诸书，研究不辍。徐进以导引之学，及秘藏诸方。三年别去，谓曰：九九之际，迟我于峨眉之麓，自是病者投剂辄效。岁疫则捐资贮药饵饮食，羁旅贫苦，闻声麇集。年八十一忽语家人曰：韩先生招以械，我将逝矣。寻沐浴而卒。著《素问笺释》二卷、《医贯集补》二卷。子长庚，为诸生。能世其学，注释《本草纲目》，同父书行世。

《素问灵枢合类》九卷　明　王九达

见乾隆二十一年《德安县志》卷九《艺文》。

同治十年《德安县志》卷十一《人物·方技》：王九达，字曰逵，德安人也。性疏放，不拘行检。游吴越间，爱三泖之胜，遂家焉。与云间诸君子笔墨酬倡，比之为陶九成、杨铁崖。而刻苦攻医，自悟心法。凡遇病治辄应手断除。某病、某经、某胜、某克、某逆、某邪、某标、某本、某生、某死、某日已，若候潮汐，一一不爽。崇祯间，典职太医。钱相国龙锡述其事甚详。所著有《素问灵枢合类》，又《心传九种》皆刻成书。何郎中万化、吴尚宝尔成，韩侍读敬序行之。晚年感秋风蓴脍之言，动念故里，归卒于家。

《灵素抄》　　清　陈辐

见顺治十七年《石城县志》卷十《艺文志》。

按：乾隆十年《石城县志》卷八《艺文·书目》及同治十二年《赣州府志》卷六十三《艺文志·书目》，并作《灵素草》。

《内经详释》　　清　彭子惠

见民国三十年《潍县志稿》卷三十七《艺文》。

同上《潍县志稿》卷三十二《人物·艺术》：彭子惠，字学祖，江西南昌人，与弟子岁精通医理。顺治初，流寓至潍。能治病于未发之前。夙与益都翟良玉华友善。子惠诊病，靡不洞见症结，为邑人丁肆夏预诊其脉，十年后必发疳症，已而果然。又能自决寿命，于某年某月卒，葬于潍。其子姓后行医胶州，子岁遂籍潍。绵延三世，医药皆效。又阅数世，始以科目起其家。

按：光绪三十三年《潍县乡土志》作《内经详解》。

《灵素阐义》　　清　彭子岁

见民国三十年《潍县志稿》卷三十七《艺文》。

《灵枢经注解》　　清　李相

见道光三年《金溪县志》卷七《书目》。

道光六年《金溪县志》卷十四《文苑》：李相，字作羹，铜岭人。性宽厚，处已有尺度。家饶于资，好宾客，其待人不以穷达久暂为高下，故合邑之士与之游，与弟楫同学而造尤深。仿先儒分年治经之法，择汉唐说经之粹者，与宋注相证明，务畅其义而止。古文则法欧曾，晚尤好王安石之文，尝手一编不置云。所著有《存斋类稿》《灵枢经注释》等书，藏于家。

《素问集注》　　清　陈壁文

同治十年《新昌县志》卷十九《人物·技术》：陈壁文，字任乡，天宝乡人。邑庠生，兼习岐黄，诊治多奇效。有贫病造请者，资赠之。著有《素问集注》。

《内经探微》二卷　　清　王桂元

民国十四年《婺源县志》卷三十五《人物·文苑》：王桂元，字邓林，清源人。性颖悟，十二龄遍诵四书六经。初习制艺，俱有法度可观。是年父殁，哀毁如成人。课蒙自给，未冠入泮，旋食饩。与胡水部雪蕉，齐太史梅麓肄业凤山，咸相推许。屡踬乡闱，乃潜心《内经》，探通其奥。诊决生死，明如烛照。全活无算。尤精《易》理，凡河、洛、理、数及《参同契》诸书，无不洞悉精蕴。其在馆，终日瞑坐，案上无一卷书，有问焉，则口讲指画，备极精详，故门墙多所成就。道光乙酉与修邑志，多所参证。著有《乔轩文集》四卷、《内经探微》二卷。子寅，字虎文，性循谨，善事亲。潜心经学，为文倚马立就。咸称为远到之材。制艺脍炙人口，惜不永年。著有《谷治堂稿》八卷。次子炳照，岁贡生。孙春榜，邑庠生。曾孙联甲，附贡生。皆能世其业。

《内经微言》三十卷　　清　黄其荣

见民国十三年《南丰县志》卷十一《艺文志》。

同上《南丰县志》卷二十八《人物传·文苑》：黄其荣，字涤仲。自幼力学，诗名书法，籍甚一时。少年食饩，有声庠序间。咸丰九年，发匪肆扰，其荣倡练乡团，保障梓里。邑侯上其功，保训导，历署吉安府教授、南昌府训导。尤精医学，著有《内经微言》三十卷。子文祥，字凤友，宣统二年恩贡生，学醇行笃，著有《求慊斋骈散文集》二十卷、《古今体诗》十六卷、《醉经心得》二十四卷。

《难经注解》四卷　　元　李晞范

见民国三十六年《江西通志稿》卷三十《艺文略》。

按：光绪七年《江西通志》卷一百五《艺文略》引倪灿《补元史艺文志》云：李晞范，崇仁人。

《难经说》　　元　谢缙绅

见民国三十六年《江西通志稿》卷三十《艺文略》。

按：光绪七年《江西通志》卷一百五《艺文略》引钱大昕《补元史艺文志》云：谢缙绅，字坚白，庐陵人。

《难经通解》四卷　　清　罗中极

见同治九年《南昌县志》卷二十六《艺文志·书目》。

《难经辑注》　　清　熊庆笏

见同治十一年《南康府志》卷二十《艺文》。

《难经辨微》　　清　尹嘉实

见同治十二年《雩都县志》卷十六《艺文·经籍》。

同治十二年《赣州府志》卷五十八《人物志·艺术》：尹嘉实，字公伦，先世雩都人。以医名赣城，尤精幼科，能活险逆诸症。一儿左颧发一痘，已起灌收靥，而烦躁不食。嘉实曰：此名贼痘，痘未出也，将复出，急投败毒散二剂，逾日乃发，遍体无隙处。所纂有《难经辨微》《脉诀辨微》《痘科诚求》《尹氏按验书》。

《内景微言》　　清　傅天锦

见光绪七年《江西通志》卷一百五《艺文略》。

《运气要览》　　宋　黄彦远

见道光六年《金溪县志》卷二十六《书目》。

同上《金溪县志》卷十二《忠义》：黄彦远，字思邈。性淳澹学，深于《易》。由上舍登政和二年进士，为平江府教授，宣和二年单骑之官。值睦州贼逼境，官吏宵遁。母饶氏闻难，遣人勉之曰：忠孝不两立，汝当死职，勿吾忧。彦远以义率士民守城，贼不敢犯。母亡，哀毁成疾，庐墓三年。服除，知吉水县事，归隐居东庵。时称忠孝之家。卒，祀忠义祠。

《天时运气》　　清　余绍宁

见乾隆二十四年《建昌府志》卷四十八《方技传》。

第二类　诊　法

《崔真人脉诀》一卷　　宋　崔嘉彦

见民国三十六年《江西通志稿》卷三十《艺文略》。

光绪七年《江西通志》卷一百五《艺文略》：旧本题紫虚真人撰，《四库全书存目提要》李杲校评：考紫虚真人为宋道士崔嘉彦。陶宗仪《辍耕录》称：宋淳熙中，南康崔紫虚隐君嘉彦，以《难经》于《六难》专言浮沉，于《九难》专言迟数，故用为宗，以统七表八里，而统万病，即此书也。宋以来诸家书目不著录，焦竑《国史经籍志》始载之，《东垣十书》取以冠首，李时珍已附入《濒湖脉学》中。至其旁注之评语，真出李杲与否，则无可征信矣。

《脉诀集解》十二卷　　宋　李子野

见道光三年《临川县志》卷三十一《艺文·著述》。

按：光绪七年《江西通志》卷一百五《艺文志》云、朱彝尊宋本《脉诀集解》跋，咸淳二年临川李駉子野，自号晞范子。

《注解叔和脉诀》　　宋　刘元宾

见同治十一年《安福县志》卷十八《艺文·书目》。

按：民国三十年《江西通志稿》作《注解叔和脉经》。

《脉要秘括》　　宋　刘元宾

见民国三十六年《江西通志稿》卷三十《艺文略》。

《脉髓》一卷　　元　李晞范

见民国三十六年《江西通志稿》卷三十《艺文略》。

《脉诀指要》　　元　姚宜仲

见光绪七年《江西通志》卷一百五《艺文略》。

《脉诀》　　元　刘开

正德《南康府志》卷六《隐逸》：刘开，字立久。习释老学，尝游庐山遇异人授以太素之诀，预知人之生死，诊脉即知其症，有《脉诀》行世。元帝召赴阙，赐号复真先生。卒于垒西古山。

《太素脉诀》一卷　　明　杨文德

见同治十一年《饶州府志》卷二十六《艺文·书目》。

同治九年《乐平县志》卷八《人物·方技》：杨文德，万全乡人。攻医，明初征诣太医院，洪武戊寅乞归田里，御书"种德"二字赐之。舟抵郡城，医者刘琮玉执贽请业，文德为讲岐黄心法，以《太素》授之。紫宫道士朱某疾，文德诊之曰不数剂愈，朱以银饮器谢之，文德却再三方受。中途长啸时，琮玉、子烈从行，问其故，文德曰：徒受其惠，明年春，肝木旺，脾土受克，疾当复作，至期果死。黄复昌疾，文德诊之曰一剂即瘥，官贵脉旺，秋当入仕，寻以当路荐，受丹阳令，余皆类此。所著有《太素脉诀》一卷。

《脉理灵通》　　明　刘绍先

见民国三十年《吉安县志》卷四十六《艺文志》。

同上《吉安县志》卷三十五《人物志·隐逸》：刘绍先，号秀溪。隍北人，好读书。构小轩宅旁，颜曰秀溪书屋，乡人称秀溪先生。著有《周易悟解》《脉理灵通》《随吟草》《壮游集》行世。孙溥、景泰进士。

《太素脉诀》　　明　赵铨

见光绪元年《吉安府志》卷四十五《艺文·书目》。

《脉诀抄》 清 陈辐

见顺治十七年《石城县志》卷十《艺文志》。

《脉诀删补》 清 邢增捷

见康熙二十二年《新昌县志》卷四《方技》。

《叔和脉经解》 清 彭子惠

见民国三十年《潍县志稿》卷三十七《艺文》。

《脉论》一卷 清 程志熙

道光六年《婺源县志》卷二十《人物·孝友》：程志熙，字赞虞，号凯堂。候补州同，知城西人。少习儒业，以父老患疯，忧惶侍药，遂绝意科名。父殁，哀逾礼。母前辄破涕慰母，后侍母疾，居丧皆至性异人。兄弟七，多客外，熙诲诸侄如己子。尝因亲疾，究岐黄术，著有《脉论》一卷，《治病杂论》一卷，多活人。又尝喜集诸孙谈明人经义，易箦时，语犹及之，遗命戒子孙毋忝先人。

《脉诀》 清 朱佩湘

见民国十四年《婺源县志》卷三十六《人物·黄彦》。

《脉经汇贯》 清 杨士恒

见同治九年《金谿县志》卷三十二《书目》。

《脉论》二卷 清 刘锴

见同治十年《南丰县志》卷三十三《艺文·书目》。

同上《南丰县志》卷二十五《人物》：刘锴，字尔惕，号存庐。生有至性，年五六岁时，闻人言古今孝子事，必请于父母曰：他日儿能为之否？七岁就塾，日诵数百言，每归，辄取所读书立诵父母前。父母有疾不食，则锴亦不食。年十二父卒，哀毁骨立。母曰：而不复念我耶？

江西省

1221

乃勉强馔粥。年二十，母有足疾，蹒跚勃窣行，日夜究草木药石性所宜。越一载，母足疾顿愈，遂以医名于世。母疾卒，痛不欲生，哀动路人。丧葬一准朱子家礼，三年不入内。待诸弟恩礼备至，训诲之，督责之，叔弟承道举丙午乡荐，错曰：可以稍见先人于地下矣。数十年不裂籍为异。错发未燥时，能书擘窠大字，笔法遒劲，人争藏矣，以为奇。从梁份游，读有用书，作古文雄深雅健，诗有三百篇遗意，但终身不忍读蓼莪什，言之辄泣然下。份之老且病也，呼而告曰：刘孝子善承父母志，师死，岂轻视耶。以丧事属取所著书毕授之。卒之日，哀毁如丧严父，经理其丧尽诚尽敬，人咸诧曰："刘孝子事师，亦如事父母也。"癸丑岁大祲，错竘出粟数十石以倡，拉士大夫，踵富室求出粟数千石，以赈饥者。叹曰：吾母好施与，斯举也，吾母其庶乎首肯于地下乎。得年六十有三，咸称之曰刘孝子云。所著有《明臣列传》《历论》医学等书。

《色脉真诠》　清　王定恒

见同治十年《万载县志》卷二十四《方技》。

《四诊述古》　清　章穆

见同治十年《鄱阳县志》卷二十四《经籍·书目》。

同上《鄱阳县志》卷十一《人物志·儒林》：章穆，字深远，晚号杏云老人。东北关人，邑诸生。性刚介，内行修饬，博学强记。读书必书于纸，每夜手抄五百字，寒暑无间。家素封，不善治生，唯富蓄书，初毁于火，再没于水，自言二十年来，无片纸可供獭祭。与人语经史子集及百家传说，默然不遗一字。尝晤其姻王定远，王亦博雅强记，相与数典七昼夜，语无复。精算学，从游者，学之弗能至，以是不传。善医，多治奇疾。年七十余，暴疹，未殁之夕，喃喃自诵句云："使星夜犯斗牛来，猿鸟忘机几见猜，莫悭老僧藏不得，昭陵玉匣有时开"。著有《四诊述古》《食物辨》《天文学》《算学》《礼乐志》《伤寒论》等书。

同上《鄱阳县志》卷十七《艺文志》：章杏云先生《四诊述古》序：凡人负特异之姿，迈古之材，其精神所至，则必有以用之。或大或小，或远或近，视乎其所遭际。抑或不幸不克施于时，而传之其人，笔之于书，犹将有以用之也。吾邑章杏云先生，博见洽闻士也。其初，家颇饶，蓄书甚富。先生勤于诵读，灯火达旦以为常。精心果力，务穷其微，以归于实用。生平读史恒数过，于历代兴衰治乱之故，与夫制作损益之源，无不了然于心，沛然于口。尤精于历算，其于授时大统绪，以及割图八线泰西之术，皆能明其立法之根，精其布算之法。悯医之失传，谓《灵》《素》之精深奥衍，非致力学专精，有无解者，莫明句义。因日夜研索其旨，证以张氏仲景之法，以明其用；集古今诸名医论著，参互考证，以衷于是。此《四诊述古》者，乃先生平日意与古会，不能自默，急欲述以示后人者也。不为无根之说，不徇流俗之诬，诚医家宝筏，寿世真诠。嗟乎先生，学贯今古，而名不出里闬，独赖此书之存，将来流播远近，使共明夫古人之意，而不为世俗所惑，于以起沉疴而登寿宇。庶几先生之所用于世者，其犹藉此戋戋者，可以无穷也。夫先生所著尚有三弧弦诸论，尝欲以其稿付予而未果。又有《调疾须知》《饮食辨》，今已刊行。而此书尚未流布，急抄而藏之，因为之序，以俟有力者之梓而传焉。

《扁鹊脉书》　　清　熊庆笏

见同治十一年《南康府志》卷二十《艺文》。

同上《南康府志》卷十八《人物》：熊庆笏，安义庠生，求为良医，以思有济，名重一时。著有《扁鹊脉书》《难经辑注》。

同治十年《安义县志》卷十六《杂志·佚事》：邑诸生熊叔陵，世家子。以父启谟挂吏议，停进取，遂肆力医学。在省有妇人死半日，叔陵以为有生意，启喉灌以药立起。又尝往筠卅道落瓦，有产死者行就木曰：是儿抓母心可救也。针之胎下，母子俱生。时金抚军患痼疾，闻其神，延诊，数剂愈，遂欲荐入太医院，叔陵谢焉。其视病，洞见五脏症结，治疾奇效甚多，不悉载。著有《扁鹊脉书》《难经辑注》，汪瑟庵为之序，以行世。

《男妇脉诀》一卷　　清　邹大麟

见同治十年《宜黄县志》卷三十七《人物·方技》。

《脉诀心传》　　清　张倬

见同治十一年《新昌县志》卷十九《人物·技术》。

《脉诀辨误》　清　余韠

见民国三十六年《江西通志稿》卷三十《艺文略》。

同治十一年《得兴县志》卷八《人物志·隐逸》：余韠，号鉴泉。在市人，监生。博览群书，善属文，屡试不售，遂弃举子业。筑小轩于城西菜圃中，莳花竹，养禽鱼，吟诗、围棋以自适。兼通岐黄，凡《灵枢》《素问》等书，靡不深究。尝自吟曰："物理闲中见，柴门草自春。浮云空过眼，白日去如轮。怕有虚名累，须求慧业新。萧然林处士，梅鹤自相亲。"其清旷之概可想。著有《闲居小草》《脉诀辨误》藏于家。

《脉诀全书》　清　余逢源

见民国三十六年《江西通志稿》卷三十《艺文略》。

同治十一年《德兴县志》卷八《人物志·方技》：余逢源，三十五都邑庠，与弟濂伊博观古今方书。凡用方全凭心悟，活人甚众。有以金谢者，厉声曰："余岂以术求金哉！"。著有《脉诀全书》。

《脉诀》　清　李文仪

见同治十二年《赣州府志》卷五十八《人物志·艺术》。

《脉诀辨微》　清　尹嘉实

见同治十二年《雩都县志》卷十六《艺文·经籍》。

《脉诀精言》　清　王圣瑞

同治十三年《九江府志》卷四十一《人物·方技》：王尚锦，字殿荣。父名圣瑞，瑞绍先业，医术益精，著有《脉诀精言》待梓。尚锦继父志，利济亦远。有疾粪飞虫者凡备三药而痊。九江巡道福泰患痼疾不治，服药即愈。赠"春满壶天"额榜其门。

《脉诀纂要》一卷　清　萧寻梅

见同治十三年《永宁县志》卷九《艺文》。

《脉法正宗》　　清　李承超

见光绪八年《婺源县志》卷五十五《艺文·典籍》。

同上《婺源县志》卷二十六《人物·文苑》：李承超，字逊卿。幼聪颖，四龄失怙，哀如成人。与祖母余，相依七岁。通举子业，弱冠后，锐志研经。屏去词章之学，博览群书，一名一物，务引先儒诸家之说，曲证旁通，折衷至当，并绘以图。一旦恍然曰：吾儒一生学问，岂徒事考据哉。由是悉心研理，一以朱子为宗，督学维铢沈公额以"世笃儒风"。祖母余善病，遂研究岐黄，著有《六经条考》《仪礼大略》《春秋大略》《读书日抄》《稽古随录》《切韵入门》《感兴诗阐义》《脉法正宗》《伤寒辨证》《医案》诸书，藏于家。《车制考误》一卷梓行世。同治癸酉旌表孝子。

《命理脉诀》　　清　王炳照

光绪八年《婺源县志》卷二十六《人物·风雅》：王炳照，字彦文，清源人，岁贡生。自幼嗜学，期继父志。凡六经、秦汉诸子百家无不探其蕴奥，为文绰有大家风力。尤精岐黄，兼命理。著有《命理脉诀》数卷。旁批《四书》《易经》，惜散佚无存。

第三类　伤　寒　〔附〕金匮　温病

《伤寒论》　　宋　刘元宾

见同治十一年《安福县志》卷十八《艺文·书目》。

《伤寒论》　　宋　王炎

见道光七年《徽州府志》卷十五《艺文志》。

乾隆二十二年《婺源县志》卷十五《人物·儒林》：王炎，字晦叔，武溪人。登乾道五年乙科，调鄂州崇阳簿。时张栻师江陵，闻而器之。秩满，授潭州教授。提学苏诩补一学职，炎辨之，苏忿欲易教武冈，炎遂投檄出关，诸生卷斋乞留不得，大帅李椿亲出关挽之，并车而回。苏悟乃以特立有守荐用，改秩宰岳之临湘，邑在芦苇中，萧条特甚，赋出无名。会朝廷下蠲减之令，条陈宿弊，得岁减三千八百余缗，邑赖以宽。通判临江军，三摄郡政，庭无留讼，除太学博士。寻以奉祠起知饶州，与郡使者不合去，改知湖州。湖甲浙右，素号难理，炎不畏强御，邸第贵介有挠政者，炎注于牍曰：汝为天子亲，乱天子法；炎为天子臣，正天子法。至今人诵之。卒以谤再奉祠，积官至军器监中奉大夫，赐金紫，封婺源男，卒于家。所著有《读易笔记》《尚书小传》行于世，《礼记》《论语》《孝经》《老子》皆有解，《春秋》有衍义，及《象数稽疑》《禹贡辨》《考工记》《乡饮礼酒仪》《诸经考疑》《编年通纪》《纪年提要》《天对解》《韩柳辨证》《伤寒论》，总曰《双溪类稿》。初著《易解》未竟病革，乃夜分祝天，愿须臾无死以成书，卒如其言。祀乡贤。

弘治十五年《徽州府志》卷七《人物·儒硕》：王炎自幼笃学，登乾道五年乙科，调四明户曹。丁母忧，再调鄂州崇阳簿……嘉定十一年卒于家，年八十一。

《伤寒钤法》十卷　　　宋　李浩

见同治九年《临川县志》卷五十《艺文·书目》。

道光三年《临川县志》卷二十二《人物·名臣》：李浩，字德远。其先世自南城徙临川，浩登绍圣十二年进士第……乾道十年起为秘阁修撰，夔路安抚，以疾卒，年六十一。诸司奏浩尽瘁其职以死，诏特赠集英殿修撰。浩天资质直，涵养浑厚，不以利害动其心。少力学为文辞，及壮益沉潜理义，与陆氏兄弟讲学象山，每以古人称之。立朝慨然以时事为己任，忠愤激烈，言切时弊，以此见忌，不致大用。平居未尝假人以辞色，不知者以为傲。或僭于上，上谓其无，他在朕前亦如此，非为傲者。小人惮之，诱以利禄，正色不回，谋害之者，无所不至。独赖上察其衷，始终全之，为郡尤洁己，自海南归，不载海南一物，祀乡贤祠。

《仲景伤寒论治法歌诀》　　元　周鼎

见民国三十年《吉安县志》卷四十六《艺文志》。

同上《吉安县志》卷三十五《人物志·儒林》：周鼎，字仲恒。大庾村人。其先自安成徙庐陵，至鼎益自奋励。从湜溪郭正表游，得考亭之传，因与闻伊洛微旨，时天下承平，鼎独言大势日趋于乱，著《济时十二策》及《战守》之书。其后汝颍兵动，江南受祸最酷，一一如其言。又有《诗书辨证》若干卷，《仲景伤寒论治法歌诀》《诗文日贞》一稿。

同上《吉安县志》卷三十五《人物志·隐逸》：周鼎，字德卿，晚号洞真处士，博览群书，善说辞。值宋祚将终，尝赞画守御。入元无意仕进，足迹半东南，达官贵人不一苟合，所至辄主僻陋隐约之家。工琴善射，独步江右，兼通医经。摄仲景伤寒论治法撰成歌诀，医家藉以悟疑辨惑，阴有活人之功，间造邻郡，访旧知，或留数月期年，清江彭氏尤所亲厚。泰定丁卯客其馆，剧饮朗吟数日，无疾而终，时年八十三。彭氏为经纪后事，舆论义之。

道光五年《庐陵县志》卷三十一《处士》：周鼎，字德卿，庐陵人。

《伤寒生意》四卷　　　元　熊景先

同治十二年《崇仁县志》卷九《艺文志》：景先潜心仲景之学，于

《伤寒论》多所发明。其言生意者，言由死中求生也。吴澄称其以儒学诂医理。

雍正七年《抚州府志》卷三十《方技》：熊景先，崇仁人，世业儒，而精于医。尝著《伤寒生意》，草庐、雪楼皆称其善。

康熙十二年《崇仁县志》卷四《杂传》：熊景先，字仲光。

按：光绪三十二年《抚州府志》卷八十《艺文志》作熊景光；民国三十六年《江西通志稿》卷三十《艺文略》作熊景元。

《张长沙伤寒论注》　明　王宣

见同治九年《金溪县志》卷三十二《书目》。

道光六年《金溪县志》卷十《儒林》：王宣，字化卿，一字虚舟，潘坊人。父客桐城而生。宣年二十还籍，补弟子员，仍家于桐。六十弃举业，专事著述。七十遭乱，去桐归故里。八十诸子皆亡，犹著而不辍。宣幼有异禀，而好为深湛要妙之思，自经、史而外，诸子百家、诗、赋、古文，以及阴阳律吕瞿昙岐黄之书，靡不覃精研思，竟委穷原而后已。自谓少治《诗》广搜博训，句比字栉，无程朱先入之见，尤邃于《易》。耄年遇乱，饥寒交迫，犹且披图指卦，食息与俱。与左光斗、曹履吉等以文行相督砺，方以智而下，皆北面受，所服膺者，唯罗汝芳。年八十四而卒。

《善读伤寒论》　明　傅白岑

见光绪三十二年《抚州府志》卷八十《艺文志》。

《伤寒指掌详解》　清　邢增捷

见康熙二十二年《新昌县志》卷四《方技》。

《尚论篇》八卷　清　喻昌

见同治十二年《南昌府志》卷六十二《艺文·书目》。

同上《南昌府志》按：《四库全书简明目录》云，因方有执《伤寒条辨》重为补正，而不达立言之旨者尚多，于是重定此书，叙明修改原委。

《伤寒后论》　清　喻昌

见道光二十七年《靖安县志》卷十一《寓贤》。

《张机伤寒分经注》　清　喻昌

见民国三十年《江西通志稿》卷三十《艺文略》。

《伤寒答问》　清　喻昌

见民国三十六年《江西通志稿》卷三十《艺文略》。

《伤寒论辨》　清　彭子惠

见民国三十年《潍县志稿》卷三十七《艺文》。

按：光绪三十三年《潍县乡土志》作《伤寒论》。

《张仲景医学》　清　万廷兰

见光绪七年《江西通志》卷一百五《艺文略》。

道光二十八年《南昌县志》卷二十二《文苑》：万廷兰，字芝堂，号梅皋。合炵里人。乾隆庚午优贡，壬申举顺天乡试，联捷进士。改庶吉士散馆，改知县，授直隶怀柔知县。初政卓然，调宛平，丁内艰，服阕补献县，县当几道，徭役起，多派民车应用，吏胥追呼勒索，扰累甚。廷兰莅任，即禁绝之。俗好讼，恒以妇女诈控为能，讯虚，罚其夫，风少止。建立万春书院，修河间献王陵庙，聘名儒纂修县志，士风丕振。旋调办永定河堤，工事竣，擢通州牧，通为粮艘汇集之区，廷兰察其利弊，陈便宜数事。今漕船抵通，无有搁滞，皆其惠也。丁亥因邻邑事株连，系请室十五载，日吟咏，著述自娱。癸卯岁，奉特旨，省释归里，后益潜心经籍，启牖后学，年登耄耋，犹娓娓弗衰。累主大郡讲席，成就者甚伙。南昌府县志，皆一手纂辑，考核详备，至今赖之。卒年八十有九。所著有《俪紫轩诗刻》《十一经初学读本》《太平寰宇记补阙》《元遗山诗选》《东坡诗选》《大清一统志表》《张仲景医学》诸书，各若干卷。

《仲景伤寒论》　清　萧德

同治十二年《庐陵县志》卷三十五《行谊》：萧德，仕洲人，监生。性孝友，亲相继殁，哭之恸死而苏者数次。生平负才气，淹贯经史，旁及医学、算术，应乾隆丁酉乡试，以策陈时事被黜。好游山水，足迹半天下，遇胜境辄吟哦忘倦。晚年犹携仆，囊汉书一册游蜀，见贫病者，散钱施药。著有《邃堂说诗》《雪梅山馆诗文集》《东湖咏古诗》《仲景伤寒论》。

《伤寒论注》十一卷　　清　刘宏璧

见同治九年《南昌县志》卷二十六《艺文志·书目》。

《伤寒括注》　清　艾芬

见同治九年《武宁县志》卷二十七《艺文·书籍》。

《伤寒论》　清　章穆

见同治十年《鄱阳县志》卷二十四《经籍书目》。

《伤寒汇集》一卷　　清　邹大麟

见同治十年《宜黄县志》卷四十四《艺文》。

同上《宜黄县志》卷三十七《人物·方技》：邹大麟，字玉书。监生，待四都人。体孱弱，养疴狮石书舍，因习岐黄之术，公颖悟过人，不籍师承，冥心独契。凡《灵》《素》之阃奥，《肘后》《千金》之秘钥，登其堂而唪其蕆，于此道不啻三折肱矣。平日以济人为念，踵门而求诊者，延之立至，其无力者以药施之。决人生死如神，《周礼》所谓十全为上者，其庶几焉。尝有一贫家妇，分娩子未下，而血涌晕绝，其家殓而将瘗之。公偶值于途，视其渗血滴地，色颇鲜，顾谓其夫曰："忍哉，子活埋人耶"。夫诧之。公曰："亟舁归，启棺以待，吾能生之。"少选，公至扪其心微温，出银针，揣其浅深，当心而刺之，针甫入，而子出，妇亦徐苏。诘其故，公曰："儿在母腹中，手持心胞络，针入儿痛而始释，故立下，母子俱活"。当时有锜十九神仙之称。又崇仁金万盛有异疾，遍体发痒，搔之乃止，肤如蛇蜕，历诊不瘳。问治于公，公曰：毋须药，令其妇，取红米粥皮饮之，霍然而愈。询其故，公曰："凡物皆有精华，皆浮于上。粥皮者，米谷之精华也，养阴润燥。红者入血分也，以皮理皮，以类从。胡怪焉！又族人抱痼疾，公授之方，嘱服百剂，服半疾如故。闻皖省汪公名昂者，江南名医也。不远千里，亲叩其门，汪示以方，与公方不差厘毫，唯一引不同耳。其人嘿然，徐曰："此方何济，某早服数十剂矣"！汪错愕，某告以故，汪乃叹服，公生平治病，不执故方，时出新意，皆类此。著有《伤寒汇集》《男妇脉诀》各一卷，待梓。

《伤寒发微》　清　邬有坦

见民国六年《盐乘》卷十《艺文志》。

《伤寒辑要》　清　曾秉豫

见光绪七年《江西通志》卷一百五《艺文略》。

同治十年《南丰县志》卷二十五《人物》：曾秉豫，字悦生，号严斋。工诗琴，精技击，避乱杏山途中，遇佳山水，辄藉草鼓一二操。林间盗出，攫其行李去，豫仓卒手一篦连仆之，还鼓自若。与兄秉乾怡怡友爱，奉母氏谭，守节北堂者四十六年。母殁，兄弟哀毁骨立，庐墓蔬食，因讲求方书，著《伤寒辑要》行于世。

《伤寒集》　清　舒诏

光绪二十五年补刻同治十年《进贤县志》卷十九《人物·方技》：舒诏，字驰远。由监生考授州判，注有《伤寒集》与《六经定法》行世。

《六经定法》　清　舒诏

光绪二十五年补刻同治十年《进贤县志》卷十九《人物·方技》。

《伤寒纪效书》　清　刘士材

同治十三年《九江府志》卷四十一《人物·方技》：刘士材，号挺生。祖父单传七代，至材慨然有济世心，专精医理。凡治病诊即痊，请即往，必俟其人全愈而始安，一时救活者甚众，至今子列黉宫，孙林立。

咸谓医治之报云。著有《伤寒纪效书》待梓，化邑贡生何之曙为立传。

《伤寒辨证》　清　李承超

见光绪八年《婺源县志》卷五十五《艺文·典籍》。

《伤寒翼》　清　余述祖

见光绪八年《婺源县志》卷二十六《人物·文苑》。

《伤寒旁训》　清　詹之吉

光绪八年《婺源县志》卷二十六《人物·风雅》：詹之吉，字润初，龙湾人，庠生。资敏力学，涉猎群书，屡踬棘闱，家居课读。精通医术。汇纂《策学集成》《春秋比类汇参》《春秋提要》《周易发蒙》《伤寒旁训》《金匮旁训》《杂证汇要》等卷藏于家。朱学宪额以"士林表率"。

《伤寒症》　清　潘文元

见光绪八年《婺源县志》卷二十六《人物·风雅》。

《尚论篇注》　清　江龙锡

光绪三十年《常昭合志稿》卷四十《游寓志·喻昌传》：江龙锡，字策旗，婺源诸生。从昌受医，注昌所著《尚论篇》。

《伤寒病症笺释》　清　文锦华

民国二十四年《昭萍志略》卷九《人物志·列传》：文锦华，字朴楼，为处士瑞庭季子。瑞庭慈善，尝罄家资重修荷尧市桥梁金鱼石义渡。并酿金善后，创文昌惜字会，砌石建亭塔四。凡地方义举，见辄勇为，一乡称善士焉。生锦华，聪颖好学，记诵博洽。己丑领乡荐授教职未就，丙午就职直隶州州同，分发湖南历辨办岳州、水厘、长沙、益阳、湘阴、平江、浏阳等县学警财政诸差。屡查办民刑重案，署理武冈州、分州事，兴教劝学，设警锄奸。有杨某父子居显要，执门弟子礼，寿以千金，锦华笑却之。杨子谋夺竹工宋氏妻，宋抵署鸣冤，锦华不畏强围，申详褫辨，断还原娶，罚偿重金，民皆称快。及瓜代回省，而武汉事起，诏下逊位，遂赋归田。创办西区高小学校，提倡教育。时复临池染翰，倚树吟诗，消遣世虑。兼精岐黄术，遇瘟疫流行，制送丸药，疗治多奇效。乙未旱灾，办赈救济。庚申境遭匪乱，兵至欲烧环山民居，冒险陈说，始免玉石俱焚、人谓慈祥恺悌，克承先志。著有《桐阴晚唱》《宦囊诗稿》《伤寒病症笺释》等集，卒年七十有八。

《伤寒三字诀》　　清　谢养源

民国三十七年《丰城县志》卷二十三《人物志·方技》：谢养源，号静安，泉港乡人。父心斋，商湘之华容，有隐德。公生而歧嶷，攻苦力学，弱冠入县庠，既而三荐不售，幡然改计。曰：范文正有言，不为良相，便为良医，其仁民爱物一也。乃穷搜典籍《内》《难》各经，罔不窥其奥蕴，而尤寝馈《金匮》《伤寒论》。每疟痢流行，莫不着手奏效，全活甚众，远近德之。晚年，杜门乐饥，手不释卷。所著有《伤寒三字诀》《金匮指南》均待梓。年七十六，无疾而终，子五，思忠以医学继父志，思信邑庠生，孙男十余，现惠卿、仪卿、均服务于本县县府。

《金匮绎》二卷　　清　罗中极

见同治九年《南昌县志》卷二十六《艺文志·书目》。

《金匮旁训》　　清　詹之吉

见光绪八年《婺源县志》卷二十六《人物·风雅》。

《金匮指南》　　清　谢养源

见民国三十七年《丰城县志》卷二十三《人物志·方技》。

《温症语录》　　清　喻昌

见民国三十六年《江西通志稿》卷三十《艺文略》。

《燥湿论》一卷　　清　余国珮

见光绪八年《婺源县志》卷三十五《人物·义行》。

第四类　本　草

《辨灵药经》　　汉　张道龄

见民国三十六年《江西通志稿》卷三十《艺文略》。

《入药镜》　　唐　崔隐士

见民国三十六年《江西通志稿》卷三十《艺文略》。

光绪七年《江西通志》卷一百五《艺文略》：南昌郡乘唐隐士崔姓，自分宁游至此，值城中患疫，隐士以丹掷井，折柳示人汲饮，病者即愈。有《入药镜》一篇。或云：唐宁宗得奇疾，诸医不效。忽见道人卖药于都市，一粒而愈。问其姓氏，曰：臣豫章人，崔姓。俄不知所往。

《凤池本草》　　唐　彭蟾

见民国二十八年《宜春县志》卷二十《艺文志》。

雍正十二年增补康熙四十七年《宜春县志》卷五《隐逸》：彭蟾，字东瞻。好学不仕，以处士称。重修《唐韵》，及著《凤池本草》《庙堂龟鉴》，共一百二十卷。有诗十一首，见《宜春集》。

《本草释义》　　宋　练谦

见民国三十六年《江西通志稿》卷三十《艺文略》。

同治十一年《德兴县志》卷八《名臣》：练谦，字孟叔。从董槃涧游，由婺迁德之海。以嘉泰甲子举乡试魁，与三舍生材选。后从张忠愍公使金，金人幽之，经越月，公作苏武仗节歌示意，金立知不可屈，释之。上嘉其忠义，诏赠承务郎，秘书省正字。著《四书疑问》《本草释义》。

《禅本草》　　宋　文雅

同治十三年《九江府志》卷五十一《杂类·仙释》：文雅，嗣临济宗，开法匡庐慧日寺。所著有《禅本草》，继至主席者有明禅师。

《活国本草》　　宋　胡铨

见民国三十六年《江西通志稿》卷三十《艺文略》。

按：据上《志》云：胡铨，庐陵人。

《本草经疏》　　元　王平

见民国三十六年《江西通志稿》卷三十《艺文略》。

同上《江西通志稿》卷九《工技》：王东野，精方脉，尝著《本草经》。当时知名，任太医院御医。虞文靖、揭文安、陈云楼、刘申斋、赵子昂咸与之交，而尤厚赵魏公。以本官致仕归，邑人旷处良传其学。卒为名医。处良曾孙，世儦精医术，士大夫重之。至为之语曰：命非景儒不谈，药非世儦不服。景儒姓刘氏，精星术。今旷氏医学世其家。

道光五年《庐陵县志》卷三十八《方技》：王平，字东野，庐陵人。精方脉，尝注本草经，治病能起沉痼，当时知名，为太医院御医，虞集、揭傒斯、程钜夫咸重之，而尤厚赵孟頫，以本官致仕归。

《本草纲目注释》　　明　沈长庚

见同治十二年《南昌府志》卷六十二《艺文·书目》。

《药性标本》十卷　　明　吴文献

见乾隆元年《江南通志》卷一百九十二《艺文志》。

康熙三十八年《徽州府志》卷十七《人物志·方技》：吴文献，字三石。婺源花桥人，邑诸生。殚精百家、医学及《素问》等书。所著有《三石医教》四十卷、《药性标本》十卷。

乾隆二十二年《婺源县志》卷十三《人物·方技》：吴文献，字三石。幼好学岐黄术，既补邑诸生，犹不废方书，谓古人不为良相则为良医。竟辞博士业，殚精医学。所著有《三石医教》四十卷、《药性标本》

十卷，洪侍御觉山，余司徒中宇序之。从孙性情，克绍其艺。

《野菜博录》四卷　　明　鲍山

见道光十年《安徽通志》卷二百五十《艺文》。

民国三十六年《江西通志稿》卷三十《艺文略》：鲍山，字元则。尝入黄山，筑室白龙潭上七年，备尝野蔬诸味，因次其品汇，别其性味，详其调制，著为是编。分草部二卷、木部二卷，并图绘其形，以备荒岁。盖明末之造，饥馑相仍，山作此书，亦仁者之用心。

《药性抄》　　清　陈辐

见顺治十七年《石城县志》卷十《艺文志》。

按：乾隆十年《石城县志》卷八《艺文·书目》，及同治十二年《赣州府志》卷六十三《艺文志·书目》并作《药性赋》。

《本草辑要》　　清　邢增捷

见康熙二十二年《新昌县志》卷四《方技》。

《药谱明疗》三十卷　　清　黄云师

见同治十一年《德化县志》卷四十一《艺文》。

乾隆四十五年《德化县志》卷八《艺文》：《药谱明疗》三十卷，云师自为序：刺取《本草纲目》而为此书，于物摭其精，于方名传其信。而论辩也，核以博，其引据今古也，旁通而不诬。惧人生，故严于金石，重伤物命，独简于禽虫，此三世之一书耳，而针灸、脉法皆不在。号曰明疗，是何异于入武库拈弄五兵，而浪称能战。拾陶猗之货历，遂偃然称雄里闬，夸素封，可不可也。书起于甲寅仲秋月，终于日回翔谱药中，盖余之所得为者止此。医者意也，然药有一定之性，以药治人有一定之理。生人者不越乎阴阳，有阴中之阳，有阳中之阴。为阴阳贼者，不越乎虚实，有虚中之实，有实中之虚。别虚实者，不越乎感伤。有伤中之感，有感中之伤。中伤感者莫毒乎风火，有风中之火，有火中之风。为风火所乘者不越乎轻重，有轻中之重，有重中之轻。衡轻重者不越乎补泄，有补中之泄，有泄中之补。凡若此者，不可以不明也。人七尺躯耳，万病之乘，不可胜穷矣。五行五味之变。不可胜极矣。南与北异气，今与古异时，后与先异候，执古方以治今病，执今药以就古方，执今所非时、非地、非法制之药，以治今不可胜穷之病，虽卢扁亦无以神其术，而况于粗工之笈笈者乎？是故明疗莫良于明理，理明则可以推吾意之所为。病起于亢，以药投之则承，此善识病理者也。以药投之不承而仍亢，岂所称识病理乎？故药无贵贱，在审其病理而缓急布之。病理明，虽贱如溲勃尘垓，皆可奏功；病理不明，即葿苄蓍苓径居上品，亦不免为杀人之具。杨子云曰：御失其道，则天下徂诈咸作敌，呜呼，岂独医哉！

同治十三年《九江府志》卷三十二《人物·名臣》：黄云师，字非云，一字雷岸。崇祯庚午进士，授给事中，历吏户刑兵四科。抗疏甄别京卿，凡所指陈，详明剀切，为冢宰郑元岳所器重。催楚粤饷，题免郧襄诸郡，逋欠三十六万有奇。寻归，卜居莲花峰下，杜门著述。有《周易载》二十卷、《三礼会通》三十卷、《砚北堂说书》二十卷、《正史钩英》三十卷、《壬癸疏草》二卷、《金刚强说》《岸栖志》四十卷、《无择言》四十卷、《黄氏玉璧》二十卷、《药谱明疗》三十卷，《珠林如意》十卷、《说文鸠异》四卷、《灵族小史》一卷、《相读》《岁妆宾苑》各一卷等书。

《本草详节》 清 闵钺

见道光四年《奉新县志》卷十一《艺文·书目》。

《本草正误》 清 俞塞

民国二十五年《皖志列传稿》卷二《本传》：俞塞，字吾体，号无害，婺源人也。性孝友，好读书，有所得，时时顾影独笑，坐达旦忘寐。尝语人曰：使我为伊、周难，为孔、颜易。或疑之曰：士不得志，必不能为伊、周，我欲为孔、颜，孔颜即我心，孰能御之哉。又：士不知命，日趋利避害，惑也。塞将之邑，宿舂粮，具财贿。出门，遇饿夫于道，哀其穷，倾囊与之。已而念曰：我饿将如何。未几，渴饮于泉，甫掬水，见遗金一铢，掇视之，适如向与饿夫数，塞以是得不饿。比归，念古者不拾遗金，奈何见利而忘义。复出友人之赠塞者，如数置泉侧。闻者迁之。塞自信益笃，终岁旅食，不苟受一钱，衣敝履决，处之宴如也。善饮酒，酒酣，抵掌读古今成败，歔歙流涕。与人交，柴立不阿附。其人或非类，虽厚遇塞，塞引避。乃若志道同者，一言投契，死生患难不易节。平居见理明，持论峻，耻随俗轩轾。方避乱信州时，邂逅张别山同敞，同敞故江陵相国裔也。一日问塞：先相国本末俱在，史氏奈何为深文？塞曰：世或诋相国奸，过也，塞以为权相耳。然权之去奸，间不容发，惜乎当日不勉为贤相，贻世口实。同敞默不应，然心是塞言。既抵闽，召塞往，以母老辞。居白下，窘甚。有巨猾，所亲操书币，请塞为子授经，郤不报。学博方圣羽称之曰：俞子孤情高寄，见地直捷，当在象石右。安贫守道、独立不惧，斩断名根，本体中无丝毫夹杂，尤不可几也。又以善病，涉览岐黄。辑《医易》，自谓医不通易则术不精，决诸症多奇中。卒年五十。葬长千里破山之南，勒其碑曰：故处士俞塞之墓。塞贫未娶，弟早世，皆无后。所著《易寱》《诗起》《四书心诂》《续横浦论语颂》《理学资深录》《枢堂近语录》《四学辨疑》《本草正误》《医易》及《序记书牍杂记》若干卷，皆不传。存者《五七言近体》。

《本草求真》八卷　　　清　黄宫绣

见同治十年《宜黄县志》卷四十四《艺文》。

《本草记物》　　　清　罗克藻

见同治十年《星子县志》卷十三《艺文》。

《本草类编》　　　清　江宗淇

见同治六年补刻道光四年《信丰县志续编》卷十六《外志》。

《入药毂》　　　清　程如鲲

道光六年《婺源县志》卷十九《人物·孝友》：程如鲲，字斗垣。溪源人。父因租逋，遣其母孙氏子古坑，鲲时年十二，抱母号泣曰：儿不能反母，誓不为人。父后别娶。鲲业医有声，家道起，谂古坑子消乏，乃以所蓄二百余金畀弟如鳌，合挈妻子居贾乐平，便于养母，未几荡析，鲲不得已，泣请父迎母归，别室居养，以承父欢。既为长子士尧毕婚，随为侄士金完娶，周旋三亲无闲言，时比诸朱寿昌。临没谓其子曰：汝父德薄，虽不足法，然生平行事，无一不以孝友为心，汝曹能守此勿替，乃为养志，遂书养志二字遗之。著有《入药彀》《痘科中庸》二书。

《本草督经》　清　王燧周

见道光六年《婺源县志》卷二十《人物·孝友》。

《本草汇编》　清　龚国琦

见民国三十六年《江西通志稿》卷三十《艺文略》。

同治九年《南昌县志》卷二十六《艺文志·书目》，沈麟《读易闲吟》跋：龚于景仁，为南昌名族子。幼习制艺，艰于进取，遂淹学而精于岐黄。古今有言，不为良相，当为良医，盖可以济世利民，用行吾志，又安借一领青衿为荣耶。暇复涉入诗学，而能道性情。兹一编，乃其旅寓袁阳，所与友朋唱酬，登览山川，流连花月，每良辰佳境，即赋诗以纪胜。自此而登唐人之堂，以续江西诗派定有日也。

《博爱轩药论》　清　王定恒

见同治十年《万载县志》卷二十四《方技》。

《本草求真》二卷　清　赖宗益

见同治十一年《赣县志》卷四十七《艺文志》。

同治十二年《赣州府志》卷五十八《人物志·艺术》：赖宗益，赣县人，诸生。晚年习医，疗病不问贫富，远近延治皆应之。著《本草求真》藏于家。年八十一卒。

《本草药性》　清　陈翰

同治十二年《义宁州志》卷二十五《人物志·孝友》：陈翰，字尊汀，别字未堂。崇乡远溪人，增广生。性至孝，母侯氏病剧，汤药亲调，衣不解带者累月。兄弟怡怡一堂，诗酒琴棋，风雨酬唱，析产时，取硗让肥，不以为意。生平无他嗜好，经史外，潜心医理。欲死不死，人不能医，问其方，服之立已。贫病无措，给以药饵，不问偿。里中至今颂之。著有《本草药性》《主治订要》五卷。

《药性分经》　清　盛壮

同治十二年《南昌府志》卷五十二《人物·隐逸》：盛壮，号研家，武宁人，字云先生裔也。自幼习为古文，雅尚清高，不慕仕进，隐居不羊洞数十年，放怀山水之间，吟咏自得。精岐黄，时施药饵以济人。著有《研家诗稿》《药性分经》行世。

《本草衍句》　清　黄光霁

民国十四年《婺源县志》卷四十九《人物·方技》：黄光霁，字步周，潢川监生。少失怙恃，大父流钟爱之。习岐黄术，既精，活人甚众。金陵、姑苏俱著名，著《本草衍句》，人以董奉目之。因绘春满杏林图，题咏者，皆一时知名士。景侍郎濂额以"杏林春永"。

《本草摘要》　清　程履丰

民国十四年《婺源县志》卷二十四《人物·宦绩》：程履丰，字宅西，号苣田，城东人。七岁失怙，母石氏，苦节教养，弱冠游庠食饩，事母孝。同治甲子，由优贡知县签发甘肃制府左，延办文案，奏牍多出其手。己巳委署秦安，兼西征粮台，督办民团，联络五十三堡，练勇范军兵变，赖以无患。嗣杨军兵溃入境，畏丰无敢犯，乱后境内患狼，庚午大旱，均为文祷城隍，患除，雨沛，左制帅赠"霖雨苍生"额。秦士诗赋素拙，捐廉复，景权书院，刊《食破砚斋赋》教之。拔安维峻、赵文源、王锡蒲等入署亲为教授，后皆入仕，卓著政声。升补静宁州。秦民立《去思碑》。在静屡雪冤狱，裁货厘、禁罂粟、垦荒安回。以勤明干练升补泾州，静民爱戴一如秦民。泾为陕入甘首冲，差费向无定章，各属视泾为准，丰条陈上宪，一省赖之。差使往来向住民房，丰就瓦云驿捐廉建公馆。他如劝农兴学，除暴安良，尤多善政。上台拟升庆阳知府，丰闻，急请假归。归后不入公门，闭户著书，以医济人，《甘肃省志》祀名宦。著有《陇上鸿泥出岫吟草》《食破砚斋赋》俱已刊行。又《四书多识录》《五经异文考》《文选集锦》《全唐诗韵》《薮沃成对偶》《历代六言诗钞》《本草摘要》均待梓。

《本草释名》二卷　　清　俞启华

见光绪八年《婺源县志》卷四十一《人物·方技》。

按：同上《婺源县志》卷五十五《艺文·典籍》作《本草释古》。

《药性捷诀》一卷　　清　何第松

见光绪八年《婺源县志》卷四十一《人物·方技》。

《本草经注》　　清　姜璜

民国十三年《南丰县志》卷三十二《人物传·方技》：姜璜，字怀滨。好读书，得先世秘传，以医著。邃通脉理，能指下决人生死不稍爽，妇科全活尤众，名噪甚，踵请无虚日。邑侯王之晋赠以诗，有"传家本草经能著，活国磻溪隐待征"之句。著有《本草经注》待梓。

《本草歌》　　清　胡翔凤

见民国十四年《婺源县志》卷三十六《人物·黉彦》。

《土药类志》　　清　许安澜

见民国二十四年《昭萍志略》卷十一《艺文志·书目》。

《中国药理篇》　　清　李克蕙

见民国三十七年《丰城县志》卷二十三《人物志·方技》。

第五类　针　灸　〔附〕推拿

《洞天针灸经》　宋　刘元宾

见同治十一年《安福县志》卷十八《艺文·书目》。

《扁鹊神应针灸玉龙经》一卷　元　王国瑞

见道光七年《徽州府志》卷十五《艺文志》。

道光十年《安徽通志》卷二百五十一《艺文志》:《四库目录提要》云：其书专论针灸之法，首为一百二十穴，《玉龙歌》八十五首，次为注解《标幽赋》一篇，次为《天星十一穴歌诀》十二首，次为《人神尻神太乙九宫歌诀》，次为《六十六穴治证》，次为《子午流注心要秘诀》，次又附以《针灸歌》及《杂录切要》，后有天历二年国瑞弟子周仲良序。

民国三十六年《江西通志稿》卷三十《艺文略》：其书……托名扁鹊者，重其道而神之。其中名目颇涉鄙俚，文义亦多浅近，不出方技家之鄙习。而专门之学，具有授受，剖析简要，循览易明。非精于斯事者，亦不能言之切当若是也。

《针灸图记》　清　彭子岁

见民国三十年《潍县志稿》卷三十七《艺文》。

《经穴分寸歌》一卷　清　何第松

见民国十四年《婺源县志》卷六十四《艺文·典籍》。

光绪八年《婺源县志》卷四十一《人物·方技》：何第松，字任迁，高仓人。少读书，年弱冠，二弟俱亡，父母因伤成疾，松侍汤药四十余日。父病愈，母成痛，延医不效，因弃儒就医，遍求方书，精心研究。

阅四年，母病愈。后医学愈精，药下病除，活人无算。贫无力售药者资助之。著有《经穴分寸歌》《针灸诀歌》《药性捷诀》各一卷。

《针灸诀歌》一卷　　清　何第松

见光绪八年《婺源县志》卷四十一《人物·方技》。

《针盘释义》　　清　张宿

见民国三十六年《江西通志稿》卷三十《艺文略》。

《推拿秘诀》　　清　姚典

同治十二年《广信府志》卷九《人物·方技》：贵溪庠生姚典，字训亭。多才艺，尤精于医，善推拿法。尝有小儿濒死置诸地，适自外归，为之推拿即活。又有受重湿者，令坐地上围之以火，汗出，不药而愈。著有《推拿秘诀》及《风鉴演禽》《奇门六壬》等书，兵燹后其稿皆失。

《十二时辰血脉歌》　　清　陈瀚琇

民国三十七年《丰城县志》卷二十三《人物志·方技》：陈瀚琇，字福绅，小港乡大烍人，生于嘉庆二十四年。性好游侠，弱冠时，学于少林禅师德灿嫡派之饶森荣，授有正面背面穴道全图秘本，及小手扣拿点穴秘法。道咸之际，长发军窜河口镇，走避不及被执。与被掳数十人同拘于一室，以竹竿贯穿其发辫，悬于梁间。君乘夜深月明之际，鼓勇毁竿，脱诸被掳人于险，走未半里，长发军多人，鸣火执仗追至，君力格十余人，跃入树林中树杪，始行脱险。诸被掳人，多被截回，君虽逃归，然已饱受惊恐。嗣后遂隐于商，设估衣肆于宜春，创家立业，不复作游侠行为。有时以医治跌打损伤、为人方便，但不受给与。著有《十二时辰血脉歌》《三十六桩歌》《小手扣拿点穴医方》《封血止痛秘诀》并言十二时辰，乃小手扣拿至限期，扣拿有三日、七日、十五日见伤之别，若点人字穴及盆弦穴，则立即见伤。小手扣拿，三寸一小穴，五寸一大穴，后学谨志，只可用药，不可用手云云，其存心忠厚之至。其子孝钧，仅传授其药方，未传授其举术，小手扣拿点穴秘法，遂已失传，殁于光绪甲申十年，享年六十有七，其秘传药方桩法犹存于家待梓，余特表而出之，以光祖德云。

《小手扣拿点穴医方》　　清　陈瀚琇

见民国三十七年《丰城县志》卷二十三《人物志·方技》。

《封血止痛秘诀》　　清　陈瀚琇

见民国三十七年《丰城县志》卷二十三《人物志·方技》。

第六类　方　论

《神巧万金方》　　宋　刘元宾

见同治十一年《安福县志》卷十八《艺文·书目》。

同上《安福县志》卷十三《人物·方技》：刘元宾，西乡人。连举解试，任潭州司理。通阴阳医药术，真宗试之屡验，赐名通真子。所著有《集正历》《横天卦图》《神巧万金方》《注解叔和脉诀》《伤寒论》《洞天针灸经》。

《明效方》五卷　　宋　晏传正

见道光三年《临川县志》卷三十一《艺文·著述》。

《洪氏方》一卷　　宋　洪（佚名）

光绪七年《江西通志》卷一百五《艺文略》:《直斋书录解题》云：洪氏，鄱阳人。

《应验方》　　宋　曾敏行

光绪七年《江西通志》卷一百五《艺文略》：曾敏行，字达臣，吉水人。

《黄农隰绪》　　宋　许奇

见光绪七年《江西通志》卷一百五《艺文略》。

同治十二年《新喻县志》卷十一《方技》：许奇，字彦国，开封人。幼习儒不第，遂弃举子业。精医学，补太医院判。建炎中，孟太后如虔，奇扈驾，因沂流至渝，遂家焉。乾道五年，上以骑射伤明，令所在贡医，有司以奇应，因奏曰：兴复之举，任能为大，骑射细事也，愿勿学，上然之，擢院使。年八十七。所著有《黄农噩绪》藏于家。周益国公必大为序。

《集验方》五卷　　宋　洪遵

见光绪七年《江西通志》卷一百五《艺文略》。

道光四年《鄱阳县志》卷二十二《人物志·名臣》：洪遵，字景岩，皓仲子。以父荫补承务郎，与兄适同赐进士出身。高宗以皓远使擢为秘书省正字。中兴以来，词科中选即入馆，自遵始。皓南还，与朝论异，出守。遵遂乞外，通判常、婺、越三州，复入为正字。八月兼权直学士院。汤鹏举副台端，密荐为御史，方赐对，而父计闻，免丧召对，极陈父冤，曰先臣与龚琦同出疆，琦仕于刘豫，以妄杀兵官，为豫所诛。而秦桧赠以节旄，擢用其子。先臣拒金人之命，留十五岁乃得归，顾南审岭外，臣兄弟屏迹在外，桧不分忠逆如此。高宗悉为道谤语所起，且曰卿再登三馆尝典书命，今以修注处卿，遂拜起居舍人，奏乞以经筵官除罢，及封章进对，宴会锡予，讲读问答等事，萃为一书，名之曰《迩英记注》其后乾道间人，又有《祥曦殿记注》实自遵始。迁起居郎，兼权枢密院都承旨。旧制且修注官，经筵官、许留身奏事，而近例无有，遵奏请复旧制，且言起居注未修者十五年，请除见修月进外，每月带修，皆从之。二十九年，拜中书舍人时，勋臣子孙，多蹑居台省，遵极言侍从，朝庭高选非如磨勘阶官，安有迁序之制，望收还前诏。又言瑞昌、兴国之间，茶商失业，聚为盗贼，望揭榜开谕，许其自新，愿充军者填刺，愿为农者放还，上皆可奏，寻试吏部侍郎，迁翰林学士，兼吏部尚书。汪澈论汤思退罢相，遵行制无贬词。澈以为言，遂丐去，以徽猷阁直学士，提举太平兴国宫。三十一年，完颜亮命苏保衡由海道窥二浙，朝廷以浙西副总管李宝御之，命遵知平江，宝以舟师捣胶西，凡资粮器械舟楫皆遵供亿，宝成功而归，遵之助为多。先是朝廷虑商舶为贼得，悉拘入官，既而不返，并海县团萃巨舰及募水手民兵，皆縻留未得去。遵因对论之，以船还商，而听水手自便，吴人德之。孝宗即位，拜同知枢密院事，连乞免。乾道六年起知信州，徙知建康，提举洞霄宫，卒谥文安。

《医学方书》五百卷　　宋　吴曾

见同治十二年《崇仁县志》卷九《艺文志》。

同上《崇仁县志》按：曾以济世为怀，博采古书方药，无不录存。而推阐其制方之意，辨析极畅，故卷帙较繁。

同上《崇仁县志》卷八《人物志·宦业》：吴曾，字虎臣，崇仁人也。倜傥负志气，年十五游上庠，金兵南下，曾挟书归，为学益力。从孙仲益、汪彦章、韩子苍、徐师川论文说诗，吕居仁谓其文宏大奇伟，言高旨远，当与江西诸名公并称。高宗朝，以献书得官，累迁至吏部郎中。孝宗朝知严州，致仕。曾平生苦学，多所著述，有《君臣论》《负暄策》《毛诗辨疑》《左传发挥》《新唐书纠缪》《得闲文集》《待试词学》《千一策》《南征北伐编年》二十三卷、《南北事类》十二卷、《能改斋漫录》十三卷，下至《医学方书》五百卷，悉收入秘府。得年七十有二，从弟镒。

按：雍正七年《抚州府志》卷二十四《文苑》作《医药方书》二百卷；光绪七年《江西通志》卷一百五《艺文略》与同治十二年《崇仁县志》同。

《集医录》　　宋　徐梦莘

见崇桢十五年《清江县志》卷八《艺文书目》。

隆庆六年《临江府志》卷十二《人物列传》：徐梦莘，字商老，清江人。绍兴二十四年进士，令湘阴，谭帅搜括江湖田，强民增赋，旁邑望风应之。梦莘曰：邑无新田，税何从出。帅怒，捃摭其过莫能得，因器重之。寻主管广西转运司文字，会朝议更二广盐法，遣安抚胡廷直，与漕臣议，西漕王正己檄梦莘，询利害。梦莘谓广西阻山，止当仍官般法，则害不及民，广东诸郡并江，或可容客贩，未宜遽与二广概行。议与廷直不合，改知宾州，以朝散大夫致仕。未几，二广商贾毁业，民苦无盐。诏复从官般法。梦莘尝念靖康之乱，为《三朝北盟会编》，自政和丁酉，迄绍兴辛巳，四十五年，合二百五十卷。及修高宗实录，史臣奏其书，有旨加直秘阁。辞曰：书本不为进身计也。与其弟得之，学兼师友，时称二徐先生。所著有《北盟进补》三十卷、《诸书记志》《集医录》《集仙录》合若干卷。得之，字思叔，淳熙十一年进士，历任州县，以通直郎致仕。嘉定中，特转朝请郎，所著有《左氏图纪》二十卷、《史记年纪》《鼓吹辞》《郴州志丛》《笔略》若干卷。

同治十年《临江府志》卷二十五《儒林》：徐梦莘，父世亨，本开封人，守临江有善政，因家焉。

《简便方》一卷　　宋　王幼孙

见乾隆四十一年《吉安府志》卷六十一《艺文·书目》。

道光五年《庐陵县志》卷三十一《儒林》：王幼孙，字季稚。栋头人。性笃孝，母刘氏苦痰疾，医莫之治。一曰梦《南阳活人书》，或投桔甘汤良。觉如梦，立愈。宝祐丙辰赴阙上书，言国事不极归，教授于乡。宋亡，其友文天祥兵败，执以归庐陵，谒于驿舍，为文祭之，期以必死，辞气慷慨，左右呜咽，莫能仰视。自是日与宾客过从，守经执礼以终年，七十有六。所著有《大学章句》二卷、《太极图说》《拟答朱陆辨》《深衣图辨》《经籍论》《易通》《贯三为一图》《家传谱系》《简便经验二方》各一卷、《杂著》若干卷。

《经验方》一卷　　宋　王幼孙

见乾隆四十一年《吉安府志》卷六十一《艺文·书目》。

《医书》　　宋　邱可封

乾隆四十八年《广信府志》卷二十二《人物·方技》：邱可封，字汝礼，贵溪人，由岁贡历官国子典簿。博览群书，尤精《素问》，与人切太素脉，谈休咎，终身不爽。所著有《医书》及《经验奇方》，多出自创。

按：同治十二年《广信府志》卷九《人物·方技》列邱可封为明人。

《经验奇方》　　宋　邱可封

见乾隆四十八年《广信府志》卷二十二《人物·方技》。

《医书集成》三十卷　　元　邓元彪

见民国三十六年《江西通志稿》卷三十《艺文略》。

按：光绪七年《江西通志》卷一百五《艺文略》引钱大昕《补元史艺文志》云：元彪，字谦白，金谿人。

《世医得效方》二十卷　　元　危亦林

见同治十年《南丰县志》卷三十三《艺文书目》。

乾隆二十四年《建昌府志》卷四十八《方技传》：危亦林，字达斋。幼好学，博极群书，长嗜岐黄术。其先世名云仙者，尝游东京，遇董奉裔孙，授以医。其祖碧崖，又师周伯熙。凡《素问》诸书，靡不穷究。至亦林尽发所藏遗书，晓夜披览。天历初，以先世秘传方与己所经验诸案，汇编为十三科，题曰《世医得效方》上之。本道提举司送太医院，付所属梓而传之，授医学教授。

《集验良方》六卷　　元　游东之

见民国三十六年《江西通志稿》卷三十《艺文略》。

按：光绪七年《江西通志》卷一百五《艺文略》引钱大昕《补元史艺文志》云：游东之，临川人。

《元元集》　　元　严德甫

见光绪七年《江西通志》卷一百五《艺文略》。

按：上《志》引钱大昕《补元史艺文志》云：严德甫，庐陵人。

《医学图说》　　元　程汝清

见乾隆元年《江南通志》卷一百九十二《艺文志》。

乾隆二十二年《婺源县志》卷十三《人物·方技》：程约，字孟博，世工医，其先有号种德居士者，邑宰许应龙因改所居之坊为种德坊。精针法，同邑马荀仲自许齐名，约不然也。太守韩瑗尝有疾，马为右胁针之，半入而针折，马失色曰："非程孟博不可。"约至，乃为左胁下一针，须臾而折针出，疾亦即愈，由是优劣始定。荀仲亦名医，为辛稼轩客，尝赠之词。后有程汝清著《医方图说》。

弘治十五年《徽州府志》卷十《人物·艺术》：程汝清，字正子，善太素脉，预言人祸福生死神验。闻全国归正人郭统领得魏城武师岐"泻补过注法"，往师焉。自是疾无久近，应针辄愈。著《医方图说》行于世。

《医药图记》　　元　程汝清

见道光七年《徽州府志》卷十五《艺文志》。

《医学绳墨》　　明　潘涛

见同治九年《重修上高县志》卷十四《艺文·书目》。

康熙十二年《上高县志》卷五《方技》：潘涛，世业医，至涛而名亦显，全活者甚众。尝著《医学绳墨》一书，其目有十：一切脉；二问证；三断病名；四辨逆顺；五明标本；六立治；七审轻重；八处方；九用药；十调理行世。

按：光绪七年《江西通志》卷一百五《艺文略》及民国三十六年《江西通志稿》卷三十《艺文略》潘涛俱作元人。

《回生要义》　　明　萧九贤

见光绪七年《江西通志》卷一百五《艺文略》。

同治十二年《赣州府志》卷五十八《人物·艺术》：萧九贤，字慕白，会昌人，精内外诸科。洪武中，充里长，解实竹至南都。时马皇后病乳痈甚危，太医治罔效。乃揭榜召医。九贤应召诊视，投剂三日而愈，授太医院吏目。驰驿归里，著有《外科启钥》《回生要义》诸编。

《体仁汇编》　　明　彭用光

见光绪元年《吉安府志》卷四十一《艺文·书目》。

道光五年《庐陵县志》卷三十八《方技》：彭用光，庐陵人。善太素脉，言多奇验。所著有《体仁汇编》。

按：光绪元年《吉安府志》列彭用光为元人，今据光绪七年《江西通志》卷一百五《艺文略》、道光五年《庐陵县志》卷三十八《方技·彭用光传》，改作明人。

《试效要方》六卷　　明　彭用光

见光绪七年《江西通志》卷一百五《艺文略》。

《寿域神方》四卷　　明　朱权

见同治十年《新建县志》卷九十四《书目》。

乾隆九十五年《南昌县志》卷十四《封爵》：朱权，太祖第十七子。洪武二十四年封宁王，二十六年就藩大宁，成祖即位，改封南昌，正统十二年薨，谥献王。子盘烒，先卒，追谥惠王。孙奠培嗣位，宏治四年薨，谥靖王。子觐钧，宏治十年薨，谥康王。子宸濠嗣，正德十四年反诛，国除。

《乾坤生意》四卷　　明　朱权

见同治十年《新建县志》卷九十四《书目》。

《肘后神应大全》　　明　朱权

见民国三十六年《江西通志稿》卷三十《艺文略》。

《医学举要》　　明　杨廉

见同治十二年《丰城县志》卷二十四《艺文》。

同治十二年《南昌府志》卷三十六《人物·名臣》：杨廉，字方震，丰城人，崇子，成化进士，改翰林院庶吉士。宏治三年，授南京户科给事中，明年京师地震，劾用事大臣，五年以灾异上六事未言，遇大政宣召大臣面议，给事、御史随入驳正，帝颇纳之。母丧，服阕起任刑科，请祀薛瑄，取读书录贮国学。以父老欲便养，复改南京兵科，迁光禄寺少卿、顺天府尹。时京军数出，车费动数千金，廉请大兴，递运所余银供之，奏免复税万五千石。虔州县巧取民财，置岁辨簿，吏无能为奸。擢南京礼部右侍郎。帝南巡，驻南京，命百官戎服朝见，廉不可，乞用常仪，更请谒见太庙。世宗即位，就迁尚书。廉与罗钦顺善为居敬穷理之学，学者称月湖先生。尝进《大学衍义节略》，帝优诏笑之，凡八疏乞休，赐敕驰驿，给大廪如制。居家三年卒，年七十四。赠太子少保，谥文恪。

《堪舆家医书》　明　孙奎

乾隆十六年《滤溪县志》卷八《人物》：孙奎，字启文，号曲涧，居士。积学敦行，二亲继逝，庐墓六载，未尝一履家。辟馆舍，以延四方学者居。尝喜吟咏，每策杖泉石间，有得辄书之。传有《曲涧集》《史记辨纂》《堪舆家医书》《孙武子兵法》若干卷。尝辨饶廷直死于忠义，正德《志》误入仙释，其言极有关于名教。

《医略正误》二卷　明　李汉仪

见民国三十六年《江西通志稿》卷三十《艺文略》。

同治九年《清江县志》卷八《人物志·方技》：李汉仪，嘉靖间诸生也。博学工诗文，精于医理。《内经》诸书，咸究其旨。游足遍海内，尝北至京师，公卿交礼致之。然必以医往，于荣利漠无所干。倦游而归，凿石得泉，结精舍，读《易》其中，自号石泉子。尝以医书多古奥，世之医者或懵或凿，多至误用，因著《医略正误》二卷，抉摘瑕璺，发前人所未发，其正发热之误尤为精核，敖英序而行之。

《医贯集补》二卷　明　沈应善

见同治十二年《南昌府志》卷六十二《艺文·书目》。

《医学入门》八卷　明　李梴

见乾隆二十四年《建昌府志》卷五十六《艺文纪》。

同治十年《南丰县志》卷三十《方技》：李梴，字健斋。邑庠生。负奇才，当隆万盛时以病隐于医，辑《医学入门》八卷。其论以不欺为本，养性为功，行仁为要，博极群书为究竟。尝谓学者不深入《易》，则于死生之故不达，利济人物，终无把握。尝客闽省，术大行，所著医书，至今海内宗之。

同上《南昌县志》卷三十六《艺文》邓观《李健斋先生〈医学入门·序〉》：先生讳梴，字健斋，北隅望族也。兄桥，为先朝名进士。先生乃超然物外，精力医学数十年，而成此篇。其用力精专，而济世广远。读是书五六十年矣。中间名言如屑，而误处止有三事，所误者，亦皆前哲之说，而先生特因之而已。先生此编，上自《素问》《灵枢》，下迄明·薛立斋全书，无不博究精研，包括详尽。而其所最高于群书者，则在以七字为句，且排偶成韵。令初学可成诵而熟习也。每论一病，首一二句，必分其久新，而辨其虚实，理既易明，词复不烦。盖教人入于规矩之中，而又有得心应手之妙。是编成，而诸医书无有出其右者。自明万历浙江马仲化先生《素问灵枢注证发微》一书而后，继之者，则先生一人而已。至于王宇泰先生之《证治准绳》、李濒湖先生之《本草纲目》，俱与此编同时并出，先生固未之见也。然可以郢正此编三事之误，则亦惟马仲化先生能详辨之，他书亦同在梦梦中矣。先生之编疟证也，曰少阴四正，厥四旁太阴辰、戌、丑、未病。夫四正，则子午卯酉也。子午为少阴君火，卯酉为阳明燥金，四旁则寅、申、巳、亥也。寅申为少阳相火，巳亥为厥阴风木，辰戌为太阳寒水，丑未为太阴湿土。君火与燥金异治，相火与风木分经，寒水与湿土殊情，安能一概以太阴、少阴、厥阴同用治法乎。先生之分十二经，管十二时也：肺寅大卯胃辰中，脾巳心午小未中，申膀酉肾心胞戌，亥三子瞻丑肝通。此谓以一经之气血主此一时则可。若谓以此一经之气血，遂周行于一身，而他不与焉，则前代大不通之论也。夫一时有八刻，一刻有一百三十五息，人一息脉行六寸，一百息则脉行六丈，肺经止十穴，穴脉不过三丈余，何以能行至六丈乎。且太阳膀胱一脉，自足至周身以及头顶皆是。而云申时八刻悉属周行，则前之肺经者，脉既缩甚，而此之膀胱经者又何其漫长乎。至于三焦之误，则自张仲景先生而后误至今矣。夫三焦有二，一为有名无形之三焦，则在身前，上焦属膻中，中焦属中脘，下焦属脐下气海，即仲景所谓上焦如雾，中焦如沤，下焦如渎者也。皆有名无穴无脉，其脉与穴皆属任脉一经耳。若有名有形有脉有穴之三焦，则在背后右腰下之一块脂膏如掌大者，与左腰下之膀胱相对也。膀胱之水欲出，则此三焦之脉必动，而后乃能出焉。故膀胱为州都之官，津液藏焉，三焦为决渎之官，水道出焉。一出一藏，《素问》久已明言之矣。其脉起于无名指之端，名关冲穴，有二十三穴，至耳门而止。盖与手厥阴之心胞络相表里，而右手尺部浮按之则为手三焦，沉按之则为手厥阴心胞络也。此三说皆出马仲化先生之辨，真可以起万世之讹谬也。除此三误，则此书固为不朽之书矣。初学入门者，乌得而废之哉。

《奚囊便方》四卷　　明　陈钟盛

见同治九年《临川县志》卷五十《艺文·书目》。

道光三年《临川县志》卷二十二《人物·宦业》：陈钟盛，字雅德，号怀我。文遂孙，父用朝，皆博学有文名。钟盛登万历己未进士，授海丰令。调番禺，闻祖讣，钟盛非嫡孙，不应承重，哀毁逾礼，坚请于巡按守制以归。制抚诘责，藩臬谓不当。径令回籍，调改松江教授，开玉带河六十余丈。丁卯晋国学助教，时有太学生陆澄源等媚逆珰魏忠贤，建生祠于太学前，复占射圃及号房地以拓之，钟盛上疏言列刑余于宫墙，且祠侵御道非法。会珰败，得旨皆如钟盛奏。擢礼部主事、教习驸马。公主已降府，驸马尚于门外，日行叩头礼，三年始就婚。钟盛抗言非会典仪注，化源所系，厘正宜先，得俞旨改正，复言掌府内臣诸要挟状。拂珰意，降调大司成。孔某祖贯临川人，知之尤深，为疏白其枉。旋补南兵部主事，编《运册新考》一书。金运之额，遂定挑选门军，立为鹰扬营，以守备领之。仍春秋两操。即以操运分司公费为赏格，皆如盛议，擢礼部郎中，出为苏州知府，登初经兵乱，廨宇荡然，悉为修复。时皮岛兵，谋从登入海，钟盛预为守御备，登卒无恙，升曹濮道。病归，逾年卒。著有《问天集》《四六采腴》《奚囊便览》《文月镜》《剪灯纪训》等书。

按：同上《临川县志》《艺文·书目》作《奚囊便方》《人物·宦业》作《奚囊便览》，未知孰是？存疑待考。

《黄岐钧元》　　明　朱谋㙔

见同治十二年《南昌府志》卷六十二《艺文·书目》。

同治十年《新建县志》卷四十七《儒林》：朱谋㙔，字郁仪，宁献王七世孙，封镇国中尉。性渊静，无异寒士。万历辛卯给事叶初春以学行荐于朝，玺书褒劳，寻用巡抚边维垣、巡按陈仿言，俾绾通候之章，理石城王府事，公族纷竞，片言剖决，皆屈服。谋㙔天资颖异，一览终身不忘。大之九经传注，诸史异同，次之星纬历数、农圃医卜，与夫遁甲，太乙，河洛诸学，皆穷极微妙。以先儒谭《易》尚理而置象，不能获文、周、孔子立言之旨，作《易象通》八卷。以晦翁《诗》注，于比兴微词妙旨，多郁而未章，乃原本小序，酌诸家得失，作《诗故》十卷，疾纬候之乱三五坟典也，作《邃古记》八卷，以纠正图谶之尨谬。疾李斯之变坏颉诵旧文也，作《古文奇字辑解》，追述先圣之制作，以针砭汉世训诂之沉疴。他若《书》《礼》《春秋》《鲁论》《大戴》各有笺疏。又著《金海》百二十卷、《异林》十六卷、《骈雅》二卷、《六书本源》一卷、《说文举要》、《水经注笺》四十卷、《豫章耆旧传》三卷、《藩献记》一卷、《唐雅同声》、《枳园近藁》等书，晚成《古今通历》……。子八人，皆贤而好学，有元凯之目，统铨其一也。

《医诠》　明　朱谋㙔

见同治十年《新建县志》卷九十四《书目》。

《医学汇函》　明　聂尚恒

见同治十年《临川府志》卷十四《艺文志》。

按：光绪七年《江西通志》卷一百五《艺文略》作《医学类函》。

《奇效医术》　明　聂尚恒

见同治十年《临江府志》卷十四《艺文志》。

《旷氏家抄》　明　旷处良

见同治十三年《永新县志》卷二十一《艺文志》。

乾隆十一年《永新县志》卷九《工技》：旷处良，号易直。少读圣贤书，及受东野王公学，精究《素问》《灵枢》、阴阳五行之理，集古今名医方论以传家。厥后世其业者，世儒秉和、旷南，懋祥名益显。同郡邹南皋诸名卿延入京，开讲医学，著《旷氏家抄》《医鉴要删》等书行世。旷建佁、建佶及邑训科建河、伟业皆相继儒医。

《医鉴要删》　明　旷处良

见同治十三年《永新县志》卷二十一《艺文志》。

乾隆十一年《永新县志》卷九《工技·旷处良传》后按：永新世医推旷氏，今读其《医鉴要删》等书，能阐发前人秘义，为后学津梁，其裨于邑人不小。蓝玉仲预言利钝，因方改方，一经其手，无不立效，则又神乎技矣！

《体仁汇编》　　明　赵铨

见民国三十六年《江西通志稿》卷三十《艺文略》。

《春风堂集》　　明　赵铨

见同治十二年《庐陵县志》卷四十四《方技》。

《诸家医断》　　明　赵铨

见光绪元年《吉安府志》卷四十五《艺文·书目》。

《岐黄奥旨》　　明　赵铨

见乾隆四十一年《吉安府志》卷六十一《艺文·书目》。

《利济医方》　　明　黄国宾

同治十年《安义县志》卷十一《人物·耆寿》：黄国宾，南昌里人。乐善好施，五预乡饮，年八十一岁。著有《利济医方》行世。

《程氏医縠》　　明　程式

见民国三十六年《江西通志稿》卷三十《艺文略》。

同治十一年《建昌府志》卷八《人物·方技》：程式，字心源，南城人，以医名，凡诊治无不神应。又汇其至要者著于卷，曰《程氏医縠》行世。

康熙十二年《建昌县志》卷三十一《材艺》：程式……研究《素问》《灵枢》《难经》《脉诀》及张、刘、李、朱四氏之书，故诊治适宜，又搜其契紧者，著之编帙，俾学者识经络，明病机，若登轩岐之堂，入卢王之室，蹑张、刘、李、朱之门，而相质证焉。

《古今医鉴》 明 龚信

见民国三十六年《江西通志稿》卷三十《艺文略》。

道光六年《金谿县志》卷十八《方技》；龚信，下㴱里人，官太医院。尝著《古今医鉴》并《云林医彀》。

《云林医彀》 明 龚信

见道光六年《金谿县志》卷十八《方技》。

《万病回春》 明 龚廷贤

见民国三十六年《江西通志稿》卷三十《艺文略》。

道光六年《金谿县志》卷十八《方技》：龚廷贤，字子才，信子。幼颖异，以医世其家。尝言良医济世，功与良相等，遂博考古方书，自岐黄以来，莫不穷源竟委。临症设治，复以己意佐验，言人五脏症结之故，决生死，莫不奇中。闲游大梁，方病疫，连染闾巷，有阖户虫出者，时医循古法，治弗效。应贤以己意立方，所活无算。于是名噪中州，尚书某，荐为太医院吏目。鲁王妃遘疾，延医弗效，乃嘱贤治之，疾寻瘳。酬千金不受，王刻其《禁方》行世，画其像礼之。所著有《万病回春》等书。子守国、守宁，俱授太医院医官。从子懋官授周府医官。

《禁方》 明 龚廷贤

见道光六年《金谿县志》卷十八《方技》。

《方书》 明 张宗恒

见光绪七年《江西通志》卷一百五《艺文略》。

同治十一年《德兴县志》卷八《人物志·方技》：张宗恒，字明远。一都人。精岐黄术，著《方书》数十卷。又号落魄，善堪舆。

《医方选要》 明 张嘉禾

乾隆十四年《鄱阳县志》卷二十四《备志》：张嘉禾，字以实，北隅人。幼读书，通经史。及失怙家贫，遂习岐黄术，多奇见，授故淮藩良医。时臬司李公开芳沾疯疾，诸医治之悉不效，禾以薪艾为衾及衣，不七日而愈。凡方以意创，皆此类也。李公赠以诗云：前身君是费长房，市上悬壶有禁方，采得青泥炊作饦，不愁二竖入膏肓。所著有《医方选要》。年八十八卒。

《医方诸集》　　明　胡任

见民国三十六年《江西通志稿》卷三十《艺文略》。

康熙十年《高安县志》卷八《阐异》：胡任，邑人。医术最精，奇效非一，所济利甚广，至今泽之。著有《医方诸集》。

《扶生堂医书》　　明　陈朝璋

见光绪七年《江西通志》卷一百五《艺文略》。

雍正七年《抚州府志》卷二十二《仕绩》：陈朝璋，号所翼，文燧长子，以选贡，考授常州通判，水利盐淡，所事立办，推升差遣，留中动羁岁月，墅关税务缺，属璋代摄，关使者故通商惠民，而璋则通商救荒，时霖雨彻旬，富人扃廪规利，璋首捐七百金赈饥，复檄召远商贩粟入境，价不待压而平。视荆溪篆，适学使举汇试，璋所拔，卜君象乾、周君诗雅、士登、杨君惟醇，皆先后成进士，后以解漕持法大过，罹中伤，左迁顺天府幕不赴，所著《史乘考误》《南北史藻》《帝王考》《宰相略》《扶正堂医书》行世。子锺声己卯举人，次锺龄例贡，孙洪涛，甲午武举。

《脉症约解》八卷　　明　刘廷点

见民国十三年《南丰县志》卷十一《艺文志》。

《尊经集》上、下二传　　明　花自达

见同治十三年《九江府志》卷四十一《人物·方技》。

康熙十二年《九江府志》卷十《方技》：花自达，号乔石。德化文学也。天性笃孝，其父质宇公患痔、手调饮食，侍寝处者六年，凡中裙厕腧之具，必躬自浣濯。少间，即致志于医，医质宇公之心法也，得自达阐明之而益显。所著《尊经集》上、下二传，以岐黄之论为典谟，以上

之书，古奥幽深，非浅见薄识者所能通晓。时则王九达有《素问灵枢合类》之编，虑其割裂颠倒，尊经之旨，亦孟氏不得已之心，常著论外感如阴阳升降之候，传变顺逆之机，经络上下之属。论内伤如标本从违之数、虚实补泄之功、寒热温凉之理。无不井分条贯，闾里争诵之。当道闻其名，召之绝不应，曰：我为老诸生数十年，杜门自影，奈何以方技饰面目向人耶。然贫苦无告者，不召辄往。治之病已，且数数以廪肉馈。东门有孤贫麻姆患痈痛楚，饮食复不继，自达闻之往诊曰：高年正气虚，邪气实，不攻邪，正气无以自存。遂进败毒散五剂，痈得清，日送饮食，兼服补剂而瘥。业履岑乐休患头痛，体弱痛久，百药无灵，自达诊之曰：脉微数，实火也，误以质弱早投补剂，故留而不去耳。急进凉膈散一服而瘥。有丐者，患肿胀，自达召至，与以饮食，煎茵陈五苓散，饮之半晌，小腹胀痛不可忍，横出怨言。复强饮温水酒一壶，溺如涌泉，卧具尽湿，肿立消。调以启脾丸，半月而瘥。其医皆类此，详载《尊经集》后医案中。顺治初，医学乏人，萧国柱举以自代，周太守璜敦请之不就。晚得剧疾，仓卒将易箦，附身之具一未备，勉留数日，从容问曰：事毕否？知备具矣，即起索笔砚，咸谓当有遗言，乃伸纸疾书曰：生平无所得，惟此两三壶，一朝带不去，撒手随太虚。掷笔而逝。其子绣，主医学，名播四方。盖脉理渊微，非历三世，真有莫穷其蕴者矣。

《心传九种》　明　王九达

见同治十年《德安县志》卷十一《人物·方技》。

按：同治十三年《九江府志》卷四十六《艺文》，《心传九种》作《心传》九卷，卷四十一《人物·方技》王九达传作《心传九种》。

《经验良方》　明　吴毓嘉

见同治十三年《湖口县志》卷九《艺文志》。

《医宗》　明　谭浚

见民国三十六年《江西通志稿》卷三十《艺文略》。

乾隆二十四年《建昌府志》卷四十三《人物传》：谭浚，字久原，号勺泉，南丰人。隐居著述，世无知音者，惟新城邓元锡与友善，尝为之校阅其书，而序之。其略曰：久原少善于诗，长而博综周览，于七略、九流之事，以为史颉制书，实祖羲画，而黄帝正名，百物资焉，大小篆、秦隶、真、行、急就，其裔也，而作《元书》。有书而后，典谟、制诰、象象、文言、仪典，誓命因书以成文，《易》《书》《诗》《春秋》坊焉，碑、表、传、记、叙、论，其裔也，而作《言文》。有文而后，咨、嗟、咏、叹，永言之而成声。有声而刚柔、轻重、徐疾、大小有自然之书。奏以成音，音成而比干、中和、诗与乐兴焉，降而骚、赋，又降而古近体，其裔也，而作《说诗》。由是数者分合之，凡天文，地纪、人伦、物则、飞走、草木之性情、形体，《尔雅》之所训，《博雅》《埤雅》之所广，皆备文晰义，区分并别。俾各归其官，以适于用，而作《全雅》。诸经、史、百子丛说，重复者去，要领者存，而作《类编》。其于久原较切者曰《南丰备录》、曰《谭氏宗乘》，曰文，曰诗。其游于艺，以济物者曰《医宗》，共二百二十有四卷。元锡之言若此，今其书下失，惟《备录》间藏者，颇得体要。

《博济良方》一卷　　明　李材

见同治十二年《南昌府志》卷六十二《艺文·书目》。

《证治类方》　　明　杨孜

见同治十二年《丰城县志》卷二十四《艺文》。

《古今医统》　　明　徐春甫

见乾隆二十二年《婺源县志》卷三十一《艺文·典籍》。

《方书集说》　　明　汪朝邦

道光六年《婺源县志》卷二十七《人物·方技》：汪朝邦，字用宾，段莘人。业儒，而以医名，远近求疗者盈门。著有《方书集说》。尤精形象家言，得龙尾岭吉穴葬亲，自谓后当有显者。越一纪，孙尚谊生，曰：此子异日应三品秩，但惜算促耳。后谊成进士，累官至观察而卒，其言果应。

《医约》　明　鲁论

见乾隆十六年《新城县志》卷十二《书目》。

光绪七年《江西通志》卷一百五《艺文略》：鲁论，字孔壁。新城人。

《诸症辨疑》　明　吴球

见民国三十六年《江西通志稿》卷三十《艺文略》。

《医学原理》三十卷　明　江时途

见乾隆元年《江南通志》卷一百五十二《艺文志》。

乾隆二十二年《婺源县志》卷十三《人物·方技》：江时途，字正甫，江湾人。幼善病，遍阅方书，精研奥旨。遇异人谈方术，了了顿悟，嗣后投剂辄效。有少年病悸甚危，一剂霍然，名著郡邑。户外之履常满，举乡宾者再。著有《医学原理》三十卷、《丹溪发明》五卷，医家争传诵焉。

《丹溪发明》五卷　明　江时途

见乾隆二十二年《婺源县志》卷三十一《艺文·典籍》。

《尊生世业》　明　江道源

见民国三十六年《江西通志稿》卷三十《艺文略》。

光绪七年《江西通志》卷一百五《艺文略》：江道源，字仲长，金谿人。

《仁存方论集》　明　钟本存

光绪七年《江西通志》卷一百五《艺文略》：钟本存，庐陵人。

《三石医教》四十卷　明　吴文献

见康熙三十八年《徽州府志》卷十七《人物志·方技》。

《医家纂要》　　明　符观

见光绪七年《江西通志》卷一百五《艺文略》。

《善读丹溪论》　　明　傅白岑

见道光三年《临川县志》卷三十一《艺文·著述》。

《医门法律》六卷　　清　喻昌

同治十二年《南昌府志》卷六十二《艺文·书目》:《医门法律》六卷，大旨为针砭庸医而作。每门先冠以论，次为法，次为律，法著疗病之例，律者纠误疗之失也。

道光四年《新建县志》卷四十《人纪·高士》:喻昌，字嘉言。选贡生，与临川陈际泰友善。中崇祯庚午副榜，入京以书生上书，愤欲有为，卒无所就。顺治初寻诏征，力辞不就，佯狂披鬄，复蓄发游三吴，侨居常熟。钱谦益赠诗以汉高获为比借。医名于世，治疗多奇中，所著有《医门法律》《尚论篇》《寓意草》等书行世。按《常熟志》:昌好奕，奕品居二三手，达旦不倦。年八十余与国手李元兆对奕三昼夜，敛子而卒。《省志》云:昌无后，其甥负遗骸归，过左蠡，舟遭风浪，首尾尽毁折，独骸龛一舱无恙，屹然湖中。后寄靖安萧寺，有盗其旁铜环者，立中疯毙，今遗骸尚不坏。《绎堂杂识》云:诸生曹必聘与众医舁昌遗骸瘗于城南百福寺傍，塑像寺中。《省志》以昌列入方技，然观上书辞征，立志不仕，使展其蕴，必不仅为良医也夫。敬置之高士传，闻风如见其人。

道光二十七年《靖安县志》卷十一《寓贤》:喻昌，新建人。明季副贡，学博才宏。隐于医，其女兄嫁邑之舒氏，故居靖安最久。治疗多奇中，户外之履常满焉。后侨寓吴中卒……所著医书遗稿多藏于其甥家。甥族人斯昺补刻其《伤寒后论》，熊进士铨为序而行之。

《生民切要》　　清　喻昌

见民国三十六年《江西通志稿》卷三十《艺文略》。

《医简脉笺》　清　闵钺

见道光四年《奉新县志》卷十一《艺文·书目》。

同治十二年《南昌府志》卷四十五《人物·文苑》：闵钺，字昔公。奉新人。少颖异，傲岸自喜。顺治初，以贡游太学，未几，归为文酒会于郡城。与南昌郭日燧、新建张泰来辈，交相切劘，学益大进，中顺治举人，公车归。杜门撰述，聚书万余卷，置铅椠食其间，近十余年，自谓有得。晚乃旁及岐黄《素》《难》、阴阳术之学，靡不殚洽。钺才华丰赡，英姿发越，邑宰黄虞再、何绪皆推重之。

《医易》　清　俞塞

见民国二十五年《皖志列传稿》卷二《本传》。

《一盘珠》　清　洪金鼎

见民国三十六年《江西通志稿》卷三十《艺文略》。

同治十二年《新淦县志》卷八《人物志·方技》：洪金鼎，字玉友，新淦人，康熙壬辰学使冀霖取补弟子员。举业之余，兼读《灵》《素》《金匮》诸书，家口五十余人，金鼎复癯善病，因究心医理，因症切脉，因脉用方，因方辨药，试辄有效。摭拾古人之遗，撰为歌诀，名曰《一盘珠》。取临症便于记诵，圆通无滞，如弹丸脱手云。

《医宗辑略》　清　黄文澍

见同治十二年《赣州府志》卷六十三《艺文志·书目》。

同上《赣州府志》卷五十四《人物志·儒林》：黄文澍，字雨田，号石畦，信丰人。虞次子，六岁丧母，及葬每见母墓则哭，人异之。质朴鲁，笃志力学，孳孳不倦，常曰：读书当知律身卫道、仅仅文词末矣。终年博览广摭，中康熙五十三年乡闱副车，后屡踬不售。康熙辛卯与宁都邱昭衡、会昌萧恂眉，佐兴国令张尚瑷修郡志，议论多合，深为倚重。是时所著《厚载志》《禹贡集览》诸书，已为士林传诵，而《周易》《春秋》尤殚心研究，於古人传注外，必独出己见，析群疑而定其解，谓穷经于汉唐诸儒之前也难，穷经于汉唐诸儒之后则易也。又以正学晦，而学者惑于邪说，所以便其放弃，大为世道人心之患，不力诋象山、姚江之非，宋儒之焰熄矣。尝讲学于赣县之冠山龙南之阳方，大抵皆以求仁主敬躬行实践为主。既选弋阳县学教谕，弋故无书院义学，惟借僧寺为讲习之地。文澍就南街有废基，捐俸造庐，并筹膏火之资。在官一以明道立教，宏奖风化为己任，适诏举经学司院，均以澍应，会病卒，卒之日，囊无余资，郡太守时行部至弋，为经纪其丧云。著《厚载志》《禹贡辑览》《左传杜林续注》《桃谷志》《敬义录》《童子问》《石畦集》《圣学渊源》《地理圭》《医宗辑略》《久大堂家礼经解、经义》《制艺稿》。

《医宗辑略笺注》　　清　黄师法

同治十二年《赣州府志》卷五十八《人物志·艺术》：黄师法，字宗道，号侗庵，信丰人，诸生，善医。每于万难措手中见转移妙用，父文澍著《医宗辑略》，与参校为笺注。

《李氏医鉴》十卷　　清　李文来

见道光七年《徽州府志》卷十五《艺文志》。

民国三十六年《江西通志稿》卷三十《艺文略》：初休宁汪昂作《医方集解》《本草备要》二书，浅显易明，颇行于世。康熙丙子文来摄合两书，备分缕析，分类排纂，以成是书，名曰《李氏医鉴》，实则汪氏书也。又以杂证及伤寒有未备者，更辑为续补二卷，末附昂所作《三焦命门辨》一篇。称《医鉴》成请正于昂，详校差伪，则文来辑是书，与昂手定无异矣。

《李氏医鉴续补》二卷　　清　李文来

见道光七年《徽州府志》卷十五《艺文志》。

《医方保和》　　清　潘秉道

见民国三十六年《江西通志稿》卷三十《艺文略》。

同治十一年《南城县志》卷八《人物志·笃行》：潘秉道，字耕臣。生平严气正性，义不苟合。年三十后绝意功名，务读书立品，教训子弟。里党有冠昏丧祭，不能尽礼辄助之，家虽贫不计。雍正元年，当事举秉道贤良方正，力辞焉。工诗，精岐黄术，诊视全活者无算。著有《麻姑山人诗集》《医方保和》若干卷行世。

《医家捷录》　清　傅天锦

见民国三十六年《江西通志稿》卷三十《艺文略》。

同治十一年《南城县志》卷八《文学》：傅天锦，字七襄，号牧庄。幼聪颖，淹贯经史，善吟咏，工书法，有山水癖，临溪筑书舍，自题曰"协沧园"。雍正十一年完抚荐举博学鸿词，赴京就试，中途患病，归家未逾月而卒。著有《镜秋堂诗》《医家捷录》《内景微言》。

《补天斋医方证验》　清　汤兆馥

同治十三年《永丰县志》卷二十六《方技》：汤兆馥，字仿兰，西坊人，国学生。幼敏悟，受先世医传，得其秘，人号神医，著有《补天斋医方证验》。又善绘画，泼墨淋漓，得荆关遗意，蒋士铨、汪轫、谢本量皆赠以诗。

《经验良方》　清　李梦月

见民国三十六年《江西通志稿》卷三十《艺文略》。

乾隆十六年《泸溪县志》卷八《人物》：李梦月，字英男，别号百田夫。邑廪生，性敏嗜读，家素贫，所购书充栋。戊子辛卯两以五经荐不偶，励志愈坚。偕其弟梦月敦孝友，绝世爬罗经籍，扶翼后进，泸溪、新城、南城三县门徒云集，著《五经括说》，纂《四书集要》，词赋、文艺成册帙，窘于枣梨资，惟梦月所订《经验良方》医书已刊寿世。

《方脉纂要》二十卷　清　潘文源

见道光七年《徽州府志》卷十五《艺文志》。

乾隆二十二年《婺源县志》卷十三《人物·方技》：潘文源，字本初，桃溪人。宽和仁厚，少业儒，去而学医。即精工，所投剂辄效，日求诊者盈门。源意在施予，欲借技术以阴行其善，概不责酬，遇贫士且加惠焉。以故悬壶三十余载，人皆称神，而家无数亩之蓄。没之日多流涕者。所著有《方脉纂要》二十卷行于世。

《医学元要》一卷　　清　朱日辉

见道光七年《徽州府志》卷十五《艺文志》。

乾隆二十二年《婺源县志》卷十三《人物·方技》：朱日辉，字充美，沱川人。天性温粹，笃志嗜学，于书无不读，长于强记。后弃举子业，专治岐黄家言，按脉审方，一以儒理为权衡，所治多全活。邑令周公天建重其名，时加币聘，辉屡进谒无私请，周益礼之。尤勇于为义，保先茔，继绝嗣，殡遗骸，置祭田，毅然举行，堪为末流针砭，不独以刀圭擅誉也。与中翰金公垣称莫逆。垣尝为文美之，龙眠方中发亦赋诗贻赠，一时知名士群和焉。所集有《医学元要》《加减十三方》《试验奇方》《闻见录》《大家文翰》等书。授子莹，莹得其学，亦以医名世。

《加减十三方》一卷　　清　朱日辉

见道光七年《徽州府志》卷十五《艺文志》。

《试验奇方》一卷　　清　朱日辉

见道光七年《徽州府志》卷十五《艺文志》。

《济生易简》六十四卷　　清　邓观

见同治十年《南丰县志》卷三十三《艺文书目》。

同上《南丰县志》卷二十五《人物》：邓观，字我生，早饩于庠，试辄先其曹，而偃蹇不遇。崇祯壬午试毕叹曰：文气如此，国祚其弗永乎？遂绝意进取。观有经世之略，遭世乱不获用，益日夜思，有以济人。人穷极无可奈何，遇观则无不立解。晚与同邑李莘林善，莘林主其家数十年，以至于死。客既众，爨婢厌之，观立遣婢。阎罗总溃自抚州，掳掠甚众于他寇。将至观所居浆源，观具壶浆劳之曰：将军良苦。然顾名思义，宜有以自戢。罗总故久稔观名，听其言心折，暴为之缉。当兵戈扰攘间，田多不垦，观独备牛种，课农人力南亩曰：凶年者兵之继也，已而果然。阳石寇起，祸震于邻，观避地田西，乃结连南丰东南乡勇为长关，教以兵法，使人自为战。一方寇至，四方各拒险策应，寇不敢入。关中民通有无，时缓急，吊死问丧，遂成风俗。会海上奏捷，阳石贼诈降，踞险窥伺益密。

大吏以兵祸连结，颇事招抚，观贻黄熙书曰：此所谓养虎贻患也。熙用其策，言于当事，贼竟平。观于书无所不窥，而得力在于《易》；诸技能莫不解，而医学为精。年九十无疾而逝。所著书十种，曰《寒号集》。又有《济生易简》六十四卷。子兆汉，博学，工医，世其家。

　　按：乾隆二十四年《建昌府志》卷五十六《艺文纪》《济生易简》六十四卷作《济生易简录》三十卷。

《经验良方》五卷　　清　詹汝震

　　乾隆二十二年《婺源县志》卷十三《人物·方技》：詹汝震，字公远，秋溪人。世业岐黄，医多奇效。尝精录本方书，授梓《经验良方》五卷，旁通医卜、筮、青囊等书，手抄成帙，耄耋不倦。

《元宗司命》二十卷　　清　余绍宁

　　见光绪七年《江西通志》卷一百五《艺文略》。

　　乾隆二十四年《建昌府志》卷四十八《方技传》：余绍宁，字义周。其先南城人，移居新城。少读书。兼习医术，年二十遍访名师，得异授，决人生死多奇中。尝制万应丸施救，全活甚众。著书二十卷，曰《元宗司命》。

　　其论伤寒、针灸诸方无不精备。又著《道书全集》《金丹秘旨》《天时运气》诸书。及门二十余人，子景汤、景立，皆能世其传。

《杂科》四卷　　清　张尘生

　　见乾隆二十四年《建昌府志》卷五十六《艺文纪》。

《医宗要义》　　清　李学吾

　　见乾隆四十一年《吉安府志》卷六十一《艺文·书目》。

　　同治四年增补乾隆二十五年《莲花厅志》卷末《方技》：李学吾，字贯扩，号敬亭，上西乡二十五都平溪村人。少读书，能文，艰于遇，遂精岐黄术，名闻三湘二水间。济人周急，不责其酬，疫则捐施药饵，疗活甚众。居乡以孝友闻，雅好推解，年五十八而卒。著有《医宗要义》。子世辅，为名进士，世辕、世轴能世其学。

《东木堂医方集钞》十卷　　清　吴栋

乾隆四十八年《浮梁县志》卷八《人物志·方技》：吴栋，字毓山，杭溪都人。少读书，通帖括业，尝冠童子。试久之不遇，去攻岐黄术，遂精。凡治病以意神明古法，方益奇，效益速，就来者益众，多不责报，依然士君子行也。诗亦可观，著有《诗稿》一卷、《东木堂医方集钞》十卷。

《医书》一百四十卷　　清　黄宫绣

见光绪三十二年《抚州府志》卷七十八《艺文志》。

同治十年《宜黄县志》卷二十七《选举·恩赐》：黄宫绣，字锦芳，君山人。监生，嘉庆甲子恩赐举人，乙丑恩赐翰林院检讨。父为鹗，邑廪生，著《理解体要》。君通医理，著《医书》百四十余卷，内《本草求真》一种，与鹗所著俱存四库馆。

按：据上传文，《医书》一百四十卷应为多种医学著作的总称，但《府志》与《宜黄县志》卷四十四《艺文》中均予著录，兹亦著存待考。

《医学求真录总论》五卷　　清　黄宫绣

见光绪七年《江西通志》卷一百五《艺文略》。

民国三十六年《江西通志稿》卷三十《艺文略》：是书成于乾隆庚午，据其凡例称尝著《医学求真录》十六卷，别抄其篇首总论勒为五卷，以标明其宗旨，议论亦明白易解。然不无臆说，如论风土不齐而云西北人不可温补，则未免胶柱而鼓瑟矣。

《医学求真录》十六卷　　清　黄宫绣

见民国三十六年《江西通志稿》卷三十《艺文略》。

《医学辑要》　　清　吴鼎

见同治十年《南丰县志》卷三十三《艺文·书目》。

同上《南丰县志》卷二十六《人物》：吴鼎，字涉台，号新甫，乾隆甲午贡生。以教习期满湖北黄梅知县，值苗匪蠢动，黄梅当兵冲，某军将过，鼎先一宿至邻邑境见领兵官，领兵官喜入境，军伍无哗者。黄梅多水患，鼎谨防水患。稍息任满调孝感，被檄勘蕲州、茭州之讼。茭州讼经百余年不决，前后官两取其贿而退。鼎至亦以贿进不纳，日中而平剖，民为立碑刻颂。在孝感四年，竟以忤上官差使，被媒孽去。鼎性方严，嚬笑不苟。始得官，谒座师周文恭煌，文恭素耿直，既见喟然叹曰：汝不幸作知县，慎之慎之，毋丧祖德也。鼎为悚然，故在官不滥受一钱。家居训子弟，以恭俭勤勤经书，详究于字书音义，作《学庸讲义》，又手订诸方书，盖医学其素精云。

《医镜》 清 罗克藻

见同治十年《星子县志》卷十三《艺文》。

同上《星子县志》卷十《人物·儒林》：罗克藻，字淡庭，号西村。乾隆己酉举于乡，仕龙南教谕，课士维勤，常以敦伦立品相勖，而持躬严正，足为庠序楷模。龙南至今不忘芳躅。著有《艳亭诗集》行世。兼精岐黄，并著《医镜》《本草记物》一书。

《医学集要》四卷 清 王廷桂

见道光六年《婺源县志》卷三十一《艺文·典籍》。

道光七年《徽州府志》卷十一《人物志·儒林》：王廷桂，字任攀，婺源中云人，乾隆戊午举人。研究理学，博涉群书，通天文、音律，工诗古文词。著《四书集解》传后。

《青囊余锦》 清 陈清远

见光绪七年《江西通志》卷一百五《艺文略》。

道光三年《临川县志》卷二十六《方技》：监生陈清远，幼喜读医书，遂精其术。弱冠后客滇南，有求治病者，无不立愈，谢之金不受，曰：吾业贾幸获裕，姑以此术随时济人可矣，名遂噪滇省，各官争延致之。乾隆丁巳布政使宫公因痼疾多年治愈，谢银五百金，并裘服、玉石等物均不受。巡抚阿公以母病治痊，谢尤厚，亦不受。清远为人洒落多高致，二公均与为兄弟，数载归省母，各官饯之城外，阿公赠之诗曰："轩北堂高一聚欢，来朝相隔恨漫漫，盟联十载知心切，月上三更话别难……。"著有《青囊余锦》六本，友人黄钦荣携去，欲为作序梓行，因失火无存，人咸惜之。

《医略》 清 徐琳

见同治十年《鄱阳县志》卷二十四《经籍书目》。

《医林纂要》九卷 清 汪绂

见民国十四年《婺源县志》卷六十四《艺文·著述》。

道光六年《婺源县志》卷十五《人物·儒林》：汪绂，（一名烜）字灿人，别号双池。尚书应蛟之玄孙，父士极，负才不羁，贫而善游。绂少不能从师。母江氏博通经史，授以四书诸经，数年皆成诵。年八岁，戏折竹枝排八卦，江见之曰：卦画有断有连，汝所排皆连，误也。对曰：儿以仰体为阳、俯体为阴，其颖悟多类此。江后得末疾，卧床笫者数载，绂事之备极劳瘁，既没，往省士极，于金陵遣之归，无以自给，往景德镇画碗为佣。以居丧不御酒肉，群佣交笑侮之。寻入闽，有陈总兵者，延为子师，执礼甚恭，浦城学者争受业焉。已而奔父丧，旅葬于风台门外。迎旌而返，与江合葬。时年逾三十，卓然有成。复之浦城馆舍，益肆力向学，以斯文为己任，治经则博综疏义，穷理则剖析精微，而皆折衷于朱子。每有独得，往复发明，撰述等身，悉归纯正。自星历、地志、乐律、兵制、阴阳、医卜，以至弹琴、弯弓、篆刻、绘事无所不通。顾以高介违俗，且久客，时人鲜知之。五十后始就试，补邑庠生，名誉日起，究未有能窥其墙仞者，独沱川余无遴师事之，得闻为学要领。逾年绂病终。于思谦，庠生，以毁卒。元遴往收绂遗书，藏弄唯谨。乾隆壬辰诏征天下群书，明年学使朱学士筠按试徽州，元遴抱绂书十余帙以献，筠嘉赏，命学官缮写上四库馆。且檄有司，建木主，偕儒硕十五氏附祀紫阳书院，而亲撰墓道之文以阐扬之。世谓绂虽无后而不亡，差可无憾云。所著有《易》《书》《诗》《四书诠义》《春秋集传》《礼记章句或问》《六礼或问》《乐经律吕通解》《乐经或问》《孝经章句》《理学逢源》《读近思录》《读读书录》《读困知记》《读问学录参》《读礼志疑》《读阴符经》《读参同契》《先儒晤语》《山海经存》《琴谱》《诗韵》《析物诠》《文集》《诗集》《大风集》《孝经或问》《易经如画》《四书引蒙》《开口讲策略》共若干卷。

《医林辑略探源》九卷　　清　汪绂

见道光七年《徽州府志》卷十五《艺文志》。

《医统》　　清　魏国仪

同治十一年《建昌府志》卷八《人物·善士》：魏国仪，字秀亭，号式堂，广昌人。国学生，嗜学而心厚。精岐黄术，病者以刀圭立愈。遇贫乏家，且代药资，有长者称。嘉庆五年洪水屋坍，楼贮祠谷百余石被冲，国仪变产赔偿，为置祭田。有米户曾某贷国仪多粟，适曾合户疫，妻子亡，谷耗尽。国仪怜之，复资以粟，又为逋家攫去。曾饮鸩垂危，邻曰：尔向魏某言可得敛。曾曰：魏翁屡恩我，我敢为负心鬼耶。国仪平生不入公庭，乐善好施，享寿九十有一。著有《医统》《式堂集验良方》。

《式堂集验良方》　　清　魏国仪

见同治十年《建昌府志》卷八《人物·善士》。

《良方撮要》　　清　饶德懋

嘉庆二十三年《湖口县志》卷十《艺文》：饶德懋，邑医官。

《形症心法方书》　　清　张明征

光绪八年《婺源县志》卷三十一《人物·义行》：张明征，字定甫，甲路人。性仁厚，以世精岐黄业受太医院官。后回籍开馆，施药于金陵，四方踵至，应之不倦。尝日暮归，遇江右浮邑有无告者患痢于途，视之恻然，令仆负置其里，以药饵调摄之月余，体复，仍给资遣归，并不诘其为谁氏子也。邑人詹公轸光叙其行曰："视天下犹一家，救路人如骨肉"。盖实录云。所编有《形症心法方书》行于世。子盛昌，能世其业。好义，亦有父风。

《疯门全书》　　清　刘旭珍

见同治十年《分宜县志》卷九《艺文》。

同上《分宜县志》卷八《人物·孝友》：刘旭珍，号全石，邑南下桐岭人。性笃孝，幼时父目疾几剧，医曰必食青鱼之枕，珍冒雪持竿钓于鉴潭，获鱼径尺许，食之目遂明。母痨瘵，将不起，珍衔泣无策，祷诸神，割股肉，和参以进，是夜母梦神告曰：有子如此，天已益汝三龄矣。次日遂瘳。又三载而殁。邑令黄步堂闻而奇之，为申详大宪，以奖其行。

邑进士易炳晃刘全石传云：公姓刘氏，讳旭珍，字席观，世居邑南之桐岭村。晚年爱钤北山水，徙居湖泽，子孙因家焉。公生有至性，幼就外傅，见书肆所刊二十四孝像，历举以询师，得其解，即欣欣向慕，愿身效之。父嗜瓜，即学种瓜，瓜熟大于他圃。父苦目疾，医云：必青鱼胆入药可愈。时严冬，冰冱不可得，公乃冒雪凫水滨，获生鱼数尾归，目赖以明。又尝随父诣邻村，归抵枫坑，日色已暝，树林阴翳，风寒气腥，有虎踞道旁，眈眈相向。父骇怖几绝，公直前叱曰：可食我，毋犯我父，屹立不动，虎竟逡巡掉尾去。居无何，母亦患瘵，诸药罔效，公潜入书室，焚香祝天，引刀刲左股肉，杂药以进，母得安寝，梦神告曰：有子如此，益尔寿三年矣。病遂霍然。此皆公年未及冠时事也。越三年，母果复病不起，未几父亦继殁。公哀毁骨立，屡绝复苏，前后殡葬悉如礼，结庐墓旁，与人世隔绝者三载，风雨之夕，绕墓呼号达旦，遇父母亡忌，必洁具酒肴，率子妇奠醱，哭泣尽哀，事亡如存，终身不懈。嘉庆丙子岁，邑侯黄仲香拟上其事于朝，以公志不欲，未果行。然邑之士大夫，以及田夫妇孺、莫不称公为孝子。初公少勤于学，习举业，专意古大家，耻入寻常蹊径，因不趋时样，屡见遗，遂无志青紫。博览天文地理诸书，尤得青囊秘旨。历游虔、吉、湘、粤间，搜览名胜，地学益精，然非素悉忠厚之家，不轻为卜择，虽富室啗以重金弗顾也。予曩为母营窀穸，款公于家，跽前求教。公曰：地理犹易理也，微而显学，学不精则自误误人，若有利心，尤干造物之忌。予谨识之不敢忘。公兼善医理，与庐陵萧晓亭先生讲贯二十余年，共著《疯门全书》行世。为人疗病，不惮劳，不受谢，贫不能贳药者，解囊助之。由桐岭北徙，时乡人受惠者，牵裾送三十里外，俱含泪不忍别。居湖泽五载，以无疾终。

临殁，诏诸子曰：凡事莫亏人而已。语讫，端坐而逝，时年已八十矣。及葬，有数十人奔赴挽柩以登穴，痛哭下拜，家人概不识，及询之，金曰：吾侪残躯，皆赖此翁全活，今闻殂谢，所以报耳。呜呼！公可谓不死矣。予素受公知，既徙湖泽，距余家，仅二里许，藉以时训诲，后复联以姻娅，往来益密，悉公隐德颇深，故传其崖略，以备史乘之采辑云。赞曰：人之生所赖以自立，与传于后而可为世风者，其血性之诚乎，忠也此诚，孝也亦此诚，用其诚可以格鬼神，摄凶猛，而公之孝可知矣。至其精地理，而不轻以误人；业岐黄而惟急于济世；遗子孙而诏以莫亏人，皆古仁人君子之所为也。夫仁者，孝之所推，即诚之所及也。诚者，天道。诚之者，人道。为人为子者，观公之所为而仁孝之心有不油然而生者哉！

《麻疹切要篇》　　清　吴旬

光绪八年《婺源县志》卷二十四《人物·学林》：吴旬，字禹南，号志堂。幼失怙恃，资颖悟，初入塾，辄自为文，师大奇。旬弱冠，饩于庠，试多冠军，文名大噪。嗣以举子业，无适于用，益究紫阳遗书，笃志躬行，功以庄敬为先。尝养疴斋居，侍者见正襟危坐，劝少卧，旬曰：君子庄敬日强，养心即以养身也。其学博综今古，参其旨要，著有《四书五经说》若干卷，皆自抒心得，尤精律吕，能自造乐器，尝制箫管试验之，每于读书余闲，弹琴寄意，深有得于天地自然之籁。又以善病涉岐黄，曰仁术也。著有《麻疹切要篇》行世。比晚司铎和州，先是和生监讼者，例先以状白学署，见必以贽。旬曰，吾职不理讼，且安敢妄受非分财，旋谕以理，争者感悟，讼竟息，是后学者无收状例。学宪徐考教职，赏旬诗文，逼询所学。对曰：书中意味，都在大文，旬惟细读大文耳。徐折服，益优礼。旬年七十，胥役请集诸生寿，旬曰：父母劬劳之日，因以为利，不可。越二年，卒于官。易箦时，命检衣冠顶带出，曰殓我以是，使我上可对君，下可见祖足矣，又命书不讣丧受吊字悬于门，已而归榇萧然，州人士送者皆含涕。

《医证心法》　　清　张起校

光绪八年《婺源县志》卷四十一《人物·隐逸》：张起校，字宗夏，城西人。性行安雅，不弋声利，生平辞嚣守寂，书史自误，不轻与人接见。通岐黄术，有求医者，殷然以济人存心。著有《医证心法》若干卷。父元谓，倡修家谱，校佐理之，精明勤慎，与有成劳。王进士恩注为之序，并志其墓。

《急救验方》　清　王作楫

见同治十二年《南昌府志》卷五十三《人物·方技》。

同治十二年《义宁州志》卷二十六《人物志·方技》：王作楫，字定波，号古愚，奉乡江头人。幼警悟，读书能通大义，年十九补弟子员。曾言学必期有用，达则用才以施政，穷则用术以济人，分也。遂力攻医术，凡黄帝《灵枢》《神农本草》、秦越人《难经》，皆研炼精深，得其旨趣，以医术鸣于时。有李某子，甫周病危欲绝，举家惶泣，作楫过而视之曰：此风闭也。用按摩法，以火灸之立苏。族叔某者，病死数日，将殓，作楫往唁，探其胸微温，曰：其气闭也。灼其背，霍然醒，进服理中汤数日而愈。著有《急救验方》《保产要书》。又精形象家术，力辨斗者五行之妄。发明《阳宅大成》诸书，正以造命五行。著《选择先资》行世。

《锦囊诀要》六卷　　清　祝星霞

道光三年《临川县志》卷二十六《方技》：祝星霞，幼习举子业，屡试不售，乃究心岐黄之术，谓是亦足以济人，尤精于脉理。乡有李姓者年十六，病且久，百治不效。星霞为诊脉，谓其亲属曰：此子病将起，可无忧。因问曾聘妻未？曰已聘。曰是宜速娶，或当有后，明年冬病必复作，不可为矣。后悉如其言，治他病率类是。性廉介，起人疾，多不受谢，乡人德之。比卒，邑人刘飞志其墓，有"药人不下千亿，而未尝取值于人"之语。著有《锦囊诀要》六卷存于家。

《丹丸善本》　清　江宗淇

同治六年补刻道光四年《信丰县志续编》卷十六《外志》：江宗淇，字筠友，邑武庠。耽吟咏，精岐黄、青鸟术。著有《天符星曜趋避义例》《六壬辑要》《造命发微》《造命千金》《列宿分度》《挨星师真编》《七十二图》《航江一苇》《丹丸善本》《丹膏善本》《痘科善本》《本草类编》诸书。

《丹膏善本》　　清　江宗淇

见同治六年补刻道光四年《信丰县志续编》卷十六《外志》。

《续刊达生编》　　清　梁序璇

见道光四年《龙泉县志》卷十七《别传·方技》。

同治十一年《龙泉县志》卷十二《人物志·方技》：梁序璇，字体圆，号规源，南城人。习举业，补弟子员。研究岐黄，施药济人，从不望报。著有《续刊达生编》附镌《方案辨说》行世。

《方案辨说》　　清　梁序璇

见道光四年《龙泉县志》卷十七《别传·方技》。

《卫生集》十卷　　清　朱彬

见民国三十六年《江西通志稿》卷三十《艺文略》。

同治十年《高安县志》卷二十八《杂志·方技》：朱彬，字大雅，古唐人。少业儒，梦名榜医学，及亲病日侍汤药，遂取岐黄家言尽读之。其治病推本于五运六气，审色察声，即知生死。尝之妇家，妗某子病易箦矣，彬命取黄泥涂病者身，越炊许时，泥燥，口鼻微动，灌以药遂起。里有孀妇，嫡庶只一子，患腹疾，柴瘠欲绝，彬煅砒霜入药，饮之，药后，下如鮎者七。彬谓食风肉皮所成，幸未开眼，过七日眼开即不治。族人某欲试其术，令婢诈病颠，连求诊。彬见之曰：尔本无病，以饱食跳踉，肠断矣，须臾即绝。其奇验多类此。著有《卫生集》，皆其生平所心得也。彬为医不索酬，行术数十年，活人无算，而产不加于初。新吴令赵知希，名士也，以彬比陶隐居，书"山中宰相"额为赠。帅进士光祖为彬作传，亦深推许以为医隐云。

按：道光四年《高安县志》卷十五《人物·敦行》作《儒门卫生集》。

《医书汇参辑成》二十四卷　　清　蔡宗玉

见道光四年《龙泉县志》卷十一《艺文·著述》。

同治十一年《龙泉县志》卷十二《人物志·方技》：蔡宗玉，字象贞，号茗庄，恩贡生。祖父皆以名儒习医学，藏医书甚富，研究有年，精通其理，集诸家之说，著《医书汇参辑成》共二十四卷。于各症之下，分别何脉，何方，使阅者依病审脉，依脉辨证，依症寻方、定药，皆可通达无疑。金溪进士蔡上翔为之序。

按：光绪七年《江西通志》卷一百五《艺文略》作《医书汇参辑解》。

《一中辑略》　　清　李侨与

道光四年《石城县志》卷六《人物志·方技》：李侨与，石中里罕坑人，业儒。幼时亲病求医罔效，因祷于神，梦神示，以究心《灵》《素》遂精其业，而亲获平善。今以医名，所著有《一中辑略》。

《一提金》　　清　邓道文

道光四年《新建县志》卷四十三《人纪·方技》：钱以懋，字尔相。少业医，望色辨证投剂立愈。权按察使刘荫枢、知府谢锡衮胥重之。福建参议商邱宋致以痼疾遣迎入署，疾即痊可，酬数百金，归遍给兄弟无吝色，天性然也。居樵舍镇，履满户外，所活多人，从不计锱铢。须鬓浩然，词旨清朗。未几卒，年七十有六，著有《一提金》若干卷。

《矜生济世集》　　清　熊元鸣

道光四年《义宁州志》卷十八《人物·孝友》：熊元鸣，字磐石，别号持平。世居奉乡郭城，事母至孝，年逾九十定省温清，始终不渝。母没哀毁骨立。博学好古，矜尚气节，屡试举子业不售。寻拜功曹，考满以省祭归里。有堂弟被诬逮狱，鸣恐伯独子斩祀，请自系以赎弟归，厥后冤白而骨肉两全，乡评重之。州守李公旌其庐曰：轮雅望详。给冠带以荣。鸣乐善好学，凡医卜堪舆诸书无不精求，济于世。里人急难，倾囊以赠，有麦丹之风。一日集亲友于寝前曰：虚冰在性，往来无碍。正襟危坐而逝。著有《矜生济世集》。

《古今丹方》　　清　朱世泽

道光六年《婺源县志》卷二十六《人物·质行》：朱世泽，字钟川，在城人。姿颖学优，甫冠，声噪庠序，刻励自持，屡赴棘闱不售。以父精岐黄，遂绍其业，内外科各造其微，兼精针灸，远近求者无不应，以是全活无算。又汇《古今丹方》布世，且施药济人。虽富不计厚酬，或贫无力者，辄解囊以助。邑侯言旌之曰："花城橘荫。"学师刘赠曰："古道照人。"

《治病杂论》一卷　　清　程志熙

见道光六年《婺源县志》卷二十《人物·孝友》。

《名医品难》　　清　王燧周

道光六年《婺源县志》卷二十《人物·孝友》：王燧周，字亦人，中云人，邑庠生。父训严，周以谨饬，独得欢心。母病痢剧，将不治，周尝粪味以告。医感其诚，调治得痊。昆季析箸，独受硗田，弟四十无子，鬻已地助之纳妾。科场不售，遂习岐黄，无论贫富，有求必应，人咸德之。著有《名医品难》《本草督经》。

《医林辑要》　　清　董潮青

道光六年《婺源县志》卷十八《人物·文苑》，董潮青，字芝林。癸卯乡荐，城东人。资敏而学博，心醇而气和，事亲承志，执母丧哀礼备至，事继母亦如母。父命赴试春官，道经钱塘坠车折足，忍苦就试，不令亲知。友兄弟，疾视汤药，卒则教养诸孤。能使失欢于兄弟者感而生愧，每慨人子当知医，旁通其术，苟济于人，利害弗计也。性豪迈，好议论，于人浑然无所短长。文章贯穿经史，尤工诗，散佚者多矣。所存唯《诗文遗草》十卷、《医林辑要》十数卷。卒之日执友往哭，额于素旐上曰："真孝廉。"无愧云。

《生生心印》　　清　邓象晋

见同治十一年《安仁县志》卷二十九《艺文·经籍》。

道光六年《安仁县志》卷二十二《人物·懿行》：邓象晋，字廷接，号检庵，下坡人。廪膳生，拔贡。禀资孝友，植品端方，雅琴、工诗赋，朔望讲约，丞尝循礼。更多建孔道桥亭，处已应物，乡里多敬服之。所著医方与兄师贞同校，有《生生心印》《痘疹全书》二部救世。

邓师贞，字子丈，号守愚生。邑庠生，拔贡。资性敏捷，襟期磊落。家庭宗庙秩立条规，排难息纷，劝解无已。且好善乐施，建桥作亭，禁山修路，皆生平留心处也。又偕弟象晋俱通医，施药以救人，乡曲以卓荦称之。

《梅村便得方》　　清　张芳

见道光七年《徽州府志》卷十二《人物志·附风雅》。

《医林治论》　　清　胡星煌

同治十二年《医林治论》卷二十六《人物志·方技》：胡星煌，字简勋，号南垣，武乡带溪人。性笃实端方，行止不逾礼法，乡里童儿见皆起敬。清贫积学，屡困名场，旁精《素问》青鸟家言。著有《医林治论》《地理可观集》五十卷、《地理阴阳》十卷、《选择》十卷。道光元年因同居不戒片纸，只字悉为灰尽。后复重新集订，积成卷帙如旧。年八十有六殁。

《医学活人》　　清　欧阳章

同治十一年《安福县志》卷十一《人物·文学》：欧阳章，号古斋，南乡黄石人，国学生。孝友性成，读书不慕荣利，隆师课后，遇寒士益敬之。又精岐黄，习青鸟，贫者赠以方药，积德之家乃为相地。道光辛巳八旬寿辰，适次子基乡捷报至，诸戚友共称庆焉。所著有《地理辨证注释》《医学活人》等书。

《医书》　清　李植

同治十二年《新喻县志》卷十一《方技》：李之音，字先春，号雪嵩。石龙人。父以医术知名，尝于雪中著草屦为贫人疗病，人讶先生何不畏冷耶？答曰：人命为重，焉敢辞劳。病愈亦不索谢。之音年未冠，补弟子员。屡战棘闱不第，遂弃举业，益精于医，活人无数。游其门者亦多善医，与罗坊堆雪山文人学士时相往来。邑人黎且园有诗名，尝与倡和。子二，长植，郡附生，克绍箕裘，手集《医书》，并家藏《医案》待梓。次模，邑增生，亦世其业，道光壬午协修县志。

《方书》　清　潘佩周

同治九年《武宁县志》卷二十四《方技》：城市儒医潘佩周，道光年间授医官，著有《方书》待梓，为人颇纯笃。

《医学险症随笔》　清　余冠贤

光绪八年《婺源县志》卷三十《人物·孝友》；余冠贤，字耀廷，沱川人。少聪颖，郡邑冠军入泮，肆业紫阳书院。与董太史筱槎、施中翰胜卿相与砥励。督学玉公聘襄校，以堂上春秋高，恐劳悬望，谨守不远游之戒辞不就。课徒养亲，束惰以隆甘膬，婉愉承志，父跻大耋，至九十六岁终。恒谓习医以延亲寿，觅地以妥先灵，皆人子分内事。爰研究医学，精小儿科。晴则裹粮游山，以营宅兆。遇有余资，辄周族戚之贫者。为人解讼，私出橐金六十不使知。其余文社、祠宇均不惜输赀以助。最喜论文，黼山介石闱前以文质正，决必售，验之果然。著有《三传参考》《芝湖诗稿》及《医学险症随笔》《活幼心传》《地学理气合编》《葬法口义》等书。道光乙酉与修邑志，均极详慎。

《医学心传》　清　汪元本

光绪七年《安徽通志》卷二百六十二《方技》：汪启时、汪元本，俱婺源人。并以医名，施药济世，沉疴立起。启时不著书，元本著有《医学心传》《痘科辨论》。

《医宗摘要》　清　俞可镛

光绪八年《婺源县志》卷三十五《人物·义行》：俞可镛，字宏远，长滩人，州同衔。慷慨好义，创修唐岭，输租设茶，以济行旅。子世琛，道拾遗金，急命追还之。咸丰年间，尝在金陵予筹军饷。又尝在籍办团，均为当道器重，给奖给额。精岐黄，踵门求治者多应手奏功。著有《医宗摘要》藏于家。

《明医存养》　清　朱佩湘

见民国十四年《婺源县志》卷六十四《艺文·典籍》。

同上《婺源县志》卷三十六《人物·黉彦》：朱佩湘，字莞山，带川人，增贡生。性颖异，嗜学，贯穿经史。工诗古文，为文湛深经术。三膺闱荐未售，洪梅坪中翰延为西宾三十余载，一门三代，造就多才。咸丰间，襄办团练，奖五品衔。董理饶州星江会馆，重建文公祠，丁丑刊先贤汪子遗书，延任校勘。督学祁赠额："笃行不倦。"著有《蘅溪诗集》《明医存养》《脉诀》，卒年七十六。

《医学求实录》一卷　清　詹固维

民国十四年《婺源县志》卷四十二《人物·义行》：詹固维，号静思，岁贡生，庐源人。生有异质，六龄入塾，善记诵。志在道学，名心遂淡。咸同间，大江扰乱，集资团练，保障一乡。嗣会修省邑志，纂校详慎。始祖墓祠倾颓，集族重建。又立忠勇、节孝二祠，表章幽隐。宗谱散佚，会派修辑。并邀集邻村创兴丽泽文社，按月课士。本里旧有天衢书院，为宋先达静观公营建讲学。明勋贤文宪公亦设讲席于此。年久湮没，维秉庭训复造，就此教授，夏广文颜其堂曰"舒啸"，并序焉。时人称为珀峰隐叟。遗有《天崇汇选》一卷、《虚斋草堂制义》一卷、《医学求实》一卷。

《医准》　清　李爱元

见同治十二年《义宁州志》卷二十九《艺文志》。

同治九年《武宁县志》卷二十四《方技》：李爱元，少读书，后学医。精研《灵》《素》，尽会诸家之旨。尤深脉理，预决人疾病死生，不少失。尝与一少年会席，注目久之，谓曰：子阳气外达，真阴不守，病且发矣，宜极归。后数日，少年气脱死。又一产妇暴卒，爱元审视良久曰：是为恶血所冲击，无死理，灼以艾数壮，大下血而苏。其测验多类此。用药以少为贵，每以一二味，服至十余剂不易方，病亦良已。曰：彼多方以求者，见病未真耳。病在一经，以一二味攻之足矣。伐其无故，经所戒也。所著有《医准》《反约论》，其言与喻昌、张介宾合。

《反约论》　清　李爱元

见同治十二年《义宁州志》卷二十九《艺文志》。

《杂病略》　清　艾芬

见同治九年《武宁县志》卷二十七《艺文·书籍》。

同上《武宁县志》卷二十四《方技》：艾芬，字石芯，下南乡人。幼慧，有文名。寻以病废，遂专心医理。仲景《伤寒论》《金匮玉函》诸书，洞悉源委。所著有《伤寒括注》《杂病略》诸书，得其传多所全活。

《经验急救方》　清　陈承羔

同治九年《武宁县志》卷二十四《方技》：陈承羔，字赟卿，乐乡晓湾村人。幼习儒，以亲老弟幼、家寒窘，改业医，研究《灵枢》《素问》之旨，疗病多中。其贫苦无资者，且授以药。辑有《经验急救方》行世，又著《医案》百篇，未及梓。前令陈瑞球宠"以存利物功能济，著手成春气自和"之句，县令张凤辉亦赐以"和缓遗风"额，年逾六秩卒，乡里多感慕之。

《医书摘要》　清　洪达珏

同治九年《武宁县志》卷二十四《方技》：洪达珏，字并王，升仁乡人。幼习举业，精岐黄，得西昌喻君《医门法律》奥旨，诊病分经，医治辄中，穷理为时贤所契。著有《医书摘要》待梓。

《医钞类编》　清　翁藻

见同治九年《武宁县志》卷二十七《艺文·书籍》。

《孺子篇》　清　张旅

同治九年《武宁县志》卷二十四《方技》：张旅，字盖仙，北乡人。少读书，能识大意，后业医，洞彻脉理，博览诸家书而变通之。每遇疾则闭目凝思，静按源委，故所为方多奇中，医家咸则之，著有《孺子篇》，议论精当，其兄望为之序。

《折肱唾余》四卷　清　罗中极

见同治九年《南昌县志》卷二十六《艺文志·书目》。

《医理互验》　清　李舒　胡勿迷

同治九年《武宁县志》卷二十四《方技》：李舒，字墨樵。邑庠生，二十五都人。状貌端严，家贫授徒乡曲，于医理批郤导窾。为人治病，诊脉毕，凝神静思，定一方，每三四易纸，或定数方，若先服、中服、后服，无不随方解。与同都胡勿迷友善，胡亦精于医，每聚首则相与辨论，务求理之至是，远近赖之。李年五十余卒，胡年七十余卒。合著有《医理互验》数卷，贫未能付梓。

《杂病症方》四卷　清　刘宏璧

见同治九年《南昌县志》卷二十六《艺文志·书目》。

《麻科全书订正》　清　张壬

见民国二十九年《分宜县志》卷九《艺文》。

同治十年《分宜县志》卷八《人物·善士》：张壬，原名曰杰，号乐泉，西关人。少读书，通晓大义，孝友其天性也。比长入邑庠，屡岁秋闱，荐而弗售，乃援例捐贡。后复助修袁城，恩授盐运司知事，郡守赠"义重斯文"匾额。家故丰，积而能散。尝捐巨宅为钤阳书院，俾诸生肄业得所。他如学宫、考棚、道路、桥梁诸义举，或倡，或赞，靡不竭力。

癸卯冬，北乡草场有蜚语贻害，几成大狱。邑侯杨樾圃独首其名，及邑绅具公禀上大宁，明其无辜，一村籍以保全。自署其室曰乐泉，大有粉碎虚空归心向石泉之意，自是足迹不涉城府。每日四圣人作《易》，只教人识一"退"字，鬼谷子之论，吾不敢信为然也。因作《学易图》，沉吟反复，务究其旨，暇则考《灵枢》，订正《麻科》行世。笑曰：吾不能医国，医人可乎。既而又貌己象，冠带坐镜中，名为镜影图，征诸文人诗跋并自序，标明图意。岂所谓愿以宰官身得度，即现宰官而为说法耶。抑亦传灯录，所谓绝想岩前，无阴树下，听杜宇一声唱破春晓耶。井中园空，乐泉其庶几哉！然亦可想其生平矣。享年五十有八卒。

《万方类编》三十二卷　　清　曹绳彦

见同治十年《新建县志》卷九十五《书目》。

《医通》　清　辛炳炎

同治十年《万载县志》卷二十四《方技》：辛炳炎，字用晦，东都人。英爽特达，为文涉笔立就，教谕鲁鸿深奖异之，屡试前茅，卒不售。年五十乃精医，其用药，多时师所不解，卒应手瘳。尝有戚串至家贺岁，炎授一丸令急服，迟将不治，其人不信，翼日疔发唇死。一妇而病，延之诊视，定方下之，立产数蛇而愈。其临症类如此。著有《医通》《医案》藏于家。

《医家宗旨》　清　李荣陶

同治十年《万载县志》卷二十四《方技》：李荣陶，字风高，村诸生。性旷逸，不以科名介意，精医理并推拿术，屡起人于危。与执友高某相晤，见神色有异，索手脉诊之曰："君外虽无恙，然某脏已亏，宜速治。"未几果死。府教授熊日华、萍乡令张牧皆敬礼之。手录《医家宗旨》数万言，其弟荣陛见而叹曰：倘得梓行，有补于世不少。

《方治要典》　清　王定恒

见同治十年《万载县志》卷二十四《方技》。

《携囊集》　　清　朱佩芬

见同治十年《南丰县志》卷三十三《艺文书目》。

同上《南丰县志》卷三十《方技》：朱佩芬，字二允。精于医。著有《携囊集》，休宁汪昂著《医方集解》多引用其学。

《苏医备要》　　清　刘执持

见同治十年《南丰县志》卷三十三《艺文书目》。

同上《南丰县志》卷三十《方技》：刘执持，少从其父客苏州，从叶天士学医，能以一指诊脉决生死。著有《苏医备要》。

《医学秘要》　　清　徐德孚

见同治十年《星子县志》卷十三《艺文》。

《内外科治验方书》　　清　王祖仁

同治十年《上饶县志》卷二十二《方技》：王祖仁，号殿阶。行端方，笃于天性，专习针石，活人多未尝索谢，每岁送丸散丹膏计需镪数十，郡中称叔和复生。著《内外科治验方书》若干卷，以中户缺资不能刊刷，旋被燹，医家惜之。年五十一卒。

《医门普度》　　清　孔毓礼

见民国三十六年《江西通志稿》卷三十《艺文略》。

同治十年《新城县志》卷十《方技》：孔毓礼，字以立。攻举子业，补博士弟子员。其少日以父母疾习医，既淡于应举，乃专为之，其道大精，全活甚众。其治病也，尝凝思竟日始立一方，有议增损者无忤色，得当而后已。常言：治某疾不得其故，未敢遽药，其家延他人，以某药而愈，吾心识焉。遇少年子弟必戒之曰："慎起居饮食，毋生病，吾药不足恃也。"著《医门普度》。

《杨氏家藏》　　清　杨居耀

见光绪七年《江西通志》卷一百五《艺文略》。

同治十年《新城县志》卷十《方技》：杨居耀，字穆如，号虚中。少攻举业，壮习岐黄，研精《灵》《素》，治人病辄奇中，著有方书，号曰《杨氏家藏》。乡里中贫不能具药饵者，施以活人。母病疟剧，自谓得鲢鱼可疗，不能觅，母竟以是疾终，遂终身废鱼不食。

《医书》四卷　　清　李文谟

见民国三十六年《江西通志稿》卷三十《艺文略》。

同治十年《兴安县志》卷十二《人物志·方技》：李文谟，字显明。二十四都人，医业著名，尤精喉风、小儿、推拿三科。凡有请者，不避风雨，不许资谢。著《医书》四卷，前府太尊金铣为之览订作序，以开卷首。

《传心录九种》　　清　陈文焕

同治十年《高安县志》卷十七《敦行》：陈文焕，字大章，安溪人。行谊高洁，好学嗜古，补邑弟子员。因数奇不偶，遂精于医，全活甚众。郡伯刘公楠、邑令朱沛然皆奖之。著有《传心录九种》《医学周行》《恒斋墨余》《溪西集》。

《医学周行》　　清　陈文焕

见同治十年《高安县志》卷十七《敦行》。

《增补医门法律注释》　　清　熊善琇

见民国十年《盐乘》卷十《艺文志》。

同治十年《新昌县志》卷十九《人物·技术》：儒士熊善琇，字和玉，号让溪，县治人。精医术，著有《增补医门法律注释》。沈郡伯澜延治，投药立效，深为嘉仰，匾赠"学本西昌"四字。

《经验记录》　　清　汪四喜

见同治十年《万年县志》卷九《艺文志》。

同上《万年县志》卷七《人物志·方技》：汪四喜，字履亨，山港齐埠人。精医理，以外科成家。饶、广、徽、婺数百里仰之若卢扁，舟车迎无虚日。港边刘次元，内科中名手也，目空一世，惟于喜深相折服。为人精细勤敏，手抄医书成帙者五六十卷，琐经验药方千余束，自著《医案》《经验》等书二三十卷。余干原任广东兵备道徐学乔见其书可问世，怂恿付梓，时已老矣。校理数年，未成而卒，年七十九。书至今在，惟琐录误遭丙丁。子可理，孙万兴，俱世其业。

《碎录亲验医方》　　清　汪四喜

见同治十年《万年县志》卷九《艺文志》。

《医学杂录》　　清　汪四喜

见同治十年《万年县志》卷九《艺文志》。

《内科杂病论》　　清　汪四喜

见同治十年《万年县志》卷九《艺文志》。

《医书》　　清　汪可理

见同治十年《万年县志》卷九《艺文志》。

《麻科活人全书》四卷　　清　谢玉琼

见同治十一年《安福县志》卷十八《艺文·书目》。

同上《安福县志》卷十三《人物·方技》：谢玉琼，北乡赤谷人。幼试文场不售，乃精岐黄术。纂辑《经验良方》，采采方书，删定成帙。著有《麻科活人全书》刊行传世。

《经验良方》　　清　谢玉琼

见同治十一年《安福县志》卷十三《人物·方技》。

《经验方》　　清　廖玺

同治十一年《安福县志》卷十一《人物·文学》：廖玺，号器也，南乡深溪人。同治丙寅岁贡。自幼天资明敏，文清隽，独出机杼，屡荐秋闱。性孤介而坦直，与诸同志倡举南里十四都彩芹，士林悦服。又旁通理学，刊布《经验方》济世，修辑家谱，族人感之。

《医学偶纂》　　清　廖麟书

同治十一年《上饶县志》卷二十二《方技》：廖麟书，号恭默，增生。潜心经史，通晓堪舆百家言，尤精《灵》《素》，著《医学偶纂》凡四编，为人亦恪守绳墨，言貌恂恂如也。

《我愧草》　　清　刘清华

见同治十一年《南康府志》卷二十《艺文》。

同上《南康府志》卷十八《人物》：刘清华，号淡如。安义人，候选中书科中书。以儒而医，博览方书，所诊奇效。著有《我愧草》。

《儒门事亲集要》　　清　詹墀

见同治十一年《南康府志》卷二十《艺文》。

同上《南康府志》卷十八《人物》：詹墀，号樵珊，安义人，工隶书，精医，博览群籍，脉理微至。著有《儒门事亲集要》《樵珊医事日记》。

《医学入门》　　清　曾鼎

见同治十一年《南城县志》卷八《人物·方技》。

《龙头医学》　　清　董成谦

见民国三十六年《江西通志稿》卷三十《艺文略》。

同治十一年《德兴县志》卷八《人物志·方技》：董成谦，字石甫，八都人。精医理，所治多验症。人皆束手，谦投剂无不立验。有扁鹊之称，众以龙头呼之。所著《龙头医学》，一时许可，惜家贫未梓。

《医津指迷》八卷　　清　笪朝枢

见民国三十六年《江西通志稿》卷三十《艺文略》。

同治十一年《德兴县志》卷八《人物志·方技》：笪朝枢，号杏村。二十九都人。监生。与弟朝模，同以儒医行世。忽悟曰：脉论数十家，

江西省

1287

竟以六部候五脏，独不思左右三部共一脉，数则俱数，迟则俱迟，何从部别。鄙意不若以上、中、下三停，候三焦为稳。后执此法，诊治无不奇中。著有《医津指迷》八卷、《寓意草摘要》二卷。

《医学秘诀》　清　余文珮

同治十一年《德兴县志》卷八《人物志·方技》余文珮，号松坡，三十六都柏溪人，郡庠生。性坦直，待人不设城府。师事江左名医程泽周，揣摩十余寒暑，有危险症，依经按脉，立起沉疴，至今传其一时救三命，皆实事也。制方之妙，人多不解，而随手奏效，皆有至理。生平集有《医学秘诀》及《临症按脉》诸书。将梓，竟遭寇毁，人多惜之。

按：民国三十六年《江西通志稿》卷三十《艺文略》《医学秘诀》作《医学秘要》。

《临症按脉》　清　余文珮

见同治十一年《德兴县志》卷八《人物志·方技》。

《急救方书》二卷　清　刘嘉璠

同治十一年《新昌县志》卷十九《人物·善士》：刘嘉璠，宣风乡人。存心善事，起立培元会，置租百余石，为施茶施棺费用。素善岐黄业，概不受报。撰有《劝善箴言》《急救方书》二卷。

《杂科》　清　李大昌

见民国三十六年《江西通志稿》卷三十《艺文略》。

《全生金镜》　清　邬有坦

见民国六年《盐乘》卷十《艺文志》。

同治十一年《新昌县志》卷十九《人物·技术》：邬有坦，宣风乡人。精医，视人疾，决生死，一一不爽。所著有《全生金镜》。

民国六年《盐乘》卷十六《方技传》：邬有坦，字直斋，别号静虚老人。少习儒，锐志古学，尝游吉安，从邹守益问业。同列有喻崇墅者，博洽沉毅，有坦敬事之，相得甚欢。一日语及黄帝《难经》疑义，喻为辨晰缕缕，且曰："儒道医道殊途同归，其旨深矣，抑亦为仁之术也。斯道之秘，余受之先师朱晞阳，先师受之葛可久，其由来甚远，吾子亦有意乎？"有坦曰："谨受教"。遂取其秘药方书尽昇之。由是精通其术，视人疾，决生死若合左券。所著书甚多，别见《艺文》。生平尤喜吟咏，与郡人吴光禄、王徽州、吴内翰、李南川、蔡青门、胡乐轩诸人相唱和，著有《静虚遗稿》一卷。

《神楼秘笈》　清　邬有坦

见民国六年《盐乘》卷十《艺文志》。

《医学指南》　清　邬有坦

见民国六年《盐乘》卷十《艺文志》。

《诊视家秘》　清　邬有坦

见民国六年《盐乘》卷十《艺文志》。

《卫生金镜》　清　邬有坦

见民国六年《盐乘》卷十《艺文志》。

《医方本草考辨》　清　陈鉴

同治十二年《崇仁县志》卷八《人物志·儒林》：陈鉴，邑诸生。家贫力学，淹贯经史，旁及字学、音学，医方、本草诸书皆有考辨，计十余万言，又录邸抄成帙。

《痢疫合编》　清　宋华国

见同治十二年《雩都县志》卷十六《艺文·经籍》。

《医书》　清　徐启珽

同治十二年《广信府志》卷九《人物·方技》：上饶监生徐启珽，字器之。究心岐黄于《灵》《素》《金匮》《难经》等书，一一得其秘奥，每诊危疴，应手立霍，见者诧以为神。所辑《医书》若干卷，家贫未梓，

江西省

已散佚。

《名医纂集》　清　邵以正

见同治十二年《雩都县志》卷十六《艺文·经籍》。

《诊家索隐》八卷　清　陈伯适

见光绪三十二年《抚州府志》卷七十八《艺文志》。

同治十二年《崇仁县志》卷九《艺文志》:《诊家索隐》八卷，条列二十八脉，分脉象、主病、参变为三门，悉依前人体例，唯加以阐发，参伍错综，曲尽其变，考义精微，辨类明晰，俾医家阅之了如指掌，亦救世之书也。

《医学集成》　清　熊际昌

见同治十二年《义宁州志》卷二十九《艺文志·列部书目》。

《医学经验》四卷　清　车世奇

同治十二年《义宁州志》卷二十六《人物志·方技》:车世奇，号隽斋，崇乡北车人。弃儒就医，拯活甚众，遇窭人不受谢，辄增以钱药，著有《医学经验》四卷。年六十无疾而卒。

《主治订要》五卷　清　陈翰

见同治十二年《义宁州志》卷二十五《人物志·孝友》。

《杂病歌》　清　曾震

同治十二年《万安县志》卷十四《人物志·方技》:曾震，湖州人，附贡。读书明《易》理，善卜，尤精岐黄，且好善，常备药济人。著有《杂病歌》《痧证论》行世。

《痧证论》　清　曾震

见同治十二年《万安县志》卷十四《人物志·方技》。

《症治真诠》二卷　　清　郑宗元

同治十二年《义宁州志》卷二十六《人物志·方技》：郑以成，号德庄。仁乡西源人，习举业，通医理，疗人有奇效，未尝责报，遇贫困辄施钱药，赖以活者甚众，年六十卒。子宗元，继之行术尤著。举良医所，医学训科，惜不永年。著有《症治真诠》二卷。

《医方便览》　　清　丁星辉

同治十二年《新喻县志》卷十一《孝友》：丁星辉，字衡盛，号选堂，村心人。读书务实行，不屑屑为进取，尤笃于孝友。父母病，进汤药必先亲尝，兄弟共爨八十余口，雍睦无间。同治癸亥寿臻百龄，堂聚五代。明年甲子知县冯械上其事，诏赐七品宫服，并"升平人瑞"四字，百有四岁而终，辑有《医方便览》行世。

《医学集义》　　清　聂杏园

见同治十二年《新淦县志》卷九《艺文志·书目》。

《卫生一助》　　清　聂杏园

见同治十二年《新淦县志》卷九《艺文志·书目》。

《诸科经验方》　　清　李文仪

见同治十二年《雩都县志》卷十二《人物·方技》。

同治十二年《赣州府志》卷五十八《人物志·艺术》：李文仪，字窦长，雩都人，少攻举业，文理洞彻，以贫故。去而学医，博览《素问》胎藏诸经，苦志覃思，遂精其术，为县医学训科。延之者，不问贫富，虽冒寒暑必往，无资者，给以药饵，不索值。手录《脉诀》诸科经验方，多至八十余卷，文仪以是传之子其吉，其吉传子少思、少思传子品尊，皆以医名世。

《尹氏按验方》　　清　尹嘉实

见同治十二年《雩都县志》卷十六《艺文·经籍》。

江西省

1291

《济生篇全书》　　清　郑奉简

见同治十二年《南昌府志》卷五十三《人物·方技》。

同治十二年《义宁州志》卷二十六《人物志·方技》：郑奉简，号录筠。安乡箔竹人。善医，望色辨症，决人生死不爽，求医者相属于门。虽隆寒盛暑无少间，布袂裹丸药随行遇贫病予之，不索值。著有《济生篇全书》。五子俱克承父志，长子竟泉，渊源家学，聿著奇效。

《医学集要》　　清　袁斗辉

见同治十二年《南昌府志》卷五十三《人物·方技》。

同治十二年《义宁州志》卷二十六《人物志·方技》：袁斗辉，字拱辰，号奎垣，仁乡杨柳山人，儒医友松公仲子也。精父业，有济世心，诊必慎重，常著奇效，远近赖之。著有《医学集要》。子孙世继其业。

《医方》　　清　胡任

见民国三十六年《江西通志稿》卷三十《艺文略》。

同治十二年《瑞州府志》卷十五《人物·方技》：胡任，医术最精，奇效非一，利济甚广，至今称之。著有《医方》等集。

《资生集》　　清　任鼎炎

同治十二年《广信府志》卷九《人物·义行》：铅山任鼎炎，字南暄，号铁香。孝友乐施，长兄东华倡修大义桥，踊跃赞襄。太守王赓言给以"敦伦乐善"额。己卯，大成殿圮，呈请专修，谓旧稍朴质，非所以昭美富而壮观瞻。率诸昆季，鸠工庀材，踵事增华，数日落成，费银数千两，邑令汪继序立碑奖示。他如湖坊惠生堂、篁碧村增福堂，布施棺木、捐银助产，无不慷慨。又纂辑救急医书，名《资生集》《丹桂集》，刊刷布送。年八十有二而终。

《丹桂集》　　清　任鼎炎

见同治十二年《广信府志》卷九《人物·义行》。

《医六全书》二卷　　清　莫汝能

见同治十二年《义宁州志》卷二十九《艺文志》。

同上《义宁州志》卷二十六《人物志·方技》：莫汝能，字惟金，武乡人。好学能文，博览群书。于《内经》《金匮》益加研究。里中有病目者，觌面无所见，服汝能方明如故。自是名大起，远近延诊，相属于门。凡疑症奇疾，群医束手者，汝能治之立瘳。岁活人无算，从不取资，人尤佩其德。著有《医六全书》。

《医方辑略》二卷　　清　桂轮

见同治十二年《义宁州志》卷二十九《艺文志》。

《医方前编》　　清　刘选钱

同治十三年《九江府志》卷四十一《人物·方技》：刘选钱，字成一。少慧，游庠，悭于遇。厌帖括业，业医，谓医能济世，于此三折肱焉。疗人有奇效，不责报，遇穷困辄施药资，全活者甚众。著有《医方前编》《续编》数卷，因兵乱散佚。

《医方续编》　　清　刘选钱

见同治十三年《九江府志》卷四十一《人物·方技》。

《吴余合参》四卷　　清　余国珮

见光绪八年《婺源县志》卷三十五《人物·义行》。

《医阐》　　清　吴省庵

民国三十六年《江西通志稿》卷三十《艺文略》：吴省庵，新城人。

《医方纂要》　　清　杨伟才

民国三十六年《江西通志稿》卷三十《艺文略》：杨伟才，崇仁人。

《医家摘要》　清　詹元吉

光绪八年《婺源县志》卷三十九《人物·质行》：詹元吉，字骏先，虹关庠生。性豪爽，研经之暇，间涉岐黄。客武林，劝商、置义冢。发逆窜境，随办团防，修桥甓路，设镜心善所，饷药积谷，槥掩胔，戒吸鸦烟。著有《孽海新书》《隽仙文稿》《西窗杂录》《医家摘要》。

《医学摄要》　清　詹承恩

光绪八年《婺源县志》卷三十七《人物·质行》：詹承恩，字世模。庆源人，补郡诸生。父年高九旬，恩日侍左右，不忍暂离。举约正，宣讲条例，乡里息讼。晚岁尤精易理，著有《易卜征验》《医学摄要》等节。

《异症医书》一卷　清　程炼金

光绪八年《婺源县志》卷四十《人物·质行》：程炼金，字德资。性磊落不羁，为人排难，不遗余力。始业儒，继专心医学，方不泥古，每治奇症，著手立效。著有《异症医书》一卷。

《医方》　清　齐功枚

光绪八年《婺源县志》卷四十《人物·质行》：齐功枚，字毓麟，冲田监生。少嗜诗书，下帷攻苦，郡邑试，屡列前茅。中年窘甚，弃儒习医，精其业，远近求诊者赠以金，却不受。抚弟功杰，既教且婚，惜早逝，艰于嗣。弟妻戴矢志孀守，枚嘉其意，以成全之。生平编辑《医方》，未及刊行，藏于家。

《仁世单方》　清　潘文楚

光绪八年《婺源县志》卷三十六《人物·质行》：潘文楚，字士先。侍御之祥叔子，雍雍雅饬，值门户赫奕时，楚独持俭素，请谒尽屏，翛然物外，入南雍，揽奇嗜古。晚杜门读书，著有《通鉴纂》《仁世单方》。

《医学纂要》八卷　　清　王佩恭

光绪八年《婺源县志》卷三十《人物·孝友》：王佩恭，字礼言，庠生，西清源人，应鳌子。少随父授读，辄知爱敬。母病，侍药不忍离，迨殁，悼念瓶罍，旁观为之惨动。因思为人子者，不可不知医；辑《医学纂要》八卷，颜曰《志痛篇》。后事父益谨，调护无已时，故父得享遐龄，日睹孙曾绕膝焉。

《医门汇要》八卷　　清　潘国珍

光绪八年《婺源县志》卷二十六《人物·风雅》：潘国珍，号梅溪，桃溪人。善事继母，笃友于，抚诸侄如己子，以廉贡生肄业成均得教职，改官南河，由县丞荐升同知。淮阳旱，请大吏赈饥，全活无算。旋在籍倡办团练，尤精岐黄，年八十而殁。著有《韫玉山房文存》两卷、《古今体诗》两卷、《困勉斋笔录》一卷、《医门汇要》八卷。

《脾胃论》　　清　潘文元

光绪八年《婺源县志》卷二十六《人物·风雅》：潘文元，字华也，坑头人，岁贡生。性耿真，衣冠古处，有怀葛遗风。学博品端，课子侄生徒必以礼法。有贫乏者鬻妻，贷四十金慰留之。兼习岐黄，济人不少。著有《脾胃论》《伤寒症》《杂病》《因脉治法》十二卷，《女科症治》三卷，存于家。

《杂病》　　清　潘文元

见光绪八年《婺源县志》卷二十六《人物·风雅》。

《因脉治法》　　清　潘文元

光绪八年《婺源县志》卷二十六《人物·风雅》。

《医白》　　清　余述祖

光绪八年《婺源县志》卷二十六《人物·文苑》：余述祖，字宗承，号小黼。沱川龙光长子。读资甚逊，年逾冠五经始完，用是深自愧奋，独居萧寺，昼夜攻苦，学遂精进。辛亥举于乡，会试屡荐不售。旋以郎中签分工部屯田司行走，充玉牒馆纂修，议叙以道员升用，发逆披猖，尚书许公乃普知其能，奏保回籍办团召募，昼夜防堵，卒以擅动帑款被劾罢职，邑人义之，醵金缴还开复，以劳瘁卒，年仅三十有九。生平笃于天性，因父病，习岐黄，精通医术。季弟生母病乏乳，以妻乳乳之，而己女啖饘粥，期慰母心，著有《式遏要略》《缕冰集》《医白》《伤寒翼》诸书。

《杂症汇要》　清　詹之吉

见光绪八年《婺源县志》卷二十六《人物·风雅》。

《人子须知》　清　江芬

光绪八年《婺源县志》卷二十六《人物·文苑》：江芬，字诵清，号秋帆，岁贡生，漳溪人。笃志，力学堪深，工制艺及诗古文辞，游庠食饩，试辄优等，名噪艺林。棘闱屡荐未售。启迪后进，多所裁成。因母病，究心岐黄，著有《人子须知》四卷藏于家。

《校订医林纂要》　清　程鸾池

光绪八年《婺源县志》卷二十六《人物·文苑》：程鸾池，字汝洋，城西岁贡生。授徒四十余年，不干外事。门下列胶庠、举贤书，入仕籍者，不一而足。邑侯张，颜其地曰小东山，同堂两徒弟早卒，子幼，均抚教成名。通岐黄，医不受谢。造支祠，修家乘，阐扬节孝，排难解纷必尽力。五荐不售。同治乙丑重游泮水，学宪朱赠额"芹香重撷"。著有《绿满轩诗文稿》《史学述要》《周易述义》《手批四书》《诸儒辑要》《校订医林纂要》。老年犹作《八旬遗稿》《四书对偶》以自怡。殁年八十八。

《医林枕秘》十卷　清　余含菜

见光绪八年《婺源县志》卷五十五《艺文·典籍》。

《便用良方》二卷　清　朱有治

见光绪八年《婺源县志》卷五十五《艺文·典籍》。

民国十四年《婺源县志》卷四十九《人物·方技》：朱有治，字君平，罗田人。承先人业，习岐黄，不泥方书。杭州吴姓，有子病痨数年，医罔效。治诊视服药，一月即痊。又有开化小儿发痘危甚，医皆束手无策，治立转危为安。尝著有《便用良方》二卷。

《医学十四种》　　清　詹文升

见光绪八年《婺源县志》卷五十五《艺文·典籍》。

民国十四年《婺源县志》卷四十九《人物·方技》：詹文升，字旭初，环川人。弃儒就医，活人无数，请辄往，不取直。性宽和，有侮之者，笑颔之，毫无介意，人呼为痴先生。尝著有《医学十四种》。

《医余别论》　　清　黄有祺

见光绪八年《婺源县志》卷五十五《艺文·典籍》。

民国十四年《婺源县志》卷四十九《人物·方技》：黄有祺，字香云。环溪监生，专艺岐黄，得心应手。参将罗成勋驻兵清华，营中大疫，祺诊治辄效，全活甚多。罗赠额"媲美和缓"。其治贫人疾，不取钱文，有《医余别论》待梓。

《医方辑要》一卷　　清　俞启华

见民国十四年《婺源县志》卷六十四《艺文·典籍》。

光绪八年《婺源县志》卷四十一《人物·方技》：俞启华，字旭光，思溪人。精岐黄术，远近著名。一经诊视，沉疴立起，不取锱铢，人咸望其百岁，称为百寿先生。性好义，善事多领袖，岁欠平粜，踊跃捐输。兼勤排解，路遇荆榛必剪，瓦石必除。卒年七十七。尝印经文、阴骘文，著《医方辑要》一卷、《彩亭医案》一卷、《本草释名》二卷。刘郡侯额以"丰年嘉王"。

《百病勿药抄》　　清　张效京

见民国十三年《南丰县志》卷十一《艺文志》。

同上《南丰县志》卷十八《人物传·儒林》：张效京，字砚侯，广瑯次子。秉性沉潜，刻苦历学，博极群书，尤湛精经史，书法董王，善草书。早岁补诸生，有声黉序。以廪贡生报捐训导，选授吉水，亲病告养。旋丁外艰，服阕，铨补宜黄教谕，历署乐安、南昌教谕。所至延进英才，得士心，同事咸钦其学品，无龃龉者。任宜黄二十一年，课子读书。宜之硕彦，如吴氏镳、钫、锜三昆季，程忠谔、忠诩、许述祖等，均出其门下。司铎南昌时，有魏某原籍北直，沦落章门，聘请教子，身后为之经营宅兆，并其父母迁葬一处，立祠永祀。效京德纯量宏，御家极严，而待人壹以恕道，虽至卑幼必恂恂致敬礼。族邮姻友贫苦者，尽力周济。年七十解组，九十卒。为阖邑衿式者二十年，尝偕邑中耆年硕德黄奎生、赵青圃、黄毓芝、揭容卿联为五老会，俱年逾八十，至今传为韵事。所著有《旧德堂全集》《韵典莹疑》《二十四史四言纂》《诵经有韵无字汇编》《百病勿药抄》《良方备览》《琐务汇纂》《训后格言》藏于家。子履福，自有传。次子履春进士，湖北安陆府知府。

《良方备览》　　清　张效京

见民国十三年《南丰县志》卷十一《艺文志》。

《瘰疬痧论》　　清　余鹭振

民国十四年《婺源县志》卷四十九《人物·方技》：余鹭振，字彩轩，监生。初业儒，父殁，就商崇明。精医术，光绪壬寅，崇痧疫大作，延振诊治，全活无算。著有《瘰疬痧论》，详述发生理由及治法。沪医学馆主笔周雪樵君读之函请入会，日征医案登报。丁未归里，求诊者踵接。暇则著述方书，用心太过，年三十六卒。

《脉症通论》　　清　周芳筠

民国十三年《南丰县志》卷三十二《人物传·方技》：周芳筠，字书常，太学生。幼业儒，弱冠习岐黄学，潜心《灵枢》《素问》诸书，医术大精。邑侯柏春患痞满症，其妾患噎膈症，群医束手，芳筠药不数剂，病霍然解。同治间瘟疫交作，乃妙用时方，活人无算。遇寒素之家，辄施诊给药，义不苟取。著有《脉症通论》《医书辑要》。

《医书辑要》　清　周芳筠

民国十三年《南丰县志》卷三十二《人物传·方技》。

《医学备要》　清　胡朝纲

民国十四年《婺源县志》卷四十八《人物·质行》：胡敏艺，字叔安，清华人，国学生。事母至孝，以父清溁业木金陵，事诸父如所生。长工书法，诗文。又修祖墓，保祀众，俱不惜重资。子朝纲，国学生，习医，著有《寄庐诗抄》《医学备要》《幼科学编》。

《家庭医略》　清　王焕英

民国十四年《婺源县志》卷四十八《人物·质行》：王焕英，字有章，国学生，中云人。精岐黄，授徒于家。因试见遗，弃儒就贾。家稍裕，益留心医学。集有《家庭医略》一篇，以教后人。性质直好义，鼠雀之争，一言冰释。其他善行尤多。

《医学传薪》　清　程希濂

民国十四年《婺源县志》卷四十八《人物·质行》：程希濂，字莲溪，城东人，履丰长子。幼通书算，有至性。随父任，赞父办粮台，左文襄公奏保蓝翎县丞衔。父告归后，策两弟学，己任家政。父病笃，叹曰：吾因葬亲陈情恨未如志，濂谨识之。父卒，丧祭如礼。延堪舆，觅吉壤，妥先灵，以继父志。精医术，活人无算。殁年六十三。著有《渔隐吟》《医学传薪》待梓。

《岐黄总括》　清　汪中立

民国十四年《婺源县志》卷四十四《人物·质行》：汪中立，字抵峰，邑庠生，晓起人。初入塾即勤夜课，十三失怙，服阕，益奋励。一日征赋，吏以他逋将絷其兄，中立愿身代。常日夕自绳，冀寡过，教人以六经性理为先，善楷书法。晚精岐黄，施方药不受馈。著有《春秋举要》《岐黄总括》。

《医学纂要》　　清　许嘉谟

见民国十四年《婺源县志》卷六十四《艺文·典籍》。

同上《婺源县志》卷四十九《人物·方技》：许嘉谟，字宗武，泉田国学生。读书屡试未售，专精岐黄，医不计酬。著有《医学纂要》。年七十九。

《艺圃医学治法》　　清　朱廷銮

见民国十四年《婺源县志》卷六十四《艺文·典籍》。

同上《婺源县志》卷四十九《人物·方技》：朱廷銮，字殿臣，带川人，监生。性醇笃，少习举业，郡邑试，屡列前茅。弱冠后，精岐黄术，活人甚多。幕游景镇，将式尹子病，诸医无效，延銮诊治，一剂而愈。赠额"医比和缓"。著有《芝圃医学治法》。孙若磷，笃学能医。

《四字病机》　　清　汪鼎铉

见民国十四年《婺源县志》卷六十四《艺文·典籍》。

同上《婺源县志》卷四十九《人物·方技》：汪鼎铉，字台未，城源人，庠生。少读书，精岐黄术，能决生死。邑侯张母病，诸医束手，铉至，数剂而愈，赠额"名高橘井"，遂相与订交。署中疾病，皆铉诊治、从不干以私。一日自邑归，过金竹降，有请医者，至其家，新居焕然，一妇出诊，铉曰：六脉调和，非仙即怪，心疑焉。辞归，抵长滩，舆人出钱买物，悉为纸镪，急返察之，则屋宇无存，累累新冢。询诸乡人，云：日前村有妇人患病，嘱家人必请台未先生一诊，死亦瞑目。延之未遇，寻卒，想以此故。著医书仅遗《四字病机》一部。今子孙世其业。

《手订医书》　　清　戴葆元

民国十四年《婺源县志》卷四十九《人物·方技》：戴葆元，字心田，桂岩人，例贡生。承祖遗，有景镇戴同兴药肆，悬壶于此四十余年。咸同间，左侯相驻军里村，士卒染疫，元诊治，全活甚众，当道赠额："春满杏林"。晚年、修桥路，新堂构，延师训子，乐善弗疲，又《手订医书》行世。

按：《手订医学》似非书名，暂行录存待考。

《手录方》　清　王荫陵

民国十四年《婺源县志》卷四十九《人物·方技》：王荫陵，字本高，下山坦人，精外科。有儒生，暑月发一结喉痈疽，咽喉肿塞。陵用针法，不数日即愈。又有项后高骨，患天柱疽。陵独艾灸，半月获痊。江西布商，发走马牙疳，牙根腐臭，已变黑色，饮食不下者数日，请诊之，服药渐愈，尝有《手录方》自随。

《医学蠡测》　清　胡翔凤

见民国十四年《婺源县志》卷六十四《艺文·典籍》。

同上《婺源县志》卷三十六《人物·黉彦》：胡翔凤，字守先，号爱吾。清华人，岁贡生。自幼笃志力学，入泮后，每试优等。秋闱未售，绝意进取。与人交，重气谊，课生徒多蜚声庠序。豪放不羁，时以诗酒自娱。嗣因母病慨然曰：为人子不可不知医。自此究心岐黄，著有《本草歌》《医学蠡测》若干卷。

《医理析微》二卷　清　余馨

见民国十四年《婺源县志》卷六十四《艺文·典籍》。

同上《婺源县志》卷三十六《人物·黉彦》：余馨，字问吾，沱川岁贡生。少颖悟，孜孜向学，为文典丽矞皇，试辄冠军，性恬逸，寡言笑，不臧否人物，闻友议人短，辄俯首不答。固问之，徐曰：吾思某君有某善，当不至此。馨素精医术，远近求诊者，无不应手奏效。著有《艺林富艳》四卷、《医理析微》二卷。寿八十余卒。

《医学辨真》一百五十卷　清　俞有廉

民国十四年《婺源县志》卷三十四《人物·文苑》：俞有廉，字顽夫，号宅泉。城东人。生而豁达，读书了大义，为文章疏宕有奇气，并精书法。十八补弟子员。从学胡韫川先生之门，讲论研求，师目为风尘外物。家贫砚耕供甘旨，母老多病，廉乃究心岐黄，调摄体健，由是以其术济人，人活无算。著《医学辨真》一百五十卷。长二兄皆经商，廉友恭甚挚，既析箸，手足怡怡无间言。侄幼失怙，廉抚育，恩逾所生。与人交，重气谊，遇纷难，必悉力排解。至有大讼欲兴，阴寝息之，而其人未尝知者。晚家居，达观一切。樽酒外，曰惟经籍自娱。尤嗜大《易》、蒙《庄》，深会其中元理。有所得辄手录之。训子诵芬有方，选拔后益加督勉。得入词林，初城西有鬼祟，土人塑像庙祀之。廉怒其非正入庙，捽土像投诸河，祟遂绝，时方弱冠云。

《便用良方》　　清　朱文玉

民国十四年《婺源县志》卷三十五《人物·文苑》：朱文玉，字小琴，罗田人。为文胎息《史》《汉》，为母老，思捧檄。以盐运司经历，需次浙江，日游湖山，偕陈烺江、顺诒诸文士，啸傲联吟。进士潘江序其诗，称为至性至情中流出，性理经济诸书，尤有心得、笔记成帙，分内外二篇，发明奥义，友人著《龁齮子》一书，言当世之务，请披阅，玉逐节辨论，作《商榷篇》。并喜画山水，绘牡丹，不设色，纯用水墨。习医济人，全活甚众。著有《葆真堂吟草》《文稿》《杂说存疑内外篇》《龁齮子商榷》《字典标帜》《蝴蝶梦传奇》《便用良方》藏于家。清进士硕学通儒江峰青为立传。

《论方辑要》十六卷　　　清　黄文达

民国十四年《婺源县志》卷三十六《人物·黉彦》：黄文达，号笠渔，潢川人，江宁籍增生。工诗词，著有《石菖蒲馆诗》四卷、《绿梅花龛词》二卷，均已梓行。旁精医理，著有《论方辑要》十六卷。

《临诊随笔》四卷　　　清　黄章震

民国二十四年《南昌县志》卷四十二《人物·方技》：黄章震，字龙光，憺游湖人，以医名。尝客游黄梅，值岁凶，疾盛行，章震往来江南北，活灾黎无算。著有《临诊随笔》四卷，楚人争抄之。

《愚虑一得医书》　　　清　彭恩龄

见民国二十四年《南昌县志》卷五十三《艺文》。

《医学采精》　　清　罗亨平

民国二十四年《南昌县志》卷三十六《人物志·儒林》：罗亨平，字岚补，东岗人，岁贡。性淡泊俭素，中岁即罢试，初馆于同邑邹氏七年，遍读《一粟园丛书》。通历算，能文章。年五十乃馆于城西南之又一村，邑熊氏之书庄也，藏书最富，境地幽僻。亨平乃朝夕丹铅，初究心诸儒学案，继乃精求中西算术、天文、历象及古今医学。尝云：诸子百家钻研殆遍，各有理可寻，惟堪舆占验则否。门人以著书请，则辞以无精义，欲以文传，士之耻耳。间有所作，题曰《缓焚草》，所著《经史校正》《尚志堂算稿》《医学采精》，乃门人与子缀辑，所批订而成者。卒年六十有一。

《医学撷华》一卷　　清　刘洪潮

民国二十四年《昭萍志略》卷九《列传·耆旧》：刘洪潮，字汇川，岁贡生。终身友教，出其门者多隽才，巨室争厚币延之。品端行洁，除有关文教事，概不与闻，地方富绅尤加敬礼。岁戊申，奉新章，赴部注册，就职府经历，以年老力衰，不欲作出山想，未请分发，浩然归里。素精医术，设医学于南台学校。著有《医学撷华》一卷，年八十卒。

《启门新草》　　清　李锡良

民国二十九年《分宜县志》卷八《人物·方技》：李锡良，邑南田心人。品学兼优，通医理，有起死回生手。暇著有《启门新草》《小蓬莱诗集》。守志清高，一生未娶。

《亦存编》　　清　帅念祖

见民国三十六年《江西通志稿》卷三十《艺文略》。

《医学秘要》　　清　徐必达

民国三十六年《江西通志稿》卷三十《艺文略》：徐必达，星子县人。

《中国发明之科学药方》　清　李克蕙

民国三十七年《丰城县志》卷二十三《人物志·方技》：李克蕙，字熹涛，梅冈人。精岐黄，从金陵名医叶古红游，名籍甚。立论主温补，盖以近人柔脆，幼即戕削，寒凉攻伐，动辄贻害，颇足纠卤莽灭裂之弊。西学东渐，守旧者诋欧尊夏，维新者斥古崇今，门户之见，举国哗然，因并稽互证，著《中国发明之科学药方》《中国药理篇》《中华医药》《验方辑要》诸书行于世。

《中华医药》　清　李克蕙

见民国三十七年《丰城县志》卷二十三《人物志·方技》。

《验方辑要》　清　李克蕙

见民国三十七年《丰城县志》卷二十三《人物志·方技》。

（以上内科）

《疗痈疽要诀》一卷　唐　喻义

见光绪七年《江西通志》卷一百五《艺文略》。

《疗肿论》一卷　唐　喻义

见光绪七年《江西通志》卷一百五《艺文略》。

《外科精义》　宋　陈自明

见民国三十六年《江西通志稿》卷三十《艺文略》。

《外科启钥》　明　萧九贤

见同治十二年《赣州府志》卷五十八《人物志·艺术》。

《瘢痕集》　明　李熙

民国三十六年《江西通志稿》卷三十《艺文略》，李熙，南丰人。

《外科简要》八卷　　清　詹锡龄

见同治十一年《南康府志》卷二十《艺文》。

同上《南康府志》卷十八《人物》，詹锡龄，字惠阶。乾隆辛丑进士，任浙江上虞县，勤慎明决，积弊一空。会海洋不靖，上官往来供亿，一不烦民力。奉查夏盖湖案，剔弊厘奸，兼疏瀹水利，循声大著。改授安徽黟县，加意学校，建考棚，设义学，修志乘，士民皆乐从。调任凤阳，嗣以年老改任饶州教授，道光庚予重宴鹿鸣。著有《家学训蒙》等书。

《外科经验方》　　清　邓箕三　邓兰乾

同治九年《武宁县志》卷二十四《方技》：邓箕三，坊市人，花棚柯孝子。性刚，授以外科秘方，用之神效，遂操其术济人。年七十始集生平所历，著《外科经验方》，未脱稿卒，子兰乾续成之。箕三天性孝友，父遗中人产，每食必有酒肉，偕兄弟六人色养怡怡，季弟敏为诸生，力学安贫，既析产，箕三予百金，助膏火，乡里慕之，颜其堂曰："雍睦"，与柯孝子并称。

《外科心法摄要》　　清　汪四喜

见同治十年《万年县志》卷九《艺文志》。

《疠病证治》　　清　汪四喜

见同治十年《万年县志》卷九《艺文志》。

《杨梅集参》　　清　汪四喜

见同治十年《万年县志》卷九《艺文志》。

《杨梅疮科》　　清　汪四喜

见同治十年《万年县志》卷九《艺文志》。

《外科抄录》　　清　汪四喜

见同治十年《万年县志》卷九《艺文志》。

《外科杂录》　　清　汪四喜

见同治十年《万年县志》卷九《艺文志》。

《景岳外科说》　　清　汪四喜

见同治十年《万年县志》卷九《艺文志》。

《便毒症治》　　清　汪四喜

见同治十年《万年县志》卷九《艺文志》。

《疔疮论》　　清　聂杏园

见同治十二年《新淦县志》卷九《艺文志·书目》。

《外科集验》　　清　詹钟珣

光绪八年《婺源县志》卷三十四《人物·义行》：詹钟珣，字含辉，庆源人，国学生。素精岐黄，以利济为心，所全活不受谢，人称为有脚阳春。尤多义举，修路葺桥、赒贫、济乏、新庙宇、置祠田，均不惜捐资。著有《外科集验》至今家人传其遗方施药云。

《外科经验方》　　清　方锡荣

民国十四年《婺源县志》卷四十二《人物·义行》：方锡荣，荷田人，义行士焕子。佐父经商，轻财重义。临殁以父命捐二千金入郡紫阳书院。院庑学使吴赠"积善余庆"额。兄文柱，精疡科，购药施送。并辑《外科经验方》传家济人。

（以上外科）

《妇人大全良方》二十四卷　　宋　陈自明

见民国三十六年《江西通志稿》卷三十《艺文略》。

雍正七年《抚州府志》卷三十《方技》：陈自明，字良甫，临川人。精于医，以李师圣郭稽中所著《产育宝庆集》纲领漫而无统。节目略而未备，医者不能深求遍览，乃采摭诸家之书，附以家传验方，编辑成方。凡八门，门数十余体，总二百六十余论，论后列方，是为《大全良方》，金坛王太史肯堂为《证治准绳》，女科全用其书。

《保产要书》　　清　王作楫

见同治十二年《南昌府志》卷五十三《人物·方技》。

《妇科宗旨》　　清　曾鼎

见同治十一年《南城县志》卷八《人物·方技》。

《巾帼遗编》　　清　邬有坦

见民国六年《盐乘》卷十《艺文志》。

《女科症治》三卷　　清　潘文元

见光绪八年《婺源县志》卷二十六《人物·风雅》。

《万氏妇人科》　　清　裘琅

见民国三十六年《江西通志稿》卷三十《艺文略》。

（以上妇科）

《痘疹订讹书》　　明　王应汝

见光绪七年《江西通志》卷一百五《艺文略》。

乾隆四十八年《浮梁县志》卷八《人物志·方技》：王应汝，善医，亦能诗。所著有《痘疹订讹书》。

《活幼心法》　　明　聂尚恒

见同治十年《临江府志》卷十四《艺文志》。

《痘科秘诀》　明　汪继昌

见民国十四年《婺源县志》卷六十四《艺文·著述》。

乾隆二十二年《婺源县志》卷十三《人物·方技》：汪继昌，字伯期，大畈人。承先世业，工医术。且精阴阳司天之说，调五行生克，活人无算，称国手。尤精于治痘，有异传，常语人曰："痘科无死证，其不治者，医之咎也"。所著有《痘科秘诀》行世。性谦让，喜施予，济人缓急无德色。二子，法参、求参，世其学。

《痘科管窥》　清　张芳

见道光七年《徽州府志》卷十五《艺文志·续编》。

民国十四年《婺源县志》卷四十九《人物·隐逸》：张正金，字汝南，号丹崖。世业岐黄，有高怀逸致。爱丹青，工墨竹，日临摹二王帖，超绝一时。精研诗，尤洒然出尘。有陶白气味，前后邑大夫雅爱重之，绝未尝干以私。泰山赵抚军访遗书，邑绅士以正金所著《鸥雨亭茶话》，及《婺源遗胜诗》由学申送，兼陈正金父子工仁术，有高行，均沐褒额，尝礼宾筵。年跻耋没。既久，赤谷吴明府怀其高风，为之传。子芳，守家学。著有《痘科管窥》《梅村便得方》。

《一见了然》　清　胡国棠

同治十年《万年县志》卷七《人物志·方技》：胡国棠，字召树。业医，精幼科。康熙四十年处双峰朋来馆，人有急延治，应若救焚。于外五行得秘传，每一望而知病者生死。其制剂或依成方，或出己见，率一投即愈。著书曰《一见了然》。生平事母至孝，凡外出先订归期，不因风雨有爽，归必跽谢疏旷，尽问视礼。夫妻亦相敬如宾，岐黄家鲜其匹。邑痒刘诚，性敏慧，凡技术之属，寓目即彻。于国棠书独能窥其蕴奥。行医济人，存活无算。其孝友大节，亦克尽无忝云。诚字恭则，石门楼人。

《痘疹定论》　清　朱纯嘏

见同治十二年《南昌府志》卷六十二《艺文·书目》。

道光四年《新建县志》卷四十三《人纪·方技》：朱纯嘏，字玉堂。幼习举子业，后通医术，于痘疹尤得秘传。康熙间地方大吏荐之辇下，授太医院御医，赐居第，年七十余乞归。著有《痘疹定论》行世。同时同邑人熊权庸亦为医院有名。

《痘科善本》　　清　江宗淇

见同治六年补刻道光四年《信丰县志续编》卷十六《外志》。

《痘科中庸》　　清　程如鲲

见道光六年《婺源县志》卷十九《人物·孝友》。

《痘治答难》　　清　方一乐

道光六年《婺源县志》卷二十五《人物·质行》：方一乐，字成于，平盈人。醇厚温和，无疾言剧色。善岐黄术，虽穷冬深夜，有以疾告者，必起往救，全活甚众，概不责酬。尤敦信义，喜施与。房弟某，贫不能娶，倾已囊为授室资。族叔某将鬻妻，急捐资济之，俾克完聚，复为外家置祭田，抚内侄，毕婚娶，迄于成人。尝典宗祠事，圭田硗瘠，易以沃饶，举族赖之。居乡公平正直，一无所私。所著有《痘治答难》行世。

《痘疹心法补遗》　　清　江廷镛

见道光六年《婺源县志》卷二十三《人物·义行》。

《痘疹心传》四卷　　清　施成章

道光六年《婺源县志》卷二十三《人物·义行》：施成章，一名天球，诗春人。性肫挚，事亲先意承颜，终身不懈。居丧哀毁，准家礼，不用浮屠。弟三人，友于义笃，析箸后，力不足者，犹资助之。先是族谱历久未修，章倡议重辑。尤善岐黄术，精制丸、散，济人甚众。著有《痘疹心传》四卷，邑侯吴给以"心存恺恻"之额。

《活幼心传》　　清　余冠贤

见光绪八年《婺源县志》卷三十《人物·孝友》。

《痘科辨论》　　清　汪元本

见光绪七年《安徽通志》卷二百六十二《方技》。

《幼幼集成解》　　清　徐必达

见同治十一年《南康府志》卷二十《艺文》。

同治十年《星子县志》卷十《人物·方技》：徐必达，字德孚。邑明经，世习岐黄术，至达而其技愈精。一日途遇一相识者，谓之曰：尔有病在身，当即治，不治则将入膏肓矣。其人不信，又谓之曰：汝不吾信，半月后，将视汝于床蓐间，虽有卢扁亦无如之何耳。其人唯唯而退，后十余日果疾作，卒不起。又尝于药肆中日晡时，见一人狂奔而至，问之则曰：某弟妇因掺粟苗，热死田中，来求方者。达谓之曰：尔弟妇之病，吾将带药亲往救治，但汝即当速归，不然恐汝不能到家矣。其人大骇，乃遄归。达比亲往田间，设法救苏其热死之妇，而求方之人果至家暴卒。人问其故，曰：彼因午餐饱后，得知弟妇凶信，一气奔至城中，路经数里，不遑暂息，大肠已震断矣。吾见其眉睫之间，皆已黯黑，故知其肠之断，命在顷刻也。其观气色而决生死类如此。所著《幼幼集成解》及《医学秘要》未梓行。咸丰三年，其稿被贼焚毁。

《诚求赋》　　清　甘绍曾

同治十年《奉新县志》卷十《人物·副贡》：甘绍曾，二十一年丙子科，字厚持，号绳庵。立猷幼子。由官学教习任新淦、余干教谕，迁九江教授。嗜学成癖，至耄不衰，服官三十余年，余俸悉购书数万卷。授生徒，课儿孙，批校群籍，著书自娱，每夜分犹闻呻唔声。年五十上官以其气度超群，两以知县卓著，绍曾力辞不就，上官犹器之。咸丰十一年在九江任时，襄办夷务得法，加五品衔。工医，幼科所在，全活甚众。著有《诚求赋》万余言，方证俱备。年七十九卒于家。

《痘疹辨证》　　清　余振行

宣统《泰州志》卷二十八《流寓》：余鉴，字镜湖，婺源人。随父振行避兵姜堰，因家焉。咸丰己未，金陵未复，假浙闱省试。鉴以应试，由八里港渡江，遇风船几覆，幸登彼岸。见他舟，满载客商同时漂溺，因急呼曰：有能救一人者予五十金。江岸渔子，闻之皆争先泅水，拯活者甚众。鉴揖而言曰："余贫儒，行箧中，仅有三十金，前所以出此重赏者，实出于心之不忍，非给尔也。"因解行囊示之。渔子感其义，分金而去。是科鉴获解，戊辰成进士，入翰林，人皆以为隐德之报云。振行精医，著有《痘疹辨证》。鉴工诗。

《麻痘科要略》　清　俞德乾

民国十四年《婺源县志》卷四十《人物·义行》：俞德乾，字利川，泗水人，国学生。幼家贫，采薪养亲及弟。有医生某寓居泗水，乾事之唯谨。一日呼乾语之曰：负薪良苦，何不学医。授以方书，遂工其术。著有《麻痘科要略》济人，借抄者无虚日。性公直，远近村兴讼，多赖乾居间调释，尝集绅耆立维风会，涤荡垢污，群小屏迹。咸丰间，族有被寇掠，饥不能食者，乾倡捐米以赈。至如修桥、砥道、施药、助棺，不胜屈指云。

《幼科辑要》二卷　　清　方略

见同治九年《武宁县志》卷二十四《方技》。

《保幼汇纂》　清　邓天阶

见民国三十六年《江西通志稿》卷三十《艺文略》。

同治九年《泸溪县志》卷十一《方技》：邓天阶，字六符，以医名。本上梓州人，移居嵩溪，自号嵩溪居士。著有《保幼汇纂》《顺德堂医案》名《从心录》，皆自序。

《痘科集成》　清　邹梦莲

见光绪三十二年《抚州府志》卷七十八《艺文志》。

同治十年《宜黄县志》卷三十一《人物·儒林》：邹梦莲，号晓江，潭坊人。生有凤慧，邃于经学。五龄授西铭正气歌，能会其旨；六龄通韵语；十龄为文，敏捷若凤拘。时请生各专一经，公于诸经博通其义。十八以《诗》补弟子员；三十一以《易》举于乡。读《近思录》及明儒薛敬轩、胡敬斋，国朝陆稼书先生诸书，遂悔从前溺于科举。反复研究，务求心得，实可措诸彝伦日用。处士余诚斋、学宗程朱，为道义交，并与黄立亭、同族杏园潜心性理，切劘无间。诲人严而有法，虽酷暑必肃衣端坐，如对古人。远近争负笈，公因材造就，尤谆谆勖以躬行，故品兼优者，多出其门。五旬后由大挑二等补兴安教谕。修书籍，治礼器，训士有方，众论咸服。兴安旧有学田为两斋课士经费，日久被佃侵渔，课废，公诣勘清理，复捐廉以倡增置腴田，扩充膏火，每月必亲课诸生于明伦堂，士益奋于学。在任十三年，文风一振，年六十五乞假归，兴安士人祀于学斋之左。后任刘公宗晋纪其始末，勒碑祠下。公在籍非公事不见邑宰，行箧萧然，授徒自给，及部行取知县不就。凡所撰述，皆羽翼传注、有关名教、旁及医葬，多所发明。著有《晓江文钞》《古今体诗钞》《制艺存稿》《试帖存稿》《古今家诫类钞》《论孟类编》《痘科集成》等书，惟《晓江文钞》二卷，刘瞻岩殿撰为之序，梓行于世。

《幼幼删繁摄要》　　清　汪四喜

见同治十年《万年县志》卷九《艺文志》。

《幼科精华》　　清　刘道景

见同治十一年《南康府志》卷二十《艺文》。

同治十年《安义县志》卷十一《人物·方技》：刘道景，号仰山，安义里人，幼科圣手也。有靖安舒某三岁儿病，极危险，慕其名延之。景至稍迟，儿已入殓，趋视之曰："可救"。旁观皆掩口，主人乃泣请治法，景曰："此热闭之极，正气将绝未绝，但治不得法，则速之死耳"，急取钢镜覆脐，少倾换下镜灸手，如是数易，微有喘息。循环递换十余次，渐作呱啼，始投汤药，当时有神仙之号。如此类者甚多，聊举一端，以见其概。著有《幼科精华》行世。子望仪，孙至元，亦世其业。

《痘疹真诠》　　清　王定恒

见同治十年《万载县志》卷二十四《方技》。

《痘疹纂要》四卷　　清　詹锡龄

见同治十一年《南康府志》卷二十《艺文》。

《小儿秘要》　　清　吴霖

见民国三十六年《江西通志稿》卷三十《艺文略》。

同治十一年《南城县志》卷八《人物志·方技》：吴霖。号时雨。精医学，讲求《素问》，善辨疑难症，应手立愈。尤精幼科，著有《小儿秘要》若干卷。

《痘疹全书》　　清　邓象晋

见同治十一年《安仁县志》卷二十九《艺文·经籍》。

《痘疹会通》　　清　曾鼎

见光绪七年《江西通志》卷一百五《艺文略》。

同治十一年《南城县志》卷八《人物·方技》：曾鼎，字亦峦，号香田。工医，驰名京邑，王公争礼之。鼎初习举艺，后以家贫理父业。旅豫章城之白马庙，故为喻嘉言禅栖所。鼎学宗嘉言，专精脉理。初时有客来庙者，辄试诊之，尝日：必熟平脉，乃识病脉也。如是者八载，后始疗多奇验。誉日起，游京都，名益震焉。性豁达慷慨，脱略势利，贫子窭人不计酬谢，反饮助之。权贵者少不加礼，不应聘。酒酣时，纵说古今得失，洞中肯綮。晚岁仍寓居豫章，卒年八十有奇。著有《痘疹会通》《医学入门》《妇科宗旨》《幼科宗旨》行世。

《幼科宗旨》　　清　曾鼎

见同治十一年《南城县志》卷八《人物·方技》。

《保赤全书》　　清　邬有坦

见民国六年《盐乘》卷十《艺文志》。

《幼幼心书》　清　邬有坦

见民国六年《盐乘》卷十《艺文志》。

《引种方书》　清　刘森然

同治十一年《新昌县志》卷十九《人物·技术》：刘森然，以字行，天宝乡人。性悃朴，重然诺。曾遇名师传授引种牛痘法，刀圭妙手，独冠一时。先是人多用吹苗法，痘险功费，往往十失四五，森然心恻，爰出其技，以与人点种，全活婴儿不下数千。往来章门数十年，凡士大夫罔不尊礼焉。辑有《引种方书》行世，大枢密陈公孚恩，方伯徐公思庄、少宰胡公家玉，并为之序。

按：民国六年《盐乘》卷十《艺文志》：《引种方书》作《引种方言》。

《诚求纪录》　清　吴天祥

见同治十一年《南康府志》卷二十《艺文》。

同上《南康府志》卷十八《人物》：吴天祥，字云集。安义人。专精幼科，于危险症尤有起死回生之术。著有《诚求纪录》。

《活幼勋奇》四卷　清　陈嘉言

见同治十二年《义宁州志》卷二十九《艺文志》。

同上《义宁州志》卷二十六《人物志·方技》：陈嘉言，武乡人，太学生。业医，尤精幼科，家常备药物，全活甚多。有艾某幼病气绝，嘉言嚼丸渗漉立起，至今乡里犹道其事。年八十三卒。著有《活幼勋奇》四卷。其孙石屏，源家学，治疗奇疾无算。刺史胡梁额赠"德媲良相"。卒年六十二。著有《保赤金丹》行世。

《保赤金丹》二卷　清　陈石屏

见同治十二年《义宁州志》卷二十九《艺文志》。

《痘科诚求》　　清　尹嘉实

见同治十二年《雩都县志》卷十六《艺文·经籍》。

《保赤金丹》　　清　熊树滋

同治十二年《义宁州志》卷二十六《方技》：熊树滋，字振铎，号西园，高乡乾坑人。性忼爽，读书未遇，精岐黄业，造门者辄往，诊视不索谢。有某病危甚，勺饮不入数日，树滋投剂即愈，人谓卢扁再生云。著有《保赤金丹》行世。

《增补痘疹定论》　　清　周厚恭

同治十三年《湖口县志》卷九《艺文志》：周厚恭，邑拔贡生。

《保赤存真》八卷　　清　余含棻

见光绪八年《婺源县志》卷五十五《艺文·典籍》。

同上《婺源县志》卷二十六《人物·文苑》：余含棻，字芬亭，号梦塘，沱川庠生。少卓荦负经世志，于书无所不读。性刚介，中年客粤东，落落无所合。适海疆多故，指陈形势，前后上策万余言。制府祁公𡓕、中丞梁公宝奇其才，有"留侯借箸，景略扪虱"之誉。著有《筹海策略》四卷、《培荆阁诗、文集》各十卷、《梦塘三书》八卷、《保赤存真》八卷、《医林枕秘》十卷待刊。

《痘科全书》十二卷　　清　潘登云

见光绪八年《婺源县志》卷五十五《艺文·典籍》。

民国十四年《婺源县志》卷四十九《人物·方技》：潘登云，字学廷，芳溪监生。精岐黄，多奇效。痘科尤善，活小儿无算。著有《痘科全书》十二卷。年七十七。

《婆心集》一卷　　清　洪兆芳

光绪八年《婺源县志》卷四十一《人物·方技》：洪兆芳，字绵斋，精于医，尤善幼科，活人以千计，著有《婆心集》一卷。复殚心堪舆术，

江西省

1315

凡数十年，著有《地学举隅》一卷，人多师之。

《痘疹辨症》二卷　　清　余国珮

光绪八年《婺源县志》卷三十五《人物·义行》：余国珮，字振行，沱川人，国学生。性沉静，接人以温恭。中年弃儒就医，悟《参同契》而得岐黄三昧，名噪一时，贫者不计酬。自制余氏普济丸、辟痧丹、仓公散，迭年需数百金，事载《兰苕外史》。甲辰长于升，举武孝廉，次子鉴己未领解，戊辰成进士，旋授编修，人以为好善之报。著有《痘疹辨症》二卷、《燥湿论》一卷、《医案类编》四卷、《吴余合参》四卷、《金石医原》四卷。

《幼科新编》　　清　胡朝纲

见民国十四年《婺源县志》卷四十八《人物·质行》。

《麻痘新编》　　清　俞世球

见民国十四年《婺源县志》卷二十四《人物·宦绩》。

同上《婺源县志》卷二十四《人物·宦绩》，俞世球，字得珲，长滩人。幼颖悟，能文章，以发逆窜扰停试。因弃而学医，活人甚众。援例捐县丞，分江苏。秉母训，不妄取官中一钱，奉委工程木植等差，均以廉洁正直为上游器重。历任苏州府知事，震泽、嘉定、华亭、长洲等县县丞，均有政声。任嘉定时，振行文教，士林颂德。华亭丞署滨海，民有赁妻者，球教以廉耻，民风丕变。旋以海运劳绩保升知县，亦历办要差。著有《麻痘新编》《经验医案》《梦兰草堂诗稿》。卒年八十五。

（以上儿科）

《眼科》十二卷　　清　张尘生

见乾隆二十四年《建昌府志》卷五十六《艺文纪》。

《一草亭集》　　清　邓苑

见民国三十六年《江西通志稿》卷三十《艺文略》。

同治九年《清江县志》卷八《人物志·文苑》：邓苑，字博望。顺治辛卯举于乡，选河西令。爱民如子，民怀之。解组归，杜门谢请谒，益务搜罗古籍，旁及《素问》诸书，医理精贯。著有《一草亭集》目科诸书。尤工写墨，梅折枝疏蕊妙绝一时，士大夫多宝藏之。年七十余卒。

《眼科宝镜录》　　清　李大昌

见民国三十六年《江西通志稿》卷三十《艺文略》。

同治十一年《龙泉县志》卷十二《人物志·方技》：李大昌，字堂诏，号因培，石围人，监生。精于治目之法，著有《眼科宝镜录》并《杂科》七卷，百证具备，大史吴杰有序。

《目科正宗》十六卷　　清　邓学礼

光绪七年《江西通志》卷一百五《艺文略》：邓学礼，南城人。

《眼科百问》　　清　傅澍霖

民国二十九年《分宜县志》卷八《人物·技术》：傅澍霖，字翼斋，渭江人。幼聪慧能文，府试冠军，补博士弟子员。屡试高等棘闱，荐而不售。生平公正廉洁，襄办锦标局，嘉惠士林，服务袁州中学，与诸生切磋研究，咸服其精。性嗜济人利物，因设帐于霞塘庵时，曾得一异士名青云真人者之秘传，善治眼科，晚岁悬壶市中，求治得愈者，指不胜屈。著有《眼科百问》《眼科正宗》等书待梓。卒年七十。

《眼科正宗》　　清　傅澍霖

见民国二十九年《分宜县志》卷八《人物·技术》。

（以上眼科）

《论喉科三十六种》　　清　张尘生

见乾隆二十四年《建昌府志》卷五十六《艺文纪》。

同上《建昌府志》卷四十八《方技传》：张尘生，字以行，南城人，以医名，工于外科。性癖好饮，不茹备，喜谈论古事。凡按、坑、毒、熨及针、割诸治法，称效如神。人请治疾，惟留饮，不责偿。晚年益精于理，所著有《论喉科三十六种》《眼科》十二卷、《杂科》四卷，家贫不能梓以传世，子如鳌世其业，人尝称之。

《咽喉牙齿证治》　　清　汪四喜

见同治十年《万年县志》卷九《艺文志》。

《咽喉说》　　清　聂杏园

见同治十二年《新淦县志》卷九《艺文志·书目》。

《喉科应验新编》　　清　崔树禧

民国二十四年《昭萍志略》卷九《人物志·列传》：崔树禧，北区粟江镇人，精喉科，著有《喉科应验新编》行世。

（以上喉科）

第七类 医 史

《名医传》七卷　　唐　甘伯宗

见民国三十六年《江西通志稿》卷三十《艺文略》。

《医学源流》　　明　聂尚恒

见同治十年《临江府志》卷十四《艺文志》。

同治十二年《新淦县志》卷八《人物志·宦业》：聂尚恒，字惟贞。少师事王龙溪、王荆石两先生，大见称赏，为时知名。六上春官不第，就谕庐陵。时吉南塘王先生联白鹭青原智庚会，喜曰：一官敝蓰耳。家承理学，得此殊快人意。三历寒署不辍，益扩前所未闻。升抚宁令，莅山海关鄙，会寇犯河流口，纳民城邑，计破走之。旧上台边签，民供张破家，条议革除，复却貂客参贩规例钱，剔审丁影射之积奸。当事所忌，改福州教授，升宁化令。禁革嚣梗，裁抑强豪，唯倡请筑隄捍潦，以便地方。精岐黄术，著有《活幼心法》及医术等书行世。

《名医录》　　明　杨廉

见同治十二年《丰城县志》卷二十四《艺文》。

《医学寻源》　　清　王定恒

同治十年《万载县志》卷二十四《方技》：王定恒，字久占，南田人。少从张琢斋学，称其文有别情，年三十不售，乃潜心岐黄。其审脉察证，用方独具心得。每岁挈资制丸散，以拯病苦。寿七十终。著有《医学寻源》《方治要典》《痘疹真诠》《色脉真诠》《博爱轩药论》《医案》藏于家。

《金石医原》四卷　　清　余国珮

见光绪八年《婺源县志》卷三十五《人物·义行》。

《医考》四卷　　清　吴赓扬

民国十四年《婺源县志》卷四十八《人物·质行》：吴赓扬，号也述。附贡生，赋春人。少失怙，事母得欢心。尤笃友于，尝以范文正之志为志。己卯房师杨明园见其文器之，后杨宰婺邑，订莫逆交。地方利弊，时相谘访。居乡排难解纷，不辞劳怨。尝手订《经疏》二卷，著《医考》四卷。

《医学源流》四卷　　清　吴梅玉

民国十四年《婺源县志》卷四十二《人物·义行》：吴梅玉，字景仁，号香岭，秋闱两荐未售。授徒四方，以养亲精于医，全活甚众。遇贫者送诊施药，家素贫，不苟取。尝训子云：穷得硬，守得定，方为有用之学。著有《医学源流》四卷、《搜奇碎稿》二卷、《杂体诗》数百首。

《医学渊源》　　清　杨日炜

民国二十九年《分宜县志》卷八《人物志·五世同堂》：杨日炜，邑南逢塘人。博览经史，力追先正。因试棘闱弗遇，爰精岐黄术，手编《医学渊源》数十篇。邑中考棚、义学、宾兴及道路、桥梁诸善举，悉捐资倡建。一堂五世，八旬时，广东翰林何南巨为之序。

第八类　医案　医话

《医案》十卷　　明　张炳良

见同治十一年《广丰县志》卷九《艺文》。

乾隆四十八年《广信府志》卷二十二《人物·方技》：张炳良，字景旸，广丰人。幼习举业不售，祈梦于神，梦授以葫芦及针，觉曰：我殆方外士乎？即弃举业，穷医书，遂精厥术。一日归自京师，道遇枢见生血缝中滴出，问曰：生人入枢耶？举枢者答以贫妇产难，气绝两日矣。炳良曰：诺，吾活其子母。启枢扶尸，授以针药，果子下而母俱生。邻有仇家子疾笃，负荆请诊，炳良慨往，用捣蒜一斤、泉三斗，饮尽而栗，覆以重衾，力士压之，栗定，□出遂瘳。又詹某病，诊曰：服药须百剂，其人服十之九，诸症悉除，私自投以补剂，疾复作。请再治，曰：卢扁莫为矣。有富室妇严冬染痰，诊曰：暑疾也。市少年欲蔑其名，以被蒙面，绐以病诊，以为疾革，辞去。少年笑之，谓：寒拟以暑，无疾称革，不自知其将就死，几果死。精太素脉，决人寿夭、穷通，皆验。崇祯二年，授太医院。邑令高颜其室，为后秦越人。著《医案》十卷，惜散佚不传。

《石亭医案》　　明　赵铨

见乾隆四十一年《吉安府志》卷六十一《艺文·书目》。

同治十二年《庐陵县志》卷四十四《方技》：赵铨，字仲衡，庐陵高唐里人。精岐黄术，制举业，仍不废。嘉靖中，以诸生贡京师，适贵溪夏言入相赴京，夜泊吴城。静中忽闻传呼声，杂以丝竹金革，市驿交喧，月下隐隐宣言药王到。言询药王何人，曰姓赵。已而寂然，乃铨舟至，言索见，与语，大加赏异，即偕入京。会世宗不豫，太医束手，言及大臣公卿咸举铨。入诊视，不终剂而圣体大安。既就铨历，知灵寿、霍山二县，意不欲久仕，解组归，惟著书修真而已。有乞医者，即赴之，不责人酬报，而施药不怠。又善太素脉，青江萧须山病笃，铨往视，适病者假寐，先诊其长子，取酒相贺曰：子脉无扰，何妨乎父寿，投一剂而愈。出都门时，见一死者已含殓，方下棺，铨过之，启其衣衾，令取沸水，下刀圭，灌之而苏。或以问铨，铨曰：吾过其旁，知无死气。其气十丈内可决，岂妄而施耶！其神多类此。铨临终无病，腹中阁阁作声，笑曰：龙吟虎啸，风云庆会，吾当赴之。有倾，异香满室，见顶上有光彩，冉冉而升，铨已坐逝，经日如生。所著有《春风堂集》《石亭医案》《岐黄奥旨》《诸家医断》《太素脉诀》。

《医案》　明　萧国柱

康熙十二年《九江府志》卷十《方技》：萧国柱，字玉台，德化人也。少颖秀，学单子业不就，弃而学医，得异传于丐者，以疡著。因刲背，发心战，遂专攻大方脉理，治病辄奇效，自著《医案》若干卷，前后并毁火间。尝语人曰：易者治病，难者治药。今人非已病不延医，非已治不效之病不延良医，故良医之难，不能为庸医治误投之药，则不能为病者求可回之生矣。其名论类此。国柱不离俗，而髡以方外，衣冠翱翔当道间。年八十余得饮酒养生法，美髯朱颜，若神仙居乡。

乾隆四十五年《德化县志》卷十六《方技》：顺治初，固山谈太督兵围江西，陡病，延国柱幕中，俘获者多赖保全。同里文学余显玠贼诬被执，都督冷允登将戮之法。显玠知国柱与冷善属密友，以百金为寿，国柱受不辞，请冷以百口保之，显玠得释，趋谢国柱，急拜曰：君之福，予何力之有，起出囊中金还之。显玠再拜求纳，固辞曰：初或不受，君方寸乱矣，所不却者，用以慰君，岂望报哉！盖好生之心不仅以仁术济世也。临终以火灾不良死，闻者无不悼之。

《医案心法》　清　邢增捷

见民国六年《盐乘》卷十《艺文志》。

康熙二十二年《新昌县志》卷四《方技》：邢增捷，邑治人。少习儒不就，遂精《素问》《灵枢》、丹溪、东垣诸书，治剂无不立活者。尝存其症之奇验方左验，著《医案心法》数卷。又著《本草辑要》《伤寒指掌详解》《脉诀删补》，为岐黄家指南。性冲和，不计赠遗，尤善引导。盖养生以生人，有仁人之术者也。

《寓意草》一卷　　清　喻昌

同治十二年《南昌府志》卷六十二《艺文·书目》:《寓意草》为所治医案，皆一一明审证用药之意，亦不似他家医案，但称治验，而不言其所以然。

《医案》　　清　刘光汝

见乾隆四十一年《吉安府志》卷五十三《方技》。

同治十三年《永新县志》卷十八《人物志·善行》:刘光汝，字毓先。幼读书，以亲疾习岐黄术，尝施丸散。著有《医案》行世。卒年八十。

《医案》　　清　花绣

见同治十三年《九江府志》卷四十一《人物·方技》。

乾隆四十五年《德化县志》卷十六《方技》:花绣，字彰侯。乔石之子。主医学，当事重其术，兼钦其品。著有《医案》。临卒，从容与家人诀绝类乔石时。治蔡孝廉子病，当服丸药，未及制，端坐载一方，详注炮炙法。书毕授其子雨，嘱曰：毋仓卒中失此纸，好贴之。雨泣请遗训，曰勉作好人，善事畏友，随逝。

《筠庄医案》　　清　蔡鹏

同治十年《新建县志》卷四十五《笃行》:蔡鹏，字永霞。父尚，官客死山西汾阳县署。鹏闻讣，徒跣奔丧，哀毁几殆。同行称为蔡孝子。服阕，入邑庠，旋食饩。肄业豫章书院，宗工哲匠咸见尝识，五荐不售。乾隆戊辰贡成均，家极贫，处之晏然，不妄取人一钱。晚精岐黄术，治疗多奇中，不计谢资，年六十卒。刻有《醒行编》及《筠庄医案》行世。

《医案参补》　　清　江廷镛

见道光六年《婺源县志》卷二十三《人物·义行》。

《医案》　　清　李植

见同治十二年《新喻县志》卷十一《方技》。

《医案》　　清　陈承羔

见同治九年《武宁县志》卷二十四《方技》。

《医案》　　清　敖云跃

同治九年《清江县志》卷八《人物志·方技》：敖云跃，字翔，高港东人。世业医，至云跃而治之益精。凡他人所诊为不治者，云跃多应手痊次，为医案积数百人。尝例受散官，每以未究儒业为恨。延师课子，训督綦严。二子一孙皆入胶庠。

《自鸣草医案》一卷　　清　黄梦兰

同治九年《重修上高县志》卷八《人物·技术》：黄梦兰，字维馨，河西团湾溪人。性孝友，九岁丧父，悲痛几不欲生。见母以忧父得病，日夜侍汤药不离。稍长读儒书，兼读医书，遂精岐黄术，随手奏效如神。或决以可医与否，十不爽一。行医不计利，殷实家，间谢以财，悉受之以急人，如冷水石下路斜口、惠政桥及族间祭会、义学，皆其所倡兴也。生平无失言失色，待兄嫂极恭，为人排难解纷，不可枚举。而医尤所专长，晚著《自鸣草医案》一卷行于世。

《尚友堂医察》二卷　　清　方略

见同治十二年《南昌府志》卷五十三《人物·方技》。

同治九年《武宁县志》卷二十四《方技》：方略，北乡人，保举医学正科。著有《尚友堂医案》《幼科辑要》各二卷。殿撰汪鸣相赠以联云："砌上琼枝留美荫，阶前瑶草散奇芬。"真儒医也。

《从心录》　　清　邓天阶

见民国三十六年《江西通志稿》卷三十《艺文略》。

《医案》　清　王定恒

见同治十年《万载县志》卷二十四《方技》。

《医症日录》　清　汪四喜

见同治十年《万年县志》卷九《艺文志》。

《医案》　清　汪可理

同治十年《万年县志》卷九《艺文志》：汪可理，字成才。幼应童试不售，改业医，能继祖志，精东垣脉诀，近地内科倚若长城，遇疑难症，病家迎至，切脉商可否，手汇医书十数卷，自著《医案》数卷，俱未付梓行。

《医案》　清　辛炳炎

见同治十年《万载县志》卷二十四《方技》。

《得心集医案》六卷　清　谢星焕

见同治十一年《南城县志》卷四《典秩志·经籍》。

同治十一年《南城县志》卷八《人物志·方技》：谢星焕，字斗文，号映庐。精通医法，善治疑难奇险病证。诸医束手，焕至，立辨病源，决人死生，叙案立方，应手即愈。性尚义，延诊者，无分雨夜远近，靡有推辞，酬金有无任之。著有《得心集医案》六卷，别类分门，共二百二十条。有治迷答问二类，与某门某案相发明者，均附于后。金谿姜演、黄春魁为之序而行之。

《医察》　清　施家谋

同治十一年《萍乡县志》卷十《列传·方技》施家谋，字奕韬，钦风乡东南隅人。工医学，遇奇疾、以心法治之，无不应手而瘥，远近病者多赖全活。著有《医案》。

《寓意草摘要》二卷　　清　笪朝枢

见同治十一年《德兴县志》卷八《人物志·方技》。

《医察》　　清　刘定侯

同治十一年《新昌县志》卷十九《人物·方技》，刘定侯，字行以。新安乡人，太学生。自幼习医，精于脉理，决人病、生死不少失。有富家子病，延请医治，因得见其媳。定侯语其父曰："令郎无害，令媳神已离舍，不久当疾作矣"。其媳起居无恙，父未之信。越三日，媳暴卒，其术之神如此。著有《医案》一集，贫未付梓。

《医案立训》　　清　张倬

见民国六年《盐乘》卷十《艺文志》。

同治十一年《新昌县志》卷十九《人物·技术》：张倬，字云昭，太平乡人，太学生。精通脉理，疗疾有奇效，未尝责报，为人气静神恬。尤善导引之术，独居本里之回龙庵数十余年。著有《医案立训》《脉诀心传》数卷。寿七十五而卒，至今岐黄家景慕焉。

《樵珊医事日记》　　清　詹墀

见同治十一年《南康府志》卷二十《艺文》。

《静虚医案》　　清　邬有坦

见民国六年《盐乘》卷十《艺文志》。

《素庵医案》　　清　谭章

同治十二年《雩都县志》卷十二《人物·方技》：谭章，字含辉，号素庵。邑进士，源之孙。少聪颖，博览群书，后捐国学。弃儒业岐黄，究心《灵枢》《素问》《难经》诸书，遂精其术。病濒死者能苏之。徙居城西郊数十年，活人无算。著有《素庵医案》，因兵燹迷失未梓。

《鉴斋医案》一卷　　清　桂轮

见同治十二年《义宁州志》卷二十九《艺文志》。

同上《义宁州志》卷二十六《人物志·方技》：桂轮，字颖川，西乡六十七都人。幼习举业，试弗售。究心《灵》《素》，能得意外，治病多奇中。贫不能市药者周之。卒之日，有哭至失声者。著有《医方集略》二卷、《鉴斋医案》一卷。

《秋山医案》　　清　万铉

见同治十二年《义宁州志》卷二十九《艺文志·列部书目》。

《医案》　　清　李承超

见光绪八年《婺源县志》卷二十六《人物文苑》。

《培心堂医案》　　清　孙铎

光绪七年《江西通志》卷一百五《艺文略》：孙铎，字南宣，永丰人。

《彩亭医案》一卷　　清　俞启华

见光绪八年《婺源县志》卷四十一《人物·方技》。

《医案》二卷　　清　余鸿焘

光绪八年《婺源县志》卷三十《人物·孝友》：余鸿焘，字瑞三，庠生，沱川人。家居课徒，不肯远适，惧离亲也。一夜邻火起，焘在塾，见火光疑为己屋，携斧归，毁门入，负母疾走。时母近九旬，焘亦衰老，疑有神助焉。从游者多知名士，如编修余鉴、副贡叶浓芳皆表著一时。又精岐黄，诊辄效，不受谢。至今墓前时有感而祭者。所著《医案》二卷，藏于家。

《医案》八卷　　清　黄炜

光绪八年《婺源县志》卷四十《人物·质行》：黄炜，字用和，邑庠生，潢川人。侨寓金陵，以医济人。时果泉胡方伯母病，延炜诊治，一剂而愈。胡公擢安抚，聘入幕，不干以私。因颜其居曰："煮石山房"。赠额曰："率真养粹"。著有《医案》八卷，毁于兵。

《医案类编》四卷　　清　余国珮

见光绪八年《婺源县志》卷三十五《人物·义行》。

《华麓医察》　　清　余文柏

民国八年《德兴县志》卷八《人物志·文苑》：余文柏，号华麓，在市廪贡。性聪敏，淹贯经史，为文操笔立就，试辄高等。邑侯李公芸湘、杨公芷溪雅重之。间习岐黄，独探其秘。著有《芸窗偶稿》《华麓医案》藏于家。

《医案偶存》　　清　李铎

民国十三年《南丰县志》卷三十二《人物传·方技》：李铎，字省斋。精医，临症必究其病源，动中肯綮，效应如桴鼓。著有《医案偶存》行世。

《医案》四卷　　清　余显廷

民国十四年《婺源县志》卷二十四《人物·宦绩》：余显廷，字廉斋。沱川人。好学多能，尤精医，自号橘泉子。任两浙青村场大使治事精核。场故滨海滩，涨沙田十余万顷。廷条举清丈授田之法，请于盐政长官，议行未竟，赍志殁，后任踵其事。辑有《医案》四卷待梓。

《经验医案》　　清　俞世球

见民国十四年《婺源县志》卷六十四《艺文·典籍》。

《医案》四卷　　清　余光第

民国十四年《婺源县志》卷三十六《人物·黉彦》：余光第，字协恭，号云帆，沱川邑痒生。少贫，夜禀庭训，日授蒙学。肩家政，不以生计贻父忧，父患疯，汤药躬亲。弟少不羁，第百计告贷为完娶。旋遭弟妇变故，先后负债不赀。精于岐黄，延请者踵接。著有《医案》四卷。

《湘橹医案全集》　清　文其焕

民国二十四年《昭萍志略》卷九《人物志·列传》：文其焕，字芳玖。少孤，事寡母得其欢心。刻苦励学，教读相兼。弱冠补诸生，旋食廪饩。壬午洪学使钧咨送经训书院肄业，名噪一时。癸巳中式第二名举人，六试春官不第，乃绝意科名，授徒乡里，从游者多英隽。研究性理之学，旁及岐黄术，别有心得。里党有怪病者，争迎诊治，莫不应手奏效。署座有："济世愧非陈曲逆，活人不数陆忠宣"之句。癸卯主讲栗江书院，及门弟子尤盛。科举停后，奉新章赴京考试，拣选授盐大使职，分发福建。在闽七年，不失读书本色。一署西安关，一署惠安场，然皆瘠苦异常，怏怏不得志。尝吟句云：于今权贵宠年少，始悔闲云出岫迟。吟菊云："漫道晚香香更好，我来篱下已斜阳"。未几以疾卒于惠安场任所，年五十七。著有《吟香室文集》《湘橹医案全集》待梓。

《医案》　清　黄一匡

民国三十六年《江西通志稿》卷三十《艺文略》：黄一匡，南丰人。

《紫虚真人四原论》一卷　宋　崔嘉彦

光绪七年《江西通志》卷一百五《艺文略》：《读书敏求记》云四原者、原脉、原病、原证、原治也。予又藏《紫虚脉诀》一卷，句如蒙求，盖欲初学医者易于知耳。

正德《南康府志》卷六《侨寓》：崔嘉彦，字紫虚，成纪人。修神农、老子之术。过庐山，即西源庵址，筑室居焉。年八十卒。

《喝药说》　宋　揭伯徽

见同治十二年《丰城县志》卷二十四《艺文》。

同上《丰城县志》卷十六《文苑》：揭伯徽，名枢，一字行。东坑人。元祐领解试，尝上东坡诗百韵，又绝句一百首，讥评时俗，悉有深意。欧阳公见所著，赠以诗。著《喝药说》二千言。

《医说》　元　严寿逸

见乾隆二十四年《建昌府志》卷五十六《艺文纪》。

同治十一年《南城县志》卷九《艺文》《说》吴澄序：盱江名医黎民寿尝著《论辑方》至今盛行于世，医学教授严寿逸亦盱江人，用药去疾，随试辄效，何盱江多独工巧之医与？观原脉、原证、原病、原治四篇，亦可见其技之大概矣。周官疾医之职有云：参之以九脏之动，盖言察脉之巧也。又云：两之以九窍之变，盖言辨证之工也。邪气有所侵犯之谓病，正气有所亏偏之谓病。外攘以克其邪之谓治，内修以复其正之谓治。精于察脉，精于辨证，以究其病，而或短于治者有焉。脉证病俱善而又善于治，此医岂易遇哉！寿逸字仁安，予试其所治，知其于医也，非但既其文而已。盱江之医有严氏，黎氏恶得专美于前乎。

《医说》一卷　　元　危永吉

民国三十六年《江西通志稿》卷三十《艺文略》：危永吉，字德祥，金谿人。

《诸家医说》　明　刘圣与

见乾隆四十一年《吉安府志》卷六十一《艺文·书目》。

道光五年《庐陵县志》卷三十八《方技》：刘圣与，庐陵城西人。为时名医，旁通儒学，工诗。尝遴集《诸家医说》行世。习方药者多守循之，咸称为与春先生。

按：刘圣与生存年代，乾隆《古安府志》卷六十一《艺文》以为元人。兹据光绪七年《江西通志》、道光五年《庐陵县志》及乾隆四十一年、光绪元年《吉安府志》刘圣与传，作为明人。

《医说》　清　徐琳

见同治十一年《饶州府志》卷二十六《艺文书目》。

同治十年《鄱阳县志》卷十《人物志·宦绩》：徐琳，号璞岩。诸生。诗文敏捷，席间立集唐三十韵，满座异之。性好游泳，通技事。乾隆间膺岁荐。著有《医略》《医说》。

《江抱一公医论》　清　江廷镛

道光六年《婺源县志》卷二十三《人物·义行》：江廷镛，字景昭。拔贡。江懋奇裔。善属文，尤工诗赋。馆于淮，修脯悉归兄。抚孤侄婚教成立，兼周贫乏。兼岐黄术，得严太医心传，活人无算。著《江抱一公医论》《医案参补》，又《痘疹心法补遗》行于世。

《医医说》　清　邹岳

同治十一年《南城县志》卷八《人物志·方技》：邹岳，号东山，邑诸生。精内外科，宗张仲景，辨虚实症极确，游苏门，著《医医说》，为时推服。

《医论辨疑》四卷　清　陈立

见光绪三十二年《抚州府志》卷八十《艺文志》。

同治十二年《崇仁县志》卷九《艺文志》：立早岁工制举文，晚以医家论派不一，因著《辨疑》。畅言偏重之弊，确有见解。

同上《崇仁县志》卷八《人物志·儒林》：陈立，号醉轩，语漳人。豪于诗酒，尝带经樵采。族兄元琯家有藏书，立以延课子弟，得遍丹黄之，学益进，然终艰一遇。晚精岐黄，活人无算，谢之钱，不计多寡，年七十余，每早起必读书数过，无虚日。待后辈以直道，卒后，败篾中，所存儒书并《各家医论辨疑》皆手墨成帙。

《敬修医说》　清　江南春

光绪八年《婺源县志》卷二十六《人物·风雅》：江南春，号梅屿，晓起人，增贡生。少失怙，事嫡庶生母咸得欢心。时弟才九龄，倍加友爱。弱冠邑试冠军，补博士员。乡闱三荐未售。丁内艰，常如孺子慕。工篆画，尤精岐黄，医不受谢。倡造水口文昌阁及石碣栏杆。捐置祠产，不下千余金，备荒平粜，纂修宗谱。著有《周易图考》《孝经训蒙辑解》《时令汇典大全》《历朝诗选一隅》《敬修医说》。刻有《静寄轩诗抄》。

《痢疾论》　　清　孔毓礼

见民国三十六年《江西通志稿》卷三十《艺文略》。

第九类　养　生

《西山群仙会真记》五卷　　　唐　施肩吾

见同治十年《新建县志》卷九十四《书目》。

同上《新建县志》按：晁公武《读书志》:《群仙会真记》言炼养形气，补毓精神，成内丹之法，凡三十五篇。

同上《新建县志》《西山群仙会真记》自序云：性非生知，学道者必资于切问。道难言传，立教者不尚于明辨。文藏机隐，恐轻泄于圣言，比物属辞，乃密传于达士。世有读书而五行俱下，开卷则一览无遗。声明喧世，孰知不死之方，头角摩天，岂悟希夷之理，必也访道寻真，求师择友，览仙经之万卷，不出阴阳。得道师之一言，自知真伪。水火木金土五行也，相生而为子母，相克而为夫妇，举世皆知也。明颠倒之法，知抽添之理者鲜矣。上中下精气神三田也，精中生气，气中生神，举世皆知也。得返复之义，见超脱之功者鲜矣。知五行之颠倒，方可入道。至于抽添则为有道之人也。得三田之返复，方为得道，至于超脱则为成道之人也。古先达之士皆曰道成，真成道者百无一二。今来从学，徒有道名，真入道者十无八九。欲论得道而超脱者，西山十余人耳。遂从前圣后圣秘密参同一集，五卷取五行正体之数，每卷五篇，应一炁纯阳之火。开明至道，演说元机，因诵短篇，发明钟吕太上至言。庶得将来有悟，勤而行之，继仆以出尘环。蓬瀛之侣，华阳真人施肩吾希圣序。

《华阳真人秘诀》　　　唐　施肩吾

见同治十年《新建县志》卷九十四《书目》。

同上《新建县志》卷六十九《二氏传》：施肩吾，字希圣，分水人。读书五行俱下。太和中，举进士，后隐于洪州西山。尝作净居寺碑及三柱铭，又集《西山会真记》五卷，取五行正体之数，每卷五篇，应一气纯阳之义，自为序。尝有诗云：若数西山得道者，连余便是十三人。

《论气正诀》一卷　　南唐　何溥

见民国二十八年《宜春县志》卷二十《艺文志》。

同治十年《分宜县志》卷八《人物·方技》：何溥，字会通，宜春人。天姿颖异，善地理家言。元宗闻其贤，累诏起之，擢国子祭酒保大中。邹廷翊相皇陵于牛头山，溥言不利，极表谏诤忤旨，谪休宁令。溥至邑，即改县基吴王墓后，倚松萝山前。未几，卜地东南隅居焉。舍前削石，按太极八卦诸图，茂林修竹，时时披襟啸傲其间。后主时复征不起，隐芙蓉山，削发为头陀。虽假迹禅门，绝不谈释语。每诵《道德经》必叹曰：真圣人也。孔子岂欺我哉！由是专修长生炼化之术，所著《论气正诀》一卷传世。

《内外丹图诀》　　宋　严彦博

见光绪四年《泰和县志》卷二十二《艺文·书目》。

同上《泰和县志》卷十五《列传》：严彦博，字文益。居乡以德义称，博极群书，尤邃于理学。雅好修炼，著《内外丹图诀》。政和间，诏求遗书，使者闻名访焉。见其童颜翠葆，语奇之，遂壮其道术，并所著《图诀》上之，号葆真居士。

《资生经》　　宋　王炎

见康熙三十八年《徽州府志》卷十七《书籍》。

《三元参赞延寿书》五卷　　元　李鹏飞

民国三十六年《江西通志稿》卷三十《艺文略》：李鹏飞，自号澄心老人，九江人。

《养生丹诀》　　清　游方震

见同治十年《南昌府志》卷六十二《艺文·书目》。

道光五年《丰城县志》卷十三《列传·仕绩》：游方震，字巽修，号执庵，四坊苦竹人。乾隆壬戌进士，选云南永善知县。县苗强难治，方震积诚抚之，髦倪悦服。他邑械剧盗解省，过境逸去，吏仓皇无措。已而盗还。诣县堂曰：某在逃，闻县官廉仁，不忍以疏防相累，遂就械。永俗犷悍，士鲜学问，捐廉倡立书院，给膏火，时亲往督课，顽者皆秀而文。旧运铜，官舟载米返，获利常倍，方震曰：是与民争利也，且徒饱胥囊，禁罢之。理案牍，不设钩距，人自不能欺。尝同时摄一州二县，篆悉就理。上官奇其才，将卓荐，会为忌者所中，罢去，留掌五华书院，归教授乡里，二十余年乃卒。方震少寒苦，以清节自持，终日手书，必正襟危坐。在官无私积，年三十余妻丧，太守某，欲女以兄子，固辞，卒不再娶。学尤邃于《易》，尝曰：人生随地随时无非易象，善学者自知之。所著有《易经塾本》《石门文集》《石门遗稿》《执庵时文》《治生要旨》《养生丹诀》，作书近晋人。

《天人理气图论》　　清　吴道心

同治十年《鄱阳县志》卷十一《人物志·质行》：吴道心，字世孚，号慎庵，十七都人，补邑诸生。居恒不留心家计，惟习静养性。尝值暴雨将至，疾趋数步，旋自悔，复转至趋处，徐步而归，举动不苟如此。著《天人理气图论》。

《食物辨》　　清　章穆

见同治十年《鄱阳县志》卷二十四《经籍书目》。

按：同上《鄱阳县志》卷十《艺文志》章杏云《四诊述古》序作《饮食辨》。

《调疾须知》　　清　章穆

见同治十年《鄱阳县志》卷十七《艺文志》章杏云《四诊述古》序。

《张三峰内家方书》　　清　僧忠信

见民国二十九年《分宜县志》卷九《艺文》。

同上《分宜县志》卷八《人物·技术》：僧忠信，姓李，住持邑南回龙寺。持斋奉佛，谨守清规。论阴骘，谈因果。凡遇桥梁、道路、寺观，随处修整。兼精国术，神乎其技。著有《张三峰内家方书》《少林寺外家方书》。救济残废，推关、舒筋、接笋、抖骨，效验如响。药资外，不受馈赠，贫苦者不吝，布施数十年如一日。年登大耋，尸解时，无疾而终。

《少林寺外家方书》　　清　僧忠信

见民国二十九年《分宜县志》卷九《艺文》。

《养生合参》　　清　黄文成

见民国三十年《吉安县志》卷四十六《艺文志》。

第十类 法 医

《疑狱集》　宋　王端礼

见光绪元年《吉水县志》卷四十八《艺文·书目》。

同上《吉水县志》卷三十六《儒林》：王端礼，字懋甫，登元佑三年进士。时黄庭坚为详官，亟称其试论。初授连州桂阳尉，进富川令，皆行其所学。平居雅饬谨厚，不妄言笑，进退动止，皆有法度。向慕濂洛之学，慨然以斯道自任。采索究极，思以身礼之，不徒为言语文字之工。年四十表求致仕，筑别墅于南山，延四方来之士。所著有《强仕集》《论语解》《疑狱集》《茶谱》诸书。

《洗冤录驳难》　宋　赵维城

光绪七年《江西通志》卷一百五《艺文略》：《洗冤录驳难》文天祥序，近世宋氏《洗冤录》于检覆为甚备，宋氏多所歛历，盖履之而后知，吾邦赵君与撰，甫阶一命，而能有志平民，反复驳难，推究其极，于宋氏有羽翼之功。

《洗冤录表》　清　杨巨源

见同治十年《临江府志》卷十四《艺文志》。

同上《临江府志》卷二十四《宦业》：杨巨源，字恩波，号浚川，清江人。初以廪贡，选新昌训导。嘉庆己卯举于乡，旋以忧去，服阕，得保荐，以知县拣发直隶，补房山县知县，调迁安县。丁外艰归，道光己亥服阕，补贵州贵筑知县，教民种棉，习纺织。除古州同知，署仁怀厅直隶同知。道光癸卯，擢浙江绍兴知府。奉化控粮滋事，因委署宁波府，事遂寝，调杭州知府。戊申，授河南开归陈许道，奉旨内召，途中婴疾，引假归。养疴里门，嗜古不倦，著有《水法辑要》《洗冤录表》《师竹轩诗文》若干卷，卒年七十一。

《检验集证》四卷　　　清　熊兆麟

见同治十年《宜黄县志》卷四十四《艺文》。

附录　参考书目

本附录所列参考书目，凡文中引用者前加米字符号。

《江西省大志》八卷　一九五七年传抄明万历二十五年本

《江西通志》一百六十二卷　雍正十年精刻本

*《江西通志》一百八十卷　光绪七年刻本

*《江西通志》民国三十六年稿本

*《南昌府志》六十六卷　同治十二年刻本

*《新建县志》七十四卷　道光四年刻本

*《新建县志》九十九卷　同治十年刻本

*《南昌县志》三十二卷　乾隆五十九年刻本

*《南昌县志》三十九卷　道光二十八年刻本

*《南昌县志》三十六卷　同治九年刻本

*《南昌县志》六十卷　民国二十四年铅印民国八年本

*《浮梁县志》十二卷　乾隆四十八年刻本

《浮梁县志》二十二卷　道光十二年增补二年本

《萍乡县志》八卷　康熙二十二年刻本

《萍乡县志》十六卷　道光三年刻本

*《萍乡县志》十卷　同治十一年刻本

*《昭萍志略》十二卷　民国二十四年活字印本

《九江府志》十六卷　一九六二年影印明嘉靖三年本

*《九江府志》十八卷　康熙十二年刻本

*《九江府志》五十四卷　同治十三年刻本

*《德化县志》十六卷　乾隆四十五年刻本

*《德化县志》五十四卷　同治十一年刻本

《德化县备志》不分卷　李盛铎纂稿本

《彭泽县志》十六卷　乾隆二十一年刻本

《彭泽县志》十八卷　同治十二年刻本

＊《湖口县志》十八卷　嘉庆二十三年刻本

＊《湖口县志》十卷　同治十三年刻本

《都昌县志》十卷　康熙三十三年补刻本

《都昌县志》十六卷　同治十一年刻本

＊《南康府志》十卷　一九六四年影印明正德本

《南康府志》十卷　康熙六十年补刻十二年本

＊《南康府志》二十四卷　同治十一年刻本

＊《星子县志》十四卷　同治十年刻本

《建昌县志》十一卷　康熙十四年刻本

《建昌县志》十二卷　同治十年刻本

＊《德安县志》十五卷　乾隆二十一年刻本

＊《德安县志》十五卷　同治十年刻本

《瑞昌县志》八卷　一九六三年影印明隆庆本

《瑞昌县志》十卷　民国四年补刻同治十年本

《宁州志》十卷　乾隆二年刻本

《武宁县志》四十四卷　道光二十八年刻本

＊《武宁县志》四十四卷　同治九年刻本

＊《义宁州志》三十二卷　道光四年刻本

＊《义宁州志》四十卷　同治十二年刻本

＊《广信府志》二十六卷　乾隆四十八年刻本

＊《广信府志》十二卷　同治十二年刻本

《上饶县志》十六卷　乾隆九年刻本

《上饶县志》三十二卷　道光六年刻本

＊《上饶县志》二十六卷　同治十一年刻本

＊《婺源县志》三十九卷　乾隆二十二年刻本

＊《婺源县志》三十九卷　道光六年刻本

＊《婺源县志》六十四卷　光绪八年刻本

＊《婺源县志》七十卷　民国十四年刻本

＊《德兴县志》十卷　同治十一年刻本

《玉山县志》三十二卷　道光三年刻本

《玉山县志》十卷　同治十二年刻本

《广丰县志》三十二卷　道光三年刻本

*《广丰县志》十卷　同治十一年刻本

《广丰县志》十卷　光绪元年刻本

《铅山县志》十五卷　乾隆八年刻本

*《铅山县志》三十卷　同治十二年刻本

《铅山乡土志》　光绪末年抄本

《兴安县志》三十二卷　道光四年刻本

*《兴安县志》十卷　民国六年重印同治十年本

《贵溪县志》二十四卷　乾隆十六年刻本

《贵溪县志》十四卷　乾隆四十九年刻本

《贵溪县志》三十二卷　道光四年刻本

《贵溪县志》十卷　同治十年刻本

*《安仁县志》三十二卷　道光六年刻本

*《安仁县志》三十六卷　同治十一年刻本

*《万年县志》十二卷　同治十年刻本

*《乐平县志》十卷　同治九年刻本

*《饶州府志》四十卷　康熙二十二年刻本

*《饶州府志》三十二卷　同治十一年刻本

《鄱阳县志》十六卷　康熙二十二年刻本

*《鄱阳县志》二十四卷　乾隆十四年刻本

*《鄱阳县志》三十二卷　道光四年刻本

*《鄱阳县志》二十四卷　同治十年刻本

《余干县志》二十三卷　道光三年刻本

《余干县志》二十卷　同治十一年刻本

《余干县志稿六编》　一九六六年油印本

《弋阳县志》八卷　康熙二十二年刻本

《弋阳县志》十四卷　同治十年刻本

《弋阳县志》二十卷　民国十四年刻本

《袁州府志》十四卷　一九六三年影印明正德九年本

江西省

《袁州府志》三十八卷　乾隆二十五年刻本

《袁州府志》十卷　同治十三年刻本

*《宜春县志》二十卷　康熙四十七年刻本

《宜春县志》十卷　同治十年刻本

*《宜春县志》二十四卷　民国二十八年石印本

《万载县志》十六卷　雍正十一年刻本

《万载县志》三十卷　道光十二年刻本

*《万载县志》三十卷　同治十年刻本

*《万载县志》十二卷　民国二十九年铅印本

*《新昌县志》六卷　康熙二十二年刻本

*《新昌县志》残存二十一卷　道光四年刻本

*《新昌县志》三十二卷　同治十一年活字印本

*《上高县志》六卷　康熙十二年刻本

《上高县志》十七卷　嘉庆十六年刻本

《重修上高县志》十二卷　道光三年活字印本

*《重修上高县志》十四卷　同治九年刻本

*《安义县志》十六卷　同治十年活字印本

*《奉新县志》十二卷　道光四年刻本

*《奉新县志》十六卷　同治十年刻本

《奉新县志七编》　一九六〇年铅印本

《瑞州府志》二十四卷　同治十二年刻本

*《高安县志》十卷　康熙十年刻本

*《高安县志》二十二卷　道光四年精刻本

*《高安县志》二十八卷　同治十年刻本

*《丰城县志》二十四卷　道光五年刻本

*《丰城县志》二十八卷　同治十二年刻本

*《丰城县志》三十六卷　一九四八年稿本

*《临江府志》十四卷　一九六二年影印明隆庆六年本

*《临江府志》三十二卷　同治十年刻本

*《清江县志》八卷　崇祯十五年刻本

《清江县志》二十八卷　道光四年刻本

＊《清江县志》十卷　同治九年刻本

　《新喻县志》十四卷　道光五年刻本

＊《新喻县志》十六卷　同治十二年刻本

　《分宜县志》三十二卷　道光二年刻本

＊《分宜县志》十卷　同治十年刻本

＊《分宜县志》十六卷　民国二十九年铅印本

＊《靖安县志》十六卷　道光二十七年修同治九年活字印本

　《靖安县续志》十卷　同治九年活字印本

＊《盐乘》十六卷　民国六年刻本

＊《抚州府志》三十五卷　雍正七年刻本

　《抚州府志》八十六卷　光绪三十二增刻光绪二年本

＊《临川县志》三十二卷　道光三年刻本

＊《临川县志》五十四卷　同治九年刻本

＊《金溪县志》六十卷　道光三年刻本

＊《金溪县志》二十六卷　道光六年刻本

＊《金溪县志》三十六卷　同治九年刻本

＊《崇仁县志》四卷　康熙四十年雍正十二年两次修补康熙十二年本

＊《崇仁县志》十卷　同治十二年刻本

　《滤溪县志》十一卷　雍正九年刻本

＊《滤溪县志》十一卷　乾隆十六年刻本

　《滤溪县志》十二卷　道光九年刻本

＊《滤溪县志》十四卷　同治九年刻本

＊《新城县志》十四卷　道光六年重印乾隆十六年本

＊《新城县志》十二卷　同治十年刻本

＊《南丰县志》四十六卷　同治十年刻本

＊《南丰县志》三十八卷　民国十三年铅印本

　《建昌府志》十九卷　一九六四年影印明正德刻本

＊《建昌府志》二十六卷　康熙十二年刻本

＊《建昌府志》六十四卷　乾隆二十四年刻本

＊《建昌府志》十卷　同治十一年刻本

　《南城县志》十二卷　康熙五十四年增刻十二年本

江西省

*《南城县志》十卷　同治十一年刻本

《宜黄县志》八卷　康熙五年刻本

《宜黄县志》三十二卷　道光四年刻本

*《宜黄县志》五十卷　同治十年刻本

《乐安县志》十一卷　同治十年刻本

《东乡县志》二卷　一九六三年影印明嘉靖三年本

《东乡县志》十六卷　同治八年刻本

《东乡县乡土志》不分卷　清末活字印本

《进贤县志》二十卷　康熙十二年刻本

《进贤县志》二十五卷　道光三年刻本

*《进贤县志》二十五卷　光绪二十四年补刻同治十年本

《进贤乡土志》一卷　民国九年刻本

《龙州志》二卷　光绪年间活字印本

*《吉安府志》七十四卷　乾隆四十一年刻本

*《吉安府志》五十三卷　光绪元年刻本

*《吉安县志》四十八卷　民国三十年铅印本

《古安县河西坊廊乡土志》八卷　民国二十六年铅印本

*《庐陵县志》四十八卷　道光五年刻本

*《庐陵县志》五十六卷　同治十二年刻本

*《庐陵县志》二十八卷　民国九年刻本

*《新淦县志》十卷　同治十二年活字印本

《峡江县志》九卷　康熙八年刻本

《峡江县志》十四卷　道光三年刻本

*《峡江县志》十卷　同治十年刻本

*《吉水县志》六十六卷　光绪元年刻本

《永丰县志》四卷　一九六四年影印明嘉靖刻本

*《永丰县志》四十卷　同治十三年刻本

*《泰和县志》三十卷　光绪四年刻本

《万安县志》十二卷　康熙二十八年刻本

*《万安县志》二十卷　同治十二年刻本

*《万安县志》二十卷　一九五七年据清同治间刊本铅印

《龙泉县志》十卷　康熙二十二年刻本

*《龙泉县志》十八卷　道光四年刻本

*《龙泉县志》十八卷　同治十一年刻本

《永宁县志》八卷　乾隆十五年刻本

《永宁县志》八卷　道光二年刻本

*《永宁县志》十卷　同治十三年刻本

*《永新县志》十卷　乾隆十一年刻本

*《永新县志》二十六卷　同治十三年刻本

*《莲花厅志》八卷　道光十七年增刻乾隆二十五年本

*《莲花厅志》八卷　同治四年增刻乾隆二十五年本

《安福县志》二十二卷　乾隆四十七年刻本

*《安福县志》十八卷　同治十一年刻本

《赣州府志》十二卷　一九六二年影印明嘉靖十五年本

《赣州府志》七十八卷　道光二十八年刻本

*《赣州府志》七十八卷　同治十二年刻本

*《赣县志》五十四卷　同治十一年刻本

《赣县新志稿》　民国三十一年刻本

《广昌县志》十卷　同治六年刻本

*《石城县志》十卷　顺治十七年刻本

*《石城县志》八卷　乾隆十年刻本

*《石城县志》八卷　道光四年刻本

《兴国县志》二十六卷　乾隆十五年刻本

《兴国县志》四十六卷　道光四年刻本

《兴国县志》四十六卷　同治十一年刻本

《潋水志林》二十六卷　同治年间活字印康熙五十年本

*《雩都县志》十六卷　同治十二年精刻本

《瑞金县志》八卷　一九六一年影印明嘉靖二十一年本

《瑞金县志》十六卷　道光二年刻本

《瑞金县志》十六卷　一九五九年据光绪元年印本

《瑞金县志稿》十六卷　民国三十年铅印本

《会昌县志》十四卷　康熙十四年刻本

江西省

1345

《会昌县志》三十二卷　同治十一年刻本

《安远县志》八卷　乾隆十六年刻本

《安远县志》十卷　同治十一年刻本

《长宁县志》六卷　乾隆十四年刻本

《长宁县志》四卷　咸丰十一年增刻咸丰五年本

《长宁县志》四卷　光绪七年刊本

《长宁县志》十六卷　光绪三十三年刻本

《定南县志》七卷　乾隆四十四年刻本

《定南厅志》八卷　道光五年刻本

《定南厅志》八卷　同治十年刻本

《龙南县志》八卷　道光六年刻本

《龙南县志》八卷　光绪二年刻本

《信丰县志》十二卷　康熙五十八年刻本

《信丰县志》十六卷　同治六年重刻乾隆十六年本

*《信丰县志续编》十六卷　同治六年补刻道光四年本

《信丰县志续编》八卷　同治九年刻本

《南康县志》二十四卷　道光三年刻本

《南康县志》十四卷　同治十一年精刻本

《南康县志》二十四卷　民国二十五年铅印本

《上犹县志》十八卷　光绪十九年校刻光绪七年本

《上犹县志》不分卷　民国三十五年稿本

《崇义县志》十二卷　同治六年刻本

《崇义县志》八卷　光绪二十一年刻本

《南安府志》二十一卷　康熙四十九年刻本

《南安府志》二十二卷　乾隆三十三年刻本

《南安府志》三十二卷　光绪元年增刻同治七年本

《南安府志补正》十二卷　光绪元年刊本

《大庾县志》二十六卷　同治十三年刻本

《大庾县志》十六卷　民国八年石印本

《重修槎陂志》不分卷　民国二十八年铅印本

《宁都直隶州志》三十二卷　道光四年刻本

＊《江南通志》二百卷　乾隆元年刻本

＊《徽州府志》十二卷　弘治十五年刻本

＊《徽州府志》十八卷　康熙三十八年刻本

＊《徽州府志》十六卷　道光七年刻本

＊《重修安徽通志》三百五十卷　光绪七年刻本

＊《常昭合志稿》四十八卷　光绪三十年刻本

＊《安徽通志》二百六十卷　道光十年刻本

＊《潍县志稿》四十二卷　民国三十年铅印本

＊《皖志列传稿》九卷　民国二十五年铅印本

山西省

前　言

　　山西名医首推傅山，这是晋人所一致公认的，他的高亢气节、深邃学问，三百年来，无人不敬重之。遗憾的是志乘所记疏略，不能详其景行，兹录邓之诚《傅山传》于下，以补阳曲府县志之所不详，似亦研究山西人物者之所乐许的。

　　傅山，字青主。号啬庐，又号真山，别署公之佗。阳曲人，少励志行。崇祯九年，提学道袁继咸，为巡按御史张孙振诬劾被逮。孙振阉党也，山集诸生三十余人，伏阙争之，得直。孙振以他事逮，于是义声震一时。明亡，居土塘村南土窑内所谓土室者。顺治十一年，因叛案宋谦供出傅青主出家作道人，身穿红衣，号朱衣道人。逮讯实不知情，得免，而父子兄弟皆茹严刑矣。世述此事者，自全祖望以次，多不得其详。往适求得三法司原案。乃知主其事者，左都御史龚鼎孳，盖有意宽之。自后，山隐于松庄，不与世事，然系一方人望，顾炎武入晋依之，称其萧然物外，独得天机。后乃入关依王弘撰也。康熙十八年，举鸿博。山与杜越老病，敦迫就道。山卧板床，子眉及两孙肩之以行。越则几于提解矣。入都，卧病阜城门外慈明寺，不与世人接，久之，得放归。二十二年二月，眉卒，年五十七，山赋诗数十首以哀之。七月山亦卒，年七十八。事具全祖望《阳曲傅先生纪略》及刘飞《仙儒外纪》。曩得山手书《二十三僧纪略》，暑乙丑秋。然则卒年应在八十一以外矣，有《霜红龛集》四十卷。山博学多通，著述甚众。论文不喜欧曾。以为是江南之文也，故自号西北老人。诗文外若真率，实则劲气内敛，蕴蓄无穷，世人莫能测之。至于心伤故国，虽开怀笑语，而沉痛即隐寓其中，读之令人凄怆。晋人重其诗文，自戴廷栻、张耀先两刻后，屡有增辑，片语只辞，无不搜罗。述傅山事者，杂以神仙。不免近诞。然至今妇人孺子咸知姓名，皆谓文不如诗，诗不如字，字不如画，画不如医，医不如人，

其为人所慕如此。（《清诗纪事初编》卷二）

傅山业医，卖药市上，其医术高明，所以人有诗文书画皆不如医之说。他的医术，据记载是得之于家传禁方，用药不依方书，多意为之，每以一二味取验。有劳瘵者，教之胎息，不三月而愈。一老翁痰涌喉间，气不得出入，其家具棺待殓，先生诊之曰不死，令捣蒜汁灌之，吐痰数升而苏。至于世所流传之《傅青主女科》一书，其真伪尚在聚讼，但以先生不好著书论之，则该书的真伪似亦判然。

山西名医甚多，而此独言傅先生者，是因为他蹑汉企宋，学问宏通，为举世之所推崇的原因，倘若责以举一废百，则不敢承。

郭霭春　田乃烜

一九八三年

目　录

第一类 医 经 〔附〕脏腑 运气

《素问误文阙义》一卷　　宋　高若讷

见民国二十九年《榆次县志》卷十三《艺文考·著作·子部》。

同上《榆次县志》卷十二《人物》云：高若讷，字敏之，榆次人，侨卫州，进士。通医学，虽国医皆屈服张仲景《伤寒论》，而孙思邈方书及《外台秘要》久不传，悉考校讹谬行之。

《内经药类》四卷　　宋　陈宽

见光绪十八年《山西通志》卷八十八《经籍·子部》。

《素问注括》　　元　王翼

乾隆二十年《阳城县志》卷十六《志余》：元有王翼者，阳城人。七岁闻人诵唐诗一过能历历记之，八岁解属文，长应进士。以疾弃其业，去习黄帝、岐伯之术，多奇验。旁通历律，兼长于诗。所著有《素问注括》《算术》等若干卷。《诗》五百余篇，惜其不传。

同治十三年《阳城县志》卷十一《人物·文苑》：王翼，字辅之。性颖悟，勤于学，八岁能属文，既长日诵千言，应进士举。因感疾遂留意于医，尤精于易占。著有《古律诗》三百余首，《长短句》二百首。

按：康熙四十五年《泽州志》卷二十二《方技》：元·王翼著《素问注》。另：光绪《阳城县乡土志》作金·王翼著有《素问注疑难》。

《灵枢经注》　　明　张鳞

见乾隆五十五年《平定州志。艺文志·书目·子类》。

乾隆三十四年《寿阳县志》卷六《孝义》：张鳞，少孤，孝行纯笃，母尝病目盲，鳝忧劳无惜，髭发为之变白。性好学，兼通天文，凡阴阳休咎率能预知，晚就绥德州训导，推钟律运气之奥。纂注《灵枢经》及《日月五星志》。

《内经知要》　　清　谭昌言

见民国九年《解县志》卷十三《著述考》。

光绪七年《解州全志》卷九《人物》：谭昌言，嘉庆癸酉解元，学问精深，孝行纯笃，兼精岐黄术，著有《内经知要》。

《医经小解》　　清　宁述俞

民国二十九年《榆次县志》卷十三《艺文考·著作·子部》：述俞，字绳武，号古愚，源涡镇人。幼有奇童之目，及长成，诸生。究星象学，习医术，工着棋及画蝶。著《医经小解》。

《五色旁通五脏图》一卷　　唐　裴王庭

见光绪六年《闻喜县志斠》卷三《艺文》。

《调气论》　　东魏　昙鸾

见嘉庆十六年增刻雍正十二年《山西通志》卷一百七十五《经籍·杂类·杂艺术》。

光绪八年《代州志》卷十二《杂记》：昙鸾大师，雁门人，年十四出家。内、外经籍及四论佛性弥极穷研，读《大乘经》词义深密，因为注解成疾，周行医疗，行至汾州城东门，忽见天门洞开，由是疾愈，欲继前作，顾而言曰：命危绝不常。江南陶隐居者，方术所归，遂往从之，既达梁朝，届隐居所，接对欣然，授以仙方十卷。还至江，有鲍郎子神者，一鼓涌浪七日，师以情祈告，帖然安静。达魏，辞往名山，依方修法，后至潞州，逢三藏菩提留支师，请曰：佛法中颇有长生不死法，胜此土仙经者乎，支即以观经授之曰，修此当解脱生死也，师即受行，调心炼气，对病结缘，流靡宏广，魏主重之，号为神鸾，敕令往并州大寺，晚移住石壁元中寺，魏兴和年卒。因出《调气论》，又撰《礼净土十二偈》《续龙树偈》《安乐集》两卷，广流于世，仍自号为有魏元简大士云。

第二类　诊　法

《医脉系辞》　　清　赵三麒

见康熙三十一年《武乡县志》卷五《艺文·文苑》。

乾隆五十五年《武乡县志》卷四《人物》：赵三麒，字乾符，崇仁廷抃季子，孝友真醇，好读书，五岁即能诗歌，遭时乱，随父母避居村墟，日夕手一卷不释。著有《医脉系辞》《河灯图说》《牧同纪略》等。

《家传纂要》　　清　卫侣瑗

乾隆元年《平阳府志》卷二十七《方技》：卫侣瑗，曲沃人。精医术，于脉尤精，决人生死。著《家传纂要》。

民国十七年《新修曲沃县志》卷十七《丛传·艺术》：卫侣瑗，字友玉，东兴里人。精脉理，能决人生死。友人刘某方娶妇，瑗曰：此女昔尝有疾，吾诊其脉矣，大约五年后必死。已而果然。为人谦谨，老而愈恭。著有《家传纂要》《针灸全书》。贾舍人鸣玺为序，以徐秋夫称之。子镛，能世其业。

《摩青脉理》　　清　李上云

乾隆三十三年《重修和顺县志》卷六《人物》：李上云，禀生。聪明勤学，兼精岐黄。著有《摩青脉理》。太原傅先生山赏称曰：李先生方，一味不可移易，活人甚多。

《脉理入门》　　清　董缵谱

见道光二十二年《新修曲沃县志》卷十二《艺文·著述》。

同上《新修曲沃县志》卷八《人物志》：董缵谱，字承序，汾上庄监生。家世医术，迨缵谱纂著《脉理入门》藏于家。

民国十七年《新修曲沃县志》卷十七《丛传·艺术》：董缵谱，子书林，读书未成，亦世其业。

《脉方要略》　　清　赵又新

见光绪六年《闻喜县志斠》卷三《艺文》。

《脉诀辨微》　　清　乔行可

光绪七年《襄陵县志》卷二十一《方技》：乔行可，岁贡生，北梁村人。性超轶，居乡善排解，精岐黄术，每大证一诊脉，但许可医，病虽垂危，无不应手而愈。著有《脉诀辨微》。

《脉理秘诀》　　清　吕致中

光绪八年《祁县志》卷九《人物·方技》：吕致中，下阎灿村人。精医学，著有《脉理秘诀》。

《脉法正宗》　　清　阎南图

光绪十一年《榆次县续志》卷四《补遗·文学》：阎南图，字天池，号莼凫，南关人。少学诗，著有《柳蝉吟雨词抄》。好镌印章，著《莼凫印谱》。晚年归以医学，游食于邻邑，著《脉法正宗》《外科囊括》诸书。

民国二十九年《榆次县志》卷十三《艺文考·著作·子部》：南图，一字天放，号蘖庵。

《脉诀无双》　　清　阎南图

见民国二十九年《榆次县志》卷十三《艺文考·著作·子部》。

《脉诀要论》　　清　阎南图

见民国二十九年《榆次县志》卷十三《艺文考·著作·子部》。

山西省

1363

《脉法小解》　　清　宁述俞

见民国二十九年《榆次县志》卷十三《艺文考·著作·子部》。

《脉诀浅论》　　清　王春弟

民国二十九年《榆次县志》卷十三《艺文考·著作·子部》：王春弟，字蓉及，号云峰。性聪颖，读书目数行下，文笔、诗赋均长。中年多病，究心医学，著有《脉诀浅论》。

《三十六舌法》　　清　李从泰

见道光二十二年《新修曲沃县志》卷十二《艺文·著述》。

同上《新修曲沃县志》卷八《人物志》：李从泰，字亨斋，南熏里监生，幼业儒，寻因母病，揣摩岐黄术，精通脉理，生平得力。著有《纂要伤寒金镜录》《三十六舌法》《验舌辨证》，活人无算。

《验舌辨证》　　清　李从泰

见道光二十二年《新修曲沃县志》卷十二《艺文·著述》。

第三类　伤　寒　〔附〕温病

《伤寒类要》四卷　　宋　高若讷

见民国二十九年《榆次县志》卷十三《艺文考·著作·子都》。

《伤寒歌括》　　元　王翼

见康熙四十五年《泽州志》卷二十二《方技·阳城》。

《玉函要义》　　明　审定王

光绪十一年《潞城县志》卷三《金石记·明·审定王暨妃栗氏合葬圹志铭》：审定王，生而英敏，幼而嗜学，长而益谨，尤精释典，而以余力旁及象纬、堪舆、岐黄诸术。所著有《修业堂稿》《勉学书院集》《学鸠》等篇。《华严六偈金刚集要》及《玉函要义》若干卷，行于世。

《伤寒捷法歌》　　明　申相

见顺治十六年《潞安府志》卷十四《人物·方技》。

康熙十二年《长治县志》卷四《人物志·方技》：申相，本县人，通方脉，研究脉理，尤精伤寒一科，著《诊家秘要》《伤寒捷法歌》，称良医云。

《伤寒辨舌》　　明　张吾仁

康熙十一年《芮城县志》卷三《人物·孝义》：张吾仁，号春堂，西厢人，邑庠增广生。父张问达，得异人授，善治伤寒。遂潜心父书，精见垣术，以济人为事。万历戊午、崇祯壬申、辛巳年间，瘟疫大行，传染遍乡间，屡施方药，救疗全活甚众。著有《伤寒辨舌》《世验精法》

《诸方论》十余卷。发前人所未发，深合汉长沙仲景公家传心诀。

《伤寒全略解》　　清　潘毓俊

光绪六年重印雍正七年《猗氏县志》卷五《人物》：潘毓俊，字力田，增广生。为人直朴、刚方，学殖宏博，顾屡踬场屋，慨然曰：士以济物为志，吾安能终老断简中，与蠹鱼作缘乎。乃工岐黄术，究心《内经》，句注，字释，久之贯通方药，多出新意，往往奇中，活人无算。所著有《伤寒全略解》《本草类通歌括》。毓俊为乙酉举人也。

《伤寒尊是》　　清　石中玉

乾隆三十九年《高平县志》卷十三《人物·文苑》：石中玉，字米袖。出自寒微，九岁游邻馆，久之不去，馆师杨彤揆授之书，随口成诵，奇之。教以经传及诗赋、古文词。十八岁师殁，不屑举子业，奇穷苦学，博览群书。著有《句典摘萃》数十卷。中年隐于医，著有《伤寒尊是》《血症琐言》《本草谈真》《杂症琐言》四集。活人无算。

《伤寒心源》　　清　董九成

见嘉庆元年《续修曲沃县志》卷八《艺文志·著作》。

同上《续修曲沃县志》卷四《人物志·艺术》：董九成，字凤仪，武生，东兴里人。恂恂如文士，工轩岐业。著有《伤寒心源》藏于家。

民国十七年《新修曲沃县志》卷十七《丛传·艺术》：董九成，工轩岐业，决王县尉冯司铎两人病，事前奇验，邑令张赠以名医歌。冀宁赵观察有夙疾，延之诊视，曰：第服归脾汤，可常无患。后果愈。壬辰举乡饮介宾。

《纂要伤寒金镜录》　　清　李从泰

见道光二十二年《新修曲沃县志》卷十二《艺文·著述》。

《删定伤寒论》　　清　郭明威　杨国泰

光绪六年《沁州复续志》卷三《方技》：郭明威，字南宫，州南段柳村人，咸丰壬子岁贡。潜心医术，道光十五年与太原儒学教谕杨国泰同删《伤寒论》以济世。

光绪十八年《山西通志》卷一百五十九《艺术录·下》：郭明威，字南宫，祖及父皆业医，明威少补诸生，习闻绪论，读方书，每多神解，遂以术名于世，远近求诊者无虚日。时杨学博、国泰，亦以儒术称，持论相合，取仲景《伤寒论》商同删定。

《伤寒舌鉴》一卷　　清　郑汭

民国六年《乡宁县志》卷十二《书选》：清·郑汭撰《伤寒舌鉴》一卷，家藏未梓。

《伤寒定规》　　清　阎南图

见民图二十九年《榆次县志》卷十三《艺文考·子部》。

《伤寒小解》　　清　宁述俞

见民国二十九年《榆次县志》卷十三《艺文考·著作·子部》。

《瘟证总诀》二卷　　清　阎南图

见民国二十九年《榆次县志》卷十三《艺文考·子部》。

《条辨要解》　　清　张无妄

乾隆五十四年《虞乡县志》卷八《人物·方技》：张无妄，字必醇，先蒲州人。醇读书甚力，行亦惟谨，后舍儒，业医事，家虞乡之东平壕村，精通脉理，活人甚众，为一时名医，所著有《条辨要解》《本草便读》。

第四类　本　草

《采药经》二卷　　周　神农

嘉庆十六年增刻雍正十二年《山西通志》卷一百七十五《经籍·杂类·杂艺术》：周·神农撰《采药经》二卷。

《药准》一卷　　宋　文彦博

乾隆十三年补刻乾隆二年《翼城县志》卷十二《名宦》：文彦博，字宽夫，介修人，进士。平易近民，撰《药准》一卷。

《药诠总辨》　　宋　裴宗元

见光绪六年《闻喜县志斠》卷三《艺文》。

《增修本草》　　元　许国桢

见嘉庆元年《续修曲沃县志》卷八《艺文志·著作》。

同上《续修曲沃县志》卷四《人物志·宦绩》：许国桢，字进之，曲沃高县里人。祖济金，绛州节度使。父曰严，荣州节度使判官，皆善医。国桢博通经史，尤精医术。世祖在潜邸，以医征至瀚海留字，掌医药。

民国十七年《新修曲沃县志》卷十九《封爵表·宦绩附》：许国桢博通经史，尤精医术。庄太后有疾，投剂辄愈。世祖即位，授荣禄大夫，提点太医院事，赐金符。至元三年，改授金虎符。十二年，迁礼部尚书。尝条奏节财赋，禁服色，明法律，严武备，设谏官，均卫兵，建学校，立庙仪等事，多获施行。凡所荐引，皆知名士。拜集贤大学士，进阶光禄大夫。卒年七十六。特赐金紫光禄大夫，谥忠宪，追封蓟国公。

《删定本草》　　明　郑宗周

康熙十二年《文水县志》卷七《人物·列传》：郑宗周，字伯忱，号意葵，文水人。丁未进士。删著《本草》一集，备极其精。

光绪九年《文水县志》卷九《人物·仕迹》：郑宗国，生而英敏，稍长，力学如不及。当公侍虞衡公疾，专心岐黄书，遂手删著《本草》一集。康熙癸卯岁卒。

《本草目录》　　明　李中馥

乾隆四十八年《太原府志》卷三十六《文苑》：李中馥，字凤石。太原人，天启举人。雅嗜读书，晚年益勤，朝夕不释卷，手著《本草目录》。

康熙二十一年《山西通志》卷二十《人物·上》：李中馥著有《银杏园文集》《古文要丛》藏于家。

《本草类通歌括》　　清　潘毓俊

见雍正七年《猗氏县志》卷五《人物》。

《本草谈真》　　清　石中玉

见乾隆三十九年《高平县志》卷十三《人物·文苑》。

《本草便读》　　清　张无妄

见乾隆五十四年《虞乡县志》卷八《人物·方技》。

《乡药刍言》　　清　张钧铣

民国二十四年《浮山县志》卷二十七《孝义·清》：张钧铣，字中天，南霍村人。赋性孝友，以母病求医，医以俗忌峻拒，母遂不起。公心痛呕血，乃尽弃举业，读医书十三年，以此善观气色，精针灸，活人无算。著有《医治论案》《乡药刍言》传世。

《四言药性赋》　　清　孙志祖

民国二十一年《安泽县志》卷十一《人物·文苑》：孙志祖，字述堂，孙家寨人。同治癸酉科选拔，光绪己卯举于乡。幼颖悟，负奇才。气宇轩昂，见之者咸目为燕赵之士，不知其为晋人也。好读书，博通经史，为文独开生面，不落前人窠臼。其奇论宏议，沉雄豪迈，有俯视一切之概。与其兄念祖齐名，同为时所称，邑令银少李先生均器重之，谓之孙氏双凤。性至孝，以区区一第不逮亲存，念及庭训，辄追恨泣下，父丧经营窀穸，悉遵古体茔地，去村六七里，日必两次亲往，指挥督修，月余不懈，尝戒儿曹曰：父母大事，一而不再，稍有不慎，则悔疚滋萌，若芒刺负背，则终身不释矣。母病视汤剂，守程子事亲，不可不知医之言，因究心方书，亲撰《四言药性赋》，以便记诵。母病屡赖以痊，后以大挑，官山阴、怀仁训导，兼署应州学正。诱掖后进，亹亹不倦，一时从游者甚众。如阎君鸿举，侯君文焕及山阴令许雁江之次公子育璈，皆其门下士也。清鼎革解组归。

《中国本草药品分类用量表》　　清　马继祯

民国二十九年《榆次县志》卷十三《艺文考·著作·子部》：马继祯，字绀岑，榆次赵镇人。性通倪，喜读书。清光绪壬寅举于乡，寻考入山西大学堂，毕业后授中书科中书衔，三十二年充山西公立中学堂教务长，后任翼城县县长。晚年究心医学，诊断后，并施药饵，不取值。民国二十五年卒。还著有《书表国语典》《铁仙寄庐文存》。

第五类　针　灸

《针经》二卷　　周　伯乐

见嘉庆十六年增刻雍正十二年《山西通志》卷一百七十五《经籍·杂类·医术类》。

《灸膏肓穴法》十篇　　宋　庄绰

道光十五年《琴川三志补记续》卷八《杂录三·缀琐》：清源庄绰，字季裕，自许昌遭金兵，避难东下。丁未秋患痎疟，至琴川，为医妄治，胕肿不食而利。得陈了翁家传，为灸膏肓俞穴，积三百壮，肿胀俱消，利止食进，宿疾顿瘳，因考医经同异及所亲试，自量寸以至补养之法，著论十篇，并绘身指屈伸坐立之图于每篇之后，各灸膏肓穴法，其书元窦桂芳与金何若愚《流注指微赋》、窦汉卿《针经》《黄帝明堂灸经》合编名为《针灸四书》。

《针灸渊源》二卷　　明　郑晖

见民国六年《乡宁县志》卷十二《书选》。

《针灸全书》　　清　卫侣瑗

见乾隆元年《平阳府志》卷二十七《方技》。

乾隆二十三年《新修曲沃县志》卷三十五《艺术》：卫侣瑗，字友玉，曲沃东兴里人。精脉理，能决人死生，为人谦谨，老而愈恭。著有《家传纂要》《针灸全书》，贾舍人鸣玺为序，以徐秋夫称之。子镛，能世其业。

《针灸发明》　　清　邵化南

光绪十二年《虞乡县志》卷八《人物·文苑》：邵化南，字临棠，白坊村人。幼颖悟，嘉庆庚申恩科，以第五人领乡荐，学以穷经汲古为先，所披阅即为诠注，于《易》著述有《周易诠释》《世范杂说》《针灸发明》等藏于家。

第六类　方　论

《救饥辟谷诸方》　　晋　佚名

民国六年《临县志》卷十七《著述考·专著》：晋时刘景先奏曰：臣遇太白山隐民，传济饥辟谷单方，臣家大小七十余口服之，更不食别物云云。前知随州朱颂仿照其方，教饥民用之甚验。因勒石于汉阳大别山、太平、兴国寺，其方用黑大豆五升，即乌壳毛豆，淘净，蒸三遍去皮，大麻子三斗，水浸一宿，蒸三遍去壳存仁，每蒸后，用布盛，悬井中去水五寸许，过夜即开口易剥，各捣为末，团如拳大，再入甑内蒸之，从戌时至子时止，寅时出甑，午时晒干，如逢阴雨用炭烘令燥，一共为末。停三日，以消火热之气，先一日不吃，夜夕清晨，缓缓干服之，如觉干燥难服，可稍稍润以冷水，以饱为度，服后，禁食一切物。第一顿，得七日不饥；第二顿，得四十九日不饥；第三顿三百日不饥；第四顿后，虽不再服，亦永不饥。如渴则煎大麻子汤，细细饮之，若要重开饮食，用冬葵子三合研末，煎汤冷服，便下药色如金，任吃诸物无害矣。此药所费无多，而保全民命不少。绅富之家，按照前方，多为配制，随时散给饥氓，以延残喘。又米汤，可以润泽饥肠，有力之家，设法量力，随地布施，以救饥民之命。又方用糯米三升，芝麻三升，各水淘，漫火炒熟，先将糯米磨粉，后入芝麻同磨为末，再用红枣三斤，煮烂去皮核，捣和为丸，每重五钱。日服一丸，开水送下，可以不饥。如无糯米、红枣，黏米、黑枣亦可。又方黑豆七升，芝麻三升，水淘过即蒸，不可久泡，蒸过晒干，去壳再蒸，以三蒸三晒为度，捣为丸如弹子大，每服一、二丸开水下，三日不饥。

《诸药方》百余卷　　北魏　李修

乾隆四十七年《大同府志》卷二十三《人物》：李修，字思祖，本阳平馆陶人，晚入代京，历位中散令，太和中，常在禁内侍针药，治多有效，集诸学士及工书者百余人，在东宫撰《诸药方》百余卷，皆行于世。

按：光绪十八年《山西通志》卷一百五十八《艺术录》:《诸药方》作《药方》。

《古今集验方》十卷　　唐　薛景晦

见嘉庆十六年增刻雍正十二年《山西通志》卷一百七十五《经籍·杂类·医术类》。

《水镜》一卷　　唐　王起

见嘉庆十六年增刻雍正十二年《山西通志》卷一百七十五《经籍·杂类·医术类》。

《发焰录》一卷　　唐　司空舆

见光绪十八年《山西通志》卷八十八《经籍·子部》。

同上《山西通志》卷一百二十三《乡贤》：司空舆，河中虞乡人，有风岸。当大中时，卢宏正管盐铁，表为安邑两池榷盐使。先是法疏阔，吏轻触禁，舆为立约数十条，莫不以为宜。以劳，再迁户部郎中。

《博济方》五卷　　宋　王兖

见嘉庆十六年增刻雍正十二年《山西通志》卷一百七十五《经籍·杂类·医术类》。

《杨氏妆台宝鉴集》三卷　　宋　南阳公主

见嘉庆十六年增刻雍正十二年本《山西通志》卷一百七十五《经籍·杂类·医术类》。

《云庵妙选方》　　金　袁从义

光绪十八年《山西通志》卷一百六十《方外录下》：袁从义，字用之，虞乡人。幼沉默，不好为童子剧，仪观秀伟，年十九入道，通经史百家，旁及释典，而于《易》学盖终身焉。好医术，病者来以药请，赖以全济者甚众。著《易略释》《列子章句》《庄子略解》《云庵妙选方》传于世。

《周氏卫生方》　　金　周梦卿

光绪六年《定襄县补志》卷十一《艺文》：元好问《周氏卫生方·序》：定襄周侯梦卿，弱冠从其兄户籍判官器之作举子，遭罹兵乱，投迹戎行，屡以战功，多取千户，封佩金符，然其举子习气故在也。中年以来，颇以医药、卜筮为事，孤虚、壬遁、风角、鸟占俱号精备，军旅间病患，仓促为之投剂，救疗既广，遂为专门之业。以夏课缀葺之勤，而移之芝、术、参、桂之下，好事者，有秘方可责目前之效者，必来告之。岁月既久，浸成卷帙，凡若干卷、若干首，以《周氏卫生方》目之。予以世契之故，得传录焉，窃谓医药大事也。

《济生拔萃方》十九卷　　元　杜思敬

见光绪十八年《山西通志》卷八十八《经籍·子部》。

《诊家秘要》　　明　申相

见顺治十六年《潞安府志》卷十四《人物·方技》。

《医书推爱堂》　　明　薛自修　王问德

见乾隆三十年《直隶绛州志》卷十九《艺文·著述》。

《惠民便方》　　明　钱后崖　李参军

雍正八年《临汾县志》卷七《艺文中》：杨起元《惠民便方·引》：杨生，故为东阿令。盖便方之刻，惠阿民也。其方出润州钱后崖氏，而参订补葺则广陵李参军氏实成之，二氏举名公，故所著大为海内重。余籍手惠民，辄奏异效，泊今得请家食，则欲共之梓里有日矣。亡何，示医家，语所为经验状，则恬不为省，甚且病其简，见谓无当。嗟乎！世无扁鹊，谁识禁方，至梓里无赖，诚怜之矣！会邑大夫泽宇先生开局惠民，大起贫病，邑之民，方远迩禔福，欣欣然颂更生之泽于未艾，而先生不自知也。一日延杨生，见所刻《惠民方》，辄击节叹曰：千金一诀，是刻具见，持此惠民，尚亦有利哉。已出奇方种种，弁之首，且令之传。余惟参苓积案，匪医不施，方笑盈箧，待人后行，故曰神而明之，存乎人，制而用之，存乎法也。今之医果称神明哉！抑所恃惟此法耳！借令方书未备，即备或未精，乃纷纷焉，逞胸臆而漫试之，必不幸矣。先生寿国寿民，直欲饮醇和，而华胥之者，而医不通方，则安能晏然而已哉！此便方之所为传也，余初志本欲共之梓里，而先生曲成之，则讵惟不佞受赆，将钱李二公亦庶几附青云之士，而施于后世哉。

按：同上《临汾县志》卷三《选举·进士》：杨起元，万历丁丑科主事。

《医社庸谈》　　明　朱镔镟

见光绪二十年《长治县志》卷四《艺文·子部》。

《医汇》　　明　白允昌

见乾隆二十年《阳城县志》卷十六《志余》。

同治十三年《阳城县志》卷十一《人物·文苑》：白允昌（白所学之子）。泰昌元年，以恩选贡于廷，即弃举子业，学为古文词，以著作为事，尤精于医，著《苏谭容安斋诗文集》《蓼解丛编》及《论医》各数十卷。年七十五卒。

康熙四十五年《泽州志》卷十七《人物·阳城》：白允昌，字季文。尤精于医，时人以朱震亨目之。

《医源》　　明　白允昌

见乾隆二十年《阳城县志》卷十六《志余》。

《医约》　　明　白允昌

见康熙二十一年《山西通志》卷二十三《隐逸》。

《医砥》 明 白允昌

见乾隆二十年《阳城县志》卷十六《志余》。

《救急单方》 明 辛全

见光绪五年《直隶绛州志》卷十九《艺文·著述》。

同上《直隶绛州志》卷十一《人物中》：辛全，字复元，号天斋，少称神童，方总角，讲河图、洛书，辄能惊其长老。弱冠以塾师，即有志圣贤之学，每读程、朱书，焚香端坐，录其言行，以为法则。一时有辛夫子之称。著《养心录》《四书说》《救急单方》。

《医开》 明 王世相

见光绪十八年《山西通志》卷八十八《经籍·子部》。

《医学渊源》八卷 明 郑郊

见民国六年《乡宁县志》卷十二《书选》。

同上《乡宁县志》卷九《忠义录》：明·郑郊，岁贡，聪明博览，任乐平训导、滦州学正署，昌黎知县。尤精于医，活人最多。

同上《乡宁县志》卷十《艺术录》：郑郊，精于医，针灸、方脉得之异人秘授，每有施治，应手奏效。兄都能医（郑晖）。其后，子孙以术鸣者累世，郊之裔，名某者，用针尤神，世传其异迹甚多。

《医学纂要》 明 程启南

民国十八年《武乡新志》卷四《著述考》：程启南，字开之，著《周易宗圣录》《阴符解》《也足园集易时草》《医学纂要》《集贤录》《心经注解》。

《医诀心传》 清 陈日可

康熙三十一年《武乡县志》卷五《艺文·文苑》：陈日可著《兰谷山房诗集》及《医诀心传》。

同上《武乡县志》卷三《贡士》：清·陈日可，段村人，顺治乙酉贡，候铨通判。精医术。

《诸方论》　清　张吾仁

见康熙十一年《芮城县志》卷三《人物·孝义》。

《世验精法》　清　张吾仁

见康熙十一年《芮城县志》卷三《人物·孝义》。

《病镜》　清　苏荣生

康熙四十五年《泽州志》卷十八《孝义》：苏荣生，处士，以友著，素研医理，所活甚众。有手著《病镜》一书，未行于世。

《经验单方》　清　都温敦

乾隆二十一年《崞县志续编》卷下《闺范》：刘氏崇信，都温敦之妻。敦嗜学，通医理，尝著《好闲集》《经验单方》刊行于世，有隐君子之称。生子继圣，甫三岁，敦病革，虑幼子无依，氏乃剪发自誓，以抚孤，裕后为己任，比敦卒，氏永励清操，教养继圣成立，继圣亦孝事其母。康熙十九年，平地水发丈余，继圣不顾家赀，急负母以逃，又继圣患无子，尝置妾王氏，本有夫之妇，其夫远出，久不还，父母另嫁之。未几，夫忽还，继圣恳遣归其夫，使完聚焉。后其妻素不产，连举二子，人以为节母孝子之报，康熙二十七年，县令吕燫给匾双奖。

《方案》十二卷　清　王文辉

乾隆三十五年《介休县志》卷十二《艺文二》：《太学生王文辉墓志铭》：王文辉，字郁章，一字竹堂。七岁就傅，受经史如宿习，稍长为文，新颖独出同学，十四，补博士弟子。素善医，后弃举子业，亦欲托以医以自晦，数百里内外，争造请之，服其药，无不立愈，或一家持其方去，邻里袭用之；或乞其渣煎之，无不效者，远近传以为神。所著有《竹堂文集》十卷、《方案》十二卷、《究心集》二卷、《杜诗选抄》《性理摘要》。

《类方三订》　清　杨斌

见光绪六年重印同治六年《续猗氏县志》卷四《艺文·撰著》。

乾隆三十九年《续猗氏志·孝义》：杨斌，字全臣，可楫曾孙，例监生。幼业儒，己因父病，耽心内典，丹到生春，或证不可医，馈虽丰，却弗受，曰：吾明知其症，而受之，于义何居？有求关说当道者，禁弗许，以此当道高其行。斌喜著作，有《类方三订》《病机总鉴》等集。

《病机总鉴》　清　杨斌

见乾隆三十九年《续猗氏志·孝义》。

《杂症琐言》　清　石中玉

见乾隆三十九年《高平县志》卷十三《人物·文苑》。

《医学抄要》八卷　清　张志远

乾隆四十八年《太原府志》卷三十六《文苑》：张志远，字鹏期，阳曲人。品行端洁，为诸生。博学工制艺，善诗词，旁通医学。晚年著《医学抄要》八卷。

嘉庆十六年增刻雍正十二年《山西通志》卷一百三十六《文苑》：张文远，楷书尤精。晚年学益勤，聚群书，手自评骘。著《诗词稿》三卷、《诗业正韵》一卷、《切音要诀》一卷、《医学抄要》八卷。

《傅青主医书》　清　傅山

乾隆五十年《直隶代州志》卷三十七《艺文·傅青主征君传》：傅征君山，字青主，别号公之他，又号石道人，山西忻州人。善古文词，兼工书画，尤邃于长桑术。人有以病乞治者，无贵贱，一一视之无倦容，应手即愈，故医名遍于山右。著作甚富，今传者有《霜红龛集》十二卷，《眉诗》附焉；《性史》《十三经字区》《周易音释》《周礼音辨条》《春秋人名韵地名韵》《两汉人名韵》《傅青主医书》，刊行于世。

山西省

1379

《集验良方》　　清　周克雍

嘉庆元年《续修曲沃县志》卷四《人物志·艺术》：周克雍，字简如，上马人，附贡生。父楚韫，善治幼科。雍读父书，遂精其业，有奇验，百不失一。著有《痘疹易简录》《集验良光》。

民国十七年《新修曲沃县志》卷十七《丛传·艺术》：周克雍，以家计，不克卒举子业。雍读父书，遂精其业。求者人无贫富，时无寒暑，悉应之，全活无算。雍卒，子湘，施其术，亦多验。

《医海勺波》　　清　程之珝

道光十二年增刻乾隆三十五年《潞安府志》卷二十二《人物·文苑》：程之珝，字二漳，正绪子，康熙间岁贡。博学，好古文词，诗赋精雅，艺林推之，亦通岐黄。著《舌耕堂诗》《古文随手录》《读乘余录》《潞安诗选》《程氏人物考》《金刚经集解》《医海勺波》百余卷。

《痧胀全书》十二卷　　清　刘一明

见民国六年重印光绪十八年《重修皋兰县志》卷二十《艺文·子类》。

道光二十四年《金县志》卷十三《杂记·方外》：刘一明，号悟元子，又号素朴子，又号被褐散人，山西曲沃人。博学工书，尤精于医。著有《三易注略》《西游原旨指南》《针参悟直指》《易理阐真》《道德会要》《栖云笔记》《会心集》《指南三书》《眼科启蒙》《痧胀全书》凡二十二种，板存栖云山自在寓。

《医方便览》三卷　　清　李曦

见光绪六年《闻喜县志斠》卷三《艺文》。

民国七年《闻喜县志》卷十七《独行》：李曦，字日驭，号西翰。性孝谨，康熙甲午举于乡。因父病，不赴礼闱，躬侍汤药，十年无倦。母老多疾，顷刻不离左右，著有《寻乐堂诗集》《医方便览》。

《血症琐言》　　清　石中玉

见乾隆三十九年《高平县志》卷十三《人物·文苑》。

《穆三堂医学集解》　　清　赵溥

见光绪十八年《山西通志》卷八十八《经籍·子部》。

同治六年《高平县志》卷六《人物下》：赵溥，字化光，廪生。性磊落，精于医，暇辄为诗歌，著有《穆三堂医学集解》《穆三堂诗草》。诗草今不传，传其《雁字诗》三十首。纪晓岚宗伯赏之，赠诗云："一气呵成三十韵，悲歌慷慨有余音，知君不是夸才妙，半写人情半写心。"

《医学便读》　　清　张恢

光绪年间《洪洞县志》卷九《人物志上·文苑》：张恢，字充轩，号绰亭，东张村人。幼有至性，以古圣贤相期许，事亲尤孝，亲病躬侍汤药，衣不解带者累月，居丧不入内，不扇不裘，不与宴会，不观剧，三年如一日。道光丁酉以岁贡权潞城学篆，勉务实学，以端士习。解组归，惟事著书，于一切经、史、子、集、天星、地志、礼仪、乐律以及岐黄、赤霆。元元本本，识其大者，尤精《易》《礼》，潜心数十年，屡易稿而成书，惜年仅五十有五，未及展施，赍志而殁。所著有《周易观象玩辞》《圣庙全书》《困学一得》《察习随笔》《十三经传授图》《绰亭较正等韵》《两所当轩文稿》《绰文诗抄》《庐山诗抄》若干卷。所辑有《蒙养编》《本务编》《天文指掌》《历代舆地沿革》《阳宅摘要》《地理辑要》《医学便读》《我鉴韩忠定公年谱》若干卷。

按：光绪十八年《山西通志》卷八十八《经籍·子部》作医学便览》。

《六淫剖辨》　　清　胡天祉

见民国二十三年《安邑县志》卷十《乡贤录下·艺术》。

光绪六年《安邑县续志》卷四《人物》：胡天祉，著《六淫剖辨》。卫华、李嘉言率医人不受谢，皆以仁术济世。

《彭銮医书》 清 彭銮

民国十年增补清光绪六年《临汾县志续编》卷七《文苑》：彭銮，字晓荷，泊庄人。国学生。颖悟好学，肆力于诗书、古文词，以及天文、地理之学，工铁笔，尤善古琴。著有《小荷尺牍》《西凉诗草》及星象、医、卜等书。

《便验良方》 清 陈灏

见光绪六年《闻喜县志斠》卷三《艺文》。

《验方奇闻》 清 杨凤鸣

光绪八年《凤台县续志》卷三《方技》：杨凤鸣，号应阶。精岐黄术，为太医院吏目。常随杨超侯军幕，甚见器重。著有《验方奇闻》未梓。

《医学代口诀》二卷 清 范永昌

光绪九年《黎城县续志》卷二《人物·文苑》：范永昌，字济华，岁贡。九岁丧母，随祖卧起，诗书口授，皆能成诵。既为诸生，研经之暇，旁及医理。求诊者，常盈门，有不远数百里而相延者。著有《医学代口诀》二卷、《女科》二卷。

《医方集验》四卷 清 邵有辉

光绪十二年《虞乡县志》卷八《人物·孝友》：邵有辉，乡头镇人。通医术，全活无数，问病者无贫富远近，召必往。编有《医方集验》四卷。

《方书》 清 杨玉乾

光绪十二年《永济县志》卷十五《方技》：杨玉乾，节义里人。精内科，每制方，寥寥数味，剂亦不重，药品必亲勘，效如神。治痘疹有专攻，尤精脉理，有手抄《方书》数卷，皆生平历验之方，精微之论。

《医林酌中》一卷　　清　罗维岳

光绪二十年《长治县志》卷四《艺文·子部》：书前有王奎昕序略云：罗君维岳，幼喜诵读，每一书必力求解，否则不遑寝食，晚年慕岐黄术，博究原委，而《医林改错》一书，尤所笃嗜。与余颇有同志往来，谈辄竟夕，偶见案头置《医林酌中》一册，阅之知于《改错》取其理而矫其偏也。夫《改错》书，偏主温补，用之不善，反为所误，试贵乎变通而裁酌之，深幸罗君之取精用宏，其笃志有以成之云云。

光绪十八年《山西通志》卷一百五十九《艺术录·下》：罗从可，字献之，长治人。深于医，时《医林改错》初出，泥古者，嗤为妄，喜新者，惊为神。从可撰《医林酌中》一卷，以矫其偏而善用之，所言多验。

按：罗从可与罗维岳是否一人？暂难索考，姑两存之。

《医学篇》　　清　丁怀

光绪二十年《长治县志》卷六《列传》：丁怀：字玉田，太学生。世业医，至怀益知名，尤长于伤寒、咽喉诸症，尝论辨药性、脉诀、经络。著有《医学篇》，子孙犹能传其技。

《杂症萃精》　　清　常龄

光绪十一年《榆次县续志》卷二《人物·义行》：常龄，字锡九，车辋村人。有善行，精医术，以岐黄济人，暑雨祈寒，有延必至，而不受馈谢，遇无力市药者，辄施以良饵，无德色。后举二子．俱入学食饩，而公以大年终。所留遗稿，有《治痘集要》《杂症萃精》数种，人争传抄之。

《急救良方》一卷　　清　费山寿

见民国六年《乡宁县志》卷十二《书选》。

《经验良方》　　清　孙友鳌

民国九年《虞乡县志》卷五《文儒传·方技》：孙友鳌，医道精通，阅历有得，每诊脉，能预知三年以后病，概不索谢，遇贫寒，更加意悯恤。著有《经验良方》，惜未梓而卒，享年七旬有奇。

《经验医方》　清　段富有

民国十七年《新绛县志》卷五《孝义传》：段富有，字丰圃，北杜坞人。生平喜读阴骘文，期身体力行，设立字纸会，尝手辑《经验医方》，依方修合，全活无算，求之概不取资。又增补《大生要旨》，研究产生之事，于医道有心得云。

《医科补正》　清　郝世铭

民国十八年《武乡新志》卷二《孝义传》：郝世铭，字新之，号警斋，郝家庄人。幼承庭训，颇识大义，长从魏孝廉献书游，学益邃，尝受知于河南进士梁珏先生，入庠后，习举子业，既而悟曰：学以致实用为要，如帖括试艺，果有何实用乎，遂弃而习医。著有《医科补正》一书，惜未问世。生平性耽诗书，手录本与批评本甚富，事亲常以得欢心为乐，恒曰：子之身，父母之遗体也，守父母之遗体，而不敢稍违背乎礼法，子之心尽，父母之心安矣，人自不孝耳，孝亦何远于人哉。清光绪丁丑岁遭大祲，家中乏食，先是戚中有陈姓者客游于黎，至是世铭往依之，食用皆仰给于斯人，至归里时，复承赠米粮，亲负而归，人比之子路负米云。同堂七八人，常以友爱为诸昆弟倡，至里党有争者，恒得铭片以为重。卒之日，有某君致以挽联云："性耽载集，情淡俗缘，无愧儒林诚朴士；拙守迂疏，巧无机变，尤为我辈老成人。"盖志实也。

《百病原解》　清　阴国华

民国二十二年《沁原县志》卷三《乡贤传》：阴国华，字叔文，清增生，城内尚贤街人，孝廉阴国垣之胞兄也。为人慷慨，长于文学，又娴于医术。曾著有《四景诗》《百病原解》并《清风斋》诸书。当时讲学高小校及农业本科，听者咸悦服焉，卒年五十有一。

《男女小儿医方摘要》　清　郭毓秀

民国二十四年《浮山县志》卷三十一《技术》：郭毓秀，字灵甫，邑诸生。精岐黄术，以生平经验著《男女小儿医方摘要》。患者按病稽方，按方调剂，无不回春。惠方济世，堪称时珍。原稿藏于乔氏亦园之天鹿阁。

《杂症小解》　清　宁述俞

见民国二十九年《榆次县志》卷十三《艺文考·著作·子部》。

《秘集》　清　阎南图

见民国二十九年《榆次县志》卷十三《艺文考·著作·子部》。

《治病定法》二卷　清　阎南图

见民国二十九年《榆次县志》卷十三《艺文考·著作·子部》。

（以上内科）

《外科奇方》　宋　李春华

民国十七年《新绛县志》卷六《杂传》：李春华，字子实，光村人。乡饮耆宾。精于外科，人称为外科神仙。著有《外科奇方》。

《外科决胜》二卷　清　张庆

光绪七年《襄陵县志》卷二十一《方技》：张庆，字善斋，监生，贾庄村人。专心医理，尤精疮疡一门。著有《外科决胜》二卷。

《外科囊括》　清　阎南图

见光绪十一年《榆次县续志》卷四《补遗·文学》。

《外科秘要》二卷　清　李恒吉

民国六年《洪洞县志》卷十三《人物志下·耆寿》：李恒吉，字庆夫。品行端方，不尚浮华，工翰墨，尤精岐黄，以外科驰名。著有《外科秘要》二卷。寿登八十四岁。

（以上外科）

《傅青主女科》四卷　　清　傅山

见光绪十八年《山西通志》卷八十八《经籍·子部》。

《评注傅青主女科》　　清　祁尔诚

光绪八年《凤台县续志》卷三《人物》：祁尔诚，字竹岩，北尹寨村人。由进士授兴国州知州。好博览，堪舆、医学靡不宣究。锓梓《傅征君山女科》数卷，加评注焉。

《济阴宝筏》　　清　刘常棐

光绪八年《太平县志》卷十三《艺文·书目》：刘常棐撰《济阴宝筏》，多引《薛案》而参以己案，方剂平和，诚有济于妇科者。

同上《太平县志》卷十《选举·封赠》：刘常棐，训导。以子嘉公封文林郎、浙江象山县知县。

《女科》二卷　　清　范永昌

见光绪九年《黎城县续志》卷二《人物·文苑》。

《增补大生要旨》　　清　段富有

见民国十七年《新绛县志》卷五《孝义传》。

（以上妇科）

《痘疹正宗》　　清　卫谊

乾隆三十九年《续猗氏志·人物》：卫谊，字正叔，既翕子增广生，文与二兄赞讲齐名，独不售，乃究岐黄。理曰：功及民物可矣，安在博取名位乎！著《痘疹正宗》。晚年检箧中积券，约数千金，聚众焚之，慕义者制衣为寿云。

《痘疹易简录》　　清　周克雍

见嘉庆元年《续修曲沃县志》卷四《人物志·艺术》。

《幼幼心裁》　清　葛鸣阳

见光绪六年《安邑县续志》卷四《人物》。

民国二十三年《安邑县志》卷九《乡贤录上·节义》：葛鸣阳，德溥子，由副贡授监察史，巡视中城，官至吏科给事中，为人慷慨好义，初随父任，在赣邑，刘某到署，旬余病故，为置棺衾，数千里护送回籍。官京师，同邑王明经肄业太学，病剧，亲调汤药。及卒，赒资归梓，时议重之。在籍时，周贫济急，见义勇为。隆冬设粥厂，散寒衣，道旁掘土窖，设火具，以周乞丐，乡里无冻馁。若值年饥，买粟四百余石，杂稷黍散赈，全活甚多。置义地五亩余，掩埋枯骨，树里百五十株，营息为棺木费，复于石碑庄冲途。捐地二十七亩，设立茶亭，年给二十金，以补不足，并刊石垂诸久远。生平施药饵，刊善书。修庙宇、道路，不惜重资，学宫之两庑各祠，尊经阁、奎星阁暨石碑，庄之关庙皆其重建。阔邑西车路，修东门桥梁石，铺北门官道五十余丈，邑南介滩坡为晋豫通衢，险峻难行，设厂车十余处，觅夫牵挽雨雪，若履坦途，行旅德之。邑城倾圮，独力任修，兴工十余年乃毕。邑人感颂，以为德溥有子，著有《宗约歌》《复古篇》《曾乐轩稿》《保生衍庆》《幼幼心裁》诸书行世。

《小儿要略》　清　刘永和

见光绪六年《闻喜县志斠》卷三《艺文》。

《秘藏痘科集》一卷　清　李荫棠

光绪十年《汾阳县志》卷六《孝义》：李荫棠，小罗城人。好读书，精小儿痘科，远近延请，日夜无少暇，活人无算。山长胡苍岩尝曰：先生阎君也，能定生死，神乎技矣。著有《秘藏痘科集》一卷。

《养花天》　清　张洪烈

光绪十一年《续修稷山县志》卷一《艺术》：张洪烈，庠生。精于痘疹。自著《养花天》行世，得其书者试之，无不奇妙，有慈幼之惠。

《治痘集要》　　清　常龄

见光绪十一年《榆次县续志》卷二《人物传·义行》。

《重订引痘新法》　　清　赵鸿

光绪十一年《榆次县续志》卷二《人物·艺术》：赵鸿，东阳镇人。邑庠生，候选同知。精痘科，《重订引痘新法》行世。

《痘证辑要》　　清　杨积德

光绪年间《洪洞县志》卷九《人物志上·节义》：杨积德，字道源，安子村人。性谨厚，重然诺，与胞弟积功，精通医学，著有《痘证辑要》。生平舍药活人，济贫助葬。

按：民国六年《洪洞县志》卷十三《人物志·下·义行》作《痘疹辑要》。

《保赤登寿集》　　清　傅守德

民国二十五年《荣河县志》卷二十《方技》：傅守德，字叔九，号次山，杨林庄人。精医术，曾充陆军军医官，现年老家居。邻村来请，虽严寒、炎暑必往。又好善事，恒备丹丸散给于人，不索其值。著有《保赤登寿集》一书行世。

（以上儿科）

《眼科启蒙》　　清　刘一明

见道光二十四年《金县志》卷十三《杂纪·方外》。

《眼科治验》十二卷　　清　刘一明

见民国六年石印光绪十八年《重修皋兰县志》卷二十《艺文·子类》。

《拨迷金针》　清　杨遵程

光绪六年《平陆县续志》卷下《人物·懿行》：杨遵程，岁贡生，官灵邱县训导。品学兼优，乐善好施，捐地三十亩为祭田。又精医理，门常如市，无不应手取效，馈遗不受，与世无争，著有《拨迷金针》等书。

《眼科小语》　清　成右序

民国二十九年《榆次县志》卷十九《艺术录·医术》：成右序，相立村，道光、咸丰间人。幼受医家勒揹，愤然攻医术，遂精。矢志利济，不受馈谢，人咸推服。著有《眼科小语》一册，藏于家。

《眼科金篦录》　清　阎南图

见民国二十九年《榆次县志》卷十三《艺文考·著作·子部》。

（以上眼科）

《喉科得心录》一卷　清　郝瑞川

见民国二十年《太谷县志》卷八《著述考·子目》。

同上《太谷县志》卷五《乡贤传·方技》：郝瑞川，孟家庄人。专攻医学，精喉科，活人无算。专以救人生命为乐，疗疾不受酬。著《喉科得心录》一卷。

《群方集要》　清　常龄

民国二十九年《榆次县志》卷十三《艺文考·著作·子部》：《群方集要》据抄本，均经验致效方，以儿科、喉科为多。

《白喉忌表》　清　董庆安

民国三十一年《徐沟县志·文献志·人物·列传十一》：董庆安，宇静居，董家营人。生于咸丰某年，初为药商而苦读，且长记忆，少熟仲景《伤寒论》，其后凡明、清间南北名著，广搜致之，对历代名著，皆有批判、校勘，用之而获益者，则特重之。言论闳博，稍知朴学，凡有医考，皆班班也。其处方有法，指挥君臣佐使，分析言之，而又综合。戴景遂尝藏其方，而时有以用之。如治嗽，则重用细辛，见者愕然，但因有佐，可使细辛量虽大，而失其散之能，且便于舒其痰。生平以所经验者，多草为书，而未刊，惟《白喉忌表》则早行于世。县之藏书多者王启恩、刘有兰二家外，惟庆安，以医受太谷、祁县人之厚酬，则购书经、史、子、集外，医籍独出，稍暇则读。今其村之西北一隅，有女墙角楼蠹然者，当时庋书处也。庆安气宇雍容，言论丰采，望之者如达官名士，抽理如丝，汩汩然也。书法鲁公，宗画赞、三表，颇谨严，家人无不为仿。民国初年卒，年六十余，无嗣，其侄孙文海，绍其术焉。

（以上喉科）

第七类 医案 医话

《手录医案》 明 程应宠

康熙四十五年《泽州志》卷二十二《方技》：明·程应宠，少聪颖，好岐黄术，历代医书无不浏览，善切脉，刻期断生死。有《手录医案》等书。

《医案》 明 罗人文

康熙四十五年《泽州志》卷二十《隐逸》：罗人文，举人。甲申后高尚不出，隐于医。著《医案》若干卷。

嘉庆六年《沁水县志》卷八《人物·隐逸·明》：罗人文，初举乡荐，甲申后弃去，不复出，以业医为生，遂精于医。

《樊希先医案》 清 樊希先

乾隆五十四年《虞乡县志》卷八《人物·方技》：樊希先，字伯雍，例州同，朴质少文，言笑不苟，潜心医务，尤笃于《伤寒条辨》。每视病诊脉，则尽言无所讳，故人以为憨憨。有《医案》传世。

《莼凫医案》二卷 清 阎南图

见民国二十九年《榆次县志》卷十三《艺文考·著作·子部》。

《医治论案》 清 张钧铣

见民国二十四年《浮山县志》卷二十七《孝义·清》。

《脉案》 清 王琦

见民国十九年《介休县志》考第四《著述考》。

《医语纂要》一卷 唐 王勃

嘉庆二十年《河津县志》卷十二《著述》：王勃撰《医语纂要》一卷。

同上《河津县志》卷七《人物·唐》：王勃，字子安，通孙，福畤子。六岁善文辞，九岁得颜师古注《汉书》读之，作指瑕以摘其失。麟德初，刘祥道巡行关内，表于朝，对策高第。年未及冠，授朝散郎，数献颂阙下。沛王召署府修撰，论次《平台秘略》，书成，王爱重之，时诸王斗鸡，勃戏为文檄英王鸡，上曰是且交构，斥出府，勃既废，客剑南，尝登葛愤山旷望，慨然思诸葛亮之功，赋诗见情，闻虢州多药草，求补参军，坐官奴曹达事除名。父福时，由雍州司功参军左迁交趾令，勃往省，度海溺水，悸而卒，年二十九岁。初道出钟陵，九月九日都督大晏滕王阁，宿命其婿作序，以夸客。因出纸笔遍请，客莫敢当，至勃不辞，都督怒，起更衣，遣吏伺其文则报，一再报，语益奇，乃瞿然曰：天才也，请遂成文，极欢罢。勃属文，初不精思，先磨墨数升，则酣饮引被覆面卧，及寤，援笔成篇，不易一字，时人谓勃为腹稿。尤喜著书，与杨炯、卢照邻、骆宾王皆以文章齐名，号四杰。尝起汉魏至晋，作书百二十篇，以续古《尚书》，后亡其序，有录无书者十篇。勃补完缺逸，定著二十五篇。尝谓人子不可不知医，从长安曹元游，尽得其要。尝读《易》，夜梦若有告者曰:《易》，有太极，子勉思之，寤土王世五十数，尽千年乘，金王世四十九数，九百年乘，水王世二十数，六百年乘，木王世三十数，八百年乘，火王世二十数，七百年乘，天地之常也。自黄帝至汉，五运适周，土复归唐，唐应继周汉，不可承周隋短祚，乃斥魏晋以降非正统，皆五行沴气，遂作《唐家千岁历》。天宝中，崔昌采勃旧说，上《五行应运历》请承周汉，废周隋为闰，于是诏以唐承汉，废介酅公，尊周汉为二王，后以商为三恪焉，今祀乡贤。

《医问》七篇　　宋　司马光

光绪六年《夏县志》卷七《人物志》：司马光，字君实，生而神异，不喜华靡，年二十中进士甲科，通判并州，治平二年，加尤图阁直学士兼侍讲。神宗继位，以公为翰林学士，后又为御史中丞。元丰七年《资治通鉴》成。著述甚富，传于世。

《孔氏医说》　　明　申尚德

道光十二年增刻乾隆三十五年《潞安府志》卷二十二《人物·儒林》：申尚德，潞城人，天启间，贡生，秉至性，事亲孝，为学能窥根柢，又谙练时势。怀宗御极，躬上书阙下，陈圣学拔本塞源诸论，不省。归而闭户读书，从事姚江之学，尝著《致知源流》以表章之，又辑《青解》以解《大学》《裴园抄臆》以解《中庸》并《乡党训》《孔氏医说》诸书。

《论医》　　明　白允昌

见同治十三年《阳城县志》卷十一《人物·文苑》。

《勿药有喜》四卷　　清　许贞才

光绪六年《闻喜县志斠》卷三《艺文·子部》：许贞才，字逸卿，宋店人，监生。著有《勿药有喜》四卷。

第八类　养　生

《导引录》·三卷　　唐　周少阳

见嘉庆十六年增刻雍正十二年《山西通志》卷一百七十五《经籍·杂类·杂艺术》。

《养生杂录》　　明　梁纪

乾隆三十年《稷山县志》卷九《艺文志·梁孝廉家传》：孝廉梁公，名纪，字理天，稷山人也。幼慧警不凡，八岁能书，暗合古法，欣然自赏。受经、章句外，顿悟微言。十七岁为诸生，十九之济阳省父，从任先生学《易》，三月得其传。于是，自读书外，无他嗜。所著《四书易经定说》《山居稿》《养生杂录》等十四种，共若干卷。

《保生心鉴》　　明　令狐锪

见光绪六年重印雍正七年本《猗氏县志》卷五《人物》。

康熙四十七年《平阳府志》卷二十三《人物中·猗氏县》：令狐锪，字仲平。幼工文，从御史孙月岩受《尚书》，旁通《易》理，往来河汾、河东书院。与蒲坂王重雅、杨俊民，稷山梁纲为文章四友。嘉靖乙卯与子同科，壬戌就试南宫，奏锪经学有师法，为确山教谕，甲子授朝邑令，多异绩，历升合州知州致仕。性至孝，母杨病疽，亲调浆洗之。著《性理纂要》《五经巾箱》《大学衍义日抄》若干卷，刊《家礼集要》《保生心鉴》行于世。

《保生衍庆》　　清　葛鸣阳

见民国二十年《安邑县志》卷九《乡贤录上·节义》。

《长生笺》　清　范鄗鼎

光绪年间《洪洞县志》卷九《人物志上·节义》：范鄗鼎，字汉铭，一字彪西，宏嗣孙也康熙丁未成进士。生当明季末，与祖避兵卦地山，躬亲负米，日不再食，然讲河洛性理不辍，甲寅行取知县，循例告终养，戊午以博学鸿辞荐，屡告免。早孤，事母郇至孝。昆季间，友爱备至，学求切近，师法圣贤，教授生徒，远方多士从其游，所得馆谷，尽作睦婣任恤事，杜门著书，老而弥笃，癸未，圣驾西巡，温问再四，进《明儒理学备考》《广理学备考》，钦赐御书"山林云鹤"四字，足迹不入城市，不谒官长，四方之士，群称为娄山夫子，寿八十。门人私谥之曰：文介先生。著有《五经堂草辨真稿》《五经论略》《半斤斋杂吟》，做《人镜草草草》、袁颜合刻，重刊《薛文清读书录》《正学篇》《朱子性理吟》《劝世要言》《刑戒》《开卷有益》《尊信录》《学者须知》《长生笺》《重订晋国垂棘》《三晋语录》，别有诗行世，祀乡贤忠义。

第九类　法　医

《增订洗冤录》　　清　乔德徵

乾隆十年《浮山县志》卷二十二《人物》：乔德徵，字升闻，廪生。幼孤。苦攻诗画，过目不忘。赋性仁恕，居家孝友。年十三，父卧病，亲尝汤药，不离左右。及父卒，哀毁骨立，尽哀尽礼。友爱昆弟姊妹。凡一切衣食婚嫁，独力任之。母病虔祷，祈减己算，以增母寿。母病果愈，人以为孝感所致。雍正戊申学宪奉命甄别士行，公举学优，郡守旌其门，日潜修有素，己酉恭遇世宗宪皇帝特恩，诏令京外官各举品行端方，才优民社之士，经广西按察使张体义荐举，命往广东以州县试用，题补士署县篆，洁己奉公，勤恤民隐，振兴文教，狱多平反，所至胥有循声。初任封川，会粤西大宪，以封川开建二邑，逼近梧州，欲割附之，东省大宪饬议，德徵以封川为东省，关键不便改隶开建，乃封川后户尤为要地，坚详呈覆，各宪嘉其卓识，卒从其议。其任始兴有恶丐，谋杀人命，图赖官姓者，德徵据情审拟，署守杨倅，误疑官姓斗殴致命，再四翻驳。德徵详覆如初，杨倅坚执意见，锻炼具详，经臬宪一讯，曲直立判，抚军亟称其贤明。继任仁化四十余年，科甲寂寂。德徵召集生童，订期督课，文风丕变。时夏苗方秀，忽生蚜虫，百姓惶惶。德徵虔祷于城隍庙。祝毕，风起蚜灭，民乃有秋，人以为精诚，上格神灵也，其在阳春，寇盗时警，德徵详请添设巡司，以资防护商贾往来无虞。又有盗，掘守备幼子之塚者，守疑系近庄平民，坚欲夹讯，德徵谓其无据，设法暗访，果得正犯。平民之冤白，守备之疑释，及苞从化。当水患之后，前令布置失宜，民多失所，德徵夙夜焦劳，多方安置，民皆乐业，胥感再造之恩。会丁母忧，闻讣，一痛几绝，抱病奔丧，号泣不绝，竟以哭母致疾而卒。人金以才未大展惜之。著有《律例图镜》《增订洗冤录》藏于家。

第十类　杂　录

《相牛经》二卷　　周　王良

见嘉庆十六年增刻雍正十二年《山西通志》卷一百七十五《经籍·杂类·杂艺术》。

《疗马经》一卷　　周　伯乐

见嘉庆十六年增刻雍正十二年《山西通志》卷一百七十五《经籍·杂类·杂艺术》。

《相马经》二卷　　周　伯乐

见嘉庆十六年增刻雍正十二年《山西通志》卷一百七十五《经籍·杂类·杂艺术》。

《相马经》　　唐　徐贤

见嘉庆十六年增刻雍正十二年《山西通志》卷一百七十五《经籍·杂类·杂艺术》。

附录　参考书目

本附录所列参考书目，凡文中引用者前加米字符号。

《山西通志》十七卷　明成化三十一年刻本，民国二十二年影抄本

《山西通志》三十二卷　嘉靖四十三年刻本

*《山西通志》三十二卷　康熙二十一年刻本

*《山西通志》二百三十卷　嘉庆十六年增刻雍正十二年本

*《山西通志》一百八十四卷　光绪十八年刻本

《山西志辑要》十卷　乾隆四十五年刻本

《民国山西省新志稿》六卷　刻本

《太原府志》二十六卷　顺治间补刻万历四十年本

《太原府志》四卷　顺治间刻本

*《太原府志》六十卷　乾隆四十八年刻本

《阳曲县志》十四卷　康熙二十一年刻本

《阳曲县志》十六卷　道光二十三年儒学东斋刻本

《太原县志》六卷　一九六三年上海古籍书店影印天一阁嘉靖三十年本

《续修太原县志》六卷　明天启六年增刻嘉靖三十年刻本（仅存第六卷）

《重修太原县志》十六卷　雍正九年刻本

《续太原县志》二卷　光绪八年刻本

《徐沟县志》四卷　康熙五十一年刻本

《补修徐沟县志》六卷　光绪七年刻本

*《徐沟县志》十一卷　民国三十一年据原稿本抄

《清源县志》二卷　康熙五年增刻顺治十八年本

《清源乡志》十八卷　光绪七年梗阳书院刻本

《云中郡志》十四卷　顺治九年刻本

*《大同府志》三十二卷　乾隆四十七年重刻乾隆四十一年本

《大同县志》二十卷　道光十年刻本

《天镇县志》八卷　乾隆四年刻本

《天镇县志》八卷　道光十年重印乾隆十八年本

《天镇县志续录》一卷　道光十年刻本

《天镇县志》四卷　光绪十六年刻本

《灵邱县志》四卷　康熙二十三年刻本

《灵邱县补志》十卷　光绪八年刻本

《怀仁县志》二卷　康熙二十年补刻万历二十九年本

《怀仁县新志》十二卷　光绪三十一年增刻光绪九年本

《山阴县志》六卷　崇祯三年刻本

《阳高县志》六卷　雍正七年刻本

《广灵县志》十卷　光绪七年重印乾隆十九年本

《广灵县志》十卷　光绪七年北京漱润斋刻本

《浑源州志》二卷　顺治十八年刻本

《浑源州志》十卷　乾隆二十八年刻本

《浑源州续志》十卷　光绪七年刻本

《应州志》六卷　万历二十七年刻本

《应州志》十卷　乾隆三十四年刻本

《应州志》十卷　雍正四年刻本、抄本

《应州再续志》二卷　光绪八年刻本

《朔平府志》十二卷　雍正十一年刻本

《朔州志》六卷　民国二十五年铅印康熙十二年本

《朔州志》十二卷　雍正十三年刻本

《马邑县志》二卷　民国二十五年铅印明万历三十六年本

《马邑县志》五卷　道光十六年嘉庆、乾隆、雍正递增康熙四十四年本

《马邑县志》四卷　民国七年铅印本

《左云县志》四卷　首一卷　雍正七年、嘉庆八年增修抄本

《左云县志》十卷　光绪六年增刻嘉庆八年本

《忻州志》六卷　乾隆十二年刻本

《忻州直隶州志》四十二卷　光绪六年刻本

山西省

1399

*《直隶代州志》六卷　乾隆五十年刻本

*《代州志》十二卷　光绪八年什山书院刻本

《五台县志》八卷　康熙二十六年刻本

《五台县志》八卷　乾隆四十四年刻本

《五台新志》四卷　光绪九年崇实书院刻本

《五台县小志》不分卷　民国十一年铅印本

《静乐县志》十卷　康熙三十四年修、三十七年刻本

《续静乐县志》十卷　雍正十二年增刻康熙三十九年本

《重修静乐县志》二卷　同治五年刻本

《保德州志》十二卷　乾隆五十年刻本

《保德州乡土志》　光绪三十三年铅印本

《河曲县志》四卷　道光十年刻本

《神池县志》十卷　光绪六年抄本

*《崞县志续编》二卷　乾隆二十一年抄本

《崞县志》八卷　乾隆二十二年刻后印本

《续修崞县志》八卷　光绪八年考院刻本

《崞县乡土志》　光绪三十四年抄本

《繁峙县志》六卷　道光十六年刻本

《繁峙县志》四卷　光绪七年刻本

《定襄县志》八卷　雍正五年增刻康熙五十一年本

*《定襄县补志》十二卷　光绪六年刻本

《岢岚州志》四卷　康熙十一年刻本、抄本

《岢岚州志》十二卷　光绪十年刻本

《五寨县志》二卷　嘉庆十四年增刻乾隆十六年本

《偏关志》二卷　民国四年铅印道光本

《宁武府志》十二卷　咸丰七年重印乾隆十五年本

《三关志》七卷　传抄嘉靖二十四年本

《永宁州志》八卷　康熙四十一年刻本

《永宁州志》三十二卷　光绪七年刻本

《兴县志》十八卷　雍正八年刻本

《兴县志》十八卷　乾隆二十八年刻后印本

《兴县续志》二卷　光绪六年崛山书院刻本

《合河纪闻》十卷　嘉庆三年刻本

《重修岚县志》十六卷　雍正八年刻本

《交城县志》十八卷　康熙四十八年刻本

《交城县志》十卷　光绪八年刻本

*《文水县志》十卷　康熙十二年刻本

*《文水县志》十二卷　光绪九年刻本

《文水县乡土志》八卷　宣统元年铅印本

《汾州府志》三十四卷　乾隆三十六年刻本

《汾阳县志》四卷　顺治十三年刻本

《汾阳县志》八卷　康熙五十八年刻本

《汾阳县志》十四卷　乾隆三十七年刻本

《汾阳县志》十四卷　咸丰元年刻本

*《汾阳县志》十四卷　光绪十年刻本

《孝义县志》二十卷　光绪六年重印乾隆三十五年本

《孝义县续志》二卷　光绪六年刻本

《石楼县志》八卷　雍正八年刻本

《宁乡县志》十卷　康熙四十一年刻本

《临县志》八卷　道光二十年增刻康熙五十七年本

*《临县志》二十卷　首一卷　民国六年铅印本

《榆次县志》十卷　万历三十七年刻本

《榆次县续志》十四卷　康熙二十三年刻本

《榆次县志》十四卷　乾隆十三年刻本

《榆次县志》十六卷　同治二年凤鸣书院刻本

*《榆次县续志》四卷　光绪十一年刻本

*《榆次县志》二十卷　民国二十九年铅印本

《盂县志》十三卷　明嘉靖三十年刻本

《盂县志》十卷　乾隆四十九年刻本

《盂县志》二十三卷　光绪七年刻本

《乐平县志》八卷　乾隆四十二年本

《昔阳县志》六卷　民国四年撷华石印馆石印本

《辽州志》八卷　雍正十一年刻本

《辽州志》八卷　首一卷　民国十八年重印光绪十六年刻本

《太谷县志》十卷　顺治九年刻本

《太谷县志》八卷　乾隆四年增刊雍正九年本

《太谷县志》六卷　乾隆三十年刻本

《太谷县志》八卷　乾隆六十年精刻本

《太谷县志》八卷　咸丰五年刻本

《太谷县志》八卷　光绪十二年凤山书院刻本

*《太谷县志》八卷　民国二十年太原德和信铅印本

《平遥县志》八卷　康熙四十五年刻本

《平遥县志》十二卷　光绪八年刻本

《灵石县志》四卷　康熙十一年刻本

《灵石县志》十二卷　嘉庆二十二年刻本

《续修灵石县志》二卷　光绪元年刻本

《灵石县志》十二卷　民国二十三年铅印本

*《寿阳县志》十卷　乾隆三十四年精刻本

《寿阳县志》十三卷　光绪八年刻本

*《平定州志》十卷　乾隆五十五年刻本

《平定州志》十六卷　光绪八年刻本

《平定州志补》一卷　光绪十八年刻本

《和顺县志》五卷　康熙十四年刻本

*《重修和顺县志》八卷　乾隆三十三年学斯楼刻本

《和顺县志》十卷　首一卷　光绪五年修、十一年刻本

《重修和顺县志》十卷　民国三年石印本

《榆社县志》十卷　康熙十三年刻本

《榆社县志》十二卷　乾隆八年刻本

《榆社县志》十卷　光绪七年刻本

《祁县志》八卷　康熙四年刻本、抄本

《祁县志》十六卷　乾隆四十三年刻本

*《祁县志》十六卷　光绪八年刻本

《介休县志》八卷　康熙三十五年刻本

*《介休县志》十四卷　乾隆三十五年刻本

　《介休县志》二十卷　民国十三年修、十九年铅印本

　《潞郡旧闻》四卷　民国十三年铅印乾隆年间本

*《潞安府志》二十卷　顺治十六年刻本

*《潞安府志》四十卷　道光十二年增刻乾隆三十五年本

*《长治县志》八卷　康熙十二年刻本（存卷二～六）

　《长治县志》二十八卷　乾隆二十八年荣陛堂刻本

*《长治县志》八卷　光绪二十年刻本

　《重修襄垣县志》十卷　康熙四十五年刻本

　《重修襄垣县志》八卷　乾隆四十七年刻本

　《襄垣县续志》二卷　光绪六年刻本

　《襄垣县志》八卷　民国十七年铅印本

　《黎城县志》四卷　康熙二十一年刻本

*《黎城县续志》四卷　光绪九年刻本

　《壶关县志》四卷　康熙二十年刻本

　《壶关县志》十八卷　乾隆三十五年刻本

　《壶关县志》十卷　道光十四年刻本

　《壶关县续志》二卷　光绪七年刻本

*《泽州志》三十卷　康熙四十五年刻本

　《泽州府志》五十二卷　雍正十三年刻本

　《凤台县志》二十卷　乾隆四十九年刻本

*《凤台县续志》四卷　光绪八年刻本

　《凤台县志》二十五卷　首一卷　光绪十八年活字本

　《高平县志》十卷　康熙五年补刻顺治十五年本

*《高平县志》二十二卷　乾隆三十九年刻本

*《高平县志》八卷　同治六年刻本

　《续高平县志》十六卷　光绪六年刻本

　《阳城县志》八卷　康熙二十六年刻本

*《阳城县志》十六卷　乾隆二十年刻后印本

*《阳城县志》十八卷　同治十三年刻本

　《阳城县新增志》　光绪三十四年抄本

山西省

《阳城县乡土志》 光绪末年修、民国二十三年铅印本

《长子县志》六卷 康熙四十四年刻本

《长子县志》二十一卷 嘉庆二十一年刻本

《山西直隶沁州志》八卷 康熙十三年刻本

《沁州志》十卷 乾隆三十六年增刻乾隆六年本

＊《沁州复续志》四卷 光绪六年刻本

《沁源县志》十卷 康熙五十二年刻本、雍正八年补刻本

《沁源县志》十卷 光绪七年重印雍正八年本

《沁源县续志》四卷 光绪七年刻本

＊《沁源县志》八卷 民国二十二年铅印本

《潞城县志》八卷 明万历十九年修、天启五年增修、清传抄天启五
年本

《潞城县志》八卷 康熙四十五年刻本

＊《潞城县志》四卷 光绪十一年刻本

《平顺县志》十卷 民国三十四年传抄康熙三十二年本

《平顺乡志附录》 民国间稿本

＊《武乡县志》六卷 康熙三十一年刻本

＊《武乡县志》六卷 乾隆五十五年刻本

《武乡县续志》四卷 光绪五年刻本

＊《武乡新志》六卷 首一卷 民国十八年铅印

《陵川县志》三十卷 光绪八年刻本

《沁水县志》十卷 康熙三十六年刻本

＊《沁水县志》十二卷 首一卷 嘉庆六年刻本

《沁水县志》十二卷 光绪七年刻本

《屯留县志》四卷 雍正八年刻本

《屯留县志》八卷 光绪十一年刻本

《屯留县志补记》 民国二十三年油印本

＊《平阳府志》三十六卷 康熙四十七年刻本

＊《平阳府志》三十六卷 乾隆元年刻本

《临汾县志》九卷 康熙三十四年、康熙十二年递增明万历十九年本

＊《临汾县志》八卷 雍正八年刻本

《临汾县志》十卷　乾隆四十四年刻印本

＊《临汾县志续编》十卷　民国十年增补光绪六年本

《临汾县志》六卷　民国二十二年铅印本

《汾西县志》八卷　康熙十三年刻本

《汾西县志》八卷　光绪八年刻本

《岳阳县志》十卷　雍正十二年刻本

《新修岳阳县志》十六卷　民国二年昭新石印公司石印本

＊《重修安泽县志》十六卷　民国二十一年铅印本

《翼城》十二卷　康熙十二年刻本

《翼城县志》二十八卷　乾隆二年刻本

＊《翼城县志》二十八卷　乾隆十三年补刻乾隆二年本

《翼城县志》二十八卷　乾隆三十六年刻本

《翼城县志》二十八卷　光绪七年刻本

《翼城县志》二十八卷　民国十八年铅印本

《沃史》二十六卷　万历四十年刻本

《沃史》二十五卷　康熙五年刻本

《曲沃县志》三十卷　康熙四十五年刻本

＊《新修曲沃县志》四十卷　乾隆二十三年刻本

《续修曲沃县志》六卷　精抄乾隆六十年本

＊《续修曲沃县志》三十二卷　嘉庆元年刻本

＊《新修曲沃县志》十二卷　道光二十二年刻本

＊《新修曲沃县志》三十卷　民国十七年铅印本

《吉州志》二卷　康熙十二年刻本

《吉州全志》八卷　乾隆元年刻本

《吉州全志》八卷　光绪五年大国民印刷厂铅印本

《大宁县志》八卷　康熙三十一年刻本（存一～四卷）

《大宁县志》八卷　雍正八年刻本

《大宁县志》八卷　光绪九年刻本

《隰州志》二十四卷　康熙四十八年刻本

《续修隰州志》四卷　光绪二十四年刻本

《永和县志》二十四卷　康熙四十九年刻本

山西省

《永和县志》十六卷　民国二十年铅印本

《洪洞县志》八卷　万历十九年刻本

《洪洞县续志》　顺治十六年刻本

《洪洞县志》九卷　同治十一年校补雍正八年本

＊《洪洞县志》十六卷　光绪年间稿本、抄本

＊《洪洞县志》十八卷　民国六年上海商务印书馆铅印本

《赵城县志》八卷　顺治十六年增刻明崇祯十五年本

《赵城县志》二十四卷　乾隆二十五年刻本

《赵城县志》三十七卷　道光七年刻本

《鼎修霍州志》十卷　康熙十二年刻本

《直隶霍州志》二十五卷　道光五年刻本

《直隶霍州志续编》二卷　光绪六年刻本

《浮山县志》八卷　明嘉靖三十七年重刻嘉靖三十七年本

＊《浮山县志》三十七卷　乾隆十年刻本

《浮山县志》三十七卷　同治十三年增刻乾隆十年本

《浮山县志》三十四卷　光绪六年刻本

＊《浮山县志》四十二卷　民国二十四年铅印本

《太平县志》八卷　康熙二十年刻本

《太平县志》八卷　雍正三年刻本

《太平县志》十卷　乾隆四十年刻本

《太平县志》十六卷　道光五年刻本

＊《太平县志》十四卷　光绪八年刻本

《襄陵县志》八卷　康熙十二年刻本

《襄陵县志》二十四卷　雍正十年刻本

＊《襄陵县志》二十四卷　光绪七年刻本

《襄陵县志》二十四卷　民国十二年刻本

《乡宁县志》六卷　首一卷　顺治七年增刻万历二十年本

《乡宁县志》十五卷　乾隆四十九年刻本

《续修乡宁县志》十五卷　光绪七年刻本

＊《乡宁县志》十六卷　民国六年刻本

《蒲县志》十卷　光绪六年增刻乾隆十八年本

《解州志》 明嘉靖四年修、康熙四年重修、抄本

《解州志》二十二卷 康熙五十六年本

《解州全志》十八卷 乾隆二十八年刻本

*《解州全志》十八卷 首一卷 光绪七年刻本

*《解县志》十四卷 民国九年国光石印馆石印本

《安邑县运城志》十六卷 乾隆二十八年刻本

《安邑县志》十二卷 康熙十年刻本

《安邑县志》十六卷 乾隆二十八年刻本

*《安邑县续志》六卷 光绪六年刻本

*《安邑县志》十六卷 民国二十三年抄本

《安邑县志续编》二卷 民国三十五年抄本

《闻喜县志》七卷 顺治十年刻本（仅存五～七卷）

《闻喜县志》十二卷 乾隆三十一年刻本

《闻喜县志续》四卷 光绪六年刻本

*《闻喜县志斟》三卷 光绪六年刻本

*《闻喜县志》二十五卷 民国七年石印本

《垣曲县志》十四卷 乾隆三十年刻本

《垣曲县志》十四卷 光绪六年刻本

*《芮城县志》四卷 康熙十一年刻本

《解州芮城县志》十七卷 咸丰九年增刻乾隆二十八年本

《芮城县志》十六卷 乾隆二十九年刻本

《芮城县续志》四卷 光绪六年刻本

《芮城县志》十六卷 首一卷、末一卷 民国十二年铅印本

《临晋县志》十卷 康熙二十五年刻本（仅存七～八卷）

《临晋县志》八卷 乾隆三十八年刻本

《续修临晋县志》二卷 光绪六年刻本

《临晋县志》十六卷 民国十二年铅印本

*《猗氏县志》八卷 光绪六年重印雍正七年本

*《续猗氏县志》四卷 光绪六年重印同治六年本

*《续猗氏志》 乾隆三十九年刻本、抄本

《续猗氏志》二卷 光绪六年刻本

山西省

1407

《河津县志》十二卷　乾隆四十八年刻本

*《河津县志》十二卷　嘉庆二十年刻本

《河津县志》十四卷　光绪六年刻本

*《直隶绛州志》二十卷　乾隆三十年刻本

*《直隶绛州志》二十卷　光绪五年刻本

*《新绛县志》十卷　民国十七年太原崇实印刷所铅印本

《夏县志》十六卷　乾隆二十八年刻本

*《夏县志》十卷　光绪六年刻本

《绛县志》五卷　顺治十六年刻本

《绛县志》十四卷　乾隆三十年刻本

《绛县志》二十一卷　光绪二十五年刻本

《平陆县志》八卷　康熙十八年刻本（存三～四卷）

《平陆县志》十六卷　乾隆二十八年刻本

*《平陆县续志》二卷　光绪六年刻本

《平陆县修志采访录》　民国二十二年石印本

《蒲州志》十二卷　康熙三年刻本

《蒲州府志》二十四卷　乾隆二十年刻本

*《永济县志》二十四卷　光绪十二年刻本

*《虞乡县志》十二卷　乾隆五十四年刻本

*《虞乡县志》十二卷　光绪十二年刻本

*《虞乡县志》十卷　民国九年石印本

《万泉县志》八卷　乾隆二十三年刻后印本

《万泉县志》八卷　民国七年石印本

《荣河县志》二卷　藏园傅氏抄嘉靖十七年修本

《荣河县志》十四卷　乾隆三十四年刻本

《荣河县志》十四卷　光绪七年刻本

*《荣河县志》二十四卷、首一卷　民国二十五年铅印本

*《稷山县志》十卷　乾隆三十年刻本

《稷山县志》十卷　嘉庆二十年刻本

《稷山县志》十卷　光绪十一年重印同治四年本

*《续修稷山县志》　光绪十一年刻本

*《琴川三志补记续》 道光十五年刻本

*《重修皋兰县志》三十卷　首一卷、末一卷　民国六年陇右乐善书局石
　　印光绪十八年本

*《金县志》十三卷　首一卷　道光二十四年刻本

安徽省

前　言

　　安徽自然区划，包括《禹贡》之扬、豫、徐三州。以后扬州之域，在春秋，初为皖、舒、桐国之地；至战国均归于楚。秦分天下为三十六郡，于此置鄣郡、泗水、九江、颍州四郡。两汉以还，虽然代有变迁，但是废置不大。迄于明代，曾辖有凤阳、庐川、安庆、太平、徽州、宁国、池州七府及滁州、和州、寿州、广德、泗州五州。清顺治二年置江南省，顺治十八年分置安徽、江苏二省。康熙六年，始改江南左布政使司为安徽布政使司，乾隆二十五年迁治安庆。其区划实领有安庆、徽州、宁国、池州、太平、庐州、凤阳、颍州八府，另属州四，共辖县五十。本编取材皖省地志，基本以现行之行政区划为准，但由于断限止于清末及地方志乘多沿用旧称，难免有所差异。

　　本编所录安徽医著、名家，以九个地区而论：徽州有二百五十三部，一百六十八人；安庆有五十八部，四十三人；芜湖五十三部，四十四人；阜阳有四十三部，二十七人；池州有三十一部，十六人；其余巢湖、六安、滁县、宿县等地，则较上述五地区差减。如再以县次，则歙县医著占一百三十一部，著家有八十六人；休宁三十九部，著家有三十人；祁门二十五部，著家有十人；黟县二十三部，著家有十七人。总括而言，无论医著、医家，徽州约占皖省之半，县则以歙县冠首，占徽州地区二分之一强。可见歙医见誉海内，实是不无原因。

　　综观本省医学发展大略：若东汉之华佗，是尽人皆知，至语其全盛，则在明、清两代。如合肥之李恒，巢县之郭子章，和州之姚浚，泾县之查万合、吴子扬、包诚，休宁之孙一奎、程充、方广、程应旄、孙文胤、汪昂、程林，歙县之程玠、吴崑、方有执、江瓘、程国彭、郑宏纲、程文囿、吴谦，祁门之汪机、汪宦、徐春甫，贵池之夏鼎，太平之周子干、周之明，建德之周学海，桐城之严官方，霍山之叶亚斋等。或著验当时，或式法后世，无不有功医学，名传遐迩。

若以对中医药学的贡献而言，举其著者有六：

其一，《素问》疏解。

《素问》吴崑注，"间有阐发，补前注所未备"，其中"批郤导窾，深入显出，治《内经》者皆当读之"。

"医家之有《内经》，博大精深，与儒家之五经同，而无义疏之学。海内学人而知医者，倘即王冰之注，辅以全氏逸义，用注疏法说其声训名物，更采《灵枢》《难经》以下名医家言，疏通证明，俾轩岐大业昭揭于世，不为庸师俗工所蔽，则胡澍《素问校义》为其先河矣"。虽澍所著《校义》仅存一卷，然以朴学治《内经》，其有益于疏解经义，诚不可没也。

其二，伤寒研究。

仲景之学，兴于晋、唐，若王叔和、孙思邈，盛于宋、金，若朱肱、庞安时、成无己等，类皆探赜索隐，各明一义。至方有执倡导"错简"之后，踵其说而起者，皖中有程应旄、汪宗沂、包诚等，余韵沾溉，有足多者。是以有人谓："有执之作，果能复仲师之旧与否不可知，然能一一推仲景之意，以绳仲景之书，使之条理井然，端绪不紊，较诸以为不全之书置而不习，或沿叔和、无己之误而弥失其真者，贤乎远矣"。

其三，脉学研究。

审脉之学，基始于《灵》《素》，发难于越人，集证于叔和。自兹以降，代有名家，然说者谓周学海《脉义简摩》等四种，是《脉经》以后之脉学名著，其说信不诬也。

其四，世传喉科。

郑氏喉科，自清乾隆时始，歙郑梅涧下逮郑承瀚、郑承湘、郑承海，以迄同光间郑麈，祖孙世业达百五十余年，西园喉科遂为世称颂。

其五，校刊医学古籍。

本草方面：有明南陵王秋父子之校刊《大观本草》三十一卷。今存明万历五年尚义堂原刊本而外，如万历二十八年籍山书院重刊本、万历三十八年彭端吾补修本及日本安永间翻刻彭氏补修本，又周中孚《郑堂读书记》称清顺治丙申重刻本（有秦凤仪撰序），均为今现存并从王秋校刊本翻刻而出者。

方论方面：有明歙县程衍道之校刊《外台秘要》四十卷。人民卫生出版社影印明经余居刊本，即为程氏及日本·平安山胁校注本也。此外，有清·黄履暹与叶桂、王晋三等考订，并刊刻之《圣济总录》。此两书，录方甚多，对于征文考献和临床参考，裨益无穷。

其六，有关医学入门诸作。

此类著作，要在实用。如休宁汪昂之《医方集解》《本草备要》，如歙县程国彭之《医学心悟》、程曦之《医家四要》，流传最广，几乎初习医者，人手一编。至若吴谦总集之《医宗金鉴》，纂集各科，要言不繁，亦为业医者必读之书，影响之深，是又不能仅以普及解之。

总之，本省明清以来之医学成就，决不仅如区区所述，继续钩沉，尚待将来努力。

郭霭春　李紫溪

一九八四年

安徽省

目 录

安徽省

安徽省

安
徽
省

安徽省

安徽省

（以上儿科）

（以上眼科）

第七类　医案　医话

第一类　医　经　〔附〕运气

《内经注》二十四卷　　明　吴崑

见道光七年《徽州府志》卷十五《艺文志·医家类》。

民国二十三年《安徽通志稿·艺文考·子部》九:《内经吴注》二十四卷。吴崑,字鹤皋,歙县人。隐居不仕,为歙良医。其得力于《灵枢》《素问》也最深。曾撰《名医方考》,百不失一。又自以"对病施治,乃始用方。圣人不治已病治未病,则《素问》诸论备焉。然而天元有四气五运、人身有六节五脏、经脉有三部九候、变合有六微四失。无奈解者之纷纷也,无论离经畔义之徒以滋蠹,即彼此互有异同,亦颇难得所折衷。"乃纂而定之,分二十四卷。指归既一,经乃大明。惜前万历刊板年湮世远,字画模糊,而市坊所翻刻者,又往往辛羊亥豕,舛谬相沿。光绪己亥,绩溪程汀茵购得万历原板,复为参考校正而重刻之,有裨医学岂浅鲜哉。中国一切学术皆原于道,《内经》乃纪黄帝、岐伯相问答之语,虽言医也,而道寓焉。吴注批郤导窾,深入显出,治《内经》者皆当读之。

《内经说》一卷　　清　朱开

见民国四年《怀宁县志》卷十一《文艺》。

同上《怀宁县志》卷十九《文苑》:朱开,号问梅。邑增生。内行敦厚。尝筑一室曰稻花楼,读书其中,寒暑不辍。而尤嗜《周易》及诸秘籍。又著有《修养窝耕余偶笔》《内经说》一卷、《古文》一卷、《周易显晦》四卷、《吟草》一卷、《待用六壬》六卷、《修养窝奇门遁甲》二卷、《悔迟轩文集》四卷、《制艺》一卷、《试帖》一卷。

《内经评文》　　清　周学海

见宣统二年《建德县志》卷十八《艺文志》一《书目》。

同上《建德县志》卷十五《人物志》五《儒林新纂》：周学海，字澄之，一字健之。纸坑山人。弱冠院试辄高等，光绪乙酉拔贡，戊子举于乡。援例补内阁中书。从编修山西平定李公用清讲学，力主躬行，淡于荣利。壬辰与弟学铬同榜成进士，补扬州河捕同知。疏壅障溢，数年淮流无患，擢升道员、赏戴花翎，加二品衔需次江苏，因回避改浙江候补道。日以著书自娱，生平学求实践，即事穷理，足以杜猖狂之说。所著诗文，率祖此义。尤潜心于医，发明王氏叔和脉旨，为《脉义简摩》八卷、《脉简补义》二卷、《诊脉直诀》二卷、《辨脉平脉章句》二卷。他著论又十余种，名曰《周氏医学丛书》。皆搜古书校正刊行，或远求于日本。谓中国医学不振，由元明以后俗医所误，欲指导正轨以济世人免夭折云。书目载《艺文志》，板藏于家。年五十一卒。

《读素问灵枢志》　　明　梅鹗

见嘉庆十三年《旌德县志》卷九《艺文·书目》及道光十年《安徽通志》卷二百五十一《艺文志·子部》二。

嘉庆十三年《旌德县志》卷八《人物·文苑》：梅鹗，字百一，号凫山，七都人。正德丁丑进士。童子时，见日中三足乌，弱冠志学，默而好深湛之思。家贫僻居，艰得书籍，闻有蓄古奇书者，辄踵门求观借录。日诵数万言，过目不忘，为文援笔立就。其读六经，务去注释，而思圣人之旨。读先儒书，务根理要，而参六经之义。读诸史，非彻首尾该贯不释手。登第后，益肆力于书，著作愈富，未能雠校而卒。年四十五。遗稿多散佚，惟《凫山集》四卷传世。梅鸷，号致斋。鹗之弟。正德癸酉举人。幼与伯兄鹗同学，博闻强记，研析经义，所著书，其旨多本于伯氏云。

《灵素类纂》　　清　汪昂

见康熙三十二年《休宁县志》卷八《通考·书目》。

道光三年《休宁县志》卷十九《人物·方技》：汪昂，号讱庵，西门人，寄籍括苍。后弃去举子业，好集医方。著有《本草备要》《医方集解》《灵素类纂》三书，风行远近。诗文有《讱庵集》。

民国二十三年《安徽通志稿·艺文考·子部》九:《素问灵枢类纂约注》三卷。昂，初名桓。康熙间人。是书以《素问》《灵枢》各八十一篇，随问随答，读之茫无津涯。因合纂为一编，凡分藏象、经络、病机、脉要、诊候、运气、审治、生死、杂论，九类。以类相从，用便观览。实以《素问》为主，而《灵枢》副之于各篇之中。复有前后条贯，且参酌旧注、增入己见，语务简而义甚明焉。

《灵素汤液溯源》　　清　郑麟

见民国二十六年《歙县志》卷十《人物志·方技郑宏绩、郑承湘传》。

《灵素志略》二卷　　　清　杨銮坡

见民国四年《怀宁县志》卷十一《文艺》。

民国二十三年《安徽通志稿·艺文考·子部》九:作《灵素要略》一卷，清杨銮坡辑注。是书盖辑《灵枢》《素问》之文，为之疏通证明，使阅者了然于心目，诚有功于《灵》《素》者也。

民国四年《怀宁县志》卷十九《文苑》:杨銮坡，字瑞甫。幼聪颖，光绪己卯、己丑两中副车，癸巳登贤书，以知县需次金陵。生平刻苦好学，每黎明即起，家贫课徒自给，暇则搦管记所得，积纸盈箧笥，偶游必携卷自随。喜研农桑、医术，于西书尤究心探讨。诊人疾，有告辄往，不索谢，谓吾借是展济物心耳。与老农话桑麻，尝取新旧法试之辄善，因就所居颜曰艺园。遇异种嘉谷，必百计购之归，掘地督其子试之，余则广传于人，至今乡农利赖之。在金陵，曾上《农桑条陈》数千言，方伯黄建筦大奇之，将不次擢用，旋卒。著有《医余留考图》《歙萃新集》各一卷，《灵素要略》二卷，《医学探源》二卷、《艺园诗文》若干卷。

《医津筏》一卷　　　清　江之兰

见道光七年《徽州府志》卷十五《艺文志·医家类》。

道光十年《安徽通志》卷二百五十一《艺文志·子部》二:是编凡

十四篇。每篇以《内经》数语为主，而分条疏论于其后。

民国二十三年《安徽通志稿》之《艺文考》之《子部》九：江之兰，字含微。歙县人。是书《四库》列《存目》。

《素问抄》　明　汪机

明万历《祁门志》卷三《艺术本传》及清康熙三十八年《徽州府志》卷十七《书籍》、卷十《人物志·方技》：汪机，祁门朴墅人。邑诸生。因母病呕，究心医学，诊切无不奇中，后名高难致。所著有《石山医案》《医学原理》《本草会编》《素问抄》《脉诀刊误》《外科理例》《痘治理辨》《针灸问对》《伤寒选录》《运气易览》等书。人称石山先生。

道光七年《徽州府志》卷十四之二《人物志·方技》：机所著《针灸问对》三卷，论针法、灸法及经络穴道，最为简明。《外科理例》八卷，大旨主于调补元气，不轻用寒凉攻利之剂。用法变通，异于胶执之误。《石山医案》三卷，弟子陈桷等所编，取机治疗效验衰为一集。又《续素问抄》九卷，《运气易览》二卷，《痘证理辨》二卷。皆采入《四库全书》。

民国三十三年《祁门县志艺文考》之《子部》：《脉诀刊误集解》二卷条：明，汪机，字省之。嘉靖间人。名见《明史·方技传》，初业儒，有声庠序。

《续素问抄》九卷　明　汪机

见道光七年《徽州府志》卷十五《艺文志·医家类》。

民国三十三年《祁门县志艺文考》之《子类》：《续素问抄》九卷。旧《志》作《素问抄续注》。是编，因滑寿《素问抄》采王冰原注太略，因重为补录。凡所增入，以续字别之。九卷之中，分上、中、下三部。上四卷、中一卷、下四卷，其编目悉依滑氏之旧。清《四库》列《存目》。

《素问发明》　明　程剩生

光绪十三年《桐乡县志》卷十五《人物》下《寓贤》：张杨园黄山先生《素问发明·序》曰：予十三，识黄山先生于塾舍。时吾师陆子感愤不遇，编次诗、骚。先生与陆子善，数过陆子。论古今事，每不合，争辩面至赤，别去犹未已，然不三日辄相念。非先生复来，则陆子必往。尝慷慨言：今日天下，可一拳破也。予骇异。以是及长，虽久不见先生，知先生非常人。崇祯间，陆子益困，知交绝往还，先生独如故。予益敬之，略问平生。陆子曰：是尝散万金、弃诸生、隐于崇德之乡曲、善以方药济人、遇富贵人睨不顾、饥则闭门不出者也。予间过先生隐所，先生不我拒，情日接。大乱而后，先生遁迹予里，病者求及之，馈以钱米辄与人。常叹曰：官吏杀人，寇盗杀人、庸医杀人，人几何？数以道授弟子，未有传其业者。与人言复寡合，则益叹曰：吾不能夺人于庸医之手而活之，其活后世人矣。因取《素问》论疏之，大指多救俗医之失。曰：医病，古人详之；医医，吾志也。书成，示予曰：斯道坏于扁鹊，而幸明于仲景；知我，罪我，其惟此书矣。予不解医，读一二卷，测知先生自得者深也。癸巳冬，予病几毙，群医束手，亲知涕洟。先生投以药一杯辄活。改岁，抱巾一匹，稽首先生之门。先生笑而受，实殊数也。盖先生雅不喜贵游，遇落魄士则喜，朴夫野人则愈喜。故予里二三友生，及乡之负担，皆得纳交于先生。遇病求方，予方；求药，予药。倚之以活，不啻婴儿之保姆也。先生于书无不读，读必出特异之见。家无长物，石锅一，熬药即登用，自海外至。老姬一，凡用药物，悉出其手，是昔者散万金时，物色得之者也，能与先生偕隐，先生不出户，则同与饥困者也。天下后世有知先生者，书俱在，予不述，述先生之言及其平生，宜有闻之而起者。先生姓程氏，别字长年。黄山人。

程剩生，徽之休宁人。少任侠，散万金不顾。自万历中，来居梧桐乡，以医给食。食不继，不以告人，有余，辄以济人，无一金之宿。弟某，崇祯间尝为左良玉标下材官，国变后，流寓金陵。族弟移书让之云：尔兄年逾七十，旅居无子，尔胡忍度外视，不以一子奉其老乎。其弟即携二子，以宗人书至，惟所置。长年曰事固宜尔，老兄弟初相聚，忍令少兄弟即相离乎。居数月，报书宗人，以次子某为后。其弟携长子以归。尝为张杨园治病，一药即愈。

《素问校义》　　清　胡澍

民国二十三年《安徽通志稿·艺文考·子部》九：《汉书艺文志·医

家》，首《黄帝内经》;《隋志》有全元起注《内经》，已佚。今所传，惟唐王冰注本，章句已非全氏之旧矣。然古字、古义，尚有存者。明以来传刻本，尤为淆乱，庸师俗工，习非成是，莫可究诘。澍精研小学，官京师时，以中年多病，留心方书，得宋本《内经》，用元熊氏本、明道藏本及唐以前载籍勘正之，多所发明。虽草创未就，而端绪已立，要赖后人能赓续之耳。医家之有《内经》，博大精深，与儒家之《五经》同，而无义疏之学。海内学人而知医者，倘即王冰之注，辅以全氏逸义，用注疏法说其声训名物，更采《灵枢》《难经》以下名医家言，疏通证明，俾轩岐大业昭揭于世，不为庸医俗工所蔀，则澍此书，其先河矣。吴县潘祖荫刻入《滂喜斋丛书》中。

民国二十五年《皖志列传稿》卷五《本传》：胡澍，字荄甫，一字甘伯，号石生，培系族孙也，绩溪人。早有文誉，精刻印、工篆书。道光甲辰，受知督学季芝昌，补诸生。就试金陵，得孙星衍、洪亮吉书，慨然向慕其为人。星衍集中有《释人篇》，博稽古训，为之证明，见称于嘉定朱右曾。咸丰己未，举于乡，值金田军起，资产荡然，流离奔走无宁岁。既两上春官报罢，捐升郎中，分发户部。京曹多暇日，著书不妄与人酬接，独为侍郎潘祖荫所引重。祖荫《滂喜斋丛书》内，刊唐·释湛然《辅行记》，澍手辑也。澍精音训，笃嗜高邮王氏父子书。少作《左传服氏注义》《通俗文疏证》俱毁于兵火。中年羸病，兼治医术，时具超悟。偶游都肆，获宋刊《内经》，遂取各本及唐以前古书，悉心校勘，亦仿王氏《读书杂志》例，作《素问校义》。说解精确，草创未就，《遗稿》只存一卷。又校《淮南子》《一切经音义》。著《墨守编正名录》亦未成。卒年四十有八。

《素问义证》　　清　蒯廷理

光绪十一年续修《庐州府志》卷九十《艺文略》上：蒯廷理，合肥人。又著有《晚翠轩医话》。

《难经考误》　　明　姚浚

见光绪二十七年《直隶和州志》卷三十六《艺文·子类》。
同治六年重刻嘉庆道光本《历阳典录补》卷五《艺文》一:《沈归愚

集》中云：予读其考辨、论说诸篇，见其述一难，必能破前人之疑；发一论，必能中前人之的。有从古驳杂无实，未尝指摘者，一经订正，而其义确不可易；而其确不可易者，又人人意中共以为然，初不外六经诸史中，而前此无人见及者也。

康熙二十三年《江南通志》卷五十九《方技传》之和州：姚浚，字哲人，和州人。前太医院九鼎（字新阳）之子。业儒，能以医世其家，所著有《脉法正宗》《难经考误》《风疾必读》及《药品征要》等书行世。

《难经析义》   清   汪钰

道光三年《休宁县志》卷十九《人物·方技》：汪钰，字勉斋，小坑人。少从太医汪国瑞学，尽得其邃。及归，益研精百氏，而以东垣为宗。尝过涿州，值时疫盛行，钰乃制避瘟丸散，涿人传服，无不立愈。家居，就诊者日填门下，所得医资，随以济人。听著有《难经析义》。

《张氏难经赏析性理篇》   清   朱祝三

见光绪十一年《庐江县志》卷十五《艺文·著作之子类》。

同上《庐江县志》卷十六《杂类·艺术》：朱祝三，号尧民，增贡生。任石埭、宁国训导。工篆隶、精《易》学。中年擅岐黄术，抉河洛理数之微，参阴阳生克之妙，决人生死，名震一时。咸丰间，邑办转运。同治四年，清丈地亩。祝三均总董其事，有条不紊。著有《性理绪余》五卷，梓行于世。又有《性理近取生气篇》《张氏难经赏析性理篇》待刊。

《难经补义增辑》   清   周学海

见宣统二年《建德县志》卷十八《艺文志》一《书目》。

（以上医经）

《运气易览》   明   汪机

见康熙三十八年《徽州府志》卷十七《方技》、道光七年《祁门县志》卷三十五《艺文》。

道光七年《徽州府志》卷十五《艺文志》、道光十年《安徽通志》卷二百五十一《艺文志·子部》二，并作三卷。

民国三十三年《祁门县志艺文考》之《子部》:《运气易览》二卷。是编，取《素问》中五运六气之说，详加辨论。所衍各图，亦颇有发明。清《四库》列《存目》。

《五运六气》　　清　孙蒙

民国二十五年《皖志列传稿》卷五《本传》:孙蒙，字养正，黟县人也。幼学神仙，年四十，兄死，乃强复持家。好术数，皆穿穴之以通于《易》。其治《易》喜言人事，其言分为五：一为《易纬》，推《乾凿度》七书之数及《易》九厄。二为《易支》，曰《易林》、曰《京氏易传》、曰《元苞》、曰《皇极经世》、曰《三易洞玑》、曰《九宫经纬》，附洞微数于京氏后。三为《易流》，曰《八阵》、曰《金丹》、曰《地理》。四曰《易跋》，曰《太元》、曰《洞极》、曰《潜虚》、曰《皇极洪范》、曰《参两》、曰《范衍》、曰《太微》、曰《括奇》、曰《灵棋》。五曰《易衍》，曰《龟卜》、曰《脉法》、曰《太素脉》、曰《五运六气》、曰《太乙》、曰《奇门遁甲》、曰《六壬》、曰《演禽》、曰《玑衡》、曰《风角》。皆究揲、灼、布、推、加减、飞行、诊望之法。为采文补注附说，且作《表》捃摭奇胲。比辑之得十五卷，曰《周易外传》。蒙又通音韵，别著《易韵》一卷、《元音》二卷。家贫，为人相宅墓，取钱以给家。卒于家。

《胜气篇》　　清　方熔

见光绪七年《重修安徽通志》卷三百四十一《艺文·子部》二。

《复气篇》　　清　方熔

见光绪七年《重修安徽通志》卷三百四十一《艺文·子部》二。

（以上运气）

第二类　诊　法

《观形察色并三部脉经》一卷　　东汉　华佗

见乾隆元年《江南通志》卷一百九十二《艺文志·子部》及光绪二十年《亳州志》卷十六《艺文志·著述》。

乾隆元年《江南通志》卷一百七十一《人物志·艺术》二（颍州府）：华佗，字元化，沛国谯人。游学徐土，晓养性之术，年百岁有壮容。史所载医术惊奇，世称为神。曹操苦头风眩，佗针随手而差，其绝技皆类此。后操以召之不至，怒，为所害。

光绪二十年《亳州志》卷十三《人物志·方技》：华佗，一名旉。游学徐土，兼通数经，沛相陈珪举孝廉、太尉黄琬辟，皆不就。又精方药，其疗疾合汤，不过数种，心解分剂，不复称量，煮熟便饮，语其节度，舍去辄愈。若当灸，不过一两处。若当针，亦不过一两处。病亦行差。若病结积在内，针药所不能及，当须刳割者，便饮其麻沸散，须臾便如醉死无所知，因破取病。若在肠中，便断肠湔洗，膏摩，四五日差。不痛，人亦不自悟，一月之间即平复矣。然佗本士人，耻以医见业，意常自悔。后太祖得病笃重，使佗专视。佗曰：此近难济，恒事攻治，可延岁月。佗久远家思归，因曰当得家书，方欲暂还耳。到家，辞以妻病，数乞期不返。太祖累书呼，又敕部县发遣。佗恃能厌食事，犹不上道。太祖验其书诈，考竟佗，佗死。后爱子苍舒病困，太祖叹曰：吾悔杀华佗，令此儿强死也。广陵吴普、彭城樊阿，皆从佗学。普依准佗治，多所全济。

《脉诀刊误》　　明　汪机

见康熙三十八年《徽州府志》卷十七《书籍》。

道光七年《祁门县志》卷三十五《艺文志·书目》，作《刊误补注》二卷。民国二十三年《安徽通志稿》之《艺文考·子部》九，作《脉诀刊误集解》二卷。

民国三十三年《祁门县志艺文考》之《子部》：《脉诀刊误集解》二卷。是书，分上下二卷，旧《志》作《刊误补注》，原为元季龙兴路儒学教授戴起宗所作，至机时已鲜传本。机知翰林学士（朱升）家有其节抄本，辗转而获之。为之补其缺而正其讹，复取诸家论脉之要语及所撰《矫世惑脉论》附录于后，以扩《刊误》未尽之旨，诚医家要书也。

《脉诀约言》　　明　戴文炳

乾隆十七年《颍州府志》卷八《人物志·方技》：戴文炳，蒙城县人。精岐黄术。著有《伤寒权》《脉诀约言》。

民国四年《重修蒙城县志》卷九《人物志·方技》：戴文炳，字芝所，号呰窳子。好读书，精岐黄。著有《伤寒权法全书》三卷，行世。崇祯庚辰，兵科督练王之晋，奉命江淮，路中寒疾，至寿春病作，医鲜有效。偶得呰窳子《伤寒权》书，抄法治之，一服而愈。王君以数金购其书载京师，时畿内大疫，依方治之，全活甚众。因作《呰窳子传》。蒙邑令傅公振铎服其方妙，为序其书焉。

光绪七年《重修安徽通志》卷三百四十一《艺文·子部》，作戴炳文。误。

《脉法正宗》　　明　姚浚

见康熙二十三年《江南通志》卷五十九《方技传（和州）》及光绪二十七年《直隶和州志》卷三十六《艺文·子类》。

《医宗脉要》　　明　余淙

见道光八年《歙县志》卷九之一《书目》。

道光七年《徽州府志》卷十《人物志·方技》：余淙、余时雨、余仰亭，皆富山人。世医。

《脉考》一卷　　明　方以智

见道光十年《安徽通志》卷二百五十二《艺文志》之《子部》三《杂家类》：方以智《通雅》条注。

康熙六十年《安庆府志》卷十九《人物·隐逸》：方以智，字密之，号曼公，又号龙眠愚者，中丞孔炤长子也。九岁善属文，十五岁经史皆能成诵，比冠，著书数万言。与江左诸贤俊力倡大雅，以声气名节相推尚。崇祯己卯举于乡，庚辰成进士。会父中丞抚楚，忤时相被逮。以智控疏请代，膝行流涕者两年，卒感当仵，赐还。壬午授翰林院检讨。都城陷，因奔而南。值仇憝柄国，遂流徙岭表。清师收粤，复归乡土。晚游方外，励志冰雪。旅病万安，临终犹与弟子讲业论道，语不及世事，学者称为愚者大师。生平博及群书，天人礼乐、象数名物，以及律历医药、声音文字，靡不淹洽精贯。所著有《周易图象》《畿表通雅》《物理小识》《诸子燔痏》《切韵声原》《烹雪录》《浮山全集》，凡数百卷。没后，海内闻者莫不悼惜，服公之志节学识，洵一代伟人云。

按：《脉考》一卷。系以智《通雅》五十二卷之一卷也。《四库提要》云：是书（指《通雅》）皆考证名物、象数、训诂、音声。穷源溯委，词必有征。在明代考证家中，可谓卓然独立矣。

又：以智尚撰有《物理小识》十二卷。道光七年《桐城续修县志》卷二十一《艺文志》载入《杂家》。是书首为总论，中分：天类、历类、风雷雨旸类、地类、占候类、人身类、鬼神方术类、异事类、医药类、饮食类、衣服类、金石类、器用类、草木类、禽兽类，凡十五门。显然其中涉及人身、疾病、医药者不少，亦可为方技家他山之助也。

《脉宗管见》　　清　张天泽

道光四年《怀宁县志》卷二十三《方技》：张天泽，少应童子试，屡冠军。后隐于医，能以药活贫病者，不取一钱。著《行素斋秘要》《脉宗管见》诸书。年九十，有司旌其寿。

《脉理会参》　　清　余之隽

道光七年《徽州府志》卷十二之六《人物志·附风雅》：余之隽，字吁三。歙，士冕子。少有才名，不慕荣利，求医药者立活。著《脉理会参》诸书。旷怀高趣，时比之南熏居士。

民国二十三年《安徽通志稿·艺文考·子部》九:《脉理会要》三卷。之隽，字抑庵，歙县人。精于脉理。是编凡分三卷:卷上曰四脉统领。四脉者，浮、沉、迟、数也。卷中曰二十八脉详辨。二十八脉者，一曰浮脉:洪脉、虚脉、散脉、芤脉、濡脉、微脉、革脉，皆统于浮;二曰沉脉:伏脉、牢脉、实脉、弱脉、细脉，皆统于沉;三曰迟脉:涩脉、结脉、代脉、缓脉，皆统于迟;四曰数脉:滑脉、紧脉、促脉、动脉、疾脉，皆统于数，附弦、长、短三脉，是为二十八脉。卷下曰脉法备录。于各种脉法，所以别男女、分老少、审阴阳、决死生者，详晰言之。学者果于脉理参合神而明之，其于治病其庶几乎。卷首有康熙间休宁金伟、虬溪吴菘两序。

民国二十六年《歙县志》卷十五《艺文志·书目》作《脉理会要》。

《脉诀指掌》　　清　章光裕

见民国四年《怀宁县志》卷十一《文艺》。

同上《怀宁县志》卷二十二《道艺》:章光裕，字飞泉。究心岐黄，乾隆初以药济世，未尝受谢，常备药材以待贫乏。著《医理精蕴》《脉诀指掌》。毁于兵，世无传本。

《脉诀辑要》　　清　朱正杰

嘉庆十三年《旌德县志》卷八《人物·艺术》:朱正杰，大显里人。国学生。工仓扁之术，显名淮北，老而家居，延医者轮蹄交错于巷。著有《脉诀辑要》，识者谓当附叔和之书以行。年八秩，晚号香厓。生平耽吟咏，亦善书。

《脉学注释》　　清　汪明紫

道光三年《休宁县志》卷十九《人物·方技》:汪文誉，字广期，鹤山里人。世习岐黄。少补县学生，雅称能文，尤精其术，遇贫者施以药剂，人咸德之。弟文绮，字蕴谷。从弟明紫，字东来。皆精于医。蕴谷著《会心录》《瘟疫论两注》。东来所著《脉学注释》《证治括言》。皆有功后学。前人赠句云：橘井泉声，是父是子；杏林华发，难弟难兄。子羲一，孙秾苑、松如。世其业。

《脉理微言》　清　程观澜

民国四年《怀宁县志》卷二十二《道艺》：程观澜，号泽轩。精岐黄术，嘉庆时瘟疫盛行，施药送诊，赖以救活者不下千百人。著有《药性正误》《脉理微言》。子筱川，号雪庭。性旷达，九岁能诗，著有《锄月园诗稿》。

《脉法》　清　孙蒙

见民国二十五年《皖志列传稿》卷五《本传》。

《四诊发微》　清　程东贤

见一九二四年《南陵县志》卷四十三《经籍·著述》。

同上《南陵县志》卷三十三《人物·方技》：程东贤，字昌基。精医术，又最善幼科，往来和州、含山、芜湖间，活小儿无算。后以年老，杜门不出，求医者踵至，贤犹终日书方以应之。年八十，眊不加昏，常于灯下作蝇头小楷。著有《寿世金针》《四诊发微》二书。

《杂症脉诀》　清　胡应亨

光绪十五年《宿州志》卷二十《人物》四《才技》：胡应亨，字旸谷，其先徽州人，寄籍宿州。精于医，自轩岐及历代医书，罔不详究。著《伤寒辑要》及《杂症脉诀》。子，芳仲，克承先业。

《脉诀》　清　吴元松

光绪十一年续修《庐州府志》卷五十六《艺术传》：吴元松，无为人。精医，授太医院吏目。著有《脉诀》一部。

《脉理便览》　清　江澍泉

见民国九年《全椒县志》卷十五《艺文·书目》。

同上《全椒县志》卷十一《人物》二：江澍泉，字汉槎，道光间举人。博通经史，尤精医术。著有《脉理便览》行世。咸丰八年卒。

《脉理大全》　　清　刘辅秦

光绪十一年续修《庐州府志》卷五十六《艺术传》：刘辅秦，无为人，太学生。屡试不售，弃儒就医。古今医书，无不通晓。著有《脉理大全》。

按：同上《庐州府志》卷九十《艺文略》上，作刘辅清著。

《脉义简摩》　　清　周学海

见宣统二年《建德县志》卷十八《艺文志》一《书目》。

同上《建德县志》卷十五《人物志》五《儒林新纂·本传》：作八卷。

《脉简补义》　　清　周学海

见宣统二年《建德县志》卷十八《艺文志》一《书目》。

同上《建德县志》卷十五《人物志》五《儒林新纂·本传》：作二卷。

《辨脉平脉章句》　　清　周学海

见宣统二年《建德县志》卷十八《艺文志》一《书目》

同上《建德县志》卷十五《人物志》五《儒林新纂·本传》：作二卷。

《诊脉直诀》　　清　周学海

见宣统二年《建德县志》卷十八《艺文志》一《书目》。

同上《建德县志》卷十五《人物志》五《儒林新纂·本传》：作二卷。

《重订脉家直诀》　　清　周学海

见宣统二年《建德县志》卷十八《艺文志》一《书目》。

《形色外诊简摩》　　清　周学海

见宣统二年《建德县志》卷十八《艺文志》一《书目》。

安徽省

1447

第三类　伤　寒　〔附〕金匮　温病

《伤寒便览》　　明　陆彦功

康熙三十八年《徽州府志》卷十七《方技》：陆彦功，歙人。三世以医名，而彦功尤精，治疾辄效，成化中召入太医院。中宫疾，服其药即愈，赐冠带膳帛。以母丧归，弘治中再召，老不能赴。其治疾不局方书、不责报。所著有《伤寒便览》。

道光七年《徽州府志》卷十四之二《人物志·方技》：陆彦功，幼通儒书，精究《素问》《难经》《伤寒》诸奥旨，治疾辄效。

《伤寒选录》　　明　汪机

见康熙三十年《徽州府志》卷十七《书籍》。

《伤寒论条辨》八卷　　明　方有执

见道光七年《徽州府志》卷十五《艺文志·医家类》。

道光八年《歙县志》卷八之十二《方技·本传》：作《伤寒辨论》。

道光十年《安徽通志》卷二百五十一《艺文志·子部》：《四库目录提要》云：此书大旨：以后汉·张机《伤寒卒病论》，初编于晋王叔和，已有改移。及金成无己作注，又多所窜乱。医者或以为不全之书，置而不习；或沿二家之误，弥失其真。乃竭二十余年之力，寻求端绪，排成此编。——推作者之意为之考订，故曰《条辨》。其原本《伤寒例》一篇，不知何人所加者，竟削去之。以《本草钞》一卷，《或问》一卷，附缀于末。又以医家误痓为惊风，多所夭枉。乃历引《素问》《金匮要略》《伤寒卒病论》诸说，为《痓书》一卷，并附于后。有执既殁，其板散佚。江西喻昌遂采掇有执之说，参以己意，作《伤寒尚论篇》，盛行于世，而有执之书遂微。

民国二十三年《安徽通志稿·艺文考·子部》九：明·方有执，字中行，歙县人。是书刻于万历壬辰，前有己丑自序一篇，又有辛卯后序一篇。又有癸巳所作引一篇，则刻成时所加也。

清康熙甲寅，顺天林起龙得有执原本，恶喻昌之剽袭旧说，而讳所自来。乃重为评点刊板，并以《尚论篇》附刊于末，以证明其事。

《伤寒权》 明 戴文炳

见乾隆十七年《颖州府志》卷八《人物志·方技》。

《伤寒翼》 明 程宏宾

见康熙二十九年《歙县志》卷十《人物·方技》。

《伤寒考证》 明 潘仲斗

见乾隆三十六年《歙县志》卷十五《人物志》五《方技》。

《伤寒寸金》 清 曹若楫

乾隆二十一年《绩溪县志》卷八《人物·隐逸》：曹若楫，字济臣。旺川人。博学能诗，兼工书画。初应有司试，鼎革后假业于医。时徜徉山水，游情笔墨。所著有《诗韵启发》《枕流诗集》《伤寒寸金》。

道光三年《徽州府志》卷十五《艺文志》:《伤寒寸金》一卷。

《伤寒论后条辨》 清 程应旄

民国二十三年《安徽通志稿·艺文考·子部》九：程应旄，字郊倩，休宁人。髫年以冠军补博士弟子员，生平著述甚富，而尤精于医。是编揭仲景之本旨、辟叔和之伪例，即从《伤寒论》论字上辨起。其要归括于四言曰："仲景非是教人依吾论去医伤寒，是教人依吾论去辨伤寒，非单单教人从伤寒上去辨，乃教人合杂病去辨。"本此发挥，可谓切中肯綮。昔人有言：仲景之书，一字不同，治法霄壤，岂可草草看过也。本编有康熙间李壮、胡文学序，王式钰跋，日本·前田道通题后及程应旄自序。

《伤寒指南》 清 周瑶

嘉庆备修《天长县志稿》卷四下《艺文》：周瑶（撰）。子湛详注。

《伤寒论编》 清 汪纯粹

见道光七年《徽州府志》卷十五《艺文志·医家类》。

嘉庆十七年《黟县志》卷七《人物志·艺术》：汪纯粹，字惇士，十都人。善医，著有《伤寒论编》《孝慈备览》《游秦医案》诸书行世。

《伤寒辨论》 清 胡履吉

嘉庆十五年《绩溪县志》卷十《人物志·孝友》：胡履吉，字坦旋，号履级，宅坦人。性嗜学，工诗，业尤精岐黄。所著有《澹泉诗稿》《伤寒辨论》。

《伤寒论注》 清 王廷相

道光三年《休宁县志》卷十九《人物·方技》：王廷相，字赞宸，陈村人。以名诸生邃于岐黄，尝以利济为心。逾强仕，乃弃科举业，悉心博究诸方书，注《伤寒论》，十易稿而成。廷相决于辨证，治病多奇中。有小儿病羸，大肉已削，廷相教服羊肉，不数月肌肉丰腴。或问之，曰：此脾阳渐微，不能摄血以充肌肉耳。又有患癫者，廷相治之以麻黄、细辛、甘草、生熟附子而愈。凡多类此，不能殚记，人因称之为更生先生，因以自号云。

《伤寒问答》二卷 清 程云鹏

见道光七年《徽州府志》卷十五《艺文志·医家类》。

道光八年《歙县志》卷八之五《文苑·本传》：程云鹏，字华仲，歙人，寄籍江夏膺岁荐。专治《春秋》，辑有《春秋约旨》。生平喜谈王霸大略，尝匹马行塞外，穷河源。裒其诗曰《北征卷》。又工宣夜之学，著于编曰《简平仪》。最后游于淮，作《河务心书》，为猾吏攫去，易名献之河督。晚年作《新安女行录》二十卷，更作《士行录》未成而终。先是取陈定宇《名族志》踵而修之，析为十卷。旁通岐黄，著有《伤寒问答》《慈幼筏》诸书。

《伤寒变论》　清　饶堭

民国二十六年《歙县志》卷十《人物志·方技》：饶堭，字福堂。世医，著《伤寒诀》《伤寒变论》。

光绪七年《安徽通志》卷二百六十二《方技》一：饶堭，八世业医，至堭尤精，与鲍集成同里。

《伤寒诀》　清　饶堭

见民国二十六年《歙县志》卷十《人物志·方技本传》。

《伤寒论注》　清　葛廷玉

同治十一年稿本《涡阳县志》卷五《人物志·方技》：葛廷玉，号荫谷，黄练村人，郡增生。因病弃儒学医，于古医书无不博览，穷其奥妙。注《伤寒论》，兵火后失传，殊可惜焉。

民国十三年《涡阳风土记》卷十二《人物》上《葛鸿奕传》：葛廷玉。精医，缒邃索幽，注《伤寒论》，莘莘然，皆南学系也（南学者，葛氏南学，即葛鸿奕读书处也）。

《伤寒辑要》　清　胡应亨

见光绪十五年《宿州志》卷二十《人物》四《才技》。

《伤寒金匮经方简易歌括》　清　郑承湘

民国二十六年《歙县志》卷十《人物志·方技》：郑宏绩，字慎斋，号禹东。父于蕃与伯于丰同修师山书院。宏绩精喉科，为南丰黄明生弟子。子，承湘，字雪渔。少攻举子业，以先世业医，潜心研究，各科咸有心得。著《伤寒金匮经方简易歌括》《医汇简切》《医学正义》《痘治正名类参》《愚虑医草》、《喉菌发明》等书，治效甚著。从子，承海，字青岩，著《喉科杂症》。孙，麟，字应文，著《灵素汤液溯源》。麈，字玉挥，著《喉科秘钥》。裔孙，靖，字纂钦。克缵先绪，尤笃友于之谊。著《郑氏先德录》《醉菊吟》，世称西园喉科。

《伤寒录》　清　查宗枢

光绪十一年续修《庐州府志》卷五十六《艺术》：查宗枢，号禹峰，巢县人。精理方脉，心期济世。著有《伤寒录》待梓。其子：富炎、富生。克继父志，乡里称道。

《伤寒辨微》　清　胡润川

光绪七年《重修安徽通志》卷二百六十二《方技》一：胡润川，绩溪人。三世业医，润川尤精。遇贫者送诊、给药，著有《医学锦囊》《伤寒辨微》《女科临证指南》。同县周汉云，字天章。石上锦，字元素。余道溥，字问舟。并以医名。

《伤寒集成》　清　田廷玉

见光绪七年《重修安徽通志》卷二百六十三《方技》二：田廷玉，阜阳人，文生。工诗、精医。著有《辉山遗草》《伤寒集成》《瘟疫集成》《痘疹集成》。

《伤寒百问》　清　金本田

见光绪十一年续修《庐州府志》卷九十《艺文略》上。

同上《庐州府志》卷四十五《文苑》：金玉音，无为人。庠生。少工帖括，与齐管圃、吴柳塘齐名。父本田。业医。玉音传其业精，尝举本田所编《伤寒百问》注释之，而加详焉。

《伤寒歌诀》　清　黄廷杰

见同治十二年《祁门县志》卷三十五《艺文志·书目》。

按：原作《伤寒歌诀杂症诗括》，非是。应析为《伤寒歌诀》与《杂症诗括》。

《伤寒摘要》　清　方熔

光绪七年《重修安徽通志》卷二百六十二《方技》一：方熔，旌德庠生。精医，诊病立愈。手辑《伤寒摘要》，著有《温热条辨》及《暑温湿温疫疠疟痢诸条辨》《胜气复气》二篇。

《伤寒医验》　　清　卢云乘

见民国十一年《黟县四志》卷十三《艺文志》下《杂家类》。

同上《黟县四志》卷六《人物志·艺术补》：卢云乘，字鹤轩，号在田，卢村人。精医理，捐职翰林院四译生，考授全楚医学教授。著有《医学体用》《伤寒医验》等书。兵燹板毁，其书罕觏，有得者师其法以治疾辄神效，人益珍为秘本云。

《伤寒注疏》　　清　章元弼

光绪九年《贵池县志》卷三十九《人物志·方技》：章元弼，字鼎臣。监生。年逾七旬，精岐黄，诊脉立方，折衷尽善，活人无数。著有《伤寒注疏》《医学渊源》及《医案编》。

《伤寒知要》　　清　翟万麒

见光绪十一年续修《庐州府志》卷九十《艺文略》上。

《伤寒百问增注》　　清　金玉音

见光绪十一年续修《庐州府志》卷九十《艺文略》上。

《伤寒审证表》一卷　　清　包诚

民国二十三年《安徽通志稿》之《艺文考·子部》九：清·包诚，字未详，泾县人。张仲景《伤寒论》一书，晋时已无善本，王叔和搜集成之，篇次多乱。嗣后，注家虽多，袭谬承讹，异说纷起。清山左昌邑黄氏坤载作《伤寒悬解》一书，于原文一百十三方，别以六经，剖析贯串，一一厘正。注明本病、经病、腑病、脏病、坏病、及传腑、传脏、入阳、入阴。纲举目张，各归各门，于是《伤寒论》一书，条理井然，文义昭著，是黄氏有功于仲景，实非浅鲜。诚，少游山左，随张宛邻学医。宛邻令校雠黄氏诸书，而于《伤寒》一书，尤为致力。惟其文奥义精，最难记诵，因作《伤寒审证表》一卷。钩元提要，证状毕呈，岂惟克章黄氏绝业，其有俾于民生日用之需至切也。有同治九年，督楚使者合肥李瀚章序及包诚自序。

《伤寒杂病论合编》二卷　　清　汪宗沂

见民国二十六年《歙县志》卷十五《艺文志·书目》。

民国二十三年《安徽通志稿》之《列传》五：宗沂，长侍亲疾，因研医术，以仲景之书汩于王叔和也，辑《伤寒杂病论合编》。

民国二十六年《歙县志》卷七《人物志·文苑》：汪宗沂，字仲伊，号韬庐，西溪人。父运镳。怀方不仕，工分书。宗沂少好经世之学，讨治兵、农、礼、乐诸大端，作《礼乐一贯录》，谒曾国藩于两江督署。因师临川李联琇、受汉学于仪证刘文淇、受宋学于桐城方宗诚。于九流百家之学，靡不博涉，然所归仍在经。其治经大旨在博征群籍，以存已佚之经；集众说之长，以释未佚之经。群经皆有撰述，于《易》有《周易学统》；于《书》有《今文存真》《今古文辑佚》；于《礼》有《逸礼大义论》于《乐》有《五声音韵论》《律谱》《尺谱》及《旋宫四十九调谱》；更推乐律之学以说《诗》，成《诗说》《诗经读本》；又辑《佚论语》《孝经辑传》《孟子释疑》诸书。宗沂幼以孝闻，长侍亲病，因研医术，壮喜论兵，晚好道家言。其于诸子之学，亦莫不赅究本末，探赜索隐，著书又十余种。以光绪丙子举于乡，庚辰成进士，签分山西，告病归。乙未，安徽学政举学行，赐五品卿衔。其成进士，出常熟翁同龢门，同龢许为命世才，称以先生，不用师弟礼，云用李慈铭例也。曾主讲安庆敬敷、芜湖中江、本郡紫阳各书院。笃信所学，迄老不衰，谓举吾术以措之，太平易致也。年届七十，论及世变，声屈座人。暇以作隶、舞剑自遣。薄游江淮，由扬州至江宁，主淮阳道蒯光典家，旋卒。

民国二十五年《皖志列传稿》卷五《本传》：汪宗沂，一字咏春（王大隆藏有仲伊朱卷，知其一字咏春及三代名讳）。宗沂三岁能诵《四子书》，四岁母许氏授《尔雅》《毛诗》，寓目成诵。汪故歙巨族，世席丰厚，族众数百人，建不疏园以贮书，即故婺源江永、休宁戴震读书地也。宗沂居园数年，手披口诵，以夜继昼。学甫成而乱起，转徙浙江、江西，饥寒困顿，诵读不辍，益好经世之学。光绪丙午，年七十，卒于维扬。宗沂才行高，然玩世不恭。值重五节，尝面施粉墨、握短剑，为钟进士状，舞于衢术间。既好丹灶、道策，则以丹毫书黄麻为符，遍张肆廛间巷相识不相识者之门；或拒之，则呵曰：我进士也。我为符，何渠不若妖道。其风趣如是，盖与夫醇谨为儒行者稍异。

《伤寒补例》　　清　周学海

见宣统二年《建德县志》卷十八《艺文志》一《书目》。

《伤寒论集解》　　清　汪广庵

见民国二十六年《歙县志》卷十五《艺文志·书目》。

（以上伤寒）

《金匮悬解补注》　　清　吕朝瑞

民国八年《芜湖县志》卷五十二《人物·流寓》：吕朝瑞，字九霞，号辑侯，旌德人。咸丰癸丑，以一甲第三人成进士，授编修，历充日讲起居注官，上书房行走，国史馆纂修，翰林院撰文教习庶吉士。咸丰戊午，充山西副考官。同治壬戌，充河南正考官。癸亥充会试同考官，简湖南督学使。先后在任五年，丁卯假归，扫墓过芜湖，因卜居焉。庚午，终于芜宅。生平好学专精，为文章理致深曲，朴而不华。居京师，家贫甚，日食饘粥，宴如也。督学湖南，多拔寒畯，文必亲览，不假手幕僚。比任满，须发尽白。晚岁不治事，惟以书画自娱，善画兰，世争宝之。嗜医，著有《金匮悬解补注》若干卷，藏于家。

《金匮要略集解》　　清　汪广庵

见民国二十六年《歙县志》卷十五《艺文志·书目》。

（以上金匮）

《瘟疫辨论》　　清　白启阳

乾隆三十二年《寿州志》卷十二《杂志·方技》：白启阳，幼习医得秘传，治奇症，药无不效。家徒壁立，而求医者只受钱百文，余则施之。著有《瘟疫辨论》

《瘟疫明辨》　　清　郑奠一

见民国二十六年《歙县志》卷十五《艺文志·书目》。

民国二十三年《安徽通志稿》之《艺文考》之《子部》九：郑奠一，歙人。明季吴又可撰《瘟疫论》，谓天地别有一种厉气，感之其邪达募原，舍于夹脊之间，附近于胃，出表陷里，传变不一。立达原饮、三消饮等方，实发前人所未发。惟何以定其为瘟疫，冒昧错误，冤沉苦海，差之毫厘，失之千里矣。此郑氏《瘟疫明辨》一书所以继又可而作也。是书取吴子原本，或注释，或增订，或删改，意在辨瘟疫之通体异于伤寒，而尤慎辨于见证之始。其临证有辨气、辨色、辨舌、辨神、辨脉五条。论治有汗、下、清、和、补五法。其余剖析疑似、探微抉奥，剀切详明，了无剩义。得是书而又可论中之旨愈畅，善学者研究有得，引申触类，凡遇温热病与伤寒病，亦可朗朗焉明辨之矣。有乾隆壬申汪祺序，乾隆辛未吴文坫序、杨瑷序、臧锡麟跋、郑氏原序。

按：乾隆四十三年戴祖启《识言》云：戴天章著《广瘟疫论》。后经坊刻易名《瘟疫明辨》，改题郑奠一作。

《瘟疫论两注》　　清　汪文绮

见道光三年《休宁县志》卷十九《人物·方技汪文誉传》。

《时疫类方》四卷　　清　汪世渡

道光七年《徽州府志》卷十四之二《人物志·方技》：汪世渡，字问舟，富竭人。父元恂，字东蕃。以医著声。渡博考群书，不泥成法，而应手奏效。著有《时疫类方》四卷。

道光八年《歙县志》卷八之十二《方技》：汪世渡，祖士震，父元恂。皆精医。

《杂疫萃精》　　附《医案》　　清　沈理浩　沈理治

光绪十一年续修《庐州府志》卷五十六《艺术传》：沈理治，字子元，号芝台，合肥人。庠生。世精于医，并通奇遁。恒独居小楼，存神炼汞，丹将成，而目眚其一。遂专方药，时称妙手。其从弟理浩，亦善疗疾，与齐名。

理浩，字嗽石。深究医理，适道光辛巳，时疫大作，爰与治采辑古今应验良方，合刻《杂疫萃精》一书，并附《医案》。

周大槐弁其首曰：芝台，以名诸生工活人之术，儒而医者也。嗽石，以古方技行济世之心，医而儒者也。芝台善书法、嗽石精丹青，犹其余事。时人以为允。

《瘟疫论》　　清　黄建中

光绪二十年《五河县志》卷十五《人物·方技》：黄建中，增广生，孝二里人。为人谨饬，初以教读为业，从游者众。晚工医，道光十三年，瘟疫流行，遇贫乏户不取药资，活人甚众。著有《瘟疫论》待梓。

《瘟疫集成》　　清　田廷玉

见光绪七年《重修安徽通志》卷二百六十三《方技》二。

《困学随笔》十三卷　　清　朱恩

民国八年《芜湖县志》卷五十六《艺文·子部》：全书十三卷，中六卷为医案，于温热诸证颇具心得。

同上《芜湖县志》卷五十一《人物·方技》：朱恩，字心农，一字锡农。弱冠后弃儒就医，精究《灵》《素》，考察气运。当洪杨时，转徙无常，手不释卷。乱平旋里，复与宋秋荪、苏得之、周仰之等创立宣和医社。分期研究、各撰论说。由是，学益进而名益彰。于温热杂感尤得秘奥，夏秋之间活人无算。志高尚不喜沽名，光绪初年创设积善会。著有《困学随笔》医书行世。子，庆云，字少农，庠生，能继其业。

《温热条辨》　　清　方熔

见光绪七年《重修安徽通志》卷二百六十二《方技》一。

《暑温湿温疫疬疟痢诸条辨》　　清　方熔

见光绪七年《重修安徽通志》卷二百六十二《方技》一。

《墨罗痧问答》　　清　许思文

民国二十六年《歙县志》卷十《人物志·方技》：许思文，字俊臣，附贡生，佐廷子。承父学，精医，多治效。著《喉科详略》《妇科阐微》《幼科简便良方》《墨罗痧问答》《星轺避暑录》诸书。卒年四十。

《增广瘟疫论》　　清　徐彦成

民国十四年《太和县志》卷八《人物·孝友》：徐彦成，字葆青，庠生。分省补用知县，侍亲疾不仕。著有《医话》《增广瘟疫论》行世。书法亦得董文敏遗意，其方书，通其理。本因亲疾而为之，世称其孝。

《瘟症论》　　清　徐国义

民国十四年《太和县志》卷八《人物志》上《艺术》：徐国义，字治平，先世江宁人。咸丰初，避乱至太和，遂注籍焉。承祖、若父医业，精脉理。每危疾，诸医敛手，国义辄起之，名噪士大夫间。辑有《瘟症论》。光绪乙亥疫作，恒制丸剂活贫病者。多智略，能决疑难，地方时相引重，不独以医也。

（以上温疫）

第四类　本　草

《本草会编》　　明　汪机

见康熙三十八年《徽州府志》卷十七《书籍》。

《本草蒙荃》　　明　陈嘉谟

康熙三十八年《徽州府志》卷十七《人物志·方技》：陈嘉谟，祁门人。善医。所著有《本草蒙荃》行世。

道光七年《祁门县志》卷三十五《艺文志·书目》：嘉谟自序略曰：本草，方药之根柢。旧刻如《大观》，则意重寡要。如《集要》，则词简不赅。吾邑汪石山续集《会编》，极精密矣，又杂采诸家而迄无的取之论。予思欲厘正是书以引来学，乃取诸本会通而折衷之。先之气味降升，有毒无毒。次之地产优劣，采早采迟。又次之诸经所行，七情所具。其制度藏留，与夫治疗之宜，及诸名贤方书应验者，靡不殚述。间亦旁掇旧文、窃附肊见，以扩未尽之旨。

《本草抄》一卷　　明　方有执

见道光七年《徽州府志》卷十五《艺文志·医家类》。

《澄源本草》　　明　朱齐龙

道光三年《休宁县志》卷十五《人物·乡善》：朱齐龙，字澄源，月潭人。乡饮大宾。精岐黄术，以药饵济人。著有《澄源本草》行世。

《校刊大观本草》　　明　王秋　王大献

见康熙十三年《宁国府志》卷三十一《艺文》五《载籍》。

一九二四年《南陵县志》卷四十三《经籍·著述》:《经史证类大全本草》三十一卷。明万历丁丑,邑人王秋据元大德宗文书院本重刻。卷首题春谷王秋捐赀,命男大献、大成同校录。万历二十八年庚子,邑令朱朝望重修。是本卷首题知南陵县事楚武昌朱朝望重梓,王大献、程文绣同校,末卷后有牌子题万历庚子岁秋月,重锲于籍山书院。万历三十八年庚戌,侍御彭端吾又以板已漫漶,出俸金行府补刻。金励序详言之。周中孚《郑堂读书记》有顺治丙申重刻本,秦凤仪序,未见其书。

《滇南本草图说》一卷　　　明　沐英

见光绪三十四年《凤阳府志》卷十六《艺文考·子类》。(定远人)

《药品征要》　　　明　姚浚

见康熙二十三年《江南通志》卷五十九《方技传(和州)》及光绪二十七年《直隶和州志》卷三十六《艺文·子类》。

《药性撮要》　　　明　郑时庄

民国二十六年《歙县志》卷十五《艺文志·书目》:郑时庄。著有《药性撮要》《医方秘旨》。

《借红亭本草》　　　明　姚康

见道光七年《桐城续修县志》卷二十一《艺文志·附录》。

同上《桐城续修县志》卷十五《人物志·儒林》:姚康,原名士晋,字康伯,号休那,万历间诸生。博通经史,尤多撰著。与相国何文端交厚,相国雅重之。时天下多故,士晋不慕荣利,独肆力于诗古文词。崇祯末,有以贤良方正举者。谢不就。史相国可法镇皖时,特单骑造访,延为记室,军务奏草多所商榷,而绝不干以私。生平重行谊,尚廉介,诸当道争以礼致,不可得也。晚年,家苦贫,依左侍御光先。谈祇园精理,词旨超隽。所著作,积几尺许,因乱散失,存稿尤多。年七十六卒。乡人称曰休那先生。

同上《桐城续修县志》卷二十一《艺文志·附录》:姚康著有《安危注》《借红亭本草》《宋史改本》《江淮小草》《掌慧轩集》。

同上《桐城续修县志》卷十六《人物志·隐逸伍滨阳传》：伍滨阳，明万历时人，与里人姚康同事麻溪吴一介。后与康同游京师，有声成均，感时事，归隐含爽山。

光绪七年《重修安徽通志》卷二百六十《隐逸》一：姚康，桐城人。明季流寓怀远，与杨尚浑友善。杨筑绘景楼，延四方豪隽之士，康主其家。每出游，山花压鬓，村醪漉巾，歌哭无端，闻者哀之。

民国二十五年《皖志列传稿》卷一《本传》康有隽才高识，连不得志于秋官。怀宗立，礼部侍郎何如宠知康才，延入都，为吴江周忠愍宗建志墓。其文为世称，史家据以为《传》。明亡，屏居田野间，郁邑感伤，作《忍死录》。年七十六，顺治十年卒。康在扬州时，史相国予为书墓碣曰：明读书人姚康之墓。所著文十余卷，藏于家。惟《评货殖传黄巢传》行世。

《本草详要》　　清　周士遑

乾隆二十一年《绩溪县志》卷八《人物·文苑》：周士遑，字镜玉，市西人。明末选贡，隐于岐黄，自号冒道人。或劝应试，作《贞女答问词》谢绝之。与同郡金正希相契，志操高洁，时寄意诗文中。尤精《春秋》，四方从讲学者众，著有《春秋键钥》《墨庄集》《本草详要》《医案》《俞穴》诸书。

嘉庆十五年《绩溪县志》卷十《人物志·方技》：周少塘，胡里人。郡城名医。族侄镜玉、天如传其业。

同上《绩溪县志》卷十一《艺文·书目》，作《本草详要录》；道光七年《徽州府志》卷十五《艺文志》，作《本草详要录》四卷。

《本草备要》　　清　汪昂

见康熙三十二年《休宁县志》卷八《通考·书目》。

光绪七年《重修安徽通志》卷二百六十二《方技》一：汪昂，明诸生。顺治元年，昂年三十二，罢制举，专意医学。辑《本草备要》《医方集解》二书，相资为用。理法全宗古人，体裁实为创制。康熙三十一年，昂年八十，始序而刊行。其后胡孝峰以二书合刻；乾隆四十三年，长沙吴世芳又刻之，流传至今。

民国二十三年《安徽通志稿·艺文考·子部》九:《本草备要》四卷。是书分草部、木部、果品部、谷菜部、金石水土部、禽兽部、鳞介鱼虫部、人部，为八类。字笺句释，博反约取，适用者凡四百品，汇为此编。详道地、明制法、辨真赝，要言不繁。其竞竞者于主治之理，阐发无遗，于取用之宜，确切明示。实有当于民生日用之要，后之人苟能手此一编，又何患为庸医所误哉。

《本草证误》　清　诸翱

见一九二四年《南陵县志》卷四十三《经籍·著述》。

同上《南陵县志》卷三十三《人物·方技》:诸翱，字元宰。善医，就诊者靡不应手愈。性嗜山水，尝往来钟山、金焦、虎邱、天台、雁荡、栖霞、天竺诸名胜。又泛舟西湖，寻香山、坡公遗迹。须飘飘左右拂，望之不啻神仙中人。卒于雍正十年，著有《本草证误》。

《药性纂要》　清　陈允昺

嘉庆十三年《旌德县志》卷八《人物·艺术》:陈允昺，字尔光，陈村人。宅心仁厚，立品端严。精通医道，博览群书，研究殆尽，济世存心，毫不计利，四方延治者，日常盈门。著有《药性纂要》《女科得解》，学者奉为金鉴焉。其孙以周。曾孙士辉、汝霖。世传其业。

《本草诗笺》十卷　　清　方玉简

嘉庆十五年《绩溪县志》卷十《人物志·方技》:方玉简，字岳封，东青岭人。国学生。潜心医学，师事歙县叶尧士。自《素》《灵》以下诸名家方书，靡不殚究。尝步吴东桥，著《本草诗笺》十卷。

《由居本草》　清　程履新

道光三年《休宁县志》卷十九《人物·方技》:程履新，字德基，汉口人。精岐黄，著有《易简方论》《由居本草》等书。

《药性正误》　清　程观澜

见民国四年《怀宁县志》卷二十二《道艺》。

《本草略》　清　潘元森

道光七年《徽州府志》卷十四之二《人物志·方技》：潘元森，字茂堂，城西隅人。副贡生。祖、父皆以医擅名。元森承家传，活幼有术，求医者满庭户，有贫困者每不受其酬。著有《可行集》《本草略》。

按：道光五年《黟县续志》卷七《人物志·艺术》，以元森为黟县人。

《药性类编》　清　杨调元

民国十年《宿松县志》卷三十三上《艺文·子部》：杨调元，中年后，弃制举业，习医。尝推明《易》理，按八卦性情，识五脏功用。选方编药，以八字类之：升、降、发、收、温、清、消、补。盖离火升而坎水降，震木发而兑金收；四隅之气温于春、清于秋、消于冬、补于夏。共取七百余味，编例限以文体、字数。每药名下品骘二语，四字为句。上言性质部位，下判功用才能。缀以小注两行，首言此为治某病药，次言道地形状，炮制宜忌诸事，共为四十八字，有减无增。简要明晰，指掌了如，询方书津逮也，抄本待刊行世。

同上《宿松县志》卷三十九《文苑》：杨调元，号静庵。颖敏能文，精《易》学，工书画，兼善岐黄。以恩贡任来安教谕，历滁州、东流，与生徒讲论，以正学为宗，所至士林倾心。故旧疗疾，虽起死，概弗受酬，贫病者，并药饵施之。岁费不赀，家道中落所弗计。道光末，叠遭水灾，劝捐放赈，董理尽善，实惠及人。著有《学静轩诗草》待梓。

《熟地黄论》　清　郑承洛

见民国二十六年《歙县志》卷十《人物志·方技郑于丰、郑宏纲传》。

《本草分经类编》　清　周毅区

民国十年《宿松县志》卷四十二中《义行》：周毅区，字石谷，国子生。质直好义，性敏多能，读书工吟咏，喜画水墨。精岐黄，凡有病者，亲临诊视，或赠以药，凡资活甚众。道光戊申、己酉洪水，冲决河湾堤坝，倡捐千缗。卒年八十五。著《义喻斋试帖》《贻园诗钞》《本草分经类编》。

《药性赋》一卷　　清　丁悦先

见民国四年《怀宁县志》卷十一《文艺》。

同上《怀宁县志》卷二十二《道艺》：丁悦先，精医。道光末，霪雨致疫，沿门就诊，不取资，贫者更给之药，全活甚众。安庆副将某，幼子患痘垂毙，群医束手。悦先治之，克日就痊。著有《药性赋》及《痘科要言》。子，仁魁。亦习医。

《病理药性》　　清　巴堂试

民国二十六年《歙县志》卷十《人物志·方技》：巴堂试，字以功，邑城人。以医著。咸丰间避乱江西，尤负盛名。著有《病理药性》《集韵叶调详释》等书。弟堂谊，字道明，一字茗生。以孝廉继兄业，亦卓然有声，谊兼工分书。侄，锡麟，字菊仙。门人，殷蓉舫，能各承其学。

《药性补明》二卷　　清　朱荧

民国十一年《太湖县志》卷二十二《人物志·义行》：朱荧，字乘黄，庠生。显惠子。好义有父风，尤善医，著有《药性补明》《痘症要》，各二卷，待梓。

《本草补注》十卷　　清　郭钦

光绪二十年《亳州志》卷十二《人物志·方技》：郭钦，字敬庵。由岁贡任宿松训导。生平重道义，尤长于医，每施药济人，全活甚多。著《本草补注》十卷，未及刊行，年七十余卒。

《本草集联》二卷　　清　刘秉钺

民国十年《宿松具志》卷四十《文苑》：刘秉钺，字钧台，号石樵。附贡生，候选训导，以军功加六品衔。性轩爽，朗朗如玉山上行。笃嗜问学，殚见洽闻；工诗画，有王摩诘风；书法尤时所推重，结体严峻，愈大愈道。同光间，邑中联额碑记多出钺手，并代撰其词。著有《红榴山房诗集》《东篱随笔》，另有《本草集联》二卷、《石樵吟草》四卷，稿藏其家。弟，灿奎。

《神农本草经注解》十六卷　　清　汪宏

见民国二十六年《歙县志》卷十五《艺文志·书目》。

《本草精金录》一卷　　清　王耀

见光绪二十七年《直隶和州志》卷三十六《艺文·子类》。

按：同上《直隶和州志》卷三十九《杂类·摭记》云：《艺文》中曾已著录其书，而格于《志例》"生人不予立《传》"者，于清有二十六人，王耀其一也。是耀于光绪末尚存。耀尚撰有《医家辑要》一卷。

《药性会参》二卷　　清　汪烈

见民国二十六年《歙县志》卷十五《艺文志·书目》。

《本草述要》四卷　　清　戴华光

民国四年《重修蒙城县志》卷九《人物志·方技》：戴华光，字丽亭，由监生授州同知。博诗书，好岐黄，因通医理，专以济世活人为心。凡有病症，所求即往，故邑里之人多赖以生。运同张少山母病，求治屡验。著有《本草述要》四卷、《十二经补泻温凉药》一册、《六十四门药性分类》一册。乡人多慕之。

《十二经补泻温凉药》一册　　清　戴华光

见民国四年《重修蒙城县志》卷九《人物志·方技》。

《六十四门药性分类》一册　　清　戴华光

见民国四年《重修蒙城县志》卷九《人物志·方技》。

第五类 针 灸

《枕中灸刺经》一卷　　东汉　华佗

见道光十年《安徽通志》卷二百五十一《艺文志》之《子部》二及光绪二十年《亳州志》卷十六《艺文志·著述》。

万历二年《徐州志》卷五《人物·方技》：樊阿，彭城人，与广陵吴普学医于谯人华佗，善针术。凡医咸言：背及胸脏之间不可妄针，针之不过四分。而阿针入一二寸，巨阙、胸脏及五六寸，而病者皆瘳。

《曹氏灸方》七卷　　三国　佚名

见乾隆元年《江南通志》卷一百九十二《艺文志·子部》及光绪二十年《亳州志》卷十六《艺文志·著述》。

道光十年《安徽通志》卷二百五十一《艺文志》之《子部》二，作《曹氏灸刺经》一卷。

《曹氏黄帝十二经偃侧人图》十二卷　　佚名

见道光十年《安徽通志》卷二百五十一《艺文志》之《子部》二。

《通玄指要赋注》　　元　鲍同仁

康熙三十八年《徽州府志》卷十七《方技》：鲍同仁，字国良，歙人。泰定元年试蒙古翰林院，授全州学正，历会昌州同知致仕。旁通针砭之术，治无不中。有《通玄指要》等二赋注及《经验针法》。

乾隆元年《江南通志》卷一百九十二《艺文志·子部》及道光七年《徽州府志》卷十五《艺文志》并作《通元指要赋注》二卷。

道光七年《徽州府志》卷十二《人物志·宦业》：鲍同仁。旁通针砭之术，凡四末受邪，痛疽聩眩，治无不中。

民国二十六年《歙县志》卷十《人物志·方技本传》：……洪徽甫传其术。

《经验针法》　元　鲍同仁

见康熙三十八年《徽州府志》卷十七《方技本传》。

乾隆元年《江南通志》卷一百九十二《艺文志·子部》及道光七年《徽州府志》卷十五《艺文志·医家》并作一卷。

《发挥十二经动脉图解》　明　刘继芳

见光绪七年《重修安徽通志》卷三百四十一及民国八年《芜湖县志》卷五十六《艺文·子部》。

乾隆十九年《芜湖县志》卷十五《人物·方技》：刘继芳，号养元，其先盱眙人，久寓于芜。尝殚心儒书，精治外症，得华佗肘后之术。四方造请者屦满，有求辄应，虽至疑难异症，随手奏效。所著《发挥十二动脉图解》并《怪症表里因》等集。

长子，翱鲤。绳家学，亦负重名，考授太医院吏目。季子，翊鲤。嗣先业，授医官。

《针灸仅存录》　明　黄宰

见同治十二年《祁门县志》卷三十五《艺文志·书目》。

同上《祁门县志》卷三十三《人物志·方技补遗》：黄宰，字敬甫，正德间人。弃儒就医，存心济世，不受酬答，贫者尝施药疗之，数千里外咸来就诊，活人无算。著有《针灸仅存录》。

《针灸问对》　明　汪机

见康熙三十八年《徽州府志》卷十七《书籍》。

道光七年《祁门县志》卷三十五《艺文志·书目》及民国三十三年《祁门县志艺文考》之《子部》：《针灸问对》三卷，旧《志》作四卷。是书成于嘉靖壬辰，前有程镶序。上中二卷论针法，下卷论灸法及经络穴道。皆取《灵枢》《素问》《难经》《甲乙经》及诸家针灸之书，条析其说，设为问答以发明其义，措语颇为简明。其论针能治有余之病，不能治不足之病。中于外，故针灸有功。今人虚耗，病多在内，针灸不如汤液。又论误针误灸之害，与巧立名目之诬。皆术家所讳不肯言者，其说尤为笃实。考机《石山医案》，凡所疗之证，皆以药饵攻补，无仅用针灸奏功者，盖惟深知其利病，故不妄施，所由与务矜奇技者异也。

《俞穴》　清　周士暹

见乾隆二十一年《绩溪县志》卷八《人物志·文苑》。

《经络歌诀》一卷　　清　汪昂

民国二十三年《安徽通志稿·艺文考·子部》九：昂以《灵枢·经络》一篇，为证治之纲领，奈其文句参差繁复，讽诵不易，记忆犹难，读者苦之。因检吕东垣《医宗起懦》书中有《经络歌诀》十二首，锻为七言，以便诵习，颇为完善，第其中词句音韵，未为谐畅，昂为增润之，复加《奇经歌诀》四首，补所未备。其经络所行、病证所发，下为详注，使考者无烦钩索，读者不复聱牙，昔日蚕丛，今成坦涂，适口爽心，讵不快哉。

《经络》一篇　　清　俞正燮

民国二十五年《皖志列传稿》卷五《本传》：《经络》一篇，在《存稿》中。《癸巳存稿》五百五十六篇，张石洲穆序，而刻之灵石杨氏《连筠簃丛书》中。

同治九年《黟县三志》卷六下《人物志·儒行》：俞正燮，字理初，北城外嘉祥里人。正燮，直方敏大，最恶乡愿。少随父之官句容。好读书，拥籍数万卷，手翻不辍，辍，已成诵。地人名称、事迹本末，见某度、某册、某篇、行，语辄中。其后以附监生留京师，道光元年辛巳中江南举人。海内儒林文学之士，以著述相延。手成官、私宏钜书如《钦定左传读本》《行水金鉴》及果勇侯杨芳《六壬书》之类，不自名者甚多。其自名者，惟《癸巳类稿》，歙程侍郎恩泽序之曰：理初负绝人之资，自识字积发素，寝馈凡四五十年。其善于始也能入其眇，于终也能出精心卓识。果力博辨，足以彻千古、息万喙，会今古、察真伪。治经不缰牵于注疏，亦不离贰于训故，援证典确，皆陶铸于秦诸书、汉诸儒。治史，萃往事、判黑白，洒洒数千言，一篇中计叠简不胜举。正穷乃稗、稗穷乃注、注穷乃金石。某可勘、某可信、某不可凭、某宜斠也。全史酝酿，奇说旁溢。尤善言天象暨日宫法，以为泰、西法积精，然岂三代秦汉人所豫解。以某时法衡某时象，是非区分，则三代秦汉人不能委其过。尤善言地舆，说方域，以为中外同轨，不道险。今昔异履，不详宪。惟殊方遐国，人所忽，必当察。乃至掌故、名物、声诂、七纬、三式、《素》《灵》之册、景教之碑。诸儒挢舌方皇者，引称首首如鱼贯，串丝在楄，书缺有间。笺注脱讹，征于诸子百家，援及释典、道藏，又非恒量所测识者也。加以受性方直，伪书诬古必辨，魏晋儒改故训、蔑先儒，必力辨；邪丑正、否嫉贤，必觑缕辨。呜呼，古心哉、古人哉。年过六十，而聪强审密不惫。此册断自癸巳岁，故曰《癸巳类稿》云。恩泽每与理初夜集，偶有作，援笔立就，义证赅洽。退而检诸荚，无一误事误言，其才、学、识，有千万人而无数者。先是，给事中汉阳叶继雯得正燮稿，尽三昼夜读之，惟恐卷帙之尽。时雪大，乃至忘寒，叹曰：理初忠信廉介，天赋既优，而高朗英明，又具什佰众人之识，故其文最典重。自纬度、舆图、经疑、史证，以及道梵奥赜、方言、志乘之同异，皆兼综条贯，发前人未发之覆，远绍旁搜，博观其会通。盖其学主于求是，故无一言不几于道。起夹漈、贵与于今日，亟与之角，而力不敢暇，他何论焉。曩承修《会典》，丐理初庀其事，文案山积，披绎一再，遂已了然，州居部分，源流井井。盖兼经义、治事而一之，信明体、达用、大受之才也。其推重如此。

《癸巳类稿》二百四十九篇，凡十五卷。王主事藻刻于京师，其《持素篇》三卷、《目录》一篇，专言医。《黟县山水记》补前《志》所未备，亦在稿中。《诗》三卷，弟正馥之子，懋麟刻于黟。《外稿》：《积精篇》《说文部纬》各一卷；《校补海国纪闻》二卷。

道光庚子，正燮掌教江宁惜阴书院，以病卒。家产不中人，束脩所入尽以周急并购书，卒日无余财，仅储书七万余卷。

民国二十五年《皖志列传稿》卷五《本传》：正燮。澹泊寡营求。年逾六十始掌江宁惜阴书院教事。明年卒，道光庚子五月也。年六十又六。

第六类　方　论

《中藏经》一卷　　东汉　华佗

见民国二十三年《安徽通志稿》之《艺文考》之《子部》九。

《青囊书》一卷　　东汉　华佗

见乾隆元年《江南通志》卷一百九十二《艺文志·子部》及光绪二十年《亳州志》卷十六《艺文志·著述》。

《药方》一卷　　东汉　华佗

见乾隆元年《江南通志》卷一百九十二《艺文志·子部》及光绪二十年《亳州志》卷十六《艺文志·著述》。

道光十年《安徽通志》卷二百五十一《艺文志》之《子部》二：《华氏药方》十卷，见《唐书·艺文志》。《宋史·艺文志》作一卷。

《内事》五卷　　东汉　华佗

见光绪二十年《亳州志》卷十六《艺文志·著述》。

道光十年《安徽通志》卷二百五十一《艺文志》之《子部》二：汉谯郡《华佗方》十卷。注曰：《隋书经籍志·注》梁有《华佗内事》五卷，亡。

《夏侯氏药方》七卷　　三国　佚名

见乾隆元年《江南通志》卷一百九十二《艺文志·子部》及光绪二十年《亳州志》卷十六《艺文志·著述》。

《古方书》　　宋　邵悦

康熙三十二年《休宁县志》卷六《人物·隐逸》：邵悦，字贞父，务东人。师事同郡胡方子，明理学，务实践。宋亡，不仕，隐于萝山精舍。玩《易》象、集《古方书》，施药活人。本路因牒授惠民局副使，两膺辟举皆不就，以寿终于家。

《去病简要》二十七卷　　元　吴以凝

见道光七年《徽州府志》卷十五《艺文志·医家类》。

同上《徽州府志》卷十二之五《人物志·义行》：吴以凝，字凝之，在城人。天历戊辰，蛮獠叛广南，郡将尽发属卒征之。有悍卒钟乙等十余人，劫掠大家，以凝家亦与焉。有司抵以强盗罪，狱成后，大府遣官虑囚，召以凝问状。以凝曰："兵兴，卒求贿耳，无杀人意"。官用其言，破械出之。

《方书》　　元　徐杜真

康熙三十二年《休宁县志》卷六《人物·方技》：徐道聪，字士明，南街人。生元末，遇异人传幼科。时兵燹流离，婴孩多惊死，聪每授一匕辄苏，全活者千计。其子杜真复精大人科，著有《方书》。

《医方》　　明　胡邦旦

乾隆十九年《芜湖县志》卷十五《人物·方技》：胡邦旦，字完初，号法野，先世新安人，以擅岐黄业，遂家芜湖。服食导引，妙达延年之旨。其为医，主补元气，刀圭所至，沉疴立起。长身盎背，缓步嘻哈，望之知为有道气象。晚游名岳，遇天台异人授以真诀，四方求医治者，不惮千里至，无不立愈而返。著《元气论》及诸《医方》行世。卒年九十一。子，随龙。亦以医名。

乾隆二十三年《太平府志》卷二十九《人物志》之《流寓》：明·胡邦旦，著《元气论》，长于补剂。子，随龙，遂以医世于芜。

《元气论》　明　胡邦旦

见乾隆十九年《芜湖县志》卷十五《人物·方技》。

《怪症表里因》　明　刘继芳

见乾隆十九年《芜湖县志》卷十五《人物·方技本传》及乾隆二十三年《太平府志》卷二十九《人物志·方技本传》。

按：民国八年《芜湖县志》卷五十六《艺文·子部》及光绪七年《重修安徽通志》卷三百四十一《艺文·子部》，并作《怪症表里集》。

《千金圣惠方》　明　陆仲远

康熙十二年《太平府志》卷三十三《方技》：陆仲远，青阳人。医不嗜利，有逸士风。能察腧轮经脉、审营卫顺逆。轩履到门，日数百，而园池竹石，觥筹铿铿然乐也。年老著《千金圣惠方》。子孙守之，遂家于此。

按：同上《太平府志》卷三十九《艺文·书目》及乾隆二十三年《太平府志》卷四十三《艺文》，并作陵仲远；光绪七年《重修安徽通志》卷三百四十一《子部》二，又作青阳程仲。书以俟考。

乾隆二十三年《太平府志》卷二十九。《人物·流寓》：仲远，遂家姑溪，以术传。

《诸家医书》　明　朱升

弘治十五年《徽州府志》卷七《人物》一《勋贤》：朱升，字允升，休宁回溪人，后徙居歙之石门。幼师乡进士陈栎，栎深器之。至正癸未，闻资中黄楚望讲道溢浦，偕赵汸往从学焉，归讲学郡城紫阳祠。登乡贡进士榜，丁内艰。后四年戊子，省授池州路学正。庚寅之官，以身示法，江南北学者云集。会淮甸兵起，壬辰春秩满归，而蕲黄兵至徽矣。所居僻在穷山，虽避兵奔窜，著述不辍。每耻俗学之陋，务究极天人之蕴，研精覃思，兼理数而一之，大有所造诣。丁酉秋，天兵下徽，即被召见上潜邸，被顾问。升对曰："高筑墙、广积粮、慢称王。"上大悦，遂予帷幄密议。冬，辞归。嗣后，连岁被征。比至，上有所访问后，亦不强留也。大抵礼乐征伐之议，升所赞画居多。吴元年丁未，授翰林侍讲学士中顺大夫知制诰同修国史。诰辞曰："眷我同姓之老，实为耆哲之英。"其见亲礼如此。洪武改元，车驾幸汴，得告归省丘墓，冬末再行，寻以年高得请致政归。家有梅花初月楼，上亲洒宸翰以赐。卒年七十二。号风林，学者称风林先生。所著书有《易》《书》《诗》《周官》《仪礼》《礼记》《论语》《孟子》《大学》《中庸》《孝经》《小学旁注》。又有《书传辑》《书传补正》《老子》《孙子旁注》。他如《小四书》《小学名数》《诸家医书》《葬书》《内外杂传》《刑统传解》，皆有记录。其在朝也，有所拟议，随即毁弃，无复存者。唯制、诰、表、笺及《前后文稿》若干卷，藏于家。子，同，所著有《覆瓿稿》《新安志》。

《黄宗三医书》　　明　黄宗三

道光三年《休宁县志》卷十九《人物·方技》：黄宗三，字橘泉，古林人。朱学士升最器重之，尤精岐黄。府赠额：医学名家。著有《医书》。

《寿域神方》四卷　　明　朱权

见光绪三十四年《凤阳府志》卷十六《艺文考·子类》。

按：道光七年《徽州府志》卷十五《艺文志·医家类》，道光十年《安徽通志》卷二百五十一《艺文志·子部》二，并作凤阳人；而乾隆元年《江南通志》卷一百九十二《艺文志·子部医家》，作休宁人。

《乾坤生意》四卷　　明　朱权

见道光十年《安徽通志》卷二百五十一《艺文志·子部》二、光绪三十四年《凤阳府志》卷十六《艺文考·子类》。

按：乾隆元年《江南通志》卷一百九十二《艺文志·医家》、道光七年《徽州府志》卷十五《艺文志·医家类》，并作三卷。

《活人心》二卷　　明　朱权

见道光七年《徽州府志》卷十五《艺文志·医家类》。

《袖珍方》　　明　李恒

见乾隆元年《江南通志》卷一百七十一《人物志·艺术》二庐州府。

康熙间刻《合肥县志》卷十四《方技》：李恒，字伯常，合肥人。洪武初以医名，选入太医院，擢周府良医，尝奉令旨类集《袖珍方》诸书。后以老致仕，王亲赋诗以饯，命长史钱塘瞿佑序其事。

康熙二十三年《江南通志》卷五十九《方技传（庐州府）》：李恒，永乐间致仕。

《王哲禁方》　　明　王哲

康熙十二年《太平府志》卷三十三《方技》：王哲，永乐间，以良医副进修职郎。多《禁方》。

乾隆二十三年《太平府志》卷二十九《人物方技》：案《县志》有王弼而无王哲，亦以良医副阶修职佐郎，为綖之曾祖。是一是二未详孰审，附存之。

同上《人物方技》：王綖，字大仪，别号开塘。幼颖而嗜学，有大志。稍长善病，乃发其先世所藏诸方书，潜心探究，越数年成名医。能隔垣察病虚实，目手所及，生死判然。为医主理中气，不袭陈言，时或遇奇疾，置刀圭苓术不用，而以盐泥、簪珥投之辄神效。綖天性孝友，颇能诗，人谓得盛唐体。著书数十卷，为劫火所焚。卒年八十九。乡闾至今惜之。

《杏庄集》　　明　濮镛

见乾隆二十三年《太平府志》卷四十三《艺文·医书》。

康熙十二年《太平府志》卷三十三《方技》：濮镛，字景鸣，世以眼科名。著《杏庄集》，授良医副，致仕进修职郎。

《重订丹溪心法》一百篇　　明　程玩

弘治十五年《徽州府志》卷九《人物》三《隐逸·程玩传》：程玩，字叔润，号蕴斋，休宁汉川人。敏锐好学，善书法，旁通地理、星历、卜筮之术，尝编《程氏谱》六十卷。晚年究先天之理，又号悟易老人。

子，隆，字用高，读书不仕。次子，充，字用光，天性极开爽，初业儒，后以亲疾习医及星筮数学，悉得肯綮。居岐山下，筑室藏书，曰岐阳书室，自号复春居士。所著有《管天稿》《重订丹溪心法》一百篇。

道光三年《休宁县志》卷十九《人物·方技》：程充。少业《春秋》，以亲老弃去。所订有《丹溪心法》一百篇，正误、芟繁、拾遗、举要，尤有益于学者。

《经验方》　明　程琏

弘治十五年《徽州府志》卷十《人物》四《艺术》：程琏，字文炳，号宝山，歙槐塘人。琏通儒术，因母多病，遂业医。从婺源汪济凤讲明《素问》之旨，治人疾如庖丁解牛，悉中肯綮。当世王公大人皆敬爱焉，咸欲荐之，辞不就。诊人脉，富贵贫贱寿夭，洞鉴无遗。所著有《太素脉诀》《经验方》，藏于家。卒年六十余。弟，玠，字文玉，自号丹崖。

道光七年《徽州府志》卷十之四之二《人物志·方技》：汪梧，字济凤，大畈人。闻开化林氏善医，往从学，尽得其传以归。治疾投剂即效，四方求疗者填门。由精于太素脉，断人休咎无爽。

道光十年《安徽通志》卷二百六《人物志》之《方技》一《经验方》误作《经验考》。民国二十三年《安徽通志稿》之《艺文考·子部》九又误作《太素脉诀经验考》。

《医径》　明　程玠

弘治十五年《徽州府志》卷十之四《程琏传》：程玠，字文王。（琏弟）。由邑庠生领成化丁酉乡荐，登甲辰进士第。官户部口，奉使江南，过家省亲卒。玠亦究琏之术，而精到过之。于星历、术数，无不旁通。尝著书曰：《医径》自号丹崖。

康熙二十九年《歙县志》卷九《人物》：程玠，性睿敏，博学清介，不苟合。受《春秋》于康用和，得其奥。殚究皇极、星历、轩岐、卜筮之学，著若干言。

康熙三十八年《徽州府志》卷十七：程玠。里有病瘵者，玠按脉曰：君必不起，顾有喜征。时病者未有子而居别业，玠趣之归，一宿而妇有娠，瘵竟死。宗人某，系廪生，以次将贡而病甚，请玠视。玠入户闻嗽声问曰：此非病者欤？无忧行。后果登乡荐，尹华容。玠登进士。玠能造木牛流马，可五步筑室，按八门遁甲术，夜户不闭，盗无敢入者。临殁尽毁其书曰，此不可以言传，恐反误人。玠未官卒。邱文庄状其行，称为一代异人。所著有《大定数》《太素脉诀》《松崖医径》。

康熙三十八年《徽州府志》卷十七《书籍》：作《松崖医径》。

道光七年《徽州府志》卷十五《艺文志·医家类》：《松崖医径》一卷。

按：乾隆元年《江南通志》卷一百九十二《艺文志·子部》及民国二十三年《安徽通志稿》之《艺文考·子部》九，并误作《松崖医案》。

《医学质疑》　明　汪宦

明万历《祁门志》卷三《艺术》：汪宦，居三迁堂。精通医理，善著书，有《医学质疑》若干卷。

《试效集成》　明　汪副护

康熙三十二年《休宁县志》卷六《人物·方技》：汪副护，字天相，城西人。少通儒术，改业医，师祁阊汪机。寻历姑苏京口访明师，遂精医学。祖东垣老人，专以扶元气为主，因号培元。医行四十余年，全活甚众。著有《试效集成》暨诸医书行世。

乾隆元年《江南通志》卷一百七十一《人物志·艺术》二：汪副护，著《试效集成》，以卖药金建亭通衢。

同上《江南通志》卷一百九十二《艺文志·子部医家》、道光十年《安徽通志》卷二百五十一《艺文志·子部》二及道光七年《徽州府志》卷十五《艺文志·医家类》，并作《试效大成》。

《医方》　明　吴璋

泰昌元年《全椒县志》之《人物志·名贤》：吴璋，字文赞。历官户部郎中，升知云南鹤庆府，有声；擢参政，未任卒。性颖敏好学，事继母克孝，自弟子员至服官，非公事未尝谒县令。筮仕初，抽分芜湖，秋毫无所取，日用不给，则渡江取盈于家，敝衣羸马不以介意。时当道有以钱粮私嘱者，公忤其意，遂有滇之行，在治教民礼义。旧有淫祠，公仗剑麾之，立命销毁，输其资于藩臬。民有疾疫，公著《医方》以拯之，全活甚众。

《医学原理》　　明　汪机

见康熙三十八年《徽州府志》卷十七《书籍》。

《推求师意》　　明　汪机

见康熙三十八年《徽州府志》卷十七《书籍》。

道光十年《安徽通志》卷二百五十一《艺文志·子部》二:《四库目录提要》云：明·戴元礼撰，即校补朱震亨《金匮钩元》者也。世无传本，嘉靖中祁门汪机得其本于歙县，始录之以归。门人陈桷校而刊之。其名亦机所题也。

民国三十三年《祁门县志艺文考》之《子部》:《推求师意》二卷。是书非机撰，据《四库提要·石山医案》则是书乃汪机所校者。见府、县《旧志》及《通志》。

《丹溪心法附余》二十四卷　　明　方广

见道光七年《徽州府志》卷十五《艺文志·医家类》。

道光十年《安徽通志》卷二百五十一《艺文志·子部》二:《丹溪心法附录》二十四卷。《四库目录提要》：是书于嘉靖丙申，因程用光所订朱震亨《丹溪心法》赘列附录，与震亨本法或相矛盾。乃削其附录，独存一家之言，别以诸家方论缀各门之末。

道光三年《休宁县志》卷十九《人物·方技》：方广，号古庵，东山人。精究医理，著有《丹溪心法附余》。

民国二十三年《安徽通志稿·艺文考·子部》九：方广，字约之，号古斋，休宁，嘉靖间人。是编，以《心法》一书，详于法而略于方，《袖珍》等书则又详于方而略于法，皆不便检阅。

因将《心法》去讹留正，群方删繁就简，合为一书。别以诸家方论与震亨相发明者，分缀各门之末，间亦附己意以发明之，故曰《附余》，然非震亨之原书矣。

《古今医统》　明　徐春甫

见康熙三十八年《徽州府志》卷十七《书籍》。

道光七年《祁门县志》卷三十五《艺文志·书目》作一百卷。

明万历《祁门志》卷三《艺术》：徐春甫，字汝元，汪宦门人。医家书无所不窥，著有《古今医统》《医学捷径》。居京邸，求医者甚众，即贵显者，不能旦夕致。授太医院官。

康熙三十八年《徽州府志》卷十七《人物志·方技》：徐春甫。祁门城东人。

《医学捷径》　明　徐春甫

见明万历《祁门志》卷三《艺术》。

《医学指南》　明　陈嘉谟

见康熙三十八年《徽州府志》卷十七《书籍》。

《避水集验要方》四卷　明　董炳

见光绪十四年《泗虹合志》卷十一《人物》上《文苑》。

道光十年《安徽通志》卷二百五十一《艺文志》之《子部》二：泗州董炳《避水集验要方》四卷。《四库目录提要》云：是编以常用有验之方，分类裒辑，无所阐发。其所用之药，有积雪草者，《本草》所未详，特为具其图形，述其功效。其以避水名者，隆庆丙辰淮水决，炳避居楼上以成是书也。

民国二十三年《安徽通志稿》之《艺文考》之《子部》九：董炳，字文化，泗州人。是书末附柳应聘撰《玉鹤翁传》一篇，备载炳父相治疾事；玉鹤，相之自号，故炳又号怀鹤云。

《脉证治方》四卷　明　吴正伦

见道光七年《徽州府志》卷十五《艺文志·医家类》。

康熙二十九年《歙县志》卷十《人物·方技》：吴正伦，著《脉症治方》《养生类要》《虚车录》《活人心鉴》。而其后，明穆宗贵妃疾，召至宫，一剂立愈。遭太医嫉，卒于京邸，时论惜之。

光绪七年《重修安徽通志》卷三百四十一《子部》二《养生类要》条：吴正伦，字子叙，自号春岩子。

民国二十三年《安徽通志稿·艺文考·子部》九：吴正伦，歙县、嘉靖间人。

《活人心鉴》　明　吴正伦

见康熙二十九年《歙县志》卷十《人物·方技本传》。

《虚车录》　明　吴正伦

见康熙二十九年《歙县志》卷十《人物·方技本传》。

《校刊外台秘要》　明　程衍道

民国二十六年《歙县志》卷十《人物志·方技》：程衍道，字敬通，槐塘人。精通医学，一诊即能决人生死。性沉静寡言，虽当笃疾濒危，未尝动声色，投剂立起。每病者延至其家，则就疗者丛集。衍道从容按诊，俟数十人俱诊毕，徐执笔鳞次立方，神气暇逸，了无差谬。所疗治奇验甚多，游其门者咸以医名。重刊王焘《外台秘要》，并为之序。

按：今人民卫生出版社影印明经余居本，后有程敬通校勘记者，即此本也。

《医方考》六卷　明　吴崑

见民国二十六年《歙县志》卷十五《艺文志·书目》。

《痉书》一卷　明　方有执

见道光七年《徽州府志》卷十五《艺文志·医家类》。

《赤水元珠》三十卷　明　孙一奎

见道光七年《徽州府志》卷十五《艺文志·医家类》。

同上《徽州府志》卷十四之二《人物志·方技》:《赤水元珠》。大旨以明证为主，故谆谆以寒热虚实表里气血八者，其辨古今病证名称相混之处，尤为明晰。《医旨绪余》，卓有特识，其论诸家长短，尤千古持平之论。其《孙氏医案》，则其子时泰、明来所编也。

道光十年《安徽通志》卷二百五十一《艺文志·子部》二：是编分门七十，每门又各条分缕析。如风门，则有伤风、真中风、类中风、喑、痱之别。寒则有中寒、恶寒之殊。

民国二十三年《安徽通志稿·艺文考》九：《赤水玄珠》三十卷，明·孙一奎撰。是书为其所著之医书全帙。杂证自风门以迄疳门，凡七十五门。又有伤寒、妇人、小儿、痘疹、外科五门。每门又各分子目，辨别疑似，大旨专以明证为主。盖医难于认证，不难于用药。凡证不拘大小轻重，俱有寒热虚实表里气血八者，苟能于此八者认得真切，皆有古方可循，即于十二经药性中，表里寒热温凉间摘出治之，故能权变合宜，不失胜算。是编书成未有名，会有方士挟仙术游里中。一奎请名，名之曰《赤水玄珠》，遂定名焉。焦氏《经籍志》作十卷，盖传写偶有脱误也。

道光三年《休宁县志》卷十九《人物·方技》：孙一奎，字文垣，号东宿。通《易》，善医。历沅湘、匡庐、於越、秦淮、三吴，所至活人无算。沉思殚虑，著有医书三十卷、《医旨绪余》二卷、《医案》五卷。以辨众论，以归中正。祝石林题之曰：《赤水元珠》，今医家奉为矩矱云。

道光七年《徽州府志》卷十四之二《人物志·方技》：黄古潭。祁门汪机弟子。少业儒，通五经。以疾就医，治病每有超见。如胁痛，皮肤红肿，用泻肝舒郁之剂不效，以瓜蒌一枚治之则愈。如妇人郁结经闭，诸医治用安胎之药，吐酸反甚，黄以补肺泻肝之剂而愈。此二条，其门人休宁孙一奎所述，即《赤水元珠》《医旨绪余》之生生子也（按：黄古谭，黟县人）。

《医旨绪余》二卷　　明　孙一奎

见道光三年《休宁县志》卷十九《人物·方技》。

道光十年《安徽通志》卷二百五十一《艺文志·子部》二：《四库目录提要》云：大旨发明太极、阴阳、五行之理，备于心身。分别脏腑形质、手足经上下、宗气卫气、三焦包络、命门相火，及各经络配合之气。又引《黄庭经》以证丹溪相火属右肾之非。引《脉诀刊误》以驳《三因方》三焦有形如脂膜之谬。分噎膈、翻胃为二证。辨癫、狂、痫病之异治。皆卓然有特见。

民国二十三年《安徽通志稿·艺文考·子部》九：一奎既撰《赤水玄珠》，又采诸名家言，与人辨难等语，汇编成帙。上卷凡四十四篇，下卷凡二十六篇。大旨以脏腑、血气、经络、腧穴，推明阴阳、五行之理，所以钩《素》《灵》之隐，察受病之因，辨证名之异同，明经络之逆顺，畅往哲已发所未尽，撷前贤缺漏所未言。其曰"绪余"，盖较《赤水玄珠》全帙为绪余云尔。

《古今医统正脉全书》二百十五卷　　明　吴勉学

见道光七年《徽州府志》卷十五《艺文志·医家类》。

同上《徽州府志》卷十一之四《人物志·文苑之吴国廷传》：吴勉学，字师古。博学多藏书，尝校刻经、史、子、集数百种，雠校精审。其所辑《河间六书》，今列入《四库全书》中。

光绪七年《重修安徽通志》卷三百四十一《子部》二：勉学，字肖愚。

《河间六书》二十七卷　　明　吴勉学

见道光七年《徽州府志》卷十五《艺文志·医家类》。

道光十年《安徽通志》卷二百五十一《艺文志·子部》二：《四库目录提要》云：是书裒辑金刘完素之书，凡《原病式》一卷、《宣明论》十五卷、《保命集》三卷、《伤寒医鉴》一卷、《伤寒直格》三卷、《伤寒标本》二卷、《伤寒心要》一卷、《伤寒心镜》一卷。名为六书，实八书也。其中多非完素所作，已分别著录《四库》矣。存其总目，以不没勉学缀辑之功也。

《治蛊奇书》　　明　方震孺

光绪十八年《凤台县志》卷十九《艺文·载籍》：是书，盖先生为沙县令时所著。旧有刻本。

同上《凤台县志》卷十《人物·名贤》：方震孺，字孩未，桐城人，移家寿州。万历四十一年进士，由沙县知县入为御史。

光绪七年《重修安徽通志》卷三百四十二《艺文·子部》三：震孺别撰有《闽中笔记》五卷、《在沙腐语》《闽士课》。

《奇方集验》　明　芍镒

光绪二十七年《直隶和州志》卷三十八《杂类·仙释之邱了颠传》；芍镒，字育真，郡诸生。母多病，出游求名医，遂精岐黄术。著有《琴谱》并《奇方集验》藏于家。

按：芍镒与邱了颠为友，了颠，明万历间历阳人。

《医汇》十八卷　　明　毕懋康

见乾隆元年《江南通志》卷一百九十二《艺文志·子部》、道光七年《徽州府志》卷十五《艺文志》。

民国二十六年《歙县志》卷十五《艺文志·书目》：作十五卷。

道光七年《徽州府志》卷十二之二《人物志》之《宦业》二：毕懋康，字孟侯，歙人。万历二十六年进士，以中书舍人授御史，巡按陕西，改按山东，擢顺天府丞，以忧去。天启四年起右金都御史抚治郧阳。魏忠贤以懋康为赵南星所引，遂削籍。崇祯初，起懋康南京通政使，越二年召拜兵部右侍郎，寻罢。再起南京户部右侍郎督粮储，归卒于家。懋康拜兵部右侍郎免归时陛辞，帝命制造武刚车、神飞炮等械成，并辑图说以进。所著有《西清集》二十卷、《管涔集》五卷。

道光八年《歙县志》卷八之二《宦迹》：毕懋康，弱冠即工古文辞，少司马汪道昆、少傅许国、少司徒方宏静，一见异之，引为忘年交。年二十四成进士。

《医荟》　明　毕懋襄

见康熙三十八年《徽州府志》卷十七《书籍》。

康熙二十九年《歙县志》卷九《人物志》：毕懋襄，字君平，邑城人。郡诸生，寻入太学。好博雅，十入棘闱得一榜，数奇不售，遂弃举子业，山水自娱。晚精岐黄，宗丹溪。里中饥疫，全活甚众。著有《医荟》十八卷。

《汤剂指南》　　明　江应全

嘉庆二十二年《东台县志》卷三十《传》十一《流寓》：江应全，字左衡，歙人。父殁于楚，妾万遗腹生全，与嫡同心矢志。应全兼尽孝养，尝与妻杨同刲股救嫡母。居两母丧，各庐墓三年。应全精医理，著有《汤剂指南》《活人书》。寓东台二十年，居人至今犹称述之。

道光八年《歙县志》卷八之七《孝友·本传》：江应全。江村人。以光禄寺署丞卒于家，年八十。生平多义举。

《活人书》　　明　江应全

见嘉庆二十二年《东台县志》卷三十《传》十一《流寓》。

《医宗思知录》　　明　叶天彝

嘉庆八年《庐州府志》卷三十六《方技》：叶文举，字公远，合肥人。精于医，探丹溪、河间之奥，多所全活。子，天彝，性直方，复得秘授。著《医宗思知录》。

嘉庆八年《合肥县志》卷二十四《方技》：天彝子时发，县学生，嗣其业。

按：乾隆元年《江南通志》卷一百九十二《艺文志》、道光十年《安徽通志》卷二百五十一《艺文志》二，并作叶文举撰；又，光绪十一年续修《庐州府志》卷九十《艺文略》上谓一作《医方思知录》。

《风疾必读》　　明　姚浚

见康熙二十七年《江南通志》卷五十九《方技传（和州）》及光绪二十七年《直隶和州志》卷三十六《艺文·子类》。

《明医秘旨》　　明　查国第

见乾隆二十年《泾县志》卷九《艺文·著述》。

嘉庆十一年《泾县志》卷二十六《艺文·子类》：《明医秘旨》八卷，国第自撰序。

安徽省

1483

《医录圭旨》　　明　查国第

见乾隆二十年《泾县志》卷九《艺文·著述》。

嘉庆十一年《泾县志》卷二十六《艺文·子类》:《医录圭旨》八卷,国第自撰序。

《本草类方》　　明　黄良佑

康熙三十二年《休宁县志》卷六《人物·方技》:黄良佑,字履祥,五城人。资明敏,有隐德。弃儒业医,以针石疗人,多奇中,擅名于吴会、京都,游其门者甚多。所著有《本草类方》《麻痘秘法》诸书。

乾隆元年《江南通志》卷一百九十二《艺文志·子部医家》、作新安人。

《医学》一卷　　明　詹方桂

见道光十年《安徽通志》卷二百五十一《艺文志·子部之术家类》载录《四家小品》条。

《江南通志》注云:《四家小品》乃天文、医学、星学、数学也,各一卷。

道光十年《安徽通志》卷二百六《人物志》之《方技》一:詹方桂,字天木,休宁人。精书画。凡天文、风角、六壬、遁甲、星、医诸术,悉通晓。时四方犹未靖,避居松萝山。著有《四家小品》行世。

道光十年《通志》之《艺文》作新安人,《方技》作休宁人;光绪《通志·方技》及道光八年《歙县志》又并作歙人。

《医学论理》　　明　许宁

见道光七年《徽州府志》卷十五《艺文志·医家类》。

康熙二十三年《江南通志》卷五十九《方技(徽州府)》:许宁,字裕卿。少攻举业,工诗、善画竹石。以善病习医,往来歙、休间,凡大僚巨室,数千里走书币相迎,辄有奇效。著《遁气符》《医纪》《黄游》诸集行于世。能以手代针用,推拿法世罕其传。

道光七年《徽州府志》卷十五《艺文》及卷十四《方技本传》并作许凝。道光十年《安徽通志》卷二百六《方技》一作许裕卿。

《医纪》　明　许宁

见康熙二十三年《江南通志》卷五十九《方技传》。

《医验录》　明　吴楚

见乾隆三十六年《歙县志》卷十五《人物志》五《方技》。

民国二十六年《歙县志》卷十五《艺文志·书目》，作《医验录初二集》。

民国二十六年《歙县志》卷十《人物志·方技》：吴万春，字元生，又字敬阳，郡城狮山巷人。工画花卉翎毛，信笔俱佳，而山水纵横任意，尤得力于叔明、子久，卓自成家。子，楚。

《医方秘旨》　明　郑时庄

见民国二十六年《歙县志》卷十五《艺文志·书目》。

《医补》　明　曹恒占

民国二十六年《歙县志》卷十《人物志·方技》：曹恒占，字守堂。能诗，曾结诗社于澄潭山，曰钓台社。山水宗倪、黄，画松尤盘崛。又精医，著有《医补》。

按：乾隆三十六年《歙县志》卷十五《人物志》五《方技》，作《医谱》。据道光八年《歙县志》卷八《方技·曹守堂传》以作《医补》为是。

《医林摘粹》　明　黄鉴

见道光七年《徽州府志》卷十五《艺文志·续编》。

嘉庆十七年《黟县志》卷七《人物志·艺术》：黄鉴，幼孤，事母以孝闻。涉猎儒书，邃精于艺。著有《地理星形会一编》《医林摘粹》《石山吟稿》等书。

《医学正宗》　明　程汝惠

乾隆二十一年《绩溪县志》卷八《人物·方技》：程汝惠，市中人。习医济人，兼精于《易》。著有《医学正宗》《周易观玩编》。

《明医摘粹》　明　周士先

见乾隆二十一年《绩溪县志》卷九《艺文·书籍》。

同上《绩溪县志》卷八《人物·学林周旂传》：周旂，字元龙，号古山，市西人。县学生。性敏笃学，潜修于光霁书屋，志行廉洁。著有《古山文集》。子，士先，字尚仲。少负奇，好读上古秘书。诗祖盛唐、书法钟王，旁通医术，隐居大鄣山中。著有《大鄣山人诗集》。

《四时调理方书》　明　周之明

嘉庆十三年《太平县志》卷八《艺术》：周之明，字诚生。初从泾川查了吾习岐黄业，甚得秘旨。尝云：种树者，必培其根，治病者，必溯其源。其根深，则枝叶自茂，源清，则标病自消。崇祯间，走白下、中州、京师、山陕、关塞，投剂立效，声闻远迩。若文文肃公震孟、蒋大学士德璟、黄少保景昉、倪文正公元璐诸名贤，俱有赠言以称其术。所得必均于弟。弟妇赵，少孀也，给之产以成其节。又置义田以赡族之贫者，所著有《问答医案》《四时调理方书》。

《医学汇纂》　明　闵守泉

见康熙十二年《太平府志》卷三十九《艺文》五《书目》。

《医方探源》　明　姚应祥

宣统二年《建德县志》卷十六《人物志》六《懿善》：姚应祥，吴村人。聪颖绝伦，明季邑增生，不求闻达，与诗僧懒合为方外交。精医道，活人无算，不索酬。著有《医方探源》《痘科真金》二书。

《古方解》一卷　明　方以智

见道光十年《安徽通志》卷二百五十二《艺文志》之《子部》三

《杂家类》：方以智《通雅》条注。

《医家图说》　　明　汪延造

见康熙十四年《潜山县志》卷十《文学》。

康熙二十二年《安庆府志》卷十一《文学》：汪延造，字深之，别号懒圣，潜山人。善属文、工词赋，博极群书，落落不事生产，积书充栋。受知于刘遄、陈周政等，一时名士翕然从之。明季，蒿目时艰，上六书于史相可法，朝夕论事。后游宫詹黄道周门。著《见圣篇》《二十一史说》，壬辰与修《邑志》。晚筑博易斋，专事著述，有《周易图说》《周易讲义》《四书讲义》《兼山堂集》《史学三笔》《医家图说》《星卜要诀》行世。卒年七十一。（延造又著《楞严注解》行世）。

康熙六十年《府志·文学》误作王延造；乾隆元年《江南通志·艺文》，书名作《医家图书》及诸《志》作清人者，均误。

《医方》　　明　李蓁

乾隆十七年《颍州府志》卷八《方技》：李蓁，颍州人。善医术。语妻父张老曰：公眉宇黑色，为肾绝，明年不食新矣，果如其言。张比部诸生时，症危，闻人语辄昏绝。诸医皆束手。蓁独曰：此可治也。卒赖以痊。著有《医方》行世。

道光九年《阜阳县志》卷十三《人物·方技》：李蓁，清旷能诗。张比部为诸生时，得疾，诸医皆危之。蓁独曰：此阳虚不关阴，可为也。

《加减汤头歌括》　　明　汪时鹊

见同治十二年《祁门县志》卷三十五《艺文志·书目》。

同上《祁门县志》卷三十三《人物志·方技补遗》：汪时鹊，居石潭。精医学，破产施药，甘贫不怨，病需参苓无力者，代办之，救治甚多。著有《加减汤头歌括》。

《医书》二卷　　明　王甚美

嘉庆十九年《萧县志》卷十二《人物》一《孝友》：王甚美，字怀楚，弱冠补弟子员。值母病，因精研医理，手订《医书》二卷。晚年习静，讲栖神导气之术。

《医统》　　清　蔡溥

见光绪三十四年《凤阳府志》卷十六《艺文考·子类》。

光绪十三年续增二年重刻乾隆四十年《凤阳县志》卷十一《人物·方技》：蔡溥，字公济。善医，治病多奇效。所著《狐白集》《医统》，藏于家。卒年八十四。子和羹。孙煦及勋。曾孙仪。皆嗣其家学，名重一时。

《集验方》　　清　沈省

嘉庆十二年《芜湖县志》卷十五《人物·方技》：沈省，字曾三，大望子。承父岐黄术，神明古方，诊视能立断生死寿夭。求治者填门，时称为国医。省见贫乏不能市药者，必购给之，一如其父。尹制府患痢，久不瘥，耳省名，招之至署。省投刀圭剂，病良已，因是大尊信之，为忘形交。著有《集验》等方行世。卒年七十。

道光十年《安徽通志》卷二百七《人物志·方技》二：沈大望，字震甫，芜湖人。病人贫乏，出参芪疗之，不使之知。崇祯季年，太、池时疫大作，全活无算。

《奇验方书》　　清　吴天植

乾隆十五年《当涂县志》卷二十二《方技》：吴天植，博望槎溪人。精痘科，有《奇验方书》。活人甚多，凡有敦请，一贫一富，则先贫者。彼此相当，则先症重。远近皆戴其德。子，文修，能世其业，惜今失传。

《经验方》　　清　徐远达

乾隆十五年《当涂县志》卷二十二《方技》：徐远达，字斗儒。精岐黄术，远近称神。顺治初，授本府医学训术。弟，临洮守备立之，为刻其《经验》《神效》诸方。

《神效方》　　清　徐远达

见乾隆十五年《当涂县志》卷二十二《方技·本传》。

《医经原始》　清　芮养仁

康熙十二年《太平府志》卷三十三《方技》及康熙二十三年《江南通志》卷五十九《方技传》：芮养仁，字六吉。医有别解，为人悃愊，广闻见，士大夫多与之游。著《医经原始》《五方宜范》等书十余卷，行于世。

按：康熙十二年《太平府志》卷三十九《艺文·书目》及乾隆二十三年《太平府志》卷四十三《艺文》《医经原始》并作芮养谦著。

《五方宜范》　清　芮养仁

见康熙十二年《太平府志》卷三十三《方技·本传》。

《医学发明》　清　芮养谦

见康熙十二年《太平府志》卷三十九《艺文·书目》。

《逸园方书》　清　任埙

康熙六十年《安庆府志》卷十八《人物志·笃行》：任埙，字德音，号逸园。埙负性简淡，不慕荣利。弱冠游庠序而寄情诗酒，旷怀高致。凡利人济物之事，无不殚力为之。所著甚富，有《逸园方书》行世，利济无穷。

《丹台玉案》六卷　清　孙文元

民国二十三年《安徽通志稿·艺文考·子部》九：孙文元，字对薇，休宁人。因病学医，采集《灵》《素》诸书及古今人论著，穷搜博讨，考古征新。首为先天脉镜、调摄养生、灵台秘典、仙授蒸脐，四篇。次分自伤寒，以迄腹痛，为二十四门。又分妇人、小儿二科，亦各分以门类。凡五运六气之微，五脏六腑之变，温凉生克之数，标本奇正之方，皆多记载。自谓曾遇仙师授诀，此书稍泄秘旨，故目之日《丹台玉案》云。

《苍生司命》　清　余幼白

康熙三十八年《徽州府志》卷十七《人物志·方技》：余士冕，字子敬，歙余家山人。父，幼白。工医，辑有《苍生司命》。士冕能世其学，多奇效。补订前书未备者，曰《诸证析疑》。

道光七年《徽州府志》卷十四之二《人物志·方技》：幼白之孙，克凝，字林发者，至今犹克绳武。

同上《徽州府志》卷十二之五《人物志》之《义行》三：汪燮，字容若，黟县宏村人。附贡生。以浙衢议叙主簿。尝刊行《苍生司命》《经验良方》。

《行素斋秘要》　　清　张天泽

见道光四年《怀宁县志》卷二十三《方技》。

《圣济总录纂要》二十六卷　　清　程林

见道光七年《徽州府志》卷十五《艺文志·医家类》。

道光十年《安徽通志》卷二百五十一《艺文志》之《子部》二：作《删定圣济总录纂》二十六卷。《四库目录提要》云：宋徽宗御制《圣济经》十卷，四十二章。又诏集海内名医出御府所藏禁方秘论，纂辑成编，凡二百卷。其书久而佚脱，林购求残帙，凡得三本，互相补遗，尚阙一百七十三卷至一百七十七卷，不可复见。以繁重难行，乃撮其旨要，重为纂辑，门类悉依其旧。所阙《小儿方》五卷，则倩其友项浚补之。仍冠以徽宗原序及校刻诸臣衔名。

光绪七年《重修安徽通志》卷三百四十一《子部》二：作《圣济总录纂》二十六卷。休宁程林删定。

民国二十三年《安徽通志·艺文考·子部》九：清，程林，字云来，休宁人。

《寿世汇编》　　清　汪如龙

道光二十年《济南府志》卷三十八《宦迹》六：汪如龙，字健川，江南宣城人。举人。康熙十八年，知淄川县。天性慈祥，一介不取，服御俭素，以门板为卧榻，高司寇赠以木床。不以家累相随。辑《寿世汇编》，著《阳坡诗集》。设立义学、捐施药饵。引疾致政，邑人醵资相助，始克归。

《医方集解》　清　汪昂

见康熙三十二年《休宁县志》卷八《通考·书目》。

民国二十三年《安徽通志稿·艺文考·子部》九:《医方集解》六卷。昂是书所分先后之序,极有条理。以为治病之道,当治于未病,故先补养。及其受病,则有汗、吐、下三法,故次发表、涌吐、攻里。若表证未除、里证复急者,当表里交治,故次发表里。又有病在半表半里,及在表而不宜汗、在里而不宜下者,法当和解,故次和解。然人之一身以气血为主,故次理气、理血。若受病之因多本于六淫,故次风、寒、暑、湿、燥、火。古云百病皆由痰起,故次除痰。若饮食不节,能致积滞,故次消导。又滑则气脱,故次收涩。虫能作病,故次杀虫。至于眼目、痈疡、妇人、小儿,各有专科,惟兹集所以便用,故每科略取数方以备采择。末附《救急良方》,以应仓猝。再附《勿药玄铨》于卷终,使知谨疾摄生之要。推其用心,无非欲跻斯世于仁寿之域而已。本集虽名《方解》,而病源、脉候、脏腑、经络、药性、治法,罔不毕备,诚药学之全书,岐黄之捷诀也。

《汤头歌诀》一卷　清　汪昂

民国二十三年《安徽通志稿·艺文考·子部》九:昂以旧有之书,词多鄙率,义弗赅明,难称善本。乃重为编录,辑成是书,并以所主之病证括入歌中,间及古人用药制方之义。某病某汤,门分义悉,理法兼备,体用并赅,千古心传,赖以不坠。此实医门之要旨,法人之觳率也。推其用意,无非以古方甚多,难以尽量录取,取其便用者,得歌二百首,正方、附方凡三百有奇。盖易则易知,简则易从,以此提纲挈领,苟能触类旁通,可应无穷之变也。

《诸症析疑》　清　余士冕

见康熙三十八年《徽州府志》卷十七《人物志·方技本传》。

道光八年《歙县志》卷八之十二《方技》:余士冕,字子敬,富山人。父幼白,精岐黄理,著有《苍生司命》。冕尤能世其家学,立起沉疴,补订前书未备者曰:《诸症析疑》。子,之俊、志宁,医验皆如其父。

《医学汇纂指南》八卷　　清　端木缙

道光十年《安徽通志》卷二百五十一《艺文志》之《子部》二:《四库目录提要》云:是书摘取古今医书,荟萃成帙。每病之下,先详脉理,次病因、次现证、次治法,颇为明晰。

光绪七年《重修安徽通志》卷三百四十一《子部》二:端木缙,字仪标。

民国二十三年《安徽通志稿》之《艺文考·子部》九:是书成于康熙丁亥。惟第七卷所列医案,多载近人治验,未录古法。《四库》列《存目》。

《考订刊刻圣济总录》　　清　黄履暹

民国二十六年《歙县志》卷九《人物志·义行》:黄晟,字东曙,号晓峰,潭渡人,居扬州。兄弟四人,以盐筴起家。晟家有易园,刻《太平广记》诸书。弟,履暹,字仲升,号星宇。家有十间房花园,延苏州叶天士于其家,与王晋三、杨天池、黄瑞云诸人考订药性。于倚山旁,开青芝堂药铺,城中疾病赖之。刻《圣济总录》。又为天士刻《叶氏指南》。履炅,字昆华。履昂,字中荷。

《医砭》一卷　　清　佘鹤

乾隆二十三年《太平府志》卷二十九《人物志·方技》:佘鹤,字觐五。因父病,遂弃儒,业岐黄,殚心研虑,竟陟其巅。尝过病妇家,举室仓皇。诘之,气已绝,鹤亟诊视。索巴豆半斤,沥油著于楮,灼烟入鼻。经食顷,呕痰数升,病良已。暑雨祁寒,延之无不至。著有《医砭》一卷,藏于家。

道光十年《安徽通志》卷二百七《人物志》之《方技》二:佘鹤,繁昌人。

《医书》数种　　清　胡曰从

乾隆十六年《六安州志》卷十五《霍山人物·侨寓》:胡曰从,徽州人。始迁六之望江湾，寻迁霍。世以医为业，其学贯穿五经。著有《尚书孝经讲义》《医书》数种、《竹兰谱》二帙。

《脉症应绳录》　清　程南

乾隆二十一年《绩溪县志》卷八《人物·学林》：程南，字圣可，号庸庵，市中人。早岁为诸生游淮浦，门下多知名士。以亲老归，键户著述，纂理学书、批诸名家制艺。又善书法，一时碑板多出其手。生平励志清修，人咸曰：此正直博雅士也。晚年游心林壑，寓意岐黄。所著有《诗经录要》《性理纂要》《庸庵集》《类方秘录》《脉症应绳录》。

道光七年《徽州府志》卷十五《艺文志》：《脉症应绳录》一卷。

《类方秘录》　清　程南

见乾隆二十一年《绩溪县志》卷八《人物·学林本传》。

道光七年《徽州府志》卷十五《艺文志》：《类方秘录》二卷。

《医家指南》　清　曹光绍

乾隆二十一年《绩溪县志》卷八《人物·尚义》：曹振远，字钦邻，一名应试，旺川人。县学生。子，光绍，庠名晟。有隐德，著《医家指南》十余卷。

《十三科》　清　严大鹏

道光七年《桐城续修县志》卷十六《人物志·艺术》：严大鹏，字誉广，号云轩。父为时名医。大鹏业儒不遇，乃袭世业，精于方书，应手奏效。辑《十三科》，参互对勘，书成授梓，世服其精当。卒年八十余，以医世其家。

民国二十五年《皖志列传稿》卷四《严官方传》：严氏既以医世其家，诸业医者多。旧《志》载有严大鹏，字广誉，号云轩。父为时名医，不言尊五子，疑即尊五也。年八十余。辑《医学十三科》，世服其精。大鹏孙，颢。

按：大鹏。一名诊，字尊五。官方子。

《医方捷诀》　清　严以恬

见民国二十五年《皖志列传稿》卷四《严官方严大鹏传》。

民国二十三年《安徽通志稿》之《列传》十《吴瓯玉传》：姚鼐尝序《医方捷诀》云：严氏之先有则庵者，为术神验。其孙，以恬。能继其学，出其遗书曰《捷诀》者以示余，其言简直，能尽疾病之变状。以恬殆即大勋字矣。

同上《安徽通志稿》之《艺文考·子部》九:《医方捷诀》。作严官方撰。

按：大勋。尊五于、官方孙。

《医言》　清　李蕃

乾隆二十二年《铜陵县志》卷十三《方技》：李蕃，字伯衍。其父应扬，曾受异人医术。蕃绍前业。著有《医言》行世。

《经验方》　清　张允嘉

光绪二十年《亳州志》卷十三《人物志·义行》：张允嘉，字宪只。先世白扬迁亳。允嘉少颖敏，以咯血辍举业，以病究心于医，谓是亦有济于世也。集《经验方》成册，待梓。

《医学心悟》五卷　清　程国彭

见道光七年《徽州府志》卷十五《艺文志·医家类》。

民国二十三年《安徽通志稿·艺文考·子部》九:《医学心悟》十卷、附《华佗外科证治药方》一卷。清·程国彭撰。国彭，字钟龄，号普明子，歙县，康、雍间人。是编举平日所心得，一一笔之于书，条分缕析，因证定方，大抵一衷诸古，而又能神而明之，以补昔人智力所未逮。书成于雍正壬子。后附一卷，以前书无外科诸方，故作此补之。曰华佗者，神其方也。

道光八年《歙县志》卷八之十二《方技》：程国彭。通儒精医，精取岐黄医理，得所折衷，后世医家奉为圭臬。

民国二十六年《歙县志》卷十《人物志·方技》：程国彭，号恒阳子，郡城人，副贡生。精医术，活人甚众，著《医学心悟》四卷、《外科十法》一卷。

《论症》　清　董纪

光绪十三年续增二年重刻乾隆四十年《凤阳县志》卷十一《人物·方技》：董纪，字仲修，丹徒人。幼多病，于诸方书无不读。病既愈，医亦精。康熙末，庐凤道鲍钤延至凤阳，遂占籍焉。性恬静，工书、善写菊。著《正谊堂课余》二卷。《论症》九十三条，经三十年而后脱稿，一时推重。

《医学管见》　清　曹洛禋

乾隆二十三年《太平府志》卷四十三《艺文》：曹洛禋，翰林院侍读学士。著有《大易测》《采石山志》《天放集》《萍万草》《秋虫语》《医学管见》。

同上《太平府志》卷十一《选举·荐举》：曹洛禋，字麟书。当涂人。雍正七年己酉科进士，八年庚戌以保举引见，授国子助教，擢国子司业，升翰林院侍读学士。

《存济录》　清　杜五七

嘉庆十三年《太平县志》卷八《艺术》：杜五七，字知非。秉性恬淡，三十丧偶，义不续娶。由举业又习岐黄，妙有天授。七十余年，活人甚伙，并不计利，人咸仙之而不名。邑令金，以"春生妙手"匾赠。年九十九岁，无疾而逝。著有《险症医案》《存济录》，俟刊问世。

《医学寻宗》八卷　清　吴瓯玉

见道光七年《桐城续修县志》卷二十一《艺文志·医家类》。

同上《桐城续修县志》卷十六《人物志·文苑》：吴瓯玉，号仁斋，府增生。少有隽才，慷慨以功名自许，不屑屑章句之学。年二十始攻举业，即补学生，乡试三荐不售。去而学医，随试辄验，人酬之金，却不受。著有《对鸥轩文集》《医学寻宗》八卷。

民国二十五年《皖志列传稿》卷四：吴瓯玉，意度恢阔，始署其斋日勤；至晚岁积心医术，乃更号曰"仁斋"。

民国二十三年《安徽通志稿》之《艺文考》之《子部》九：吴瓯玉，雍乾间，县学生。

《杂症一贯》　清　严颢

道光七年《桐城续修县志》卷十六《人物志·艺术》：严颢，字守愚，号克斋，大鹏孙，国子监生，世传医术。著有《杂症一贯》《女科心会》《虚损元机》《非风条辨》诸书。

《虚损元机》　清　严颢

见道光七年《桐城续修县志》卷十六《人物志·艺术》

《非风条辨》　清　严颢

见道光七年《桐城续修县志》卷十六《人物志·艺术》。

《医理精蕴》　清　章光裕

见民国四年《怀宁县志》卷十一《文艺》。

《医宗金鉴》　清　吴谦

民国二十六年《歙县志》卷十《人物志·方技》：吴谦，字六吉，官太医院判。乾隆中敕编医书，命谦及同官刘裕铎为总修官。谦以古医书有法无方，惟《伤寒论》《金匮要略》始有法有方，病旧注随文附会，难以传信，因自为删定，书成八九。及是乃就谦未成之书，更加增减。书成，赐名《医宗金鉴》。虽出众手编定，而订正《伤寒》《金匮》，本于谦所自撰，采引医说凡二十余家，世推其精博。

《同寿录》　清　项天瑞

见民国二十六年《歙县志》卷十五《艺文志·书目》。

同上《歙县志》卷九《人物志·义行》：项天瑞，字有清，小溪人。

民国二十三年《安徽通志稿·艺文考·子部》九：《同寿录》四卷。天瑞，字友清，歙县人。窃见《曹氏经验良方》一书，其中青麟、凝神二方，如法修治，尝试颇验。又得卧龙丹方，试之亦验。如是虔制施送近二十年。继念良方盈帙，岂能以一人之力，按方备制，以达诸远而施诸久。爰据其原本稍加编次，又考之他书、征之同人有经验者增之，其伤物命者去之。依类分编，俾求方者应手而得。成书凡四卷，命曰《同寿录》，取寿域同登义也。有乾隆壬午，项天瑞自序、梧冈居士序。

《同寿堂药方》　　清　沈家份

光绪十一年续修《庐州府志》卷五十六《艺术传》：沈家份，字曾武，合肥人。任医学三十年，全活甚众。手录《同寿堂药方》待梓。子，榜弁，性聪敏，制行正直。业医承父训，利济为心，造门求治者踵相接。年六旬卒。孙，理延，亦精医，痘科尤神。

《医道用中一集》　　清　孙兆本

嘉庆八年《庐江县志》卷十四《杂志·方技》：孙兆本，字秀年。幼业儒，精岐黄术。由芜湖徙居于庐。治病有神效，每疫疠盛行，诊视不避炎暑，赖以回生者甚众。晚年，博采群书，著《医道用中一集》，凡数万言，艰于资未付梓。年六十七，以寿终。

《青囊精选》二卷　　清　王之冕

嘉庆二十年《宁国府志》卷三十一《人物·方技》：王之冕，字宪如。善疗目疾，有启瞽功。纂《青囊精选》，凡二卷。

光绪十四年《宣城县志》卷二十七《方技》：王之冕。世居水阳西。子，寅，字希文。绍其业。

《医意》六卷　　清　王秉伦

道光五年《泾县续志》卷三《文苑》：王秉伦，字彝仲，茂林都人。岁贡生。幼敏慧能文，见赏于观学使保，后三荐棘闱不售，以明经终。生平好览群书，尤精于《易》，所著有《周易本义会纂》六卷，府教授汪佑煌序之，谓：于《本义》字栉句疏，令人开卷了然。又集诸家之说，参以己见，而一以御纂《折中》为归，用心至勤云。又有《雪窗余墨》五卷、《医意》六卷。年七十六卒。

《本草类集良方》　清　郑传

嘉庆十一年《泾县志》卷二十六《艺文·子类》：郑传，尚著有《幼幼辑要》。

《证治阐微》四卷　　清　程三才

道光七年《徽州府志》卷十四之二《人物志·方技汪廷元传》：程三才，歙人。著《证治阐微》四卷。卓卓可传于世。

《张氏医参》十卷　　清　张节

见道光八年《歙县志》卷八之五《文苑本传》。

道光七年《徽州府志》卷十五《艺文志·医家类》作一卷。

同上《徽州府志》卷十一之四《人物志·文苑》：张节，字心在，歙绍村人，岁贡生。八岁能诗，十数岁咏梅花，平韵再周。海阳汪宫詹存宽惊为奇才。诸子百家及音韵、岐黄之书，无不淹贯，下笔辄数千言，而讲经尤多心得，每发前人所未发。晚年究心忠恕义蕴，矜躁俱释。著有《周易溯源》《春秋献疑》《忠恕录》《颜瘤子》《六书会指》《松滋余业》《张氏医参》《梦畹诗文集》。

《青囊秘选》一卷　　清　吕发礼

道光六年《旌德县续志》卷七《人物·方技》：吕发礼，字时先，庙首人，监生。少豁达，有豪气。性嗜读书，通方脉。寄籍河南，寒士诣门求医，施药不吝，应手辄效，士大夫延为上客。尝纂《青囊秘选》一卷、《训科指迷》一编，毕秋帆抚军为序其书行世。

《训科指迷》　　清　吕发礼

见道光六年《旌德县续志》卷七《人物·方技》。

民国二十三年《安徽通志稿》之《艺文考》作一卷。

《脉症指疑》　　清　程本遐

嘉庆十五年《绩溪县志》卷十《人物志·方技》：程本遐，字永龄，仁里人。工诗古文词，因世业岐黄，遂攻《内经》及名家方书，研究通彻。著有《脉症指疑》《医方类》等书。

道光七年《徽州府志》卷十五《艺文志》《脉症指疑》一卷。

《医方类》二卷　　清　程本遐

见嘉庆十五年《绩溪县志》卷十《人物志·方技》及道光七年《徽州府志》卷十五《艺文志》。

《医理抉微》　　清　周调鼎

见嘉庆十五年《绩溪县志》卷十一《艺文志·书目》。

道光七年《徽州府志》卷十五《艺文志》:《医理抉微》一卷。

《医方集要》　　清　周广运

嘉庆十五年《绩溪县志》卷十《人物志·方技》:周广运，字景唐，莲花塘人。性恬淡，天资聪敏。精于岐黄，济人甚众。手录《医方集要》一部。尤善书、工画。

《医学集证》　　清　何星照

见民国四年《怀宁县志》卷十一《文艺》。

同上《怀宁县志》卷二十二《道艺》:何星照，字斗南，号慈明。幼嗜学，及长，言笑不苟。尤邃于医理，贫人求诊，捐赀助汤药，乡里高其义。以盐大使需次四川，甫到省，不乐，托疾归。著有《医学集证》《醒世箴言》。

《医学择要》　　清　连斗山

道光七年《阜阳县志》卷二十《人物·文苑》:连斗山，字叔度，号南轩，际遇第三子。性敦敏，好读书，由廪贡官江口府学训导，引疾归。结庐郡城北七枣庄，研讨百家，专攻注疏，日以著述为事，足不履城市者十余年。继任太平府学训导。学使朱筠以所著《周易辨画》四十卷具疏入告。经安抚咨送，著录《四库馆》，以为发先儒所未发。又著《周官精义》，淹贯详博，学使秦潮为序梓行于世。年六十七卒。家藏遗稿尚有《诗经精义》《左史合璧》《南轩韵约》《卜易录要》《医学择要》《全唐诗选奇》《文鼎补注》《荀子》诸书。钻研之功，盖至老不倦云。

《医学纂要》　清　王寅

道光七年《桐城续修县志》卷十三《人物志·宦迹》：王寅，乾隆甲午副榜，怀远县教谕。端方廉介，教学以清真雅正为法。晚工医，著有《医学纂要》。

《集古良方》　清　江兰

见民国二十六年《歙县志》卷十五《艺文志·书目》。

民国二十三年《安徽通志稿·艺文考·子部》九：《集古良方》十二卷。江兰，歙县人。其家累世制药布施，至兰而早登仕籍，服官内外，无暇摒挡此事，以不能绍述先志为歉。乃衷录验方，分门类四十八、成歌括一千有余，厘为十二卷，而治花木器具之法附焉。俾人人皆得依方制药，以备急需，诚仁者之用心也。有乾隆五十年江兰自序。

道光八年《歙县志》卷八之二《宦绩》：江兰，字芳国。江村人。少英敏多才能，由贡生应召试，初任兵部武选司主事，擢郎中转鸿胪寺卿。嘉庆元年补兵部右侍郎。转左侍郎，移疾归。未几，旋卒。

《罗浩医学诸书》　清　罗浩

光绪九年《江都县续志》卷二十八《寓贤列传》八：罗浩，字养斋，歙人，家于海州板浦场。博学多才艺，尤精于医。壮年客扬州，与焦循、汪光曦、黄文旸、钟襄、李钟泗，黄承吉为文字交。其于素契者，虽臧获有疾，亦欣然诊治，非是辄拒绝之，而富贵为甚。浩谓医虽艺术，必先通儒书而后可学。凡请业者，皆先以诗文教之。著有《扬州闻见录》及《医学诸书》。

《医学指南》　清　严瑾

见民国二十五年《皖志列传稿》卷四《严官方传》。

一九六四年抄同治《桐城县志》卷八《人物志·方技》：严瑾，字春来。幼读书敏捷，父统授以医学，因博览诸书，益加讲究，遇奇难异症，立创异方，辄获奇效，能予决人生死期。家素裕，而持身俭朴，遇贫乏不能存者，或助以药饵、给以衣食，至赈饥、恤难，不殚竭其心力，然每畏人知。家由是中落，犹不懈其志也。金陵彭镜湖，谓其仁心仁术，世罕能及云。著有《医学指南》《医方辟谬》。

民国二十三年《安徽通志稿》之《艺文考》之《子部》九：严瑾，则庵五世孙。

《医方辟谬》　清　严瑾

见民国二十五年《皖志列传稿》卷四《严宫方传》及一九六四年抄同治《桐城县志》卷八《人物志·方技》。

《易简方论》　清　程履新

见道光三年《休宁县志》卷十九《人物·方技本传》。

《活法启微》　清　何鼎亨

道光三年《休宁县志》卷十九《人物·方技》：何鼎亨，字德嘉，城东人。擅幼科，治痘有起死回生之术。著有《活法启微》一书。

《证治括言》　清　汪明紫

见道光三年《休宁县志》卷十九《人物·方技汪文誉传》。

《会心录》　清　汪文绮

见道光三年《休宁县志》卷十九《人物·方技汪文誉传》。

《方证会要》　清　吴迈

见道光七年《徽州府志》卷十五《艺文志·医家类》。

同上《徽州府志》卷十一之四《人物志·文苑吴玉搢传》：吴迈，字大年，贡生。著有《方证会要》。

《医选》二十四卷　　清　倪殿标

道光六年《旌德县续志》卷七《人物·方技》：倪殿标，字济庵。精医术，起病如神，乐与文士周旋，谈论风生。所著有《医选》二十四卷，发明轩岐精义，采辑诸名家四十余种。皆先冠以论，辨其得失，次列方，一一疏明。鲍詹士桂星、胡教授晖吉为之序行世。

《济急医方》　　清　曹允谦

光绪九年《贵池县志》卷三十一《人物志·义行》：曹允谦，习医济世，不受馈物。著有《济急医方》行世。

《医学知源》四卷　　清　袁瑛

见道光十年《安徽通志》卷二百五十一《艺文志》之《子部》二。

光绪十八年《青阳县志》卷五《人物志·孝友》：袁瑛，监生。著有《训俗遗规节要》二卷、《医学知源》四卷。

《医方辨案》　　清　方晙

道光七年《桐城续修县志》卷十六《人物志·艺术》：方晙，字子雅，号竹圃。性慷慨好义，兼善岐黄。人有急难，必曲意调护，不形诸色。遇灾祲，则担药周视贫乏，全活甚众，间有一诊而愈病者。生四子，因材分教。所著《医方辨案》数十卷，以授其三子源。源，字绍川。幼聪颖友爱，以善病，父命更习医。源后游江淮间，抱疾归，殁。父书并自著，遗失旅舍，人咸惜之。

《医书积验》　　清　张文英

道光七年《桐城续修县志》卷十六《人物志·艺术》：张文英，号依檣。精岐黄术，遇有贫不自给者，则济以药饵。著有《医书积验》。

《医学折衷》　　清　宋自应

道光十年《太湖县志》卷二十五《人物志·方技》及同治十一年《太湖县志》卷二十六《人物·方技》：宋自应，字德孚，郡增生。敦品励行，博涉典坟，尤精于《易》，凡有占验，应如影响。尝通其意以论医，于阴阳刚柔，消息盈虚之理，无不阐发精微，遂以医学名于世。

其徒，彭显周，字万载。高尚士也，从德孚游数载，遂精其业，亦以良医名。尝称其师治安抚陈大受夫人胎腐腹中，痛不可忍，皖中名医历试方药不效。邑令朱宸荐宋诊之，投药下一死胎，疾稍瘳；次日复诊，又投前剂，复下一死胎，沉疴若失。抚军叹曰：真良医也。酬以千金不受。后有某中丞挈眷过太，其姬亦有腹疾，阅数医不瘳。闻宋名，延诊。以为伤果食，予以草果，一服而愈，惊以为神。其他疗险症，往往出人意计之外，全活甚多。所著有《妇科专门》，纂辑前人名方。又著《痰火七十二症》，名曰《医学折衷》，凡数卷，命其徒显周传于世。闻其精演禽数，亦多奇验云。

《医纂》　　清　葛启俊

见民国四年《怀宁县志》卷十一《文艺》。

同上《怀宁县志》卷二十二《道艺》：葛启俊，字中谷。家无担石储，艰辛供二亲。少聪颖，攻苦力学，及长嗜六经诸家疏义，十余年无间寒暑，抄纂成帙。又汇纂《四书典义》若干卷。遂致吐血疾，歙有高医徐，年九十，以故来皖，就诊视，处方服八十剂而瘥。见启俊所治经，深加叹赏，授以医学，令自调摄。父丧，复呕血数升，昏不省事，家人检旧方饮之，乃苏。后以母卒，擗踊呼号，聩其一耳。中年潜心医学，录其精要，颇有心得，以医请者日填其门。乡有耆宿陈世熔尝患疟，世熔父子皆好医，名医者盈座，治之增剧，戒家人治衣衾为殓殡具。或曰：盍延中谷治之。坐医皆曰：虽葛中谷亦奚益。启俊居附郭，相距七十许里，强之乃延启俊。暮至即入诊，立方毕，曰：吾不可刻离家，以就医者多危证也。世熔家坚留之，启俊曰：吾已立方，眼之立愈，无以留为也，径去。群医睨其方，欲易之，延启俊者不可，监视药炉，亲持以进，遂瘳。而群医终莫悟其立方之妙。启俊精易数，尝画卦为屏障，作对数月，忽然有省。临终时，沐浴更衣，命子焚香端坐而逝。

《医方》三卷　　清　方承永

见道光九年《寿州志》卷十七《艺文》二《著述》。

光绪三十四年《凤阳府志》卷十六《艺文考·子类》，作方承允。

同上《凤阳府志》卷十八下之上《人物·义行》：方承永，字祚远，寿州岁贡。喜施与，尝以药饵济人。子，新，能承其志。嘉庆十九年，议叙主簿。

道光九年《寿州志》卷三十《独行》：方承永。年八十，精强不衰，后无疾卒。

《应验简便良方》二卷　　清　孙克任

见道光九年《寿州志》卷十七《艺文》二《著述》。

光绪三十四年《凤阳府志》卷十八下之上《人物·义行》：孙克任，字莘臣。先是，以理问蒙平恩加同知衔，后议叙复加运同衔。卒年七十有五。

道光九年《寿州志》卷三十《独行》：孙克任。刊辑《医方》行世。著有《勉学篇》《慎思集》《孙氏世范家诫》。

《万锦集》一卷　　清　张克肇

道光七年《阜阳县志》卷十三《人物·方技》：张克肇，县西裴家埠人。善医。有求者，虽昏夜必往，多奇效，太和李文焕，卧疾十二年，饮食肌肤不减，而身一转动，气辄绝。诊之曰：此眩晕证也。合服再剂而愈。有孀妇李氏欲出童养媳，问其故，谓媳腹中有小儿鸣。告之曰：此病也，岂可以此枉人名节。治之遂愈，为姑妇如初。初游大梁，遇富家儿出痘者，已经抱出，谓其无害，与治竟得痊。欲酬之，则悄然遁矣。晚年卧病不出，求方者日踵其门，皆口授令人书与之。以栀子、豆豉已昏闷疾，人尤称其奇治。著有《万锦集》一卷、《汇补敲爻歌》一卷。年八十余卒。

《应验良方》　　清　杨三捷

同治十一年稿本《涡阳县志》卷五《人物志·方技》：杨三捷，号介夫，梁疃村人，邑庠生。子，国华，皆精于痘疹，即险恶之症，医愈者不下数百人。著有《痘疹秘诀》《应验良方》，惜失于兵火。且品行清正，于延请之家，烟茶而外，一介不取。至今乡里推重。

民国十三年《涡阳风土记》卷十二《人物》上：以痘疹驰名者，有杨三捷。本村张某子，年十四出天花。三捷视之曰：此先天毒重，乃下险症也，每日须服药十二次。从之，果愈。三捷赴蒙城，遇驴背一女子，年及笄。命仆掀女跌之地，女父怒，欲殴仆。三捷语之曰：此儿痘闭闷，非惊恐不得出，命之不恤，而责瓜李嫌乎。遂邀三捷至其家，女夜大热燥，翌日痘苗出，予以药，应手愈。一日垂钓河干，见舟人群聚哭，视之，有小儿奄奄毙，问其病，曰痘也。三捷审视曰：此大火症也，虽险尚可为。急取荇藻寸许，卧儿其上，移时，儿竟苏，痘瘢瘢出矣。清嘉庆二年春，时疫起，医家名霍乱，患者辄死。三捷制方购药，得此症者服之，应如响。踵门丐药者日数十起，乡人尤以此德之。三捷为明遗老鸿烈裔孙。著《痘疹秘诀》《应验良方》，今佚。

《传忠录注》　清　吴迁

道光十年《安徽通志》卷二百六《人物志》之《方技》一：吴迁，字松乔，泾县人。官刑部司狱。工行草书，尤善岐黄，活人无算。尝注张会卿所著《传忠录》并《新方八阵》，刊行之。

《新方八阵注》　清　吴迁

见道光十年《安徽通志》卷二百六《人物志》之《方技》一。

《经验良方》五卷　清　詹汝震

道光七年《徽州府志》卷十四之二《人物志·方技》：詹汝震，字公远，秋溪人。世业岐黄，医多奇效，尝录精本方书授梓《经验良方》五卷。旁通卜筮等书，手抄成帙，毫釐不倦。

《诸症采微》八卷　清　程式仪

见道光七年《徽州府志》卷十五《艺文志·医家类》。

《医述》十六卷　清　程文囿

民国二十六年《歙县志》卷十《人物志·方技》：程文囿，字杏轩，号观泉，槐塘人。工医，并能诗，著《医述》十六卷、《杏轩医案》三

安徽省

卷，又《诗集》若干卷。同时鲍桂星极称之。

民国二十三年《安徽通志稿·艺文考·子部》九：程文囿，弱冠即究心医术，寝馈于兹者数十年。每于临证之暇，取先正之书反复披阅，语有精粹，辄随札记。岁月既深，卷帙遂多，纷纭杂沓，因重为编次，分门别类，首溯源二卷、次伤寒二卷、次杂证八卷、次女科一卷、幼科一卷、痘疹一卷、方药一卷，共十六卷。其名之曰《医述》者何也，曰语云述而不作。盖自《灵》《素》《难经》、仲景而后，如河间、东垣、丹溪，以及历朝先哲，卓然成家者，指不胜屈，作者略具，无所事于作也。然是集虽皆述旧，厚不盈尺，而于古今医术，揭要提纲，搜辑略备。俾学者读之，可以遵道得路，不诚为医林之宝筏哉。现方提倡国医之学，此类医书亟宜刊行，以资肄习。

《寿世金针》　清　程东贤

见一九二四年《南陵县志》卷四十三《经籍·著述》。

《可行集》　清　潘元森

见道光七年《徽州府志》卷十四之二《人物志·方技》及道光五年《黟县续志》卷七《人物志·艺术》。

《方脉综》六卷　　清　倪璜

见光绪十一年续修《庐州府志》卷九十《艺文略》上。

同上《庐州府志》卷四十四《儒林传》：倪璜，号蔗轩，无为人。廪生。笃学砥行，博极群书，工诗古文词，精医理。著有《揭礼》、《揭书》《揭诗》、《揭大学》四卷，《格人编》一卷，《一斑草》一卷，《方脉综》六卷行世。其学宗濂洛。

《病思录》　清　吴曰标

光绪九年《贵池县志》卷三十一《人物志·义行》：吴曰标，字汝建。少习举业。弟运新，成进士，相与勉学不倦。精岐黄术，病者日造其庐，全活甚众。博通经史子集，工诗赋、琴棋。郡伯喻公，月夜访之，闻琴声，立户外俟其终阕始入。延于署内，书额旌之曰：清映菊潭。郡伯郭公招与弈，著《奕谱》，赠以诗。前令张公爱其《来鹤赋》，载《齐山志》及《韵纪》。年八十三，手不释卷。性喜施与，弃产周贫乏。著有《病思录》《诗文全集》《心书》三卷。

《景岳节抄》　　清　李川衡

见民国四年《怀宁县志》卷十一《艺文》。

同上《怀宁县志》卷十九《文苑》：李川衡，字越岑，岁贡生。敏慧勤学，博通经籍，尤邃于《易》。又得诸生张森传，精数学，占多奇中。年六十，自知次年病殁日时，为楹联以自挽。所著有《易象谛释》十五卷、《周官辨义》八卷、《读经偶录》三卷、《经文集要》九卷、《字书便览》九卷、《蓄德篇》二卷、《群书节钞》三卷、《景岳节抄》十二卷、《诗文杂集》。

《医学》十卷　　清　潘用清

见民国四年《怀宁县志》卷十一《文艺》。

同上《怀宁县志》卷二十二《道艺》：潘用清，字潜庵，晚号荣阳笠叟，诸生。用清，性真率，工诗，精医理。家无担石储，日手一篇，过目辄不忘，年七十忆少时所诵习者，犹能朗朗出诸口。以方剂活人无算，富者求多不应。术数为当道所见许，然从不事干谒，以故终于贫。著有《双峰草堂诗稿》四卷、《札记》二卷、《六壬》一卷、《医学》十卷。

《南雅堂医方全集订》　　清　沈道先

光绪三十一年《霍山县志》卷九《人物》上：沈道先，字岸生，廪生。貌苍然古厚，须眉作青绀色。母年耄耋，寒暖失宜，背发莲子疽。医云危证，药力解毒甚缓。道先起卧侍侧，时以口吮毒，次第进药，旬余而愈。道先因是力勤医学，于贫不能诊者，一一为之善视。道先语言木讷，不言人过，行不诡俗，后进爱而亲之，善悬腕作蝇头楷书。订有陈念祖《南雅堂医方全集》。

《医方新编》　　清　许丽京

见光绪七年《重修安徽通志》卷三百四十一《子部》二。

一九六四年抄同治《桐城县志》卷八《人物志·文苑》：许丽京，字务滋。少孤，受学于伯祖兼才先生。日诵万言，过目不忘，工为文。年二十三举于乡，道光丙戌成进士。宰浙江安吉县，甫莅任即治巨滑，除弊政，颇著循声。历科分校浙闽，所得多知名士。继宰陕西、雒南，权篆耀州、商州，士民均极爱戴。习岐黄学，活人无算。工诗古文、八分书。著有《兰园诗集》《骈体文》及医书、画谱，刊刻行世。

《医理地理辨难》　　清　王芾棠

一九二四年《南陵县志》卷四十三《经籍·著述》：王芾棠，号退仙，廪贡生。仕至建德教谕。

同上《南陵县志》卷三十二《人物·懿行》：王芾棠，字退仙。性慈祥，精医术，活人无算。著有《小学孝经阐要》《医理地理辨难》诸书。

《习医明镜》六卷　　　清　程鼎调

同治十三年续纂《扬州府志》卷十五《人物》七《流寓》：程鼎调，字梅谷，安徽歙人。生而敦敏，幼研经史，为文高洁，嗜算学，好读孙、吴书，旁及岐黄之学。屡试不售，改习龉业。生平笃行孝友。著有《梅谷丛谈》十卷、《习医明镜》六卷、《配命录》二卷。

《医汇简切》　　清　郑承湘

见民国二十六年《歙县志》卷十《人物志·方技郑宏绩传》。

《医学正义》　　清　郑承湘

见民国二十六年《歙县志》卷十《人物志·方技郑宏绩传》。

《金鉴集解》　　清　张玺

光绪三十三年《续修舒城县志》卷四十二《人物·艺术》：张玺，字仕朝，以医名世。自《灵》《素》以来医方，无不窥，而能心知其意。遇病者必详审再三，既谂其证，然后求药。久之，变化从心，故药无不效。著有《金鉴集解》待梓。

《医方》　　清　吴岊

同治八年《霍邱县志》卷十三《人物·方技》：吴岊，字嵩南。少读儒书，好游名山。精医术，痘科尤擅神异。凡药方能立效、生死能预决，一一不爽，乡里称为神医。自言于华山遇方外士授以秘决。所著《医方》有书，阅者多不得其元微，术竟失传。平生所活无算，不受一谢。

《医方要言》　　清　孙家勤

光绪三十四年《凤阳府志》卷十八下之下《人物·方技》：孙家勤，字予九，寿州庠生。精医术，遇有奇疾，虽严寒盛暑必往，诊辄应手愈。辑有《医方要言》行世。年八十终。子，传伦。监生。世其业。

《持素篇》三卷　目录一篇　　清　俞正燮

见同治九年《黟县三志》卷六下《人物志·儒行本传》

《普济良方》　　清　胡万青

光绪三十四年《凤阳府志》卷十八下之下《人物·方技》：胡万青，字选之，定远人。精医，贪乏之家，廉取药资。集有《普济良方》。咸丰间卒。

《医方辑略》二卷　　清　陈立基

光绪十一年续修《庐州府志》卷五十六《艺术传》：陈立基，号湖村，无为人。监生。性聪颖，博极群书，工诗能文，尤精医。著有《医方辑略》二卷。道光辛卯、己酉大水，瘟疫流行，乡邻有举室病者，遍为诊视，活人无算。享年九十有四。季子超。监生。有父风，传其业。

按：同上《庐州府志》卷九十《艺文略》上，作《医方集略》，无卷数，作陈世基著。与传不同。

《医书两种》　　清　汪大镛

同治九年《黟县三志》卷七《人物志·艺术》：汪大镛，字采宜，城西人，居六都徐村。医学仲景，求者立应。著有《医书两种》。子，士

安徽省

1509

涵，府廪生，亦知医。大铺晚善养生辟谷，逾七旬。

《医学类求》　　清　程致煌

见同治九年《黟县三志》卷十二上《杂志·书籍杂家类》。

同上《黟县三志》卷六上《人物志补·尚义程应名传》：枧溪人，程致煌，字星堂，县学生。早孤，母刘丧明，由是治医，通其术。施药数十年，尤善治风疾，活人多他医束手者，就诊立起，未尝纳病家钱。著有《医学类求》《颍川吟稿》。孙，训，字仿伊，以治风疾世其传。

《医学锦囊》　　清　胡润川

见光绪七年《重修安徽通志》卷二百六十二《方技》一《本传》。

《医学精蕴》　　清　吴贺恪

民国十年《宿松县志》卷四十《文苑》二：吴贺恪，字澹圃，庠生。博学嗜古，工吟咏、善书。随父叶，居训导署溧阳。后弃制举业，以医术济人，著有《医学精蕴》。

按：同上《宿松县志》：吴贺叶，字轶才。岁贡生。嘉庆丁卯举人。

《种德新编》　　清　朱荧

光绪三十三年《续修舒城县志》卷四十二《人物·艺术》：朱荧，号松坡，太学生，精医。为人治病，概不取谢，贫者并济以药饵。著有《种德新编》待梓。

《医方宝筏》二十四卷　　　清　程鹏飞

光绪三十四年《凤阳府志》卷十八下之下《人物·方技》：程鹏飞，字海峤，寿州人。性颖悟，究心六壬、占候之书，尤邃于医，济人不以为利。著《医方宝筏》二十四卷。署巡抚李孟群招致幕下，为之序。又著《绿香馆诗草》二卷。卒年七十九。

《医术全集》二十卷　　　清　江映川

光绪三十四年《凤阳府志》卷十八下之下《人物·方技》：江映川，

字绍周，寿州监生。精医，善济人。著有《医术全集》二十卷。

《经验方》　清　范松

民国十四年《太和县志》卷八《人物志》上《艺术》：范松，字青峰。善疗痘疹，世号通灵先生。其孙，聚宝。辑其《经验方》为书，惜兵燹后失。

《可人楼医诀》　清　贺锦芳

民国十年《宿松县志》卷四十二中《义行》：贺锦芳，字灿黄，号知非，太学生。恪遵慈训，自励于学，经史子集皆淹贯，作文取径先正。尤精医学，求治者罔弗应，不索谢，并施药以救贫寒。著有《纲鉴批语》《可人楼医诀》诸书行于世。咸丰六年，邑境被兵，兼旱荒。芳发仓谷赒济，仓将罄，举家日食稀粥一次，节所余分给邻族。年七十三病笃……。

《历验方》　清　何元巩

见同治九年《黟县三志》卷十二上《杂志·书籍杂家类》。

同上《黟县三志》卷七《人物志·尚义》，何元巩，字殿超，何村人。议叙布政司理问。幼孤，学贾江西。病噎，进食辄吐，不能纳粒米，已病且死。如鄂，途遇异人，教以炼硫黄法，服一斤，病良已。居鄂十年，乃谢归，年八十七。

民国十一年《黟县四志》卷十四《杂志》：何元巩，号文坚，黟三都人。《历验方》一卷，治病多效。咸丰八年卒，八十六矣。

光绪七年《重修安徽通志》之《补遗》一《人物志·方技》：余必朗，黟县人。性高亢，精医，不欲以术名世，故鲜知者。咸丰间，同邑理问何元巩，年八十三病热四十余日，惟饮冷水，投以滋补之剂，几发狂，诸医束手。闻必朗名，强邀治之。必朗知元巩素服硫黄，曰：此丹发也，脉洪大不挠，非死证。用鳞溪螺二百枚，铁落一两，川连、木通各三钱。二服而愈。

《集验新方》　清　方城

一九六四年抄同治《桐城县志》卷八《人物志·义行》：方城，字彦超，国学生。性严正，疾恶如仇，尝与人事，一二语断之，莫不敬服。善岐黄术，著有《集验新方》。又善丝竹，尝作鸾凤音，引山禽起舞为乐。殁年八十四。

《医学正宗》　　清　宋筠

见民国八年《芜湖县志》卷五十六《艺文·子部》。

同上《芜湖县志》卷五十一《人物·方技》：宋筠，字秋荪，合肥人。洪杨后，寓居芜湖。通太素脉，切之知人寿夭。专以经方治病，无不神效。耳失聪，置竹筒于耳，人向筒口言，听之丝毫不爽。求诊者众，名公巨卿咸来延聘，如两江总督马新贻、安徽巡抚英翰、藩司吴坤修、皖南道李荣，最为倾慕。邑医朱心农等创立宣和医社，分期研究，各撰论说，举筠为社主，评定优劣。善吟咏，著有《诗集》并《医学正宗》，稿未及梓。殁后，关道李荣就其所居铸月庵，改建祠宇，即今西门外西湖池北极阁西宋先生祠。英中翰为撰碑记。靳理纯书石。祠内，前供华真人泥像，后供先生木像，面目如生。葬赭山西白衣庵前，碑曰：宋高士墓。

《李氏新传》八卷　　清　李长福

光绪十四年《泗虹合志》卷十二《人物》下《方技》：李锦春，字绣章，虹国学生，世业医。父长福，附贡生，医学尤得心悟，晚年著《李氏新传》八卷，甫梓而逝。锦春为续成梓行之，声名由是大噪。持脉尤有会心，能于数年前决人生死无一爽。

《杂症诗括》　　清　黄廷杰

见同治十二年《祁门县志》卷三十五《艺文志·书目》。

《医学体用》　　清　卢云乘

见民国十一年《黟县四志》卷十三《艺文志》下《杂家类》。

《医法汇要》　　清　戴荣基

见民国十一年《黟县四志》卷十三《艺文志》下《杂家类》。

同上《黟县四志》卷六《人物志·文苑补》：戴荣基，字子初，号梅泉，际村人。以监生试乡闱不中，即弃帖括，读书于村南云梯书屋，肆力经史及古文词。与碧山汪文台、雷冈汪方钟以学相友善。耽吟咏，尤喜为香奁体。旁通岐黄、堪舆之学，工书善饮。诗尝见赏于当涂黄勤敏钺，称为无一字无来历。又与芜湖龙子方、张杏村，含山倪燮，绩溪汪榛渚名士结诗社，极一时倡和之盛。著有《梅泉诗存》《花巢诗草》《吟香小草》《地理求安录》《葬书注释》《灵城精义注释》《医法汇要》等书。

《医学约编》　清　姚文涛

见光绪九年《贵池县志》卷四十一《艺文志·本籍著述》。

同上《贵池县志》卷三十《人物志·孝友》：姚文涛，字学波，太学生。以母多病，医治罔效，习岐黄，亲调药剂，母遂获享高年。著有《地理类编》《医学约编》。

《医学渊源》　清　章元弼

见光绪九年《贵池县志》卷三十九《人物志·方技》。

《临症金针》　清　查晓园

见民国四年《怀宁县志》卷十一《文艺》。

同上《怀宁县志》卷二十二《道艺》：查晓园，字东升。少聪敏。常病，因去儒就医，肱经三折，活人无算。著有《临证金针》《妇科精诣良方》诸集。

《要症真传》　清　郑廷玺

民国十三年《涡阳风土记》卷十二《人物》上：郑廷玺，字瑞璞，西阳集人。四世习医。蒙邑令盛安君患失血二十余日，奄奄将毙。廷玺诊脉，得少阴芤数、太阴浮大、厥阴弦紧，知是火犯阳经，阳乘阴热，血热上溢。按其原因，系劳心过度，暴怒伤肝，血不归经所致。予以犀角地黄汤加减，一剂乃止，三帖全愈。王慎典夜寐，陡昏，汗泄，语塞。两尺沉细，四肢如冰，知是伤精亡阳之证。即用独参汤灌之，继服回生固本汤：乃肉桂、附片、人参、於术、吴萸、千姜、熟地、牡砺、茵芷、五味、枣仁、炙草等，须臾而醒。王建功夜寝，至晓双目失明。廷玺诊之曰：此肾亏火旺之候也。授以六味地黄汤加元参、当归、川芎、苁蓉、五味、元精石。二剂，目复能见。徐某目翳遮睛，使用生地、胡椒纳入鼻中，一日夜，翳落目明。一人中暑发昏，令用小青叶捣汁和井泉水灌之，即醒。有小便闭结之王某，五日夜号惨将死。急用当门子五分、连须葱头数茎，捣烂和匀，置脐中以手扪之，继用八正散加智仁、茯苓、冬葵、升麻、菖蒲、甘草梢等煎服，片时，小便如注。著有《医学论》《要症真传》。善鼓琴，兼精绘山水、写人物。寿八十六岁，精神矍铄，犹如壮年。性淡泊，宁静自喜。清咸、同间，虽颠沛流离，犹竭力博膝下欢，因老母多病，勉赓先业，故所诣尤精。

《医捷》　　清　朱佩麟

见光绪十一年续修《庐州府志》卷九十《艺文略》上。

《医集》　　清　程大礼

光绪十一年《庐江县志》卷十六《杂类·艺术》：程大礼，号秩山。精于医案、脉诀，立方奇效，每于人所不治之症，一药回生。所著《医集》并《经验方》甚富，待梓。

《经验方》　　清　程大礼

见光绪十一年《庐江县志》卷十六《杂类·艺术》。

《临症条辨》　　清　张家勋

光绪十一年《庐江县志》卷十六《杂类·艺术》：张家勋，号介庵，工吟咏。病目三年，因而潜心医理，治病每有神效。适遇瘟疫盛行，无论贫富、远近，延之即至。疫传比户，而勋家独免。著有《临症条辨》《验方》，待梓。

《验方》　　清　张家勋

见光绪十一年《庐江县志》卷十六《杂类·艺术》。

《集验方书》　清　俞子才

见光绪七年《重修安徽通志》卷三百四十一《艺文·子部》二。

《济世新编》　清　陈上印

民国八年《芜湖县志》卷四十九《人物·卓行》：陈上印，字位方，居周皋永城圩人。上印，少孤，虽家徒壁立，而温清不少懈。及长，倜傥不羁，好武艺，有豪士风。精岐黄，以医名于世。善治奇怪祟症，无不应手而效。由是人皆称为陈半仙。后游北京，曾著《济世新编》梓行于世。年六十三卒。

子，瑾瑜。增生。医术亦精，远近求诊者甚众。尝著《医生十劝》及《试验新方》，未付梓。年七十卒。

《经验方》　清　阎超群

民国十四年《太和县志》卷八《人物志》上《艺术》：同治中，阎超群，庠生。通医理，尝手辑《经验方》，争相抄传。

《医理从源》四卷　清　李心复

见民国四年《怀宁县志》卷十一《文艺》。

同上《怀宁县志》卷二十二《道艺》：李心复，字象初，号来庄，郡庠生。幼聪颖，目数行下，为文千言立就。壮丁咸同乱，遂隐于医，活人无算。自镌其章曰：活人一术。尚气节、重交游，箪瓢屡空，宴如也。幕游大江南北，名公巨卿莫不倒屣。平生肆情诗酒，以自写胸中磊落不平之概，以一衿终。著有《来庄诗存》八卷、《吴游杂记》二卷、《医理从源》四卷。

《摄生秘剖》　清　洪基

民国二十三年《安徽通志稿·艺文考·子部》九：洪基，字九有，新安人（旧徽属，何县未详）。性嗜医，业儒之暇，旁搜医典有年，因走四方，就正有道。以觅方心切，更榜其门曰：兑换奇方。海内怀奇方者争集焉，所得方以万计。因特择其丸散方之最切用者若干种，制以疗人，每施辄效。乃精订丸散谱，各于其升降浮沉、寒热温平，良毒之性，宣通补泻、轻重滑涩燥湿，反正逆从之理，揆之于经、参之于证，加以发明。原名《胞与堂丸散谱》，云阳张夬为题其谱曰《摄生秘剖》，因更名焉。有洪基自作缘起，张夬、张东瀛、林冲霄引。

《医书数种》　　清　刘希璧

宣统二年《建德县志》卷十六《人物志》六《艺术》：刘希璧，字以赵，青山保人。幼读书能文未售，遂业医，时以药饵馈人，雅不计利。邑令盛赠以：满指阳春额。著有《医书数种》，人咸珍之。

《医理阐微》二卷　　清　刘灿奎

民国十年《宿松县志》卷三十三上《艺文·子部》：灿奎，好学能文、工诗，尤精岐黄术。尝言：医学，非沉深理学书者不能。因深究阴阳五行妙理，以配圆颅方趾之人身，本隐之显，从著入微。晚年遂成是编。

同上《宿松县志》卷四十《文苑·刘秉钺传》：刘灿奎，字炳台，廪贡生，与兄秉钺并负时名。工诗文词，终日危坐，手不释卷。晚精岐黄术，以医济人，人多德之。著有《娱意斋文稿》《朗垣诗存》《医理阐微》。

《李勉钊手录方书》　　清　李勉钊

民国十年《宿松县志》卷末《补遗·艺术》：李勉钊、李就熔，同族兄弟。皆业儒未遇，转而学医，专以济人为事。钊常悬壶于乌江赵配天家，熔则隐身于西河别墅。一精《灵》《素》，一善叔和，一时称为医中国手。二人均有《手录方书》。

《李就熔手录方书》　　清　李就熔

见民国十年《宿松县志》卷末《补遗·艺术李勉钊传》。

《方书集成》　　清　郝同驭

见民国四年《怀宁县志》卷十一《文艺》。

同上《怀宁县志》卷二十《笃行》：郝同驭，字砚溪，号驾山。性古朴，寡言笑。贡就教职，同治壬申司霍山铎。光绪丁亥署虹乡学事，未期月即卸篆，适学使按临，例分条金一半，同驭委之后任不少惜。州守方闻而叹曰：郝君真长者也。堂弟同簏在郎署，与游多缙绅巨族。卒未投一刺，苜宿一盘，处之廓如也。著有《驾山馆文集》一卷、《宦游杂咏》二卷、《方书集成》一卷。

同上《怀宁县志》卷十九《文苑》：郝同簏，号仲赓，父汇江，精岐黄术，活人无算。

《经验奇方》二卷　　清　马暹

光绪十一年续修《庐州府志》卷九十《艺文略》上：书未刊，其子浚渠将刊行。

同上《庐州府志》卷五十六《艺术传》：马暹，字午亭，合肥人。原籍桐城，世业医。午亭尤精外科，贫者每给药不取值，课子读书。

《集方便览》二卷　　清　金朝秀

光绪十四年《泗虹合志》卷十二《人物》下《方技》：金朝秀，精岐黄，著《集方便览》二卷。

《医家辑要》一卷　　清　王耀

见光绪二十七年《直求和州志》卷三十六《艺文·子类》。

《引经证医》四卷　　清　程梁

民国二十三年《安徽通志稿·艺文志·子部》九：程梁，字汀茵，绩溪人，精医。是编，有光绪八年部灵鹄跋语略谓：汀茵少时喜医书，凡仲景、东垣诸大家著作，靡不毕究。所尤殚精竭虑、揣摩而烂熟者，则惟轩岐之《灵》《素》，与越人之《难经》。尝手一编，颜曰《引经证医》，丹黄重叠，点窜纵横，亦不知稿经几易。首二卷，论经释义，则简切不肤；后二卷，临证疏方，则师古不泥。盖其寝馈于轩岐、越人也深，故其析解夫《素》《灵》也确。余嘉其用心勤笃，爰付剞劂，以公诸世云。

《医家四要》　　清　程曦

见民国二十六年《歙县志》卷十五《艺文志·书目》。

民国二十三年《安徽通志稿·艺文考·子部》九:《医家四要》四卷。清·程曦撰。曦,字锦雯,歙县人。从三衢雷少逸游,得其薪传。乃与同门江诚、雷大振共纂是书。一曰脉诀入门、二曰病机约论、三曰方歌别类、四曰药赋新编。皆掇少逸平日选读之书,别类分门、括歌汇赋,以共成是编也。其中去泛删繁,辞明义显,便于诵习,极易入门,诚为医家至要至约之书,学者如能参透其理,则临证头头是道矣。

《方士恩医书》　　清　方士恩

民国十一年《黟县四志》卷七《人物·艺术》:方士恩,字锡三,厚善人,岁贡生。尤工医学,济贫不取分文。创本村同益药铺,精究药料。尝谓经理者:吾创此业,以便人缓急,勿贪利,免损吾志。生平著作《诗集》《医书》若干卷,存于家。光绪甲午乡试,卒于南京试寓,士论惜之。

《口述篇记录》五卷　　清　王谟

民国二十六年《歙县志》卷十《人物志·方技》:王谟,字养涵,王家宅人,居富坞。邑庠生。祖学健,父士恕,皆能医。学健为冯塘程有功弟子,张文毅、左文襄常邀治病,医名著江浙皖赣间。谟幼承家学,专精医术,远近求医者咸归之,称新安王氏医学。光绪癸卯病甚,命子在卧榻前,纪述先人所传并临证所得,及历代名医要旨,名《口述篇记录》五卷,未竟而卒。诸子皆能传其学。

《医学探源》二卷　　清　杨銮坡

见民国四年《怀宁县志》卷十一《文艺》。

民国二十三年《安徽通志稿》之《艺文考》之《子部》九:作四卷。是书盖集《神农本草》《伤寒论》《千金要方》诸书为之注释,与汪䄂庵之《汤头歌诀》足相发明。

《医余留考图》一卷　清　杨銮坡

见民国四年《怀宁县志》卷十一《文艺》。

民国二十三年《安徽通志稿》之《艺文考·子部》九：作《医余留考》一卷。是篇叙生平所历疑难之症。或群医束手，而卒以药起之；或病本可治，而病家乱以他医，卒至不起。皆详其病症、抉其病源，洵医家之龟鉴也。

《歆萃新集》一卷　清　杨銮坡

见民国四年《怀宁县志》卷十一《文艺》。

《试验新方》　清　陈瑾瑜

见民国八年《芜湖县志》卷四十九《人物·卓行陈上印传》。

《医学撮要》二卷　清　汪鸿熔

见民国二十六年《歙县志》卷十五《艺文志·书目》。

《应验神方》一卷　清　汪启贤

民国二十六年《歙县志》卷十五《艺文志·书目》：《济世全书》一卷、《应验神方》一卷、《女娲氏炼石补天》一卷。清，汪启贤撰著。

《济世全书》一卷　清　汪启贤

见民国二十六年《歙县志》卷十五《艺文志·书目》。

《家居医录》十卷　清　曹开第

民国二十六年《歙县志》卷十五《艺文志·书目》：《家居医录》十卷、《竹伍随笔》二十卷。清，曹开第撰。

《医学心得》五卷　清　毕体仁

民国二十六年《歙县志》卷十五《艺文志·书目》：《医学心得》五

卷、《临证主治大法》二卷。清，毕体仁撰。

《临证主治大法》二卷　　清　毕体仁

见民国二十六年《歙县志》卷十五《艺文志·书目》。

《医学先难》二卷　　清　汤诚礼

见民国十一年《黟县四志》卷十三《艺文志》下《杂家类》。

同上《黟县四志》卷五《选举志·封荫》：汤王英，汤村人。以子诚礼，府医正科，封登仕郎。

《何嘉诜纂注医书》　　清　何嘉诜

民国十一年《黟县四志》卷七《人物·艺术》：何嘉诜，字牧云。精岐黄术，纂注《医书》多种，未肯轻付剞劂。传其方者恒珍之。

《疗疟痢方》　　清　李凤周

民国十三年《涡阳风土记》卷十二《人物》上：李凤周。以母病延医不至，习通方药。切脉取独字诀，三呼吸即知。谓：久诊思惑，某经有异，病在某经，用药亦然，不可诛伐无辜。又谓：药宜廉价，非赚钱也。有《疗疟痢方》传于后。

《济世宝囊》二卷　　清　段克忠

民国四年《重修蒙城县志》卷九《人物志·方技》：段克忠，字心传，少失怙。业儒，因母多病，弃儒就医。著有《济世宝囊》二卷。后人用其方，辄效验如神。

《普通治疗法》一卷　　清　周逵

《建德风土记》卷十八《艺文志》周云按：仲兄仲衡，嗜岐黄术，曾留学美国，考察数载，学成归国。著《普通治疗法》以行世，人多称之。

（以上内科）

《外科理例》　　清　汪机

见康熙三十八年《徽州府志》卷十七《书籍》。

道光七年《徽州府志》卷十五《艺文志·医家类》作七卷、《附方》一卷。

道光七年《祁门县志》卷三十五《艺文志·书目》:《四库全书目录》注曰凡一百五十四门,《附方》一百六十五道。其自序谓外科必本诸内,与齐德之《外科精义》持论相同。其分舍脉从证、舍证从脉及治之不应,别求其故三例,则德之未及也。

民国三十三年《祁门县志艺文考》之《子部》:是书成于嘉靖辛卯。其曰《理例》者,谓古人所论,治无非理,欲学者仿其例而推广之也。大旨主于调补元气,先固根柢,不轻用寒凉攻利之剂。用法变通,亦异于胶执之谈。书中多《外科精要》及朱震亨之论。又称辑已成编,得新甫薛先生《心法》《发挥》,复采其说参于其中。二人同时,而虚心从善如是,其持论平允,良亦有由也。

《外科秘要》　　明　洪玥

康熙三十八年《徽州府志》卷十七《人物志·方技》:洪玥,歙洪源人。幼孤家贫,拾薪养母。初习举业,后以母病业医。精通《素》《难》诸书,尤长外科,多起奇症。著有《外科秘要》。

道光七年《徽州府志》卷十四之二《人物志·方技》:……自玥后,郡之治外科者,始有宗法。多起奇症,有病疽见腑脏者,辄投剂愈,不计馈谢。

《外科十法》一卷　　清　程国彭

见道光七年《徽州府志》卷十五《艺文志·医家类》。

《正骨指南》二卷　　清　葛维麒

光绪十六年《寿州志》卷二十四《人物·义行》:葛维麒,字圣祥。性孝友,精岐黄。乾隆丙午岁祲且疫,济人以药,不较值。子,奎,世其医业。著《正骨指南》二卷。

《疮医经验》四卷　　清　鲍集成

道光七年《徽州府志》卷十四之二《人物志·方技汪廷元传》：鲍集成，歙之棠樾人。著《疮医经验》四卷，卓卓可传于世。

道光八年《歙县志》卷八之十二《方技》：鲍集成，字允大。

光绪七年《重修安徽通志》卷二百六十二《方技》一：鲍集成，善疗金疮，著《疮疡经验》十二卷。

《疡科外治验方》　　清　程道周

民国二十六年《歙县志》卷十《人物志·方技》：程道周，字颂南，舍头人。治病有奇术，名噪一时。大阜有病人踵门求治，道周望见，遽曰，神不内敛，危在俄顷，其速行。病者怒而诣村中友家，甫抵门，仆地死，人咸以为神。著《疡科外治验方》《锦囊医话》。

《外科方略》　　清　姚慎德

见民国十一年《黟县四志》卷十三《艺文志》下《杂家类》。

（以上外科）

《女科则要》　　明　唐翼真

乾隆十五年《当涂县志》卷三十三《备遗·方技》：唐翼真，薛镇人。幼习诗书，复精岐黄，诊视多奇验。后著《女科则要》，子孙永守，历今三百余年弗替。世其业者：雅存、卓如、绍谦，皆有名。

《广嗣篇》　　清　徐国显

见康熙三十六年《合肥县志》卷十六《杂志》。

同上《合肥县志》卷七《选举》三《贡士》：清顺治末，徐国显。由教习授山西翼城知县，有善政，行取现任浙江道御史。

嘉庆八年《合肥县志》卷二十四《人物传》四：徐国显，字公佑，号东谷。康熙十一年壬子拔贡生，为翼城县知县。岁饥，给牛种、制药疗疫，以卓异擢御史、除金衢严道，以年老乞归。所著有《庆云楼文集》《广嗣编》。

《达生编》二卷　　清　叶风

见光绪三十一年《霍山县志》卷十三《艺文志》。

同上《霍山县志》卷十一《人物志》下《文苑》：叶风，字维风，号亟斋，父升籍休宁，奉母居于霍。力行学古，诗文皆力追唐宋以上，风发逴厉。中年曾参南昌郡幕，厌梦浊，弃而返棹，隐于医。所著《诗文集》若干卷、《医书数种》，贫不能梓，仅刻《史论》数篇。风前在南昌幕中，曾刻《达生篇》，发明生育常理，自署"亟斋"而不著姓氏。

《郑氏生生录》　　清　郑晟

民国二十六年《歙县志》卷十《人物志·方技》：郑晟，字励明，号莲亭，郑村人。州同知。辑《郑氏生生录》，兼工书法。

《女科心会》　　清　严颢

见道光七年《桐城续修县志》卷十六《人物志·艺术》。

《女科指南》二卷　　清　刘泽清

嘉庆八年《无为州志》卷二十一《人物》四《技艺》：刘泽清，字渭川，号浊翁，诸生。以女医名于时，著《女科指南》二卷。

《女科得解》　　清　陈允晷

见嘉庆十三年《旌德县志》卷八《人物·艺术本传》。

《妇科专门》　　清　宋自应

见同治十一年《太湖县志》卷二十六《人物·方技》。

《保产机要》　　清　李鸣

道光十年《安徽通志》卷一百七十八《文苑》六：李鸣，当涂人。岁贡生，官睢宁训导。著有《梦醒集》《效颦集》《端蒙易解》《保产机要》诸书。

《济阴通玄集》　　清　洪烜

见光绪十一年续修《庐州府志》卷九十《艺文略》上。

同上《庐州府志》卷五十六《艺术传》：洪烜，号载治，无为人。性慈，精医，贫者施方药，并资以钱。著有《济阴通玄集》行世。

《女科临证指南》　　清　胡润川

见光绪七年《重修安徽通志》卷二百六十二《方技》一《本传》。

《妇科精诣良方》　　清　查晓园

见民国四年《怀宁县志》卷十一《文艺》。

《胎产秘书》　　清　江允旴

见民国二十六年《歙县志》卷十五《艺文志·书目》。

同上《歙县志》卷九《人物志·义行》：江允旴，字东扶。每岁施棺槽，四十余年不倦，约计万余具。

《妇科阐微》　　清　许思文

见民国二十六年《歙县志》卷十《人物志·方技本传》。

《产后指南》一卷　　清　于云同

民国十四年《太和县志》卷八《人物志》上《艺术》：于云同，通医理，辑有《产后指南》一卷。渊源仲景，参以东垣，足为妇科宝筏。

（以上妇科）

《博集稀痘方论》二卷　　明　郭子章

民国二十三年《安徽通志稿》之《艺文考·子部》九：郭子章，名奎，以字行，巢县人。是书，以婴孩之病，惟痘最厉，防之不豫，待其发而后为之，未必其万全也。因泛读方书，博稽国工，得一稀痘方论，递为手录，久之成帙。间以饮未痘儿，辄饮辄效，乃厘为二卷，分为二门，并以《痘疹辨论》附焉。

康熙十二年《巢县志》卷十五《人物志·名贤》：郭奎，字子章，元明间人。游余青阳门，遭乱，亲亡、弟丧，飘零江湖，历大江以西，燕赵淮楚之墟，歌咏胜迹，怀亲爱国之心，恳如也。其中有："天下十年非乐土，江南万姓望安居"，又有"乡梦有时逢骨肉，此身何处托渔樵；百年几度逢重九，四海何时是一家"，最为凄切。后仗剑从军，从事吴国公幕府。辛丑岁，皇侄朱文正开都督府，节镇洪都，特以儒士选子章为之辅佐参谋。乙巳文正得罪，以子章不谏阻逮诛。

按：同上《巢县志》卷十八：张符《郭子章传》：子章，讳奎，而号望云，乃其所名诗集者，有《望云集》五卷。诗嗣唐响，卒以嵚崎坎廪以殁。其传言云"曾附伪汉"及《本传》以"子章不谏阻文正逮诛云云"，俱非。

《治麻方论》　明　汪奇

见嘉靖四十三年《徽州府志》卷二十一《书籍》。

《痘证理辨》一卷　附方一卷　明　汪机

见道光七年《徽州府志》卷十五《艺文志·医家类》。

康熙三十八年《徽州府志》卷十七《方技》及道光七年《祁门县志》卷三十五《艺文志·书目》并作《痘证理辨》。

民国三十三年《祁门县志艺文考》之《子部》：《痘证理辨》一卷、《附方》一卷。《旧志》作《痘治理辨》。是书前列诸家治痘方法，后引浙中魏氏之说以辨之。自序云：嘉靖庚寅，痘灾盛行，机因探索群书，见有论痘疮者，纂为一篇，其论皆主于火，然痘虽胎火之患，而虚实异禀则攻补异宜，又多兼杂证，不可拘以一说也。

《重刻东园痘症全书》　明　吴子扬

嘉庆十一年《泾县志》卷二十六《艺文》：子扬书凡三刻：初刻《痘症要诀》、次《蠢子录》、晚年订《痘症撮要》，非仅《蠢子录》一种。近任孙启泰合三书重刻，名《东园痘症全书》。

按：《郑志·艺文》载有吴扬《蠢子录》，吴扬当作吴子扬。《郑志》

误。又据《采访册》:《痘症要诀》有金坛王肯堂序。

同上《泾县志》卷二十《人物·艺术》:吴子扬,字居敬,号东园,茂林都人。资性淳明,少多疾,厌举子业,从事心学,尝游南野、龙溪之门。喜吟咏、工图画,有《诗集》《梅谱》各数卷。尤精医,而于痘科最精,立判生死,求者应之无难色。所著书凡三刻:初《痘症要诀》、次《蠢子录》、晚订《痘症撮要》,王宇泰序之曰:东园往来吴楚闽粤间,人称为神,虽其书专主痘症,而实参《内经》《伤寒》诸论,贯而通焉。余《证治准绳》之刻,多用其言。又,张介宾《景岳全书》亦多采其说。他如言痘疹之书,主之者不下数十家。佢曾孙有诰,嗣其学,亦以名医称,尝手订三书合为一集。近八代佢孙启泰,复汇为《重刻东园痘症全书》七卷,益以有诰所参《金镜录》,为八卷。行于世。

《痘科大成集》　　明　朱一麟

嘉庆十一年《泾县志》卷二十六《艺文·子类》:一麟自撰序。

道光十年《安徽通志》卷二百五十一《艺文志》之《子部》二:作朱一麟《摘星楼治痘全书》十七卷、《补遗》一卷。朱琦序梓。

同上《安徽通志》卷一百九十九《人物志》之《义行》五:朱法,字遵先,泾县贡生。父必达,多义举。法继其志,凡族党大事,如建本甲宗祠、倡文会、培风阁藏书十万卷、造东西两桥、立义济仓,皆身任之,不辞劳瘁者四十余年。又尝校刊其族祖,前明岁贡生朱一麟《治痘全书》十八卷,有功于世。

民国二十三年《安徽通志稿》之《艺文考·子部》九:朱一麟,字应我,泾县人。隆万间诸生。父苞,字以九,有声于复社。一麟,幼承厥考青囊之业,动多悬解。既补诸生、贡太学,因阨于遇,遂专习医。其治痘尤神,久之,著书曰《痘科大成》,盖溯源于宋钱仲阳也。清乾隆中,泾朱遵先丐得其书,因以一麟曩时读书之所名摘星楼者名其书,而汇刊之曰《治痘全书》。其火攻穴法,不知谁作,并附简末。

《保赤全书》　　明　管橚

嘉庆二十年《宁国府志》卷二十《艺文志·书目》:《保赤全书》,南陵,管橚著。沈尧中序。

同上《宁国府志》卷三十一《人物·方技》：管櫆，邑廪生。博通经史，旁及医术，所活人不可胜计。著有《保赤全书》。邑令沈尧中极称扬之，并捐资梓行于世。

一九二四年《南陵县志》卷四十三《经籍·著述》：《保赤全书》二卷，管櫆著。又云：此书，明刻本题；宛陵庠生管櫆编辑，医生李时中增刻，施文举校正，赐进士知南陵县事嘉禾沈尧中梓行，赐进士知长泰县事宛陵管橘重刊，前有沈尧中序。

《慈幼集》六卷　　明　许长春

嘉庆二十四年《怀远县志》卷二十四《方技》：许长春，号华修。明季布衣，痘疹、针灸法通神。著有《慈幼集》六卷。其子谧，挟游四方，散佚无存。稿自序有云：痘无死法，死于古法。药无生法，生于我法。我法无生，顺天地之气、参动息之微则生云云。以艺名为福藩上宾，欲授以官则逃之。尝私乘藩邸千里马，一夕至家，不作一言而返。人怪之，答曰：儿辈不可不一见，然岂可共语也。生平游戏三昧，风趣可想。

按：同上《怀远县志》卷十《艺文·补遗》，又别出：明许华修《慈幼集》四卷。较《方技》所列少两卷，疑重出。

《保婴痘疹书》　　明　戴端蒙

传抄康熙十一年本《天长县志》卷四《艺文·书目》：戴端蒙，著《笔乘》《保婴痘疹》诸书，《治泗陵水患兼理运河策》二道。

同上《天长县志》卷三《隐逸》：戴端蒙，号圣所，为诸生，后弃去，恣意游览，归而著书数十卷。精水道、堪舆、医药，集古图史自娱。

按：嘉庆备修《天长县志稿》卷四下《艺文》、抄同治八年《天长县纂辑志稿》之《文苑·书目》，并作《保婴痘疹编》。

《痘疹方》　　明　左忠

见乾隆元年《江南通志》卷一百九十二《艺文志·子部》。

乾隆二十年《泾县志》卷八中《人物·懿行》：左忠，字仲恕，东隅人。尚义砥行，精医术。有《痘疹方》行世。年七十卒。

清习全史修《泾县志》卷九《人物考·耆德》：明，左忠。轻财尚义，谨身修行。知诗礼而精通乎医，富菽粟而广济乎众。尝分田以厚诸弟，捐产以恤族人。有卖男抵债者，亡金于途，欲自尽，公以己金救之。有鬻女于公以赔公税者，公始不知，既得其情，即遣女归，不取其价。过江宁镇得遗金百两，候还其人。岁饥，赈贷甚众，又捐储煮粥，以哺流徙。隆冬施絮、盛暑施药，岁以为常。巡抚魏公、提学方公闻之，复其身。年七十卒。有《痘疹医方》行世。

《麻痘秘法》　　明　黄良佑

见康熙三十二年《休宁县志》卷六《人物·方技》。

《辑注保婴全书》　　明　汪源

见康熙二十九年《歙县志》卷十《人物·方技》。

《痘科真金》　　明　姚应祥

见宣统二年《建德县志》卷十六《人物志》六《懿善·本传》。

《保赤正脉》　　清　许学文

见康熙二十三年《江南通志》卷五十九《方技传》。

康熙间刻《合肥县志》卷十四《方技》：许学文，合肥人。少习儒，长精于医，尤善痘科，多所全活。所著有《痘科约言》《保赤正脉》二书，刻孙真人《宝训》以劝医者，《通志》载之。

嘉庆八年《合肥县志》卷二十四《方技》：许学文，字博我。子继先，孙绍衡，曾孙仲遽、育鲸，皆有家法。

按：乾隆元年《江南通志》卷一百九十二《艺文》、嘉庆八年《合肥县志》卷二十四《方技》，并作《保赤正宗》；嘉庆八年《庐州府志》卷五十三《文籍志》，作《保赤要言》；光绪十一年续修《庐州府志》卷九十《艺文略》上，作《保赤正宗要言》。

《痘科约言》　　清　许学文

见康熙二十三年《江南通志》卷五十九《方技传》。

《幼科铁镜》 清 夏鼎

见光绪九年《贵池县志》卷四十一《艺文志·本籍著述》。

光绪九年《贵池县志》卷三十九《人物志·方技》：夏鼎，字禹铸，康熙八年武举。精岐黄术，尤善为小儿医，起死回生，百试百验。著《幼科铁镜》六卷。精理、奇方，多前人所未发，海内传之。采入钦定《四库全书》。

《幼科金针》 清 王世滏

乾隆二十二年《铜陵县志》卷十三《方技》：王世滏，字麟洲，州同。幼读书能文未售，雅善岐黄，幼科尤邃，诊治立效，时以药饵馈人，贫富概不责报。邑令王锡蕃延医幼稚，即愈，以诗嘉之。著有《幼科金针》行世。

《幼科指南》 清 何其沧

乾隆二十二年《铜陵县志》卷十三《方技》：何其沧，居顺安镇。著《幼科指南》一书。全活甚众，贫者恒以药济之。年七十有五，无疾卒。

《寿婴秘书》 清 赵崇济

见乾隆二十年《泾县志》卷九《艺文·著述》。

同上《泾县志》卷八中《人物·懿行》：赵崇济，字作舟，东隅人。由诸生入太学。康熙戊子民饥、明年饥且疫，助赈施药。善岐黄术，多所全活，概弗受酬，乡党咸高其义。年八十四卒。

《痘疹元珠》 清 江希舜

嘉庆二十年《宁国府志》卷三十一《人物·方技》：江希舜，字孺慕，精幼科，著有《痘疹元珠》等书。首创种痘良方，厥功尤巨。孙有令，字惟行；曾孙必昌，字定远，皆以医名，不计财利，共钦其世传医德云。

嘉庆十三年《旌德县志》卷八《人物·艺术》：扬商汪上章，开医药义局于平山堂，特延必昌。按脉调治，镇江诸名宿，无不推服。

《痘症指要》　　清　朱元孟

道光五年《泾县续志》卷六《艺术》：朱元孟，崇佳，南隅人。品行端方，习岐黄学，精痘科。著有《痘症指要》。中书赵良霈序之。子天章，世其术，尤得心法。小儿就医者，全活无算，时有佛心仙手之称。

光绪七年《重修安徽通志》卷二百六十二《方技》一、卷三百四十一《子部》及民国二十三年《安徽通志稿》之《艺文考·子部》九：并作《痘科指要》，宋元孟撰。

《幼幼辑要》　　清　郑传

见嘉庆十一年《泾县志》卷二十六《艺文·子类》。

《董氏痘科》　　清　董维岳

见一九二四年《南陵县志》卷四十三《经籍·著述》。

同上《南陵县志》卷三十三《人物·方技》：董维岳，子锦文。皆洞明医学，乾隆时著《痘症专门》行世，名曰《董氏痘科》。又，小儿一科，为独擅之技，至今数百年后，犹人人能道之。

《麻证全编》二卷　　清　程国汉

见道光七年《徽州府志》卷十五《艺文志·续编》。

同上《徽州府志》卷十四之二《人物志·方技汪廷元传》：程国汉，歙人。著《麻证全编》二卷。卓卓可传于时。

道光八年《歙县志》卷八之十二《方技》：程国汉，邑城人。精医，于麻证尤优。

《金镜录注释》三卷　　清　许豫和

见道光七年《徽州府志》卷十五《艺文志·医家类》。

道光七年《徽州府志》卷十四之二《人物志·方技》：许豫和，县城人。性耽岐黄，于诸书无所不窥，名震郡邑。著有《金镜录注释》三卷、《痘诀》三卷、《小儿诸热辨》一卷、《橡村治验》一卷。

民国二十三年《安徽通志稿·艺文考·子部》九：许豫和，字宣治，号橡村，歙县人。乾隆时名于医，著有《翁氏痘疹金镜录》三卷、《痘诀》二卷，《痘诀余义》一卷、《小儿诸热辨》一卷、《小儿治验》一卷、《怡堂散记》二卷、《散记续编》一卷。合订之题曰《许氏幼科七种》，有曹文埴、曹振镛、金云槐、汪廷元等各序。

《痘诀》二卷　　清　许豫和

见道光十年《安徽通志》卷二百五十一《艺文志》之《子部》二。

道光七年《徽州府志》卷十五《艺文志》，作《痘诀》三卷。以民国二十三年《安徽通志稿》之《艺文考》所列《许氏幼科七种》十一卷核之。其中有《痘诀》二卷、《痘诀余义》一卷，是则《府志》之三卷，乃并《痘诀余义》一卷计之。

《余义》一卷　　清　许豫和

见道光七年《徽州府志》卷十五《艺文志·医家类》。

按：据民国二十三年《安徽通志稿》之《艺文考》此应作《痘诀余义》一卷。

《小儿诸热辨》一卷　　清　许豫和

见道光七年《徽州府志》卷十五《艺文志·医家类》。

《橡村治验》一卷　　清　许豫和

见道光七年《徽州府志》卷十五《艺文志·续编》。

按：民国二十三年《安徽通志稿》之《艺文考》此系《小儿治验》一卷也。

《怡堂散记》二卷　　清　许豫和

见民国二十三年《安徽通志稿·艺文考·子部》九。

《散记续编》一卷　　清　许豫和

民国二十三年《安徽通志稿·艺文考·子部》九：嘉庆六年，竹溪曹振镛序略称：论五行则水火均平，推化生之匪易；分四时则冬夏为重，鄙攻伐之非宜。用药如用人，必识其辛者、甘者、酸者、苦者；治病如治米，思其簸之、扬之、淘之、汰之。至于治案之成效彰彰，杂言之元精耿耿。医之立说也大，医之论品也高，味乎言之，复哉尚矣。尊信此编，可谓备至。是编即《许氏幼科》七种之一。

《痘书》　　清　程建勋

见同治九年《黟县三志》卷十二上《杂志·书籍杂家类》。

同上《黟县三志》卷六上《人物志补·艺术》：程建勋，字君望，桂林人，乾隆时县学生。善画，为时所珍。通医，尤精痘疹，当时称为天花圣手。尝辑《痘书》，自序其意，以察色、验气为主。弟建极之子陟洲受其传，活人甚多。

光绪七年《重修安徽通志》卷二百六十二《方技》一：陟洲之孙式玉、式庄，曾孙鸿业，并以医名。鸿业治痘疹尤效，兼通易数。

《孝慈备览》　　清　汪纯粹

见道光七年《徽州府志》卷十五《艺文志·医家类》。

《活幼心法》　　清　崔涵

嘉庆十三年《太平县志》卷七《懿行·崔钦传》：崔涵，字圣度，太学生。善事后母，有弟八人，皆友爱之。性重义，喜交游，不乐治生产。友有贫者，不惜倒箧赠之。精岐黄术，尤善治小儿，全活不可胜算。所集有《活幼心法》《麻痘明镜》等书。

《麻痘明镜》　　清　崔涵

见嘉庆十三年《太平县志》卷七《懿行·崔钦传》。

《痘诊心法全书》十二卷　　清　郝祚祯

传抄道光十年《来安县志》卷十《人物志·耆寿》：郝祚祯，庠生。通医术，两举乡宾。寿八十一。子辙，庠生；孙善庆，庠生。皆以医名一时，家传《痘疹心法全书》十二卷。

《惜孩微言》　清　金硕祁

道光三年《休宁县志》卷十九《人物·方技》：金硕祁，瓯山人。通儒术，尤长于医。私淑程郊倩，直接仲景薪传。所著有《惜孩微言》行世。

《痘疹心法》　清　吴邦宁

康熙三十二年《休宁县志》卷六《人物·方技》：吴邦宁，字惟和，黎阳人。本姓施，因绍吴云川医业，遂姓吴。性刚直豪爽，每与人论说，善解人颐，士大夫无不羡其有仙风道骨。以医济世五十年，临危救活者甚众，尤精幼科，有《痘疹心法》一书。教子以圣贤之学，尝曰世事变幻如浮云，惟读书明理、修身克己为究竟。令长子璜复姓，故璜勉承父志，以学见重于有道先生云。

《慈幼筏》一卷　清　程云鹏

见道光七年《徽州府志》卷十五《艺文志·医家类》。

《仙传痘证奇书》二卷　清　孙氏琴

见光绪三十四年《凤阳府志》卷十六《艺文考·子类》。

道光九年《寿州志》卷十七《艺文》二《著述》：作信阳高山如传，州人孙氏刊行。

《痘科要录》一卷　清　王卜远

见道光七年《徽州府志》卷十五《艺文志·医家类》。

《痘科类编》三卷　清　罗世震

见道光七年《徽州府志》卷十五《艺文志·医家类》。

《扶婴录》二卷　清　郑瑚

道光七年《徽州府志》卷十四之二《人物志·方技》：郑瑚，字友夏，祁门奇岭人。幼习儒，长业岐黄，于《素问》、方脉诸书，靡不精研以究其源。与人诊疾，洞见腠理，药饵所投立效。著有《扶婴录》二卷。

《痘疹秘诀》　　清　杨三捷

见同治十一年稿本《涡阳县志》卷五《人物志·方技》。

《痘科秘奥》　　清　郑承瀚

见民国二十六年《歙县志》卷十《人物志·方技郑于丰、郑宏纲传》。

《痘治正名类参》　　清　郑承湘

见民国二十六年《歙县志》卷十《人物志·方技郑宏绩传》。

《痘科要言》一卷　　清　丁悦先

见民国四年《怀宁县志》卷十一《文艺》。

《福幼书》　　清　王家猷

光绪三十三年《续修舒城县志》卷四十《人物·义行》：王邦理，字玉斋，国学生。父家猷，善小儿医，活婴无算。著《福幼书》待梓。邦理少孤贫力学，咸丰兵乱，未卒业。

《痘证集成》　　清　田廷玉

见光绪七年《重修安徽通志》卷三百四十一《艺文·子部》二。

同上《重修安徽通志》卷二百六十三《方技》二《本传》，作《痘疹集成》。

《保赤心书》一卷　　清　许绍曾

见民国二十六年《歙县志》卷十五《艺文志·书目》。

《痘症要》二卷　　清　朱荧

见民国十一年《太湖县志》卷二十二《人物志·义行》。

《痘证集验》　　清　江允昈

见民国二十六年《歙县志》卷十五《艺文志·书目》。

《幼科简便良方》　　清　许思文

见民国二十六年《歙县志》卷十《人物志·方技本传》。

《诚求详论》　　清　潘道源

民国七年《怀宁县志补》卷二十二《道艺》：潘道源，字巨涛，号奠川。以医名，尤加意天花。著有《诚求详论》。子二，长宗安，性诚挚，袭其业。

《痘疹心传草本》　　清　戴天锡

民国四年《重修蒙城县志》卷九《人物志·方技》：戴天锡，字方伯，太学生。通岐黄，善痘疹。每于未见痘之先，予定生死，所言皆应，故远近皆显其名。性活泼，不尚浮华。好打渔为荣，每出游必驾小舟，一介侍从。一日游怀远至龙窠，见一幼女提水。方伯命仆随后抱之，女惊喊，家人闻至。方伯谓其父曰：吾观此女禀赋，毒重伏藏于内，异日出痘，一发即死，因见而救之，乘天时之和，特命仆一惊，痘即发现，庶从逆转险，尚可得生。其父因留至家，求方调治。即日发热，逐时用药，三日见点，十二结痂。一时远近传闻，皆呼为神医。著有《痘疹心传草本》行世。

（以上儿科）

《明光奥旨》　　清　汪镇国

道光三年《休宁县志》卷十九《人物·方技》：汪镇国，字载扬，万安人，府庠生。善治目，有拨云见青之誉。有《明光奥旨》，问序于曹宫保竹墟。

《眼科汇宗》 清 侯栎

光绪十一年续修《庐州府志》卷五十六《艺术传》：侯栎，字笏轩，无为人。善画，精眼科。著有《眼科汇宗》。

（以上眼科）

《重楼玉钥》 清 郑宏纲

民国二十六年《歙县志》卷十《人物志·方技》：郑于丰，字绥年，郑村人。乾隆辛未郡饥，米价腾踊，丰购米数千斛以平市粜，全活甚众。暇辄习医，尝于萧、沛间得喉科善本，遂精其术。子宏纲，字梅涧。习喉医益精，救危起死，求治者踵门，人称南园喉科。著《重楼玉钥》行世。孙承瀚，字枢扶，兼精幼科，著《咽喉辨证》《白喉阐微》《痘科秘奥》。承洛，字既均，著《熟地黄论》，皆名重一时。裔孙：钟寿，字祝三；樾恩，字应和；沛，字雨仁，俱世其学。沛兼工篆书，刻印得徽派正传，镌有《十琴册》《黄山印册》。

《咽喉辨证》 清 郑承瀚

见民国二十六年《歙县志》卷十《人物志·方技郑于丰郑宏纲传》。

《白喉阐微》 清 郑承瀚

见民国二十六年《歙县志》卷十《人物志·方技郑于丰郑宏纲传》。

《喉菌发明》 清 郑承湘

见民国二十六年《歙县志》卷十《人物志·方技郑宏绩传》。

《喉科杂症》 清 郑承海

见民国二十六年《歙县志》卷十《人物志·方技郑宏绩、郑承湘传》。

《喉科秘钥》　　清　郑尘

见民国二十六年《歙县志》卷十《人物志·方技郑宏绩、郑承湘传》。

民国二十三年《安徽通志稿·艺文考·子部》九:《喉科秘钥》二卷，清郑西园原辑、许佐廷增订。西园、佐廷（字乐泉）皆歙人。是编分上下二卷，上卷为喉症要说、喉症歌诀、喉症方药；下卷为喉症图说、喉症补编。盖是书为西园原本，而佐廷十年证治之验附焉。有同治戊辰，许佐廷序可按也。光绪十年七月，凤泉姚清淇为之跋尾，谓喉症命系呼吸，在病中尤为危急，有是方术不可不广为流传，爰重刊以公诸世云。

《喉科详略》　　清　许思文

见民国二十六年《歙县志》卷十《人物志·方技本传》。

《喉痧阐义》　　清　程镜宇

民国二十六年《歙县志》卷九《人物志·义行》:程镜宇，字翼安，槐塘人，署通州石港场盐大使（光绪中人）。又精究医学，著有《喉痧阐义》一书。

（以上喉科）

第七类　医案　医话

《石山医案》　明　汪机

见康熙三十八年《徽州府志》卷十七《书籍》。

道光七年《祁门县志》卷三十五《艺文志·书目》:《石山医案》三卷。《四库全书目录》注曰明陈桷为汪机弟子，因裒机治验为此书。石山者，机别号也。机之学，源出丹溪，而其著论乃排王纶《明医杂著》株守丹溪之弊。岂非随证施治不主一格，故所投辄效欤。

民国三十三年《祁门县艺文考》之《子部》:《石山医案》三卷、《附案》一卷，明·陈桷编。桷，字惟宜，祁西石墅人。学医于同邑汪机，因取机诸弟子所记机治疗效验，裒为一集。每卷之中，略分门类为次。自宋金以来，《太平惠民和剂局方》行于南，《原病式》《宣明论方》行于北。《局方》多温燥之药，河间主泻火之说，其流弊亦势相等。元朱震亨始矫《局方》之偏，通河间之变，而补阴之说出焉。机所校《推求师意》一书，实由戴原礼以溯震亨，故其持论多主丹溪之法，然王氏《明医杂著》株守丹溪，至于过用寒苦，机复为论以辨之。其文今附《医案》之末，则机亦因证处方，非拘泥一格者矣，其随试辄效，固有由也。

《名医类案》十二卷　明　江瓘

道光七年《徽州府志》卷十五《艺文志·医家类》:瓘子应宿增补。

道光十年《安徽通志》卷二百五十一《艺文志》之《子部》二:江瓘《名医类案》十三卷。《四库目录提要》云：所采治验，自《史记》《三国志》所载秦越人、淳于意、华佗诸人，下迄元明诸名医，捃拾殆遍。分二百五门，各详其病情方药。瓘所随事详论者，亦夹注于下。

康熙二十九年《歙县志》卷十《人物·隐逸》:江瓘，为博士弟子，有时名。以疾弃去，探讨坟典，吟咏自乐。

道光七年《徽州府志》卷十二之六《人物志》，江瓘，字民莹，歙溪南人。刻苦力学，言笑步履动法古人。游黄山、武夷、匡庐诸名山，皆有记咏。所著有《山人集》《论遏衆书》《九边论》。

民国二十三年《安徽通志稿·艺文考·子部》九：瓘，号篁南，因病弃举业而学医，其子应宿遂世其业。是书成于嘉靖己酉，命曰《类案》，其可为法式者十之八九，亦医家之法律矣。书成而殁，未及刊刻。其子应宿又以瓘之医案分类附之，而己之医案亦附焉。岁久板刓，近时歙县鲍廷博又为重刊。清《四库》著录。

《医案》一卷　　明　吴正伦

见道光七年《徽州府志》卷十五《艺文志·医家类》。

道光八年《歙县志》卷九之一《书目》，作《证治医案》，无卷数。

《医案》五卷　　明　孙一奎

见道光三年《休宁县志》卷十九《人物·方技本传》。

道光十年《安徽通志》卷二百五十一《艺文志·子部》二：孙泰来、明来《孙氏医案》五卷。《四库目录提要》云：泰来兄弟同编，是编即辑其父一奎《医案》也。凡《三吴治验》二卷、《宜兴治验》二卷，不分证而分地，盖以治之先后为次。

民国二十三年《安徽通志稿·艺文考·子部》九：《孙氏医案》五卷。一奎与子泰来、明来同编。焦氏《经籍考》载《赤水玄珠》《医旨绪余》，而不及是书。一奎以医家有案伙矣，或寂寥数语而法不备，或罄悦其辞而于治法无当。因举生平所屡中者，著其证、详其脉、备述其治法，与药之君臣佐使，时令之寒暑温凉、色之青红黑白，俾其二子悉次而编录之。凡《三吴治验》《新都治验》各二卷，《宜兴治验》一卷。其不以证汇，而以地汇者，以治之先后为次第也。欲观者易于检阅，故以各证病名先注于目录之下。其有发明二字者，或发明其证、或发明其治、或发明其时令、或发明其经旨、或发明其性情，或其人偏迷不从治理，而罕譬、曲喻、诱掖、歆动之者，故著录于目录，以著因时为变之一斑也。

《了吾医录》　明　查万合

见乾隆二十年《泾县志》卷九《艺文·著述》。

同上《泾县志》卷八中《人物·方技》：查万合，字了吾，周慎斋高弟，针术最精，名盛吴下，称半仙。有陈贞乙者，久以医自负，及遇万合，深悔所学，执弟子礼惟谨。或问万合：医所活几何？应曰：吾非能生人，但不杀人耳。

《医案》　明　黄俅

见康熙二十九年《歙县志》卷十《人物·方技》。

《慎斋医案》　明　周子干

见乾隆元年《江南通志》卷一百九十二《艺文志·子部》。

康熙十三年《宁国府志》卷二十六《方技》：周子干，号慎斋。研究阴阳五行，以之为医，全活甚众。著《医案》数十卷。

嘉庆十三年《太平县志》卷八《艺术》：周子干。精研阴阳五行之道以为医，静验一身，即己之脉理，喻人之脉理。术大通，全活甚众。著《医案》数十卷。尝经柏叶山，见巨石窒路，谋凿之。石故枕神祠，居人谢弗敢。子干祝曰：神必福民，吾体神意去之，神若降殃，当殃我。初，子干行步轻跚，见者谓非寿征。乃痛矫之，行遂端。又尝有妇私奔之，拒不纳。卒年七十九。

《问答医案》　明　周之明

见嘉庆二十年《宁国府志》卷三十一《人物·方技》。

《医案留解》　清　吴相明

见康熙十二年《太平府志》卷三十九《艺文·书目》。

同上《太平府志》卷三十三《方技》：胡相明，号调宇，溧水县人。家世医，日诊数百，皆奇效。年八十。数县之内，病者望其一诊而甘心焉，其门如市。所著《医案》，皆有神悟。得金尽以济人，博学能诗，殁无余积。

按：姓名，《志》《传》不同，乾隆二十三年《太平府志》卷四十三《艺文》与卷二十九《本传》亦两歧如上康熙《志》，且《艺文》书名作《医宗留解》。

《医案》　清　周士暹

见乾隆二十一年《绩溪县志》卷八《人物志·文苑》。

嘉庆十五年《绩溪县志》卷十一《艺文志·书目》，作《杏圃医案》。道光七年《徽州府志》卷十五《艺文志》，作《杏圃医案》二卷。

《则庵医案》　清　严宫方

见乾隆元年《江南通志》卷一百九十二《艺文·子部》及道光十年《安徽通志》卷二百五十一《艺文志·子部》。

康熙六十年《安庆府志》卷二十一《人物志·方技》：严宫方，字则庵，桐城人。幼聪慧，经书一读便熟记不忘。父病，侍汤药三年，百计调治得痊可。自是遂弃儒业医，方书靡不窥览，荣卫虚实，能辨晰于毫芒。尤善治奇病，更多人不解者，经宫方诊视，症结毕见，古称视见垣一方者，几于近之矣。著有《医案》数百卷。

道光七年《桐城续修县志》卷十六《人物志·艺术》：严诊，字尊五，县学生。父宫方，精医术。诊虽游泮，不乐仕进，世其家业，所治辄效，人惊以为神。子大勋，孙统，俱以医世其家，称国手。

《险症医案》　清　杜五七

见嘉庆十三年《太平县志》卷八《艺术》。

《奇验录》　清　严景陵

传抄道光十年《来安县志》卷十《人物志·方技》：严景陵，字义孚。医不尽遵古法，尝以意制方，辄多奇效。侄钟铭，集其医案，刻《奇验录》。

按：同上《来安县志》之《儒林》：严钟铭，字策勋，乾隆戊申举人。

安徽省

1541

《新安医案》二卷　　清　汪廷元

见道光七年《徽州府志》卷十五《艺文志·医家类》（一作《天都医案》）。

民国二十三《安徽通志稿·艺文考·子部》九：清·汪廷元，字瓒禾，号赤崖，歙县人。与许豫和为亲家，乾隆间亦以医名噪一时。其于入学鼓箧时，即兼习神农、轩岐之书。至于壮年，益肆力于汉唐以后诸名贤，若王叔和、皇甫士安、王启玄之所著述，一一遍观而尽识之。既以仲景为大宗师，而更出入于百家之说以博其趣。生平治病多奇验，则为案，笔之书，岁月既深，卷帙益富，因摘其中百条，分为二编，曰《新安医案》《广陵医案》。今所存者，惟《新安医案》，凡五十一条。有乾隆四十七年程瑶田序。

道光七年《徽州府志》卷十四之二《人物志·方技》：廷元，歙县人。以儒医著名，医学传三世。著有《广陵医案》三卷、《新安医案》二卷。

民国二十六年《歙县志》卷十《人物志·方技》：汪廷元，字瓒和，邑城人。

《广陵医案》三卷　　清　汪廷元

见道光七年《徽州府志》卷十四之二《人物志·方技本传》。

同上《徽州府志》卷十五《艺文志·医家类》，作二卷。

《张氏医案》一卷　　清　张节

见道光七年《徽州府志》卷十五《艺文志·医家类》。

《游秦医案》　　清　汪纯粹

见道光七年《徽州府志》卷十五《艺文志·医家类》。

《医案》　　清　黄士迪

道光三年《休宁县志》卷十九《人物·方技》：黄士迪，字纯夫。世业女科，自宋医博，传至迪已三十二世。迪幼补县学生，以儒理参会其术，所治疗若神。平生《医案》，积至盈尺。子，震金，字耀霖，亦精其业。

《医案草述》　清　程琦

道光三年《休宁县志》卷十九《人物·方技》：程琦，字自超，由溪人。善岐黄，治伤寒独得长沙秘旨。所著有《医案草述》。

《柚粮医案》　清　程徽灏

道光三年《休宁县志》卷十九《人物·方技》：程徽灏，字幼梁，由溪人，附监生。书法海岳、香光，气韵萧洒。尤究心岐黄，著有《柚粮医案》若干卷。

《杏轩医案》三卷　清　程文圃

见民国二十六年《歙县志》卷十《人物志·方技本传》。

民国二十三年《安徽通志稿·艺文志·子部》九：作《杏轩医案全集》，是编为其平日疗疾时，审脉处方之《医案》也。文圃业医，以古为师。亦间出新意，以济古法所未及。既不蔑古，亦不泥古。凡应手之处，往往录而存之。证必求其本，治必折其中，洵足发聋振聩，引导迷津。积之既久，编次成帙，遂成《医案初集》，凡得医案七十有七则。有嘉庆十年长沙刘权之等序文。又有为门人倪榜、许朴等所札记者，名曰《医案辑录》，凡得医案六十五则。其初集原板，不戒于火，经其门人之请，乃于道光九年，复合《医案前后集》，排次而梓行之，以公于世。

《宾阳医案》一卷　清　吴尚相

见道光七年《徽州府志》卷十五《艺文志·医家类》。

《奇验手录》　清　曹正朝

同治十一年《太湖县志》卷二十五《人物·耆寿》：曹正朝，字国柱，寿八十。秉性正直，明于医术，多活人。赵介山观察赠以"太和在抱"匾额。著有《奇验手录》待刻行世。

《质堂医案》　清　郑采廷

同治十二年《祁门县志》卷二十六《人物志·文苑》：郑采廷，字藻臣，号质堂，居奇峰。道光辛卯副贡。为人静穆，颖悟夙成。家故贫，父令学艺，不屑然弃归，下帷攻苦，经史博通，为文沉思独往，研理每入深处。兼精岐黄术。著有《性理发微》及《质堂医案》若干卷，兵燹后稿毁无存。

《尚论篇伤寒论医案》　清　宋筠

见光绪十一年续修《庐州府志》卷九十《艺文略》上。

《医案》　清　高以庄

光绪九年《贵池县志》卷三十一《人物志·义行》：高以庄，字临之，号平泉，郡庠生。工诗善书，性淡泊，不慕荣利。筑问春园，浇花种竹以娱志。精岐黄，四方求者日填门，不受谢，贫苦必助药物，人尤德之，（咸同间）卒。所著《问春园诗集》《医案》《日记》，俱毁于兵。

《医案编》　清　章元弼

见光绪九年《贵池县志》卷三十九《人物志·方技》。

《蕴斋医案》　清　王藉登

民国二十六年《歙县志》卷十《人物志·方技》：王藉登，字蕴斋，晔岔人。著《蕴斋医某》。

《抑隅堂医案》　清　洪桂

民国二十六年《歙县志》卷十《人物志·方技》：洪桂，字月芬，洪源人。世医映中子。从斡村汪氏游，治效甚著。著《抑隅堂医案》。

《东山医案》　清　贺绫

民国十年《宿松县志》卷四十《文苑·补遗》：贺绫，侯选直隶州州判。著有《惺惺斋课艺》《卧游吟草》《诗草》《东山医案》，待刊。

《医案》　清　孙景会

民国十四年《太和县志》卷八《人物志》上《艺术》：孙景会，字际昌，贡生。居家教授数十年，喜栽培寒峻。尤博综岐黄书，不泥古，能以意为变化。著有《医案》数百条。卒年七十一。里人为颂德勒碑。

（以上医案）

《医说》　宋　张杲

弘治十五年《徽州府志》卷十《人物》四《艺术》：张杲，字季明，歙人。《后续志》云：近岁浙东帅司、淮东漕司，皆刊《医说》一书，盛行于时，杲所编也。其伯祖，子充、于发，俱以医术明太素，出范忠宣之门。杲得其传，活人甚众。平居安贫乐道，博览诸子百家古今传记，凡议论有关于养生治疾者皆采之。究心五十余年，而《医说》始成，秘方奥旨，靡不备述，其有功于济世不少。先辈罗郢州顼尝为之序。

道光七年《徽州府志》卷十五《艺文志·医家类》：《医说》十卷。

同上《徽州府志》卷十四《方技》：谓《四库全书》言其搜录至当，古来授受之方，尚可见其大略，所录诸方，多可行用。

道光十年《安徽通志》卷二百五十一《艺文志·子部》二：《四库提要》云：杲，其伯祖张扩，尝受业于庞安时，以医名京洛间。罗愿《鄂州小集》有《扩传》，称其治验甚详。此书前有淳熙己酉罗顼序，亦称扩授其弟子发；子发授其子彦仁。杲，彦仁子也。是编分四十七门。前七门总叙古来名医，次分杂证二十八门，次杂论六门，次妇人、小儿二门，次疮，次五绝、痹、疝三门，面以医功报应终焉。

乾隆三十六年《歙县志》卷十五《人物志》五《方技传》：张杲，亦明太素脉，多秘方。

民国二十六年《歙县志》卷十《人物志·方技》：宋·张扩，字子充。少好医，从蕲水庞安时游，同学六十人，安时独喜扩。后闻蜀有王朴善脉，又能以太素知人贵贱祸福，从之期年，得衣领中所藏《素书》，尽其诀乃辞去。南陵有富人子病伤寒，气息仅属。扩视曰：此嗜卧证也，后三日当苏，苏则欲饮，欲饮与此药必熟睡，觉当汗。已而果然。尝有调官都下者，扩诊之谓曰：虾游脉见，不出七日当死。后五日，得通判齐州，喜曰，张扩妄言耳，我适得官，何谓死哉。晨起进盥，仆地即死。建中靖国初，范纯仁方召而疾作，问曰：我此去几何？扩曰：公脉气不出半年。范曰：使某得生至京师，则子之赐也。遂与偕，行至京师，奏补假承务郎。未几，公以不起闻。扩后以罪谪永州，至洪州，晨起见帅曰：扩今日时加午当死，后事以累公。帅曰：何至是？扩曰：吾察之，血已入心矣。退使人伺之，及期卒。

《诸家医论》　明　谢承文

康熙十二年《太平府志》卷三十三《方技》：谢承文，字郁宇。幼敏悟，洞医理，诊视决生死无爽。一夕与所交饮，醉后握手别，阴察其脉，知受病。急合药付家童曰：某来取药，即付之。语毕，果踉跄至，与之服，一饮而苏。有以幼子病质文者，文诊之，笑而不言，谢父去，语子曰：就塾宁苦至是，而诈病耶。以果饵啖之，谕勿再。其应验类此。取诸家医论，研究入微，编次行世。东垣、河间而下，盖亦仅见矣。

《医论》　清　程国俊

光绪十年重刻续补乾隆二十一年本《淳安县志》卷十一《人物志》三《方技》：程国俊，字廷吁，徽之休宁人。本陈仲醇门下士，又执经于金正希先生。金先生既亡，因避地，家于淳西胡溪。以医术鸣，决生死，起痼疾，咸以为越人、淳于复出也。家故贫，然求药辄与。有病亟延之，未尝以雨雪炎蒸辞。工行书，凡《医论》、文词，手所录订者，得之莫不珍为宝箓。

《论医药》一卷　　清　方中履

道光十年《安徽通志》卷二百五十二《艺文》之《子部》三《杂家类》：《古今释疑》十八卷。《四库提要》云：中履，以智之子，此书皆考证之文，（第）十五卷《论医药》，各标题而为之说。中履，名父之子，学有渊源，故持论皆不贫陋。

光绪七年《重修安徽通志》卷二百二十二《文苑》一：方中履，字素北，以智少子。性孝友，与兄奉母寻父于南海，复奉母归旋，独往侍父。十余载父卒，奉榇返葬。生平不治举业，博览群书。著有《古今释疑》十八卷、《汗青阁全书》数十种。发明天人，性命、礼乐、制度、经史之秘，为后学津梁。

《医说》　清　张确

乾隆十七年《颍州府志》卷八《人物志》：张确，字介石，蒙城县岁贡生。七岁失怙，好读书，冬夏手不停披，著述甚富。举优行，辞不应。尤善岐黄，应手而瘥。著有《医说》行世。子以谦，为邑诸生，能传其学。

民国四年《重修蒙城县志》卷九《人物志·儒林》：张确，著有《医说》及《钟山书院课艺》，夏晓堂太史鉴定。兵燹后残缺，刘观察南卿补序。

《愚虑医草》　清　郑承湘

见民国二十六年《歙县志》卷十《人物志·方技郑宏绩传》。

《医理防微论》　清　黄存厚

民国十一年《黟县四志》卷六《人物志·宦绩》：黄存厚，字信孚，黄村人。幼业儒，因善病兼通医理。咸同间，治装外游，就职县佐，宦侨章江，时年二十八。历任上犹分防厅、新喻粮厅、袁州府经历、兼理分宜县知县。性严介，终任不名一钱，所至有廉声。公余以诗酒自娱。所交如金振声大令、谭子岳教授，皆当代名宿，时有倡和。年五十二，解组归田。所著有《退思堂集》《医理防微论》《黄海纪游》，待梓。

《医学论》　清　郑廷玺

见民国十三年《涡阳风土记》卷十二《人物》上。

《晚翠轩医话》　清　蒯廷理

见光绪十一年续修《庐州府志》卷九十《艺文略》上。

《锦囊医话》　清　程道周

见民国二十六年《歙县志》卷十《人物志方技本传》。

《读医随笔》　清　周学海

见宣统二年《建德县志》卷十八《艺文志》一《书目》。

《岚长医话》一卷　清　徐彦成

民国十四年《太和县志》卷十一《艺文志·书目·自序》：昔人云诗话始于《诗品》以后，诗赋、四六、制艺，莫不有话，惟医道最切于日用民生，而医话甚鲜。宋时，张杲有《医说》十卷，近似医话，惜近少传本。前人虽有《名医类案》、各家医案，近日有《医学源流》。然医案咸一家之言，务自圆其说，或出于后人之附会，不尽足传信。《医学源流》，但品题其学术之高下，而未分析其方论之得失，倘当代作者，于二者之外别开生面，如口授、如面谈，庶为后学开一简要门径。彦成自弱冠以前，即留心此道，嗣后游幕各省，遇有高明辄相就正；暇日寻绎旧闻，命儿子佑曾札录数纸。一知半解，未必有当于识者之首肯，然有开于必先，跂予望之矣。

《中西医学新论》二卷　清　胡存庆

见民国十一年《黟县四志》卷十三《艺文志》下《杂家类》。

（以上医话）

第八类　养　生

《老子五禽六气诀》一卷　　东汉　华佗

见光绪二十年《亳州志》卷十六《艺文志·著述》。

同上《亳州志》卷十三《人物志·方技本传》：佗语普曰：人体欲得劳动，但不当使极尔。动摇则谷气得消，血脉亦通，病不得生，譬如户枢不朽是也。易以古之仙者，为导引之事，熊颈鸱顾，引挽腰体诸关节，以求难老。吾有一术，"五禽之戏"，一曰虎，二曰鹿、三曰熊、四曰猿、五曰鸟。亦以除疾，并利蹄足，以当导引。体中不快，起作一禽之戏，沾濡汗出，因上著粉，身体轻便，腹中欲食。普行施之，年九十余，耳目聪明，齿牙完坚。

《养生秘诀》　　明　朱勋

康熙十二年《滁州志》卷二十二《人物》：朱勋，字汝德，指挥源中子。少从王阳明先生游，涵养沉邃。应正德十六年贡，入都，上乔大宰《瘦马吟》，一时传播缙绅间。授安福训导，掌白鹿洞事，历升泉州府教授。所著有《养生秘诀》《金刚经解》《逊泉诗集》，为世传诵。

《养生类要》二卷　　明　吴正伦

见道光七年《徽州府志》卷十五《艺文志·医家类》。

道光十年《安徽通志》卷二百五十一《艺文志·子部》二：《养生类要》二卷。《四库目录提要》云：是书上卷载导引诀、卫生歌及炼红铅、秋石之法；下卷分春夏秋冬诸证宜忌、合用方法，殆兼涉手道家之说者也。

《卫生集》　　清　何鸿器

见一九二四年《南陵县志》卷四十三《绎籍·著述》。

同上《南陵县志》卷三十《人物·文苑》：何鸿器，号克庵，邑廪生。入太学，博览经籍，有会心处辄手录之。晚年尤潜心性理，以濂洛关闽为宗。著有《周易汇疏》《述翼》《直疑》《易案》《易卦图说》《塾本古本大学》《守斋札记》《古圣学则》《定性书注》《守约篇》《续近思录》《老庄读本》《南华道经》《艮斋口义》《印鸿集》《印鸿集诗文》《旁通录》《卫生集》《杂录》等书。

《寿世编》一卷　　清　朱朴园

民国二十三年《安徽通志稿》之《艺文考·子部》九：朱朴园，逸其名，泾县人。官黄州通判日，公余辄取昔之养生家言，条列件系，取其语之平实者，排列成帙，成为是书，取为卫生模范云。

第九类　杂　录

《说疾》　汉　史岑

道光十年《安徽通志》卷一百七十九《文苑》七：史岑，字子孝，一字孝山，沛国人。王莽末，以文章显。莽以为谒者。著有《出师颂》。凡《颂》《诔》《复神》《说疾》，共四篇。

《太素脉诀》　明　程琲

见弘治十五年《徽州府志》卷十《人物》四《艺术》。

《八法针》　明　卢晋

道光九年《阜阳县志》卷十一《人物》一《仕籍》，卢晋，字伯进，别号东暌，晋嘉靖庚子举人，任赣之兴国令。迁四川重庆府通判，告归。所著有《养恬录》《幼学惕言》《礼记捷意》《读易隙见》《八法针》《逸医编》《五经考异》。所纂有《孔子全语》《名物备览》诸书。

《逸医编》　明　卢晋

见道光九年《阜阳县志》卷十一《人物》一《仕籍》。

《或问》一卷　明　方有执

见道光七年《徽州府志》卷十五《艺文志·医家类》。

《调元要录》　明　洪守美

见乾隆二十年《泾县志》卷九《艺文·著述》。

光绪七年《重修安徽通志》之《补遗》一《人物·文苑》：洪守美，字在中，泾县诸生。经术湛深，尤精于《易》。著有《易说醒》四卷，温陵曾化龙代刊行世。守美研虑不已，阅数十年后，复取前书增损参校，成《易经揆一》若干卷，宣城施闰章为之序。弟守耀、族弟维城，皆能传其学。

《医易》　　明　翟时泰

嘉庆十一年《泾县志》卷二十六《艺文·子类》：有金坛王步青序。

同上《泾县志》卷二十《人物·艺术》：翟时泰，十一都人，寓西河镇。少因病读诸医家言，遂精医，揣脉定方，出人意表。郡守佟赋伟母，七月间患热症，人方投柴芩，泰独用参芪，或骇之，答曰：必如是可延至冬，否则秋深恐不讳。一日因烦躁，啖西瓜，顿觉凉爽，并饮粥。泰遂辞，出署语人曰：不出三日矣。次日果没。又有客，三日不溺。泰劝其速归，且曰：汝途中目疾当作。次日，左目遂不见。其临症奇中多类此。

《医易》　　明　何介

蓝丝栏抄嘉庆十五年《休宁碎事》卷十二：何介，字介民，后田人。素介特自好，深于《易》，博通诸史，精《灵》《素》二经。著有《医易》《事亲见要》《素言录》《易原》等集，行于世。

《太素脉要》二卷　　明　程大中

康熙三十八年《徽州府志》卷十《书籍》及《人物志·方技》：程大中，字时卿，祁门善和中村人。工医及日者术，往来池州，尝往鸡儿滩客邸，遇异人授书。后至湖广僦舍卖术，决人生死，就问如市。邻居李方伯淑闻之，召与语，谈太素。书五行阴阳在指掌，方伯大惊，礼致其家，言家人疾病多奇中。方伯死，大中经纪其家数十年。一夕忽谓方伯子维桢曰……。乃出《太素脉要》二卷授维桢而卒。

《芝谱》一卷　　明　汪士贤

见道光七年《徽州府志》卷十五《艺文志·谱录类》。

《菌谱》一卷　　明　汪士贤

见道光七年《徽州府志》卷十五《艺文志·谱录类》。

《疗马集》四卷　附录一卷　　明　喻仁　喻杰

道光十年《安徽通志》卷二百五十一《艺文志》之《子部》。二：喻仁、喻杰，皆马医。《附录》一卷，《医驼方》也。

光绪七年《重修安徽通志》卷二百六十三《方技》二：喻仁、喻杰，六安人，兄弟皆以医闻。

民国二十三年《安徽通志稿》之《艺文考》之《子部》九：其书，方论颇简明。清《四库》列《存目》。

《杏墩日抄》十六卷　　　清　胡杏墩

嘉庆十七年《黟县志》卷十五《艺文志》：《杏墩日抄·序》：杏墩胡氏多藏书，予每至其家翻阅典故，未尝见其有医书也。一日出一册以示予，且嘱序而行之。余披观卷帙，则谈医、论药、审证、类方，穷理志异、叙事说杂，共十有六卷。皆医书也。而皆取之经史子集丛书小说之中。呜呼，杏墩可谓真能读书穷理，尽性致命而不泥迹于一材一艺之学者。夫予不知医，而尝喜读医书，故自黄帝《灵枢》、伊尹《汤液》、秦越人《八十一难经》、汉仓公迥风、沓风，张仲景《金匮玉函》等书，以迄王叔和、皇甫谧、杨上善、孙思邈、王冰、刘完素，李杲、朱震亨、薛己诸人之著述，无不心领而神会之。窃叹世之人以医书视医书，而医道亡。吾儒以圣经贤传视医书，而后医道存。是说也，藏之于心，不敢与世之一材一艺者辨；而世之一材一艺者，又不知予之所谓以圣经贤传视医书作何会通。此医道之所以卒亡，索解人而不得也，而后乃今始得吾杏墩而会通之。杏墩之书，盖能以经史子集丛书小说视医书，而予则以《内经》《难经》《脉经》《针经》等书视圣经贤传也。不然，自古及今，医书之传五百九十六部，万又九十二卷。世之一材一艺者，岂能一一而尽阅之乎。不惟不能尽阅，吾亦不冀其能尽阅也。不惟不冀世人能尽阅，即不愿吾能尽阅之也。何也，吾昔已得黄帝之书而会通之，今夕得杏墩一十六卷之书而会通之也。乃杏墩方且慊然不敢自足，以一十六卷之未能尽经史子集丛书小说之奥。予以世之一材一艺者，果能读书穷理，尽性致命如杏墩，即此以十六卷，即可作读五百九十六部，万又九十二卷也。契天人之秘、通古今之奥、尽性命之微、悟阴阳之蕴，技也而进乎道，又重赖杏墩之书而会通之也。爰序而还之杏墩。异日者，或有挟册而请曰：会通奈何。吾知杏墩固笑而不相应也。清·朱霈序。

民国十一年《黟县四志》卷十四《杂志·文录》：胡元吉《杏墩记》：……清乾嘉中，族介人先生，始斤斤思表章之，以颜其居并题其所著《日钞》。元吉为先生族子，读先生遗书，惴惴焉惧先生之志不白于后人也，作《杏墩记》勒于淮渠石上。

《汇补敲爻歌》一卷　　清　张克肇

见道光七年《阜阳县志》卷十三《人物》之《方技》。

《太素脉》　清　孙蒙

见民国二十五年《皖志列传稿》卷五《本传》。

《易医格物编》四卷　　清　胡大淏

民国二十六年《歙县志》卷十《人物志·方技》：胡大淏，字鹤田。工诗，隐于医。著《易医格物编》四卷。

光绪七年《重修安徽通志》卷二百六十《隐逸》一：大淏谓岐黄精蕴，非研究《河洛》不明。著《易医格物编》四卷。

《酒谱》　　清　许绍曾

民国二十六年《歙县志》卷十《人物志·附诗林》：许绍曾，字探梅，唐模人，居岩寺。以赀为兵部郎，咸丰时，佐张文毅守徽。喜为诗画墨梅，又能医。著《林下人诗集》十二卷及《诗说》《杜诗评选》《保赤心书》《谈兵》《省身录》《禅机语录》《酒谱》等书。

《传白牛图方书》一卷　　清　赵应元

见光绪三十四年《凤阳县志》卷十六《艺文考·子类》。

同上《凤阳县志》卷十八下之下《人物·方技》：赵应元，寿州人。

遇异人授以《白牛图》并《方书》一卷，问其名，不告而去。应元精思三日，顿悟其旨，凡遇疾病，以意疗治，无不奇效。年八十余。

《医生十劝》　　清　陈瑾瑜

见民国八年《芜湖县志》卷四十九《人物·卓行陈上印传》。

《医学刍言》　　清　吴学泰

见民国二十六年《歙县志》卷十五《艺文志·书目》。

《人镜》　　清　吴学泰

见民国二十六年《歙县志》卷十五《艺文志·书目》。

《医家必阅》　　清　叶起凤

民国三十三年《祁门县志艺文考》之《子部》：叶起凤，字仰之，号养晦斋主人，西村庾岭人。以诸生授徒乡里，课徒余暇，采录医家嘉言懿行，凡养生、治病、用药诸法，纤细必备。其次列古来业医诸家，或心存济世、或意图牟利、或救人适以自救、或害人适以自害。劝戒昭然，历历不爽。辑为《医家必阅》两册，前有邑人叶兰芬序。

附录　参考书目

本附录所列参考书目，凡文中引用者前加米字符号。

*《江南通志》七十六卷　康熙二十三年刻本

*《江南通志》二百卷　首四卷　乾隆元年刻本

《皖省志略》四卷　附录一卷　道光元年金阊传书斋毛上珍刻本

*《安徽通志》二百六十卷　首六卷　道光十年刻本

*《重修安徽通志》三百五十卷　光绪七年冯焌校刻本

*《重修安徽通志补》十卷　光绪七年刻本

《皖志便览》六卷　光绪二十八年续刻镂云阁本（又，光绪二十四年刻
　　三卷本）

*《安徽通志稿》一百五十七卷　安徽通志馆编　民国二十三年安徽通志
　　馆铅印稿本

*《皖志列传稿》九卷　民国二十五年苏州利苏印书社铅印本

《安徽通志馆列传稿》六卷　安徽通志馆编　铅印本

《安徽省地方志提要》日本东方文化委员会编　民国间北京打字稿本

《庐州府志》存一卷　抄康熙间抄本

*《庐州府志》五十四卷　嘉庆八年刻本

*《续修庐州府志》一百卷　首、末、补遗各一卷　光绪十一年刻本

《庐州卫志》六卷　首一卷　乾隆十二年刻本

*《合肥县志》二十卷　康熙三十六年刻本

*《合肥县志》存四卷　佚纂修人名氏　康熙间刻本

*《合肥县志》三十六卷　首一卷　嘉庆八年广益局刻本　（又、民国九
　　年今传是楼王氏影印集虚草堂嘉庆本）

《合肥县志》八册　未著纂修名氏　毛装盖印官抄同光稿本

《凤台县志》十二卷　民国二十五年静胜斋铅印清嘉庆十九年本

*《凤台县志》二十五卷　首一卷　光绪十八年活字本

《铜陵县志》八卷　一九六二年上海古籍书店影印明天一阁嘉靖四十二年本

《铜陵县志》存一卷　顺治十二年刻本

《铜陵县志》十六卷　首一卷　乾隆十二年刻本

*《铜陵县志》十四卷　民国十九年铅印乾隆二十二年本

《宿州志》八卷　一九六三年上海古籍书店影印天一阁明嘉靖十六年本

*《宿州志》三十六卷　光绪十五年刻本

《虹县志》二卷　清精抄康熙十七年心水堂本

《泗州志》十一卷　传抄乾隆五十三年稿本（按原序，但云定稿，未言付梓）

*《泗虹合志》十九卷　光绪十四年刻本

《泗州考古录》一册　民国二十六年北京图书馆抄本

《砀山县志》十四卷　乾隆三十三年刻本

《五河县志》十二卷　首一卷　嘉庆八年刻本

*《重修五河县志》二十卷　首一卷　光绪二十年刻本

*《萧县志》十八卷　首一卷　嘉庆十九年刻本

*《续萧县志》十八卷　首一卷　光绪元年刻本

《灵壁县志略》四卷　首、附五卷　乾隆二十六年此君草堂刻本

*《怀远县志》二十八卷　嘉庆二十四年活字本

*《滁州志》三十卷　康熙十二年刻本

《滁州志》十卷　首、末各一卷　光绪二十三年活字本

《滁县乡土志》二卷　杭梅著　抄本

*《全椒县志》四卷　一九七九年日本东京大学东洋文化研究所摄影蓬左文库藏明泰昌元年刻本

《全椒县志》十八卷　康熙二十三年补刻康熙十二年本

*《全椒县志》十六卷　首一卷　民国九年活字本

《定远县志》残存一卷　康熙二十八年刻本

《皇明天长志》七卷　一九六二年上海古籍书店影印天一阁明嘉靖二十九年本

*《天长县志》四卷　传抄清康熙十一年本

安徽省

1557

*《备修天长县志稿》十卷　民国二十三年铅印清嘉庆二十四年拂云书
　　屋本

*《天长县纂辑志稿》五册　清同治八年缮抄稿本

　《凤阳新书》存五卷　明天启元年刻本

　《凤阳府志》残存九卷（原四十卷）　康熙二十三年刻本

*《凤阳府志》二十一卷　光绪三十四年活字本

*《凤阳县志》十六卷　首一卷　《光绪凤阳县续志》附乾隆《志》各卷
　　后　光绪十三年续增光绪二年重刻乾隆四十年本

　《凤阳县志略》一册　民国二十五年铅印本

*《来安县志》十四卷　首、末各一卷　传钞清道光十年修本

*《巢县志》二十卷　康熙十二年刻本

　《巢县志》二十卷　首一卷　传钞清道光八年本

*《历阳典录》三十四卷　首一卷　《历阳典录补》六卷　光绪十二年重
　　印同治六年重刻嘉庆道光本

*《直隶和州志》四十卷　首、补遗各一卷　光绪二十七年活字本

　《无为州志》二十五卷　首一卷　一九六〇年合肥古旧书店石印清乾隆
　　八年本

*《无为州志》三十六卷　首一卷　嘉庆八年尊经阁刻本

　《无为县小志》一卷　一九六〇年合肥古旧书店石印民国二十年稿本

　《含山县志》存二十二卷　康熙二十三年刻本

　《庐江县志》十二卷　清雍正刻本

*《庐江县志》十五卷　首一卷　同治七年木活字印嘉庆八年本

*《庐江县志》十六卷　首一卷　光绪十一年活字本

*《芜湖县志》二十四卷　首、末各一卷　乾隆十九年刻本

*《芜湖县志》二十四卷　首一卷　嘉庆十二年刻本

*《芜湖县志》六十卷　民国八年石印本

　《宁国府志》十卷　一九六二年上海古籍书店影印天一阁明嘉靖十五
　　年本

*《宁国府志》三十二卷　康熙十三年刻本

*《宁国府志》三十六卷　首、末各一卷　民国八年影印清嘉庆二十年本

　《宛陵郡志备要》四卷　附《太平郡志》二卷　光绪二年宁郡清华斋刻

巾箱本

《宣城县志》残存七卷　康熙二十一年刻本

*《宣城县志》四十卷　首一卷　光绪十四年活字本

*《当涂县志》三十三卷　民国石印清乾隆十五年本

《当涂县志备遗》四册　清佚名撰　清抄本

*《泾县志》十卷　首、志余三卷　乾隆二十年刻本

*《泾县志》三十二卷　首一卷　嘉庆十一年刻本

*《泾县续志》九卷　民国三年影印清道光五年本

《泾县志》残存二卷　清习全史修王云龙纂辑本

《建平县志》九卷　一九六三年上海古籍书店影印天一阁明嘉靖十年本

《建平县志》存九卷（原二十四卷）康熙三十八年刻本

*《建平县志》二十二卷　雍正九年刻本

《南陵县志》十六卷　首一卷　雍正四年刻本

《南陵小志》四卷　首一卷　光绪二十五年活字本

*《南陵县志》四十八卷　首、末各一卷　民国十三年铅印本

《广德州志》存十五卷（原二十六卷）康熙十二年刻本

《广德州志》五十卷　首一卷　乾隆五十七年刻本

《增补广德州志》十六卷　首一卷　道光二十七年刻本

《广德州志》六十卷　首、末各一卷　光绪七年刻本

《广德县志稿》五十九卷　首、末各一卷　民国三十七年铅印本

《繁昌县志》十八卷　康熙十四年刻本

《繁昌县志》三十卷　乾隆十六年刻本

*《休宁县志》八卷　康熙三十二年刻本

*《休宁碎事》十二卷　清抄嘉庆十五年本

*《休宁县志》二十四卷　道光三年刻本

《新安志》十卷　光绪十四年重印康熙四十七年重刊宋淳熙二年本

*《徽州府志》十二卷　一九六四年上海古旧书店影印天一阁明弘治十五
　　年本

《徽州府志》二十二卷　明万历三年增刻嘉靖四十三年本

*《徽州府志》存十三卷　明嘉靖四十三年刻本

*《徽州府志》十八卷　康熙三十八年开花纸红印本

安
徽
省

1559

*《徽州府志》十六卷　道光七年刻本

*《歙县志》十二卷　康熙二十九年刻本

*《歙县志》二十卷　乾隆三十六年刻本

*《歙县志》十卷　首一卷　道光八年刻本

*《歙县志》十六卷　民国二十六年旅沪同乡会铅印本

*《旌德县志》十卷〔附〕补遗二卷　民国十四年影印清嘉庆十三年本

*《旌德县续志》十卷〔附〕《两江忠义录旌德人物事传》二卷　民国十四年影印清道光六年本

*《祁门志》四卷　一九六一年合肥古旧书店石印明万历二十七年刻本

*《祁门县志》三十六卷　首一卷　道光七年刻本

*《祁门县志》三十六卷　首一卷　同治十二年刻本

*《祁门县志艺文考》一卷　民国三十三年铅印本

《祁门县乡土地理志稿本》一册　李家骧编　铅印本

《宁国县志》残存四卷　清顺治四年刻本

《宁国县通志》十卷　一九六〇年合肥古旧书店石印同治末刊本

《宁国县志》十四卷　首一卷　民国二十五年铅印本

*《黟县志》十六卷　首一卷　同治十年刻嘉庆十七年本

*《黟县续志》五卷　同治十年刻道光五年本

*《黟县三志》十六卷　首、末各一卷　同治九年刻本

*《黟县四志》十六卷　首、末各一卷　民国十一年黟城黎照堂刻本

*《绩溪县志》十卷　首一卷　乾隆二十一年刻本

*《绩溪县志》十二卷　首一卷　嘉庆十五年刻本

《池州府志》九卷　一九六二年上海古旧书店影印天一阁明嘉靖二十四年本

《池州府志》残存六卷　康熙十二年刻本

《池洲府志》九十二卷　乾隆五年增刻康熙五十年本

*《池州府志》五十八卷　首一卷　乾隆四十三年刻本

《贵池县志续编》九卷　首一卷　民国二十二年北京图书馆传抄清乾隆十年刻本

*《贵池县志》四十四卷　首一卷　光绪九年活字印本

《石埭县志》八卷　康熙十四年刻本

《续石埭县志》四卷　民国二十四年铅印清乾隆十四年本

《石埭县采访录》一卷　民国二十四年铅印清道光四年本

《石埭备志汇编》五卷　民国二十七年铅印本

*《太平府志》四十卷　光绪二十九年活字排印康熙十二年本

*《太平府志》四十四卷　乾隆二十三年刻本

*《太平县志》十二卷　首一卷　光绪三十四年排印嘉庆十三年本

*《青阳县志》十二卷　光绪十八年木活字印本

*《建德县志》二十卷　首一卷　宣统二年湖北官刷印局铅印本

*《建德风土记》十八卷　民国十八年油印本

《东流县志》三十卷　嘉庆二十三年刻本

*《安庆府志》十八卷　康熙二十二年刻本

*《安庆府志》三十二卷　康熙六十年刻本

*《桐城续修县志》二十四卷　首一卷　道光七年刻本　（又，道光十四
　　年增刻道光七年本）

*《桐城县志》十卷　一九六四年抄同治间王国钧纂修本

《桐城志略》一册　民国二十五年桐城商务印刷所铅印本

《安庆府宿松县志》三十六卷　康熙二十二年增刻康熙十四年本

《宿松县志》二十八卷　首一卷　道光八年刻本

*《宿松县志》五十六卷　首、末各一卷　民国十年活字印本

*《太湖县志》四十卷　首、末各一卷　道光十年刻本

*《太湖县志》四十六卷　首、末各一卷　同治十一年熙湖书院刻本

*《太湖县志》四十卷　首、末各一卷　民国十一年木活字印本

*《怀宁县志》二十八卷　首、末各一卷　道光四年刻本

*《怀宁县志》三十四卷　首一卷　民国四年铅印本

*《怀宁县志补》一卷　《校勘记》一卷　民国七年后铅印本

《怀宁县志略》一册　不著纂修人名氏　民国二十四年铅印本

《新修望江县志》十卷　顺治八年刻本

《望江县志》八卷　乾隆三十三年刻本

*《安庆府潜山县志》存十一卷半（原十二卷）　康熙十四年刻本

*《潜山县志》三十卷　首一卷　民国九年铅印本

《六安州志》残存二十卷　雍正七年刻本

*《六安州志》二十四卷　乾隆十六年刻本

《六安州志》六十卷　首一卷　光绪三十年重印同治十一年本

《舒城县志》三十六卷　嘉庆十二年刻本

*《续修舒城县志》五十卷　首、末各一卷　光绪三十三年木活字

《霍邱县志》残存四卷半（原十卷）康熙九年刻本

《霍邱县志》十二卷　乾隆十九年刻本

*《霍邱县志》十六卷　首一卷　同治八年木活字本

《霍山县志》存一卷（原四卷）顺治十八年刻本

*《霍山县志》十五卷　首一卷　光绪三十一年木活字本

《寿州志》八卷　一九六三年上海古籍书店影印天一阁明嘉靖二十九
　　年本

*《寿洲志》十二卷　首、末各一卷　乾隆三十二年刻本

*《寿州志》三十六卷　首、末各一卷　道光九年刻本

*《寿州志》三十六卷　首、末各一卷　光绪十六年木活字本

《颍州志》六卷　一九六三年上海古籍书店影印天一阁明正德六年本

*《颍州府志》十卷　乾隆十七年刻本

*《阜阳县志》二十四卷　首一卷　道光九年尊经阁刻本

《颍上县志》十四卷　顺治十二年刻本

《颍上风物记》二卷　道光六年刻本

《颍上县志》十三卷　首一卷　道光六年刻本

《颍上县志》十二卷　首一卷　光绪四年补同治九年本

《亳州志》残存一卷（原四卷）顺治十三年刻本

*《亳州志》二十卷　首一卷　光绪二十年木活字本

*《涡阳县志》六卷　清石成之等修　杨雨霖、王冠甲纂　同治十一年
　　稿本

*《涡阳风土记》十七卷　首一卷　民国十三年刻本

*《涡阳县志》十八卷　首一卷　民国十三年铅印本

《临泉县志略》一册　民国二十五年石印本

*《重修蒙城县志》十二卷　民国四年铅印本

《太和县志》八卷　乾隆十七年刻后印本

*《太和县志》十二卷　首一卷　民国十四年铅印本

《临淮县志》残存五卷（原八卷） 康熙十一年刻本

*《济南府志》七十二卷　首一卷　道光二十年刻本

*《续纂扬州府志》二十四卷　同治十三年刻本

*《江都县续志》三十卷　首一卷　光绪九年刻本

*《东台县志》四十卷　嘉庆二十二年刻本

*《淳安县志》十六卷　首一卷　光绪十年重刻续补乾隆二十一年本

*《桐乡县志》二十四卷　首四卷　光绪十三年刻本

福建省

前　言

　　在我国浩如烟海的医籍中，福建省医家的著述，是占有令人瞩目的一隅。这些著作，有的阐述岐黄医理，有的发挥仲景学说，有的记载丰富临证经验，有的反映医家高尚医德，不仅为后人学习借鉴，提供了方便，而且充实了中国医药学伟大的宝库内容，更为中医药学的发展增添了光辉。宋代建阳宋慈《洗冤集录》一书就是一个例证。它既是我国历史上现存第一部系统司法检验专书，也是世界上较早的法医学著作，赢得了国内外学者的赞扬，广为流传，并被译为多国文字，在国外产生了极大影响。

　　福建省有许多著名医家，他们的精湛医术、独到见解、首创精神、卓越贡献，在中国医学史上留下不可磨灭的一页。如众所周知，清代名医长乐陈念祖，除了有多年医疗实践经验，使不少危重患者起死回生，被人们所称颂外，平生并致力于医学普及教育，著作颇丰。他的通俗浅显、简明扼要、切于实用、小型多样的方书，很受学医者的欢迎，并且历久不衰。他为了阐发中医学，常把自撰著作题上名医的名字，以希广为流传。如他说："今时俗所识者，远则张介宾，近则叶天士，告以仲景方剂以为乖异。吾不托名二氏，则吾术不行，吾术行，医者受其益，病者受其利，吾不得名何憾。"这掷地有声之语，不计名利的高尚医德，百余年后，犹令人闻风起敬。尤其值得提出的是福州杨士瀛，在所著《仁斋直指方论》里，描述了癌是"上高下深，岩穴之状，颗颗累垂"、"毒根很深，穿孔透里"像这样简单地说明某些癌肿特征，虽然比较概括，但在六七百年以前，医家已经有了这种认识，也是很宝贵的。其他如著名历史学家郑樵与理学家朱熹得意弟子蔡元定的医学著作，民间医生卢山治疗感冒的良方、特制午时茶，都给后人以新的启迪。

福建省

福建医家著述宏富，绝不区区如此编所录。但由于资料所限，遗漏之处在所难免，指谬补正，敬俟贤达。

郭霭春　郭洪耀

一九八三年

目　录

福
建
省

第三类　伤寒　〔附〕金匮　温病　　　　　　　　　　　　1587

福建省

福建省

福
建
省

福建省

第一类 医 经 〔附〕运气

《医经臆语》　明　江梅

民国二十九年《泰宁县志》卷二十六《艺文》：江梅，号寒古，精于医，所著有《医经臆语》《未然防》两种行世。

《太素集》二卷　明　田项

见民国十六年《尤溪县志》卷九《艺文》。

《京本校正注释音义黄帝内经素问灵枢集注》十五卷
明　赵植吾

民国十一年《福建通志》卷四十六《艺文志》：《善本书室藏书志》云：明刊本前有唐宝应元年岁次壬寅序，目录第一卷至十二卷为《素问》八十一论篇，第十三卷为《素问》亡篇。第十四、十五两卷为《灵枢》八十一章，编次与他本不同，殆福建书肆刻本，有井家藏书印，殆曾至东瀛复归中土者欤。

《灵素精采》　清　郑葆仁

民国《长乐六里志》卷七《人物·艺术》：郑葆仁，字同亮，号仲纯，马头人。笃学，有志未酬，改习岐黄之术，以济世活人为务。学识经验俱富。著有《灵素精采》等书。光绪庚子卒。

《轩岐正论》　清　肖京

民国十一年《福建通志》：《孝义传》：肖京，字匹夫，号万与，中年隐于医，号通隐子。父某，初令慈阳，既迁益州都丞，凡八载，厉署十三篆，所在多异政。京生六岁，力能举五钧，就外专攻举子业，文思敏而工。十六岁游上庠，文益奇，旁涉诸子百家，尤善书法，常言颜平原书，一笔千钧，杨椒山笔钩如铁，欧柳诸字，皆力透纸背，字以品重，不似今之学书者，专以妩媚为工，毫无古人骨气也。至于王敦、郗超等，虽收入淳化集中，不足观矣。顾好以古文词为举业，连不得志于有司，或劝其由他途以进，慨然曰：天下方乱，吾与鱼鸟为群耳。初从父之任慈阳，痛母因不遇良医病卒。旋次因从黄州学官胡慎庵学医，逾年尽得其传。后著《轩岐正论》一书，阐发五运六气之原，推究水火阴阳之奥，医人必先医医，得人病愈，止于所医之人，得医病愈，而受医者已无穷矣。壬申，父由遵义郡望乞休，时蜀方富饶，欲留焉。京曰：蜀富而民逸忘善，祸将作矣，曷归乎，从之。不三年流寇入蜀，向之流寓者尽殪。时值闽大疫，邻里间多惧，而舍其病者以去，京太息曰：是等骨肉于行道也，不仁亦甚矣。因亲调药饵以救之，死则助以棺衾，其后家人归，见京有愧容。丁亥，土寇四起，围闽省城六阅月，忽得间谍者言，城中居民悉贼亲族，将谋内应，巡抚周欲按诸户籍，而尽戮外出者之家，总兵张应梦者以告，京曰：此反间计也，闽土隘而人多，货殖于外，按籍而稽，不下数十万户口，能皆延颈就戮乎！今贼见攻城不得，故为携贰之言，以煽惑兵民，将军惟静待援，乱自止矣。张公悟，议遂寝。居里中数载，以病告者，即徒步往视，不啻拯溺救焚也，所著《忠孝两集》《荆园小语》。生于明万历乙巳年，卒于清康熙壬子。

《图注难经》四卷　　明　熊宗立

见民国十八年《建阳县志》卷十一《方技》：熊宗立，别号道轩，从刘剡学阴阳、医卜之术，注《天元雪心士赋》《金精鳌极》《难经》《脉诀》《药性赋补遗》并集《妇人良万》等书行于世。

《难经大全》四卷　　明　熊宗立

见道光十五年《重纂福建通志》卷七十七《经籍》。

《运气节略》　　宋　蔡元定

见民国十二年《建阳县志》卷十《列传》：蔡元定，字季通，崇泰里人。少颖悟，十岁能诗，日记数千言，父发以二程张邵四子遗书授之，元定深涵其义，既长，识益精。读书西山绝顶，忍饥啖荠，凡天文、地理、礼、乐、兵制、度数，无不通贯，即古尽有盘错者，人读之多不能句，元定悉爬梳剖析，细入秋毫。闻朱子名，往师之，朱子聆其学，大惊曰：此吾友也，不当在弟子列，遂与对榻，讲论诸经奥义，每至夜。凡四方来学者，必令先从元定质正焉。朱子移寓建阳，元定亦由麻沙迁居后山。每谒朱子必留数日，往往通夕对床不寐。朱子尝曰：人读易书难，季通读难书易。又曰：造化之始，惟深于理者识之，吾与季通终日而不厌也。朱子释《四书》及著《易学启蒙》诸书，皆与元定往复辩论而后定。太常少卿尤袤、秘书少监杨万里皆论荐之，以疾辞，筑西山为终焉。韩侂胄设伪学之禁，台谏承风排击，然犹未敢诵言攻朱子，至沈继祖、刘二杰为言官，始连疏诋朱子并及元定，元定简刘砺曰：化性起伪，乌得无罪。未几，谪道州，闻命即就道，朱子与弟子数百人，饯之考亭靖安寺，邱膺为之感泣不已，而元定不异平时，朱子叹曰，友朋相爱之情，季通不屈之志，可谓两得之矣。次日，朱子与宿于寒泉精舍，共订《参同契》，终夕不寝。乃别，与子沈，杖履行三千里，足为流血，无几微见颜色，至赴陵，远近来学者复众，爱之者，谓宜谢绝生徒，元定曰，彼以学来，何忍拒之，若有祸患，亦非闭门塞窦所能避也，以书诒朱子曰：间关万状，然自反而缩，殊觉怡然。贻书训诸子曰：独行不愧影，独寝不愧衾，勿以吾得罪故遂懈。居二年以疾卒，及归葬，朱子诔之曰：精诣之识，卓绝之才，不可屈之志，不可穷之辩，不复可得而见矣。学者尊之曰，西山先生。侂胄诛，追赠迪功郎，赐谥文节，所著有《大衍详说》《律吕新书》、《燕乐原辩》《皇极经世太元潜虚指要》《洪范解》《八阵图说》《阴符经解》《运气节略》《脉书》，及杂说若干卷。明嘉靖九年诏配享启圣祠，称先儒蔡氏。

乾隆五十二年《闽中摭闻》建宁府下：蔡元定结庐西山之麓，忍饥读书时，晦庵寓云谷，每有疑难，频相过访，宋理宗御书"西山"二字表之，刻于西南崖上。

《素问运气图括定局立成》一卷 明 熊宗立

道光十五年《重纂福建通志》卷七十七《经籍》:《四库提要》: 是书

以《素问》五运六气之说，编为歌词，又有天符岁会之说，以人生年之甲子，观其得病之日，运气盛衰，决其死生，医家未有用其法者。盖本五运六气生克制化，推其王相休囚而已，初无所征验。

民国十一年《福建通志·艺文志》卷四十五：《四库全书总目》云：宗立，字道轩，刘剡之门人也，好讲阴阳、医卜之术。

《运气节略》　　明　　周惟洪

见道光十五年《重纂福建通志》卷七十八《经籍》。

第二类 诊 法

《脉书》 宋 蔡元定

见民国十八年《建阳县志》卷九《艺文》。

《仁斋直指方论医脉真经》二卷 宋 杨士瀛

民国十一年《福建通志》卷四十六《艺文志》：新安朱崇正附遗《善本书室藏书志》云，是书《四库》未收，登父首著《活人总括》时在庚申，越翌岁更著此书，最后则《仁斋直指》也。《仪顾堂题跋》云：前有景定壬戌登父自序，首为察脉总论，次脉诀、次论七表脉、次论八里脉、次论九道脉、其杂证脉状及药象则朱崇正所附也。是书虽以王叔和《脉诀》为经，而能参以百家之言，去其谬而撷其精。自序所谓发先哲未尽之言，而揆之理，约诸子异同之说而归之正，非夸也。其《三部九候论》《脏腑部位论》《诊候论》《脉病消息论》诸篇，简要易明，多前人所未发，以视濒湖《脉诀》无不及也。

《脉理精微》 明 方炯

见民国十五年《莆田县志》卷二十七《人物志·乡行传》：方炯，字用晦，襟怀高旷，不屑屑于家人生产，尝与方时举诸人为壶山文会。友人郭完，贫无子，既死，炯率其友为殓葬之。值岁大疫，设鼎于孔道，来治疗者，先使其徒诊视，相与审订而后施治，活人甚多。有德其惠而酬以赀者，贫则却之；富则受而散于乡邻，以济穷乏，或道遇造桥砌路，辄以畀之。自号杏翁。所著有《杏林肘后方》《伤寒书》《脉理精微》传于世。

民国十五年《莆田县志》卷三十七《人物志·方技传》：郑德孚，耕老裔，初从吴司业源读书，颖悟绝人，而未用于世，乃去而学医。始郡人方炯精脉理，有一僧暴死，口已噤矣，炯视之独谓可治，乃以管吹药，纳鼻中，良久，吐痰数升而愈，德孚以为神，遂从炯学而精其术。

民国十五年《莆田县志》卷三十《艺文》：方炯《诗集》二卷、《杏林肘后方》十卷。

《脉诀》　明　周惟洪

见道光十五年《重纂福建通志》卷七十八《经籍》。

《脉经》八卷　　清　陈五鼎

民国三十八年《古田县志》卷三二《方技》：陈五鼎，字斯至。诸生。善医，有远乡人年七十有二疾危甚，将星夜舆归。五鼎诊视之曰："此人不特不死，且延十年"，越二日，果无恙，稔其无子，劝之曰："按公脉息当有一子，曷娶妾。"远乡人如其言，没时子八岁。著《脉经》八卷。

《脉法归真》一卷　　　清　卢山

民国三十一年《崇安县志》十八卷《艺文》：山精于医，手到病除，人谓之卢一剂。所拟午时茶方，感冒服之辄愈，得之者视为枕秘。

民国三十一年《崇安县志》二十八卷《艺术》：山，字静夫，田偶里人，乾隆庚子恩贡生。治岐黄，熟于本草，岁试，全篇用药名，考历上等。治病往往一方即愈。一日下乡索租，晚宿回家，适佃人少子生对口疮，病垂危，请其诊治。静夫断为走黄，非蛔虫，勿治。瞥见其长子在旁，佯曰："少者病无妨，此子气色不佳，不速医即死"。佃人信之，予除虫剂，下蛔虫二，取以敷疮，次日少者愈，长者亦无恙，人以为神。妇科尤精，论室女、寡妇、尼姑多郁证，独有见到之处。老年目疾，使人代写药方，或试之再三，剂量不差铢黍，其精如此。著有《脉法归真》一卷。特制午时茶，至今尚传于世，年八十七卒。

《脉诀》　清　林鼎槐

道光十五年《龙岩州志》卷十二《人物志上》：林滨济，龙岩人。精岐黄术，审脉察证用方，独具心得，每遇沉疴，辄以己意疗治，多奇效。诸生林鼎槐亲受其传以行世，自著《脉诀》《金针医学法门》等书。

《理元脉诀》　　清　谢丰

见乾隆二年《福建通志》卷七十五《经籍》。

《罗经奇门脉诀》　　清　章贡云

见民国九年《龙岩县志》卷三十四《方技传》：章贡云，字芳修，邃于星术、阴阳、五行、医卜等书，无不讨源溯流，窥其蕴奥，壮年浪迹云游，适元日在湘江舟中，见日蚀，忽大悟，知张果老看宫度之谬，遂自号番果老。寻游京师，往来公卿间，名宿多为折倒，著有《番果老集》，卷帙甚伙，惜无传人，蠹朽之余，惟存《命理星案》二卷，其中附著《罗经奇门脉诀》，自谓独出己见，非剿袭臆说。康熙间侨寓都门十余年，受业者凡遍海内。

《诠注王叔和脉诀》　　清　李世奎

见同治三年《上杭县志》卷十二《方技》：李世奎，字云圃，精于医，究心《素问》《灵枢》及王肯堂《准绳》《东垣十书》《薛立斋医案》诸种，无不探索奥义，务求贯串。《诠注王叔和脉诀》而内外阴阳之辨，颇得妙旨。

《冲脉审谛》一卷　　清　陈书

见民国二十二年《闽侯县志》卷四十八《艺文》：陈书，字伯初，光绪乙亥举人，官博野县知长。

《脉诀真知》一卷　　清　陈书

见民国二十二年《闽侯县志》卷四十八《艺文》。

《脉学》　　清　陈道修

见民国二十七年《连城县志》卷二十六《艺能》：陈道修，号贯一，隔川人。幼读善悟，负笈汀州，从汤志尧学，性乐医，举业之余，浏览方书不辍。久之，医理有心得，处方能中病，师异之，父兄未以为可，师则以为良医济人，功同良相。时有太医归林下，因介与游，尽得其秘，造诣益深，遇穷人，施药赠方无少吝。七十一无疾而终。著有《脉学》及《临证扼要》等书。

《脉学阐微》　　清　彭光奎

见民国二十九年《崇安新志》十八卷《艺文》。

《中西脉学》二卷　　清　吴锡璜

见民国十八年《同安县志》卷二十五《艺文》。

《诊断学讲义》二卷　　清　吴锡璜

见民国十八年《同安县志》卷二十五《艺文》。

第三类 伤 寒 〔附〕金匮 温病

《伤寒泻痢要方》一卷 宋 孔硕

道光十五年《重纂道光通志》卷六十八《经籍》：孔硕，淳熙二年进士。

《伤寒类书活人总括》七卷 宋 杨士瀛

民国十一年《福建通志》卷四十六《艺文志》：《石遗室书录》云：士瀛三山名医，字登父，号仁斋。其《仁斋直指》自序云：余始撰《活人总括》《婴儿指要》俗皆讹为沽名。

按：乾隆二年《福建通志》卷六十二《技术》：《活人总括》作十卷。

《伤寒发明》 明 雷竣

见道光十五年《重纂福建通志》卷七十六《经籍》。

《伤寒活人指掌图》 明 熊宗立

见道光十五年《重纂福建通志》卷七十七《经籍》。

《伤寒指掌补注》三卷 明 童养学

见道光十五年《重纂福建通志》卷七十三《经籍》。

《伤寒书》 明 方炯

同治九年《重刊兴化府志》卷之四十六《札记·人物·杂传》：方炯，字用晦，东厢人，初学医于蜀人虞仲文。其察病，一以六脉为主。

凡经其诊视者，治不治，率一言而决。其家囊橐萧然，而无物焉。性尤善吟咏，工书法。

《六经伤寒辨证补方》　　清　蔡茗庄

民国十一年《福建通志·艺文志》卷四十四《医家类》:《小石渠阁文集》云：茗庄为长乐陈修园师，其论伤寒，分经辨证，以脉对证，复以证对脉，故均一恶寒，一用附子汤，一用白虎汤，口中和与不和之辨也；均一恶风，一用桂枝汤，一用小柴胡汤，有胁满与无胁满之辨也。吾闽医士皆误以太阴为太阳，粤中医士又误以风温为伤寒。原书为修园孙徽庵所藏，有方名而无汤液，使临证者艰于检讨，今汇补汤液列于末卷，并补笺数十条。

《伤寒论注》　　清　陈有统

同治八年《长乐县志》卷二十《方技》:陈有统，号环海，江田人。初业儒，因母老多病，弃举业，潜心岐黄，以医鸣，兼耽吟咏。夏秋疫作，酌古方，远近济活无算。为人玉立风发，风雅可人，薛生白流亚也。晚年肮脏可以礼招，不为赀动，所著《伤寒论注》《医学阐微》《环海吟草》凡若干卷，没后遗稿散佚无存。

《伤寒论集说便读》六卷　　清　陈定涛

见民国二十二年《闽侯县志》卷九十《艺术·医》。

《伤寒论浅注》　　清　陈念祖

同治八年《长乐县志》卷十五《列传》:陈念祖，字良友，一字修园，溪湄人。乾隆壬子举人，令直隶威县，善体民情，不事鞭挞，遇事能断，绰有贤声，尤精于医。辛酉夏，三辅大水，瘟疟流行，念祖以勘灾到其地，审天时，问世俗，相人体之肥瘠寒暖，制药丸三品，散给城乡，全活无算，家居后，仍行医济世，诊病必详审脉息，料断如神，尤能起死回生，超出众医之外。韩总宪鼎晋称为仲景后身，所著有《公余四种》《伤寒论浅注》《金匮要略浅注》等书行于世。

《伤寒方论》四卷　　清　陈念祖

见同治八年《长乐县志》卷十八《艺文·艺术类》。

《活人录》　　清　林开燧

见民国十八年《霞浦县志》卷二十五《艺文》。

《无妄集活法医书》五卷　　　清　包育华

民国二十七年《上杭县志》卷二十二《艺文志》：包育华，字鹏九。此集凡五卷，为阐扬仲景全书而作。定《伤寒论》章节为卷一、《杂病论》章节为卷二，皆说明原书脉络贯通，经气变化，先后有序，并不错乱；次述方法，眉列方神撮要，以阐明效用，凡阴阳、表里、寒热、虚实，皆辨析精微，见解灵妙为卷三；著方歌取便记诵，上附仲景所用药性为卷四；末则宗经说理，辟俗辨诬，汇成医论为卷五。光绪壬寅刊于潮州，附《医医歌》，为潮俗泥水土偏喫凉而作，故曰：《医医歌》。邑人雷熙春为之序，胞侄一先有跋。此外尚有《问切从原》，详《无妄集》中，壬寅后续著《伤寒杂病论四传》均未刊行，子，伯识生、仲究生、季仰生，皆能世其业。

《伤寒杂病论四传》　　清　包育华

见民国二十七年《上杭县志》卷二十二《艺文志》。

《伤寒论注》　　清　彭光奎

见民国三十一年《崇安新志》十八卷《艺文》。

《伤寒汇证》　　清　许燮

民国十年《闽清县志》卷七《方技传》：许燮，字阳吉，号理齐，邑人。生有奇质，博闻强记，善诗文，不求之于制艺，有以童子试劝者，则曰：否，否。精于医，凡难证延诊，活者颇多。尝往侯邑治病，中途遇雨，乃避于小村落人家，雨止天暝，方谋寄宿，主人以家有病者濒死辞，舆夫曰：此名医某也。延入诊，只令以黄土水调服，阅数时许，病

福
建
省

1589

者证渐瘥，翌时寻愈，其神效如此，一时衔恩者，口碑载道，登门习医者，亦不乏人。生平多与文人学士游，言论诙谐，后辈未有以老厌之者，晚著有《雕篆诗集》及《伤寒汇证》。

民国十年《闽清县志》卷七《方技传》：许炳西，字阳庚，号梦园，邑四都葫芦门人也。少业儒，未售，乃学医于许燮之门，专心致志于医道；大有神悟，当时咸以国手目之，尝与其师协编《伤寒汇证》等稿，又善书法，人多以张素索书，至今称为墨宝云。

《伤寒玉钥》十卷　　清　黄润光

见民国三十年《永定县志》之《艺文》卷二十一。

《伤寒要诀》一卷　　清　黄润光

见民国三十年《永定县志》之《艺文》卷二十一。

《经方要诀》一卷　　清　黄润光

见民国三十年《永定县志》之《艺文》卷二十一。

《十二经方议秘要》　　清　陶思渠

民国十八年《霞浦县志》卷三十八《方技》：陶思渠，柘洋玉山人、附贡生，敏而好学，博通经史，精岐黄术，诊脉验证，论断如神，有起死回生之妙，人称仲景再世。著有《十二经方议秘要》。

《伤寒论撮要》　　清　肖廷扬

民国二十七年《周墩区志》卷四《艺术》：萧廷扬，字俊杰，萌源人，例贡。精医术，不计资，活人无算，著有《伤寒论撮要》二册。

《经方新歌一百十三首》　　清　吴其安

民国三十一年《崇安新志》二十八卷《艺文》：吴其安，字少袁，西乡洪溪人，邑廪生。研究医学以仲景为宗，闻徽州多名医，亲往访之，无所得，归益肆力于古今医书，某甲患癫痫，作五石汤予之，就痊。手录《医宗金鉴·杂病心法》误者正之，遗者补之，编有《经方新歌一百十三首》。

《伤寒集证汇方》四卷　　清　郑葆仁

见民国《长乐六里志》卷十《艺文·子部》。

《伤寒还真》　　清　黄绍先

见光绪二十三年《增修光泽县志》卷十三《经籍略》。

《金匮要略浅注》十卷　又附《歌括》六卷　　清　陈念祖

见同治八年《长乐县志》卷十八《艺文》。

《金匮要略注》　　清　彭光奎

见民国三十一年《崇安新志》十八卷《艺文》。

《金匮要略还真》　　清　黄骥

见光绪二十三年《增修光泽县志》卷十三《经籍略》。

《瘟病条理》四卷　　清　刘勷

见民国二十三年《闽侯县志》七一《文苑上》：刘勷，字�‍勗为，号赞轩，闽县人。性孝友而任侠，济人之急，千金不惜，家旧有资，以官局票之累中落。同治甲子举于乡，礼部试报罢，则设讲席授徒，成就称盛，嗣以大挑教职，除长泰教授，朔望课士于衙斋，士风一变。离长泰南门三十里，有巨盗陈奎壁，以符咒惑众人，奉林九为主帅，自称军师，谋陷长泰未遂，汀漳龙道委总兵孙开华往缉，林九逃，剿密察林九终在长泰，当办保甲严查，必可得。镇道遂委勷提调长泰保甲局兼劝捐委员，后其党林姓者果出首，遂委剿同长泰、龙溪、南靖二县令缉获焉，嗣开华守台湾，败法人，勷坐探军情，保知县，以母老仍就教职。卒年六十有九。著《非半室文集》《诗存》《词存》，明易数，有《随机决疑》一卷，研究医理，有《瘟病条理》四卷。

《中西温热串解》八卷　　清　吴锡璜

见民国十八年《同安县志》卷二十五《艺文》。

第四类　本　草

《本草图经》二十卷　　宋　苏颂

见民国十八年《同安县志》卷二十五《艺文》。

民国三十四年重刻乾隆《晋江县志》卷之九《人物志·列传》：苏颂，字子容，绅子，自同安徙居县治。庆历二年第进士，知江宁建业，定户籍丁产，民皆悦服。诸令视以为法，调南京留守，欧阳修委以政曰：子容处事精审，一经阅览，吾可无省矣。皇祐五年，召试馆阁，校勘同知太常礼院，议郭皇后宜袝于后庙，曾公亮深叹服之，迁集贤校理，富弼与韩琦为相，同表其廉退，历擢知制诰，判审刑院，进银台司，以不阿王安石意，出知婺州，沂桐庐，江水暴汛，母在舟中几溺，颂哀吁天，舟忽自正，母甫及岸，舟覆矣，人谓纯孝所感。徙亳州，加集贤学士，知应天府，吕惠卿尝语人曰：子容吾乡先进，苟一诣我，执政可得也，颂闻微哂而已。修仁宗、英宗两朝正史，转右谏议大夫。元丰初，权知开封府，未几知河阳，改知沧州，召判尚书吏部，兼详定官制。元祐初，迁至吏部尚书兼侍读，又迁翰林学士承旨。五年，擢尚书左丞，七年拜右仆射，兼中书门下侍郎。绍圣四年，拜太子少师致仕。徽宗立，进太子太保，累爵郡公。卒年八十，诏辍朝二日，赠司空。理宗庙，赐谥正简。颂贯穿经史诸子百家，律吕，星算无所不通，又工笔札，朝廷制作，必取正焉。苏辙尝谓曰：子容博会强识，其讲说放失旧闻，多得翔实，尝议学校及贡举。皆先行实，后文艺，论者韪之。

《本草节要》三卷　　宋　庄季裕

见乾隆二年《福建通志》卷七十二《经籍》。

《本草外类》　　宋　郑樵

见民国十五年《莆田县志》卷三十三《艺文》。

《本草成书》　　宋　郑樵

见民国十五年《兴化府莆田县志》卷三十三《艺文》。

《采治录》　　宋　郑樵

见民国十五年《兴化府莆田县志》卷三十三《艺文》。

《畏恶录》　　宋　郑樵

见民国三十年重刊《莆田县志》卷三十三《艺文》。

《原医图药性赋》八卷　　明　熊宗立

见道光十五年《重纂福建通志》卷七十七《经籍》。

《神农本经会通书》　　明　滕宏

见道光十五年《重纂福建通志》卷七十六《经籍》。

《备药笼中》一卷　　明　林材

民国二十二年《闽侯县志》卷四十七《艺文》：林材，号仲山，万历癸未进士。

《食物本草》二卷　　明　陈全之

民国二十二年《闽侯县志》卷四十七《艺文·上》：陈全之，字粹仲，嘉靖甲辰进士。

《本草要旨》　　明　陈士贤

见民国十一年《福建通志·艺文志》卷四十五。

《药义辨伪》二卷　　清　陈定涛

民国二十二年《闽侯县志》卷九十《艺术》：陈定涛，字德渊，号一瀍，侯官人。父纲，邑庠生，有痫疾，数昏仆，醒则复初。尝读书寺舍，定涛朝夕从，治膳侍药，夜不安寝，其习医自此始。父卒，家贫，长乐林作楫有蛊疾，得定涛方而愈，邀至长邑行医，岁积数十缗归，葬父母，敬先睦族，遇父母忌日，泣减食，终身皆然。戚族有贫不能婚丧者，虽困乏亦典衣助之。医以古法为宗，而运用颖悟，出于不言之表，见求医者踵门，则曰：但愿人无病，何妨我独贫。晚年尤精脉法，能知三五年后生死。道光甲午郡多疫，犯吐泻者暴死，得疗百不失一。其用药，寒温补泻不一术，从学者莫得其秘也。圬者魏犯肺伤疾，医者多云不治，诊其脉，知瘘尚未成，命服猴蔗、贝母、元明粉等数剂而愈。王道五子咳嗽半年，吐痰不休，肌瘦如柴，视之曰：此风寒未解，误服寒凉故也，温散之愈矣，果然。福清谢某腹胀脐突，医书以肿及脐突为不治，勉为治之。同郡名医陈念祖怪为妄，及闻治效，甚叹服。金匮孙尔准督闽时，屡招入署，手书"鸿术"二字题额。中山国淑世昌，执贽来学，归至国，即授医官，以书献其国王，王称"善"。撰《药义辨伪》、《药性补遗》一卷、《伤寒论集说便读》六卷。

《药性补遗》一卷　　清　陈定涛

见民国二十二年《闽侯县志》卷九十《艺术》。

《本草集要》　　清　林玉友

见道光十五年《重纂福建通志》卷六十八《经籍》。林玉友，乾隆间布衣。

《本草经疏》　　清　王捷南

民国十一年《福建通志·文苑传》：王捷南，字怀佩，仙游人。自少力学，嘉庆甲子举于乡，七上公车不第，授职国子监学正。受业于福州陈编修寿祺之门，誉益驰，孙尔准督闽聘修《福建通志》，分纂宋朝人物，搜讨靡遗，创郡县沿革表，采辑祝穆方舆胜览，参以魏书地形志，书成，谈地理者，奉为圭臬。尤善岐黄，洞达五色奇咳。邃于三礼之学，家藏书数万卷，丹黄者，钩稽辄当。尝出所抄本金诚斋《求古录》，及蔡邕《明堂月令》与晋江陈庆镛商榷参订，以待梓。行又追念前明戚少保平倭有功，重修祠宇，岁时荐祀，手辑《南塘年谱》刻于仙游，以广流传。居乡数十年，凡有义举，无不悉力为之；纂修王氏族谱，倡募拓金石书院，增诸生膏火、乡会试卷资旅费，历修邑之文庙、会心讲院、天马东山两塔、考塘双坑鹅岭、凤山石马诸桥梁、东南城外二十余里大路，先后两修城垣。咸丰癸丑，永春匪首林俊攻陷德化城池，复窜入仙邑，勾结土匪陈尾为患，八月临城下。捷南猝闻，率子弟兵与县令黄曾惠，及其幕友侯生，出拒于南关外，须臾，贼蜂至，以万计，城遂破。捷南复出，招募于路上，被执，贼曳之，去至窝，命跪不跪，命降不降。其酋犹迟曰，不忍杀也。无何，众匪以捷南平日嫉恶太严，每欲得而甘心。而捷南骂不绝口，目视天，手指地，言我死即死，今行年七十五，夫何惜！众怒，遂扼其颈而杀之，血流满地，两目犹荧荧如生。大府题奏，奉旨赐恤，给祭葬银两，并赏给云骑尉世职，邑绅族人于城荫堂，暨鳌峰古濑莆阳，世忠祠内供奉栗主。生平湛深经术，旁及星命、医卜靡不精晓。所著有《闽中沿革表》《东越献徵录》《金石书院志》《评选仙谿文存》已付手民，世又有《春秋左传仪礼补注》《丧服考》《考工记考》《四书笔记》《乡党补考》《战国事略》《宋名臣列传稿》《仙游图经稿》《本草经疏》等书未梓。

《本草经读》四卷　　清　陈念祖

见同治八年《长乐县志》卷十八《艺术》。

《神农本草经读歌括》一卷　　清　林亦岐

民国《长乐六里志》卷十《艺术》：林亦岐，字济尘，泮野人，三山医学校毕业，余事旁及韵学。

《十二经药性论》一卷　　清　郑葆仁

见民国《长乐六里志》卷十《艺文·子部》。

第五类　针　灸

《明堂针灸法》二卷　　宋　庄季裕

见乾隆二年《福建通志》卷七十二《经籍》。庄季裕，名绰。

《膏肓灸法》二卷　　宋　庄季裕

见乾隆二年《福建通志》卷七十二《经籍》。

《金针医学法门》　　清　林鼎槐

见道光十年《龙岩州志》卷十二《人物志》。

《针灸六法秘诀》三卷　　清　郑葆仁

见民国《长乐六里志》卷十《艺文·子部》。

《考定周身穴法全篇》一卷　　清　郑葆仁

见民国《长乐六里志》卷十《艺文·子部》。

《十二经脉》二卷　　清　郑葆仁

见民国《长乐六里志》卷十《艺文·子部》。

第六类 方 论

《三因极一病证方论》十八卷　　宋　陈言

见民国十一年《福建通志·艺文志》卷四十六《四库全书总目》云：言，字无择。是书分别三因归于一治，其说出《金匮要略》。三因者，一曰内因，为七情发自脏腑，形于肢体；一曰外因，为六淫起自经络，舍于脏腑，一曰不内外因，饥食饥饱，叫呼伤气，以及虎狼毒虫、金疮、压溺之类。每类有论有方，文词典雅，而理致简赅，非他家鄙俚冗杂之比。苏轼传"圣散子方"，叶梦得《避暑录话》，极论其谬，而不能明其所以然。言亦指其通治伤寒诸证之非，而独谓其为寒疫所不废，可谓持平。吴澄集有易简归一序，称近代医方，惟陈无择议论，最有根柢，而其用药多不验。严子礼剽取其论，而附以平日所用经验之药，则兼美矣，是严氏《济生方》，其源出于此书也。《宋志》著录六卷，陈振孙《书录解题》亦同。此本十八卷，盖何钜所分，第二卷中太医司业一条，有五经二十一史之语，非南宋人所应见，然证以诸家所引，实为原书，其词气亦非近人所及，疑明代传录此书者，不学无术，但闻有廿一史之说，遂妄改古书，不及核其时代也。

《仁斋直指》二十六卷　〔附〕《伤寒类书活人总括》七卷　宋　杨士瀛

见民国十一年《福建通志·艺文志》卷四十六:《四库全书总目》云：始末无考，前有自序，题景定甲子，甲子为景定五年，次年即度宗咸淳元年，则宋末人矣。此本为明嘉靖庚戌所刻，前有余录序称《直指》，列为二十八卷，析七十九条，今考七十九条之数，与序相符，而书实止二十六卷。焦竑《国史经籍志》载有此书，亦作二十六卷，盖序文偶误。然士瀛所撰，本名《仁斋直指》，其每条之后，题曰附遗者，则明嘉靖中朱崇正所续加。崇正，字宗儒，号惠斋，徽州人，即刊此本者也。焦《志》既题曰《仁斋直指》附遗方，惟注杨士瀛撰，则并附遗属之士瀛，未免小误也，其《伤寒类书活人总括》七卷，焦《志》不著录，据《仁斋直指》自序其成书，尚在此本前。此本以卷帙较少，故附刻于后。卷首标题，亦称朱崇正附遗，惟卷一《活人证治赋》后，有《司天在泉图》《五运六气图》《伤寒脉法指掌图》，目录中注一附字耳，或因此一卷有附遗，而牵连题及七卷，或因《直指》有附遗，而牵连题及此书，均未可定，宋椠旧本既已不存，无从证其虚实，疑以传疑可矣。《皕宋楼藏书志》引士瀛自序云，明白易晓之谓直，发踪以示之谓指，剖前哲未言之蕴，摘诸家已效处方，济以家传，参之附后，使读者心目瞭然，对病识证，因证得药，犹绳墨诚陈之不可欺，庶几仁意周流，亹亹相续，非深愿欤。

《医学真诠》二十卷　　宋　杨士瀛

乾隆二年《福建通志》卷六十二《技术》：此本为明嘉靖庚戌，朱崇正所刊。

《真损方论》　　宋　杨士瀛

见乾隆二年《福建通志》卷六十二《技术》。

《方脉论》　　宋　杨士瀛

见民国二十三年《闽侯县志》卷四十七《艺文·上》。

《鹤顶方》　　宋　郑樵

见民国十五年《兴化府·莆田县志》卷三十三《艺文》。

《删订太平圣惠方》一百卷　　宋　何希彭

乾隆二年《福建通志》卷六十八《经籍》：蔡襄序云：太宗皇帝敕国医诠次《太平圣惠方》，诏颁州郡。郡人何希彭通方技之学，凡《圣惠方》有异域环怪艰致之物，若食金石草木得不死之篇，一皆置之，酌其便于民用者，得方六千九十六。

乾隆二年《福建通志》卷六一《技术》：何希彭，闽县人，精《内经》服食之秘。蔡襄知福州日，敕颁国医所定《太平圣惠方》百卷，延希彭观之，希彭因闽俗左医右巫，病家求巫索祟，过医门十才二三耳，今欲尊圣主无穷之泽，又晓人以巫祝之谬，使归经常之道，刺史职也。襄取其本，榜示牙门左右，作《圣惠方后序》亲书碑纪之。

《赣州正俗方》二卷　　宋　刘彝

见同治十一年《赣县志》卷四十七《艺文志》。

同治十一年《赣县志》卷二十七《人物志·名臣》：刘彝，字执中，福建长乐人。幼介持，居乡以行义称，从胡瑗学，瑗称其善。熙宁中，知虔州，俗尚巫鬼，不事医药，彝著《正俗方》以训斥淫巫，使以医易业，俗遂变。时民多弃子于道，立法揭榜通衢，召人收养，日给广惠仓米二升，每月抱至官府一验，嗣又推行于县镇，细民利升斗之给，皆为收养。时有甘露、瑞莲、瑞粟之应。先是郡城三面阻水，水暴至，辄灌城，彝作窗十二，视水消长而闭之，水患顿息。元祐初，以都水丞召还。

民国十一年《福建通志》卷四十六《艺文志》：彝知虔州，俗信巫，无医药，集此方以教之。《遂初堂书目》作《赣上证俗方》。

乾隆三十三年《福建续志》卷三十五《理学》：刘彝第进士，为郡武尉，调高邮薄，移朐山令，恤孤寡、作陂池、教种艺、平赋役、抑奸猾，惠民无不至，邑人论其事曰："治范"。熙宁初，为制置三司条例官，以言新法非便，罢。神宗以彝悉东南水利，除都水丞，迁两浙转运判官，知虔州……加直史馆，知桂州，禁与交人互市，坐贬均州团练副使，安置随州，又除名编隶涪州，徙襄州。元祐初，复以水丞召，卒于道。所著《七经中义》百七十卷、《明善集》三十卷、《居阳集》三十卷。

《临汀集要方》　　宋　方夷吾

见光绪四年《临汀汇考》卷四《物产》。宋·陈日华《经验方》云，方夷吾所编《集要方》，予刻之临汀后，在鄂渚，得九江守王南强书云，老人久苦淋疾，百药不效，偶见《临汀集要方》中用牛膝者，服之而愈。

《四科治要》　明　赖沂

见道光十三年《永安县续志》卷八《艺文》。

《内伤外感法录》　明　赖沂

民国二十七年重印《永安县志》卷九《方技》：赖沂，字阳铭，庠生。妻殁于庸医，父病莫疗，乃究长沙之旨，为剂痊之，遂专《灵》《素》之学，拯危起痼如神，从学接踵著，《内伤外感法录》《四科治要》。

《经验良方》十一卷　明　陈士贤

见民国十一年《福建通志·艺文志》卷四十五：陈士贤，字印宪，嘉靖壬戌进士，官至副都御史。其书首载医指、脉诀，药性别为一卷；次为通治诸病门，如太乙紫金丹、牛黄清心丸之类；次分集证五十二门，皆抄录旧方，无所论说。自序称与通州医官孙宇，考定而成云。

《经验良方》十卷　明　邹福

乾隆三十四年《福建续志》卷五十八：《技术》：邹福，字鲁济，瓯宁人。业医，善察脉，决人生死于数载前，奇证人不识者，投剂辄愈，尝曰："病知其源则治，证不泛药，剂不多品，举其要，斯效速矣！"尝集《经验良方》十卷。

崇祯二年《闽书》卷一百三十五《方技》：邹福。仲子逊，世其业。季子员，领乡荐，任连山知县。

《医约》四卷　明　沈应元

嘉庆十六年《浦城县志》卷二十三《人物》：沈应元，字宇静。少受业给谏会六德之门，六德谪香山，应元感愤时事，遂弃举业，不事。自称句曲山人，工诗，尤善书画，且研精医理。所著有《洗晴楼诗草》《园居集唐》《医约》四卷。

《方中集》　明　黄澹

见道光十五年《重纂福建通志》卷七十六《经籍》。

《通元录》　明　许宏

见康熙五十二年《建安县志》卷七《方技》：许宏，字宗道，幼业儒而隐于医，奇症异疾，医之辄效。又工诗文，写山水花卉，皆臻其妙，卒年八十一。所著医方有《通元录》、诗有《南窗草录》行世。

《药方》　明　许宏

见乾隆二年《福建通志》卷六十《技术》。

《兰室纪要》二十卷　明　黄钎

同治十一年重校《南平县志》卷三十二《技术》：黄钎，号兰室，王台人。博览经史，弱冠常远游，入常山，传针法，精岐黄之术，著《兰室纪要》二十卷。

《祈男种子书》二卷　明　熊宗立

见道光十五年《重纂福建通志》卷七十七《经籍》。

《温隐居海上方》一卷　明　熊宗立

见道光十五年《重纂福建通志》卷七十七《经籍》。

《备急海上方》二卷　明　熊宗立

见道光十五年《重纂福建通志》七十七《经籍》。

《袖珍方大全》四卷　明　熊宗立

道光十五年《重纂福建通志》卷七十七《经籍》。

《山居便宜方》十六卷　明　熊宗立

见道光十五年《重纂福建通志》卷七十七《经籍》。

《丹溪治要法》一卷　　明　熊宗立

见道光十五年《重纂福建通志》卷七十七《经籍》。

《四科治要》　　明　赖汤铭

乾隆三十三年《福建续志》卷五十八《技术》：赖汤铭，永安庠生。痛母为庸医所误，遂弃举子业，精医，无论贫富，虽百里必视之，投剂辄验，著有《四科治要》，闽医多祖述之。

《杏林肘后方》　　明　方炯

见民国十五年重刊《莆田县志》卷三十七《人物》。

《陶园药方》　　明　戴震雷

见民国十九年《仙游县志》卷四十六《艺文志》。

民国十九年《仙游县志》卷三十六《仕迹》：戴震雷，字稚默。幼灵慧，天启七年乡荐第一，亲老，改授归化县教谕，以文章性命经济课诸生。时二丁无鹿，例索猎户折价，震雷曰：安可克祭物以肥私囊哉！却之。及秋，忽有二鹿跃入庙，遂取以祭，时咸异之。秩满升崇知县，崇故刁，邑多豪族，辄聚众击斗，设法惩之，俗稍变。时值屡荒后，前任以赈致乱，受黜。震雷立粥场三十六所，又人给一月粮，民赖以活。邻邑寇发，檄三邑会剿。震雷曰：此民也，铤而走险耳。遂单骑谕降之。未几，以外艰回里，无意仕进，自号陶园跛人，著《读礼初编》《四书解》等书。

《原岐丛采》　　明　黄春

见道光十五年《重纂福建通志》卷七十三《经籍》。

《医齿问难》　　明　吴朴

见光绪三年《漳州府志》卷四十一《艺文》。

民国三十一年《诏安县志》卷十三《人物》：吴朴，字子华，一字华甫，初名雹。貌不扬，而博洽群书，于天文、方域、金石、阴符之秘，无不条析缕解，不修边幅，人以狂士目之。时有督学欲为死义陈教授立碑，莫详之。罨上其事，以此补邑诸生，更名朴。嘉靖中，林希元从征安南，辟参军事，机宜多出其谋，安南平。林功竟弗录，归以他事下狱，著书自见，《龙飞纪略》乃成狱中者，又有《皇明》一书。

《医方约解》　　明　吴隐泉

见道光十五年《重纂福建通志》卷七十三《经籍》。隐泉，天启间布衣。

《医刻汇成》　　明　欧浩

道光十五年《重纂福建通志·艺文志》卷四十五《医家》：徐钟震序云：浴溟胸有意识，指有神力，予尤服其用心周挚，大非时人所及。虑山穿谷深，仓卒莫备医药者，则有便方之贻；虑孩幼稚弱未易调护者，则有保婴之录；虑日用饮食相反害者，则有摄生之法，至于世俗以忿轻生，一时失救，贻祸身家者，又指出古人成法以为鉴戒，噫！何其爱人无已也，浴溟初名海，今改名为浩，字有天，然人呼浴溟之号犹昔也。

《遗方》　　明　吴德初

乾隆二十二年重修《安溪县志》卷八《人物》：吴德初，以儒医著名，尝有幼孩出痘死竟日，德初投以药立苏，人异之。广挤救人，并不求偿。

《济世良方》　　明　林道飞

乾隆三十年《将乐县志》卷十《艺术》：林道飞，字宏中，以善医，官福建省太医。著《济世良方》，病者投剂辄效，名著闽中。耆年赈饥济贫，博施不倦，捐田千百二十亩于含云寺，为焚香祝圣之用。自号含云逸叟。寿八十三而终。

《医学会编》　　明　黄炫

见道光十五年《重纂福建通志》卷七十七《经籍》。

《涵秋医方》　　清　林日芃

见同治八年《长乐县志》卷十八《艺文》。

同治八年《长乐县志》卷十六《列传五·文苑》：林日芃，字道雨，为邑诸生，善属文，矩蒦一遵先辈。康熙初，均以平海功，议叙日芃通判山西平阳，著《秋涵医方》。

《医书》　　清　林祖成

民国十八年《霞浦县志》卷二十八《宦哲》：林祖成，字庆维，号曲泉，善医术，康熙癸巳武举，乙未武进士。著《医书》十余卷。

《卜筮方书》七十三卷　　清　王严龙

乾隆二十二年重修《安溪县志》：《人物》：王严龙，登康熙丙戌武进士，任江淮中军守备，居官镇静，兵民相安，颇娴文墨，詹事陈万策，赠诗有"高谈飞天雪，雅度对长淮"之句。

《诸证辨疑》　　清　谢丰

见同治十一年《南平县志》卷十五《孝义》：谢丰，郡庠生。父宗尹，邑之名宿，事继母以孝闻，性好施，常周人之急。丰承父志，囊虽涩，必婉转将顺，父或稍不豫，即治具，延父素交谈宴，以娱其意，丧葬悉从厚。年八十，遇忌辰，必素衣哭泣，悲戚终日，郡守以孝足风世旌之，欲上闻，因耿变中止。生平精医，所著有《瘴疟指南》《诸证辨疑》《理元脉诀》等书。

《瘴疟指南》　　清　谢丰

见同治十一年《南平县志》卷十五《孝义》。

《医悟》　　清　陈天璇

见同治七年《福建通志》卷六十八《经籍》：陈天璇，字元运，乾隆间布衣。

《医学集注》　清　伊元复

见乾隆三十三年《福建续志》卷七十六《艺文》伊元复，字顺行，宁化廪生。淹贯经史，泛及天星、堪舆、医卜、禽遁诸书，诗文极雅。会耿逆之变，草泽窃发，元复出奇计，联乡勇为犄角，邑赖全活，每岁祲出粟，倡施糜粥，人咸德之。

《急救奇方》　清　何觐光

见民国五年《建宁县志》卷十八《方技》：何觐光，字浣斋，邑北乡珠溪坊人。性耿介笃实，器量才干过人。父界以家事，遂弃举子业，尝曰，吾不能为官以活人，当以医活人也。遂潜心医学，有召皆就，或中夜赴召，未尝厌倦，亦未尝期报，能断人死生于数年之前，无不验者。尝自谓曰：余自五十后，医术疑有神助，故活人辄效。著《急救奇方》《内伤砭肓》数册。有亲戚友朋贫乏者，辄贷之，或多至数百金不吝，虽知其难偿不问也，曰：吾欲携之，非欲济之也。凡贷去，勿复取讨者数千金。乾隆乙酉米价骤长，渠村积场，斗米银三钱，急发廪碾米，五日一往，减价发粜，凡桥梁道路有圮坏者，皆为之修造，又于本坊修中石百丈。甲寅岁，坊中疫大行，死者甚众，其母亦染疫，亲侍汤药，衣不解带者弥月，父有病，辄密投参芪，如是者十余年，所费多金，未尝与亲言也。父遗命，创立毓秀会，以资岁试士子路费，遂与诸兄共捐租一百石。后得病，知不起，告诸子曰：尔曹宜敦孝友，为生业以养恒心，读书贵能明道，理财贵能问心。读书若不明道，幸得一官，始则误国误民，继则丧先德而累子孙；理财不问心，虽有铜山，譬若膏火自煎，山木自焚，有何益哉！吾平生所行无愧，存顺殁宁，夜台之中，无非乐国也。

《内伤砭肓》　清　何觐光

见民国五年《建宁县志》卷十八《方技》。

《医学实在易》六卷　清　陈念祖

见同治八年《长乐县志》卷十八《艺文·艺术类》。

《医学实在难》　　清　陈念祖

见同治八年《长乐县志》卷十八《艺文·艺术类》。

《十药神书评注》　　清　陈念祖

见同治八年《长乐县志》卷十八《艺文·艺术类》。

《医学三字经》　　清　陈念祖

见同治八年《长乐县志》卷十八《艺文·艺术类》。

《时方歌括》二卷　　清　陈念祖

见同治八年《长乐县志》卷十八《艺文·艺术类》。

《景岳新方八阵砭》　　清　陈念祖

见同治八年《长乐县志》卷十八《艺文·艺术类》。

《时方妙用》四卷　　清　陈念祖

见同治八年《长乐县志》卷十八《艺文·艺术类》。

《医诀》三卷　　清　陈念祖

民国十一年《福建通志》卷四十五《艺文志》：《二勿斋文集》云：备述诸家治疗之法，论其得失，而归宗于仲景，虽为初学所设，然规矩正论，于是乎在，而修园题云古吴叶桂天士著。修园曰：今时俗所识者，远则张介宾，近则叶天士，告以仲景方剂，以为乖异。吾不托名二子，则吾术不行；吾术行，医者受其益，病者受其利，吾不得名何憾焉。

《稽古汇编》　　清　邹成东

见光绪五年重刻《长汀县志》卷二十四《方技》。（《传》详《保产篇》）。

《简便方》　清　邹成东

见光绪五年重刻《长汀县志》卷二十四《方技》。

《方书》　清　沈叔瑶

道光二年《思南府续志》卷八《人物门·方技》：沈叔瑶，字南溟，福建连城人，籍思南。性平易，业岐黄，与人诊病，能悉心以求其合，所医每日必登记，以验效否，存方十余册，全活颇众。又工书画，且善铜弦，盖文士而兼艺事者。

《医方》　清　陈伦炯

嘉庆二十二年《海曲拾遗续补》卷二《秩宦类·宦迹》："陈伦炯，字见万，福建人。由廪生晋狼镇总兵，以时训练三军，水陆巡缉令并严，而意则主宽，从未妄鞭一人，恐母在闻之，或伤其慈。太夫人老而身病，炯公退省视惟谨。手自编医方成书，晨夕披阅，藉以调膳，出与民事，亦颇痛痒相关，作养兼及士类，升松江提督，解任去。

《阴骘汇编》　清　吴堃

同治六年《城步县志》卷六《政绩》：吴堃，福建崇安人，廪贡生。道光九年任，治民有方，宽猛相济。其待士林，虽属童生，常优礼之，至于痞棍盗贼，则尽法究惩，其亦刑期无刑之意，后果奸宄敛迹，县境肃清。且情殷济世。在任著有《阴骘汇编》详载岐黄，其书至今盛行楚省。后调署邵阳，遂不回任。

《应验奇方》　清　张舒咏

见道光十年《永定县志》卷二十七《艺术传》。

《良方》　清　徐廷安

道光十四年《沙县志》卷十三《人物，义行》：徐廷安，字耻未，清水坊人。心期利济，谓医可以行德，有求疗者，虽寒夜不辞，尝集《良方》传世，并施送丸散，以周贫急。

福建省

1607

《医学指南》　清　林清标

见道光十五年《重纂福建通志》卷七十八《经籍》。

《杏苑珍》四十卷　清　林劢

见道光十五年《重纂福建通志》卷七十八《经籍》。

《内外科方书》　清　林滨齐

见道光十六年《龙岩州志》卷十二《人物志》。

《医书撮要》二卷　清　沈俊文

道光十三年《永安县志》卷二十七《艺术传》：沈俊文，字延广，堂堡监生。幼业儒，及壮见病者，被庸医误，下药往往不治，遂殚心遍阅诸医书，得其诀，所治病悉应效，历医六十余年，惟以济人为急，从不计利。孙奕烂，世其业。

《医学摘要》　清　聂廷铨

民国二十二年《闽清县志》卷六《文苑传》：聂廷铨，号简堂，咸丰己未恩科并戊午正科付举人，署泉州府教授、顺昌县训导、福宁教授，卒于官。两袖清风，子无以为炊，居乡时，足不履公门，丰裁严峻，工诗文，著有《梅溪纪事》《法帖》，后生争宝贵之。晚好岐黄术，著《医学摘要》。

《济世新编》　清　陈敏士

咸丰四年《长汀县志》卷二十四《方技》：陈敏士，以痧丸驰名四方，其子献瑜亦以医名。著《济世新编》。

《证治一隅》十大卷　清　陈兆泰

同治八年《长乐县志》卷二十《外纪·方技》：陈兆泰，字祖偕，号六符，东渡人。祖松，父衡，俱习医，泰世其业，精研《伤寒》《金匮》

等书，临证洞见本源，细心体验，方投效如桴鼓。道光间，邑令王履谦以"恒心"扁之。著有《证治一隅》十六卷、《医学时习》十二卷。《万方主治》，八卷，未梓行。

《医学时习》十二卷　　清　陈兆泰

见同治八年《长乐县志》卷二十《外纪》。

《万方主治》八卷　　清　陈兆泰

见民国六年《长乐县志》卷二十七《列传七》。

《医方辑览》四卷　　清　杨树棠

民国二十七年《连城县志》卷二十六《艺能》：杨树棠，字伯臣，弱冠入邑庠，旋食廪饩，丁酉王督学临汀试士，录取一等。是年为选拔期，初试第一场毕，病不能复试，王以其未到院报名，停试一天，已而疾卒，年四十有九。性孝友，精仲景之学，求医者络绎不绝，著有《医方辑览》四卷。

《吐泻辨》　　清　刘克光

民国六年《长乐县志》卷二十七《列传》：刘克光，字桂岩，小刘人。初以经纪谋生，继习岐黄，通医书，精脉理，方不悖古，亦不泥古。所医者，百不失一。咸丰间，时疫大作，著《吐泻辨》遍贴乡村，赖以全活者无数。

《医方汇编》三十六卷　　清　曹鸿文

民国六年《上杭县志》卷二十三《艺文志》：鸿文，字云潮，在城里人。光绪丙戌游庠，世业医。此集凡十二册，据古今医书，按症分篇，手自抄存藏于家。

《默庵医论》　　清　何国模

光绪二十三年《增修光泽县志》卷十三《经籍略·纪略》云：公达儒术而推其余于医，直凑单微，通于神明，但望色，决生死辄中，邑耆旧能道之。长而听闻异辞，未敢厚诬先人，惟择众口一谈者，著于篇焉。戚属某之妇病瘵，丐公治，公不与方，惟日给丸若干，久之病如故，乃更他医，三日不来取药，公询知，因索观所服方，呼子孙曰：其妇死矣，既为我家戚属，当往诀也。往则病者方坐厅事，笑语如平人，顷之，谓精神少懈，比登榻则汗出，痰壅而死。他日，戚请于公，公曰：若妇之病，譬灯燃膏，且竭矣。引膏绳亦将尽，骤加膏则绳不胜，骤拨绳则膏无继，皆灭也。某医能得病情，而未达治理，骤用莽药，犹纳硫脑于残缸，得须臾光明，实速其灭耳。公尝避暑别墅，有昏仆于门者，咸谓已死，公视曰：中暑耳，非亡也，药之而愈。又尝界方与一佃曰：若明春必发病，且亡，及今治之，可望生，每见辄言，而语加切，佃以无疾服药，阴唾之，他日公再见骇曰：亡期近矣，未数日果病，以请公，公曰：无及也，为定日时，使治棺衾焉，竟亡。一日公早起，侍者忽见公如迎宾状，旋呼客来，供茶，又见公谈思如平日，忽语曰：若病不可为，请速归，毋忘道路。侍者骇其，趋告公友，使询故，则曰：彼自言曾姓，某名，居某所，以病剧力疾就医也。某返，如言访曾某，果有少年于平旦亡，病中，趣家人延公治病，茶时犹言勿验，我将以魂请何公云，公知而叹曰：噫，吾亦不久矣，否则，鬼何由近我，盖其岁实公卒年也。夫医为公生平之一节，而精通如是，弗可及也，公于医多著述，邑耆旧及见者犹数种，以未梓行，藏之者视为秘本，不肯出，后人又不知宝贵，至于散佚，可惜也，今所传人言仅此数事，使及今不纪述，后之子孙将安访焉。

《医学求真》十二卷　　清　何高雍

光绪二十三年《增修光泽县志》卷十七《文苑传》：何高雍，字简斋，岁贡生。性刚介，言谈不苟，生平恣力古文辞，尝以所著就正其师高澍，且称其真朴之气，能固而存之，得作文根柢。晚精于医，又著《医学求真》十二卷。

《医学》　　清　应昌德

见民国五年《建宁县志》十八卷《方技》。

《痢科要诀》　清　应昌德

见民国五年《建宁县志》十五卷《杂著》。

《医学研余》六卷　清　陈赍

见民国六年重修《长乐县志》卷十九《艺文》：陈赍，字俊村，江田人，邑庠生。治岐黄术，性仁厚。时鼠疫盛行，患者十八九死。赍曰：鼠疫之证，为《伤寒》《金匮》所无。遂参酌古今，立一方，传布远迩，全活甚众，著《医学研余》六卷。

《医学阐微》　清　陈有统

见民国六年《长乐县志》卷二十七《列传》。

《临证心得》　清　郑际升

民国六年《长乐县志》卷二十七《列传七·方技》：际升，邑庠生。能世父业，著有《临证心得》《痘疹指南》二书。

民国六年《长乐县志》卷二十七《列传七》：郑孔禧，字郁夫。弱冠，弃举子业，学为医，性慈祥，贫家延请，不计谢金，有不能备药者，且给以药，全活无算。子际升，能世其父业。

《各种医解》　清　陈仁诏

民国六年《长乐县志》卷二十七《列传七·方技》：陈仁诏，字崇丹，东隅人，邑庠生。性仁厚好施，精通医术，己卯秋，时疫盛行，投以剂，辄见效。有穷孀子，甫六龄，霍乱垂危，仁诏诊之，并给丹药，病寻愈。著有《各种医解》。

《经方借用方略》　清　包育华

民国六年《上杭县志》卷二十三《艺文志》：包育华，字桃初，卢丰人。性嗜学，精医理，尝谓医必宗《神农本草》《黄帝内经》扁鹊《难经》《仲景全书》，乃能见病知源，更宜参阅历代名医学说，以扩其识。壮游楚赣闽粤，久客潮州，遇奇难证，治之辄效。厦门同知张赓扬，顺昌知县徐洪业，皆延治重病，颂为神医。族嫂某氏患症三载，百药罔效。育华重用茯苓，佥疑之，育华曰：此水脏病也，水一破则百病除，服之果然。华绍心仲子其绣，患脚气病，卧床褥数载，育华曰：此血亏也，非风症，宜多服血余灰，数日而验，不三月步履如恒。桥门伯子势垂危，育华投以当归一两配各药煎服，夜半，瘥而思食，连治半月诸病悉痊。平生立方神奇，多法外，尝著《医机辨论》《经方借用法略》云。刘生问予，阴吹方可借用否？予曰：可。邻乡某，家贫母弱，幼失乳哺，长患癃证，二便闭，溺管及两睾上连少腹，下延两腿作水胀状，四肢厥冷。或曰寒证，熨以热灰，下体如烙；或曰热证，涂以田螺，水肿愈甚。予决为胃气下泄，溺管气闭，以致湿热熏蒸，蓄溺结砂，借用是方一剂而大便通，癃闭渐愈，厥冷亦除，依保元汤法，连进双剂，次日肿处破裂，出蓄溺盈盆，取出淋石一枚，大如枣核，治之一月而愈。刘生曰：此亦见于书乎？曰：凡事以理言，何泥书，妇人胃气下泄，得泄故成阴吹，男子胃气欲泄不泄，故成癃闭，形虽异，源则同也。刘生叹服。侄德崇，子识生、究生、仰山，孙天白，俱能世其业，识生任上海神州医院主任，著《包氏医宗》。

《医机辨论》　　清　包育华

见民国六年《上杭县志》卷二十三《艺文志》。

《包氏医宗》　　清　包识生

民国六年《上杭县志》卷二十三《艺文志》：识生，字德逮，名一虚，即育华伯子。幼承家学，长游潮汕，继居上海，医名日噪，乃荟集同志，组织神州医药总会，主编《医药学报》，力以振兴国医为己任。时浙江肖退庵、江苏丁济万、安徽程门雪、陕西王智辉、广东凌逸琴等，皆先后受业，旋任神州医院教务，兼事著述，后更推任中国医院院长。子天白亦分任教职，此书凡四集，第一集论伤寒，第二集论杂病，各六册，第三集诊断，第四集国医学粹，外附经脉（经穴图四幅，嘉定余德埙有第一集序，称为阐发精理，分章列表，立言明澈。

《医方说略》　清　陈起蔚

民国八年,《政和县志》卷三十《孝友》:陈起蔚,字祖熙,城北人。优行,廪生,居家事父母,先意承志,与兄弟友爱,终日怡怡,其恳挚之情,实根天性,有非人所能及者。夙与邑进士罗攀桂、孝廉范如璋结诗社,于书无所不读,尤精岐黄,志在济人,不受医金,贫者以药资赠之,著有《医方说略》,鳏居二十七载,不再娶。凡修文庙,立育婴堂,均与有力。年七十五卒。

《医书》　清　林淡

民国九年《龙岩县志》卷三十四《方技传》:林淡,字志齐,得叔滨齐传授,复博究群书奥蕴,用方独出心裁,取效如神。小孩某,病急风,不得已,火其要穴,虑后患,为处方后,令百剂乃已,否则盲矣,儿服半数,竟眇其一目。路遇邻妇,知病将作,令速治,缓且不救,时妇实未病,越翌日,竟卒。某某病肿,同时就诊,证均危急,谈语人曰:病皆可愈,然一愈;一必不愈。问之则曰:信不信异也,既而果如其言,其断人生死,望色闻声,以意揣测,百无一不验者。卒前数日,语人曰:吾脉气三日人也,届时无病而卒。

《肺病准绳》　清　黄绍定

民国十年《闽清县志》卷七《方技传》:黄绍定,号澹如。累试秋闱,弗获入彀,因辍举子业。嗣以继配许氏多病,乃潜心学医,得高祖寅轩公奥诀,遂精于医,而尤于痨证,凡诊治存活甚多,从无受值,遇时疫辄告以防疫之法。晚年著有《肺病准绳》。卒年五十二。

《临证验方》　清　刘福修

民国十年《闽清县志》卷七《方技传》:刘福修,字洪九,从名医许燮学,生有神悟,五十年间,治愈内外沉疴,指不胜屈,尝集平时经验之方,汇为一书,颜曰《临证验方》。

《学医辨惑》一卷　　清　叶兰墅

民国十一年《福建通志·艺文志》卷四十五《医家》:《小石渠阁文集》云：余友叶兰墅，孝廉，精岐黄术，所著《学医辨惑》一卷，于前代医家诸书神明而变通之，剖析疑义动中窍会，足以破世俗迂拘之见。

《医学汇参》十卷　　清　林枫

见民国十一年《福建通志·艺文志》卷四十五。《石遗室书录》云：是书以天干分十集，集为一卷。据其子世仁附识云，原仿《尔雅》例，分释体、辨脉、释药、释方。为编次经方及诸家方集解，另为一集，因释方、释药二篇尚未完书，就所存汇成十卷付刻，云案各条，大概引各家旧说，而间加辩论。

民国二十二年《闽侯县志》卷四十八《艺文》：林枫，字苕庭，道光甲辰举人。

《医学实验录》四卷　　清　黄良安

民国十一年《长乐六里志》卷七《人物·艺术》：黄良安，字晦斋，黄李人。精医术，尝修黄氏世谱，致力阅三十年，抄录盈箧，著《医学实验录》四卷。

《十三科医学全书》二十卷　　清　吴锡璜

见民国十八年《同安县志》卷二十五《艺文》。

《中风论》二卷　　清　吴锡璜

见民国十八年《同安县志》卷二十五《艺文》。

《加批三因方》　　清　吴锡璜

见民国十八年《同安县志》卷二十五《艺文》。

《杂病学讲义》一卷　　清　吴锡璜

见民国十八年《同安县志》卷二十五《艺文》。

《八大传染病讲义》二卷　　清　吴锡璜

见民国十八年《同安县志》卷二十五《艺文》。

《医学全书》　　清　黄上春

民国十八年《霞浦县志》卷三十七《方技》：黄上春，磨云村人。幼习医，研究数十年，饶有经验，著《医学全书》，分男、妇、幼三科。

《医学秘录》　　清　郑国基

见民国十八年《霞浦县志》卷二十五《艺文》。

《经验妙方》　　清　郜文燮

民国十八年《霞浦县志》卷三十七《方技》：郜文燮，字和弇，郡廪生，洪江人。为人勇敢果断，傲睨一世，精岐黄术，能予决人生死，尝曰：吾不能以学用世，当以医救世，酒酣耳热，读古文辞，旁若无人，所莫逆者，惟竹江张子卿孝廉兄弟，泛舟往来，一留十余日不去，至则剪烛谈，达旦不倦。寿五十有三。

《医录》　　清　刘作霖

民国二十二年《闽侯县志》卷七《方技传》：刘作霖，字元铨，邑岁贡生。少多病，究心岐黄之学，积久有神悟，家小康，不藉医为生活，远近闻名者，多造庐请之，作霖为活人计，亦勉从之。侄某患疟久，其堂兄祖宪为之定方剂，半年未愈，宪博览医书，竟未收效。作霖自外回，诊其诊，索方视之，谓侄宪曰：治经则尔擅其长。治医则尔不能，尔泥于方法，不能神而明之，疾所以弗瘳也，为定方剂，数日霍然愈。堂侄为凤，夜自塾归，霖闻咳声，翌晨呼风来曰：将诊尔，答：侄无病，霖诊之泣曰：尔肺枯矣，疾不治，已而果然。有雇佣某，方碾谷，体素壮，霖闻咳声急，诊之曰：速归勿延，果数日死。一日过市，市人方席地饮，

福建省

1615

远见其来，一人曰：霖精方脉，吾诈病，遂由地上一跃而卧肆中，延之诊，骇曰：肠断矣，奈何？某泣言其实，次日死。一日自邑归，路经朱厝乡，乡人延诊之，时溽暑，霖挥汗如雨，未及细诊曰：此暑证也，遂定白虎汤。到家，孙善性来问安，性亦习医，霖问最近出诊否？对曰：昨往朱家诊一人，脉似洪大，按之虚，微寒证也。霖急遣告朱家曰：顷所定方剂勿服！朱家曰：已服矣，是夜其人死。霖由是痛告其孙曰：吾临证三十年未有错误，今稍不慎，竟至杀人，悔之不及，尔曹尚其戒之，以盖余愆。晚年著有《医录》，人呼为刘半仙。

《医理易解》　　清　郑应瀛

民国二十二年《闽侯县志》卷七十一《文苑上》：郑应瀛，字国登，一字国峤。少失怙，事父惟谨，授徒以养，数日辄归，省涤栖棬，浣厕牏，滋旨甘。娶妇早卒，续娶，举一子、一女，方在襁而应瀛卒。应瀛幼颖悟，读书以寸计，困阨终身，其诲人，以端趋向为先，虽卯角，必举古今忠孝事以为感发，游其门者，咸爱敬如父兄，其卒也，门人林文仪等为葬于西郭处金钟山，时祭扫焉。遗稿有《河洛书说》《医理易解》。

《痢证辨疑》　　清　齐洪超

民国二十二年《闽侯县志》卷九十《艺术·医》：齐洪超，字仪鲁，闽县人。其父任吾以医名，时东南遭倭乱，民多露宿，多泄泻之疾，巡抚许某校刻薛氏《保婴全书》以济世，通其学者惟洪超。初以母郑氏病痢卒，辄以不早习医为恨，因究心医理，以传家学，贫者与药不受值，乡人称为仁医，遭耿氏之乱，族有贫而窜贼伍者，捐金赎之，更给以衣食。

《疟痢奇方》　　清　虞景熹

见民国二十五年《重修邵武县志》卷十九《义行》。

《杏林春医药及壶隐诗稿》　　清　肖经堂

见民国二十五年《重修邵武县志》卷二十五《艺文》。

《医学志疑》　清　罗拔茹

民国二十七年《连城县志》卷二十六《艺能》：罗拔茹，字素征。幼承庭训，聪敏好学，善属文，宣统己酉，以廪生考取进士，广东巡检。事亲孝，以父疾，延医罔效，乃潜心《内经》，博览旁参，遂精岐黄术，延请者踵相接，首创公医局，慎选医生，躬自准时驻局诊治。著有《医学志疑》《宝命全形集》二书。

《宝命全形集》　清　罗拔茹

见民国二十七年《连成县志》卷二十《艺文》。

《中华医粹》　清　王慎德

见民国二十七年《上杭县志》卷二十三《艺文志》：王慎德，字纫香，性雅淡，耽吟咏，遗稿仅存数卷，究心医理。

《临证扼要》　清　陈道修

见民国二十七年《连城县志》卷二十六《艺能》。

《证方实验集》　清　丁太麟

见民国二十九年《崇安县新志》卷十八《艺文》。

《良方集验》　清　连运青

见民国二十九年《崇安县新志》卷十八《艺文》。

《神要生机》四卷　黄孚同

民国二十九年《德化县志》卷十五《人物·方技》：黄孚同，字盖堂，湖山人。精岐黄，名噪一时，邑侯赵睿荣赠额云"菊泉寿世"。

《经验辑要》　清　沈邦元

民国二十七年《连城县志》卷二十六《艺能》：沈邦元，字朗西，邑庠生。仁厚孝友，仗义好施，精医学。其叔父鸿基初艰于嗣，与其父际周友善，指腹为之嗣，甫生，婶即抚养之，及长，鸿基妾生五子，独钟爱元，立为嫡嗣，乃兼祧两房，元以生父分得田产，屡数为生父清理积债，以继父分得田产，完全为继父春秋祭田。喜排解，息争讼。行医数十年，不受诊金，晚年勉为收受，将所得资助族中贫寒、修筑路桥诸善举，终其身囊橐无余。子孙十余各能自立。配陈氏，琴瑟静好，中年丧偶，不忍续娶，受堂兄晏英遗产之托，力为经纪，不辞劳怨。著有《经验辑要》。

《汉和处方学歌诀》一卷　　清　黄润光

见民国三十年《永定县志》卷二十一《艺文》。

《医学要诀四种》四卷　　清　黄润光

见民国三十年《永定县志》卷二十一《艺文》。

《内科要诀》　　清　黄润光

见民国三十年《永定县志》卷二十一《艺文》。

《霍乱证治之商榷》一卷　　清　黄润光

见民国三十年《永定县志》卷二十一《艺文》。

《方剂要诀》　　清　黄润光

见民国三十年《永定县志》卷二十一《艺文》。

《经验奇方》　　清　黄朴园

民国三十年《永定县志》卷三十二《艺术志》：黄朴园，字淳柬，抚溪监生。其父琬敦精于幼科，朴园世承其业，习而益精，任有奇证，无不施方立效。手著《经验奇方》，生平绝不受厚谢，是能以医德济人者。子明茂仍传其术。

《医方见闻录》 清 翁兆元

民国三十五年《厦门市志》卷二十七《孝友》：翁兆元，字南甫。颖悟过人，读书过目成诵，自幼举止若成人，御诸弟严若师，博父母怜爱之。父病，兆元夜不解带，百计觅方，竟不起，自谓不知医故也。自此兼读岐黄书，父殁，年甫十六，祖母春秋逾古稀，兆元晨夕奉侍不稍懈，然家徒四壁，上而祖母、母氏；下而四弟一妹，以孝友闻乡间间。设帐授徒，从之者众。自奉俭啬，一裘一葛，十年不更。甲申法兵寇闽台，厦岛风声鹤唳，公举帮办团练，竭力筹划，厦赖以安。晚年颇精医术，邻有病，辄求处方，求无不应，得之者众，处境虽困，而胸怀旷达。著有《日记功过录》《医方见闻录》，兼工书画。弟兆荃，业医有名于世，书画、刻石，亦古雅有致。

《医书》 清 吴芳

民国二十九年《古田县志》卷三二《方技》：吴芳，字岳甫，水口人，诸生。通阴阳术数学，善堪舆，并精岐黄业，著《医书》。

《医理汇参》七十二卷 杨日暄

见民国十六年《连江县志·明清艺文》。

（以上内科）

《集验背疽方》一卷 宋 李迅

民国十一年《福建通志》卷四十六《艺文志》：《四库全书总目》云：迅字嗣立，官大理评事，以医著名。此书见于陈振孙《书录解题》，称所集凡五十三条，其议论详尽曲当。马端临《经籍考》亦著于录，而题作李逸，与《书录解题》不合。今案此书，前有郭应祥序，亦云嗣立名迅，则《通考》误也。背疽为患至巨，俗医剽窃一二丹方，或妄施刀针，而于受病之源，发病之形，及夫用药次第，节宣禁忌之所宜，俱置不讲，故夭阏者，十恒八九。今迅所撰，于集方之前，俱系以论说，凡诊候之虚实，治疗之节度，无不斟酌轻重，辨析毫芒，使读者了如指掌，中如五香连翘汤、内外十宣散、加料十全汤、加减八味丸、立效散之类，皆纯粹无疵，足称良剂，至忍冬丸与治乳痈发背神方，皆只金银花一味，用药易而收功多，于穷乡僻壤，难以觅医，或贫家无力服药者，尤为有益，洵疡科中之善本矣。谨从《永乐大典》中，采掇裒订，仍为一卷，其麦饭石膏及神异膏二方，乃诸方中最妙者，而《永乐大典》乃偶失之。今据《苏沈良方》，及危亦林《得效方》补入，又《赤水玄珠》亦载有神异膏方，与《得效方》稍有不同，今并列之，以备参考焉。

《详注心法要诀》三十二卷　　清　吴仰虞

道光十年《永定县志》卷二十七《艺术传》：吴仰虞，字怀岵。幼习儒业，以母多疾，乃专心医道，尤精外科，邑令梁君孔珍奖以"精习经方"之额，乡人咸感其德。

《外科秘录》　　清　吕尤仙

民国十八年《同安县志》卷二十七《人物·方技》：吕尤仙，不衫不履，指名为姓，俗因呼为乞丐。尤仙性潇洒，精堪舆，尤善医术，有奇癖，不以货财为念，凡病家一不中意，辄望望然去。诊视外科，随拈数味，皆有奇效，用方甚多，乡里争传抄之，所著《外科秘录》行于世。

（以上外科）

《卫生家宝产科备要》　　宋　朱端章

民国十一年《福建通志》卷四十六《艺文志》：《石遗室书录》云：宋本作此书名。《读书敏求记》只称《产科备要》。《铁琴铜剑楼书目》云：是书集诸家产科经验方成帙，首列人月产图，中有借地、禁草、禁水、逐月安产法。《书录解题》所载《产宝》诸方一卷，以十二月产图冠之，疑即此书也。卷第四，李师圣编论、郭稽中附方，疑即《直斋书录》所载《产育保庆集》一卷也。卷第六，许学士《产科方》，当谓绍兴中许叔微，其余杂采诸家方论甚备，目录后有翰林医学差充南康军驻泊张永校勘一行。卷末有自记三行，《皕宋楼藏书志》云：其所载《产育宝庆集》方，陈宜斋谓李师圣有说无方，医学教授郭稽中为时良医，以方附诸论，遂为完书。今考师圣自序，知郭与李同时，是书实成于师圣也。

当归一味散注引王子亨《指迷论》，子亨名贶《直斋书目》载之，今已失传；桃仁承气汤谓庞安常用之验，安常名安时，今有《伤寒总病论》行世；产育方药专书，《唐志》载咎殷《产宝》一卷，今惟《宝庆集》方尚存《永乐大典》中，然已失去借地法矣，犹赖此书传之，所采虞流备产济用方诸论，尤为切要，书成于淳熙中，《四库》未录。

　　清《余姚县志·著述》：端章，福建长乐人。（张）永，洛阳人。横渠先生之裔，以医术为翰林医学，授驻泊郎。扈从高宗南渡，建炎三年居余姚，积劳，至札部尚书致仕，建卫生堂，子孙累世业医。此书近世罕觏，旧安陆氏影写宋刊本，目后有翰林医学差南康驻泊张永校勘，前有跋，云长乐朱端章，以所藏诸家《产科经验方》编成八卷，刻板南康郡斋。淳熙甲辰岁十二月初十日，知镌校俱一时事，而永校是书。又后建炎已酉五十五年。又陆氏此本，后有瞿氏中溶手跋，此书所采诸论，尤为切要，安得好事为刊，俾得家置一编，则活人之报当不小矣。嘉庆辛酉夏，黄君尧圃自都门购归云云。噫，后有作，出以相赏，因识数语，以为奇书，欣赏者，胡不宝贵是书也。

《妇人良方》　　明　熊宗立

　　见道光十五年《重纂福建通志》卷七十七《经籍》。

《保产篇》　　清　邹成东

　　光绪五年重刻《长汀县志》卷二十四《方技》：邹成东，字小鲁，监生，太学砥柱之子，父子精医。著《保产篇》《简便方》《稽古汇编》等书行世，有邹活人之目，言其手到病除也。性好施药饵，贫不取值，乾隆丙午刘郡尊赠"杏林春暖"匾额。

《女科要旨》　　清　陈念祖

　　见同治八年《长乐县志》卷十八《艺文·艺术类》。

《胎产万全》五卷　　清　林达

　　见道光十五年《重纂福建通志》卷六十八《经籍》。

《胎生达生合编》　　清　虞景熹

民国二十五年《重修邵武县志》卷十九《义行》：虞景熹，建阳诸生，籍邵武。嘉庆癸酉大水，枯骨暴流，出资检拾，购义冢葬之，迄今获扦者二十余姓，岁施棺木百余具。尤精医，刊《胎生达生合编》及《疟痢奇方》，以贻远近，盛夏施送药料，活人无算。

（以上妇科）

《婴儿指要》　　宋　杨士瀛

民国十一年《福建通志》卷四十六《艺文志》。

《千金宝鉴》　　明　雷伯宗

见万历四十年《闽书》卷一百三十五《方技》：雷伯宗，名勖，以字行，读书明医，尤精小儿科。洪武间，授医学正科。子野僧，亦明医，为郑府良医。

民国十八年《建瓯县志》卷三十四《方技》：雷伯宗，卒年八十四，著有《千金宝鉴》得其旨者，用之辄效。雷时宗，伯宗裔孙，善易学及岐黄诸书，医能奇中，贫者暮夜叩之，必摄衣往，酬以钱则辞。

《全婴宝鉴》　　明　齐德成

乾隆二年《福建通志》卷四十九《孝义》：齐德成，字仲孚，闽县人。质实好义，事亲孝养，弟卒无嗣，抚孤女如所生，营葬治奁悉从厚，精岐黄术，贫者予良剂，不望报，婴孺全活者甚众，年八十余卒。

《痘科精义》十卷　　清　徐璋

民国二十五年《重修邵武县志》卷二十一《方技》：徐璋，字东玻。家贫业医，尤精痘疡，为人和粹易与，目短视，而善察脉证虚实，一见知吉凶。有一儿患痘甚危，璋视之，辞以不治，将出，忽闻儿啼，璋曰：是声亮而清，气未损，犹可救，复视之，投以异功散，两服而愈。又有妇怀孕发痘，二便涩秘，璋用下利法。有言痘忌下，孕妇尤甚者，璋曰：此火盛毒炽，不下则法无所施，如其言治之，胎气安好如故，痘寻愈。

其他治效通变多此类。晚年用功益深，因本其祖梧所传，著《痘科精义》十卷行世。

《保赤新编》　清　魏秉璋

道光十一年《永安县志》卷十《方技补遗》：魏秉璋，贡川人，世业医，至璋尤精，著《保赤新编》，李驾轩为序，而传长子德嘉、孙宗辕。代擅能医，活人无算，至曾孙廷桂俱存心济物如璋。璋年八十七。

《种痘秘要》　清　陈民瞻

民国五年《建宁县志》卷十八《方技》：陈民瞻，字学古。年十六弃儒习医，壮岁游湖奥间，遇瘟疫，辄出奇方，制药布施，活其命者无数，所尤工者麻痘二科。

《麻科要诀》　清　应昌德

见民国五年《建宁县志》卷十五《杂著》。

《痘疹新书》　清　陈扬祖

民国六年《长乐县志》卷二十七《列传·方技》：陈扬祖，字耀甫，江田人。专门幼科，诊痘疹奇效。著有《痘疹新书》。子明佃世其业，尤善种鼻痘。

《小儿科秘诀》　清　黄作宾

民国十年《闽清县志》卷七《方技传》：黄作宾，字祖嘉，号寅轩，闽清人，年十六沾瘵疾，十九岁，娶溪头埔张氏女为室，氏善侍巾栉，嘉亦善自珍摄养疴，十五年清心寡欲，出言未尝高声，由是疾瘳。遂究心医术，尝设一药铺，颜曰：体天医道，极形发达。无论族邻来诊者，不取金钱，即远地求医者亦然。凡病非属不治之证，服一二剂，罔不见效。壮年以太学生应秋闱试，屡荐弗售。

《小儿秘论》　清　黄鸿元

民国十年《闽清县志》卷七《方技传》：黄鸿元，号庐初，邑庠生。

福建省

1623

习医，精于脉法，尝谓脉行血中，血不变，病不生，人得病，必先变其脉。有某秀才妻，鸿诊之，谓其脉气缩，心必郁，此妇遇变必自戕，后果以家中落，服毒死。又某贡生新娶之妇，鸿诊数次，即劝其娶妾，谓其妻脉隔日一变，忽伏左尺，忽伏右尺，当是经乱而胞滞，此终身不育之象，后果然。延诊者，贫不计资，富者受其物而反其金。著《小儿秘科论》。

《麻痘撮要》　　清　叶际云

民国二十七年《周敦区志》卷四《艺术》：叶际云，字会龙，端源人。高甲次子也，例授国学，善医，尤精麻痘，著有《麻痘撮要》。其度量宽洪，尝园中遇窃菜人，不特不追，反退避使自去。

《麻疹新编》　　清　黄政修

民国十八年《建瓯县志》卷三十四《方技》：黄政修，字廉如，附贡生，以医得名，著《麻疹新编》。

《保赤指南》　　清　邓乐天

民国二十五年《重修邵武县志》卷二十一《方技》：邓乐天，素善儿科，著有《保赤指南》。

《痘疹指南》一卷　　　清　郑际升

见民国六年《长乐县志》卷十九《艺文》。

《麻痘新书》　　清　彭光奎

见民国三十一年《崇安新志》卷十八《艺文》。

《儿科学讲义》一卷　　　清　吴锡璜

见民国十八年《同安县志》卷二十五《艺文》。

（以上儿科）

《眼科大成》 清 黄必昌

见民国五年《建宁县志》卷十八《方技》：黄必昌，字燕台，卢田人，弃儒习医。

《治喉举要》 清 陈书

见民国二十二年《闽侯县志》卷四十八《艺文》。

《喉科明辨》二卷 清 吴锡璜

见民国十八年《同安县志》卷二十五《艺文》。

（以上五官科）

第七类　医　案

《黄氏医案》　　明　黄至

见光绪二十六年续修《浦城县志》卷三《著述》。

道光十五年《重纂福建通志》卷七十八《经籍》：黄至，字城甫，精于医。岁大疫，死者载道，捐施药茶，全活甚多，子秉键传其术，摘平日奇中者为《医案》。

《纽元医案》　　明　徐纯卿

乾隆三十年《将乐县志》卷十《艺术》：徐纯卿，诸生，读书学《易》，穷医得秘术，施药活人，年八十，手不释卷。

《经验医案》　　明　吴隐泉

见道光十五年《重纂福建通志》卷七十八《经籍》。

《一得录》　　清　滕万程

民国十八年《建瓯县志》卷三十四《方技》：滕万程，字上池。精医术，遇险难症，辄有奇效，其立方宗古法，与时医议论多龃龉。出为吴门之游，凡历杭、嘉、绍、宁，悬壶旅舍。道光戊戌自温陵归，集数年治疾获效者，集成医案，名曰《一得录》。

《星园医案》　　清　卢星园

民国三十年《永定县志》卷三十二《艺术志》：卢星园，浮山人，精医术，工书法，好栽花，清同治间，疫痢大作，星园以病因乱饥荒，清热导滞，兼养胃肠津液，全活甚众，行医五十年，著有《星园医案》《种兰四时法》，寿七十六岁。

《医案》　清　张舒咏

道光十一年《永定县志》卷二十七《艺术传》：张舒咏，字纯颂，乡宾东安人。精岐黄术，独具慧心，治病如神，遇贫病之家，尝施药饵，不取值，赖全活者，遍及于龙岩、漳州等处。时邑令有公子病尪，几遍邑中，医药无效，恃迓舒咏，适诊视于危证之家，未遑趋署，问症施方而愈，众医咸服其精明，有《医案》《应验奇方》。

《医案》　清　邓璜

见道光十四年《沙县志》卷十三《人物·义行》：邓履亨，字素封。好学不辍，岁饥，发廪济众。子璜，字渭庵，郡庠生，潜心名理，排难解纷，片言立决，人服其公正。适家计中落，赒急如故。素精《灵》《素》、本草，著《医案》起沉疴无算，绝不计利。性尤好洁，嗜茶，临卒，口占曰：我今归去作茶仙。其风致超脱如此。孙绥民，更能探其医秘。

《医案》　清　陈天璇

见道光十五年《重纂福建通志》卷六十八《经籍》。

《医案》　清　郑钟潮

民国十八年《霞浦县志》卷三十《儒林》：郑钟潮，原名国基，号岸夫。少有至性，祖母病痫如狂，勤侍惟谨。为诸生，以舌耕奉母，力行善事，凡惜字、放生、施茶水，禁屠牛之类，无不实心为之。两次乡闱不售，遂弃举子业，筑三惜楼，读性理。一日观读书录，至圣人最恶讦人之阴私，谓诸弟曰，即此一条犯者甚多，日探宋儒程伊川、张南轩、谢上蔡、杨龟山、朱晦翁、吕东莱，黄勉斋、真西山之说，总论为学之方，分七章以发明之，曰存养、曰持敬、曰主静、曰省察、曰知行、曰致知、曰言行，为终身事业。又辑《儒门必读》一卷，曰修身、曰居敬、曰慎言、曰力行、曰仁恕、曰安命，贤圣切实处全在于此，谓千金不易，尝言圣贤何能学其万一，但读其书，触目潜心或者不至于大恶耳。晚年旁及医学，虽远必躬驰，谓所亲曰：潮活人病，常恐有德心，其治心工夫细密如此，年六十三卒，著有《炯炯斋性理书》《医案》稿存于家。

《医案》　清　林滨齐

民国九年《龙岩县志》卷三十四《方技传》：林滨齐，精岐黄术，审脉察证用方，独具心得，每遇沉疴，辄以己意疗治，多奇效，著有《医案》及《内外科方书》。诸生林鼎槐亲受其传，著《脉诀》《金针医学法门》等书，皆滨齐之绪论也。

《医案》二卷　清　陈粹然

光绪五年《长汀县志》卷二十四《人物·方技》：陈粹然，宣成里人。生平读书好古，后弃儒业医，著《医案》二卷。

《医案》　清　杨万占

民国二十七年《连城县志》卷二十《艺术》：杨万占，字一庆，弟斌占，字一雄，皆善医。万占精研伤寒杂病，所诊辄愈。大兴朱文公督学莅郡，患危疾，诸医束手，廪生杨登璐以言于公，延诊遂愈。所著《医案》见解超异，版毁于燹。斌精麻痘及喉科，皆有专著。

《医案》　清　童祖绪

见民国三十一年《泰宁县志》卷二十六《艺文志》。

第八类　养　生

《食鉴》　　宋　郑樵

见民国三十年《莆田县志》卷三十三《艺文》。

民国十一年《福建通志儒林传·宋》：郑樵，字鱼仲，莆田人，世称夹漈先生。父国器，太学生。尝鬻田，筑苏洋陂，乡人德之。宣和中，自太学归，道卒。樵年十七，徒步归丧，结庐宣王山下，从兄厚苦学，亲执厮养，遂赅博，从讲学者甚众，即筑居夹漈山，谢绝人事，究心经旨，礼乐、文学、天文、地理、昆虫、草木、方书之术，皆有论辨，夜则仰察象纬，至忘寝食。后益出游名山大川，所过存书家，必宿借读，因之一时名流，如赵鼎、张浚皆器之，樵亦自负不下扬雄、刘向。绍兴十九年授迪功郎，上书略曰：臣本山林之人，欲读古今之书，通百家之学，讨六艺之文，如此一生，则无遗恨，忽忽三十年不与人间通事，所以古今之书，稍经耳目，百家之学，粗识门庭，不图晚景，获见太平，松筠之节，不改岁寒，葵藿之心，难忘日下。窃见兵火之余，文物无几，陛下留心圣学，笃志斯文，擢用儒臣，典司东观，内外之藏，始有条理，百代之典，灿然可观。臣伏观秘书省，岁岁求书之勤，臣虽身在草莱，亦欲及兹时效尺寸。今天下图书，若有若无，臣虽不一见之，而皆知其名数所在，谨搜尽东海遗书，古今图谱，又尽上代之鼎彝与四海之铭碣，遗编阙简，各有伦次，天篆梵书，亦为厘正，于是提数百卷自作之书，徒步二千里，来趋阙下，以纤尘而裨嵩华，涓流而益沧海也。念臣困穷之极，而寸阴未尝虚度，风晨雪夜，执笔不休，厨无烟火，颂声不绝。十年为经旨之学，以其所得，作《考书辨讹》、作《诗传辨妄》、作《春秋传》《春秋考》、作《诸经序略》、作《刊谬正俗跋》；三年为礼乐之学，又以其所得者，作《象类书》、作《字始连环》、作《续汗简》、作《石鼓文考》、作《梵书记》、作分阴之类；五六年为天文地理之学、为虫鱼草木之学、为方书之学；以天文地理之所得，作《春秋地名谱》《百川原委图》《春秋列国图》《分野记》、作《大象略》；以虫鱼草木之所得，作《尔雅注》《诗名物志》《本草成书》《本草外类》；以方书所得，作《鹤顶方》《食鉴》《采治录》《畏恶录》；八九年为讨论之学、为图谱之学、为亡书之学、作群书会记校雠、备论书目正讹，作图书志、图谱有无记、氏族志、作求书阙记、求书外记。集古系时录、集古系地录，此皆已成之书也。其未成之书，在礼乐，则有器眼图；在鱼虫草木，则有动植志；在图谱，则有氏族志；在亡书，则有亡书备载，三二年间可以就绪。如辞章之文，论说之集，虽多不与焉，奈秋先蒲柳，景迫桑榆，若一旦倏先朝露，则此书与此身并填沟壑，不惟有负于平生，亦有负于圣时，谨缮写十八部，百四十卷，恭诣简院投进，其余卷帙稍多，恐烦圣览，万一臣书可采，望赐睿旨，许臣料理，续宜上进，得展尽底蕴，然后鹏归蕙帐，狐正首丘，庶几履陛下之地，食陛下之粟，不辜为陛下之民也。诏以其书藏秘府。二十七年，复以侍讲王纶疏荐召对，言臣山林三十年余，修书五十种，皆取历代之籍，始三皇，终五季，汇辑为一，名曰《通志》，体参马班，法则稍异，谨上《要览》十二篇，名修史大例，并言历代史家之非，高宗曰：闻卿久矣，何晚相见。授礼兵部架阁，为御史叶义问所忌，劾之，监谭州南嶽庙，给笔札，令写上所著。《通志》书成，拜枢密院编修，因乞读中秘书，忌者复毁之，事寝，居数岁乃卒，年五十九。樵好著书，性恬恢，好施与，居乡终不诣守，虽诏给笔札写书，未尝取领。金人犯边，樵言岁星在宋，虏酋必自毙，已而果然。所著《通志》二百卷外，有《西溪集》五十卷，未刻书数十种。

《卫生歌》一卷　　宋　真德秀

见光绪二十年续修《浦城县志》卷三十《著述》。

《寿亲养老新书》　　元　邹铉

民国三十一年《泰宁县志》卷二十六《艺文志》：第一卷为陈言撰，本名《养老奉亲书》；第二卷以后，则元大德中，泰宁邹铉所续增，与直书合为一编，更题今名，直为元丰时人。为泰州兴化令，铉号冰壑，又号敬直老人。铉征引方药，类多奇秘，于高年颐养之法，不无小补，固为人子所宜究心也。

《癞疾录》　明　徐观澜

见民国三十年《莆田县志》卷三十三《艺文》。

《摄生录》　明　上官希稷

见同治七年《福建通志》卷七十九《经籍》：上官希稷，万历间贡生。

《未然防》　明　江梅

见民国三十一年《泰宁县志》卷二十六《艺文志》。

《养生悟言》三十卷　明　陈椿

民国十九年《闽侯县志》卷四十四《艺文》：陈椿，字汝大，闽县人。父曰子文，嘉靖八年进士，为湖广宪副。椿万历中庠生，父卒，椿择葬地，乃治形家者言，精于青乌之术。居有顷，母得滞病，桩复治黄帝扁鹊之言，为母诊病，病良已，所著有《景子集》八卷，《养生悟言》三十卷、《竹轩杂录》十卷。

《养生要诀》　清　龚叔宾

见道光十五年《重纂福建通志》卷七十九《经籍》。

《养生纂训》一卷　清　徐楇

见民国十九年《闽侯县志》卷四十四《艺文》：徐楇，嘉庆间贡生。

《乐寿合编》一卷　清　张定远

民国十一年《福建通志·孝义传》：张定远，字子廉，邑廪生。雅好宋五子书，以无欺笃行为本，永民生计艰，女红尤拙，定远酿钱置器，劝人织，始自族姓，继而乡邑，不数年，比户皆机声。里人归自郡者，

福建省

1631

渡船必道阳岐，乡土豪，于渡头索乘船者钱，曰道头债，少不如数，因而争斗，定远倡同人告于官，巡抚岑毓英为禁除之，且勒碑焉。所著有《劝息争讼格言》一卷、《杂存》二卷、《朝闻录》一卷、《夕可录》一卷、《乐寿合编》一卷。

《回春编》　　清　沈大纶

民国二十七年《连城县志》卷二十六《艺能》：沈大纶，字达观，邑庠生。继母童氏，幼寡无子，先以纶长兄大经为嗣，复夭。童誓守义，择纶再为嗣，命从童舅寒泉学，纶事母不异亲生，研究岐黄养生术，制药济人，所活者多。抚志伊为铭其墓云：养老无惭古孝子，惟君之学追渭阳，济时不异古良相，惟君之术宗岐黄、著有《尚书要解》《春秋辑要》《百韵梅花诗》《回春编》。

《释氏施食心法》一卷　　　清　郑思肖

见民国十六年《连江县志·明清艺文》。

第九类　法　医

《洗冤集录》　　宋　宋慈

嘉庆二十五年《湖南通志》卷一百一十四《名宦》：宋慈，淳祐间，提点湖南刑狱，念狱案莫重于大辟，大辟莫重于初情，初情莫重于检验。而州县悉以具之初官，付之右选。更历未深，骤然尝试，或遥望而弗亲，或掩鼻而不屑。重以仵作之欺伪，吏胥之奸巧，虚幻变化，茫不可诘。因博采诸书，自《内恕录》以下凡数家，增以己见，总为一编，名曰《洗冤集录》，刊于湖南宪治。

同治七年《福建通志》卷一百七十五《列传》：宋慈，字惠父，父巩，以特奏名，授广州节度推官。慈少受业于同邑吴雉，雉本朱子弟子。慈因得与杨方、黄干、李方子诸儒论质，学益进，暨入太学，真德秀衡其文，谓其源流出肺腑，惠父复师事焉。嘉定十年，中进士乙科，补赣州信丰主簿，会南安军三峒贼煽乱，提刑叶宰惩前招安养祸，决意剿除，辟慈充准备差遣官，时副都统陈世雄，拥重兵不进，慈亟趋山前，先赈六保饿民，使不从乱，乃提兵三百破石门寨，俘其酋。世雄恚，轻进逼贼巢，贼设覆诱之，将官死者十有二人。世雄走赣州，贼得势，益猖獗。慈欲用前赈六保之策。白宰数移文提举常平司魏大有，大有闻慈主议，衔之，慈率义丁力战，破高平寨，擒谢宝崇降，大胜。贼平，幕府上功，大有摄提刑，挟忿庭辱慈，慈不屈，拂衣而出，语人曰：斯人忍而愎，必召变。大有怒，劾至再三，慈遂罢归。未几，大有卒。诏擢陈铧为招捕使，德秀贻铧书，言慈可用，铧奏雪慈前诬，复原秩，命与李华同议军事。王祖忠督淮西军至闽，以慈书生，谩与约，分路克日会老虎寨，祖忠与华已令师渡明溪，慈提孤军，从竹洲进，且行且战三百余里，卒如期会寨下，祖忠惊曰：君忠勇过武将。由是军事多所咨访，慈先计后战，所向克捷，直趋招贤、招德，以扼贼锋。祖忠与华遂得进，破潭飞漈，贼酋邱文通，挟谋主吴叔夏、刘谦子，窜入石城之平固，慈与偏将李大声疾驰平固，执以归，招德贼徐友文，谋中道掩夺，慈并俘以献，大盗无漏者。汀卒囚知州陈孝严，撄城负固，铧檄慈图之，慈至枭首乱者七人，出旗榜贷余党，众无敢哗。铧奇其才，荐知长汀县。端平二年，枢密使曾从龙督师江淮，辟慈为属，未至，而从龙卒。诏令荆襄督臣魏了翁兼其职，了翁遗书币趣慈，宾主欢甚，每曰：赖有此客尔。寻通判邵武军，摄郡有遗受，改判南剑州，不就。嘉熙三年，浙右饥，朝议调常州守臣，宰相李宗勉以慈应诏，入境问俗，叹曰：郡不可为，我知其说矣，强宗巨室，始去籍以避税，终闭籴以邀利，吾当代谋之，析人户为五等，上者半济半粜，而不济粜俱免；次者半受济；下者全济之，全济之米从官给，众皆奉令，民无饿者。累迁提点广东刑狱。粤吏多不奉法，有留狱数年未详覆者，慈下条约立期程，阅八月，决辟囚二百余，复以时循行部内，雪冤禁暴。移任江西兼知赣州，赣民遇农隙，率挟兵械，贩鹾于闽粤境上，所过剽掠，州县莫敢谁何，慈鳞次保伍，稽其出入，奸无所容，台谏奏取慈所行，下浙右诸路以为法，除直秘阁，提点湖南狱，条上大理诸蛮事宜。诏除铧为湖南安抚大使兼节制广西，铧辟慈参谋，事无大小，多与商榷，然后可行。会鬼国与南丹州争金坑，南丹诡言蒙古逼境，望乞师。慈白于铧曰：北兵无飞越大理、特摩二国，直掎南丹之理，已而果然。进慈直焕章阁，知广州，为广东经略安抚使，威爱相济，岭海晏然。淳祐六年卒。年六十有四，赠朝议大夫，御书墓门以旌之，盖异也。慈博记览，善辞令，据案执笔，一扫千言，丰裁峻厉，望之可畏，不以己长傲物，虽鳅生小校，寸长片善，提奖如恐不及，性无他嗜，惟善收异书、名帖，而蔬食缊袍，萧然终身。刘克庄谓其可与辛弃疾相颉颃焉。

民国十一年《福建通纪》卷四十四《艺文志》:《四库全书总目》云：是书自序题淳祐丁未，结衔题朝散大夫新除直秘阁湖南提刑充大使行府参议官，序中称曰权皋司于狱案，审之又审，博采近世诸书，自《内恕录》以下，凡数家荟粹厘正，增以己见为一编，名《洗冤集录》刊于湖南宪治。后来检验诸书，大抵以是为蓝本，而递相考究，互有增损，则不及后来之密也。《石遗室书录》云：影宋抄本作宋提刑《洗冤录》五卷;《文渊阁书目》著于录,不著撰人名。《仪顾堂题跋》云:慈,建阳人,嘉定十年进士。此书,后世官司奉为金科玉律,观其后识云:贤士大夫如有得于见闻及亲所历涉,出于此集之外者,切望片纸录赐,以广未备,可见其求治之殷矣。非贤者能如是乎。宋史循吏不为立传,缺典也。《善本书室藏书志》云:右录自条令至验状说,凡五十有三条,序文已佚。《四库》从《大典》本辑为二卷。

民国十二年《建阳县志》卷十《列传》:宋慈,童游里人。嘉定十年进士,吏官湖南提刑,以朝请大夫直焕章阁帅广东致仕卒。慈通经史,能文章,居官以民命为重,谓刑狱一有不决之疑,必多所失,尝作《洗冤录》,以期得情。及卒,理宗以其为分忧中外之臣,有密赞阃画之寄,特赠朝议大夫,御书墓门以旌之。

民国十二年《建阳县志》卷九《艺文》:自序曰:狱事莫重于大辟,大辟莫重于初情,初情莫重于检验。直枉屈伸之机括,于是乎决法中所以通,差今佐理掾者谨之至也。年来州县,悉以委之初官,付之右选,更历未深,骤然尝试,重以仵作之欺伪,吏胥之奸巧,虚幻变化,茫不可洁,纵有敏者,二心四目亦无所用其智,而况遥望而不亲,掩鼻而不屑者哉。慈四叨臬寄,他无寸长,独于狱案,审之又审,不敢萌一毫慢易心,若灼然知其为欺,则亟与驳下,或疑信未决,必反复深思;惟恐率然而行,死者虚被涝漉。每念狱情之失,多起于发端之差;定验之误,皆原于历试之浅。遂博采近世所传诸书,自《内恕》以下凡数家,会而粹之,厘而正之,增以己见,总为一编,名曰《洗冤集录》,刊于湖南宪治,界我同寅,使得参验互考,如医师讨论古法,脉络表里,先已洞彻,一旦按此,以施针砭,发无不中,则其洗冤泽物,当与起死回生同一功用矣。

《洗冤录》　清　肖震

见民国十九年《闽侯县志》卷四十四《艺文》:萧震,字长源,侯官人。顺治壬辰进士,由顺德推官,擢湖广道监察御史,掌登闻鼓院管理章奏,升正四品京堂。假归,召补山西道监察御史,中途丁父艰归,服阕。而耿精忠变作,当逆萌未露时,每公会,震侃侃与耿相抗,耿素惮之,至是震乃阳受耿命,而阴与张瑞午、高天爵等密图讨贼,谋泄,耿缢死震南关下。方震被击时，妻林氏知合谋事发，无生理，与妾张氏、子妇郑氏、婢曾氏，先后悬梁投井死。雍正四年，督臣高其倬，以真其肖大爵状，奏白其事。六年，奉旨入忠臣庙祭，建坊祀忠孝祠。震生平遇事敢言，为文章，上追史汉，著有《西台奏议》《理刑末议》《巡艖奏草》《洗冤录》《蛰巷存稿》《道山纪略》行世。

第十类　医史　其他

《陈修园先生年表》　　清　林亦岐

民国十一年《长乐六里志》卷十《艺术·史都》：修园先生名念祖，有七十三种医学全书行世，医家宗之，先生生于乾隆十八年，卒于道光三年，寿七十一。以孝廉官直隶威县知县。

《长乐医林简介》　　清　林亦岐

民国《长乐六里志》卷十《艺术·子部》。

《金膏玉液钩元》　　清　卢岐嶷

见光绪四年《漳州府志》卷四十一《艺文》。

《卫生学讲义》一卷　　清　吴锡璜

见民国十八年《同安县志》卷二十五《艺文》。

《身体学讲义》一卷　　清　吴锡璜

见民国十八年《同安县志》卷二十五《艺文》。

《医梦草》一卷　　清　许友

见民国十九年《闽侯县志》卷四十七《艺文》：许友，字有介，诸生。

附录　参考书目

本附录所列参考书目，凡文中引用者前加米字符号。

《闽大记》五十五卷　明万历十年抄本

*《闽书》一百五十四卷　崇祯二年刻本

《福建通志》六十四卷　康熙二十三年刻本

*《福建续志》九十二卷　乾隆三十三年刻本

《三山志》四十三卷　崇祯十一年刻本抄本

*《福建通志》七十八卷　乾隆二年刻本

*《重纂福建通志》二百七十八卷　道光九年修，十五年续修，同治七年
　　　正谊书院刻本

*《福建通志》三百一十五卷　民国十一年刻本

*《福建通纪》不分卷　民国十一年刻本

《闽都记》三十三卷　道光十一年求放心斋重刻本

《福州府志》七十六卷　乾隆二十一年李峨峰补刻本

《侯官县乡土志》八卷　光绪三十二年铅印本

*《闽侯县志》一百六卷　民国二十二年刻本

《重刊兴化府志》五十四卷　同治十年重刻弘治十六年本

《兴化县志》八卷　民国二十五年重校铅印本

《兴化府莆田县志》三十六卷　光绪五年补刻乾隆二十三年本

*《兴化府莆田县志》三十六卷　卷首一卷　民国十五年重刻本

《莆田县志》不分卷　同治间修抄本

*《莆田县志》四十卷　民国三十年稿本抄本

《南日岛志》不分卷　民国二十六年抄本

《迁游县志》五十二卷　乾隆三十五年刻本

《迁游县志》五十二卷　同治十二年吴森重刻本

*《仙游县志》五十二卷　民国十九年铅印本

　《永福县志》十卷　乾隆十三年刻本

　《永泰县志》十二卷　民国十一年铅印本

　《闽清县志》十卷　乾隆七年修抄本

*《闽清县志》八卷　民国十年铅印本

　《福清县志》二十卷　图一卷　乾隆十二年刻本

　《福清县志》二十卷　同治六年补刻乾隆十二年本

　《福清县志》二十卷　光绪二十四年重刻本

*《长乐县志》二十卷首一卷　同治八年刻本

*《长乐县志》三十卷　民国六年铅印本

　《梅花志》五卷　道光间修抄本

*《长乐六里志》　民国间油印本

　《琴江志》七卷　民国十一年铅印本

　《平潭厅乡土志略》不分卷　光绪三十三年抄本

　《平潭县志》三十四卷　民国十年铅印本

　《泉州府志》七十六卷　首一卷　同治九年刻本

　《泉州府志》七十六卷　民国十七年补刻本

　《晋江县志》十六卷　首一卷　民国三十四年铅印本

　《晋江新志》四卷　民国三十七年铅印本

　《晋江乡土志》一卷　民国十一年印本

　《安海志》不分卷　康熙间纂抄本

　《南安县志》四十八卷　民国二十年铅印本

　《金门志》十六卷　同治十二年续修刻本

　《金门县志》二十四卷　首一卷　民国十年传抄稿本

　《厦门志》十六卷　道光十年修十八年刻本

*《厦门市志》三十五卷　民国三十五年稿本

　《同安县志》三十卷　乾隆三十二年刻本

*《同安县志》四十二卷　民国十八年铅印

　《马巷厅志》十八卷　首一卷　乾隆间修光绪九年重刊本

　《马巷厅志》十八卷　首一卷　光绪十九年增刻乾隆四十一年本

　《惠安县志》三十六卷　首一卷　民国二十五年铅印本

福
建
省

《惠安县志补》不分卷　康熙十年抄本

＊《安溪县志》十二卷　首一卷　乾隆二十二年刻本

《永春县志》三十五卷　乾隆二十二年刻本

《永春县志》十六卷　首一卷　乾隆五十一年刻本

《永春县志》二十八卷　民国十九年铅印本

《德化县志》十六卷　康熙二十六年刻本

《德化县志》十八卷　首一卷　乾隆十一年精刻本

＊《德化县志》十九卷　民国二十九年铅印本

＊《漳州府志》五十卷　首一卷　光绪三年芝山书院刻本

《尤溪县志》八卷　一九六五年中华书局编辑所影印天一阁明嘉靖十三
　　年本

《尤溪县志》二十四卷　光绪五年刻乾隆二十七年本

＊《尤溪县志》二十四卷　民国十六年铅印本

《石码志》十卷　民国间纂　抄本

《海澄县志》二十四卷　乾隆二十七年刻本

《漳浦县志》二十卷　康熙四十七年增刻三十九年本

《漳浦县志》十九卷　民国二十五年铅印本

《云霄厅志》二十卷　民国十四年重校铅印嘉庆二十一年本

《云霄厅志》二十二卷　民国二十六年铅印本

《铜山县志》十卷　乾隆二十五年重抄本

《诏安县志》十二卷　同治十三年重刻本

＊《诏安县志》十七卷（上编）　民国三十一年铅印本

《平和县志》九卷　首一卷　光绪十五年刻本

《南靖县志》十卷　首一卷　乾隆八年抄本

《长泰县志》十二卷　乾隆十五年刻本

《长泰县新志》二十二卷　首一卷　民国三十七年铅印本

《汀州府志》四十五卷　首一卷　乾隆十七年刻本

＊《龙岩州志》二十卷　首一卷　道光十五年刻本

＊《龙岩县志》二十七卷　首一卷　民国九年铅印本

《漳平县志》九卷　首一卷　康熙二十四年刻本

《漳平县志》十卷　首一卷　道光十年刻本

《漳平县志》十卷　民国二十四年铅印本

《宁洋县志》十二卷　首一卷　光绪元年刻本

《宁洋县志》十二卷　民国二十四年铅印本

《永定县志》八卷　康熙十年刻本

*《永定县志》三十二卷　道光十年刻本

*《永定县志》三十二卷　民国三十年铅印本

*《上杭县志》十二卷　首一卷　末一卷　同治三年刻本

《上杭县志》三十六卷　首一卷　末一卷　民国二十七年铅印本

《武平县志》十卷　民国十九年铅印本

《武平县志》二十六卷　民国三十年印本

《长汀县志》三十三卷　首一卷　末一卷　道光十年修，咸丰四年续修
　　校刻本

*《长汀县志》三十三卷　首一卷　末一卷　光绪五年再续修刻本

《连城县志》十卷　首一卷　末一卷　康熙五年刻本

*《连城县志》三十二卷　首一卷　民国二十七年铅印本

《延平府志》二十三卷　一九六一年上海古籍书店影印嘉靖本

《延平府志》四十六卷　首一卷　同治十二年补刻乾隆三十二年本

《归化县志》十卷　康熙三十七年刻本

《清流县志》十卷　道光九年活字本

《宁化县志》七卷　同治八年重刊本

*《沙县志》二十卷　首一卷　末一卷　道光十四年刻本

《沙县志》十二卷　民国十七年铅印本

《永安县志》十卷　首一卷　雍正十二年刻本

*《永安县志》十卷　道光十三年补刻本

*《永安县志》十卷　民国二十九年铅印本

*《将乐县志》十六卷　首一卷　乾隆三十年刻本

《尤溪县志》七卷　一九六二年上海古籍书店影印明嘉靖六年本

《大田县志》六卷　首一卷　末一卷　民国十七年修二十年铅印本

《大田县志稿》不分卷　民国间稿本

《建宁县志》十四卷　康熙十一年刻本

《续纂建宁县志》不分卷　康熙四十五年刻本

《建宁县志》二十八卷　首一卷　乾隆二十四年刻本

＊《建宁县志》二十八卷　首二卷　民国五年修八年续补铅印本

＊《泰宁县志》三十八卷　首一卷　民国三十一年铅印本

《建宁府志》二十一卷　一九六四年上海古籍书店影印明嘉靖二十年
　　刻本

《建宁府志》四十八卷　康熙三十二年刻本

《建阳县志》十六卷　一九六二年上海古籍书店影印明嘉靖三十二年
　　刻本

＊《建阳县志》十二卷　首一卷　民国十八年铅印本

＊《建安县志》十卷　康熙五十二年刻本

＊《建瓯县志》三十七卷　民国十八年铅印本

《瓯宁县志》十三卷　康熙三十二年刻本

《崇安县志》八卷　雍正十一年刻本

＊《崇安县新志》三十一卷　民国三十一年铅印本

＊《浦城县志》四十卷　嘉庆十八年新修校正本

《续修浦城县志》四十二卷　光绪十三年刻本

《松溪县志》十卷　康熙三十九年刻本

《政和县志》十一卷　道光十二年刻本

＊《政和县志》三十五卷　民国八年铅印本

《南平县志》二十八卷　嘉庆十五年刻本

＊《南平县志》二十八卷　同治十一年重校本

《南平县志》二十四卷　民国十一年重修铅印本

《顺昌县志》十卷　光绪七年重刻本

《顺昌县志》二十四卷　民国二十五年铅印本

《邵武府志》十五卷　一九六四年上海古籍书店影印嘉靖二十二年刻本

《邵武府志》二十四卷　乾隆三十五年刻本

《重纂邵武府志》三十卷　光绪二十三年刻本

＊《重修邵武县志》三十七卷　民国二十五年铅印本

《重纂光泽县志》三十卷　道光二十年刻本

＊《增修光泽县志》三十卷　光绪二十三年刻本

《临汀汇考》四卷　光绪四年刊本

《福安县志》三十八卷　光绪十年刻本

*《连江县志》三十五卷　民国十六年铅印本

《福宁府志》四十四卷　光绪六年刻乾隆二十七年本

*《霞浦县志》四十卷　民国十八年铅印本

*《古田县志》八卷　乾隆十六年刻本

*《古田县志》三十八卷　民国二十九年铅印本

《新修罗源县志》三十卷　道光十一年刻本

《寿宁县志》八卷　康熙二十五年刻本

《屏南县志》八卷　乾隆十七年增刻乾隆五年本

*《周墩区志》六卷　民国六年编纂　民国二十七年铅印本

《安海志》　一九八〇年福馆据蔡载经抄本

《桥工新志》　嘉庆七年刊本

湖北省

前　言

　　湖北名医，论者谓以庞安常、万密斋、李时珍、刘若金为代表。这样的说法，是比较可信的。庞安常以善治伤寒名闻江淮间，淮南曾有安常能与伤寒说话的传说。万密斋医著等身，精于妇儿各科，医德高尚，从不以医自矜，"非为不使人知，而若不敢以医自处。"像这样谦虚谨慎的作风，是值得后人学习的。其间李时珍所著的《本草纲目》一书，有功医学，对于中外医学文化影响最大，尤当推为第一。《本草纲目》收载金元以前各家所记载的药物一千五百一十八种，增加新药物三百七十四种，参考文献八百五十二家，内容丰富，为以往本草诸书所不能及。许多国家，如日、朝、德、法、荷、苏等，都译成本国文字，还有拉丁文译本，它的价值可想而知。但是，学问之道，愈研愈精，关于本草有些问题，《本草纲目》也不能完全概括，那是必然的。像刘若金就是继李时珍后而兴起的一位伟大本草学家，他所著的《本草述》，就是在《本草纲目》后的一部本草学巨著。本草之学，到了金元时代，开始有了变化，正如邹澍说的那样："本草湛深简古，两汉而下，指其所当然而已。金元四家，颇欲明其所以然，而不校其性情功用之贴切于病机病情，凭空结撰属金属木入肺入肝诸语以连络之，谓有分派配合之妙。"（见道光壬寅邹澍《本草述钩玄》序）这就是说，金元四家对于本草学的认识有它的优点，也有它的偏向。《本草述》书里，虽然采取了金元四家的说法，但他不苟同，不立异，能发挥个人的意见，他"大要宗乎《本经》，旁及名论，经之以药，纬之以方，折衷古今同异之说而钩距之。"（见嘉庆十五年吴宁澜《本草述》序）再进一步说"于张洁古、李东垣、王海藏、朱丹溪诸家引而不发者，咸为抉其奥、展其蕴而大畅之，俾可共悟于造化功用之所以然，而恍然于诸先生同异之精微。"（见康熙三年谭瑄《本草述》序）由此可见《本草述》一书，是有许多方面可以补《本草纲目》

湖北省

1647

之不足的地方，所可惜的，读此书者较少，不能使此书的精蕴充分发挥，因而影响了本草研究的质量，我们认为这是应该引起注意的。

至于本省其他名医，已略见本编各传，在此就不一一述之了。

郭霭春　高纪和

一九八四年

目　录

湖
北
省

湖
北
省

湖北省

1653

湖
北
省

《医方便览》二卷 ⋯⋯⋯⋯⋯⋯⋯⋯⋯⋯⋯⋯ 清　王丙轩 1713

《效验新方》一卷 ⋯⋯⋯⋯⋯⋯⋯⋯⋯⋯⋯⋯ 清　王　琳 1713

《医方解补》 ⋯⋯⋯⋯⋯⋯⋯⋯⋯⋯⋯⋯⋯⋯ 清　卢嗣逊 1713

《医学会心》八卷 ⋯⋯⋯⋯⋯⋯⋯⋯⋯⋯⋯⋯ 清　樊继圣 1713

《医学通论》二卷 ⋯⋯⋯⋯⋯⋯⋯⋯⋯⋯⋯⋯ 清　蔡瑞芬 1714

《病理学》一卷 ⋯⋯⋯⋯⋯⋯⋯⋯⋯⋯⋯⋯⋯ 清　李代恩 1714

《三焦论》三卷 ⋯⋯⋯⋯⋯⋯⋯⋯⋯⋯⋯⋯⋯ 清　李廷淦 1714

（以上内科）

《青藜外科》二卷 ⋯⋯⋯⋯⋯⋯⋯⋯⋯⋯⋯⋯ 清　刘作栋 1714

《内外科证治方书》 ⋯⋯⋯⋯⋯⋯⋯⋯⋯⋯⋯ 清　李　苏 1714

《外科丛稿》 ⋯⋯⋯⋯⋯⋯⋯⋯⋯⋯⋯⋯⋯⋯ 清　王质庵 1715

（以上外科）

《疗妇女方》二卷 ⋯⋯⋯⋯⋯⋯⋯⋯⋯⋯⋯⋯ 亡名氏 1715

《薛氏女科删补》 ⋯⋯⋯⋯⋯⋯⋯⋯⋯⋯⋯⋯ 明　尹隆宾 1715

《女科要言》三卷 ⋯⋯⋯⋯⋯⋯⋯⋯⋯⋯⋯⋯ 明　万　全 1715

《广嗣纪要》十六卷 ⋯⋯⋯⋯⋯⋯⋯⋯⋯⋯⋯ 明　万　全 1715

《妇科摘要》 ⋯⋯⋯⋯⋯⋯⋯⋯⋯⋯⋯⋯⋯⋯ 清　王三锡 1715

（以上妇科）

《幼科类萃》 ⋯⋯⋯⋯⋯⋯⋯⋯⋯⋯⋯⋯⋯⋯ 明　刘天和 1716

《痘疹证治》 ⋯⋯⋯⋯⋯⋯⋯⋯⋯⋯⋯⋯⋯⋯ 明　李言闻 1717

《保婴摘要》 ⋯⋯⋯⋯⋯⋯⋯⋯⋯⋯⋯⋯⋯⋯ 明　何　惺 1717

《片玉心书》五卷 ⋯⋯⋯⋯⋯⋯⋯⋯⋯⋯⋯⋯ 明　万　全 1717

《片玉痘疹》十三卷 ⋯⋯⋯⋯⋯⋯⋯⋯⋯⋯⋯ 明　万　全 1717

《幼科发挥》二卷 ⋯⋯⋯⋯⋯⋯⋯⋯⋯⋯⋯⋯ 明　万　全 1717

《育婴秘诀》四卷 ⋯⋯⋯⋯⋯⋯⋯⋯⋯⋯⋯⋯ 明　万　全 1718

《痘疹格致论》十卷 ⋯⋯⋯⋯⋯⋯⋯⋯⋯⋯⋯ 明　万　全 1718

《痘疹心法》二十三卷 ⋯⋯⋯⋯⋯⋯⋯⋯⋯⋯ 明　万　全 1718

《保命歌括》三十五卷 ⋯⋯⋯⋯⋯⋯⋯⋯⋯⋯ 明　万　全 1718

《痘疹经验秘方》四卷 ⋯⋯⋯⋯⋯⋯⋯⋯⋯⋯ 明　黄　廉 1718

《保幼新书》 ⋯⋯⋯⋯⋯⋯⋯⋯⋯⋯⋯⋯⋯⋯ 清　唐裔潢 1719

《痘疹慈航》 ⋯⋯⋯⋯⋯⋯⋯⋯⋯⋯⋯⋯⋯⋯ 清　唐裔潢 1719

第七类 医案 医话 医史   1722

湖北省

1657

第一类 医 经 〔附〕运气

《素问灵枢直解》六卷　明　顾天锡

见光绪十年重校八年《蕲州志》卷之十　《著述志·子部》。

光绪十年《黄州府志》卷三十四《艺文志·子都四·医家类》:《素问灵枢解》六卷,《针灸至道》三卷,蕲州,顾天锡撰。

同上《黄州府志》卷十九《人物志·文苑》:顾天锡,字重光,天启岁贡生。博通经史,知于督学董其昌。入北雍,对策,语及阉寺,主司乙之,寻选中牟知县,不就,尝讲学海淀、天津,归陈先世遗书,教子景星,名重海内。著有《易林说》《史评》及《石室集诗文》,景星详隐逸。

《灵枢得要》　清　王俟绂

民国十年《湖北通志》卷八十二《艺文六·子部·医家类存目》:《灵枢得要》,清·王俟绂撰。俟绂,黄安人。

同治八年刻光绪八年补刻《黄安县志》卷十《合纂方技》:王俟绂,号燮堂。精医学,活人无算。著有《灵枢得要》行世。子兰,号者香,能文未遇,继父志,亦善医,兼工书,耽吟咏。著有《蕉轩集》《沔游草》待刊。

《内经解》　清　陈崇尧

见道光元年《天门县志》卷二十七《人物志·卓行传》:陈崇尧,字遵三,号烘山,贡生。永定之子,早入太学,十龄失怙,克自砥行,性介而和,动必以礼,里党角争者,见皆引避,中年丧偶,不复娶。有故人子负债重,急鬻田代偿。祖遗藏书甚富,博览精究,不干名誉。著《内经解》。

《内经编次》　　清　魏世轼

见同治五年《石首县志》卷七上《艺文志·书目》。

同上《石首县志》卷六上《人物志》：魏世轼，字左车，国学生，幼喜读性理书，壮学《易》不拘占卜家言，而意测多中。常言学《易》在体《易》，与《易》为体则身修。

《内经知要》　　清　肖麟长

见光绪八年《黄冈县志》卷二十三《艺文志·著述·子部》之《医家类》。

同上《黄冈县志》卷十二《人物志·方技》：肖麟长，字华亭，业儒不售，去而学医，博综岐黄家言。疾者盈门，投以药无不效。著有《内经知要》。子凤翥，监生，曾孙向荣，皆世其业，凤翥著有《伤寒纲领》，向荣著有《先正格言参订》。

《难经解义》一卷　　宋　庞安常

民国十年《湖北通志》卷八十二《艺文志·子部·医家类》：《难经解义》一卷，宋庞安时撰。安时，蕲水人。

安时尝曰：世所谓医书，予皆见之，惟扁鹊之言深矣。扁鹊寓术于其书，而言之不详，予参以《内经》诸书，考究而得其说，又欲以术告后世，故著《难经辨》数万言。观草木之性与五脏之宜，秩其职任，官其寒热，班其奇偶以疗百疾，著《主对集》一卷。古今异宜，方术脱遗，备阴阳之变，补《仲景论》。案即《伤寒总病论》，今所传惟此。药有后出，古所未知，今不能辨尝试，有功不可遗也，作《本草补遗》。《宋史·方技传》载安时所著凡四种，今见于《艺文志》者，惟《难经解义》一书，又重出一部曰《难经解》。

《难经解》一卷　　宋　庞安常

见嘉庆二十一年《四川通志》卷一百八十五《艺文志·子部·医家》。

光绪十年《黄州府志》卷三十四《艺文志·子部》四《医家类》：

《难经解》一卷，《主对集》一卷，《本草补遗》，蕲水庞安时撰。

安时，儿时能读书，过目辄记。父世医也，授以脉诀，安时曰：是不足为也，独取黄帝、扁鹊之脉书治之，未久，已能通其说，时出新意，辨诘不可屈，父大惊，已而病瞆，乃益，读《灵枢》《太素》《甲乙》诸秘书。凡经传百家之涉其道者，靡不通贯。尝曰：世所传医书，予皆见之，惟扁鹊之言深矣。盖所谓《难经》者，扁鹊寓术于其书，而言之不详，意者使后人自求之欤，予之术盖出于此，以之视浅深，决死生，若合符节，且察脉之要，莫急于人迎、寸口，是二脉阴阳相应，如两引绳，阴阳均则绳之大小等，故定阴阳于喉手，配覆溢于尺寸，寓九候于浮沉，分四温于伤寒，此皆扁鹊略开其端，而予参以《内经》诸书，考究而得其说，审而用之，顺而治之，病不得逃矣。为人治病，率十愈八九，踵门求诊者，为辟邸舍居之，亲视饘粥药物，必愈而后已，其不可为者，必实告之，不复为治，无数病者，持金帛来谢，不尽取也。年五十八而卒。

同上《黄州府志》卷四十下《杂志·摭闻》：庞安时，隐于医，四方之请者，日满其门。安时以饶于田产，不汲汲于利，故其声益高。余尝见其还自金陵，过池阳，光君命余往谒之，随行四五大舟，行李之盛，俦部使者，一舟所载声乐也，一舟辎重也，一舟厨传也，一舟诸邑技艺人，无不有也，然其人自适，不肯入京，医之妙，亦近世所无也。

一九六五年上海古籍书店影印明弘治《黄州府志》卷之五《人物·名医》：宋·庞安常，黄冈县人，善医，耳虽聋，甚颖悟，人以手画字示之，便会人意，东坡戏曰：余以手为口，君以眼为耳。

乾隆十四年《黄州府志》卷十四《人物志·方技》：宋，蕲水，庞安时，字安常。家世业医，为人治病立愈。有妇，产七日不下，安时令以汤烫其腰腹，自为上下拊摩，有顷，子随手堕，诘其故，安时曰：儿出胞，手持母肠，吾扪儿手，针其虎口即缩，取儿视之果然，其神妙类此，苏轼谪黄州，闻其名，乘篮舆访之，与语甚相得。

《五脏荣卫论》十卷　　亡名氏

见乾隆二十五年《襄阳府志》卷三十一《艺文志·书目》。

《五行尘谈》　　清　吴瑄

民国十年《湖北通志》卷八十三《艺文志七·子部二·术数类·阴阳五行属》：瑄，字元恪，号宜蛮，黄安人，乾隆三十九年举人。

第二类　诊　法

《脉法》　　宋　庞安常

见一九六三年影印明嘉靖《蕲水县志》卷二《医术》附《伤寒总病论》条内。

道光九年邓显鹤重刊《楚宝》卷三十《方技论》：庞安常……有问以华佗之事者，曰术若是，非人所能为也，其史之妄乎。年五十八而疾作，门人请自视脉。笑曰：吾察之审矣，且出入息，亦脉也，今胃气已绝，死矣。遂屏药饵，后数日，与客坐语而卒。

东坡志林曰：庞安常为医，不志于利，得善书大画，喜辄不自胜。九江胡道士，颇得其术，与子用药，无以酬之，为作行草数纸而已。且告之曰：此安常故事，不可废也。

《太素脉法》一卷　　宋　（释）智缘

见民国十年《湖北通志》卷八十二《艺文志·子部·医家类》。

智缘，随州僧。

《脉经》一卷　　亡名氏

见乾隆二十五年《襄阳府志》卷三十一《艺文志·书目》。

《脉诀》一卷　　亡名氏

见乾隆二十五年《襄阳府志》卷三十一《艺文志·书目》。

《孩子脉论》　　亡名氏

见乾隆二十五年《襄阳府志》卷三十一《艺文志·书目》。

《脉诀机要》三卷　　亡名氏

见乾隆二十五年《襄阳府志》卷三十一《艺文志·书目》。

《四脉发明》一卷　　明　李言闻

见光绪十年重校八年《蕲州志》卷之十《著述志·子部》。

光绪十年《黄州府志》卷三十四《艺文志·子部四·医家类》:《四脉发明》一卷，蕲州，李言闻撰。《通志》并佚。

《医学八脉法》　　明　李言闻

见光绪十年《黄州府志》卷三十四《艺文志·子部四·医家类》。

同上《黄州府志》卷二十三《人物志·孝友》: 李言闻，字子郁。性至孝，里中有兄弟争田，讼不休，言闻具酒食，召其人，欲解之，既醉，争如前。言闻入跪父灵几前曰: 儿无状，不能感闾里，言讫大悲痛，讼者闻之大笑，后数年，讼者死狱中，族人瓜分遗田，言闻为敛葬焉。子时珍，详文苑。

《四诊发明》八卷　　明　李言闻

见民国十年《湖北通志》卷三十二《艺文志·子部·医家类》。濒湖《脉学》序曰: 先考月池翁著《四诊发明》八卷，皆精诣奥室。世之医病两家，咸以脉为首务，不知脉乃四诊之末，谓之切者尔。上士欲会其全，非备四诊不可。

按《脉学》附录载，言闻有《四言举要》一卷，本南康崔嘉彦、希范所著。而言闻删补之者。附注于此。

《奇经八脉考》一卷　　明　李时珍

见光绪十年重校光绪八年《蕲州志》卷之十《著述志·子部》。

光绪十年《黄州府志》卷三十四《艺文志·子部四·医家类》……特详其病源治法，并正《脉诀》之失，其法分浮沉迟数、滑涩虚实、长短洪微、紧缓芤弦、革牢濡弱、散细伏动、促结代二十七种。毫厘之别，精微无遗。又附载宋崔嘉彦《四言诗》一首，及诸家考证《脉诀》之说，以互相发明。与所作《奇经八脉考》皆附《本草纲目》之后。可谓既能博考，又能精研者矣。《四库全书提要》云：其书谓人身经脉，有正有奇，手三阴三阳、足三阴三阳，为十二正经。阴维、阳维、阴跷、阳跷、冲、任、督、带为八奇经。正经人所共知，奇经人所易忽。故特详其病源治法，并参考诸家之说，荟萃成编，其原委精详，经纬贯彻，泃辨脉者不可废，又创为气口九道脉图，畅发《内经》之旨，而详其诊法，尤能阐前人未泄之秘，考明初滑寿尝撰《十四经发挥》一卷，于十二经外，益认督任二脉，医家据为绳墨。时珍此书，更加精核。然皆根据《灵枢》《素问》以究其委曲，而得其端绪，此以知征实之学，由于考证，递推递密，虽一技亦然矣。

《濒湖脉学》一卷　　明　李时珍

见民国十年《湖北通志》卷八十二《艺文志·子部》。《四库全书提要》云：宋人剽窃王叔和《脉经》，改为《脉诀》，其书之鄙谬，人人知之，然未能一一驳正也。至元戴启宗作《刊误》，字剖句析，与之辨难，而后其讹妄始明。启宗书之精核，亦人人知之，然但斥赝本之非，尚未能详立一法，明其何以是也。时珍乃撮举其父言闻《四诊发明》著为此书，以正脉诀之失，其法分沉浮迟数滑涩虚实长短洪微紧缓芤弦革牢濡弱散细伏动促结代二十七种，毫厘之别，精核无遗。又附载宋崔嘉彦《四言诗》一首及诸家考证《脉诀》之说，以互相发明，与所作《奇经八脉考》皆附《本草纲目》之后，可谓既能博考，又能精研者矣。自是以来，《脉诀》遂废，其廓清医学之功，亦不在戴启宗下也。

《脉诀纂要》　　清　易经

乾隆二年《郧阳志》卷六《人物志·流寓》（竹山县）：易经，字乾长，武昌人。幼博学，善岐黄术，康熙间至竹，遂居焉，和平雅饬。著有《诗文》及《脉诀纂要》《伤寒辨似》藏于家。

《脉诀集解》　　清　郭士珩

见同治十二年《汉川县志》卷十九《艺文志》上《著录》。
同上《汉川县志》卷十七《列传下》之《义行》：郭士珩，字楚珍，号昆山，岁贡。少失怙，事节母陈，以孝闻，好学，工制举艺，不遇，遂弃而为医。著有《医学集案》《脉诀集解》。病者贫，施药救之，弗取值也。乾隆乙巳岁，俭田尽芜，人艰食者尤甚。士珩先于秋杪，令人遍布菜种于田野，来春，人得菜食。所居郭家垸，东西临湖，苦溃决，士珩捐地以捍卫，人利赖之，他如全人婚姻，抚人遗孤诸善行尤多，年六十余卒。

《诊法精微》　　清　胥秉哲

乾隆十四年《黄州府志》卷十四《方技》：黄冈，胥秉哲，字匡生。性颖异，博通书史，家世业医，深精其理，尝游吴会燕豫间，遇沉疴，投剂即瘥。有徐某妻，孕而疾，延诊脉曰：倏隐倏沉，尺中有神，非症非痞，结为狐形，以约投之，果产异物。中丞夫人病革，已就木，秉哲至，观其色，以为可活，乃药于木中，须臾闻声息，竟获再生。王方伯女患痘已死，视之曰：生气犹存，药之而起，其他神效多类此。著有《诊法精微》等书。后徙居江夏。

《脉理汇编》　　清　周传复

道光元年《天门县志》卷三十《方技传》：周传复，字见心，号恒斋。少攻举业，缘多疾，弃儒习医，知县永福赠"春映杏园"额。著有《脉理汇编》《伤寒简易》，寿八十八终。

《四诊纂要》　　清　傅之铉

同治八年《江夏县志》卷八《杂志》十三《艺术》：傅之铉，字木希，其先四川长寿，业举子，以攻苦过，得咯血疾，乃旁通于医。会天下兵起，沧桑变革，铉乃医隐于楚，精太素脉理，决生死休咎如桴鼓应，李学使可沂试其术，使二女子年相若者，各一手隔帏诊，铉曰：此两人也。李讶曰：君晰微似郭玉矣。丁中丞念莪自豫抚楚，诊之曰：公脉君相二气交和，将坐迁制府矣。其诊理卿李文荪曰：秋得春脉，弦且长，青草，当痛左胁而终，既而果然。诊张中丞湖阳，出谓人曰：抚军脉大粗且急，他时其不免于城旦乎。刘方伯罪拟伏质，诊之曰：得输鬼薪，当无恐，皆奇验。所著有《四诊纂要》诸书，藏于家。

《脉诀摘要》　　清　金文彬

见同治十二年《汉川县志》卷十九《艺文志》上《著录》。传载《诸医荟萃》条内。

《脉诀指南》　　清　王三锡

见民国十年《湖北通志》卷八十二《艺文六·子部·医家类》。

光绪六年《潜江县志续》卷十八《人物志·方技传》：王三锡，号柳堂，庠生。研求经术，兼善岐黄业，遍览各家传书，会通大旨，折衷以归至是，一望决人生死。尝访友，闻隐隐哭声，询之，则孩提病危，苦无可救。乃诊之曰：是无难治，给以方，一药而愈。晚年有神医之目，家中盖茅屋十余间，以处病者，所诊多奇效。五世同堂，年九十三卒。著有《脉诀指南》《医学一隅》《伤寒夹注》《幼科发蒙》《妇科摘要》《辨证摘要》，梓行者为《辨证奇闻》四卷。

《脉法指掌》　　清　陈其殷

见光绪十年重校八年《蕲州志》卷之十《著述志·子部》。

光绪十年《黄州府志》卷之十五《人物志·高洁》：陈其殷，字楚奎。弱冠补弟子员，键户读书，久不赴乡闱，庚午师友强就试，遂获售，一试春官未售，绝意进取，铨选知县不就，日以经史自娱，著有《知鉴录》五十六卷、《续纲目》八卷、《读史余言》二卷。善病，精岐黄，著有《脉法指掌》《经络全解》《古方辨略》《新方解略》《医学指要》等书藏于家。

《脉诀》一卷　　清　彭维燕

见光绪九年《云梦县志略》卷十一《艺文》上《书目》。

同上《云梦县志略》卷十《人物》下《技业》：彭维燕，字式宾，号心斋。性颖悟，读书一二过，即终身不忘，文笔华赡而有则。弱冠入泮，家传医学，至维燕尤精究其蕴，荟萃古方书，正其访舛，自为一书，曰：《闻见约编》廿卷、《脉诀》一卷，文皆简括有法。一日在城，有张氏子，辰出午归，抵家仆地死，维燕诊之曰：此儿非病，饿闭气耳，灌以药，逾时而苏。其他起死回生者甚多。以药与贫人，不取值，即有力之家亦不较。卒年七十有三，传其术者有李荪。

光绪十四年《德安府志》卷十六《人物志》四《方术》李荪，字南州，附贡生，其医人，虽极贱贫者，必尽心诊视，晚年贫困不能自赡，而以药活人不稍靳。

《指明脉要》　　清　王瑀

见光绪十四年《德安府志》卷十六《人物志》四《方术》。

《脉对》一卷　　清　刘兴湄

见光绪二十年《沔阳州志》卷十一《艺文志·子部·医家类》。

同上《沔阳州志》卷之九《人物志·方技》：刘兴湄，字秋浦，太学生。植行方严，见子柏才，磨墨稍斜，即予责，谓小可见大，勿忽也。湄父揆，神明于医。湄得术。多奇中，近村戴某，野耕遇雨，血暴下，遂昏愦，诸医束手，湄曰：是日大雷，盖为其所震也。经曰：恐则气下，血即随之，验其脉必乍大乍小，诊之果然，再剂而愈。著有《脉对》《伤寒对》，并集《过庭时间答语》凡十余篇。

《尹氏脉诀》一卷　　清　周继文

光绪二十年《沔阳州志》卷九《人物志·耆寿》：周继文，悦安乡人，精医，集有《医案》一卷，《尹氏脉诀》一卷。寿九十二岁。

《脉学纂要》　　清　刘寅

见光绪二十年《沔阳县志》卷之九《人物志·义行上》。

《脉诀辨同》　　清　艾如滋

见民国二十六年《钟祥县志》卷十四《艺文上·书目》。

同上《钟祥县志》卷二十一《先民传三》：艾如滋，积学不售，精通医术，所著有《脉诀辨同》等书。年九十余。

第三类 伤 寒 〔附〕金匮 温病

《辨伤寒》十卷　　亡名氏

见乾隆二十五年《襄阳府志》卷三十一《艺文志·书目》。

《伤寒总病论》九卷　　宋　庞安常

见光绪十年《黄州府志》卷三十四《艺文志·子部·医家类》:《伤寒总病论》九卷,附《音训》一卷,《修治药法》一卷,庞安常撰。

安常,本士人,习与苏轼、黄庭坚游。第六卷末附与苏轼书一篇,论是篇之义甚悉,卷首载轼答安常一帖,犹从手迹钩摹,形模略具。又以黄庭坚后序一篇冠之于前,序末称前序海上诸为之。故虚其右以待,署元符三年三月作,时轼方谪儋州,至五月始移廉州,七月始渡海至廉,故是年三月犹称海上人也,然轼以是年八月北归,至次年七月,即卒于常州。前序竟未及作,故即移后序为弁也。序中铲去庭坚名,帖中亦铲去轼名,考卷末附载《音训》一卷,《修治药法》一卷,题政和癸巳门人董炳编字,知正当禁绝苏黄文字之日,讳而阙之,此本犹从宋本抄出,故仍旧耳。《宋史·艺文志》,但载安时《难经解》,前后两见,而不载此书。《文献通考》载《庞氏家藏秘宝方》五卷,引陈振孙之言,谓安时以医名世者,惟伤寒而已,此书南城吴炎晦叔录以见遗,似乎别为一书,而下列庭坚之序与此本同,疑当时已无刻本,故传写互异欤。又载张耒一跋,称张仲景《伤寒论》,病方纤悉必具,又为之增损进退之法,以预告人,嗟夫,仁人之用心哉,自非通神造妙不能为也。安时,又窃忧其有病证而无方者,续著为论数卷。淮南人谓安时能与伤寒说话,岂不信哉,此本未载此跋,殆传写偶佚欤。又耒作《明道杂志》,记安时治验极其推挹。而叶梦得《避暑录活》乃颇不满于安时。盖耒苏轼客,梦得蔡京客，其门户异也。然曾敏行《独醒杂志》，亦记其治泗州守王公弼，中丹石毒甚奇，又记其治公弼之女尤神异，敏行于元祐，绍圣两局，均无恩怨，则所记当为公论矣。

乾隆十四年《黄州府志》卷十七《艺文志·古文》。宋黄庭坚《赠庞安常序》：庞安常，自少时善医方，为人治病，其生死多验，名倾江淮诸医，为气任侠，斗鸡走狗，蹴鞠击球，少年豪纵事，无所不为，博奕音技，一工所难，而兼能之。以医聘之也，皆多陈其所好，以顺适其意，来也，病家如市，其疾已也，君脱然不受谢而去。中年屏绝戏弄，闭门读书。自神农、黄帝、经方、扁鹊《八十一难》《灵枢》《甲乙》、葛洪所综缉百家之言，无不贯穿其简策，用以视病，几乎十全矣。然人认病造，不择贵贱贫富，便斋曲房，调护以寒暑之宜。珍膳美馔，时节其饥饱之度，爱老慈幼，如痛在己，未尝轻用人之病，尝试其所不知之方，盖其轻财如粪土，而乐义耐事如慈母，而常有似秦汉间游侠，而不害人，似战国四公子，而不争利，所以能动而得意，起人之疾，不可缕数，他日过之，未尝有德色也。其所著《伤寒论》多得古人不言之意，其所用意于病家之阴阳虚实，今世所谓良医，十不得其五也，余始欲掇其大要，论其精微，使士大夫知适如疾未能，然未尝游其庭者，虽得吾说而不解，诚加意读书，则过半矣，故特著行事序之。

光绪六年《蕲水县志》卷之十八《艺文志·书》：苏轼《答庞安常三首》：

久不为问，思企日深，过辱存记，远枉书教，具闻起居佳胜，感慰兼集。惠示《伤寒论》，真得古圣贤救人之意，岂独为传世不朽之资，盖已义贯幽明矣。谨当作题首一篇寄去，方苦多事，故未能便付去人。然亦不久作也，老倦甚矣，秋初决当求去，未知何日会见，临书惘惘，惟万万以时自爱可耳。

人生浮脆，何者为可，如君能著书传后有几，念此，便当为作数百字，仍欲送杭州开板也，知之。

□居静念，思五脏皆止一，而肾独有二，盖万物之所终始，□之所出，死之所入也。故《太元》罔直蒙酋冥，罔为冬、直为春、蒙为夏、酋为秋，冥复为冬，则此理也，人之四肢九窍，凡两者，皆水属也。两肾、两足、外肾、两手、两目、两耳、两鼻、皆水之升降出入也，手足外肾，旧说固与肾相表里，而鼻与目皆古未之言也，岂亦有之？而仆观书少不见耶，以理推之，此两者，其液皆碱非水，而仆以为不得此理，则内丹不成，此又未易以笔墨究也。古人作明目方，皆先养肾水，而以心火暖之，脾气盛，则水不下泄，心气下，则水上行，水不下泄而上行，目安得不明哉。孙思邈用磁石为主而以朱砂神曲佐之，岂此理也，夫安常博极群书，而善穷物理，当为仆思之是否一报。某书。

苏轼《寄庞安常圣散子》：昔尝览《千金方》三建散云：风冷痰饮癥癖痎疟，无所不治，而孙思邈特为著论，谓此方用药节度，不近人情，至于救急，其验特异。乃知神物效灵，不拘常制，至理开惑，智不能知。今仆所蓄圣散子，殆此类耶。自古论病，惟伤寒最为危急，其表面虚实，日数证候，应汗下之类，差之毫厘，辄至不救，而用圣散子者，一切不问，凡阴阳二毒，男女相易，状至危急者，连饮数剂，即汗出气通，饮食稍进，神宇完复，更不用诸药，连服取差。其余轻者，心额微汗，正尔无恙，药性微热，而阳毒发狂之类，服之即觉清凉，此殆不可以常理诘也，若时疫流行，平旦于大釜中煮之，不问老少良贱，各服一大盏，即时气不入其门，平居无疾，能空腹一服，则饮食倍常，百病不生，真济世之具，卫家之宝也，其方不知所以出，得之于眉山人巢君谷，谷多学好方，秘惜此方，不传其子，余苦求得之，谪居黄州，比年时疫，合此药散之，所活不可胜数，巢初授余，约不传人，指江水为盟，余窃隘之，乃以传蕲水人，庞君安常以善医闻于世，又善著书，欲以传后，故以授之，亦使巢君之名，与此君同不朽也。

光绪六年刻本《蕲水县志》卷之二十《艺文志·诗》：苏轼《清泉寺词·浣溪沙》：黄州东南三十里为沙湖，亦曰螺师店，余将买田其间，因往相田得疾。闻麻桥人庞安常善医而聋，安常虽聋，而颖悟过人，以指画字，不尽数字，辄了人深意。余戏之云：余以手为口，君以眼为耳，皆一时异人也。疾愈，与之同游清泉寺，在蕲水郭门外二里许，有王逸少洗笔泉，水极甘，下临兰豀水西流，余做歌云，是日极饮而归。

山下兰芽短浸溪，松间沙路净无泥，潇潇暮雨子归啼，谁道人生难再少，君看流水尚能西，休将白发唱黄鸡。

宣统二年《黄州府志拾遗》卷四《艺文志·诗》:《赠庞安常先生》：德公本自隐襄阳，治病翻成客满堂。懒把穷通求日者，试将多病问医王，一九五色甯无药，两部《千金》合有方，他日倾河如石鼓，著书犹愿记柴桑。

同上《黄州府志拾遗》卷四《艺文志·冢墓》：庞安常墓：在龙门乡图佛村，张耒撰墓志铭。

一九六三年影印明嘉靖《蕲水县志》卷二《医术》：庞安常，名安时，宋元祐间人，自号蕲水道人。以医术闻淮甸间，尝著《伤寒总病论》及《脉法》。歙人张子克从之游，一日丐者扣门，自言为风寒所苦，安常见其手执蒲扇，指以煎汤调服。子克初不省其意，徐曰：岂非本草所谓败蒲能止汗者乎，常曰：然。翌日，疾果愈。

《伤寒大易览》　　元　业如庵

明弘治《黄州府志》卷五《人物志·名医》：黄冈县，元·业如庵，儒医，诊视有方，撰《伤寒大易览》一编，为时所宗。

注陶节庵《伤寒六法》　　明　刘天和

见光绪十年《黄州府志》卷三十四《艺文志·子部四·医家类》。

同上《黄州府志》卷之二十《人物志·宦绩》上：刘天和，字养和，正德戊辰进士，授主事，改御史，出按陕西，时镇守中官廖堂，奉诏办御食物于兰州，使天和，天和以非所司辞。堂奏天和拒命，诏逮之部，民哭送者万人。久之谪金坛县丞，迁湖州知府，多惠政，累迁金都御史，督甘肃屯政，请以肃州丁壮及山陕流民于近边耕牧，且推行于诸边，寻奏当兴革者十事，田利大兴，改抚陕西，请撤镇守中官及罢为民害者三十余事，诛兆岷番四十二族之不用令者，讨平汉中妖贼，就进右副都御史。母忧服阕，以故官总理河道，时黄河南徙，历济徐皆旁溢，天和疏汴河。

《伤寒摘锦》八卷　　明　黄廉

见乾隆二十三年增刻乾隆四年《湖州府志》卷四十六《著述三·子部·医家》：廉，字伯清，蕲水人，号铜壁山人。嘉靖末，从巡抚陆隐至湖州，遂家焉。通天文、历术、太乙、壬遁、堪舆之术。尤精于医，名著三吴间。或言山人有幻术，能隐形变化。山人辄云我固不能，人言诞也。一日游沈长山，见道旁死树，指曰：此树可活，众大笑为妄。山人因袖中出药半匕，置树根曰：树活当觞我。后二十日果活。

《伤寒指南》　　明　万拱

见同治十一年《监利县志》卷之十《人物志·方技》。

《伤寒摘锦》二卷　　明　万全

见光绪十年《黄州府志》卷三十四《艺文志·子部四·医家类》。

民国十年《湖北通志》卷八十二《艺文志·子部·医家类》:《千顷堂书目》，案此密斋书第三种，上卷九篇论太阳经、阳明经、少阳经。下卷十九篇论太阴、少阴、厥阴六经诸病。《千顷堂书目》又有《伤寒撮要》六卷，张氏刻本无。

《伤寒撮要》六卷　　明　万全

见民国十年《湖北通志》卷八十二《艺文志·子部·医家类》。

《伤寒慧解》四卷　　明　尹隆宾

见同治十二年《汉川县志》卷十九《艺文志》上《著录》。

《伤寒秘诀》　　明　王崇道

见同治八年刻光绪八年补刻《黄安县志》卷之十《合纂方技》：王崇道，号辉宸。精医学，远至先罗黄考四邑，活人无算。诀生死无一爽，里人重之。著有《伤寒秘诀》待梓。

《伤寒心要》　　明　李大吕

见光绪八年《黄冈县志》卷二十三《艺文志·著述·子部·医家类》。

《伤寒辨似》　　清　易经

见乾隆二年《郧阳志》卷六《人物志·流寓》。

同治四年《竹山县志》卷二十七《流寓志》：易经，字乾长，武昌人。幼博学善文，一日遇黄衣道人，授孙真人像一轴，张介宾医书数帖，遂绝意仕进。康熙二十年，守备袁魁聘至竹，爱卜居焉，和平雅饬，在竹造就多人。著有《诗文》及《脉诀纂要》《伤寒辨似》等书数十卷待梓。

《伤寒新编》　　清　邓锦

光绪二年《黄梅县志》卷二十四《人物志·宦绩》：邓锦，字瀛植，一字绚亭，嘉庆辛酉举人。体素羸，善自调摄，因精岐黄术，著《长春录》《小观书》《伤寒新编》，施药活人，任枣阳教谕，捐修囗文庙，计五百金，课士先行后文，不受寒士赞仪，去之日，枣人立碑颂之。又著《云云诗集》《指月文集》。

民国十年《湖北通志》卷八十二《艺文六·子部·医家类》。自序曰：是编专论伤寒，分六经为纲领，凡病状治法，胪列于后为条目。

《伤寒辨论》二十卷　　清　邱翔

见光绪十年《黄州府志》卷三十四《艺文志·子部四·医家类》。

同上《黄州府志》卷二十五《人物志·艺术》：邱翔，字翼臣，道光庚子举人。工制举文字，试辄冠其曹，两试春官，俆得乃失，遂绝意仕进，叹曰：身为士，遂不足康济人耶。乃专心医学，自《神农本草》以下诸书，靡不毕览，已而治病皆立愈，风雨寒暑，有请必往，病痊，概不受谢，乡居，奖掖后进，尤矜恤族戚贫苦云，所著《伤寒辨论》，廿余卷，实能发明仲景之蕴，又《济世金丹》若干卷。

《伤寒纂要》　　清　陈文斌

光绪二年《黄梅县志》卷二十九《人物志》：陈文斌，字武烈，江西人。以祖父迁梅，业医，精其术，立起沉疴，穷窭者，不较药值，常点夜灯，以照行人。一日视病邻村，晚归，主人以舆送，力辞，中途遇雨，时已二更，昏黑不辨路，忽见数丈前，灯光隐隐现，若近若远，走五六里，直达里门，则门前照夜之灯也。可为行善者观，著有《伤寒纂要》等书待梓。

《伤寒类编》　　清　张培

同治五年《枝江县志》卷十七《人物志下·方技》：张培，字天眷，号写斋。性朴质，敦孝友，年十七孤，尝叹曰：为人子者，不可不知医，缘是穷经之余，兼览古今方书，于《黄帝内经》，张仲景《伤寒论》尤多发明。曲尽色养，母享大年，皆培精医扶持之力所致。著有《伤寒类编》。

《伤寒正宗》四卷　　清　徐儒榘

光绪六年《蕲水县志》卷之十三《人物志·方技》：徐儒榘，字季方，由供事授曲史，颖悟能文，尤潜心医学，居京邸，公卿倒履迎，所诊治辄愈。旋里后，求方者门如市，著《伤寒正宗》四卷。

《伤寒诸证书》　　清　曾葵局

见光绪六年《重修荆州志》卷五十九《人物志》十三《艺术》。

《寒热条辨合纂》八卷　　清　熊煜奎

见光绪十一年《武昌县志》卷十《艺文》。

同上《武昌县志》卷二十《人物志·文苑》：熊煜奎，字吉臣，诸生，灵一里人。父昌秀，增广生。煜奎自少即潜心正学，期于有用。著有《训典汇要》八卷，《续编》五卷，皆古人格言，督学孙家鼐为序以行。生逢多难，郁郁无所表见。著《经世新书》二卷、《寿世文约》二卷、《中兴闻见录》八卷。家传医学，煜奎益钩稽《灵》《素》，宗法长沙，著《寒热条辨合纂》八卷，巡抚潘霨极称之，有《儒门医宗》二卷、《方药类编》二卷、《救急良方》一卷。里邻有求医者，无寒暑早夜必至，或给以药饵，有善举，必怂成之。生平寡交游，唯与处士邹邻早善，晚年益贫，而好学之志，乃益笃焉。

案煜奎所著书，惟《闻见录》系稿本，余皆刊行。因采访稽迟，故《艺文志》甄录未备。面所载《成人宝鉴》《蒙养金针》又出于采访之外，今并录于此，所著诗文则大半遗佚矣。

湖北省

1675

《伤寒简易》　清　周传复

见道光元年《天门县志》卷三十《方技传·方技》。

《伤寒对》一卷　清　刘兴湄

见光绪二十年《沔阳州志》卷十一《艺文志·子部·医家类》。

《伤寒摘要》　清　杨体泗

光绪二十年《沔阳州志》卷之九《人物志·方技》：杨体泗，东方人。精医，于《伤寒》，尤得其奥。著有《伤寒摘要》。

《伤寒纲领》　清　萧凤翥

见光绪八年《黄冈县志》卷二十三《艺文志·著述》《子部·医家类》。

民国十年《湖北通志》卷八十二《艺文六·子部·医家类》：凤翥，黄冈人。麟长子，监生，世其家业。著有《伤寒纲领》。

《伤寒问答》　清　何增荣

见民国二十六年《钟祥县志》卷二十一《先民传四》：何增荣，字景五。少习医，精脉理，遇证以脉为断，尤养治疫，每夏秋时盛行，求诊者，络绎于途，往往至中道要之。性好施，岁终，于三党贫乏者，给以薪米。著有《伤寒问答》。子鸣銮邑庠生，能继其业。

《六经定法》　清　武景节

见光绪二十年《沔阳州志》卷之九《人物志·耆寿》：武景节，上麻港人，年九十七，晚习岐黄。著《六经定法》。

《伤寒禹鼎》　清　李应五

见民国十年《湖北通志》卷八十二《艺文六·于部·医家类》。

同治十二年《汉川县志》卷十七《列传下·方技》：李应五，字鉴堂。癯弱善病，少负异姿，有气节，学医尤工，屡起沉疴，决人生死，往往多奇中，家不甚饶，非病愈不取酬，遇贫者，或以参桂济之，捐其值。著有《伤寒禹鼎》，年六十有三，甫及贡卒。

《伤寒夹注》　清　王三锡

民国十年《湖北通志》卷八十二《艺文六·子部·医学类》：三锡潜江人，方技有传。

《伤寒论翼》　清　郭唐臣

光绪六年《潜江县志续》卷十八《人物志·方技传》：郭唐臣，字戴尧。性隐逸，有黄叔度风，开别墅，曰柏邻，栽花莳竹，日吟咏其中，心地恻怛，工医术，会大疫，施药济人，全活甚众。年九十六而终，著有《伤寒论翼》待梓。

《伤寒萃锦》　清　鲍芹堂

光绪二年《麻城县志》卷二十五《人物志·义行》：鲍芹堂，字香岩。好读书，乐施与，博览经史之暇，兼涉猎医、筮、勾股群书，遂精岐黄，著有《伤寒萃锦》。医病无论贫富，概不取资，间有力不能延医者，自往诊视，且馈药饵。近村有兄弟皆鳏娶，叩门告贷，因慨然解囊不复取偿，兄弟咸得娶妇，以延宗祊，至今子孙不绝，乡邻犹颂之，而义其举。

《伤寒集锦》　清　陶宜炳

见光绪八年《黄冈县志》卷二十三《艺文志·著述·子部·医家类》。

道光二十七年《黄冈县志》卷十一《人物志·方技》：陶宜炳，字星浦，监生。性豪迈，失怙恃，后不乐进取，熟于史鉴，兼以临池为乐，小楷摹晋人，爱学怀素草书，结字多有风趣。

《伤寒述要》一卷　清　彭文楷

光绪八年重订光绪三年《麻城县志》卷二十五《方技》：彭文楷，字端轩，号旭阳山人。深明医学，所治多奇中，农某患腹痛，诸医投剂加剧，皆束手。楷诊三日脉，大小无定，唇朱面白，此蛭入腹也，用田泥水饮之，果下蛭千百而愈，群服其神，生平治症，多以意创，有方书未载者。著有《伤寒述要》一卷，待梓。

《伤寒辨正》二卷　　清　陈思堂

光绪三十年《兴国州志补编》卷之一《方技》：陈思堂，字孔坚，永章里监生。精歧黄，全活无数，概不受值。著有《伤寒辨正》二卷。

《金匮玉函》八卷　　亡名氏

见乾隆二十五年《襄阳府志》卷三十一《艺文志·书目》。

《温暑新谭》　　清　曾葵局

见光绪六年《重修荆州志》卷五十九《人物志》十三《艺术》。

《瘟病论》　　清　程乃时

见民国二十六年《郧西县志》卷十《人物志三·懿行》：程乃时，字韭峰，儒士。生平以医济世，所著有《瘟病论》。品德可嘉，享年八十三。

第四类　本　草

《本草补遗》　宋　庞安常

见乾隆十四《黄州府志》卷十四《人物志·方技》。

《本草尔雅》　宋　庞安常

见民国十年《湖北通志》卷八十二《艺文六·子部·医家类》。

苏轼与陈季常书曰：庞医熟接之，乃奇士，知新撰《本草尔雅》，欲走观。

《食物本草》二卷　明　汪颖

见光绪六年《重修荆州府志》卷七十四《艺文志·书目》:《食物本草》二卷，正德时，江陵汪颖撰。东阳卢和，字廉夫，尝取本草之系于食物者，编次此书，颖得其稿，厘为二卷，分为木谷菜果禽兽鱼虫八类云。

汪颖，号云溪，江陵人。弘治壬戌进士，官至九江知府，致仕家居，足迹不入城市。

按:《江陵县志》刊误谓，颖弘治戊午举人，非进士，考《科目志》中亦无颖名。

《蕲艾传》　明　李言闻

见光绪十年重校八年《蕲州志》卷十《著述志·子部》。

《月池人参传》　明　李言闻

见光绪十年《黄州府志》卷三十四《艺文志·子部四·医家类》。

光绪十年重校八年《蕲州志》卷之十六《人物志·孝友》：李言闻，字子郁，号月池。性至孝，博洽经史，精于医，官太医。著有《医学八脉法》，子时珍另传。

《本草纲目》五十二卷　　明　李时珍

见光绪十年《黄州府志》卷三十四《艺文志·子都四·医家类》。《四库全书提要》云：是编取神农以下诸家本草荟萃成书，复者芟之，阙者补之，伪者纠之。凡一十六部，六十二类，一千八百八十二种，每药标正名为纲，附释为目，次以集解、辨疑、正误，次以气味主治、附方。其分部之例，首水火，次土，次金石，次草谷菜果木，次服器，次虫鳞介禽兽，终之以人。前有图三卷，又序例二卷，百病主治药二卷，于阴阳标本君臣佐使之论最为详析。考诸家本草旧有者一千五百一十八种，时珍所补者又三百七十四种，搜罗群籍，贯穿百氏，自谓岁历三十，采八百余家，稿凡三易，然后告成者，非虚语也。其书初刻于万历间，王世贞为之序，其子建元又献之于朝，有进疏一篇冠于首。至顺治间，钱塘吴毓昌重订付梓，于是业医者无不家有一编。《明史·方技传》亟称之，盖集本草者无过于此矣。

同上《黄州府志》卷十九《人物志·文苑》：李时珍，字东壁，号濒湖，言闻子，诸生。生时有紫芝生庭，白鹿入室之异。精岐黄术，官楚王奉祠，王荐于朝，授太医院判。时珍学问赅洽，著述甚富，其《本草纲目》一书，卒后，子建元上之朝，敕礼部刊行。

光绪十年重校八年《蕲州志》卷二十五《艺文志》。《进本草纲目疏》：湖广黄州府儒学增广生员李建元谨奏，为遵奉明例访书，进献本草以备采择事。臣伏读礼部仪制司勘合一款，恭请圣明，勅儒臣开书局纂修正史，移文中外。凡名家著述，有关国家典章，及纪君臣事迹，他如天文、乐律、医术、方技诸书，但成一家名言，可以垂于方来者，即访求解送，以备采入艺文志。如已刻行者，即刷印一部送部，或其家自欲进献者听，奉此。臣故父李时珍，原任楚府奉祠，奉勅进封文林郎四川蓬溪知县。生平笃学，刻意纂修，曾著本草一部，甫及刻成，忽值数尽，撰有遗表，令臣代献。臣切思之，父有遗命，而子不遵，何以承先志？父有遗书，而子不献，何以应朝命？矧今修史之时，又值取书之会，臣不揣简陋，不避斧钺，谨述故父遗衷。臣父时珍，幼多羸疾，长成钝椎，耽嗜典籍，若啖蔗饴，考古证今，奋发编摩，苦志辨疑订误，留心纂述诸书。伏念本草一书，关系颇重，注解群氏，谬误亦多，行年三十，力肆校雠，历岁七旬，功始成就，野人炙背食芹，倘欲献之天子，微臣采珠聚玉，敢不上之明君。昔炎皇辨百谷，尝百草，而分别气味之良毒，轩辕师岐伯、遵伯高，而剖析经络之本标，遂有神农《本草》三卷，《艺文》录为医家一经，及汉末，而李当之始加校修，至梁末，而陶弘景益以注释，古药三百六十五种，以应重卦。唐高宗命司空李勣重修，长史苏恭表请，伏定增药一百一十四种。宋太宗命医官刘翰详校，宋仁宗再诏补注，增药一百种，召医唐慎微合为《证类》修补众本草五百种。自是人皆指为全书，医则目为奥典，夷考其间，玼瑕不少，有当析而混者，如葳蕤、女萎，二物而并入一条；有当并而析者，如南星、虎掌，一物而分为二种；生姜、薯蓣，菜也，而列为草品；槟榔、龙眼，果也，而列木部；九谷，生民之天也，不能明辨其种类；三菘，日用之蔬也，冈克的别其名称；黑荳、赤菽，大小同条，硝石、芒硝，水火混注，以兰花为兰草，卷丹为百合，此寇氏《衍义》之舛谬，谓黄精即钩吻，旋花即山姜，乃陶氏《别录》之差讹，欧浆、若胆，草菜重出，掌氏之不审，天花、栝蒌两处图形，苏氏之欠明，五倍子、虫巢也，而认为木实，大薸草，田字草也，而指为浮萍，似兹之类，不可枚陈，略摘一二，以见错误。若不类分品列，何以印定群疑，臣不揣猥愚，僭肆删述，重复者芟之，遗缺者补之，如磨刀水、潦水、桑柴火、艾火、锁阳、山奈、土茯苓、番木鳖、金枯、樟脑、蝎虎、狗蝇、白蜡、水蛇、狗宝、秋虫之类，并今方所用，而古本则无；三七、地罗、九仙子、蜘蛛香、猪腰子、勾金皮之类，皆方物土苴，而种官不载，今增新药凡三百七十四种，类析旧本，分为一十六部，虽非集成，实亦粗备。有数名或散见各部，总标正名为纲，余各附释为目，正始也；次以集解、辨疑、正误，详其出产，形状也，次以气味、主治、附方、著其体用也。上自坟典，下至传奇，凡有相关，靡不收采，虽命医书，实该物理。我太祖高皇帝，首设医院，重设医学，沛仁心仁术于九有之中。世宗肃皇帝，即刻《医方选要》，又刻《卫生易简》蔼仁政仁声于率土之远，伏愿皇帝陛下，体道守成，遵祖继志，当离明之正位，司考文之大权，留情民瘼，再修司命之书，特诏良臣，著成昭代之典，治身以治天下，书当与日月争光，寿国以寿万民，臣不与草木同朽，臣不胜冀望屏营之至。臣建元为此一得之愚，上干九重之览，或准行礼部，转发史馆采择，或行医院重修，父子喁恩，存殁均戴，臣无任瞻天仰圣之至。

光绪十年重校光绪八年《蕲州志》卷之十《人物志·儒林》：李时珍，幼敦敏以理学自命。年十四，补诸生，屡试棘闱未售，益刻志读书，十年不出户阈，上自坟典，下及子史百家，罔不该洽，与顾日岩晤言相证，深契濂洛之旨，待诏瞿九思师事之。生平孝友豁达，多阴行善，托医以寿世，千里就药于门，立活不取值，楚王闻其贤，聘为奉祠，掌良医，荐于朝，授太医院判。数岁告归，结迈馆。著《本草纲目》，稿凡三易而成。根极理要与《尔雅》经疏相发明。王世贞称其学行，为北斗以南一人，予定死期，属葬父母墓侧，遗表上，颁布其书，以子建中贵，封文林郎四川蓬溪县知县。

同上《蕲州志》卷之三《地理志下·陵墓》：太医院判李时珍父言闻墓在竹林湖。

医贤楚王府奉祠李时珍墓在州东五里竹林湖，祖墓在大教场。

道光九年重刻《楚宝》卷三十《方技·增辑》：李时珍，好读医书。医家本草，自神农所传，止三百六十五种，梁·陶宏景所增亦如之，唐·苏恭增一百一十四种，宋·刘翰又增一百二十种，至掌禹锡、唐慎微辈，先后增补合一千五百五十八种。时称大备，然品类既繁，名称多杂，或一物而析为二三，或二物而混为一品，时珍病之，乃历三十年，阅书八百余家，稿三易而成书，曰《本草纲目》。增药三百七十四种，厘为十六部，合成五十二卷，书成将上之朝，时珍遽卒，未几神宗诏修国史，购四方书籍，其子建中以父遗表及是书来献，天子嘉之，命刊行天下，自是士大夫家有其书。

《本草述》三十二卷 《序录》一卷　　明　刘若金

见民国十年《湖北通志》卷八十二《艺文志·子部·医家类》。

若金，潜江人，有传。案《志》云：若金致仕归，自号蠖园逸叟，年八十一始卒也。

吴骥序曰：故司寇云密刘公，笃好轩岐之学，探颐反约，竭三十年之力，而《本草述》成，其曰述者，本经合论，曲畅旁通，以明夫不居作者。

康熙三十三年《潜江县志》卷十六《人物志·列传》：刘若金，字用汝，号云密，性刚介严整，喜分别伦类，面折人过，为文以清真深健为矩彟，好苦思，名其制义曰渴日草。天启辛酉举人，乙丑进士，授古田知县。海堧瘠邑，群盗聚丛篁灌莽中，梗驿劫旅，若金至，苏邮弭盗，台使交荐，调补浦城令，古田攀留不得，与浦城争诉于建宁太守，守曰朝命也，应与浦城，闽人传为美谈。苦旱，若金甫视事，即廉得巨蠹，榜杀之，应时澍雨。以平斛贼功，擢南吏部主事，转郎中，出为淮海兵备金事。淮右为濠泗门户，流寇方炽，饷缺卒骄，脱巾兆变，若金剔厘训练，清冒领，擢将才罗举于伍，授以方略，置堡设逻，贼相戒不敢犯境，淮多势豪大猾，丛奸害政，若金摘发锄击，逾年而淮大治。河工因循成习，若金搜求水道，悉心疏筑，所开淤河与刘兵宪提，今犹称之。奏绩晋一级，赐白金文绮，益为当事者所忌，投劾还里。已而上知其忠干，优诏起南通政司，右参议，特简副都御史，督抚闽广，中原贼焰甚张，若金保海上，历迁刑部尚书，赐赞襄补衮银印致仕归，杜门谢客，题常所读书屋，曰唒然轩，自号蠡园逸叟。景陵孝廉吴骥赠以诗曰：兵戈间道入趋陈，追忆深恩顾老臣，留得黄冠依故里，占来白社托先民。荫松息竹俱流韵，积雪凿冰益爽神，自有龙门难望见，劳生犹作路旁尘。其推挹若此。若金草书最佳，不轻为人作，故流传者少。摄养精研轩岐之书，耄耋精神不衰，著《本草述》二十四卷行世，年八十一卒，祀乡贤。

《潜江旧闻》卷之五《潜江学人考》：……天崇间，有柴一德、朱之瑚、张承宇、刘若金、莫若智、刘率国诸人……若金累官刑部尚书，海桑之变，归隐潜阳，坐卧一小楼，足不下者三十年。景陵吴骥赠诗所谓留得黄冠依故里，占来白社托先民者也。

《潜江旧闻》卷之三：《本草述》为云密尚书晚年精诣之作。有二子，长曰洸，次曰湜，佳子弟也，争为公录。刘公语之曰：诗文杂著，虽我微尚所寄，不可刊布人间，恐触世所忌也，可存独《本草述》耳。及次公令淳安，谋刻公遗书，但及《本草述》不及其他，遵公命也。故今独《本草述》行世，其他著述皆不传。又曰：乡先生治本草学者，明代凡二家，一为蕲州李东壁氏，一则公也。《本草纲目》取材至博，论者或议其未能精深。公之《本草述》则竭三十年心力，为之一生。李氏后，殚精探索，右其善而纠其违，遂以成一家言，则精之至矣。四库著录医家书，有李而无公，岂公书稍后出，传世较稀，馆臣未之见耶。

《潜江旧闻》卷之三又载：《明史》无刘若金传，万穆云先生尝语，先通议公曰：云密尚书以风节著闻，《明史》应有传，而无之，宁非缺典欤。先公曰：渊明晋人也，《宋书》有传，而《晋书》无传；公明人也，至康熙四年始正星辰之位，《明史》无传，不足异也。公所著《本草述》一书，至为精粹，四库未及著录，况史馆立传乎，且《清史》应有传，而未立传者甚多，不独公也。存此一语，以待重修明清两史者，采而用之。

光绪二十二年《湖北下荆南道志》卷十八《人物志·耆旧传》：刘若金，天启乙丑进士。

《本草归一》　　清　何惺

见民国十年《湖北通志》卷八十二《艺文志·子部·医家类》。

金德嘉墓志曰：其治《内经》有得也，著《本草归一》《针灸图》《保婴摘要》诸书藏于家。

民国二十六年《钟祥县志》卷二十《先民传二》：何惺，字君懔，号象山。生而慧，年十五试冠一邑，与兄钦同补诸生。性孝友，父病，寝床下三年。母早逝，事继母，得其欢心。兄卒江南旅寓，讣至，辄孺子泣，其内行醇谨率如此。初景慕郑庄、陈同甫之为人，雅好客，座上客常满，已而忽自悔，谢绝一切交游，杜门读书，文益雄。崇祯末，寇氛满地，钟祥为陵寝所在，守陵骄横，亡赖者影附，益虐民。惺知大乱将作，举族先几遁，得免癸未元旦陷城之祸。清初，当贡春官，时岁贡有起家别驾司李者，惺隐居不出，然里中有大利害，辄挺身建白，当途往往采其言，次第施行，或勒诸石，以垂法后世，乡人颇利赖之。晚精岐黄术，全活甚众，年逾八十，犹夜挑灯作蝇头字，里文士请益，人人指授无倦容，而酒酣对客，尝言某文当早贵，某文当晚达，若吾孙芬者，庶吾家千里驹乎，其后所言悉验，无或爽者，生平所纂辑《四书正义》《本草归一》《针灸图》《保婴摘要》等书。所著有《考槃居集》若干卷。

年八十三卒。

《密斋药书》十八卷　　明　万全

见民国十年《湖北通志》卷八十二《艺文志·子部·医家类》。

光绪二年《罗田县志》卷之七《艺文志》

吕鸣和《方密斋药书》序曰：余涖罗三年，何尝得一日读书，自觉面目语言为古人憎。间有一二问业者，持帖括进，非不欣然接之，牒诉倥偬，去复不能志也，况复有余力及医药诸书哉。丙申秋，谒防宪于蕲阳，中州赵公曰：知子邑有密斋乎？人云古矣，厥书可购也，余愧无以应，归而询诸邑绅先生，啧啧称密斋万生岐黄名手，噪闻于隆万间，今其书恐弗全也，余乃益愧。夫古人宰一邑，一邑之名山大川，奇人杰士，无不夙具胸中，收诸药笼。今瑰奇如许，曾不晓其姓字，甯不愧得人之义，又何以为地方解此嘲哉。乃取其书，进其孙达而询之，始知万生名全，别字密斋，邑廪生，以不得志于八股，弃而就青囊之业。业辄精，屡效，以其效者志诸编，文成数十卷，先为樵川太守李公付梓，一时纸贵三湘，因兵燹后板毁无存。其孙达备藏一帙，置墙壁中，赖以免。凡官兹土者，无不知此书，无不购此书，然缮写告艰，又进其孙达而谋之，搜括锱铢，益以清俸，募梓人，凡八阅月卒工，得卷一十有八。展书而思之，夫医者意也，意之所至，医者不自知其为工，而方已传于后，然则世之所为医书，皆方之积也。今之医者，皆欲有医之名，欲有医之名，而不得不求乎书者其势也。然欲有医之名，而不善读医之书，无益于医，而究咎于书，是书之灵，不能益于医，而医之名，乃能变化其书也，医而名矣，何难于著书。然世所号一代名手，类就习之所近，业之所传，顿欲竦一世之人，而以名予之，今读其书何如哉。万生之为医，似其为学，非为不使人知，而若不敢以名医自处者，此其所以能为医也，此其所以能为书而可传也。余读而服之，详其著书之意，宁使医至，而名不我追，毋使名至，而医追之者也。吾辈治一邑，不能有济于世，则以有有济于世者为幸，念今之世，犹有君子其人，广传其书者乎，以快吾心，而矢吾力，翻而刻之可也。

光绪十年《黄州府志》：卷二十五《人物志·艺术》：万全，字密斋，廪生，潜心医学，尤精痘疹。一日于乡先生家，适见两新妇，不及

湖北省

1685

避，全语主人曰：此皆未痘，痘将出矣，一可救，一不可救，越月果如其言。又有患痘者，死已半日，全视之，令置于泥中，三日痘复发，药数匕而苏。有豪少年佯大病，重帏密室，呼全诊视，全曰：越十五日当死，不必药也，少年掀帏叱之曰：我何病，聊试汝耳。全曰：诊脉如此，至十五日果死。

光绪十年《黄州府志》卷四十上《杂志·冢墓》：万密斋墓，在县东大河岸。

《野菜性味考》　　明　朱俨镶

见光绪二年《江陵县志》卷四十九《艺文一·书目》。

《神农本草经赞》　　清　叶志诜

见同治七年《汉阳县志》续辑卷二十一《文苑·著述·集部》。

同上《汉阳县志》卷十八《乡贤志》：叶志诜，字仲寅，号东乡，晚自号遂翁。生有殊姿，夙称慧业，侍其父给谏公京师，朝夕承庭训，于书无所不窥，闳览博闻。人罕测其涯涘，屡踬棘闱，咸为扼腕，师翁覃溪学士、刘石庵相国，肆力金石文字，凡三代彝器及古篆籀源流，参以图籍，贯穿六书，搜剔辨证，剖释无滞，虽郑夹漈、赵明诚未能过也。又于秦汉印薮，推其官制同异，为读史者之一助。最后得周宣王时鼎，庋诸金山，以公同好。征词人才流，赋诗纪事，其嗜古如此，嘉庆九年翰林进册。旌表建坊。六十致仕，就养粤东节署，年且七秩，图史自娱，摹石鼓文，置汉阳学署。粤东变作，仓皇归里。生平文字古器，荡无一存矣。同治二年卒于里第，年八十有五，所著《则例》若干卷，《御览集》《神农本草经赞》《金山鼎考》《蕴奇录》已刊行。《寿年集》《上第录》《稽古录》《咏古录》《识字录》《平安馆全集》多未卒业，以子贵。高宗六旬万寿，编千字文诗祝厘，并邀宸赏。

《药性述要》　　清　胡泰勋

光绪二年《罗田县志》卷之八《杂志·方技》：胡泰勋，业儒，通经史，其家促应试，骑射入武库，非本志也。遂潜心医学，究极内外方脉，贫病者，辄苏之，率无所受。著有《药性述要》，教人以谨疾法，士林传诵，又尝督围剿贼，亲历戎行，乡邻保障。

《本草注解》　　清　聂继洛

见光绪八年《京山县志》卷十五《人物志·方技列传》：聂继洛，字
用之，观音团人。为人朴实诚恳，精岐黄，以济世活人为心，不问贫富
远近，按证与方不吝。著有《本草注解》《证治稿》存其孙大年手。

《本草》　　清　张志杰

见光绪十年重校八年本《蕲州志》卷之十六《人物志·尚义》：张志
杰，字子占，州诸生。岁试归，遇妇人泣于途，询之，其夫负官钱，鬻
妇以偿，妇不忍别，志杰探囊金代完，妇得不鬻。著有《松筠堂诗集》
纂《本草》诸书。

《本草药性易释赋》　　清　虞席珍

见光绪十一年《武昌县志》卷十《艺文志》。

王家璧序曰：得一愚者非他，璧大父行，涵齐虞公也。公素习儒者
业，能医而不能著名。然挟其道以游武黄间，多有验，纪桂香观察、张
如亭太守尤尊礼之。甲午秋，璧以矮屋炎蒸，归而病痢，一夜辄十余起，
体为之瘠，家人自大母以下皆忧。公至，饮以药有验，更进三五剂，病
遂瘳，然犹不知公之何以能验若是也。兹公以所著《本草药性易释赋》
属别抄，既卒业，乃作而叹曰：是可以知公矣。夫学者，不读六经、三
史、秦汉以来之书，狃于耳目之近，遽思为文，未有不惠羊弄獐，纷纷
舛错者也，读其书而不熟思其理，而审处之，一旦与人家国事，安知不
儒法为城旦书，周官起青苗法耶？医道亦若是也。公之于此道也，盖心
精其理，而又读书多，阅人众，用物熟，视人疾若己疾，谨慎不敢轻投
药，故笔之于书，昭然厘然。璧虽不知医，亦知公之不妄也，固宜公之
投药辄效，而他人之业是者，每不公若也。然璧闻之，上医医国，公虽
试辄不利于有司，而用世之志不衰。璧尝和公解嘲诗有云，自是投珠别
明暗，莫须论剑决雌雄。既以其道行之朝野上下间，退而著书立说，针
膏肓，起废疾，发墨守，以寿万世，是则璧之望也夫，公名席珍，一名
必寿，育于虞，故姓虞氏，实杨氏也，武昌县人，貌修伟而多髯，现年

七十，人或谓之髯公矣。

《神农本草歌括》 清 陈芸

民国十年《湖北通志》卷八十二《艺文志·子部·医家类存目》。《神农本草歌括》，清·陈芸撰。芸，蕲州人。

《本草便览》 清 严有裕

见光绪二十年《沔阳州志》卷十一《艺文志·子部·医家类》。

同上《沔阳州志》卷之九《人物志·义行下》：严有裕，字绰然，善岐黄，病者求诊，不受酬。著有《医学法悟》。修造庙宇桥梁，周济戚邻，不惜巨费。

《本草便览》 清 万嵩

见光绪二十年《沔阳州志》卷十一《艺文志·子部·医家类》。

《对证药》一卷 清 郑机

见民国十年《湖北通志》卷八十三《艺文志七·子部二》。

第五类 针 灸

《针灸至道》三卷　　明　顾天锡

见光绪十年《黄州府志》卷三十四《艺文志·子部四·医家类》。

光绪十年重校八年《蕲州志》卷之十《著述志·子部》:《素问灵枢直解》六卷,《针灸至道》三卷,蕲州,顾天锡撰。通志并佚。

同上《黄州府志》卷之十一《人物志·儒林》:顾天锡,字重光,教子景星,无间寒暑,著有《顾氏蕲州志》藏于家。

《针灸图》　　清　何惺

见同治六年《钟祥县志补篇》卷之一:何象山墓志铭——金德嘉撰文。康熙二十二年。文云:象山讳惺,字君慄,姓何氏,安陆钟祥人也。何氏先氏为山东大姓,明永乐间,有名海者,以军功迁安陆,久之隶籍焉。海生景俊,景次生风。风生伏淮,伏淮生子五人,次曰华,号南泉,始为儒。南泉生绍南,讳崇科,入太学,授礼部司务,未赴。有子三人:伯曰钦,绍兴倅;季曰斗。象山仲也,生而慧,甫十岁辄属文,应郡试,郡守奇之。年之十五,试冠一邑。与兄钦同补诸生,当是时,钱塘葛公屺瞻,视楚学正,权贵人子弟,无得幸进者,所奖拔多文士,而文士习,崭崭以气自豪。会兴献旧邸守陵珰横,蚕食闾左,亡赖者影附,藉履亩、飞租虐民,钟祥人患苦之甚众。象山甫为诸生,辄慷慨奏记当事,即强御弗畏也。性好客,座客常满,即医方、日者、弹碁、说剑、绘画、鼓琴、毂鹰、走马之属。稍当意,辄解囊装以赠,而晰微洞窍,尽其术而奄有之,其敏如此。然内行醇谨,会父风病,则寝枕床下,视汤药膏熨,且三年,久之病良已,以老寿终。居丧哀戚踰礼,及葬,会吊者不远千里至。母陈早世,事继母王以孝闻,兄弟相师友,怡怡如也。钦旋寓江南，讣至辄孺子泣，族人为之感动焉。先是雅慕郑庄、陈同甫之为人，已而忽自悔，谢绝一切交游请谒，杜门读书，文益雄。崇祯间，尤尚古学，而典试如吴梅村、萧云涛诸公，又负海内望，象山自以入闱，几必得之，然以策语忤时报罢。未几寇躏，钟祥墟矣。独何氏举族先机遁去，竟免于难。

国朝定鼎，当贡春官，是时岁贡，有起家别驾司李者，象山竟隐不出，里有大利害，辄挺身建白，汉水溢，钟祥当其冲，堤溃，居民流徙，率父老亟请命中丞。晚精岐黄术，乡落缓急赖之，所全活甚众。生平所纂辑有《四书正义》《书经大指》《引蒙字说》《六经批释》《楚骚明解》《纲鉴提要》诸书。所著有《考槃居集》若干卷。当寇乱时，耻书生不武，取孙吴诸子荟萃成篇曰《武备指南》。其治《内经》有得也，著《本草归一》《针灸图》《保婴摘要》诸书藏于家。垂老，口不谈二氏，戒子孙异时毋修佛事，溷乃公也。临终，拂衣整冠，一寤而逝，时康熙己未三月初十日。距生明万历丁酉七月十一日，享年八十有三。

《经络全解》　清　陈其殷

见光绪十年重修八年《蕲州志》卷之十《著述志·子部》。

按:《志》与《传》所载各异。《志》曰《经络全解》,《传》曰《经络会解》，一字之别。据民国十年《湖北通志》卷八十二《艺文志六·子部·医家类》会应作全。

第六类　方　论

《论病》六卷　　亡名氏

见乾隆二十五年《襄阳府志》卷三十一《艺文志·书目》。

《疗伤寒身验方》一卷　　亡名氏

见乾隆二十五年《襄阳府志》卷三十一《艺文志·书目》。

《评病要方》一卷　　亡名氏

见乾隆二十五年《襄阳府志》卷三十一《艺文志·书目》。

《庞氏家藏秘宝方》五卷　　宋　庞安常

民国十年《湖北通志》卷八十二《艺文六·子部·医家类》：蕲水庞安时，以医名世。所著书传于世者，惟《伤寒论》而已，此书南城吴炎晦父录以见遗。

《主对集》一卷　　宋　庞安常

见光绪十年《黄州府志》卷三十四《艺文志·子部·医家类》。

《尊生要诀》二卷　　宋　初虞世

光绪庚子年《襄阳四略》卷之一《附录》：即初虞世《四时常用要方》，有庐山陈淮者，复坿益焉。

《养生必用方》十六卷　　宋　初虞世

见光绪庚子年《襄阳四略》卷一《附录》。晁氏曰：皇朝初虞世撰序，谓古人医经行于世多矣，所以别著书者，古方分剂，与今铢两不侔，用者颇难。此方其证易详，其法易用，苟寻文为治，虽不习之人，亦可无求于医也。虞世本朝士，一旦削发为僧，在襄阳与十父游从甚密。

焘案《书录解题》有《养生必用书》三卷，灵泉山初虞世和甫撰，绍圣丁丑序，疑即此书，而卷数绝殊。襄阳今尚有灵泉寺，当即此山所由名也。

《橘泉方卷》　　明　邹橘泉

见光绪八年重订光绪三年《麻城县志》卷二十五《方技》：邹橘泉，名希鲁。洪武初，居县西二里许牛棚山，以名医济世，任医学训科，刻有《橘泉方卷》行世，东吴钱溥为之传。

同上《麻城县志》卷二十五《方技》：邹顺庵，橘泉之六代孙，长业儒，遇异人，传授方脉，弃儒为医，精于切脉，洞悉表里之微，卒为名医。

《壶天玉镜》　　明　李先芳

见民国十年《湖北通志》卷八十二《艺文志·子部·医家类》。

同上《湖北通志》卷一百五十一《人物志二十九·文学传》：李先芳，字伯承，一字北山，监利人。嘉靖丁未进士，官至尚宝寺少卿。与王宗沐、吴维岳等称诗都下。王世贞入其社后，世贞标叙所与游者，以先芳名列广五子中，所著《读诗私记》，议论和平，无区分门户之见，又著《毛诗考正》，朱彝尊《经义考》载之。

《中流一壶》　　明　李先芳

民国十年《湖北通志》卷八十二《艺文志·子部·医家类》。《中流一壶》，皆救急方。

《医学管见》　　明　何其大

见光绪十四年《德安府志》卷十九《艺文志·书目·子部》。

同上《德安府志》卷十二《选举》下《封赠》：赠少傅兼太子太傅，户部尚书，武英殿大学士何其大，以子宗彦贵。

同上《德安府志》卷十三《人物》一《仕迹》上：何宗彦，字君美，其父由金谿客随州，遂家焉。宗彦举万历二十三年进士，累官詹事。

《经验良方》　明　刘天和

见光绪三年刻光绪八年重订《麻城县志》卷二十二《艺文志一·子部》。

民国十年《湖北通志》卷八十二《艺文志·子部·医家类》：《刘松石保寿堂经验良方》，明·刘天和撰。

案此松石，天和别号也，麻城志有天和《经验良方》即此，李时珍《本草纲目》引之。

《医学象陆篇》　明　樊炜

见光绪十年刻本《黄州府志》卷三十四《艺文志·子部四医家类》。

同上《黄州府志》卷之十九《人物志，儒林》：樊炜，字岦川。祖模，以孝友称。炜万历己卯拔贡生，讲良知学，博通经史，授汉阳训导，教诸生以笃行，监司守令，折节礼之，弟子一秉程度。迁兴隆卫教授，致仕归。著有《史学集》等书。

案炜归田后，绘柱下史于堂，配以漆园、东方、希夷、康节四先生，焚香抱膝相对。时长子玉衡，以疏请建储被谴，过省，谢不孝，公曰：我顾不滂母若哉。其侍父病，衣不解带者七旬，母疾侍药饵，梦神人授以丸，旦而母愈，人以为孝感。

光绪八年《黄冈县志》卷之十《人物志·儒林》：樊炜，性孝友，少负隽才，以选贡，授汉阳训导，约法严明，讲学不倦，故其后及门多以经术显，子孙在官者，皆能树清节，以子玉衡侍御史，封如其官。时人以为纯学之报云。

《濒湖集简方》　明　李时珍

见光绪十年重校光绪八年《蕲州志》卷之十《著述志》《子部》。

民国十年《湖北通志》卷八十二《艺文志·子部·医家类》：《濒湖

医案》《濒湖集简方》。按此二书亦见《本草钢目》所引诸书中。

《医学大成》　　明　万拱

见同治十一年《监利县志》卷之十《人物志·方技》：万拱，能诗，神于医术。著《医学大成》《伤寒指南》及《病源》若干卷。性矜直，懒晋接，有召者，辄以病辞，而遗以方云。

拱，监利人，神明于医术，所著《病源》一书，尤前所未有。

《病源》　　明　万拱

见同治十一年《监利县志》卷之十《人物志·方技》。

《内科要诀》三卷　　明　万全

见光绪十年《黄州府志》卷三十四《艺文志·子部四·医家类》。

《医宗尺玉》　　明　朱容栋

见同治八年《江夏县志》卷之八《艺文志》十二《先贤著述》。

同上《江夏县志》卷之八《杂志》十三《艺术》：朱盛淓，字蓼庵，楚宗室……子容栋，字二安，亦以医著。著有《医宗王》《琴操谐谱》《梁湖草》。

按：《志》《传》书名不同，应作《医宗尺玉》。又考民国十年《湖北通志》卷八十二《艺文志·子部·医家类》，亦作《医宗尺玉》。

民国十年《湖北通志》卷八十二《艺文志·子部·医家类》：容栋，江夏人，明太祖十二世孙。

《易简奇方》　　明　欧阳植

见康熙七年《景陵县志》卷十二《人物志·方技》。

《堤疾恒言》十五卷　　明　陈士元

见民国十年《湖北通志》卷八十二《艺文志·子部·医家类》：是书见程大中《归云书目记》。光绪八年，邑人王承禧已购获其七卷至十五卷，其一卷至六卷尚佚。

《庸皋医学宝露》　明　李之泌

见道光二十七年《黄冈县志》卷十五《艺文志·撰著篇目》。

光绪八年《黄冈县志》卷十二《人物志·隐逸》：李之泌，字邺仙，父云筑，诸生，以诗文名。之泌穷性理，发程朱之旨，明季隐白云剑峰下，岁荐及征皆不就。为人严正，不妄交，喜默坐。有财辄分与故旧贫乏者。卒之前二日，犹与同学论颜子四勿、中庸、西铭天人之意，与才人何履仕齐名，人称何李。

光绪十年《黄州府志》卷二十五《人物志·隐逸》：李之泌，字邺仙，诸生。精大易，宗法程朱，不为王弼、京房之学，绝意仕进，以长桑求终其身，严气正性，对乡士，闭目袖手，端坐不一语，督学征之不起。

道光二十七年《黄冈县志》卷三十一《人物志·隐逸》：之泌著有《夙知录》《松鳞集》《悦泉诗集》。

光绪八年《黄冈县志》卷十二《人物志·方技》：易时泽，字汝悦，邑诸生。同从弟时范，学医于隐士李之泌，皆精其术，时称二易。初之泌受医法于江南刘霖生，著《庸皋医学宝露》，又授方洛吕君，著《医方人华集》。其子大吕著《伤寒心要》，识者以为正宗，后二易既老。黄念贻、何子康、欧斯万、许承生以良医名，皆之泌门人也，故黄冈医学独称师授，过于他邑。

《医方人华集》　明　李之泌

见光绪十年《黄州府志》卷三十四《艺文志·子部四·医家类》。

《心制神方》　明　李本立

见同治三年《东湖县志》卷十八《方技志》：李本立，字仁卿，彝陵人。博学强记，著述之暇，辄鸣琴自娱。晚攻岐黄术，远近赖以生全者众。尝自谓延生三品，药、养性、操琴，吾事足矣。又有石径扫烟春种树，竹窗留月夜鸣琴之句。著《心制神方》《柱史目录》，益有裨于后学。

《医学恰中集》三十卷　　明　尹隆宾

见同治十二年《汉川县志》卷十九《艺文志》上《著录》。

同上《汉川县志》卷十七《列传下·方技》：尹隆宾，字尹奭，贡生，精岐黄术。汉商马允执，久病阳痿，动履皆废，瘦瘠骨立，尽四方之医，历三四年之久，日渐危殆，咸谓旦夕且死矣。隆宾投一剂而减，再投能步履矣。太守杨公有恶疾，困顿欲求自尽，诸医束手，举署号泣，隆宾视之，投药立愈，著有《内外大小恰中集》《伤寒慧解》《薛氏女科删补》行世。

《医见私会》　　明　彭长溪

见光绪八年重订光绪三年《麻城县志》卷三十二《艺文志一·子目》。

光绪十年《黄州府志》卷二十五《人物志·艺术》：彭长溪，精医，善用针石。一日道中见一男子，问曰：常患胁痛否？其人曰：然，长溪曰：腹有蛇，将啮汝肝，吾为针之，针入，嘱勿动，约七日来此，如期至。长溪曰：蛇已死，可去针。三日，蛇自腹中出，首已腐矣。

光绪八年补刻《黄安县志》卷之十《合纂方技》：彭长溪者，太仙里人也。

《博综方》　　明　彭长溪

见光绪十年《黄州府志》卷三十四《艺文志·子部四·医家类》。

《汇编歌诀》　　明　彭长溪

见光绪十年《黄州府志》卷三十四《艺文志·子部四·医家类》。

《保和蒙引集》　　明　徐德恒

光绪十一年《武昌县志》卷二十六《人物志·方技》：徐德恒，号洪斋，黄州府人。寓居县市，隐于医术，活人不可数计。贫者舁至其家。殷勤护视，愈乃去。著有《保和蒙引集》行世。年七十余，颜如壮少，自号守一子。

《经验良方》三卷　　明　张维

见民国十年《湖北通志》卷八十二《艺文志·子部·医家类》。

维，字国持，石首人。官凤阳府同知。

《痰火专门》　　明　梁学孟

见民国十年《湖北通志》卷八十二《艺文志·子部·医家类存目》。

梁学孟，武昌人。

《医方秘诀》　　明　吴廷辅

同治八年光绪八年补《黄安县志》卷十《合纂方技》：吴廷辅，为母病，精岐黄，有求者即至，不受谢，邑令李眷属，患鹤膝风，召治而瘥，给《儒医济世》额。著有《医方秘诀》。孙，风翔得真传，亦神明其术云。

《本草经验方集要》　　明　黄日芳

见光绪二十年《沔阳州志》卷十一《艺文志·子部·医家类》。

同上《沔阳州志》卷之九《人物志·官绩》：黄日芳，字木之，号蠡源。黄氏世以孝友著，日芳幼师伯兄日华，举乡试，犹执经不稍息。日华没，日芳触柱而号，额破出血，后成进士。知霍邱县，大计卓异，赴府，流贼突至，霍邱陷，妻陈氏、妾李氏殉难。抚按以非其疏，留办事，直指张任学疏荐日芳略曰：困衡之余，已为皇上练成一治兵治贼之才。河南、山东旱灾，芳泣祷，蝗不入境。总督朱大典取置军前赞画，监总兵刘良佐军，多所俘捷。尝请罢乡兵，而宿徐骚动以谧。奉檄督催颖毫粮饷，同良佐赴襄阳协剿，威名著宛洛间，淮抚史可法委任尤专。自是崎岖戎马，绝河航海，万死一生，回籍，削迹城市十余年，卒。著有《史别》《史拈》《本草经验方集要》《辨贼略》《蓼虫吟》诸书。后人隶霍邱籍。国朝咸丰间，有裔孙植璋，敦信义，红巾之乱，贼围霍邱急，或劝植璋去，不可，城陷，阖门殉难。

湖
北
省

《窥垣秘术》　　明　陈志明

见民国十年《湖北通志》卷八十二《艺文六·子部·医家类存目》。陈志明，黄安人。

同治八年刻光绪八年补刻《黄安县志》卷十《合纂方技》：陈志明，字养晦。习岐黄，苦于术之无奇，由是北游燕蓟，西入关中，东至白下，南涉湘沅，遍师名手，遂得其要，试之无不偶，发而奇中。于伤寒，阴阳二证，汗吐下三法，尤得其肯綮，安陆雷芳筠倩授之梓，一名《窥垣秘术》，其书现存，业医者宗之。

《灵台问要》　　明　欧阳植

康熙七年《景陵县志》卷十二《人物志·方技》：欧阳植，字叔坚。邑庠生，治举业，旁精医。著有《灵台问要》，邑进士胡思志刻于☐☐；有《易简奇方》，邑进士熊寅刻于婺源；有《全生四要》，邑知府王曰然刻于临洮。

《易简奇方》　　明　欧阳植

见民国十年《湖北通志》卷八十二《艺文志六·子部·医家类》。

《易简方书》十卷　　清　萧铨

见光绪十年重校光绪八年《蕲州志》卷之十《著述志·子部》。

同上《蕲州志》卷十三《人物志·笃学》：萧铨，字公衡，号樗叟。少贫，尝读书，学识渊博，以明经教授生徒。著有《大学汇编》四卷，兼精岐黄术，著《易简方书》十卷，年八十三卒。

民国十年《湖北通志》卷八十二《艺文志·子部·医家类》：萧铨，蕲州人，康熙间岁贡。

《医学大成》　　清　欧阳迁

见同治十二年《汉川县志》卷十六《列传》上《仕绩》：欧阳迁，字莱常，号雇暹子。康熙庚午举人，以诗文名于时，著有《四书说略》《诗韵说略》《医学大成》《一啸草》《荟丛吟》诸书。

《医门集要》二十五卷　　清　陈谟

见光绪十年《黄州府志》卷三十四《艺文志·子部四·医家类》。

同上《黄州府志》卷之十九《人物志·文苑》：陈谟，字友夏，康熙岁贡生。嗜学好古，教授生徒多所成就，著有《尚书讲义》《茅堂偶草》诸书。

光绪十年重校光绪八年《蕲州志》卷十一《人物志·文苑》：陈谟，号素庵，著有《四书辨论》《同堂集》《待郢集》《于河集》，杂著有《唾余集》。

《津梁医书》　　清　李泽溥

见光绪十年《黄州府志》卷三十四《艺文志·子部四·医家类》。

光绪十年重校光绪八年本《蕲州志》卷之十六《人物志》：李泽溥，字沛苍，岁贡生。工诗古文，才识过人。知州张六庵有疑案不能决，延溥至，咄嗟立辨。家承贵显，饶于资，溥振绝，联姻族，制汤药，施棺木，乡里德之。蕲俗富家每多佃，溥独不多，令子孙世守。著有《雨湖阁文集》《津梁医书》。

《原生集》　　清　刘存斋

同治十二年《汉川县志》卷十七《列传》：刘存斋，少工文，以明经筮仕粤西，旋解组归。精岐黄术，溯源甑山家学，私承袁了凡、王宇泰指授，以《易》合医，以医合儒，与人谈医术。则缕析条分，娓娓不休，遇人急病，投以一二剂立愈，以故远迩敬慕，晚羁荆郢间，著有《原生集》行于世。

李以笃序曰：刘公存斋，少工举业家言，中天启辛酉副车，不售，长而以明经上第，筮仕于粤西黔南，终非其所好也。未几即解绶去，壮年崎岖于金戈铁马、蛮烟瘴雨之中，未曾有一日安，而著述不稍辍，亦异于今之为游者矣。往闻公好气谊，雅当然诺，数十年来，所交王公大人，类无不虚坐以延公，然公固急人之难，金钱辄随手散尽。晚乃返里门；栖迟于荆安间，日以浇花莳药为娱，一时名家子，争筑行窝以居公，必结欢而后已。与人言岐黄术，则条分缕析，遇人有疾病造请者，授以一二剂立愈。由是远迩敬慕如骛，盖又有韩伯休之风，而守价则逊之。今年冬，始挟所著《原生集》，游东南，将择赏音者而命梓焉。予来越，适迂于顾侍御醝署，乃出藏本属余序，余自顾不足以张公也。但闻诸扁鹊之言曰：余非能使死者返生，但能令生者不死耳。今之死其生者众矣，诚得我公治之，复何忧乎，不尽人而登之春台耶。抑又闻扁鹊于秦人爱小儿，则治小儿，于周人爱老人，则治老人，当之者立活。今公医国医民，亦既有成效矣。独使松榆里社间，反不得邀杏林之一花一叶，公仁心为质，度不忽此，是集出，而人习其术，功德与江汉俱永矣。即瘠羸如余，亦将负剑辟咡以从，唯恐荆安之久累公也。因为序其大概如此，若夫公溯源于甑山吏部之家学，师承于袁了凡、王宇泰两先生之指授，以《易》合医，以医合儒，考正于日月星辰，阴阳历数，则吾友熊钟陵言之详矣。人之所病，病病多，医之所病，病道少，道生天，天生人，察天人之原，知死生之故，则李子浪山之言，不可谓非得其精者，余又何以益于二家之上也哉。

民国十年《湖北通志》卷八十二《艺文六·子部·医家类》：存斋，汉川人。案《汉川志·选举表》，天启二年副榜刘原生，与李序合，惟以其名名其书，殊觉不类，疑书名有脱漏。

《医学摘要》二卷　　清　席光裕

见光绪十四年《德安府志》卷十九《艺文志·书目·子部》。

同上《德安府志》卷十六《人物志》四《方术》：席光裕，字宝卿，安陆人。世业儒，雍正间，祖大成倡捐书院田，及光裕业医，能以己意运古法，投剂辄效。

《博弱集》　　清　曹继石

乾隆元年《石首县志》卷之五《方技》：曹继石，字碧霞，赋性纯笃，事亲孝，因亲老质弱，弃经史，专精岐黄业，著有《博弱集》。缙绅先生颇加推评，邑侯张琳赠有"绣林橘井"之额。其生平轻财重义，邑中人莫不啧啧相传。

按：光绪六年《荆州志》卷五十九《人物志·艺术》载：曹继石，著有《博约集》，显与本传书名不同。考乾隆六十年《石首县志》卷之七

《人物志·乡贤下》云：曹继石，专精医理，于《黄帝素问》等书，靡不融通，所著有《博弱集》留以传世。说明乾隆年间曹氏所著为《博弱集》，光绪六年《荆州志》所载《博约集》，为传刻之误。

《医方通解》　清　石元吉

光绪二年《黄梅县志》卷二十五《人物志.文苑》：石元吉，字文藻，一字蓉城。幼颖悟，读书目十行下，为文雄奇跌宕，兼韩苏之长，间以其余，旁涉《灵》《素》，时称绝技，乾隆辛卯、丁酉两中副车，不一第，遂弃举子业，益肆力经史，官崇阳教谕时，受聘修《枣阳志》，为阐旧佚前朝询难某官，著《梦魂记》，后修邑志，专任其事，不署己名，而均传为佳话。元吉在邑中，推文章巨手，出其门者，腾达多人。所著有《易经遵圣》《春秋阐义》《周礼》《尔雅旁训》《焚金忆草》《医方通解》等书。

《医方策略》　清　丁德泰

见同治六年《大冶县志》卷十《人物志·德业》：丁德泰号桐雨，博学力行，尤长于经济。父光远，邑诸生。性极严毅，泰曲得欢心，仲氏任侠不校，友爱愈挚，推解藏金数百，出人于危，天姿颖异，读书过目不忘。登嘉庆己卯闱第一，己丑进士，任山西大宁令。治事如治家，然受状不限日期，门役禀知，便登公堂，原告至，则劝释，两造齐，即讯结，疑难狱，不出三日亦消宁。有知其善医者，录证求方不拒，愈则酬以面饼，泰喜顾谓母曰：儿官无德于民，得尝民家滋味，亦乐事也。署内售于市照民价，十家立一牌，永为后例，巡乡验勘，减侍从。岁灾于蝗，倾仓粟以贷，不俟报，民感之，又恐累之。次年争先还偿，积劳病卒，扶榇东归，绅耆敛助旅资，所过之境，老幼男妇，无不焚香伏地哀送者，城之北，立祠以祀，署曰丁公祠，隰州周牧大受吊以联，有"考绩能廉，制锦无渐贤令尹；多文为富，盖棺依旧老书生"之句。所著《四书讲义》并《医方策略》、水利诸书。

《庚垣遗草》四种　清　笪鉴

民国九年《夏口县志》卷十五《人物志》三《方技》：笪鉴，字庚垣，清嘉道时人。世居汉口小新码头，品学俱优，工医术。诊不计资，遇奇贫并赠药，活人无算。著有《庚垣遗草》四种行世，咸丰时毁于兵火。

《尺木堂集》　　清　王彭泽

见嘉庆二十三年《汉阳县志》卷王十三《著述志》。

同上《汉阳县志》卷三十八《艺术志》：王彭泽，字五柳。幼颖悟，善丹青。精于医，能已沉疴，性豪放，悬壶汉口，不论贫富皆往，其贫人贳药，不责偿。尝东走邗江，西走滇粤，故人所赠遗，囊中累千金归，召故旧，酣饮竟月，生产不计也。资罄，仍寓萧寺中，黄韭白粥，与苦行头陀同饮，其豪如故，著有《尺木诗集》行世。同时有刘于堂之子刘秉铨者，亦善医。

《医学指掌》　　清　卢极

见同治十二年《汉川县志》卷十七《列传下·方技》：卢极，字泰阶，监生。生平正直，乐施好善，精岐黄，济人甚多，遇贫不能服药者，辄解囊相助。道光辛卯捐喻家垸胰田二十亩以为义塚，里党称便。年八十卒。著有《医学指掌》藏于家。子启瑞，庠生，亦善医。

《时庵医录》四卷　　清　欧阳正谋

见道光元年《天门县志》卷三十《方技传》：欧阳正谋，字侨如，号时庵。精医，所活甚众，屡却酬金不受。著有《时庵医录》四卷。子昌，依其方，治证立效。

《医方便览》四卷　　清　陈道善

光绪三十年《兴国州志补编》卷之一《义行》：陈道善，字翰园，仁义里监生，精医，尝备药施送，活人无算。道光己酉水灾，邻有不举火者，倾囊振之。同治壬申富川门外火，有妇人赤身逃者，解衣衣之。又创善会，培古塚，瘗旅椟，义行美举，不一而足。著有《医学便览》四卷。

《医学心得》　　清　史铭鼎

见光绪二十年《沔阳州志》卷十一《艺文志·子部·医家类》。

《医学提要》　　清　汪代棠

见道光二十九年《黄冈县志》卷十五《艺文志·撰著篇目》。

《医方奇验》　　清　黄培藩

民国二十六年《钟祥县志》卷二十二《先民传四》：黄培藩，精医术，著有《医方奇验》若干卷。性豪爽，好谈兵，咸丰时，办团有功，后死于难，乡人惜之。

《医方纂要》　　清　叶时荣

光绪二年《罗田县志》卷之八《杂志·方技》：叶时荣，邑庠生。博学能文，尤精岐黄，活乡人无算。邑令王同治赠有"妙手回春"额。咸丰初年，有役某患咳疾，荣视之谓曰：汝咳非他，隐隐中有神以物击背，击则咳，药虽妙，无益也。夜果梦神，谓荣曰：勿庸治，疾不起矣。数日役卒。晚年其术益神。著有《医方纂要》待梓。

《简括录医书》　　清　江锋

见咸丰九年《宜都县志》卷之四下《艺文志·书目》。

民国十年《湖北通志》卷八十二《艺文志·子部·医家类存目》："简活"作"简括"。江锋，石首人。

《医镜》　　清　石斗辉

同治八年刻光绪八年补刻《黄安县志》卷之八《善行》：太学石斗辉，字星垣。少习儒未遇，精通《内经》，凡求诊视，虽道远徒步不辞，多全活，不索谢，年七十，志行不衰。遇荒歉，贷米赈济，遐迩德之。著有《医镜》待梓。

《医学述要》　　清　杨际泰

同治十一年《广济县志》卷之八《人物志·方技》：杨际泰，字平阶，诸生。精于医，著有《医学述要》行世。

《全生篇》　　清　熊廷燕

见同治八年《江夏县志》卷八《艺文志》十二《近人遗作》。

同上《江夏县志》卷八《杂志》十三《艺术》：熊廷燕，字翼堂。少习举业，数奇不遇，遂从事岐黄术。为人疗治，不辞劳，不受谢，里人赠其额曰："桑梓长春"。著有《全生篇》《韵语正蒙》行世。

《医方汇解》八卷　　清　陈廷楹

同治十二年《汉川县志》卷十七《列传下·耆寿》：陈廷楹，字两阶，监生。积学未售，善医，为人治病，值风雨，不辞劳瘁，无贫富，弗取酬也。著有《医方汇解》八卷藏于家。寿九十有一终。

《医学集案》　　清　郭士珩

见同治十二年《汉川县志》卷十九《艺文志》上《著录》。

《诸医荟萃》　　清　金文彬

见同治十二年《汉川县志》卷十九《艺文志》上《著录》。

同上《汉川县志》卷十七《列传下·方技》：金文彬，字济质，岁贡生。文誉津津腾江汉间，胡牧亭、夏澴农雅推重之，数奇不偶，遂弃而攻医。著有《诸医荟萃》《脉诀摘要》。其《痘证慈航》一书，尤辨析精微。推服者，谓为保赤之宝筏，同邑郭楚珍付梓藏板。

《回春录》　　清　马良憷

民国九年《英山县志》卷十一《人物志·方技》：马良憷，字德修。邑庠生。精岐黄术，家固丰，遵母命，救人之急，勿辞劳苦，不取金钱。造诊者舆马填门，几于应接不暇，行之五十年，活人无算。著有《回春录》《补天石医书》待梓。

《应验灵方》　清　金鸿翎

民国九年《英山县志》卷十一《人物志·孝友》：金鸿翎，字汝代。母氏胡早逝，父锦远，年五十余病笃……常自励，为人子不可知医，遂寝馈于修园、景岳诸书者十余年，为父疗疾，卒享大年。京兆内外，尤寿人无算。并刊有《应验灵方》传世。任湖北时，凡亲在所嗜之物，概不忍食。临终之前一日，犹叮咛仆婢敬进羹于继母氏周也。

同上《英山县志》卷十一《人物志·文苑》：金鸿翎，进士出身，学问渊粹，举止端严，为士者所钦切。邑举人沈兆琦暨怀宁举人李介春皆出其门下，肄业敬敷书院，有泽盖通省之誉。著有《五经会考》《皖泽真诠》。

同上《英山县志》卷十一《人物志·官绩》：金鸿翎，清光绪戊戌，任湖北汉阳府同知。

《医学全书》　清　刘长彦

见光绪十年《黄州府志》卷三十四《艺文志·子部四·医家类》。

《万氏医科》　清　徐锈优

见光绪二年《罗田县志》卷之六《人物志·儒林》：徐锈优，庠生。尝捐资助修圣宫，贯穿经传，驰骋古今，著有《纲鉴策要》《周易五行断》并纂辑《万氏医科》，当时咸推博学。

《医方辨证》　清　罗宏材

光绪六年《重修荆州志》卷五十五《人物志》九《孝义》：罗宏材，增生。慷慨好施，岁凶振贷邻里不少吝，晚年究心岐黄，集有《医方辨证》数卷。

《医方便览》十六卷　清　傅文霆

见光绪六年《重修荆州府志》卷七十四《艺文志·节目》。

同上《重修荆州府志》卷五十五《人物志》九《孝义》：傅文霆，字云严，岁贡生。县东陈公堤，溃废已数百年，请于当事修复之。晚年究

湖北省

1705

心医术又辑《分类字说》《六壬占验余庆》，手抄俱藏于家。

同治五年《石首县志》卷之七上《艺文志·书目》：傅文霆《蒙求略》二卷，《医方便览》十六卷，张铭谦序均已梓。

同上《石首县志》卷之六上《人物志·笃行》：傅文霆，嗜学工文，未冠列诸生，以岁贡候选训导，乡闱十四科不售，始绝意进取。

《医理医意》　　清　吴士振

见同治十一年《监利县志》卷十《人物志·方技》。

光绪六年《重修荆州志》卷五十九《人物志》十三《艺术》：吴士振，娴于医术，尤精幼科，投方必效，贫不计谢，著有《医理医意》数千言，悉中窾要。

《痰火点雪书》　　清　曾葵局

见民国十年《湖北通志》卷八十二《艺文·子类》。

光绪六年《重修荆州志》卷五十九《人物志》十三《艺术》：曾葵局，精医术，治病多验。一日拥炉著方书，焚其衣至半幅，不觉也。所著有《痰火点雪书》行世，又有《温暑新谈》及《伤寒诸证书》。

同治十一年《监利县志》卷十《人物志·方技》：曾葵局，精医术，后人冒以他名，又有《温暑新谈》及《伤寒诸证书》。

《蒙求略》　　清　傅文霆

见光绪六年《重修荆州府志》卷七十四《艺文志·书目》。

《辨证摘要》　　清　王三锡

见民国十年《湖北通志》卷八十二《艺文六·子部·医家类》。

《医学一隅》　　清　王三锡

见民国十年《湖北通志》卷八十二《艺文六·子部·医家类》。

《辨证奇闻》四卷　　清　王三锡

见光绪十年《湖北通志》卷八十二《艺文六·子部·医家类》。

《医学指要》　　清　陈其殷

见光绪十年重校八年《蕲州志》卷之十《著述志·子部》。

《新方解略》　　清　陈其殷

见光绪十年重校八年《蕲州志》卷之十《著述志·子部》。

《古方解略》　　清　陈其殷

见光绪十年重校八年《蕲州志》卷之十《著述志·子部》。

《小观书》　　清　邓锦

见光绪十年《黄州府志》卷三十四《艺文志·子部四·医家类》。

自序曰：人当急时，无成方取办，几至束手无策。以故捃摭古方，间寓心裁，证则随地皆有，方则随人可解，药则随时可办，且合南北、寒暑、强弱而皆宜，若舍此而更，无有右出者，名之曰小观。

《儒门医宗》二卷　　清　熊煜奎

见光绪十一年《武昌县志》卷十《艺文》。

《医方三昧》　　清　陈雍

见光绪十年《黄州府志》卷三十四《艺文志·子部四·医家类》。

光绪十年重校八年《蕲州志》卷十六《人物志》：陈雍，字敦仁，州诸生。博古能文辞，尤善医方，多奇中，诊贫者病，药不取值，著有《医方三昧》。

《救急良方》　　清　熊煜奎

见光绪十一年《武昌县志》卷十《艺文》。

《方药类编》　　清　熊煜奎

见光绪十一年《武昌县志》卷十《艺文》。

湖
北
省

《济世良方》　　清　徐芝

见光绪十四年《德安府志》卷十九《艺文志》、《书目·子部》。

同上《德安府志》卷十六《人物志》四《孝友》：徐芝，字季植，安陆廪生。幼孤，入塾读《论语》，至父母之年章，辄潸然而流涕，后见此章必跪诵。兄疾，侍药饵，数月不解带。母氏暨诸兄，先后殁，芝年届四十，哭泣失明。奉己俭约，而慷慨好义。癸亥夏，大水，购槽椟以瘗浮骸。丁卯岁饿，鬻产赡族邻，年七十一卒。

道光二十三年《安陆县志》卷三十三《艺文》：《如庵存稿》，赠奉直大夫廪生徐芝撰。

《医学心悟》　　清　马负图

光绪十四年《德安府志》卷十六《人物志》四《方术》：马负图，字金兰，随州丙午岁贡。事母孝，母多病，负图以家贫不能延医，因即所会《易》理，参透医理，所著《易理精义》《医学心悟》待梓。

《医学捷诀》　　清　王瑀

见光绪十四年《德安府志》卷十六《人物志》。

同上《德安府志》四《方术》：王瑀，字玉田，应山举人，五上公车不第。性颖异，医理精通，治常证，药到病除。人如常而脉变者，一诊即决生死期，人服其神，著有《指明脉要》《医学捷诀》等书。生徒魏自宽得其术，亦铮铮有声。

《医方秘纂》　　清　程启厚

见道光二十七年《黄冈县志》卷十五《艺文志·撰著篇目》。

同上《黄冈县志》卷十一《人物志·方技》：程之骅，字仲超。性沉静，精于医术，方多奇验。养生得运气法，调息月余，能于暗室中，视物如昼。卒之日，沐浴端坐，若有前知。子启厚、孙丰邱，皆以医世其业。启厚著有《医方秘纂》，时又有樊明睿、吴世达亦以医名于时。

《医方辑要》二卷　　清　刘灼

光绪十五年《兴国州志》卷二十二《人物志·义行》：刘灼，字品坡，鸣盛子。性谨饬，好义举，捐修桥路、凉亭、义渡，不下千金。著有《赤壁游草》二卷、《医方辑要》二卷。

《痰火心法》　　清　刘厚山

见光绪二十年《沔阳州志》卷十一《艺文志·子部·医家类》。

同上《沔阳州志》卷之九《人物志·方技》：刘厚山，周长府人。性颖悟，知医，能以脉决生死，治吐血症，尤多神效，时人呼为活仙，兼通遁甲，慎秘不轻言。著有《痰火心法》。

《急救奇觚续》　　清　刘德煐

见光绪二十年《沔阳州志》卷十一《艺文志·子部·医家类》。

《医学待遗七种》十二卷　　清　刘德煐

见光绪二十年《沔阳州志》卷十一《艺文志·子部·医家类》。

《简易良方》　　清　王绍方

见光绪二十年《沔阳州志》卷九《人物志·方技》：王绍方，精医理，善治臌证，相传九世，所活甚多，屡却酬金不受。著有《简易良方》待梓。

《医宗备要》　　亡名氏

见光绪六年《蕲水县志》卷之五《学校志》。

《活录医书》　　清　汪铎简

见光绪六年《重修荆州府志》卷七十四《艺文志·书目》。

《证治稿》　　清　聂继洛

见光绪八年《京山县志》卷十五《人物志·方技列传》。

《医方便览》　　清　史继棠

见光绪二十年《沔阳州志》卷十一《艺文志·子部·医家类》。

《实学录》二卷　　清　刘寅

见光绪二十年《沔阳县志》卷之九《人物志·义行上》。

《医学大成》　　清　黄洘

见光绪二十年《沔阳州志》卷十一《艺文志·子部·医家类》。

同上《沔阳州志》卷之九《人物志·方技》：黄洘，字文波。读书业医，躬行修洁，不与外事。著《医学大成》藏于家。年八十有三终。州司马王景邕赠有句云：四围绿水三间屋，一部青囊几卷诗，藉此济贫兼济世，懒为良相作良医。子格物继其业，能诗，著有《狎鹤轩诗钞》，孙至厚亦能医。

《医学捷径》　　清　万嵩

见光绪二十年《沔阳州志》卷十一《艺文志·子部·医家类》。

同上《沔阳州志》卷之九《人物志·笃行》：万嵩，字岳生。笃孝友，兄性严急，终身婉顺无尤。学行纯粹，题其室曰问心斋，讲程朱之学，以正心诚意为本。弱冠登贤书，每计偕入都，终日键户研虑，有邀作狭斜游者，辄正容拒之，人呼为铁汉。晚年以医术济人，不受值，尝馆汉镇，里人有流落将鬻其妻者，值嵩解馆出束修金与之。著有《味吾味斋诗集》《医学捷径》《本草便览》毁于火。

《医学法悟》　　清　严有裕

见光绪二十年《沔阳州志》卷十一《艺文志·子部·医家类》。

《补天石医书》　清　马良愗

见民国九年《英山县志》卷十一《人物志·方技》。

《医学秘传》　清　何操敬

见民国十年《湖北通志》卷八十二《艺文志·分都·医家类存目》。何操敬，随州人。

《医镜》　清　谢宏绪

见国民十年《湖北通志》卷八十二《艺文志·子部·医家类存目》。谢宏绪，黄冈人。

《奇证篇》　清　萧裕全

见民国十五年《钟祥艺文考》卷三《人物考》。

民国二十六年《钟祥县志》卷十四《艺文志上·书目》：萧裕全，字纯玉。早丧父母，事兄如父，居无私财，宗族中，孤贫无依者，收养生成，并为婚嫁。尤善医术，遇贫苦者，则施药调治。著有《明仁论》《奇症篇》及《樵雪诗》稿藏于家。

《医学阶梯》　清　蒋之杰

民国二十六年《钟祥县志》卷二十二《先民传四》：蒋之杰，博研群籍，闭门自娱。究心医理，以本草为主，治疾用药，一二品有奇效。侄鲁山嗣其传，有时名。著有《医学阶梯》。

《医学笔记》一卷　清　戴世堃

见民国十五年《钟祥艺文考》卷四《人物考》：戴世堃，字秉彝，本姓陈，赘于戴，遂袭戴姓。祖文运，著有《大学中庸释文》。先生嗜星卜、天文诸学，于医术尤有心得。光绪戊子邑大疫，全活甚众，阅医书有得，辄笔记之，是书系先生殁后，其子之麟所辑，哀为一卷。

戴之麟序曰：先严知医，医书靡不浏览，有得则笔之于书，语多独到，先严存曰：之麟，尚未知其宝贵也。己未仲秋弃养，之麟以耘耕不能读父书，自憾不肖等赵括，都先严所有庋藏之。于今年乙丑，六易裘葛，几忘其中尚有手泽存焉耳。春仲，石儿病瘟，几不起，日更数医，其曰此证忌药，如柴胡、羌活、葛根等，为昔日闻诸先严者，虑不确，乃发其书参考之，先严手泽犹新，忆父殁而不能读父书语，不禁泫然涕下，幸考记有资，石儿以瘥，于是将昔日所庋藏者，录其笔记，汇成一帙，上书原作，下注何书、何篇、何条、以便缮阅，公诸世人，先严其亦许我乎。

民国二十六年《钟祥县志》卷二十三《先民传五》：陈文运，字科九，弱冠补诸生。忽失明，强记忆群经，朗朗成诵，于四子书注解，尤一字不遗。家贫，倚授徒为生，熟课悉口授，校改文字，命生徒侧立口述易之。性刚严，从游者，皆敬惮焉，张云骞太守应翔、黄让卿方伯元善、张小园拔萃希叟，先后出其门，卒年八十二。所著《大学中庸释义》，皆授课时，命诸生所笔记也。孙世堃赘于戴，袭戴姓，精医理，著有《医学笔记》闽人林纾表其墓，世堃子之麟，补诸生，学行为时所重。

《医学觉梦集》　　清　张尚朴

见一九二〇年《夏口县志》卷十九《艺文志》二《著述·子部》。

同上《夏口县志》卷十五《人物志》三《方技》：张尚朴，字素恬。少聪颖，喜读书，积学未遇，研究岐黄术，颇有心得，活人无算。遇贫无力者，辄解囊济之。年八十，无病而卒。著有《医学觉梦集》《淡定轩尺牍》待刊。

《寄寰生笔记》　　清　方昌瀛

见一九二〇年《夏口县志》卷十五《人物志》三《方技》：方昌瀛，字锦洲。少习儒业，中年弃而学医，名著江汉间。昌瀛之学，由其母郭太孺人所授，孺人通文艺、精医术，苦节抚孤，年八十余卒。以年逾三十，不在旌例，乃以其术授子，卒成名。昌瀛之为医也，与病家约，有病重而赤贫不能医者，往诊之不取资，并戒舆人，亦不取分文，舆人退有后言，一日舆人母病，昌瀛徒步往，舆人坚请乘舆，昌瀛徐曰：恐汝不愿耳。舆人乃大感悟，其盛德服人类如此。年六十三卒。著有《寄寰生笔记》藏于家。

《名方便览》三卷　　清　黄大文

见民国一九二〇年《夏口县志》卷十九《艺文志》二《著述子部》。

同上《夏口县志》卷十五《人物志》三《方技》：黄大文，字蔚堂，素精医学，于疗黄等尤有心得，活人无算。著有《名方便览》三卷待刊。

《医林补微》三卷　　清　王琳

见民国一九二三年《枣阳县志》卷三十《艺文志·艺文补》。

《医方便览》二卷　　清　王丙轩

见民国一九二三年《枣阳县志》卷三十《艺文志·艺文补》。

《效验新方》一卷　　清　王琳

民国一九二三年《枣阳县志》卷三十《艺文志·艺文补》。

《医方解补》　　清　卢嗣逊

民国二十四年《当阳县志》卷十三《人物志·文苑》：卢嗣逊，字方舟，邑庠生。少孤，锐志于学，有文名，家居授徒，所成就数十人，族隶军籍，逊为置义田，以济漕军，又清溪之义冢、地方山之起凤桥，皆其倡置也。晚年精于医，所济甚众，举乡饮正宾。著有《方舟文集》《医方解补》藏于家。年七十，无疾而卒。当暑三日，及殓，面如生。

《医学会心》八卷　　清　樊继圣

见民国二十六年《钟祥县志》卷十四《艺文上·书目》。

同上《钟祥县志》卷二十二《先民传四》：樊继圣，字睿甫，号云轩。性坦夷，弱冠淡于进取，尝慕陶靖节、林和靖之为人，日夕拥琴书自娱，而尤邃于《易》，兼功岐黄之术，筑小斋舍旁，颜曰寄轩，每阖扉挑灯，独坐吟哦其中。所时相过从者，唯杜光德虹山，虹山故邑名宿，尝跋寄轩云，浮生如寄，又云，视一切皆可如寄，此樊子之所以名轩也。年八十一卒。著有《周易汇参》十二卷、《医学会心》八卷。

湖北省

1713

《医学通论》二卷　　清　蔡瑞芬

见民国二十四年《麻城县志前编》卷十《方技》：蔡瑞芬，字子锡，精岐黄业，活人甚众，著有《医学通论》二卷，付梓行世。

《病理学》一卷　　清　李代恩

民国二十四年《麻城县志前篇》卷十三《艺文志·子部》。

《三焦论》三卷　　清　李廷淦

见民国二十四年《麻城县志前编》卷十三《艺文志·子部》。

同上《麻城县志前编》卷之九《耆旧志·文学》：李廷淦，号静甫，二里河区人，光绪壬午举人。生有至性，笃于考友，待人尤诚恳，伯兄年四十无子，已拟抚侄为子，淦不忍大宗之无后也，力劝之纳妾以延祀，果一索得男，及兄殁，抚孤侄，教养兼尽，一如己子，不歧视，以慰嫂心。友人张翊辰负名，而有阿芙荣癖，爱其才，恐其为嗜好误，赠钱谷药饵，忠告善道，俾禁绝乃己，待之过于同胞。张因是得拔贡，朝考以知县用，历任繁剧，为循吏，道路传闻，与张为前世昆季，是或然也。晚筑小园，教子课孙，莳花种树，以娱暮年，名其居曰怡怡庄，时还读书，旁涉《灵》《素》，就治者踵接于门，活人无算，著有《三焦论》待梓。子丹等均能传其学。

（以上内科）

《青藜外科》二卷　　清　刘作栋

光绪二年《罗田县志》卷之八《杂志·方技》：刘作栋，监生，笃学未遇。晚精岐黄，著有《青藜外科》。

《内外科证治方书》　　清　李荪

见光绪九年《云梦县志略》卷十一《艺文志》上《书目》。

同上《云梦县志略》卷十《人物》下《技业》：李荪，字南洲，附贡生。诗得家传，清拔可诵。其医人病，虽极贫贱者，亦亲为视，予人药多不取值，晚贫困不能瞻，而以药活人不稍靳。

民国十年《湖北通志》卷八十二《艺文志·子部·医家类》：李莋，云梦人，传彭维燕医术。

《外科丛稿》　清　王质庵

见民国十二年《枣阳县志》卷三十《艺文志·艺文补》。

（以上外科）

《疗妇女方》二卷　亡名氏

见乾隆二十五年《襄阳府志》卷三十一《艺文志·书目》。

《薛氏女科删补》　明　尹隆宾

见同治十年《汉川县志》卷十九《艺文志》上《著录》。

《女科要言》三卷　明　万全

见民国十年《湖北通志》卷八十二《艺文志·子部·医家类》

案此密斋书第五种，一卷曰调经章、崩漏章、种子章，二卷曰胎前章，三卷曰产后章，总凡一百十二条。

《广嗣纪要》十六卷　明　万全

见光绪十年《黄州府志》卷三十四《艺文志·子部·医家类》。

民国十年《湖北通志》卷八十二《艺文志·子部·医家类》：按此密斋书第四种。一卷至五卷曰《修德篇》《寡欲篇》《择配篇》《调元篇》《协期篇》，六卷至十四卷皆妊娠诸病凡二十门，附二门，十五卷曰《育婴方论》，十六卷曰《幼科医案》。

《妇科摘要》　清　王三锡

见民国十年《湖北通志》卷八十二《艺文六·子部·医家类》。

（以上妇科）

湖北省

1715

《幼科类萃》 明 刘天和

见光绪八年重订光绪三年《麻城县志》卷三十二《文艺志·子目》。

同上《麻城县志》卷十八《耆旧志》：刘天和，字养和，麻城人，正德三年进士，授南京礼部主事。刘瑾黜御史十八人，天和与焉。出按陕西镇守。中官缪堂奉诏办食御物于兰州，天和谓非所司，辞不往，堂奏天和拒命，诏逮之，部属哭送者万人，锢诏狱久不释。吏部尚书杨一清疏救，法司奏堂赎杖还职，中旨谪金坛，承刑部主事孙继芳抗章救，不报。屡迁湖州知府，多惠政。嘉靖初，擢山西提刑副使，累迁南京太常少卿，以右佥都御史，督甘肃屯政。请以肃州丁壮及山陕流民于近边耕牧，且推行于诸边，寻奏当兴革者十事，田利大兴，改抚陕西，请撤镇守中官及罢民患者三十余事，帝皆从之。洮岷番四十二族蠢动，天和诛不顺命者，又讨平湖店大盗及汉中妖贼。就进右副都御史。母忧服阕。以故宫总理河道，黄河南从历济徐皆旁溢，天山疏汴河，自朱仙镇至沛飞云桥，杀其上流，疏山东七十二泉，自凫儿诸山达云南旺河，浚其下流。役夫二万，不三月讫工，加工部右侍郎。故事河南八府岁役民治河，不赴役者，人出银三两。天和因岁饥，请尽蠲旁河受役者，课远河未役者半之，诏可。十五年，改兵部左侍郎，总制三边军务，兵车皆双轮，用二十人。遇险即困，又行迟，不适用。天和请仿前总督秦纮隻轮车，上置炮枪斧戟，厢前树狻猊牌，左右虎盾，连二车可蔽三四十人。一人挽之，推且翼者各二人，战则护骑士其中，敌远则施火器，稍近发弓弩，又近乃出短兵，敌走则骑兵追。复制随车小帐，令士不露宿。又毒弩矢，修边墙濠堑，皆从之。吉囊十万众，屯贺兰山，后遣别部凉州副将王辅，逐夺其纛。寇庄浪，总兵官姜奭屡败之。进天和右都御史，寇复大集兵，将入犯，天和策寇瞰西有备必东，密檄延绥副将白爵宵行，与参将吴瑛合。寇果东入黑河墩，遇爵伏兵，大创而去，既又入蒺藜川，爵尾击之，寇多死，寻入寇家涧、张家塔，为爵瑛所败，犯宁夏者，总兵官王效复破之。帝大喜，进天和左都御史。吉囊犯河西，天和御却之，进兵部尚书。寇将入平肤城，天和伏兵花马池，寇战不胜，走河上，遇伏兵，多死于水。吉囊乘虚寇固原，剽掠且餍。会淫潦，弓矢尽绞，无斗志，而诸将多畏缩，天和斩指挥二人，召故总兵周尚文，令立功，会陕西总兵官魏时角。寇至黑水苑，尚文尽锐夹击，杀吉囊子小十五。寇退，宁夏巡抚杨守礼，总兵官任杰等，复邀击，败之铁柱泉，斩获共四百四十余级，论功加天和太子太保，荫一子，锦衣千户，前后赏银币十数，迁南京户部尚书，召为兵部尚书督团营，言官论天和衰老，遂乞休归家，居三年卒。赠少保，谥庄襄。天和初举进士。刘瑾欲与叙宗姓，谢不往。晚年内召，陶仲文以刺迎，称戚属。天和返其刺曰：误矣，吾中外姻连，无是人。仲文恚，其罢官有力焉。

《痘疹证治》　　明　李言闻

见光绪十年《黄州府志》卷三十四《艺文志·子部四·医家类》。

《保婴摘要》　　明　何惺

见民国二十六年《钟祥县志》卷十四《艺文上·书目》。

《片玉心书》五卷　　　明　万全

见光绪十年《黄州府志》卷三十四《艺文志·子部四·医家类》。

民国十年《湖北通志》卷八十二《艺文志·子部·医家类》：按此密斋书第六种，首一卷曰活幼指南赋、慈幼微心赋。二卷曰小儿总治法。三卷曰小儿部位形色脉治图歌论法。四卷、五卷自胎毒至斑瘾疹，凡三十二门，末系以秘传十三方。

《片玉痘疹》十三卷　　　明　万全

见光绪十年《黄州府志》卷三十四《艺文志·子部四·医家类》。

民国十年《湖北通志》卷八十二《艺文志·子部·医家类》：按此密斋书第九种，一卷曰痘疹碎金赋。二卷曰痘疹西江月词。三卷、四卷曰始终验方，始终歌方。五卷曰总论方略。六卷至十二卷皆发热、见形、起发、成实、收靥、落痂、余毒诸证治，末一卷曰痘疹骨髓赋、麻疹西江月词，最后附始终证治方略。

《幼科发挥》二卷　　　明　万全

见光绪十年刻本《黄州府志》卷三十四《艺文志·子部四·医

湖北省

1717

家类》。

民国十年《湖北通志》卷八十二《艺文志·子部·医家类》：按此密斋书第八种，凡五十二门。

《育婴秘诀》四卷　　明　万全

见光绪十年《黄州府志》卷三十四《艺文志·子部四·医家类》。

民国十年《湖北通志》卷八十二《艺文志·子部·医家类》：按此密斋书第七种，首冠幼科发微赋，末附医案，凡中论说及诸病，综五十五门。

《痘疹格致论》十卷　　明　万全

见民国十年《湖北通志》卷八十二《艺文志·子部·医家类》。

《痘疹心法》二十三卷　　明　万全

见光绪十年《黄州府志》卷三十四《艺文志·子部·医家类》。

民国十年《湖北通志》卷八十二《艺文志·子部·医家类》：千顷堂书目作十四卷。

按此密斋书第十种，首亦冠以碎金赋，次为论辨案验等杂说六卷。先哲格言一卷，或问一卷，治疹凡例一卷，药性主治及修制法、气类、血类一卷，解毒类一卷，疹治歌括十卷，古今经验诸方二卷。

《保命歌括》三十五卷　　明　万全

见光绪二年《罗田县志》卷之八《杂志·方技》。

民国十年《湖北通志》卷八十二《艺文志·子部·医家类》：按此密斋书第二种，亦名《保命歌括》。自中风以迄大小便秘，凡三十七篇，又附二篇。末二卷曰《摄生辑要》、曰《医案略》。

《痘疹经验秘方》四卷　　明　黄廉

见乾隆二十三年增刻乾隆四年《湖州府志》卷四十六《著述三·子部》。

同治十三年《湖州府志》卷五十九《艺文略四》：千顷堂书目，作《秘传经验痘疹方》四卷。

《保幼新书》　清　唐裔潢

见一九二〇年《夏口县志》卷十九《艺文志》二《著述子部》。

《痘疹慈航》　清　唐裔潢

见同治七年《汉阳县志》续辑卷二十一《文苑·著述·集部》。

同上《汉阳县志》卷二十一《文苑》：唐裔潢，字泽元，贡生。工诗文，与王翰相上下，两人亦深相结，学者称三唐二先生。年六十，刊文稿数百篇行世。

道光二年《汉口丛谈》卷一：按，唐裔潢，字择元，贡生，工诗文。王翰，字柬，自少嗜学，精究制艺。康熙壬午副贡与泽元齐名，两人亦深相印契，学者称王唐二先生，汉上少年，为文知派别，有师承者，皆知为两人之及门也。

《痘科图书》一卷　清　王国泰

见咸丰九年《宜都县志》卷之四下《艺文志·书目》。

同上《宜都县志》卷之八《人物志·方术》：王国泰，以医术济人，痘科尤得不传之秘。著有《痘科图书》一卷。

民国十年《湖北通志》卷八十二《艺文志·子部·医家类》：国泰，宜都人。

《存济篇》　清　徐敏

同治十年《黄陂县志》卷九《人物志·文苑》：徐敏，字我非，岁贡。精于医，于《黄帝内经》《灵枢》《素问》等书，无不熟贯。邑中皆以治痘称神，著有《存济篇》。

《痘证慈航》　清　金文彬

见同治十二年《汉川县志》卷十九《艺文志》上《著录》。

《幼科医方录》　　清　陈大勋

见光绪六年《重修荆州志》卷五十九《人物志》十三《艺术》：陈大勋，精医术，为人治病辄效。不受谢，尝按方合药，持以予人，不索值，终身行之以为常。著有《幼科医方录》。

《幼科发蒙》　　清　王三锡

见民国十年《湖北通志》卷八十二《艺文六·子部·医家类》。

《洋痘释义》　　清　刘寅

见光绪二十年《沔阳县志》卷之九《人物志·义行上》：刘寅，字硕龄，庠生。性正直，课子严而有法，为邻里排解，人服其公。六岁失恃，事继母王氏孝，得父欢心。遇有贫不能娶，及夫妇离析者，辄捐资求全。凶年收殍尸，不辞劳费，倡首捐田，作义冢。每值岁杪，减已奉，赒里中之贫者，读书以穷理为先，尤潜心濂洛关闽之学。精于医，治病多奇中，贫苦者，资以药饵。著有《实学录》二卷、《脉学纂要》《洋痘释义》数种。

《保赤一粒金》　　清　宋学洙

见光绪二年《江陵县志》卷四十九《艺文一·书目》。

《痘麻定论》　　清　徐之荣

见民国十年《湖北通志》卷八十二《艺文志·子部·医家类存目》。徐之荣，江夏人。

《痘科协中》二卷　　清　杨咏

见民国十年《湖北通志》卷八十二《艺文志·子部·医家类》。咏，字永言，江夏人。以医名一时。

（以上儿科）

《眼科大成》　　清　徐之荣

见民国十年《湖北通志》卷八十二《艺文志·子部·医家类存目》。徐之荣，江夏人。

（以上眼科）

《口齿论》一卷　　亡名氏

见乾隆二十五年《襄阳府志》卷三十一《艺文志·书目》。

（以上喉科）

第七类　医案　医话　医史

《濒湖医案》　明　李时珍

见光绪十年《黄州府志》卷三十四《艺文志一·子部四·医家类》。

《陈氏医案》　清　陈继谟

道光二十七年《黄冈县志》卷之七《选举志》康熙时，陈继谟，以医举八品吏目。有传。

同上《黄冈县志》卷十一《人物志·方技》：陈继谟，字五彝。学问博洽，屡试不遇，遂业医，治病多奇效，名闻于京师，由太医院荐举，授八品吏目，六年以亲老告归，性孝友，行橐甚丰，归即尽散诸兄弟，生平著述甚多，值所居滨河，水涨坏其居，仅存《陈氏医案》一书，业岐黄者，皆奉为准绳焉。

《古今医案》　清　严正笏

见同治五年《石首县志》卷七上《艺文志·书目》。

乾隆六十年《石首县志》卷七《人物志》：严正笏，字哲人，诸生，禀性朴直，为时推重。

《医家经验方案》四十卷　清　邹廷光

光绪六年《重修荆州志》卷五十九《人物志》十三《艺术》：邹廷光，精医术，诊病必先立案，证以群书，不效，则敛神静思，必愈乃已，不受馈谢。乾隆癸丑，郡中大疫，投方立应，荆南道来公鸣谦招致署中，挽留数月，赠以千金，年九十卒。著有《医家经验方案》四十卷。

《医案险录》一卷　　清　张为炳

同治七年《续辑汉阳县志》卷二十《孝友志·懿行》：张为炳，字镇轩，太学生。性勤俭，立端正，见人有善，必多方扬厉之。素工医术，以利济为事。嘉庆十三年，疏通太头河港，捐田开利水道，而不求免粮。总督汪志伊，邑令裘行恕俱以大义可风褒之。十五年，重修白土禅林以存古迹，教授本里生徒，多有入邑庠者，诂经之书凡三种，《医案险录》一卷，《左传类集》十卷。

《医案》　　清　陈世珍

同治五年《远安县志》卷四《老寿》：陈世珍，字鲁儒，号青峰。九岁失怙，孀母周，抚以成立。嘉庆初，莲贼张汉潮犯境，与族众堵御于襄城老君庙一带，族俱捐生以赴，贼怒焚其庄，珍从烽烟中，负母避洪砦得免，后母病足，背负出入七年余不倦。乱平，业医活人，多不受谢。著有《医案》行世。慷慨好施，焚券平粜，设义学，戒争讼，修谱牒，建支祠，修文昌宫，重道尊儒，敬宗收族，寿八十。

《医案纪略》　　清　谢仁淑

见道光二十七年《黄冈县志》卷十五《艺文志·撰著篇目》。

光绪八年《黄冈县志》卷十二《人物志·方技》：谢仁淑，字玉亭。生性肫挚，初攻举子业，试不利，改业医。熟精《本草纲目》，句梆字梳，其术实能生死肉骨，数百里外有相延者。弟仁益，工篆刻，兼善丹青；子从本，授内外科，皆为名医。

《射正求的医案》四卷　　清　秦笃训

见同治十二年《汉川县志》卷十九《艺文》上《著录》。

同上《汉川县志》卷十六《列传》下《孝友》：秦笃训，字壁轩。少颖异，读书目数行下，弱冠入郡庠，从陈愚谷游，甚器重之，研究医经，以明经就广文授徒，多所成就，弟笃新官河南，称循吏，友教之力最多，年七十有五卒。著有《重论山房诗文集》《射正求的医案》四卷。

《吴氏医案》　清　吴承膏

见同治七年《汉阳县志》卷二十三《艺术志》：吴承膏，字雨亭。幼习举业，工诗，屡试不售，授例入成均，从太医院朱捷士游，尽其传，活人无算，著有《吴氏医案》一书行世，《桑榆诗集》待梓。

《医案薪编》　清　张于廷

见道光二十三年《安陆县志》卷三十三《艺文志》。

光绪十四年《德安府志》：卷十六《人物志》四《孝友》：张于廷，字平轩，安陆岁贡。性笃孝，负笈数百里学医，术精归，因市药以济贫者，尝督修龙头堤工，岁饥，监粥振饥，咸尽心力，所著载《艺文志》。

《医案》一卷　清　周继文

见光绪二十年《沔阳州志》卷之九《人物志·耆寿》。

《眼科外科医案》二卷　清　杨祉

见光绪二十年《沔阳州志》卷十一《艺文志·子部·医家类》。

（以上医案）

《医说》　清　陆遇芳

见民国十五年《钟祥艺文考》卷三《人物考》。

民国二十六年《钟祥县志》卷二十《先民传二》：陆遇芳，字石绣，崇祯壬午副榜，顺治初年为沔阳州学正，振兴文教，捐给寒士膏火，人争颂之。

《医说》一卷　清　阎增瑞

见光绪二年《罗田县志》卷之八《杂志·方技》。阎增瑞，幼业诗书，沉酣载籍，长精岐黄之术，著《医说》一卷。凡贫苦就医者，概不取值。前邑侯赵振清作传褒之，至今里闬称颂。

（以上医话）

《名医列传》六卷　　清　秦笃庆

见同治十二年《汉川县志》卷十九《艺文》上《著录》：按：笃庆京山训导，学问经济兼优。巡抚张公映汉，目为校官第一，尤长于医。总督马公慧裕赠云："能为其事同良相，得遇斯人自永年"。

同上《汉川县志》卷十六《列传》上《仕绩》：秦笃庆，字季国，号云皆。九岁能文，就童子试，为有司所器重，弱冠食饩，由廪贡授训导，初署江陵，奉檄督修堤工。署荆门学正，岁大旱，祷雨辄应。道光辛卯，司训京山，甫两月，以疾卒。生平能医，全活甚众。著有《学校通考》《名医列传》。

《历代医师考》　　清　胡向暄

见民国十年《湖北通志》卷八十二《艺文志·农家类》：向暄，字宾阳，汉川人。恩贡生，精医，又著有《历代医师考》。

（以上医史）

第八类　养　生

《尊生录》十卷　　明　郑达

见民国十年《湖北通志》卷八十二《艺文六·子部·医家类》。

乾隆三年《湖北下荆南道志》卷十九《人物志·耆旧》：郑达，字叔通，襄阳人。由举人任陕西盩厔知县，开广济渠，溉田千顷，秦民赖之。秩满，值崏山大饥，欲急得贤令，所司奏以达食六品俸，仍旧衔往，始至尫羸填巷，民哭，达亦哭，煮粥给之，疫且作，率医遍诣全活百万，民谣有"只今父母深怜汝，昼夜悲哀泪满襟"之句，注意学校，存恤孤婺，自奉清约，图书外一无所好。邑人感恩，请入名宦祠。博精学问，书法钟王，所集有《尊生稿》行世。墨妙多刻于秦省学宫。考满，题署云，治邑无能奈拙何，讼庭寂寂十年过，儒林渐喜人材盛，村舍新添院落多，一水流来资世用，四民乐业感时和，而今考绩朝天去，两袖清风发啸歌。

《淡泊养生说》二卷　　明　杨芷

见民国十年《湖北通志》卷八十四《艺文八·子部·道家类》。

芷，字文植，一字次泉，安陆人，嘉靖三十二年进士。由吴江知县，累迁江西布政使。请告归林泉三十年，自号白兆山人，所著《淡泊养生说》二卷。

《全生四要》　　明　欧阳植

见康熙三十一年《天门县志》卷之十二《人物志下·方技》。

康熙七年《景陵县志》卷十二《人物志》：宗伯李太泌先生《四要》

序：里欧阳叔坚氏，以经术为诸生，而晚节弥精医，学士大夫叩之，叔坚出一编曰《全生四要》，不佞三复而叹曰：子之道非医也，儒也。儒者雅言诗书，而重执礼。子言四要，节饮食、寡色欲、调精血、慎方术，皆礼也。礼有之，饮食男女，人之大欲，故制礼必先焉。礼三十而室，七十而夫妇无间，昼居内则向其疾。月令十二，戒容止、禁嗜欲。至男女行则道左右、言则阃内外，所以别嫌明微，不胜举矣。饮食则割烹煎和之事、死生鲜薧之物、香燥腥膻之宜、礼浆馐粥之品，业习之最纤悉矣。而更辅之以医药，必贡食医，食羹酱饮之齐，视四时。而君子之食恒仿焉。以五味、五药、五谷养其病，以五气、五声、五色、视其死生，两之以九窍之变、参之以九脏之动，故曰子之道非医也，礼也。子妇于舅姑，向疾痛而敬抑搔之奉，衽席请向趾，而又升降上下，周旋趋跄，各有差次。乡饮酒，而终日百拜，以固肌肤之会，筋骸之束，则医之折枝导引从此乎出，夫安往而非礼，而奈何以医小之。《周礼》莫要于天官，自膳夫以下凡十职、医师以下凡五职、酒正以下凡十职、内宰以下凡十八职，所司皆饮食、男女、药物，以此思重，重可知已。孔子与子夏之论无礼之礼，极于清明在躬、志气如神，吾以为医足当之。请绎《四要》而力行之，修身、齐家、治国、平天下有一不合者战。会起家入蜀，携授华阳令张版行之，《诗》不云乎，人而无礼，胡不遄死。知之则不宜鄙薄医，不鄙薄医，则知欧阳子之书，非骈拇枝指矣。

《养生四要》五卷　　明　万全

见光绪十年《黄州府志》卷三十四《艺文志·子部四·医家类》。

民国十年《湖北通志》卷八十二《艺文志·子部·医家类》，千顷堂书目，案此康熙壬辰年汉阳张坦议编刻，万密斋书十种之第一也，一卷曰寡欲，二卷曰慎勤，三卷曰法时，四卷曰却疾，五卷曰养生总论。

《养生真铨》　　明　王命珪

见民国十年《湖北通志》卷八十四《艺文志八·子部三》。

命珪，字弓以，黄陂人，岁贡生，吃酒好学。著有《养生真铨》行世。

《摄生要义》　　明　周缙

见光绪十一年《武昌县志》卷十六《人物志·仕迹》：周缙，字伯绅，武昌人。以岁贡入太学，授永清典史，摄令事。成祖举兵，守令相率迎降，永清地尤近，缙独为守御计……年八十而没……以正统八年五月二十四日终，葬于邑洪道乡眠牛石之南。缙所著有《摄生图说》《摄生要义》。

《摄生图说》　　明　周缙

见光绪十一年《武昌县志》卷十六《人物志·仕迹》。

《长春录》　　清　邓锦

见光绪十年《黄州府志》卷三十四《艺文志·子部四·医家类》。

自序曰：是编不列方，专谈养生之理，亦曲突徙薪之苦衷焉。

同上《黄州府志》卷二十四《人物志·笃行》：邓锦，字子灿，本姓曹，顺治丙戌举人。历官兵部主事，出判彰德府。解组后，沉酣图史，被服若儒素，端方诚笃，里中称为长者。

《摄生篇》　　清　祝海围

见同治十二年《汉川县志》卷十九《艺人志》上《著录》。

同上《汉川县志》卷十七《列传下·方技》：祝海围，有仙术，游汉沔间，与吴太守嘉谟善，太守在维扬大病，祝疗之，计日而效，将东入吴，语太守曰：惜吾去早，不及待子余毒之发，命也，已而太守果卒。所著《摄生篇》太守有抄本。

第九类 杂 录

《医家须知》　　明　李先芳

民国十年《湖北通志》卷八十二《艺文志·子部·医家类》。

《医家须知》论气运，《中流一壶》皆救急方。

《命门三焦客难》　　明　李时珍

见民国十年《湖北通志》卷八十二《艺文志·子部·医家类》。

《命门考》　　明　李时珍

见民国十年《湖北通志》卷八十二《艺文志·子部·医家类》。

《医学艺学易知录》　　清　刘烓

见光绪十五年《兴国州志》卷二十二《人物志·孝友》：刘烓，字慧夫。优行诸生，肄业江汉、鹿洞两书院，学益进，屡荐不售。侍庭闱，色养备至，与弟焕，有无与共，怡怡无间。强仕逾艾，丁忧，视哀如孺子。咸丰间，办团有声，伏莽起，畏而绕道，追击溃之，事闻奖叙。为人外刚内慈，面折人过，人自不恨。兵燹后，家不中资，见贫苦，必设法以周，施膏丹，岁以为常。子凤纶，散馆改外，迎养铅山。烓令裁陋规，灭骑从，禁传词，去非刑，事事以勤慎爱人为最。在铅五载，凤纶告养归里，后年余卒，年七十有九，著有《居官居家格言》《医学艺学易知录》行世。

《评按各医书》二卷　　清　杨学典

见民国五年《沙市志略·人物》第七：杨学典为先处士，传曰：先生讳述孝，字以文，号识之，世居沙市，为文学公元仲子，少习制艺，研精覃思，语宗传注，不屑戋戋小法。性高尚，三十岁后，即不应有司试，日惟静坐，诵经史，不妄交游。平日虽饘粥不给，而披吟自如。其教子亦命守分为要。先人以眼医擅名，先生尤慧解，一经披拔，放大光明，其雪案萤窗，研摩卷轴，墨渖淋漓，展卷犹如新也。咸丰初，以医游省垣，会粤逆乱，冬省垣戒严，买棹归家，甫弛担而省垣破，里中有流落失其尸者，先生独得骨肉完聚，不可谓非朴诚之报。五十咏怀，有消尽闲愁惟守分，任人推许任人嘲之句，可以想其介节。授徒之暇，手辑《周易简明注释》三卷、《读史杂著》一卷、《评按各医书》二卷、《草堂随笔》一卷，皆藏于家待梓。

《济世金丹》　　清　邱翔

见光绪八年《黄冈县志》卷二十三《艺文志·著述·子部·医家类》。

民国十年《湖北通志》卷八十二《艺文六·子部·医家类》。翔，字冀臣，黄冈人，道光二十年举人。

《闻见约篇》二十卷　　清　彭维燕

见光绪九年《云梦县志略》卷十一《艺文上·书目》。

《会心篇》　　清　彭楚英

见民国二十四年《麻城县志前编》卷十《耆旧志二·方技》：彭楚英，字荆峰，龙门乡人。少业儒不遇，去而学医，研究岐黄，工切脉，能决人生死，著有《会心篇》。卒年八十。子贤臣，庠生，克承父志。

《先正格言参订》　　清　萧向荣

见光绪八年《黄冈县志》卷二十三《艺文志·著述·子部·医家类》。

附录　参考书目

本附录所列参考书目，凡文中引用者前加米字符号。

《湖广武昌府志》十二卷　康熙二十六年刻本

《武昌县志》八卷　康熙十三年刻本

*《武昌县志》二十六卷　光绪十一年刻本

《江夏县志》十五卷　乾隆五十九年刻本

*《江夏县志》八卷　同治八年刻本

*《江夏县志》八卷　民国七年重印同治本

*《江夏县志》八卷　同治八年刻本

*《夏口县志》二十二卷　民国九年刊本

*《汉阳县识》三卷　光绪十年刻本

*《续辑汉阳县志》二十八卷　同治七年刻本

《汉阳县志》五十卷　乾隆十二年刻本

《汉阳府志》五十卷　乾隆十二年刻本

*《汉阳县志》三十二卷　乾隆十三年刻本

《汉阳县志》十卷　一九六三年上海古籍书店影印天一阁嘉靖本

《汉阳府志》十卷　一九六三年上海古籍书店影印明嘉靖本

*《汉阳县志》三十六卷　嘉庆二十三年刻本

《汉阳县志》八卷　光绪十五年景贤书塾刻本

*《汉阳县志》三十六卷　嘉庆二十二年刻本

*《汉川县志》二十二卷　同治十二年刻本

《汉口小志》二册　民国四年铅印本

*《汉口丛谈》六卷　道光二年刻本

《汉川图记征实》六卷　光绪二十一年刻本

*《大冶县志》二十九卷　同治六年刻本

《大冶县志》十二卷　康熙二十二年刻本

*《大冶县志》十八卷　光绪十年重印同治六年本

*《大冶县志》十八卷　光绪二十三年重印同治六年本

《大冶县志续编》七卷　光绪十年刻本

《大冶县志后编》二卷　光绪二十三年刻本

《大冶县志》十八卷　同治六年刻本

《大冶县志》七卷　光绪十年刻本

《蒲圻县志》十五卷　乾隆三年刻本

《蒲圻县志》十卷　道光十六年刻本

《蒲圻县志》十卷　同治五年刻本

《蒲圻乡土志》一册　民国十二年铅印本

《蒲圻县志》八卷　同治五年朝阳书院刻本

《咸宁县志》十五卷　同治五年刻本

《续辑咸宁县志》八卷　光绪八年刻本

《咸宁县志》十二卷　康熙四年刻本

《嘉鱼县志》十二卷　同治五年刻本

《重修嘉鱼县志》八卷　乾隆二年刻本

《寿昌乘》一册　光绪三十三年刻本

《通城县志》九卷　康熙十一年增刻顺治九年刻本

*《通山县志》八卷　同治七年活字本

《通山县志》八卷　同治六年心田局活字印本

《通城县志》二十四卷　同治六年活字印本

*《兴国州志》三十六卷　光绪十五年刻本

《兴国州志》三十六卷　同治季年刻本

*《兴国州志》三十六卷　光绪十五年富川书院之奎光阁刻本

《荆门直隶州志》三十六卷　嘉庆十四年宗陆堂重刊本

*《重修荆州府志》八十卷　光绪六年刻本

《荆州记》三卷　光绪十九年刻本

*《荆州府志》四十卷　康熙二十四年刻本

*《荆州府志》五十八卷　乾隆二十二年刻本

《黄州赤壁集》十二卷　民国二十一年刻本

*《黄州府志》十卷　一九六五年上海古籍书店影印天一阁明弘治本

*《黄州府志》二十卷　乾隆十四年刻本

*《黄州府志》四十卷　光绪十年刻本

*《黄州府志拾遗》六卷　宣统二年铅印本

*《德安府志》二十卷　光绪十四年刻本

　《德安安陆郡县志》二十卷　康熙五年刻本

*《安陆县志》四十卷　道光二十三年霁昭堂刻本

*《安陆县志补正》二卷　同治十一年刻本

*《安陆府志》三十六卷　康熙六年刻本

*《黄冈县志》二十四卷　光绪八年刻本

　《黄安乡土志》二卷　宣统一年铅印本

*《黄冈县志》二十四卷　道光二十七年刻本

　《德安府志》二十四卷　康熙二十四年刻本

　《续修归州志》十卷　光绪八年刻本

　《归州志》十七卷　光绪二十七年刻本

*《江陵县志》六十五卷　光绪二年刻本

　《江陵县志》六卷　嘉庆五年刻本

*《江陵县志》五十八卷　乾隆五十九年刻本

　《江陵志余》十卷　道光四年增刻顺治七年本

　《孝感县志》二十四卷　光绪九年刻本

　《孝感县志》二十四卷　光绪九年与五年合刻本

*《黄陂县志》十六卷　同治十年刻本

　《黄陂县志》十五卷　康熙五年刻本

*《云梦县志略》十二卷　光绪九年重印道光二十年本

　《续云梦县志略》十卷　光绪九年刻本

　《云梦县志》十二卷　康熙七年刻本

　《应山县志》三卷　一九六四年上海古籍书店影印明嘉靖本（明嘉靖
　　　十九年刻本）

　《应山县志》三十六卷　同治十年文明宫刻本

　《应城志》十四卷　光绪八年蒲阳书院刻本

　《应城县志》十二卷　雍正四年刻本

湖
北
省

*《麻城县志》四十卷　光绪八年重订光绪三年本

*《麻城县志前编》十五卷　一九三五年汉口中亚印书馆铅印本

*《麻城县志》四十卷　光绪八年刻本

*《麻城县志》五十六卷　光绪二年刻本

*《罗田县志》八卷　光绪二年义川书院刻本

　《罗田县志》八卷　民国十五年罗田王氏铅印明嘉靖二十一年本

*《蕲水县志》四卷　一九六三年上海古籍书店影印北京图书馆明嘉靖廿六年本

*《蕲水县志》二十二卷　光绪六年刻本

　《蕲州志》九卷　一九六二年上海古籍书店影印天一阁明嘉靖本

*《蕲州志》三十卷　光绪十年重校光绪八年刻本

*《蕲水县志》二十六卷　顺治十四年刻本

*《黄梅县志》四十卷　光绪二年刻本

　《黄梅县简志》一册　一九五八年湖北省方志纂修委员会铅印本

*《广济县志》十六卷　同治十一年志书局治字印本

　《重修英山县志》十卷　同治九年慎诒堂活字印本

*《英山县志》十四卷　一九二〇年活字印本

*《崇阳县志》十二卷　同治五年活字印本

*《宜昌府志》十六卷　同治四年文昌宫刻本

*《宜都县志》四卷　同治六年刻本

　《宜都县志》十二卷　咸丰九年清江书院刻本

　《续修宜昌县志》三十一卷　民国二十一年铅印本

　《宜都县乡土艺文志》一册　光绪三十二年刻本

　《宜都县志》十二卷　康熙三十六年刻本

*《襄阳县志》七卷　同治十三年刻本

　《重刊襄阳郡志》四卷　一九六四年上海古籍书店影印陕西图书馆明天顺三年本

　《襄阳府志》二十六卷　光绪十一年刻本

*《襄阳四略》二十五卷　光绪庚子三十二年刻本

　《光化县志》六卷　一九六四年上海古籍书店影印天一阁明正德本

　《光化县志》八卷　光绪十年刻本

《石首方志》一册　一九五八年铅印本

*《石首县志》七卷　乾隆元年刻本

*《石首县志》八卷　乾隆六十年刻本

*《石首县志》八卷　同治五年鄂垣冷文秀刻本

《新修京山县志草例》一册　民国三十六年湖北通志馆铅印本

*《京山县志》二十三卷　光绪八年刻本

《京山县志》残存八卷　康熙十二年刻本

《京山县志》十卷　康熙十二年刻本

*《京山县志》二十七卷　光绪八年刻本

《施南府志》三十卷续十卷　光绪十一年李秋月刻本

《施南府志续编》十卷　光绪十一年刻本

《施南府志》残十五卷　道光十七年刻本

《京山县新志》五卷　民国三十八年铅印本

*《钟祥县志》二十卷　同治六年刻本

*《钟祥县志补编》二卷　同治六年刻本

*《钟祥县志》二十卷　乾隆六十年刻本

*《钟祥县志》二十八卷　民国二十六年铅印本

《钟祥沿革考》一册　民国二十二年李氏铅印本

*《钟祥艺文考》四卷　民国十五年李氏双槐庐排印本

*《天门县志》十二卷　康熙三十一年刻本

*《天门县志》三十六卷　道光一年尊经阁刻本

*《监利县志》十二卷　同治十一年刻本

*《监利县志》十二卷　光绪三十四年重印同治十一年本

*《东湖县志》三十一卷　同治三年刻本

*《东湖县志》三十卷　乾隆二十八年刻本

*《续修东湖县志》三十卷　民国二十年铅印本

*《东湖县志》三十卷　同治三年刻本

《建始县志》八卷　同治五年刻本

*《郧阳志》八卷　同治九年郧山书院刻本

《郧阳府志》四十二卷（残存十一卷）　康熙二十四年刻本

《郧阳志》十卷　嘉庆十四年刻本

湖北省

1735

*《郧阳府志》八卷　同治九年刻本

*《郧阳志》十卷　嘉庆二年刻本

《郧县志》十卷　同治五年刻本

《郧西县志》二十卷　同治五年刻本

*《郧西县志》十四卷　民国二十六年石印本

《湖广馆志》一册　民国三十六年铅印本

《楚宝》四十卷　道光九年邓显鹤重刊本

*《楚宝增辑》四十卷　道光九年增辑重刊本

*《湖广通志》一百七十二卷　一九二一年刻本

*《湖北通志》一〇〇卷　嘉庆九年刻本

*《湖北下荆南道志》二十八卷　乾隆三年刻本

*《湖北下荆南道志》二十八卷　乾隆五年补刻本

*《湖北下荆南道志》　光绪二十二年刻本

《天门县志》二十四卷　乾隆三十年刻本

《郧西县志》四卷　嘉庆九年刻本

《郧西县志》二十卷　乾隆三十八年刻本

《巴东县志》十六卷　同治五年刻本

《巴东县志》十六卷　光绪庚辰刊本

《荆门州志》三十六卷　乾隆十九年宗陆堂刻本

《荆门直隶州志》十二卷　同治七年明伦堂刻本

*《来凤县志》十二卷　民国二十二年抄乾隆二十一年刻本

《巴东县志》四卷　康熙二十二年刻本

《汉川县系马区乡土志》一册　民国八年稿本

《通山县志》八卷　康熙四年刻本

《来凤县志》三十二卷　同治五年刻本

《安远县志》八卷　同治五年刻本

*《远安县志》八卷　同治五年刻本

《随州志》四卷　康熙六年刻本

《随州志》三十二卷　同治八年刻本

《随州志》十八卷　乾隆五十五年刻本

*《景陵县志》十二卷　康熙七年刻本

*《潜江县志》二十卷　光绪五年传经书院重刻康熙三十三年本

*《潜江县志续》二十卷　光续五年传经书院刻本

*《潜江县志续》二十卷　光绪六年刻本

　《沔阳志》十八卷　一九六二年上海古籍书店影印天一阁明嘉靖本

　《沔阳州志》十八卷　一九二六年沔阳卢氏慎始基斋校刻旧抄明嘉靖本

*《沔阳州志》十二卷　光绪二十年刻本

　《当阳县志》八卷　康熙九年刻本

　《当阳县志》十八卷　同治五年刻本

　《当阳县补续志》四卷　光绪十五年宾兴馆刻本

　《房县志抄》残存十五卷　乾隆十三年抄本

　《房县志》十二卷　同治五年刻本

　《兴山县志》十卷　同治四年刻本

　《兴山县志》二十二卷　光绪十一年经心书院刻本

　《施南府志》三十卷　同治十年南郡书院刻本

*《枝江县志》二十卷　同治五年石印本

　《长乐县志》十六卷　光绪元年增补同治九年、咸丰二年本

*《长阳县志》七卷　同治五年刻本

　《归州志》十卷　同治五年增刻嘉庆二十二年本

　《恩施县志》十二卷　同治七年麟溪书院刻本

　《恩施县志》十二卷　民国六年补刻同治七年本

　《鹤峰州忠》十四卷　道光二年刻本

　《鹤峰州志续修》十四卷　光绪十一年重印同治六年刻本

　《鹤峰州志续修》十四卷　光绪十一年刻本

*《宣恩县志》二十卷　同治二年龙洞书院刻本

　《咸丰县志》二十卷　同治四年蔚文书院精刻本

　《民国咸丰县志》十二卷　一九一四年劝学所精刻本

　《利川县志》十四卷　光绪二十年钟灵书院刻本

　《竹溪县志》十六卷　同治六年刻本

*《续辑均州志》十六卷　光绪十年刻本

*《竹山县志》二十九卷　同治四年刻本

　《郧西县志》二十卷　乾隆四十二年无倦堂刻本

湖
北
省

1737

*《襄阳府志》四十卷　乾隆二十五年刻本

《南漳县志集抄》三十五卷　嘉庆二十年刻本

《南漳县志集抄》二十六卷　同治四年增刻嘉庆二十年本

《谷城县志》八卷　同治六年刻本

《枣阳县志》十五卷　咸丰四年刻本

《枣阳县志》三十卷　同治四年刻本

*《枣阳县志》三十四卷　一九二三年武昌正信印务馆铅印本

《宜城县志》十卷　同治五年刻本

《保康县志》七卷　同治五年东山书院刻本

《鹦鹉州小志》四卷　清同治十三年退补斋刊本

《公安县志》八卷　民国二十六年铅印同治十三年刻本

《松滋县志》二十四卷　康熙三十五年刻本

*《松滋县志》十二卷　同治七年刻本

*《通山县志》八卷　康熙四年刻本

《沔阳志》十八卷　康熙十年刻本

《南漳县志》十九卷　民国十一年石印本

*《谷城县志稿》十二卷　民国十五年石印本

《宜城县续志》二卷　光绪九年刻本

《光化县志》八卷　光绪十三年刻本

《孝感县简志》二十三节　一九五九年铅印本

《应城县简志》一九五九年铅印本

《黄安县志》十卷　同治八年刻光绪八年刻补本

*《兴国州志补编》三卷　光绪三十年刻本

《通山县志》三卷　光绪二十三年活字本

*《武昌县志稿》　光绪间抄本

《武昌要览》一卷　民国十二年铅印本

*《沙市志略》十卷　民国五年铅印本

《长乐县志》十六卷　同治九年补刻本

《长阳县志》十卷　道光二年刻本

《建始县志》四卷　道光二十二年刻本

《利川县志》十四卷　民国三年补刻光绪二十年本

《房县志钞》三十三卷　乾隆五十三年抄本

《月山乡土志》一卷　一九五九年传抄民国初年稿本

《黄安初乘》二卷　一九六〇年传抄清康熙四年重刻明万历十三年本

《咸宁县简志》　一九五八年湖北铅印本

《汉川县简志》　一九五九年湖北铅印本

*《当阳县志》十八卷〔附〕四卷　民国二十四年熊明春辑印铅字本

《浠水县志》二十三节　一九五九年湖北铅印本

湖
北
省

湖 南 省

前　言

　　湖南省地处长江流域中部，《禹贡》属荆州之域，春秋时为楚属，秦汉迄明，其废置升并具载史志。清雍正间，始从旧湖广省分置湖南，历民国至今。辖有：十地区、十市、八十六县、一自治州、四自治县。唯本册断限截至清末，并且所依据地方志乘又多沿用旧称，为了保存文献原貌，本着"取材区划准今，叙述称谓仍旧"的原则，所以本册所列县名仍沿旧称。

　　综括本省医药科学发展和成就大略：通计著述得二百八十九部，医家达二百一十六人。以时代先后划分，于宋得六部、六家，于元一部、一家，于明十七部、十一家，于清二百六十四部、一百九十七家，附民国一部、一家。

　　从以上可见，荆湘医学发展实始于宋而盛于清，辐辏于长沙、衡阳两地。究其所以至此，原因主要有以下两个：

　　一、历代兵争影响本省医药科学发展

　　湖南在西周为熊绎始封之地；战国时，为七雄之国，其后亡于秦，败于汉，遂使八百余年之楚，再振而再蹶。简而言之，本区历经战乱，百业堕废，医学不振，势所必然。间有医著，由于世变纷错，文献亦难征考，所以医药著述迟迟始于宋代，此乃其原因之一！

　　二、文风昌盛促进医学发展

　　学校之设，昉于三代，然多设于国都，与民间无涉。逮唐玄宗置丽正书院，集文学之士讲学，书院之名始著称于世；至宋时，庐山有白鹿、衡阳有石鼓、应天有应天、长沙有岳麓，天下四大书院，而荆湘竟有其二。除岳麓、石鼓始终不废之外，更有私家出资设立书院的，如湘阴之城南、仰高，宁乡之云山，郴州之东山，宜章之栗源等，颇极一时之盛。更兼南宋绍兴以还，朱熹、张栻等先后秉铎岳麓，致知格物之教，士趋

湖南省

1743

实学。诸如宁乡周世教，读书务为有用之学，尤精医理；袁实煌，文名藉甚，博洽天官、医药之术；至如"少习帖括不售，弃而习医"者，更是难于指数。可见文风昌盛，世贵有用之学，是促使本省医学发展的一大原因。

本省医学之盛虽略晚，然有清一代二百六十余年间，衣被长沙余韵，可得而言的亦后先辉映。若长沙郑玉坛、常朝宣、陈贤书，善化鲍相璈，湘阴王存略，湘潭倪远诩、罗健亨，浏阳李照莲，湘乡郑国器，攸县贺升平，宁乡罗味经、唐家圭、周世教，衡州汤应龙、汤日旦，衡阳杜敬轩、汤明峻、刘观宏，清泉曹崧、曹士兰，郴州谢宣，宜章吴德汉，邵阳周学霆，新化邹文苏、邹汉纪、邹汉璜，桃源文功臣等，尤为本省名医。至于学究师承、家垂世业、昭著医德及验方名论，所在多有，就不一一缕陈了。

郭霭春　李紫溪

一九八三年

目　录

湖南省

第三类 伤寒 〔附〕金匮 温病

（以上伤寒）

湖南省

（以上内科）

《外科便览》 ·························· 清　周学霆　1804

《内外辨症归旨》 ·························· 清　伍益元　1805

《外科心法》四卷 ·························· 清　易凤翥　1805

《损伤证治》 ·························· 清　郑国器　1805

《外科赋》 ·························· 清　罗味经　1805

《外科集要》二卷 ·························· 清　陈贤书　1805

《疡医元义》二卷 ·························· 清　倪远诩　1805

《正骨集验》一卷 ·························· 清　倪远诩　1805

（以上外科）

《产经》 ·························· 宋　宋永寿　1806

《女科秘方》 ·························· 宋　汤夫人　1806

《治产仙方》 ·························· 宋　管子和抄传　1806

《济阴备要》 ·························· 清　吴正己　1806

《毓麟要览》 ·························· 清　汤应龙　1807

《产书博论》一卷 ·························· 清　邹文苏　1807

《达生编》 ·························· 清　杨经济　1807

《种子金丹》一卷 ·························· 清　鲍相璈　1807

《秘珍济阴》一卷 ·························· 清　周湘门　1808

《妇科辑要》十卷 ·························· 清　罗绍说　1808

（以上妇科）

《活幼心书》 ·························· 元　曾世荣　1808

《幼科大成》 ·························· 明　冯躬甫　1808

《痘疹急救百方》 ·························· 清　郑义问　1809

《痘疹心参》 ·························· 清　伍庆云　1809

《痘麻书》 ·························· 清　唐士诒　1809

《新订痘疹济世真诠》三卷 ·························· 清　陈宏晓　1809

《麻痘方书》四卷 ·························· 清　彭必化　1809

《痘症篇》一卷 ·························· 清　杨育英　1810

《痘疹慈航》二卷 ·························· 清　常朝宣　1810

《痘疹精详》 ·························· 清　周　冠　1810

《痘麻心经》 ·························· 清　郭亮生　1810

湖南省

1753

第一类 医 经 〔附〕藏象 运气

《素问注》十二卷　　清　周世教

见民国三十年《宁乡县志》之《故事编》五《艺文录》三清二。

同上《宁乡县志》之《故事编》十《先民传》六十：清，周世教，字孔四，号泗斋。八只湾周氏。嘉庆丁巳贡生。读书务为有用之学，尤精医理。每言医不明《内经》，如无本之水，涸可立待。又言张仲景《伤寒论》为百病之首，《金匮》为杂疗之书，医不读《伤寒》《金匮》，则无从下手。又言经络不熟，无由知病源。于是荟萃古今医书，悉心研究，每治一病，无不应手而瘥。所著《医方论》，兼有众长。其论膈食、哮喘、膨胀、遗泄、肺痈、劳瘵诸症，皆前人所未发。又言凡病皆有寒热虚实，若徒知常而不知其变，则人之死于变者多矣。于诸症中，尤善疗膈食，至今乡里称道不衰。世教居穷乡，五师承友助，虽生事日绌，仍苦心孤诣以求有济于世。所著书见《艺文录》。卒后，子孙无力付刊，乡里尤多写本。

《灵枢注》八卷　　清　周世教

民国三十年《宁乡县志》之《故事编》五《艺文录》三清二：《灵枢注》《伤寒发明》皆自序。

《医经翼》　　明　喻化鹏

见嘉庆二十五年《邵阳县志》卷二十八《人物·方技》。

道光二十九年《宝庆府志》卷百二十六《胜朝隐逸传》十七：喻化鹏，字图南，本丰城人。以医术游邵阳，遂家焉。治病如临敌，稍不中肯，忧形于色，终夜不寝，思之有悟，晨起即赴病家调治。延请者不责谢，人皆昵就之。予之金，即市药饵以施贫乏，否则市医书。著有《医经翼》《医余诗草》。释·观衡、车大任皆序其书。

嘉庆二十五年《邵阳县志》卷二十八：喻化鹏。雅尚气节，能文字。

《内经图说》　　清　尹典礼

见嘉庆二十五年《湖南通志》卷一百九十六《艺文》四。

嘉庆二十二年《茶陵州志》卷十八《人物·文苑》：尹典礼，字淑四。州庠生，少失怙，事母以孝闻。笃志阐修，探讨经术，一切声华势利，淡如也。引进后学，严于训迪，为士林矩薆。寿九十终。子绍宗，增生，善属文。岁制丸散拯疾病，注释《内经图说》。

光绪十一年《湖南通志》卷二百五十一《艺文》七《子部》一：作《内景图说》。

《医经汇解》　　清　欧阳梅

见道光二十九年《宝庆府志》卷百一《艺文略》二《子部》。

同上《宝庆府志》卷百四十《国朝传·隐逸附方技》：欧阳梅，字泮芹，新化诸生也。受医术于邵阳朱杰，诵《灵枢》《素问》《难经》及张机、孙思邈诸书数十万言，多通其意，医人多奇效。著有《医经汇解》诸书。杰，附见其弟文学朱荪传。

《医书经论通解》二十卷　　清　邹汉璜

见道光二十九年《宝庆府志》卷百一《艺文略》二《子部》。

同治十一年《新化县志》卷二十四《人物·文学》之《邹汉池传》：邹汉池，字季深，县学生。兄弟六人：纪、潢、勋、嘉、章，俱承父文苏庭训，精详考据，每联床辨晰，达旦不寐。汉池好高古，精数学，著作颇多。

《三百六十骨节考》一卷　　清　邹汉纪

见道光二十九年《宝庆府志》卷百一《艺文略》二《子部》；《传》见《产书博论》条。

《人身通考》　清　唐家圭

民国三十年《宁乡县志》之《故事编》十《先民传》六十清：唐家圭，字执镇，号楚田。一都贴紫塘唐氏。父邦勋，字克猷。工医，遇贫乏，予以药。族某举家染疠疫，秽恶不可近；邦勋悯其困，手自涤垢，疫遂除。侍祖父学瑾病逾年，扶持仰搔，昼夜不懈。年五十五，无疾终。家圭，读书为文，务规法先正，或谓非时所宜，家圭笑应之，终不移其所好，然竟不售。遂不复应试，承父志习医，究心其术，为人疗治辄效。家圭益慎其用，昼出应人之求，夜取《灵》《素》《难经》等编，审其机微而察其离合，务尽其变；虑有遗忘，复于翌日行道时背诵之；朔望不受人请，专攻方书，虽严寒、酷暑不辍。家故不丰……。光绪八年卒，年八十四。著有：《人身通考》《幼科刍论》，藏于家。子凤仪，凤仪弟瑞宗，读书深思，家圭尝举《黄帝内经》绌绎其义，瑞宗为释疑，家圭大惊曰：汝亦解此耶，遂令习医。数年，学大进，每谓治病不能泥古，然不可不多读古书。求诊者常得奇效。著《医案》数卷存于家。

《脏腑解》五卷　　清　杨钟浚

见民国三十年《宁乡县志》之《故事编》五《艺文录》五清四《杨氏医解八种》条。

同上《宁乡县志》之《故事编》十《先民传》二十九清：杨钟浚，字岘樵，大定知府熙瑞之子，县学生。信厚寡言。光绪中，巡抚赵尔巽遣送日本留学。愈年归，适尔巽移督四川，檄钟浚榷鄂西盐税。武昌变起，归家于县治。然不善生事，家困，悉售其田。著《杨氏医解》，多精语。

按：《杨氏医解八种》七十六卷。八种者：《形体大略解》六卷、《脏腑解》五卷、《经络解》八卷、《四诊法解》六卷、《经证解》十五卷、《杂病解》十八卷、《药解》八卷、《方解》十卷也。

《形体大略解》六卷　　清　杨钟浚

见民国三十年《宁乡县志》之《故事编》五《艺文录》五清四《杨氏医解八种》条。

《运气删本》　　清　汤应龙

嘉庆二十五年《衡阳县志》卷三十三《方技》：汤应龙，字云从。幼业儒，《素问》《内经》诸书，多所涉猎，遂以岐黄成名，游历吴越，诸权贵争延之。著有《太和篇》《运气删本》《毓麟要览》。

光绪元年补刻乾隆二十八年《衡州府志》卷二十四《人物·方技》：汤应龙。子曰昇、曰眹、曰旦、曰晟，皆游庠序，世其业。曰旦，字扶东。著《伤寒经条》《病因》《病略》，诸书。

《运气说》　　清　贺敬业

见光绪十一年《湖南通志》卷二百五十一《艺文》七《子部》一。

乾隆十二年《长沙府志》卷三十一《人物·附方技》、嘉庆二十四年《醴陵县志》卷十九《方技志·本传》：贺敬业，庠生，醴陵人。素行谨悫，好读书，寄业岐黄，能洞其微。于五运六气，实有阐明。著书二十卷。

嘉庆二十四《醴陵县志》卷十四《人物志·孝友》：贺敬业，父儒士贺于亲，康熙间人。

《运气图例》一卷　　清　倪远诩

见光绪十五年《湘潭县志》第十《艺文》。

第二类 诊 法

《王叔和脉诀注》 明 毛世鸿

同治八年《芷江县志》卷三十六《人物》六《方技》：毛世鸿，明万历时人。聪明颖异，幼习儒入辰州府庠。尝读书于南寺，遇异人见其状貌恂恂，勤诵不辍，尤喜习《内经》，与语悦之，乃授秘传。诊脉能知人寿夭，遂以其术济人，亦不索谢。手注王叔和、李濒湖《脉诀》，又增补张仲景、陶节庵《伤寒金口诀汤头歌句》，其书藏于家。子国旦，亦儒医。再传至曾孙永篚，入太学，以名医称，活人无算。观察张得雨、黄竹安司马及前邑侯卢公桃坞、黄公南轩，皆有联额赞送之。今元孙会之，列庠，工举子业，亦知医。

光绪十一年《湖南通志》卷二百五十一《艺文》七《子部》一：《脉诀注》作《脉经注》。

《李濒湖脉诀注》 明 毛世鸿

见同治八年《芷江县志》卷三十六《人物》六《方技本传》。

光绪十一年《湖南通志》卷二百五十一《艺文》七《子部》一：作《濒湖脉学注》。

《脉学金丝灯》 明 叶庭芝

见光绪十一年《湖南通志》卷二百五十一《艺文》七《子部》一。

乾隆二十六年《靖州志》卷十二《人物》十《隐逸》一：叶庭芝，字无心，号竹庄。少业儒未就，遂有志性命之理。凡先天后天之图、岐黄孙卢之书，靡不探索而得其奥。所著有《索性旨要》《金丝灯笼》《神针简要赋》，缙绅君子多重之。且秉性清明，举动端悫，年八旬有余，公门巨室，始终绝迹，殆亦隐逸之流亚也。

《脉占》　清　曹崧

光绪元年补刻乾隆二十八年《衡州府志》卷二十四《人物·方技》：曹崧，字天柱，号倚园。性庄和，好读书稽古，并工书，得《圣教序》笔法。于《内经》青囊诸集，尤为精究，因以良医名。著有：《倚园心得》《脉占》《医案》。观察刘应鼎、总戎冶大熊，并旌其门曰："仁者寿"。年八十四终。长子士兰，字谷英，号拙庵。克世其业，著有《伤寒集注》二十卷。

嘉庆二十五年《湖南通志》卷一百七十三《方技》：曹崧，清泉人。

《脉经七十二种》　清　杜敬轩

光绪元年补刻乾隆二十八年《衡州府志》卷二十四《人物·方技》：杜敬轩，衡阳人。为人洒落，幼攻儒不售，改习岐黄，精于其技，求者填门，医无不验。著《脉经七十二种》《方书一十二种》，藏于家。

《三指禅》三卷　清　周学霆

道光二十九年《宝庆府志》卷百一《艺文略》二《子部》：前有欧阳辑瑞、余正焕、方伯畴序。其书于二十七脉中，专取'缓'字为平脉。谓即《内经》所谓"有胃气"，以为诸脉之主。论三焦，根柢《灵》《素》，可阃诸说之妄。自称为"周小颠"，又称梦觉道人，亦资、邵间畸人也。

同上《宝庆府志》卷百四十《国朝传·隐逸附方技》：周学霆，邵阳人。幼聪慧，工诗文。后患病，遂业医，遍游湖湘间，遇异人，得导引术，病遂已，诊病多奇中。年七十，于大雪中衣单袷、挥羽扇，无寒慄状，或盛暑衣重裘坐烈日中，与之饮，尽十斗不乱，或经旬不食，亦不饿也。所著有《医学百论》《外科便览》《三指禅》《医案存》及《梦觉道人诗集》。

嘉庆二十五年《邵阳县志》卷二十八《人物·方技》：周学霆，字荆威。自幼聪慧，相之者曰：此子当为一代名医。父浒蒸，以儒世其家，闻其言讶之。

《疾脉论》一卷　　清　罗健亨

见嘉庆二十三年《湘潭县志》卷三十三《艺文·附著述》。

同上《湘潭县志》卷三十《人物》十《方技》：罗健亨，字澐谷，布衣。以亲老多病，潜心医理。宋太守本敬令阳城时，延之署中，值邑大疫，精制丸散，施给病者，全活甚众。精会张仲景《金匮要略》，抉其蕴奥。手著《伤寒扩论》四卷、《医宗约径》一卷、《医学破愚》一卷、《附子辨》《疾脉论》诸篇，皆发前人所未发。凡所医治，触手生春，遇贫苦者代谋药饵，并量给钱米以赒其饥寒。云间曹太史锡宝重其为人，为序其所著以传。

《脉理纂要》一卷　　清　汤明峻

见同治十三年《衡阳县志》卷十《艺文·医经类》。

同上《衡阳县志》卷七之二《人物》七《汤有光传》：乾隆中，有汤昌铭，昌铭子明峻，皆以宽恕化俗。明峻老矣，盛夏异坐竹间，有无赖子来索钱，遽拳其腹。明峻徐起曰：暑甚，子劳远行，得无乏阙乎；则借谷二石、饮以酒而遣之。

《脉要图注》　　清　贺升平

见道光十九年增刻嘉庆二十三年《攸县志》卷五十《典籍》。

同上《攸县志》卷三十九《人物·处士》：贺升平，字奠邦，号鸿磐。安贫嗜古，以正直化导族党。偕妻瞿氏，孝养二亲，丧哀祭敬。兼精研《灵》《素》，活人甚众。刘南村赠联云："困而好学，贫不要钱"。年八十余卒。著有《操心要规》，邑令张竹泉序而行之。又著《殡葬辑要》《脉要图注》等书。

《唐氏脉诀》　　清　唐雄飞

见光绪十一年《湖南通志》卷二百五十一《艺文》七《子部》一。

同上《湖南通志》卷二百一十一《人物·技术》：唐雄飞，字正典，东安人。乾隆时生员。高才能文，不乐求试。以母疾研究方脉，久之无所得；出访良医，亦无遇也；还遇异人，言论清异，谓雄飞曰：脉非可学也，念子笃志，今授汝书，遂以医知名。其用药，十二月各有主，凡治疾必用之。药下不逾时，疾必愈；有不治者，死矣。雄飞死，无书。惟手录《脉诀》，其族人大悦得之，以治病，与雄飞同。

《脉义发微》　清　夏泽沛

同治十三年《益阳县志》卷二十《方技》：夏泽沛，字卧侯，诸生。好读方书，别有妙悟，尤精于诊。尝诊一妇曰：孕三日矣，妇亦且信且疑，已而果然。又诊一妇曰：脉极异，必孪生，然生而不成；后产三男，妇苦其多而溺其一，二亦随毙。继复孕，又诊之曰：复孪生，是则可成也，又生两男。年三十九，语其友薛绳祖曰：吾死于今岁之夏，问故，曰心脉散矣，五月果卒。著有《脉义发微》，惜无后人，不知所归。

《脉灯》二卷　　清　常朝宣

见同治十年《长沙县志》卷三十五《艺文志》二。

嘉庆二十五年《湖南通志》卷一百九十六《艺文》四：作《医学脉灯》一卷。光绪十一年《湖南通志》卷二百五十一《艺文》七《子部》一：作《医学脉镫》八卷。

同上嘉庆《湖南通志·艺文》：朝宣尚撰有：《痘疹慈航》二卷、《医灯》八卷。

《脉理微参》四卷　　清　苏士珩

同治十一年《新化县志》卷三十七《人物·隐逸附方技》：苏士珩，字彦升。幼敏诵读，长学为文，亦颖异轶侪辈。其师陈笔谈素工医，谓其父德伊曰：此子天机清妙，而不良于行，可业岐黄。授《难经》《脉诀》，见辄了了。一妇病，众皆技穷；延珩诊视，曰：是为喜征，应得孪生，然一男一女皆不育。又诊一娠妇，曰：当生男女，男先可成立、女次夭，均奇中。其他病濒死者，投之刀圭即霍然，且计其算，或半纪、或数期月日，应言如响，时有神医之目。活人不索谢，尤加意贫苦，虽道远不以舆从累人。若药不济，终宵不寐也。性孝友，年四十谓其弟士琛、士瑛曰：余切父母脉，寿应耄耋，二弟当逾古稀；余禀受薄，不过三四年也，相持泣下。病亟时，群议延医。珩笑谓：余病尚可医耶，医余病尚需人耶，遂不药而逝。其先，有欲从之学医者，珩谓医道了于口易、了于指难、了然于心指之间则尤难！今既自误，复以误人，罪兹大矣。故珩殁后无传人，所著:《脉理微参》四卷、《医方摘要》，待梓。

《脉诀》　　清　杨显敬

光绪三十四年《靖州乡土志》卷一《耆旧》:杨显敬，字臣极。喜方术，传王叔和《脉诀》，以五色诊病，多济贫乏。著《脉诀》甚精。传子昌诗。昌诗，字兴起。少钝，苦学十年，参知天人一气之理，二十八脉以缓字为宗。为人治病，决生死、辨吉凶多验。里人有病气喘欲死，六日不睡。诊其脉:乍伸乍缩、静中一跃似虾游死候，然根神不竭，以脾浮、肝逆，故知干土木，后旬日患胁痛。药肝而愈，其他诊病多奇中。予友黄汉信师之，尝与之言曰:不作阴功莫学医，阴阳虚实几人知，死生只在须臾候，指下分明莫迟疑。其歌诀著明，精理尚多。

《脉诀》　　清　廖国田

同治九年《常宁志》卷九《方技》:廖国田，工医理，日携药囊济人，无不立效。著有:《医方》《脉诀》，咸珍之。

光绪十一年《湖南通志》卷二百五十一《艺文》七《子部》一:作《廖氏脉诀》。

《脉部图说》一卷　　清　倪远诩

见光绪十五年《湘潭县志》第十《艺文》。

《四诊法解》六卷　　清　杨钟浚

见民国三十年《宁乡县志》之《故事编》五《艺文录》五清四《杨氏医解八种》条。

第三类 伤 寒 〔附〕金匮 温病

《伤寒金口诀汤头歌句注》 明 毛世鸿

见同治八年《芷江县志》卷三十六《人物》六《方技本传》。

光绪十一年《湖南通志》卷二百五十一《艺文》七《子部》一：作《增补伤寒金口诀》。

《伤寒源流》五卷 清 陶之典

见嘉庆二十一年《宁乡县志》卷十二《艺文·著书目录》。

同上《宁乡县志》卷九《人物·仕宦》：陶之典，字五徽，号憺庵。由拔贡为安亲王府教习，考授内阁中书。性情恬静，动履端方，尤笃六行，虽缌麻之服，必弥期而阕。工诗古文，尤精尺牍，耄犹好学。年八十六卒。居平精医，刊有方书行世活人。之典子煊，字奉长，号冷痴，别号松门。由廪生考授州同知，为安亲王府教习。平生负大志，多壮游，好读书，舟中、马上手一编，哦诵不辍。所至与贤豪友，如王士禛、徐乾学、宋荦、韩菼，皆一见折节，以国士相期。诗学唐，出入宋人；尺牍、书法亦工，旁及刑名、算法、岐黄、堪舆之学。

民国三十年《宁乡县志》之《故事编》十《先民传》十三清：陶之典，靳水双江陶氏，居二都。明翰林院检讨汝鼐子也。崇祯时以廪膳生征入武昌濂溪书院，与熊钟陵伯龙、罗紫萝人琮、王昊庐、李共人，讲求经史，书法清劲。清初左良玉兵至宁乡，奉父逃匿山谷。后汝鼐以恢复事陷于狱，之典复乞代死，不获。徒步四千里，呼号营救。有旨令洪承畴按问，遂免于祸。承畴以之典有经济才列荐剡，而府县举汝鼐隐逸不出，亦转之典。均辞。顺治十八年选充拔贡生；明年，安亲王岳乐至长沙，闻之典名，招课其子；旋随至京师，考取内阁中书，逾年以父老告归。卒年八十九。

《伤寒秘要》　　清　黄载鼎

见嘉庆二十一年《宁乡县志》卷十二《艺文·著书目录》。

同上《宁乡县志》卷九《人物·仁厚》：黄载鼎，字镇九。事父母甚谨，并笃友爱。通岐黄，喜济物，不取药资，亦不受谢。尝著《医书》见后目。

嘉庆二十五年《湖南通志》卷一百九十六《艺文》四：载鼎作在鼎。

《伤寒经条》　　清　汤日旦

见光绪元年补刻乾隆二十八年《衡州府志》卷二十四《方技·汤应龙传》。

《伤寒集注》二十卷　　清　曹士兰

见光绪元年补刻乾隆二十八年《衡州府志》卷二十四《方技曹崧传》。

《伤寒亲证歌赋》一卷　　清　汤明峻

见同治十三年《衡阳县志》卷十《艺文·经方类》。

《伤寒辨疑》　　清　夏逢谕

见同治十三年《益阳县志》卷二十二《艺文志》上《书目·子类》。

《伤寒扩论》四卷　　清　罗健亨

见嘉庆二十三年《湘潭县志》卷三十三《艺文·附著述》。

《修辑伤寒六书》　　清　孙承恩

道光元年《直隶澧州志》卷十七《文苑》：孙承恩，号芷邻，以廪贡肄业太学，与会稽章实斋友善。一日，朱竹君先生见实斋扇头诗佳甚，讯之，以告。先生亟欲见之，遂挟诗草进质。目为俊才，俾相劘切。踰年归，益沉酣于古，上自汉魏六朝，下迄三唐，二千余年门户，悉极力揣摩。一应骈体、散行、词赋、书画，旁及方技，靡不刿心。历试官武陵、靖州、会同、益阳广文。训课勤恳，士子推为风雅典型。著有:《蒸台游草》《芷邻诗文》《修辑伤寒六书》。

《伤寒发明》六卷　　清　周世教

见民国三十年《宁乡县志》之《故事编》五《艺文录》三清一。

《伤寒来苏辨论》　　清　杨士杰

见同治十一年《新化县志》卷三十四《艺文》二《子部》。

同上《新化县志》卷二十四《人物·文学》:杨士杰，字留仁，岁贡生。博涉经史，为文力追先正，尤善书。性矜介，丝毫不苟取。素谙岐黄业，不受谢，并助药资。

《伤寒论歌诀》　　清　罗味经

民国三十年《宁乡县志》之《故事编》十《先民传》六十清:罗味经，字师陶，十都大甲冲人。少习帖括不售，乃弃而习医。上自《黄帝内经》，下而《病源》《千金》《外台》《圣济》，旁及明清诸家:喻嘉言、徐灵胎、陈修园、吴鞠通各家之言。莫不覃精研思，而折衷于张仲景。治病应手而瘥。所著书曰:《经验新篇》《伤寒论歌诀》《金匮要略歌诀》《外科赋》，若干卷。

《伤寒论笺》十卷　　清　陈贤书

见光绪十一年《湖南通志》卷二百五十一《艺文》七《子部》一。

《伤寒补注》　　清　张官曙

见民国十九年增补乾隆二十八年《永顺县志》卷三十六《杂志·采辑书目表》。

同上《永顺县志》卷二十九《人物》三《技艺》:张官曙。外塔卧官仓坪人。善医，好用古方，颇不为所拘。辑有:《伤寒补注》《医门法律》等书。

《伤寒讲义》八卷　　清　朱鸿渐

民国二十一年《汝城县志》卷三十一《艺文志·著述》：是书以张仲景《伤寒论》教诸生，引证诸家、参以己见，批注明显，洵肄斯业者之津梁也。

同上《汝城县志》卷二十四《人物志·技术》：朱鸿渐，字先民，岁贡生。少好学，博览群书。尤邃于医，远近就诊者纷来，应手辄效，不取酬，贫者兼施以药。邑令龚赠匾旌其庐。掌教长沙官立医校。著有《医案》及《伤寒论讲义》多卷行世。为人豪侠仗义，有智略，应幕鲁抚陈士杰、桂巡按使张鸣岐，多所臂助。卒年六十有四。

《伤寒论讲义》六卷　　清　崔荫炎

见民国三十年《宁乡县志》之《故事编》五《艺文录》五。

（以上伤寒）

《金匮启钥》二十四卷　　清　黄朝坊

民国三十七年《醴陵县志》卷十《艺文志·书目·自序》云：坊，陋人也。幼业丹铅，于圣贤大道，岂不欲凿险缒幽以先登于岸；奈质鲁，俯钻莫入、仰瞻莫见，此中殊余三世恨。继丁先君多病，内顾生忧，虽上有三兄，然家世鞅掌，无少偃息，坊何忍坐视父兄劳瘁而自暇逸，遂于弱冠后，即作墙外人。寻复以幼兄殇于庸医手，父深忧之，每以岐黄术未精为憾，于是奉先君命，肩家事而兼业医术。忆夫趋庭承训，数十年如斯，未尝少懈；中间复遇姻亲匡翁邦宝者，治先君病，切脉、审证、立方，如有神人法，而远近推崇，亦群以神医名。于是就学焉，延于家，寒暑经几更矣。先生无他授，晦明谈论，往往以心得为法，以试验为传，以所阅群书，曾深研究其得中与执偏而了然胸中者为引证。退私之下，以先生之授较先生之辨证，于群书中参究之，觉先生之言诚不诬也。洎乎强后，寝馈其中，恍惚若有心得，诸书之孰是孰非，亦朗然如在目。兼之时不鄙弃，求治恒多，予亦不揣，施治罔吝，窃幸治亦屡效。人之言曰：某者之医，于匡何逊。坊岂敢受是，亦誉者自人，若谤之不能弥也。爰以所得之先君与匡翁，及有会于古之名集而屡经试验者，编为成书，凡寒温热痢与诸杂病，若男、若妇、若幼科，以及眼科、痘疹科，约数十卷，稿经三缮，越十数春秋而始成，生平心血，殚于斯矣。

嘉庆二十四年《澧陵县志》卷十四《人物志·孝友》：黄朝坊，监生。嗜学敦伦，精岐黄，尝布丸散以济困穷。著有：《金匮启钥》二十四卷、《医案》十二卷，行世。嘉庆元年，诏举孝廉方正。

同治九年《澧陵县志》卷九《人物志·孝友》：匡邦宝，字纬韩，例贡生。母早殁，而父亦体羸多病，深以不明医术为憾。乃庐墓三载，遍读秦汉以来诸方书。忽尔豁悟，望气、诊脉，若有仙授，父亦得享遐龄。立品亦甚高洁，邑令许凝道旌其庐。

《金匮发明》六卷　　清　周世教

见民国三十年《宁乡县志》之《故事编》五《艺文录》三清二。

《金匮要略歌诀》　　清　罗味经

见民国三十年《宁乡县志》之《故事编》十《先民传》六十清。

（以上金匮）

《治疫全书》　　清　刘纪廉

见道光二十九年《宝庆府志》卷百一《艺文略》二《子部》。

同上《宝庆府志》卷百四十《国朝传·隐逸》：刘纪廉，字介卿，邵阳人。幼从父贸武冈，遂家焉。性好学，善属文，不为制举业。所著有《岷国志》《都梁考》《资水考》，医、卜、堪舆及金丹诸书十余种。尤工篆刻。会宁柳迈祖、歙程恩泽、临川李宗瀚，皆当代名宿，先后官提学、太守，均以币招致之。为镌刻诸名人法帖，名著一时。邓显鹤著《沅湘耆旧集》，纪廉遍搜旧家诗集以遗之，以故郡中诸老诗少有遗漏。河曲黄宅中权宝庆知府，延显鹤编纂《府志》，而俾纪廉佐之，遍采郡中故实。又成《武冈疆里图记》。道光二十六年，以劳卒于志局。

光绪十一年《湖南通志》卷二百五十一《艺文》七《子部》一：《治疫全书》作十卷。

《瘟疫辑略》三卷　　清　李宾门

民国三十七年《醴陵县志》卷十《艺文志·书目》：道光八年冬刻板，县学训导吴鲸撰序称其"邃心轩岐之学数十年，瘟疫一道，尤极加意。远近延其诊视，谨慎将事，得心应手，活人不可数计。"

自序云：余自幼体弱多病，爱邃心轩岐之学。嘉庆甲子，受业攸邑鸿磐贺先生，内外小儿方脉，罔不研究，而于瘟疫尤加意焉。至庚辰，疫证渐伙，远近延请诊视，不能分身遍救，每用慨然。因取诸书证脉方药，删其繁冗，择其简要，有益于治疗者，编为三卷。上立法、中论变、下解方。得治病之法，而又参之以变，不致拘方泥药，斯可运用不穷矣。夫瘟疫一书，自张长沙《卒病论》失传以后，几成绝业，迨刘河间继起，厥后一明于吴又可，再精于孔以立，复详于蔡乃庵，数先正皆疫门正眼，均属长沙功臣。故余编是集，以吴序冠首，证治以蔡居先，诚以世运有今古，气体有厚薄，生乎百年以前，与生乎百年以后，不独先天禀受各异，其间四时节候、雨旸凉燠所感，亦正不同，治之者，胡可胶柱鼓瑟也。惟乃庵辨证、论脉、主方，切中近来病情，故鄙意以之居先，非屈古人而尊今人，欲随时令而致其妙用焉尔。是集既成，藏之箧中，未敢问世，兹因同志怂恿付梓，知固陋之讥在所不免，倘获高明教正，更赐补偏，医者、病者固得两蒙其利，抑亦予所深幸也夫。

按：贺鸿磐，名升平，字奠邦，攸县人。著有《脉要图注》等书。

《春温方辨》　　清　袁实煌

见民国三十年《宁乡县志》之《故事编》十《先民传》十九清。

同上《宁乡县志》之《故事编》五《艺文录》三清二：刘宗向序云：袁晓江先生，讳实煌，先考奉政君之外祖父也。袁氏在宁乡为科第之族，翁之伯父汝嵩以嘉庆丁丑进士，官陕西扶风知县，以劳瘁卒，宦囊无余资。翁初为诸生，文名藉甚，顾淡于进取，博治天官、星命、壬遁、堪舆、占卜、医药之术，咸精邃有撰述。其为医，虽赤贫夜半求之，无远迩立即往。家凤贫，为人授徒，年八十余卒。今年夏，偶从县人张君雯沼得翁论医之书，凡三篇：一曰《伤寒约论》、次曰《古方不可乱用论》、又次曰《春温论》，皆俗医所不能道，而悯时救世之意，油然见于楮策之间，信乎人之言也。

同上《宁乡县志》之《故事编》十《先民传》十九清：袁实煌，字晓江。廪贡生。能诗文，兼精天官，善推测，所居四壁皆天文图。旁通星命、堪舆、诹吉、卜筮诸书。汇纂成编以授其长女，即刘宗向祖母也。精医，举方辄效。家贫授徒，一日自浏阳解馆归，遇出妻偿逋者，哭甚哀；即尽以束修与之，不问姓氏。老年家居，有求诊者，虽深宵风雪必往。著有《济世医帆》《经络便览》《春温方辨》。卒年七十。

按：《伤寒约论》《古方不可乱用论》《春温论》三书，又名《袁晓江遗著》。见同上《宁乡县志·艺文录》，今分列之。

《时气集要》六卷　　清　李泽

见同治九年《常宁志》卷九《艺文·子类》。

同上《常宁志》卷八《耆寿》：李泽，诸生。析理渊深，尤工书法。年九十六。

《瘟疫辨义》四卷　　清　杨尧章

见同治十年《长沙县志》卷三十五《艺文志》二。

同上《长沙县志》卷二十四《人物》二：杨尧章，字芝樵。幼失怙，事父以孝闻。好读书，喜济人急。精医理，活人无算。工诗，出游四方，所交多当世知名士。著有《立山堂诗稿》专集，又散见《岭右苔岑集》。医方著有《瘟疫辨义》集梓行。

第四类　本　草

《用药珍珠囊》　　明　杨溥

见嘉庆二十五年《湖南通志》卷一百九十六《艺文》四。

同治十年《长沙县志》卷二十二《选举》二《武职》；明·杨溥。任指挥。

光绪十一年《湖南通志》卷一百七十五《国朝》之长沙：杨溥，为本卫指挥使，重修岳麓书院，捐田助膏火。卒祀乡贤。

按：同上《长沙县志》卷一百三十《职官》二十一《元明武职》：杨溥。长沙卫指挥使。据此，宜为明人。光绪十一年《湖南通志》卷一百七十五作清人非是。

《药性录》一卷　　明　陈大忠

见嘉庆十八年《常德府志》卷十九《艺文考·史部》之《医史》条。

同治元年《武陵县志》卷三十八《人物志·孝友》：陈大忠，字双塘，邑庠生。置家塾教群子弟，闺门严肃，兴于礼让，乡人化之，屡为乡饮大宾。有《双华堂家训》三十则。

《附子辨》一卷　　清　罗健亨

见嘉庆二十三年《湘潭县志》卷三十三《艺文·附著述》。

《本草经历》二卷　　清　朱杰

见道光二十九年《宝庆府志》卷百一《艺文略》二《子都》。

同上《宝庆府志》卷百三十六《国朝文学》下《朱荪传》：朱荪，字芝堂，邵阳人。幼聪颖有奇气，于书无不读，出语辄惊其长老。稍长，受业攸县陈梦元。苏与兄英、杰，弟蕲齐名，时称四朱。杰有至性，精医，能诗。兄弟皆以优廪生终。

光绪十一年《湖南通志》卷二百五十一《艺文》七《子部》一：《本草经历》作朱历撰，云据《宝庆府志》，实承上书名致误。

《彤园本草》五卷　　清　郑玉坛

同治十年《长沙县志》卷三十五《艺文》二：《彤园集》四卷，郑玉坛著。玉坛，号彤园。精医理，著书行世。别有《彤园本草》五卷，待梓。

光绪十一年《湖南通志》卷二百五十一《艺文》七《子部》一载：《彤园本草》，作一卷。

《本草名别》三卷　　清　倪远诩

见光绪十五年《湘潭县志》第十《艺文》。

《药品汇解》　　清　黄毅

见民国二十二年《蓝山县图志》卷三十四《艺文》。

同上《蓝山县图志》卷二十六《贤达列传》下：黄光甲，字登云，号含斋，大慈乡白曜洞人也。生七月而孤，稍长，叔父振羽武庠，教之曰：我误入武学籍，尔须苦读。光甲从县廪生陈令德游，文艺有进。会母氏姜病，药弗瞑眩，愤而读岐黄《内经》诸书，谓为人子者，不可不知医理也。道咸间，年七十二而卒。今志局编辑员毅，其孙也。

《药性歌诀》　　清　邱席珍

见民国二十二年《蓝山县图志》卷三十四《艺文》。

《药解》八卷　　清　杨钟浚

见民国三十年《宁乡县志》之《故事编》五《艺文录》五清四《杨氏医解八种》条。

第五类 针 灸

《神针简要赋》　明　叶庭芝

见乾隆二十六年《靖州志》卷十二《人物》十《隐逸》一。

《铜人图说》　清　陈金岐

道光十九年增刻嘉庆二十三年《攸县志》卷四十一《隐逸》：陈金岐，字小嵩。善琴，喜奕。暇日静处书室，焚香诵《南华经》；客至，抚弦动操，使人意消；逸性未阑，则楸枰继之。晚岁，精研《素问》，郡邑推为国工，所著有《铜人图说》。年八十卒。

《经络汇纂》　清　谢宣

光绪三十二年《郴州直隶州乡土志》卷上《耆旧·学问》：谢宣，号南池，道光己亥科举人。行敦古处，不苟仕进。刘忠诚公坤一，屡以礼聘，不就。喜诱掖后进，入其门者以千计，多所裁成。晚年尤嗜学不倦，耽心经史，旁及医书。著有《半帆文集》《淳湆汇览》《经畬堂文稿》《便蒙六种》《类隽三种》《左国合选》《古人雷同录》《韵学课虚》《是亦轩尺牍》《经络捷诀》《经络汇纂》梓行。卒年八十三。学者称南池先生。

《经络捷诀》　清　谢宣

见光绪三十二年《郴州直隶州乡土志》卷上《耆旧·学问》。

《经络便览》　清　袁实煌

见民国三十年《宁乡县志》之《故事编》十《先民传》十九清。

《经络指南》　　清　郑国器

同治十三年《湘乡县志》卷五下《艺文志·经部》之《九经辨疑》条：郑国器，字用斋。所著《易经辨疑》四卷，见《四库存目》。已列其诗、书、春秋、三礼、论语、孟子，俱残佚，不著卷数。又著有：《诗经叶韵考》《各省沿革考》《历代甲子》《字画辨忽》《经络指南》《麻疹活幼》《损伤证治》《铜人图绘注》《人道工程表》《晋唐书法谱》，俱未见书，故不录。

《铜人图绘注》　　清　郑国器

见同治十三年《湘乡县志》卷五下《艺文志·经部》之《九经辨疑》条。

《经络图解》一卷　　清　胡鼎

见光绪十五年《湘潭县志》第十《艺文》。

同上《湘潭县志》第八《人物》第五十一《方技内传》：胡鼎，字禹器。父师亮，有传。鼎年十一能属文，逾冠始试。提学题为：千岁之日至。鼎推衍《周髀》术，八百余言。学政初命题，本不知当用算术，讶其无文理，已录复弃之。遂不复应试，入资为府经历，以亲老不仕。性好方术，阴阳、筮纬，莫不通贯，医卜及相宅墓，皆有专书。

《经脉图考》四卷　　清　陈惠畴

见光绪十五年《湘潭县志》第十《艺文》。

光绪十一年《湖南通志》卷二百五十一《艺文》七《子部》一：卷首有县人马传卿、黎培敬二序，即培敬所刊行也，刊于光绪五年。

光绪十五年《湘潭县志》第十《艺文》：医术以《经》为重，县人周世篇，当时号为名医，而不肯著书；而罗健亨、陈惠畴乃遂以医显。惠畴愤俗师之谬，游学京师，习业太医院，故操术独工。

《中西医学大小铜人图经合册》　　清　周晋钧

民国三十年《宁乡县志》之《故事编》五清四：自序云：尝闻黄帝

之问岐伯，以为善言天者，必有验于人。上下有纪、左右有象、督任有经、俞合有数，尽言其意，藏之灵兰之室。洎雷公请问其道，乃坐明堂而授之，世之言明堂者以此。宋仁宗天圣中，诏尚药奉御王惟一，考明堂气穴经络之会，铸铜人成；惟一又订正讹谬，为《铜人俞穴针灸图》上之，诏摹印颁行。其后有石藏用者，按意加绘，各系以其藏府之彩色，而图象完备，历代宝藏以为针法家考察之原始，诚寿世之奇珍也。余向见近人闽陈建侯氏刊图，喜为临摹以供几玩；又见东都丹波元简《聿修堂医学丛书》中，刻有丹州医官小阪营昂《医穴纂要散图》二卷，部别区分，极详且核，合之正图，尤为绳墨口口；余于西湖精舍书库中，采得之，就其卷图重加摹写，喜其有益于针灸之用也，庋藏已历有年。近复参考西书如，英·合信氏之《西医论略》《全体新论》，利为良之《全体阐微》及嘉约翰之《割症全书》各种；皆能通考人身，长于分治。稽其旨要，不出我《黄帝内经》、越人《难经》三书之范围；是中西医理，原自一贯，其详不能尽述。即如扁鹊为两人互易心、仲景穿胸纳赤饼、华佗剖腹去积聚在肠胃则洗涤之，已开西人入树胶管去瘤、入猫肠线扎脉管、入钱丝电线去血囊及借血补血各法之先河也，特西人器具精而功用倍耳。夫医之为用神矣，治内治外，理本相通，要皆自深别脏腑、经络而造其极诣。余非素谙针灸而心通其意，爰集成二帙，悉心研究，证之《内经》部位、分寸，字画正真不差累黍，绘之上石，以质世之留心医学及业医者有所考证焉。

同上《宁乡县志》之《故事编》十《先民传》五十九清《周培茂传》：周培茂，字馥卿。尚气节、重然诺。同治三年举于乡，官耒阳训导。子晋钧。诸生。保训导。精针灸，尝参和中西之说，著《大小铜人图经合册》。

《经络解》八卷　　清　杨钟浚

见民国三十年《宁乡县志》之《故事编》五《艺文录》五清四《杨氏医解八种》条。

第六类　方　论

《青囊本旨论》一卷　　宋　刘次庄

见同治十年《长沙县志》卷三十五《艺文志》二。

嘉庆二十五年《湖南通志》卷一百二十七《人物》：刘次庄，字忠叟，长沙人。以开梅山人峒，晓谕得官。熙宁六年，赐同进士出身，熙宁中官御史江西漕使。次庄自幼喜书，初太宗购古帝王、名卿墨帖为十卷，镂板藏禁中，每大臣登二府即赐焉。岁久不复赐，次庄又为别本。尝寓新淦，所居民屋，窗牖墙壁题写殆遍。

《类编集验医方》十五卷　　　宋　朱佐

光绪十一年《湖南通志》卷二百五十一《艺文》七《子部》一：《四库未收书目提要》曰：佐，字君辅，湘麓人。前有咸淳二年眉山苏景行序。是编分风寒诸门，采掇议论，详尽曲当。凡所载宋代医书，多不传之秘笈，又皆从当时善本录出，如《小儿病源方论》《长生丸》《塌气丸》，较引抄本为详。

按：朱佐，湘乡人。见刘辰翁《须溪集》。辰翁尝为作《古山楼记》，见同上志《古迹门·增》。

《群方续抄》　　明　何孟春

见嘉庆二十五年《直隶郴州总志》卷三《典籍志·子部》。

嘉庆二十五年《湖南通志》卷一百九十六《艺文》四：自序：余于群书中所得之方，抄而传之，以续邱琼山先生之所抄。今岁两淮、三吴、浙东西，道殣相藉，陶学士《食草木方》可施也。往岁江西、湖南苦疫，苏学士《圣散子方》可以收效，而人弗知也。余兹实致意焉，若医学所刊专门，有成书在，余何与焉。

嘉庆二十五年《直隶郴州总志》卷三十《人物》上《郡贤》：何孟春，字子元，郴州人。孟春少颖异称奇童，游李文正公之门；文正极赏之。登弘治进士，历官兵部郎中。尝使山西清马政还，上《五事》，并劾抚臣不职，朝廷韪之。累擢太仆少卿，究极马政利害，兵部著为例。巡抚云南，召为吏部侍郎。迨世宗用张璁言："更议大礼"尊兴献王为皇考。孟春前后三上疏力争，上怒夺俸，调南京工部侍郎，遂引疾归。孟春博究经史，著作甚多，有《易疑初筮告蒙约》十二卷、《续建文备遗录》一卷、《军务集录》六卷、《续遗录》一卷、《间日分议》一卷、《疏议》十卷、《文集》十八卷、《余冬叙录》六十五卷、《西涯乐府注释》《孔子家语注解》等书。隆庆初，赠礼部尚书，谥文简。

同治八年《安仁县志》卷十六《外纪·游寓》：何孟春，号燕泉。未遇时，聚生徒讲学于邑之龙源村石门寺；后寓老君观读书，题有诗。

《医书》四十卷　　明　张莅

乾隆十二年《长沙府志》卷三十一《人物·附方技》：张莅，字庄吾，善化人。性倜傥好施，精岐黄术，全活无算。当事叠赠匾额，子孙多列宫墙。著《医书》四十卷。

乾隆十二年《善化县志》卷九《人物志·方技本传》、嘉庆二十三年《善化县志》卷十九、嘉庆二十五年《湖南通志》卷一百七十三（卷一百九十六《艺文》四）、光绪十一年《湖南通志》卷二百五十一《艺文》七《子部》：传列清初。

《尊生世业》一卷　　明　江道源

见道光二十九年《宝庆府志》卷百一《艺文略》二《子部》。

同上《宝庆府志》卷百十四《良翰录》：江道源，字仲长，金溪人。崇祯中，授岷府良医。著有《尊生世业》一书，人争传之。亦能诗，爱武冈威溪山水，遂家焉。

按：道源，原籍江西金豁。见乾隆二十一年《武冈州志》卷五《官师·附流寓本传》。

《易简方》三十卷　　清 （释）通文

乾隆十二年《善化县志》卷九《人物志·方技》:（释），通文，字字外，鄂郡人。住南门内关圣殿，读梵书不求甚解，萧然自得。精医理，方多奇验。人有求者，无寒暑远近辄往，不取值、不沽名，以活人为念。所著有《易简方》三十余卷。

《春台捉证》　　清　吴正己

道光六年《耒阳县志》卷十五《人物》:吴正己，字子德，邑诸生。因母病习医，遂精其业，恃青囊以供朝夕。喜风雅，工书画。座右书一联曰:折节卑躬，百端暧昧，只博得肥肉美酒;安贫守己，一味疏狂，不过是蔬食菜羹。著有:《春台捉证》《济阴备要》诸书。

《太和篇》　　清　汤应龙

见光绪元年补刻乾隆二十八年《衡州府志》卷二十四《人物·方技》。

按:嘉庆二十五年《湖南通志》卷一百九十六《艺文》四及光绪十一年《湖南通志》卷二百五十一《艺文》七《子部》一，均列《太和篇》入医家;而同治十三年《衡阳县志》卷十《艺文》，将其入之墨家，不知何据，似不可从。

《医门辑秘》六卷　　清　何文麃

见同治七年《桂阳直隶州志》卷二十四《艺文》十四。

同上《桂阳直隶州志》卷十七《人物志》九《列传》下:何文麃，字景昭，锐曾孙也。父梁，通风角、壬遁之学。前明庄烈帝临经筵，问讲官:"《论语》二十篇中，文无'此'字者何邪?"群臣谢思所不及。梁后闻之，叹曰:国将亡矣。弃大而务小，则末端胜、正业荒;迩言用，庸臣入。方今海内多事，元后当念民艰，审国家大政;一字之微，俗儒所不致思，帝矜其察、臣颂其明，乱其至乎。及崇祯八年，京师文臣选东南七省文，题目:《七国人文定》。复曰:分崩之兆见矣。年六十五，自知死期。

文麃，性孝，年二十明亡，不欲应试。嫡母周语之曰：新令敦促不往，人疑忌，母子不安矣。垂涕出试，遂为州生员，自此不复赴试，布衣穷巷，饘粥不充，宴如也。方革命时，前明儒生，裁通章句，往往披僧衣、称遗老、诋新朝以求高名。文麃顾恂恂庠中，无偏坡剌讥之词。吴三桂叛，或言文麃不忘明，宜甄用，乃愈自匿。事平，游里巷中，不妄交游，托医术自隐。知州敬慕其行，常屈己就见，然莫能致。雅好博览，虽穷老，殷殷以著述为志。闵桂阳典籍散失，先贤十无一存，撰《蓉文拾粹》。少涉谱学，作《氏族谱增笺》。读父书承医学，作《医林文献》。尤习掌故逸闻，撰《桂阳州志》，又自撰《家谱》。其文词、杂言，曰《觉思毳》，多总杂残缺，不足见其学也。要其所长，自经义、文词、历法、占候、医卜、时日，皆有所通解。自西法入中国，推步精密，尤不信古列宿次舍分野，因先试改历法。文麃深非之，作《时宪历裁改宫度议》，其意大要非汤若望以中气时刻为过宫；又作《历法辩》。后二年，果改用旧法，时人以文麃知言。然西法候日实不候气，特假名售其术而已。

同上《桂阳直隶州志》卷十七《人物志》九《方技》：何尊铎，号天木，以润裔孙也。祖父麃，兼通医，梦孙思邈抱儿授之，遂教以《灵》《素》，为名医。颇晓风角，以医选入京，补太医院医士，行至武昌，望南方白气诧曰：吾州当大疫，遽还，果疫；随所至而愈，人益异之。弟子口余，而七传其业，遇死人以刀圭药起之，至今州人传用《天木方》云。

《疟痢方》　　清　陈启见

同治九年《祁阳县志》卷二十四《杂撰》：陈启见，字文明，祖籍排山，以医起家。顺治初，王师征两粤，贝勒某自衡阳得痢疾，过祁，嘱县令访名医。令举文明，投剂立愈。遂偕赴粤月余，赠五百金以归。文明遇异人传《疟痢二方》，疗治如神。每岁治药盈斗，随症施与，今其后嗣犹承之。

其治《疟方》：用密陀僧一块，炭火煅红，浸童便中，凡七次，研末细筛。壮年人八分，六十以上、十五以下六七分，婴儿二三分；以陈仓米煮稀粥调药，于疟将发，先半时服之，立愈。

其治《痢方》：用黄丹六两，飞过晒干，黄蜡六两，煮和搅，取出为丸，梧子大，每服用三丸。红痢，姜汤下；白痢，甘草汤下；红白痢，姜、甘草汤下；噤口，乌梅汤下。其修合此药，宜于僻静处，焚香息虑，以五月五日制之更佳。

《倚园心得》　清　曹崧

见光绪元年补刻乾隆二十八年《衡州府志》卷二十四《人物·方技》。

《医学要旨》十卷　　清　龚天衢

同治十三年《湘乡县志》卷五下《艺文志·子部》：旧《志》作《医学指要》。

嘉庆二十二年《湘乡县志》卷六《隐逸》：龚天衢，字云际。少好字，弱冠入郡庠食饩。康熙丁丑恩贡，选辰溪教谕，辞不就职。绝迹城市，留心岐黄，广施丸散，全活多人，扶危济困，不惜解囊。著有《周易解》《医学要旨》。

嘉庆二十五年《湖南通志》卷一百九十六《艺文》四：作《医学要指》。

《病因》　清　汤日旦

见光绪元年补刻乾隆二十八年《衡州府志》卷二十四《方技·汤应龙传》及同治八年《清泉县志》卷十《艺文》。

《病略》　清　汤日旦

见光绪元年补刻乾隆二十八年《衡州府志》卷二十四《方技·汤应龙传》及同治八年《清泉县志》卷十《艺文》。

按：嘉庆二十五年《湖南通志》卷一百九十六《艺文》四：误作《因病略》；而光绪十一年《湖南通志》卷二百五十一《艺文》七《子部》一，亦沿其误。

《袖中经验》　清　刘观宏

光绪元年补刻乾隆二十八年《衡州府志》卷二十四《人物·方技》：刘观宏，衡阳人。读书未遂，怀济人之志，究心医术，远近争延之，常急人之急，遇窭人尤先往视。康熙四十九年，城中病疫，衡阳张令开局西湖寺施药，以宏董之。宏尽心诊视，全活万计。张赠以额曰：寿我生民。著《袖中经验》《救生便览》二书。

嘉庆二十五年《衡阳县志》卷三十三《方技·本传》：观宏，年七十以寿终。

《救生便览》　清　刘观宏

见光绪元年补刻乾隆二十八年《衡州府志》卷二十四《人物方技》及嘉庆二十五年《衡阳县志》卷三十三《方技·本传》。

按：光绪十一年《湖南通志》卷二百五十一《艺文》七《子部》一，作《救生要览》。

《方书十二种》　清　刘观宏

见光绪十一年《湖南通志》卷二百五十一《艺文》七《子部》一。

按：同上《湖南通志·艺文》：除著录《袖中经验》《救生要览》外，又载此《方书十二种》一书，亦观宏著。

《医书集解》　清　唐仲济

见光绪十一年《湖南通志》卷二百五十一《艺文》七《子部》一。

乾隆二十六年《靖州志》卷十二《人物》八《文苑》二及光绪二年《会同县志》卷十《人物·忠义》：唐仲济，字汝楫。岁贡生。县城南半街人。端方正直，不琢不雕，读书乐道，惟以教育人才为念。居家孝友，处世和平，至解纷息争，周急济困，终身不倦。著有《四书启蒙》《杜诗插句》《礼记启蒙》《四书文证》《字学启蒙》《与善堂文集》《南华经注补》《天地山川都邑图考》又辑解《医书》《感应篇》，以疗病、劝善，皆有精义。捐施药料，有疾者多赖全活。仲济殁，邑令沈廷珍（雍正五年至十二年任）铭其墓。

《贺氏医学》二十卷　　清　贺敬业

民国三十七年《醴陵县志》卷十《艺文志·书目》:《贺氏医学》二十卷,清贺敬业著。敬业,邑附生。于五运六气,实有阐明,全书凡二十卷。

《方书一十二种》　　清　杜敬轩

见光绪元年补刻乾隆二十八年《衡州府志》卷二十四《人物·方技》。

《医宗摘要》　　清　陈名标

嘉庆二十五年《直隶郴州总志》卷三十《人物》上《淳品》:陈名标,字昌道。郴州岁贡。性朴诚,素好学,著有《四书精义合参》一部。掌教东山书院二载,训课不辍。年八十犹赴乡试,惜数奇不遇。精医理,求者盈门,活人甚多。编辑《医宗摘要》等书。寿八十四终。

《寿世丛书》十卷　　清　王文清

见光绪十一年《湖南通志》卷二百五十一《艺文》七《子部》一。

民国三十年《宁乡县志》之《故事编》五《艺文录》二清一:作四卷。

嘉庆二十一年《宁乡县志》卷九《人物·仕宦》:王文清,字廷鉴,号九溪。通经史、娴掌故,十岁能属文,十三补弟子员。督学潘某、巡抚赵某深赏之。廿六岁登贤书,遍游名山川,交海内知名士,学益进。雍正甲辰进士,补九嶷卫学正,改补岳州府教授。举鸿词科赴都,充《三礼》馆纂修,次年选宝庆府教授。大学士朱某奏留纂修,授中书科中书舍人,兼《律吕正义》馆纂修,迁宗人府主事,旋调经史馆校勘。以父年老假归,四月复馆,奉上命校勘《五代史》,摘进三十四条。丙寅,诸馆书成,优叙考取御史,旋乞归养回籍。越六年,诏九卿以上各举经学一人。大学士史贻直、阿克敦、侍郎梅瑴成皆以文清名入荐,调取赴京,值父丧不赴。服阕戚友促行,蹙然曰:吾始仕为禄养计,今无可养,厚稽何为,且自筮仕以来,未补外职,是天假以读书缘也,再出或外补，著述不几荒乎，遂不仕，惟延课子弟及聘修《志乘》则曰：此足资吾考订也。中丞陈某旌其宅曰：经学之乡。延主岳麓书院讲席六年。文清自通籍后，门下士成就者四百余人，凡名公巨卿无不折节交之，赠答诗文盈篋。所著书，刊行数百卷、手录稿本共七百六十余卷，藏于家。寿九十三卒。嘉庆壬申岁，岳麓肄业生祔其主于三间大夫祠，春秋致祭，戊辰入祀乡贤。

按：民国三十年《宁乡县志》之《故事编》十《先民传》三十三：文清。康熙五十二年癸巳中湖广乡试；雍正二年甲辰进士，六年补九谿卫教授，九年改岳州府教授，十二年丁艰归；乾隆元年应举博学鸿词，召试报罢，鄂尔泰等奏充《三礼》馆纂修（按：中华书局《清史列传稿》叙文清分修《三礼》于十四年举经学之下；又云十七年再举经学。殆误）；二年选宝庆府教授，鄂尔泰复奏留授内阁中书科中书舍人；四年迁宗人府主事兼《律吕正义》馆纂修；五年兼经史馆校勘。京师为之语曰：记不明，问文清；解不真，问维新。维新，茶陵彭尚书，时充《三礼》馆副总裁也。八年秋，假归；十一年夏，诸馆书成，铨叙第一，考取御史一等第三名，以父老乞养归，时年五十九。尝主玉山书院，补撰《书院志》。晚岁以未刊著述七百三十卷手稿，分授子孙珍守。乾隆四十四年卒，寿九十二。

《医方小录》八卷　　清　王文清

见民国三十年《宁乡县志》之《故事编》五《艺文录》二清一。

《医学春台》四卷　　清　杨文纪

道光四年校补嘉庆二十三年《湘阴县志》卷三十《隐逸》：杨文纪，号杏村。勤学强记，端重寡言笑。肄业城南书院二十载，屡试不售。年四十，遂弃举子业，博极群书，隐居樟湖畔。手著：《地理心得》四卷、《选择辨正》四卷、《医学春台》四卷，俟刻。

《龙田心方》　　清　潘掌纶

同治十三年《湘乡县志》卷十八《方技》：潘掌纶，字龙田，诸生。幼失怙恃，事继母如所生。家故贫，常不给，年十四弃学业医，旋复力学，院试第一。读书过目成诵，兼通韬符、壬遁诸术，尤精于医。尝马上见人卧道旁，视之毙，察其状曰：尚可苏也，为刺尾闾穴，魄然呼痛，目炯炯，立起。问姓名，不答，策马去。又某姓子病垂绝，掌纶过其门闻哭声，已敛，趣瘗具。止之，用灸三壮、搩齿少注药，须臾呱呱泣索乳。人惊为神，亦不告姓名去。晚年杜门授徒，著有《龙田心方》藏于家。

《医书》　清　左以鉴

道光四年校补嘉庆二十三年《湘阴县志》卷二十八《人物》上《文苑》：左以鉴，字重三。弱冠补弟子员，于书无不窥，为文纵横排宕，数千言立就。鄙时艺，著河洛、天文、地理、医书数百卷，藏于家。

光绪六年《湘阴县图志》卷十三《人物表》上：左以鉴，字重之。县学生。著有河洛、天文、地理、医学数十卷。

《医学指南》　清　李超卓

见民国三十七年《醴陵县志》卷十《艺文志·书目》。

嘉庆二十四年《澧陵县志》卷十九《方技志》：李超卓，宅心忠厚，弃举子业，专精医学，妙悟特超，活人甚众。著有《医学指南》。

《七十二种质疑篇》　清　林辉衡

嘉庆二十四年《澧陵县志》卷十九《方技志》：林辉衡，监生，好学能文，精医术，治险症多所全活。著《七十二种质疑篇》。

民国三十七年《醴陵县志》卷十《艺文志·书目》：作《七十二种质疑》，并谓"后学取其书以为参考"云。

《医宗约径》一卷　清　罗健亨

见嘉庆二十三年《湘潭县志》卷三十三《艺文·附著述》。

《医学破愚》一卷　清　罗健亨

见嘉庆二十三年《湘潭县志》卷三十三《艺文·附著述》。

《医方驳案》　清　刘声涛

道光十九年增刻嘉庆二十三年《攸县志》卷三十九《人物·处士》：刘声涛，号松坡。性颖异，工诗书，研究《易》理。童试不售，遂捐志功名，旁搜诸家。工岐黄，不受财礼。著有《医方驳案》。尤邃青乌经，著有《天元五歌注解》，艰费未梓。年五十余卒。

《六脉辑要》　清　陈本礼

嘉庆二十二年《茶陵州志》卷十八《人物·方技》：陈本礼，游太学，退而学医，淹贯群籍。拯危疾如响应，郡邑争延致之。作《医案》，不拘古方，有心得辄记其治验。著有《六脉辑要》，以脉隶证、以症附方。攸门人蔡渌江辑梓行世。

《会约医镜》二十卷　清　罗国纲

同治十三年《湘乡县志》卷五下《艺文志·子部》：内分子目十：脉法、治法、伤寒、瘟疫、本草、儿方、疮方、痘方、妇科、杂症。

同上《湘乡县志》卷十八《人物》二《文苑》：罗国纲，字振古，号整斋。少颖慧，工诗文，以童试第一人入泮，乡试屡荐未售。尝偕弟国俊读书九峰山寺，及国俊入词垣（乾隆三十四年己丑进士），貤封承德郎。纲兼精岐黄术，著有《诗文集》及《医书》。

道光五年《湘乡县志》卷六《人物续增》：罗国纲。著《荆花书屋诗文集》，有《会约医镜全集》二十卷行世。

《医要》　清　卢陵

同治八年《安仁县志》卷十一《人物志》二《笃行》：卢陵，字跻昆，增生。乾隆壬子水灾，劝民于刈稻之后种豆济荒，各村效之，为利甚溥。喜吟咏，兼工岐黄术。著有《诗赋》及《医要》，书藏于家。

《医方捷诀》　清　欧阳斌

同治八年《安仁县志》卷十一《人物志》二《笃行》：欧阳斌，字群望。精岐黄，著有《医方捷诀》，尝以丸药济贫乏。

《西园刊方》　　清　吴国珱

见嘉庆二十五年《直隶郴州总志》卷三十四《典籍志·子部》。

同上《直隶郴州总志》卷三十一《人物》下《隐逸》：吴国珱，笃于孝友，持身严介，乾隆辛酉拔贡。隐居松竹林，自号清阁氏。著有《风帆编》《诗赋文集》《西园刊方》《居家四礼》《医门保身录》诸书。

嘉庆二十年《宜章县志》卷十七《人物·征旧》，吴国珱，字生次。

《医门保身录》　　清　吴国珱

见嘉庆二十五年《直隶郴州总志》卷三十四《典籍志·子部》。

《医理辑要》十三卷　　清　吴德汉

见嘉庆二十五年《直隶郴州总志》卷三十四《典籍志·子部》。

嘉庆二十年《宜章县志》卷十九《艺文志》上《医理辑要序》：天道五行，人秉五性，调和之，燮理之，厥维艰哉。古人云：医者，山中宰相之事也。《关尹子》云：水潜，故蕴为五精；火飞，故达为五臭；木茂，故华为五色；金坚，故实为五声；土和，故滋为五味。万物莫不本乎土，故虽区别针灸诸类，而要莫重于饮食、汤药也。宜章吴孝廉宗海，为余同年云岩吴侍读所得士。云岩每为余道：孝廉年少，博而兼精岐伯、黄帝之学，存心济人利物，誉日鹊起。余志之不忘。泊其公车来都，接其貌言，益信云岩之言不虚。暇日，出其《医理辑要》一书，问序于余。余惟吴君，以淹雅才，兼得抒其济人利物之心；其所为书，大指皆抉《内经》之心，而参景岳之秘。其术精，其力勤，于体真、原化、慈幼、达道、正纪、食颐、守机、卫生、药理、审剂诸法，悉得其要领焉；岂直扁鹊所谓铦血脉、投毒药、副肌肤，而名闻于诸侯也。且将治病于毫毛、且将视神，病未形而除之矣。异日调元、理化，以此为医国之手，夫何难，夫何难，而宁仅区区参政和、圣济之经也耶。余故乐得为之序。岁维昭阳协洽除月。翰林院庶吉士刘宗琪南屏序。

又《医理辑要·序》：医言意也。意与病会而医效，亦药与病值而病愈，意在药之先也。后世方脉家，辄拘守成法，遇一病则多其味以相投，以冀一中；于是，意离病之外，病居药之先，而其术疏矣。间有一二师心自用者出，以为吾不拾群书之唾也，而率以意揣之，并非真知其病源之在是，而以人之病试吾之意；其中者十之一、不中者十之九，反不若循涂守辙者之为愈也。吾乡吴君宗海。丙子，与余兄同登乡荐。己卯冬，余复与公车北上，聚首两月余，始知其精于儒而明于医。谈论间，每慨世之言医者流，视人之死生轻若鸿毛，而曾不知误。因上溯轩岐，下及仲景、景岳诸家，汇辑成若干卷，付之雕梓，欲以觉人之迷也。癸未春，重赴礼闱，爰出是书而嘱序于余。余闻其居家时，远近相延者接踵而至，所至必获奇效，有酬其德者，概不受，其贫乏无汤药之资者，则解囊施之，全活甚众，余嘉其意而亦乐为之序。适客有执是书而问于予曰：许允宗不治一方，今吴君汇辑诸书，欲以行世，而并未自付一解，何古今人之意见大相反也。殊不知，许氏之不治一方，恐方之难传其意也。余吴君所集诸方，皆古人用其意而获效者也。彼矜奇好异之徒，救人而适以杀人，使其奉是书而穷其意，将百不失一；更由是而权变其宜，至废方而言意，皆可于是精进焉。至吴君之神明于医，而不付一解者，恐其启人之惑耳。或将来别有著述以继诸书之后，未可知；或竟不治一方，以契许氏言意之旨，亦未可知。然此书实为初学之津梁，而救世之婆心亦于此中寓之矣。大学士长沙刘权之云房序。

嘉庆二十五年《直隶郴州总志》卷三十《人物》上《文苑》：吴德汉，字宗海，号南溪。举乾隆丙子乡试，官善化教谕，兼课岳麓、城南两书院。博览群书，兼擅医术，本邑学宫、考棚、书院东塔、奎星阁、洞庭祠、两学署，皆其倡建。洁己奉公，乡里莫不推服。著有《医理辑要》十三卷。又集《邝忠肃公遗录》《柳侯传》。嘉庆三年，阖邑请祀乡贤。

《继鹊堂验方》六卷　　清　卢成速

见同治七年《桂阳直隶州志》卷二十四《艺文志》十四。

嘉庆二十五年《湖南通志》卷一百九十六《艺文》四：作一卷。

《脾胃论》一卷　　清　汤明峻

见同治十三年《衡阳县志》卷十《艺文·医经类》。

《方书》　清　桂士元

嘉庆二十五年《衡阳县志》卷三十三《方技》：桂士元，字魁文。少习儒、工书，屡试不售。遂精研岐黄，有延之诊视者，辄应手而痊，并予决人之寿夭及期之远近，无不奇中。著《方书》数十卷。观察侯重其品，赠以额曰：功深三折。

《医方》　清　王惟梧

嘉庆二十五年《衡阳县志》卷三十三《方技》：王惟梧，岁贡王溥子。幼读书能文，兼精岐黄，医人无不应手立效。著有《医方》。

《经验医方》一卷　清　唐永飞

见嘉庆二十二年《武冈州志》卷二十一《艺文略》。

道光二十九年《宝庆府志》卷百三十五《国朝传·文学》上：唐永飞，字逵矞，武冈人。乾隆甲午举人。幼聪颖好学，为诗文操笔立就，辞采煜然。比长，受经长沙余廷灿、湘潭张九镒。攻苦益力，凡经史疑难及聱牙难读者，札记置怀袖间，偶遇行路亭肆树荫、荒洲野渚，辄出札朗读。偶以事宿亲故家，夜半打门狂呼。主人惊起，问何为。曰无他，案上短檠垂灭，为乞残膏少许，完此夜课耳，其勤学如此。历官绥宁训导、茶陵学正、湘阴教谕。著有《石村近草》《石村遗稿》。

光绪元年《武冈州志》卷四十六《人物志》七：永飞著有《易知妥本》《经验良方》。

《集方精约》　清　唐士诊

嘉庆十九年《祁阳县志》卷二十《人物·乡善》：唐士诊，刻志勤学与寒士等，善医，岁制丸药，不取值。著有《集方精约》及《痘麻》二书，藏于家。寿七十五。

光绪十一年《湖南通志》卷二百五十一《艺文》七《子部》一作唐士玠。

民国二十年刻宣统三年《祁阳县志》卷七上《技艺列传》：唐稷，善医，求药不取钱，雨夜叩门必赴，岁制膏药丸散，刊方通衢，贫者即与之。乾隆七年，有持铜银六两乞籴者，子误受之。稷归则籴者方去，子欲迫之，则曰是固诈，然此事发露，此人名节败矣，其无追，掷银江中。居近小河，凡渡船、舟子工食，独任之。子士价，能继父业。好建茶亭，凡三捐义冢以埋遗骼，施棉絮以燠极寒焉。岁制丸药，不取值。

《医方集解补注》　清　孙时灿

道光二十九年《宝庆府志》卷百四十《国朝传·隐逸附方技》：孙时灿，邵阳人。嗜读不治生业，家中落，遂业医。性谨慎，未尝轻用克伐药；尝言："病迟愈无害，不可伤人元气也"。著有《医方集解补注》。年八十余。嘉庆元年，给以耆民冠带。

《感伤分理》一卷　清　蒋藻熊

见道光二十九年《宝庆府志》卷百二《艺文略》二《子部》。

同上《宝庆府志》卷百三十四《国朝传·儒宿》下：蒋藻熊，字渭浦。邵阳人。诸生。笃学励行，精医理。有里人女病垂危，藻熊医之愈；其父感之，请纳为妾；固却不受。乾隆戊戌岁饥，率富人施粥，活万人；医所全活者更多。年七十卒。著有《言行录》十余卷、《感伤分治》四卷，行于世。

光绪二年《邵阳县志》卷九《人物·懿行本传》亦作《感伤分治》四卷。

嘉庆二十五年《邵阳县志》卷二十六《行谊本传》作《感伤分理》《寒热同治》，共四卷。

《寒热同治》一卷　清　蒋尧中

见道光二十九年《宝庆府志》卷百一《艺文略》二《子部》。（邵阳人）。

按：嘉庆二十五年《邵阳县志》卷二十六《行谊·蒋藻熊传》，有《寒热同治》一书，与藻熊《感伤分理》共为四卷；继考道光二十九年《宝庆府志·艺文及儒宿本传》、光绪二年《邵阳县志·懿行本传》俱未载《寒热同治》其书。似嘉庆《县志》有误，今不从。

《医书》　清　黄梦芳

光绪三年《善化县志》卷二十六《续耆寿》：黄梦芳，寿九十。子文迪，寿八十一。父子均八品职。梦芳五代同堂，奏颁："耄龄垂裕"匾额，乡里荣之。著有《警世文》并《医书》行世。

《经验方注》　清　雷振迅

同治六年重校道光八年《永州府志》卷十五下《耆硕》：雷振迅，东安医士，注《经验方》行世。寿九十。其子时蒸，世其业。八十六。

《医方袖珍》　清　唐德秀

光绪二年《零陵县志》卷八《人物·孝义》：唐德秀，字毓川，府学生。少英敏，为文多古致，尤长诗赋。以疾辍读，业医，著《医方袖珍》传世。用药所投辄效，当诊人脉，凡病在数年后者，能予断之。既医，不计酬，贫苦者且资以药饵。

《医方纂要便览》二卷　清　吴炯

见嘉庆二十五年《湖南通志》卷一百九十六《艺文》四及同治十年《长沙县志》卷三十五《艺文》二《补录》。

光绪十一年《湖南通志》卷二百五十一《艺文》七《子部》一：作《医方纂要备览》二卷。

《医灯》八卷　清　常朝宣

见同治十年《长沙县志》卷三十五《艺文》二。

《医镜便读》　清　方应轸

同治十一年《新化县志》卷二十七《人物·隐逸附方技》：方立肇，字修纪，一字平心。少敏捷，读书过目不忘，《六经注》能默识。三应童试不售，改业医。多采土药，负以济人，有求诊者，不计寒暑，虽星夜必往。嘉庆甲戌大疫，有余某阖家传染。肇适经过，邀入视，苦无药资，即出富家所谢金资之，皆得全。子应轸，国子生。守正不阿，乐为义举。

亦世医术，有谢以金者，悉购药以济贫病。或劝积之以待有余，应轸曰：待有余，终无济人之日，守财虏吾不为也。其经验救急方，时手录传送。著有《医镜便读》，人争抄之。

《岐黄秘诀》　清　夏世篆

见同治十三年《益阳县志》卷二十二《艺文志》上《书目·子类》。

同上《益阳县志》卷十六《人物志·文苑》：夏逢萼，字辉之，逢夔弟。乾隆庚午举人。聪颖好学，究心诸子百家，诗古文多精卓可传。晚年授徒乡里，名士多出其门。子世篆，亦工书。

《锦岚医诀》　清　成日昱

见同治六年《宁乡县志》卷四十四《艺文志》三《书目》。

同上《宁乡县志》卷三十三《人物·仁厚》：成日昱，号三明。幼业儒，因父废目疾，知为庸医误，遂改业岐黄，闻人危症辄亲诣诊视。有李氏子垂死，出方起之。后李寡，止此子得绵嗣。生平施药出方，全活甚众。著存《锦岚医诀》十余卷。

《证治辨微》　清　王文汉

民国三十年《宁乡县志》之《故事编》五《艺文录》二清一：王文汉，字云倬。精医学。知县于寀赠以联，没后教谕舒鸢铭其墓。

《医学了掌》　清　龙德纶

同治十三年《湘乡县志》卷十六《耆寿·寿民》：龙德纶，字绥若。幼承庭训，好学能文，课其二弟均附学籍。晚工医道，能以刀圭活人。著有《医学了掌》行世。道光二十五年，八十有二岁。

《文氏验方》　清　文功臣

光绪十八年《桃源县志》卷十《人物志》下《耆寿》，文功臣，字建侯。寿八十岁。子士龙，字飞涛。寿七十六岁。飞涛子士彦，字美士，寿八十五岁。美士子上取，字则先，寿八十四岁。则先子锦绪，字他山，寿八十四岁。五世业医，著有《文氏验方》付梓。

《续肘后集》　　清　李志星

同治十一年《新化县志》卷三十七《人物·隐逸附方技》：李志星，字伴辰。究心《灵枢》《素问》诸书，手录奇方，衺然成帙，颜曰《续肘后集》。延之治病，雪夜必往；子弟或阻其行，则曰：病者之望医，如旱苗之望雨，张介宾尝言之。我年虽老，不敢告劳也。至则应手取效，贫者更施药救之，晚慕董奉之为人，自号杏林子云。

《医方论》六卷　　清　周世教

民国三十年《宁乡县志》之《故事编》五《艺文录》三清二：自序中论《医方集解》说云：《集解》，今岐黄家以为圭臬，若昔之宗《寿世保元》。《集解》方症以理为主，胜《保元》远矣，但犹有不协者，因为说以补其所未足。夫数千年，明医迭起，岂无高见，而长沙公书，《集解》犹云晦昧，汪公亦知此事难也。老夫笺经史，何暇及此，但以及门有问，欲余笔于简，因书以付之。嘉庆四年己未二月也。

《医学规巧》　　清　刘浩

见嘉庆二十一年《宁乡县志》卷十二《艺文·著书目录》。

同上《宁乡县志》卷九《人物·儒俊》：刘浩，号是斋，庠生。屡困棘闱，枕经葄史。兼精岐黄学，有仲景、景岳之能。

同治六年《宁乡县志》卷三十二《人物·儒俊本传》：刘浩，号是齐。

民国三十年《宁乡县志》之《故事编》十《先民传》五十八清《刘惜传》：刘浩，著《医学规巧》，大学土觉罗德厚为之序，至以仲景比之。

《医方附录》　　清　刘浩

民国三十年《宁乡县志》之《故事编》五《艺文录》二清一：刘浩曾孙惜，善画。道光中入内廷如意馆，以是书示太医院萧廷季，季疏闻，并跋之。

《证方辨集》八卷　　清　陈熙隽

见同治十年《长沙县志》卷三十五《艺文志》二。

同上《长沙县志》卷二十四《人物》二：陈熙隽，号星堂。生有至性，家贫力学，不遇，遂无意进取，键户著书，经史外兼通数学及岐黄术。医人以济贫为急，时为出资市药。卒年七十。著有《读易心悟》《应星堂诗文杂抄》《证方辨集》《透易六壬》诸书。

《医方便利》四卷　　清　何运隆

同治《平江县志》卷四十七《人物志·善行》：何运隆，字鬻鹏，邑诸生。应乡试十二科，并以身为子孙、群从先。性仗义疏财，乡曲义举，遇事必出力。精岐黄术，著《医方便利》四卷。道光壬辰大疫，以医术活人甚众。

《济世验方》一卷　　清　郭鳌

见同治九年《常宁志》卷十《方技·郭亮生传》。

同上《常宁志》卷九《艺文·子类》误作郭子鳌撰。

《医方摘要》　　清　苏士珩

见同治十一年《新化县志》卷三十七《人物·隐逸附方技》。

《行舟便览》　　清　王者瑞

见同治十一年《新化县志》卷三十四《艺文》二《子部·医类》。

同上《新化县志》卷二十四《人物·文学》：王者瑞，字玉山。刻苦力学，喜吟咏，工草篆，尤善作梅，人争求之。先是，瑞屡踬棘闱，由廪贡入资为试用训导。道光乙未恩科举于乡，年已六十又四矣，孜孜于学弗稍辍。瑞尝应张观察得雨聘，主讲乾州厅立诚书院十又一载，成就甚多。归里后，又辟积薪园，训课子弟。从弟家勋从李其久，督课不少贷，瑞应乡荐之年，家勋得成进士，时论称之。所著有：《积薪园诗钞》二十卷、《四书蒙求诗》二卷、《皇清永远赋》十卷、《百梅诗草》二卷、《四书类典珍珠船》八卷、《一隅居课艺》三卷、《简便方书》十卷、《选辑八科考卷前集续集》若干卷。

《医方便览》　清　向敦本

同治十三年《黔阳县志》卷四十一《独行传》一：何敦本，理问衔。少能文，不遇。通医理，闻病即往，不计远近，并于无力之家贷其药饵，里中多赖以全活。著有《医方便览》。

《医方备要》六卷　清　漆开藻

民国九年铅印光绪《永定县乡土志》卷二《耆旧》四：漆开藻，字绮卿，县学生。道光己酉大饥，（与兄曰钦）设粥米厂，开藻董其事。有黠仆数辈，杂糠秕为奸利，立惩治之，躬亲散放，饥民咸沾实惠。以母病，专精医理、亲侍汤药。晚年，医术益精，求者无不应。山居苦无药，复设肆以济贫乏。精研《易》理，通《邵子易数》，易箦时，犹诵卦爻不置。著有《医方备要》六卷。

《医经易学》　清　覃先声

民国九年铅印光绪《永定县乡土志》卷二《耆旧》四：覃先声，字鳌峰。家世业医，明伤寒、虚劳治法，求医者舆马填门，各县官咸以匾额旌之。集平生医验方症，为《医经易学》一书，用之多效。女兄适吴而寡，术与先声埒。先声子孙，至今犹传其学。

《医方济世》十八卷　清　胡先兆

民国九年铅印光绪《永定县乡土志》卷二《耆旧》四：胡先兆，字南垣。勤学嗜医书，聚古今方录数十种，日夕研究。屋侧辟小楼，悬三十六葫芦，各贮丹丸其中，不下楼者十余年，医道大通。道光己酉大饥，瘟疫传染，先兆救活无算，人号为葫芦先生。有《医方济世》十八卷。

《增订医门普度》　清　李恩拔

道光二十九年《宝庆府志》卷百三十六《国朝传·文学》下：李恩拔，字泰初，别号砚庄，邵阳人。道光乙酉拔贡。倜傥好学，早负文誉。

湖南省

1795

兼通晓医理，有《通晓斋文集诗集》《邵陵诸老言行录》《增订医门普度》若干卷。性慷慨，不治生产，刻苦自厉，而赴人缓急必力。丙戌北上，朝考报罢，就直隶州州判职。辰沅道翟声焕高其义，聘主镇篁、敬修讲席及浦市观澜书院。有汪德彰者，亦岁贡生也，与之善，贫老而有气概，欲走汉江投所知以终，来别，恩拔喟然曰：君垂老而涉重湖，焉知所往能如愿否，力止之，随授以医学为资生计。拔年五十三卒。

《济世医帆》　　清　袁实煌

见民国三十年《宁乡县志》之《故事编》十《先民传》十九清。

《便验良方》　　清　崔承淇

见同治六年《宁乡县志》卷四十四《艺文志》三《书目》。

同上《宁乡县志》卷三十二《人物·儒俊》：崔理国，字燮权。善属文，试卒不售，年五十余赍志卒。所著有《读史纪略》六十卷、《春秋心典》六卷、《历代丛书选盛》八十卷。子承淇。诸生。亦著有《经义集腋》《词赋字典》《诹詹必要》《便验良方》，共数十卷。均未梓。

民国三十年《宁乡县志》之《故事编》十《先民传》四十六清《崔鼎荣传》：崔承淇，字竹偶。通青乌家言。

《医方秘要》　　清　杨章华

光绪三年《善化县志》卷二十四《人物》二：杨章华，国学生。为人诚朴，通铜人经络，活人甚多。辑有《医方秘要》行世。

《医学入门》　　清　周永基

见民国三十五年《宜章县志》卷三十《艺文志·子部》。

同上《宜章县志》卷十八《人物志》：周永基，字沧瀛，庠生。与同里庠生陈富运倡建栗源书院。永基捐千余金，富运亦捐田助膏火。经营规画，其力尤多。

《医学辑要》　　清　周禄天

见民国三十年《宜章县志》卷三十《艺文志·子部》。

同上《宜章县志》卷十八《人物志》：周禄天，字纯熙，监生。以医济人，诊不受谢。拯溺婴以千数；岁四、五月，辄出仓谷贷族之匮乏者，设渡、施药，善举尤多。

《医方便览》　清　张显艺

同治六年《城步县志》卷七《人物·行谊》：张显艺，字攀桂，监生，张家寨人。好学能文，而踬场屋，读书务求实获。为人温厚和平，对之若饮醇醪，而严气正性，乡里有不率者，恒畏为所知焉。晚年究心岐黄，活人甚多，不受谢。曾著《医方便览》二册，待梓。

《寿世津梁》　清　汤开璞

同治九年《续修永定县志》卷十《方技》：汤开璞，字玉溪。国学生。恬憺寡营，精岐黄术。虽沉疴立起之，酬以物不受，贫者更资以药。著有《寿世津梁》待梓。

《医方便览》　清　张凤鸣

同治九年《续修永定县志》卷八《人物·张九思传》：张九思，字万业，邑东乡人。子凤鸣，亦善救人急，有父风。精岐黄术，著有《医方便览》待梓。

《医方守约》四卷　　清　胡先容

民国九年铅印光绪《永定县乡土志》卷二《耆旧》四：胡先容，字若谷，以贡生授教职。性端厚，教子弟严，溽暑不弛衣冠。父丧三年不去衰绖、不饮酒入内。事母孝，一果之甘，必归奉母，自奉俭约，未尝衣帛，而为母制狐裘，数十金不惜。祖、父皆学《易》，先容承家学，购《易》书百十种，日读一爻，二十年无间。著《读易愿学编》《楚黔苗防》若干卷。中年精医理，著有《医方守约》四卷。

《参赞心编医书》五卷　　清　田祚复

民国九年铅印光绪《永定县乡土志》卷二《耆旧》四：田祚复，字心斋，县学生。耽经术，教授乡里，贤俊多出门下。晚年，杜门习医，取《内经素问》《难经》诸书，辨五运六气，著《参赞心编医书》五卷、《贻后知》一卷。自号茯箸山人。善养生，好音律，以琴书自娱。弟祚溪，字振麓，贫将废学，复亲授之，资以膏火，卒入县学，人称其孝友。

《贻后知》一卷　　清　田祚复

见民国九年铅印光绪《永定县乡土志》卷二《耆旧》四《本传》。

《医鉴》六卷　　　清　刘济川

见同治十一年《新化县志》卷三十五《艺文》三《补遗》。

同上《新化县志》卷二十二《人物·儒宿》二：刘济川，字瀛舫。父奎娄，邃于经术，能覆诵《十三经》及汉、宋注疏。济川幼读诸经，皆其父口授。嗣从同里苏铁卿士瑛游，文章超俊轶侪辈，未冠补弟子员。时岳文峰太史镇南，督学湘中，年少赴试者辄以躁进被斥，独赏济川为俊才。屡试举人，奇于数。强仕后，遂绝意进取，读《养生论》，究心《灵》《素》诸书以自娱。济川质干倜傥，而圭方璧圆，无过言畸行。授徒家塾数十年，孺慕依依也。立教以植品为本，尝谓世风之坏，其端肇于士习，士习之坏，其弊由不敦品，谆谆为同学诰戒。文艺则根柢经史，程以脉理、辅以色泽，故词宅于古而亦不戾于时。守其说者，率腾踔以去，由是延誉士林，从学日众，著籍学官者数十人。济川殁之日，持瓣香、执绋会葬，济济祁祁，皆失声哭，至有庐墓而居者，其教泽入人深矣。

按：苏士瑛，字铁卿，士珩弟。士珩著有《脉理微参》四卷。是其岐黄薪传有自也。

《简易良方》三十卷　　清　杨盛芝

光绪二年《会同县志》卷十《人物》：庠生，杨盛芝，字成章，山二里利溪人。存心正直，尊师重道。好善乐施，修神镇桥，捐钱三百余串。集录医书《简易良方》三十卷，传送济人。且不惜重费，延师教育子侄。年登九十，无疾而终。

《彤园集》四卷　　清　郑玉坛

见同治十年《长沙县志》卷三十五《艺文志》二。

《经验良方》　　清　陈本淦

同治十年《长沙县志》卷三十五《艺文》二之《易艺举隅》：陈本淦，字彦吾，诸生。以经术友教四方，前后掌教陕西横渠、古莘两书院。专精《易》学，汇览古今解易、象数诸书，编纂成帙。工诗赋，所辑《律赋搜程》四卷，刊行。兼精医理，求治者应手辄愈。著有《经验良方》，湘阴李概为梓行世。

《四不求人书》四卷　　清　李熙林

见同治十年《长沙县志》卷三十五《艺文志》二。

《医学折衷》　　清　李照莲

同治十二年《浏阳县志》卷十八《人物·文苑》：李照莲，字晴川，县东人。强识能文，学博苏良枋深器之。试不售，去而学医。每诊病，尝立《医案》。性好游览，后倦归，授徒自给。没年七十三。所著有：《晴川素论》《史论》《射虎集》《晴川古文》《小有洞天逃夫诗草》《医易贯通》《医学折衷》《晴川心镜》《痘疹壶中天》《重订福幼篇》。若干卷。《壶中天》《福幼篇》刊行。

《医易贯通》　　清　李照莲

见同治十二年《浏阳县志》卷十八《人物·文苑》。

《晴川心镜》　　清　李照莲

见同治十二年《浏阳县志》卷十八《人物·文苑》。

《医方》　　清　廖国田

见同治九年《常宁志》卷十《方技本传》。

湖
南
省

1799

《经验妙方》　　清　李承烈

光绪十八年《桃源县志》卷九《人物志》中《笃行》：李承烈，上香山村人。少倜傥有大志，积学未售，屡困名场，乃入幕府参军筹，以功授七品衔，非其志也。晚年，设义学作育人才，远近从游者并资以膏火。兼工医术，施药以济困穷。著有《经验妙方》待梓。

《武昌集》十卷　　　清　雷鸣矣

同治九年《祁阳县志》卷二十四《杂撰·祁社仓》：庠生，雷鸣矣，精医，著《武昌集》约十卷。

民国二十年刻宣统三年《祁阳县志》卷九《技艺列传》：雷鸣矣，精医术，著《武昌集》。鸣矣又经理社仓谷，邑令查实：校原谷约增三倍。原鸣矣同其子上士及孙皆廉谨，邑令为勒石纪其美焉。

《痢论》一卷　　　清　邹汉璜

见道光二十九年《宝庆府志》卷百一《艺文略》二《子部》。

《广济类编》　　　清　张序晟

同治九年《续修永定县志》卷十《方技》：张序晟，字慎予。性颖敏癖书，喜岐黄家言，皆能挈其要领。诊脉精审，用方不主故常。周千户鹤林，以妻孕逾期不产，延晟视。晟曰：病也，由经余浴，寒客子宫，致伤冲任，疗以丸，下黑血块斗余，腹立消。某妇撄寒疾，晟告以此小恙易愈，若见血症，一岁必死。妇恃体健，不之信，次年果卒。族人九挺患伤寒十余日，六脉全无。晟曰：此误治，使邪闭于内；以酒合姜汁灌之，脉复出，按仲景法授方，立愈。其出人意表多类此。吕生教孚以孝闻，然寒甚，独妻之女。所著有《拯危备要》《广济类编》等书。

光绪十一年《湖南通志》卷二百十一《人物·技术》：作《广济类篇》；民国九年铅印光绪《永定乡土志》卷二《耆旧》四：误作《广济数编》。

《拯危备要》 清 张序晟

见同治九年《续修永定县志》卷十《方技传》。

《辨证捷诀》 清 易显志

同治七年《石门县志》卷十《人物志·方技》：易显志，字凌云，号杏园。性刚方，取予一介不苟。精岐黄，著有《辨证捷诀》，能揭其精要。有求之者，不惮劳、不受谢，惟期于人有济，亦可谓仁心为质者矣。

《医方博抄备要》二卷 清 贺华实

见民国三十年《宁乡县志》之《故事编》五《艺文录》四清三。

同上《宁乡县志》之《故事编》十《先民传》五十九：清·贺华实，字云山，九都人。习医通《内经》。同治辛未，以府试第一人入学；光绪丙子年八十，犹与乡试，得例赐举人；会试例赐检讨衔。华实有干才，后韬晦不出，卒年九十。

《医书》十余种 清 周仁炜

民国三十年《宁乡县志》之《故事编》十《先民传》四十六清：周仁炜，字纯斋，廪贡生。教授乡里垂三十年，粤事起，保训导，复加五品衔，以亲老辞归。同治壬戌，主云山书院讲席。性好学，尤精于医。著《医书》十余种，藏于家。卒年六十二。

《验方新编》八卷 清 鲍相璈

见光绪十一年《湖南通志》卷二百五十一《艺文》七《子部》一。

《证治集要》十二卷 清 唐述鳌

见光绪十五年《湘潭县志》第十《艺文》。

《颠狂条辨》一卷 清 郭传铃

见光绪十五年《湘潭县志》第十《艺文》。

《张氏古方八阵发挥》一卷　　清　张闻鹭

见光绪十五年《湘潭县志》第十《艺文》。

《新方八阵发挥》一卷　　清　张闻鹭

见光绪十五年《湘潭县志》第十《艺文》。

《医方进一》　　清　黄德汲

光绪十一年《湖南通志》卷二百五十一《艺文》七《子部》一：清·黄德汲，安化人。

《医方八十种》　　清　陈克宾

民国二十二年《蓝山县图志》卷三十四《艺文》：一曰《东侯医方》。

同上《蓝山县图志》卷二十五《贤达列传》下：陈克宾，号敬堂，字东侯，太虚第五子也。文行兼修，有令名。年七十九，以民国二年四月卒。葬之日，自士夫以逮男妇老稚咸会，多涕泗不能仰。克宾闭门著书，有《四言家训》及医方书，传者宝之。克宾明于医术，诊人极慎。著有《医方八十余种》。

《经验良方》一卷　　清　何绍京

见光绪十一年《湖南通志》卷二百五十一《艺文》七《子部》一（道州）。

《医方效编》二卷　　清　陈玉光

光绪元年《龙阳县志》卷十九《人物·孝友》：陈玉光，名盛瑶，以字行，别字耀章。幼颖慧，长善属文，以郡试第一补诸生。事亲见尽诚，省城去家三百余里，乡试时闻父病，不毕试，两昼夜步归。生平手不释书，训子侄严，来学者不取修币。精医，疗贫人兼予药食。文稿多佚，存所著《医方效编》二卷。

《医方续编》　清　罗洪源

民国三十年《宁乡县志》之《故事编》十三《先民谱·士行》：罗洪源，字季云，廪生。精岐黄，存心利济。辑有《医方续编》。

《经验新篇》　清　罗味经

见民国三十年《宁乡县志》之《故事编》十《先民传》六十清。

《医书》　清　欧阳焕

民国三十年《宜章县志》卷二十七《方术志》：欧阳焕，字得照，长策人。清增生。精医术，不待切脉，望色、听声知人生死。一日于路见村妇气色异常，惊问为谁家妇、夫安在？妇具告之。时其夫在数里外教书，焕曰：汝至明日午刻必死，速唤汝夫归，迟无及。妇时无恙，怒以为咒己也。次晨复诣问之，始惊惧，唤夫回，至午病骤作，竟死。焕应童子试，主试者病，焕为诊治，以大釜煎药，下咽即瘳，主试脱貂裘赠之。遗著《医书》，用之则效。

《回春抄》　清　刘升俊

见民国二十二年《蓝山县图志》卷三十四《艺文》。

同上《蓝山县图志》卷三十一《方术列传》下：刘升俊，号子英，南平乡人。庠生。沉静寡言，授徒不计修脯，攻医有声。尝与其弟镇南、校青等言曰：弟等勉力于当世之务，吾老矣，志事无可行者，行吾医术，庶可补过。晚年术益高，诊人必活，远近称之曰仲景复生。著有《回春抄》。卒年六十五。

《医门法律》　清　张官曙

见民国十九年增补乾隆二十八年《永顺县志》卷三十六《杂志·采辑书目表》。

《经证解》十五卷　清　杨钟浚

见民国三十年《宁乡县志》之《故事编》五《艺文录》五清四《杨

氏医解八种》条。

《杂病解》十八卷　　清　杨钟浚

见民国三十年《宁乡县志》之《故事编》五《艺文录》五清四《杨氏医解八种》条。

《方解》十卷　　清　杨钟浚

见民国三十年《宁乡县志》之《故事编》五《艺文录》五清四《杨氏医解八种》条。

《折肱启蒙》一卷　　清　成光殿

见民国三十年《宁乡县志》之《故事编》五《艺文录》五清四。

《医学选萃》四卷　　清　崔荫炎

见民国三十年《宁乡县志》之《故事编》五《艺文录》五。

《医理一贯》　　清　周邦炳

见民国三十年《宁乡县志》之《故事编》五《艺文录》五。

《杂病提纲翼》　　清　周洛肇

见民国三十年《宁乡县志》之《故事编》五《艺文录》四。

《一囊春集解》　　清　周洛肇

见民国三十年《宁乡县志》之《故事编》五《艺文录》四。

（以上内科）

《外科便览》　　清　周学霆

见嘉庆二十五年《邵阳县志》卷三十八《人物·方技》。

《内外辨症归旨》　　清　伍益元

嘉庆二十五年《衡阳县志》卷三十三《方技》：伍益元，善医，能诊人死生，不分贫富，务以济人为心。著有《内外辨症归旨》行世。子三：长锦澜，得父遗意，所至多全活。赵制军蘧楼赠有"十全为上手"额序云：余于己卯冬，自京北旋，涂次感患疡疾。道出宁乡，适遇锦澜大兄医治，阅两月余，患口平复。其攻疗调护，内外并精，非仅通方技者可比，爰摘《礼》经语以赠之。时嘉庆（庚辰）春二月。武陵赵慎畛，识于桂林节署。

《外科心法》四卷　　清　易凤蕃

见同治十年《长沙县志》卷三十五《艺文志》二。

《损伤证治》　　清　郑国器

见同治十三年《湘乡县志》卷五下《艺文志·经部》之《九经辨疑》条。

《外科赋》　　清　罗味经

见民国三十年《宁乡县志》之《故事编》十《先民传》六十清。

《外科集要》二卷　　清　陈贤书

见光绪十一年《湖南通志》卷二百五十一《艺文》七《子部》一。

《疡医元义》二卷　　清　倪远诩

见光绪十五年《湘潭县志》第十《艺文》。

《正骨集验》一卷　　清　倪远诩

见光绪十五年《湘潭县志》第十《艺文》

（以上外科）

湖南省

《产经》　　宋　宋永寿

嘉庆二十五年《湖南通志》卷一百九十六《艺文》：陈傅良跋：宋永寿，信翁，隐士也。有过客为余道其人，物色得之萧寺中，而信翁亦肯来过余。宋伯华、伯潜兄弟，衡阳贤者也。一日见信翁于余座上，惊叹曰：君至未几，何以致此人耶。已而与信翁意思洽，虽有他客，亦强之与坐。儿辈或解衣，信翁初不苦辞。明日访之，则随舟下长沙矣。余临长沙，年一见过，余不敢留也。他日行郡得疾，仓黄还廨。伯华以告，则信翁亟来，日视医药，及稍愈，乃去。以是益敬信翁，盖有道者。信翁能说《易》《论语》及《内经》诸书，其得处要约，有诗篇。余尝欲作《宋居士传》未果，会刊所辑《产经》，遂书其后；以其与余交者如此，则其人可知矣。

《女科秘方》　　宋　汤夫人

同治《平江县志》卷末《杂志》：宋雍熙间，邑杨坊汤姓产女，生即能言，甫三月，暴长如三四岁儿。忽语姊曰：我非凡人，得《女科秘方》二十四，因以授姊，言迄而逝。姊以方医人辄验，宁州守尝召之。豫章帅府闻其名，荐入京师。诊视真宗皇后病，进药有效，赐金牌，称汤夫人，勅有司建坊。

《治产仙方》　　宋　管子和抄传

同治六年重校道光八年《永州府志》卷九下《艺文·子部》：管子和，字克用，永明人。家贫业鱼，淳熙初，尝独钓溪畔，遇一人庞眉晶鬓，体秽不可近，叱子和负之渡。从之，至中流，俯视无影。投岸，其人出袖中红绿八卦界尺遗之，曰：人有疾，以此压纸，方辄见，试之屡验。一日失尺所在，唯抄录产妇方。子孙以此存活。

道光二十六年《永明县志》卷十《人物志·本传》，作《治产秘方》。

《济阴备要》　　清　吴正己

见道光六年《耒阳县志》卷十五《人物·本传》。

《毓麟要览》　　清　汤应龙

见乾隆二十八年《清泉县志》卷二十二《艺文》及卷十七《方技·本传》。

光绪元年补刻乾隆二十八年《衡州府志》卷二十四《人物·方技本传》，误作《毓灵要览》。

《产书博论》一卷　　清　邹文苏

道光二十九年《宝庆府志》卷百一《艺文略》二《子部》：其书盖取郭稽中《产育宝庆集·二十一论》，反复推阐，详审精密，故曰《博论》。

同上《宝庆府志》卷百三十六《国朝传·文学下》：邹文苏，字望之，别号景山，新化人。生而端悫诚笃，七岁丧父。性敏嗜学，年十二岁出应童子试，大为学使钱澧所器，隶郡学，旋饩四十人中。越岁，钱留学政任，举行拔贡，将以文苏充选，为猾胥所格，未与试，又屡试举人不售。嘉庆辛未，以资岁贡，乃绝意进取。以郑、贾学教授乡里，自辟精舍为古经堂，与其弟子肄士礼十七篇于中，讲明小学，考证典礼。于心性之学，则确守宋儒，无偏废也。年六十三卒。著有：《礼器小识》六卷、《九献考》一卷、《景山诗文遗集》一卷。同县邓显鹤志其墓。子六人皆能读父书。汉纪、汉勋、汉嘉，俱隶于学。汉纪，字伯申。刻苦好学，著有：《幼雅》二卷、《博物随抄》一卷、《重言》一卷、《连语》一卷、《春秋左氏图说》六卷、《二十二字母考》一卷、《黔筱诗抄》二卷、《诗余》一卷。年三十卒。

《达生编》　　清　杨经济

见同治六年《宁乡县志》卷四十四《艺文志》三《书目》。

按：杨经济。同治《县志》无传。民国三十年《宁乡县志》之《故事编》十三有杨经浚。性笃厚，精医理，无远近寒暑必往。尝施药济急。没年七十二。子纶焕，世其学。（兹录以备考）

《种子金丹》一卷　　清　鲍相璈

见光绪十一年《湖南通志》卷二百五十一《艺文》七《子·部》一。

《秘珍济阴》一卷　　清　周湘门

见光绪十五年《湘潭县志》第十《艺文》。

《妇科辑要》十卷　　清　罗绍说

见光绪十五年《湘潭县志》第十《艺文》。

（以上妇科）

《活幼心书》　　元　曾世荣

见嘉靖十五年《衡州府志》卷六《人物·乡贤》。

嘉庆二十五年《湖南通志》卷一百九十六作二卷。康熙二十一年《衡州府志》卷十六《人物·衡阳》：元·曾世荣，号育溪。精于方脉，著《活幼心书》行于世。大德丙午，衡民不戒于火，延及二千余家，火迫世荣宅，四顾无以为计，忽飘尘中但闻人声喧呼："此曾世荣宅"并力进水百余器，烟止风收，而宅与书板俱得不焚。

同治十三年《衡阳县志》卷七之三《方技》：曾世荣，元成帝时以方脉著名，尤精小儿医。于时蒙古分散天下，中外杂居，始有痘疹之灾，夭札相望。凡世荣所诊疗，全济无算。撰《活幼新书》一编，甚为当世所贵。

光绪十四年《湖南全省掌故备考》卷三十一《方技》：曾世荣，号育溪。

《幼科大成》　　明　冯躬甫

光绪十八年《桃源县志》卷十三《艺文志》上：江盈科《幼科大成·引》：躬甫冯公，盖儒流之俊也。髫时，用制举业鹊起胶庠中，侪偶期君旦夕脱颖去，乃坐数奇，屡踬棘院。君意稍稍厌之，辄取先世所遗幼科诸方术，研穷探索，久乃遂窥其奥。以治里中小儿，无不应手起者，众惊为神。君既已收其功于身，又欲广其传于人也，于是博采精校，汇为一书，题曰:《幼科大成》云。

予观君为人，真实醇笃，较然不欺。其妙于小儿医也，非独方术胜也，所谓心诚求之，虽不中不远矣。不佞于此邦元元，辱父母之托，然坐视凋瘵委顿而不能起，将方术浅短耶，抑其诚有未至邪。以躬甫观之，当由求民者未尽诚耳，不然《六经》《语》《孟》具言子民之方，不啻详矣，而不佞试之未必效何也。藉令躬甫异日握一命之寄，吾知其收效于民也犹小儿矣。盖吾不信躬甫之方术，而信躬甫之诚之必能中也。后世用躬甫书者，或有效、有不效，可思矣。

《痘疹急救百方》　　清　郑义问

见乾隆二十八年《清泉县志》卷二十二《艺文》。

光绪十一年《湖南通志》卷二百五十一《艺文》七《子部》一，作《痘疹急求百方》。

《痘疹心参》　　清　伍庆云

见道光六年《耒阳县志》卷二十一《书籍》。

同上《耒阳县志》卷十七《方技》：伍庆云，字景如。少习举子业不售，习医，工痘疹，独得秘传，活人数百。惜年三十二卒。著有《痘疹心参》一书，藏于家。

《痘麻书》　　清　唐士诇

见嘉庆十九年《祁阳县志》卷二十《人物·乡善》。

按：同治六年重校道光八年《永州府志》卷九下《艺文·子部》：误作《痘麻二书》；光绪十一年《湖南通志》卷二百五十一《艺文》七《子部》一及民国二十年刻宣统三年《祁阳县志》卷九《艺文志》：均作《痘麻》二卷。

《新订痘疹济世真诠》三卷　　清　陈宏晓

见同治十年《长沙县志》卷三十五《艺文志》二。

《麻痘方书》四卷　　清　彭必化

见同治十年《长沙县志》卷三十五《艺文志》二。

同上《长沙县志》卷二十六《耆寿·彭从美传》：彭必化，字育万，号青山，国学生。弱冠患痨瘵，遇异人授以药，饮之立愈。遂精医术，妙有神悟，活人无算。寿八十二岁。著《麻痘方书》，授其徒邓某。

同上《长沙县志》卷二十四《人物》二《彭胜桂传》：彭胜桂，父必化，以善行著。胜桂颖悟好学，以太学生三入棘闱不遇，遂无心科目，惟肆力于有用之书。富经济才，隐居不仕，寿八十有八。道光初年，奉旨嘉奖。

《痘症篇》一卷　　清　杨育英

见嘉庆十八年《常德府志》卷十九《艺文考·子部》。

同治六年《武陵县志》卷三十一《艺文》：误作《症篇》一卷。

《痘疹慈航》二卷　　清　常朝宣

见嘉庆二十五年《湖南通志》卷一百九十六《艺文》四。

同治十年《长沙县志》卷三十五《艺文》二：作《痘证慈航》二卷。

《痘疹精详》　　清　周冠

见道光六年《耒阳县志》卷二十一《书籍》。

《痘麻心经》　　清　郭亮生

同治九年《常宁志》卷十《方技》：郭亮生，字显章。少研岐黄，得异人指授，术益精。著《痘麻心经》。子鳌，字极峰。监生。传父之业，全活无数。著《济世验方》一卷。寿九十，无病卒。

《疹门求诚》四卷　　清　谭文淮

见同治十二年《浏阳县志》卷二十一《艺文》一《子部》。

《痘症新书》　　清　李登儒

同治七年《桃源县志》卷十二《人物考·义行》：李登儒，字书林。尤精岐黄，不受人分金，并施药饵以拯贫苦。著有《痘症新书》行世。卒年八十一岁。

《慈幼心书》　清　庄一夔

同治六年重校道光八年《永州府志》卷九下《艺文·子部》：国朝庄一夔撰，鲍友智重刻。按：一夔，以温补为主，谓小儿慢惊、痘疹皆坏于误投寒凉之剂。其论施于今日，极为有济；然间有火足而不烦附、桂者，则亦未可偏信也。

《痘麻远害书》　清　李成素

见同治六年重校道光八年《永州府志》卷九下《艺文·子部》。

同上《永州府志》卷十五上《行义》：李成素，字九标，祁阳附贡。事父克尽子职，所刻《功过格》《集古约言》《痘麻远害》诸书，皆父有志而未成者。

光绪十一年《湖南通志》卷二百五十一《艺文》七《子部》一作李成寿。

《种痘新编》　清　陈今冠

同治十一年《新化县志》卷三十七《人物·隐逸附方技》：陈今冠，号兰溪。读书好博览，以体羸善病，攻岐黄家言，多所研究。延治病即往，亦辄效。安化罗文僖巡抚贵州，复邀同行，适其地痘苗盛出，养济院患痘濒危者且百数十人，今冠一一调治，皆得愈。著有《种痘新编》，文僖与乔远炳抚军各《弁言》梓行云。

《引痘无疑录》　清　范正瑜

同治十三年《湘乡县志》卷十八《方技》：范正瑜，字春溪。受医学于其父，精于治病。因见痘科用"吹苗法"多逆证，易杀人。遂远访名师，得"引苗法"以归，全活婴孩甚众。著有《引痘无疑录》。

按：《引痘无疑录》，据同《志》卷末《丛纪》作一卷。

《儿科便览》一卷　清　陈倬

同治十三年《湘乡县志》卷末《丛纪》：湘中方书之可存者，自罗氏《会约医镜》外，如近人范正瑜之《引痘无疑录》及陈倬，序六之《儿科便览》，各一卷，亦皆有发明；而《无疑录》之"指引点痘"，功效尤著。缘采到太迟，未得编入《艺文》，附载于此。

光绪十一年《湖南通志》卷二百五十一《艺文》七《子部》一：作《儿科集要》一卷。

《痘科活人》四卷　　清　邓曜南

光绪九年《永兴县志》卷三十九《人物·处士新增》：邓曜南，字升之，监生。少有至性，母早孀多病，因弃举业习医术，奉养寡母不少离。活人甚多，不受谢。咸丰初年，倡兴育婴、义仓、施棺诸善举，以济贫困。著有《为人切近录》二卷、《家规要语》二十则、《种痘活人》四卷，县主陆典臣、岳麓山长周韩臣各赠序。现年八十四。

《幼科精要》　　清　刘开选

见同治六年《宁乡县志》卷四十四《艺文志》三《书目》。

同上《宁乡县志》卷三十三《人物·仁厚》：刘开选，字登庸，诸生。屡困棘闱，遂慨然思以良医济世，习其术，多奇验，谢以金者，概辞之。著有《幼科精要》。

《种幼便览》　　清　王定煦

见民国三十年《宁乡县志》之《故事编》五《艺文录》三清二。

同上《宁乡县志》之《故事编》十三《先民谱·仁寿及善良》：王定煦，字心棠，一字竹轩。监生。劬学好义，笃孝父母，于救婴尤笃。寿八十三。

同上《宁乡县志》之《故事编》四《礼教录·保举》：咸丰元年，王定煦举孝廉方正。

《痘症新书》　　清　李登儒

光绪十八年《桃源县志》卷九《人物志》中《尚义》：李登儒，字书林。以孝友见称，尤精岐黄术，不受谢，并施药济人。著有《痘症新书》。卒年八十一。

《幼科刍论》　　清　唐家圭

见民国三十年《宁乡县志》之《故事编》十《先民传》六十清。

《重订福幼篇》　　清　李照莲

见同治十二年《浏阳县志》卷十八《人物·文苑》。

《痘疹壶中天》　　清　李照莲

见同治十二年《浏阳县志》卷二十一《艺文》一《子部》。

《麻疹活幼》　　清　郑国器

见同治十三年《湘乡县志》卷五下《艺文志·经部》之《九经辨疑》条。

《麻证实验》五卷　　清　詹名杞

同治九年《常宁志》卷十《方技》：詹名杞，监生。习岐黄术，尤精痘麻科，危证多全活，延之即至，不受酬。著《麻证实验》五卷。

《痘麻得心》　　清　刘克厚

同治九年《常宁志》卷十《方技》：刘克厚，性颖异，工医方，多奇效。著《痘麻得心》。族弟刘石峰，传其业，为注释之、梓以行世。

光绪十一年《湖南通志》卷二百五十一《艺文》七《子部》一：作《痘疹书》，刘克厚撰。又重出《痘麻得心》，作常宁刘克源撰著。

（以上儿科）

《眼科汇参》　　清　卢仁沛

光绪十八年《桃源县志》卷九《人物志》中《尚义》：卢仁沛，号瑀亭，自号石癖子。放荡诗酒，然精医术，常起人于濒死，不受值。著有《赛花小草》《眼科汇参》待梓。

《眼科一得》　清　陈策良

见民国三十年《宁乡县志》之《故事编》五《艺文录》五清四。

（以上眼科）

《喉科心法编》　清　潘诚

光绪三年《善化县志》卷二十四《人物》二：潘诚，号葆真，先籍贵州。祖在渭，乾隆庚辰举人，官黎平教谕，迁长沙府经历，权安化县事。父云普，随侍长沙，生诚。诚聪明敦笃，习法家言，为大府所推重。南省宝南钱局多积弊，太守河南仓公廉其贤，两任皆倚托焉。性孝友，生养死事无毫发憾。尤精岐黄术，多活人。著《喉科心法编》行世。占籍善化，卒年六十七。

《喉科证治便览》　清　廖庆春

民国三十七年《醴陵县志》卷十《艺文志·书目》：同治十年刻。是时疫症白喉流行，本编注重消毒，与普通喉症异治。

《喉科秘方》一卷　清　王开琭

民国三十年《宁乡县志》之《故事编》十三《先民谱·士行》：王开琭，字松筠，文清曾孙。聪颖善读，精岐黄，活人甚多。著有《喉科秘方》一卷。同治间，以子婿长沙李寿芝官绥德知州，得交李兄寿蓉及魏光焘，皆盛称其学行。卒年八十余。

《咽喉证海》二卷　清　倪远诩

见光绪十五年《湘潭县志》第十《艺文》。

《白喉证辨》一卷　清　夏邦佐

见光绪十五年《湘潭县志》第十《艺文》。

《喉科大成》四卷　　清　马渭龄

见光绪十五年《湘潭县志》第十《艺文》。

《喉科经验良方》　　清　杨人代

光绪元年《衡山县志》卷三十《人物·笃行》：杨人代，字瑞山。著《蒙训录》《分类增广七十二峰古歌》，皆梓行。旁及医药，全活者众，手订《喉齿两科经验良方》等集待梓。工书法，苍老古劲，得尺幅者珍若拱璧。

《时疫白喉症真诀》　　清　黄方国

民国三十七年《醴陵县志》卷十《艺文志·书目》：是书于光绪十二年出板，板藏皆不忍堂。

自序云：时疫白喉一症，凶恶最极者也，抑何古无成书欤？盖古人秉性纯良，戾气不生，是症罕有，故书无成方；而兹则世风浇薄，天灾流行，是症多而知者少。余自咸丰三年业医廖枫桥先生，专习内科，间遇有白喉症，师授一"达原消毒饮"治之。至八年春，有左氏者，大小男妇十三，发此症者九。群医皆以风火、缠喉、蛾鳅、格阳、阴虚等症治，毙者六。延余，作时疫变症喉治，幸活其三。由此，常见一人发此症，传染一家，甚至通境。再三细揣，始知病情之所由、方法之所用；嗣是仿师方增减，以疗是病，已历三十余年，随手应效，然予是症不过心偶有得，非敢以质世也。不意谢君荣祥、邓君午桥、傅君亦华、黄君竹轩、林君有绪、林君俊杰，见予治此症活人颇众，谓予现年六十五，与其以此术传徒，不如泄其秘于世。予以蠡测管见，固辞不敢。诸君曰：时疫白喉一症，死生攸关，尝见其症危时：咽闭、颈肿、水饮难进、语声不出、气急喘促、喉内如风炉激响，苦状莫堪，实可怜悯；予等愿邀善士，捐资付梓，使斯世皆得治之之法，则世之善治白喉者，皆君赐也，德何如之。予不获辞，遂将平昔所著：看症两论、施治论、妊娠小儿白喉论，以及宜忌各论、行医保身法、病家杜截法、驱魔法、格阳阴虚、时疫白喉辨、经验方法，各方下均立汤歌，以便记诵。又附白喉症：有宜吹洗者、有不宜吹洗者、吹药洗药方、尾批《黄维翰、张绍修治白喉书》。谁是谁非，一一录载详晰，非敢谓发前人所未发，传古人所不传，抑亦千虑必有一得，或可为是症小补于万一也。愿同志高明，详加校正，匡予不逮，庶传布所及，使病无遗情、人无枉死，而为寿世之一助云。

（以上喉科）

《齿科经验良方》 清 杨人代

见光绪元年《衡山县志》卷三十《笃行·本传》。

（以上口齿）

第七类　医史　医案　医话

《医史》一卷　明　陈大忠

见嘉庆十八年《常德府志》卷十九《艺文考·史部》。

《医林文献》　清　何文麐

见同治七年《桂阳直隶州志》卷二十四《艺文志》十四。

《医学流传集》　清　周锡邦

见民国三十年《宁乡县志》之《故事编》五《艺文录》二。

（以上医史）

《医案》　明　张圣陞

见道光二十九年《宝庆府志》卷百二十六《耆旧传·隐逸附方技》。

《医案》　清　曹崧

见光绪元年补刻乾隆二十八年《衡州府志》卷二十四《人物·方技》。

《医案存》　清　周学霆

见道光二十九年《宝庆府志》卷百四十《国朝传·隐逸附方技》。

《医案》　清　周焕南

同治十三年《湘乡县志》卷十八《方技》：周焕南，精研《内经》，治多奇验，延诊者无虚日。尝治某气痛，命已待毙。焕南用猫头七，研为末，温和补剂。一服痛减，再服遂愈。询之曰：此五鼠瘘积也。又某左乳下生一瘤，痛不可忍。焕南用小柴胡汤加减，五剂而痊。著有《医案》数十则藏于家。年八十余，无疾而卒。

《医案全卷》　　清　袁宗羃

见同治十二年《浏阳县志》卷二十一《艺文》一《子部》。

同上《浏阳县志》卷十八《人物·方技》袁宗羃，字羽高，一字宗羍，县西人。试不利，以资入监，遂治医。不泥古方，决人生死奇中。戚某女七岁，疾笃。宗羃诊之曰：不死，虑十八岁耳。后果然。有儿死逾时者，羃至察其脉，炒麻黄数升，卧死儿其上，顷之苏。共神之，争延视疾。尝见儿嬉戏者，曰：是儿某年当得废疾以夭，今灸之可免。其母不信，卒如所言。有少年故求诊，羃诊之曰：疾不可为矣。少年笑而去之，逾两日果死。他率类此。年八十七。其徒无有能继之者，乾隆间大吏多表其庐。

光绪十一年《湖南通志》卷二百五十一《艺文》七《子部》一：作《医案》一卷。

《医案》　　清　陈本礼

见嘉庆二十二年《茶陵州志》卷十八《人物·方技本传》。

《医案》一卷　　清　陶浔霍

同治十二年《浏阳县志》卷十八《人物·文苑》：陶浔霍，字春田，一字勉行，东乡人，后居西乡大元里。精研经史子书，兼览汉唐以来诗古文辞，旁及天文、地理、勾股法。中乾隆壬子（五十七年）乡试，授徒山中，从之游者多知名，其教学必先质行而后文艺。又念明道先生："一命之士，存心利物"语，极留心医理。邑多溺女，倡置田二十亩，为救婴局，著书行世，书名《救婴新法》。晚好王阳明之学，刊其文，兼通内典。卒年五十九。所著有《学庸讲义》一卷、《四书随笔》六卷，《致曲堂诗古文杂著》《制义》《医案》各一卷。（光绪十一年《通志·人物本传》作《致典堂诗古文杂著》）。

《医案》十二卷　　清　黄朝坊

见民国三十七年《醴陵县志》卷七《人物志》上《列传》三。

《经庵医案》　　清　王存略

光绪六年《湘阴县图志》卷三十三《人物传》下《王立槐传》：王立槐，字荫庭，乾隆十七年举人。有史才，与兄立楷纂修《县志》，继修《通志》。孙，存略，字经庵。监生。性豪迈，而与人和同，无所可否。精医，为人治病若不甚经意，而应手奏奇效。时黄氏元御医书未甚显于世，存略与之暗合，于黄氏《伤寒悬解》独契神悟。自道光以来，湘阴言医者，推存略与焦教授桐良，桐良用功深，存略悬然天得，不谋成心，人尤以为难。著有《经庵医案》。

焦桐良，字听堂，咸丰三年岁贡，负才能干事，所居一乡皆依重之。尤精医，自言用药与用兵同，无一虚设者。曾威毅伯国荃、杨宫保岳斌深依重之。选芷江县训导，擢永州府教授。桐良慷慨激昂，而任事能要诸实，论者皆惜其所用未足酬其志云。

《医案》五卷　　清　任瞻山

见同治十二年《浏阳县志》卷二十一《艺女》一《子部》。

同上《浏阳县志》卷十八《人物·方技》：任瞻山，字师韩，北乡人，监生。治医有神悟，于阴阳、虚实辨之最晰。初更事两师，未得其要，乃讨古方书，精探奥旨，三年有得。出视疾，能识其源。或病日中而叹、昳而号、夜半乃休。瞻山曰：午阴生，子阳生；其候为阴贼阳。扶其阳，哭果已。常言治病如防敌，当知寇所与所以安良之术，不然，且速祸，故其用思也必慎；既切脉，而又问。虽隔垣辨声，能决人生死，一时习其术者数十人。所著有《任氏医案》五卷，藏于家（有写本）。

光绪十一年《湖南通志》卷二百五十一《艺文》七《子部》一：作任山瞻，疑误倒。

《医案举隅》　　清　刘国镇

同治十年《茶陵州志》卷十八《人物·义举》：刘国镇，监生。年甫十八，怙恃两失。弃儒业医，遇贫者解囊付以药资。自订《医案举隅》待梓。寿八十五。

《医案》一卷　　清　谭能受

同治十一年《新化县志》卷二十六《人物·善行》二《谭能书传》：谭能受，笃于孝友，著有：《迟悔轩诗钞》二卷、《竹心杂俎》二卷、《医案》一卷，待梓。

《医案》　　清　谭学海

一九六〇年油印旧抄《宁远府志》卷四十三《方技志》：清·谭学海，湖南人，寓居府城（四川宁远府）。多学而尤邃于医，能辨正古今方书。著有《医案》。

《兰室医案》　　清　周班爵

同治十三年《益阳县志》卷二十《方技》：周班爵，号兰室。精于医，决生死寿夭无毫发爽。一日卧内室，有抱儿踵门求治者，周闻儿啼曰：速归，儿不治矣；其人返舍，未及门而儿殁。又一日至某病家，病者犹能谈笑，自云渐愈；周不言，遂辞出，行不数武闻哭声。人问之曰：此人神魂猝出，病难刻延，予何敢少坐乎。其奇验多类此。同治五年正月，语家人云：我死清明节矣。届期沐浴更衣，端坐而逝。著有《兰室医案》。

《医案》　　清　唐际材

民国三十年《宁乡县志》之《故事编》十三《先民谱·士行》：唐际材，字天培。治医学，应试论阴阳症变化，析理甚精，取列高等。凡治病必录《医案》，积成巨册。主方达权变，不徒泥古训。今其子弟犹能继承其学。

《经验医案备览》四卷　　清　李昌翁

同治十年《长沙县志》卷三十五《艺文》二：李昌翁，字翼唐。弃儒业医，屡著奇验。寿八十岁卒。

光绪十一年《湖南通志》卷二百五十一《艺文》七《子部》一：作《经验医案集览》四卷，长沙李昌符撰。

《杨氏医案》一卷　　清　杨云瑾

见同治十年《长沙县志》卷三十五《艺文志》二。

《褚氏脉案》　　清　褚延泰

见同治八年《直隶澧州志》卷十五《人物志·文苑慈利》。

同治八年《慈利县志》卷八《人物·文苑》：褚延泰，号越斋。工制艺，天性超迈，下笔千言立就。旁精医理，藏有《褚氏脉案》。

光绪十二年《慈利县志》卷第十《人物传》八：褚延泰，字樾斋。举人，能诗，号为高远秀逸。暮齿遁于医，人得所剂方，病立已。著《褚氏脉案》，多发方书之覆，至今县西鄙人口传其术，以治疾无弗效者。

《医案》一卷　　清　杨其绥

见光绪元年《武冈州志》卷三十三《艺文志》一。

同上《武冈州志》卷四十八《人物志》九：杨其绥，字存畏，号葆善，原江西清江人。父兆班，贸武冈，遂家焉。父卒，绥兄弟幼，清江连岁水旱、武冈遭回禄，家中落。绥辍读业医，究心《灵枢》《素问》等书，年少力勤，所业日邃。旁及星卜、堪舆，靡不探其要妙。暇则与士夫雅歌投壶，赋诗饮酒，至弹棋吹竹、调轸抚弦，亦称绝艺。每晨光熹微，病家延请者，车马填塞。绥一一诊视，无问贫富，日晡始归。众宾杂进，座上常满，雅意周旋，人人厌其欲以去。更深人静，一灯荧然，发箧陈书，丹黄并下，数十年如一日。绥虽隐于医，而内行肫挚，性乐平，与之游者，未尝见其戚戚；至凭吊今古、盱衡时世，则又感喟苍凉，意气豪宕。精书，善鉴别，藏弄甚富。卒年六十。著有《医案》一卷，《围棋捷要》一卷，《受子谱》《对子谱》《官子谱》各一卷。诗散佚，仅存十余首；《灵素病机摘注》未成书。

《汤氏医案》三卷　　清　汤光钰

民国九年铅印光绪《永定县乡土志》卷二《耆旧》四：汤光钰，字清轩。孝友好施舍，通《易》数及青囊言。尤精医理，岁活人以百计，终身不受人谢资。殁后，有三老者，须发皓然，不通姓名，哭奠而去。著有《汤氏医案》三卷云。

《医案》　　清　唐瑞宗

见民国三十年《宁乡县志》之《故事编》十《先民传》六十《清·唐家圭传》。

《医案》二十卷　　　清　荣仁甫

民国三十七年《醴陵县志》卷九《人物志》下：荣锡勋，字咨岳，附贡生。擅堪舆之学，析理邃密。自制罗经盘，径可三尺。富家巨室争相迎讶，遂得遍游名山大川，常数年不归。著有:《地理辨证》《翼撼龙经校补》《疑龙经校补》《禹贡九江三江考》《五岭全图》《美国山川脉略考》等书行世。子仁甫。从其世父少丹习岐黄术，少丹以医名。甫独得其秘，遇奇创、怪疾，手到霍然，悬壶四十年，驰誉湘、鄂、赣间、戊午，县属疾疫大作，施药送诊，不取一钱，活人甚众。尝谓：庸医能杀人、药之伪者亦能杀人。因自设药肆，广求道地药材，极贫者直馈之，不受值。著《医案》二十卷。

《医书批注医案》　　清　吴炳贵

见民国三十年《宜章县志》卷三十《艺文志·子部》。

《医案》　　清　朱鸿渐

见民国二十一年《汝城县志》卷二十四《人物志·技术本传》。

《银海医案》　　清　刘光壬

见民国十二年《慈利县志》卷十九《艺文志》。

同上《慈利县志》卷十六《人物志》下：刘光壬，字剑泉，清增生。精眼科术，治有奇效。桃源某踵门告病，既诊视，令速行曰：吾不能汝治也。某行，命其子曰：汝迂道绕前，待其行及某地，可挽之复来。某行抵某地，瞳忽爆、水汪然泛衣襟。于是追者至，遂偕返。光壬曰：曩恐若睛炸迸吾室，亵吾术且损吾名；今若此，一目犹可完，吾不靳刀圭也。留治之，其一目竟无恙。

（以上医案）

《医说》　明　车大敬

见道光二十九年《宝庆府志》卷百一《艺文略》二《子部》。

同上《宝庆府志》卷百二十三《耆旧传·儒宿》：车大敬，字衷一，邵阳人。少警敏，为诸生。一轨于正，规行矩步，无寒暑，衣冠竟日，不寝不释。性阔达，不治家产，食贫自甘。教授生徒四十余年，一时后进皆以及其门为幸。卒年八十又二（崇祯己卯，年七十又七）。所著书有《书经解》。尤邃于医理及星卜、五行之学。

《医论》　明　张圣陛

道光二十九年《宝庆府志》卷百二十六《耆旧传·隐逸附方技》：张圣陛，字九仪，新化人。诸生。遭季世，弃儒服。业医，毕力《内经》及张仲景、刘河间、薛立斋诸书。著有《医案》《医论》。圣陛兄弟六人，圣陛独以医著，亦有托而逃也。

《医门正旨》四十卷　　清　马眉

见嘉庆二十三年《湘潭县志》卷三十三《艺文·附著述》。

同上《湘潭县志》卷三十《人物》十《方技》：马眉，字自超。为人慷慨，工岐黄，贫富无二视。以岁贡官石门训导。年八十一卒（参订府志）。

光绪十五年《湘潭县志》第十《艺文》：《素问》尊至人、真人，故明《上古天真》为主治之原。马眉多与方士游，神会冲玄，求运气之说。以儒官而工方技，其亦医师在治官之类耶。或曰：今学官无所事，故发愤以医见。浅之乎论马生矣。

同上《湘潭县志》第八《人物》第五十一《方技内传》：马眉。精研《素》《灵》、医说，又就道士陈太允论运气、学吐纳，招太允至县论医，术益精。求诊者盈门，贫富无二视。晚以岁贡（按：眉，康熙五十年乙巳岁贡）官石门训导，集古今医说，益以己见，为《医门正旨》四十卷。

眉女张垣妻，其外孙张九钺习知其治验。张氏衰，亦无复知眉书者。

《医学百论》　　清　周学霆

见嘉庆二十五年《邵阳县志》卷二十八《人物·方技》。

《医论》　　清　周显珍

见民国三十年《宜章县志》卷三十《艺文志·子部》。

《原医》上下篇　　清　朱掞芳

民国三十年《宁乡县志》之《故事编》十《先民传》五十七清《朱成点传》：朱掞芳，号朴斋。读书目数行下，博观史传，慕鲁仲连、邵尧夫之为人，论列古今具特识。与人交，善恶无所假借，遇气节事，昂藏激切，被中伤不恤。尝著《读易郐说》以寓意。少孤孝母，母多病，乃究心古方书，每手慎齐和药进左右惟谨。著《原医》上下篇，陈义甚高。未尝肆力于诗，有作辄为名家激赏。以监生终。

（以上医话）

第八类　养　生

《养生备要》　　清　欧阳维岳

光绪元年补刻乾隆二十八年《衡州府志》卷二十四《人物·笃行》：欧阳维岳，衡山人。业医。所纂有《养生备要》。治病不求报，亦无德色。

同上《衡州府志》卷二十四《陶尧坒传》：尧坒为梓以寿世。

光绪十一年《湖南通志》卷二百五十一《艺文》七《子部》，作八卷。

《广养生说》　　清　罗典

见光绪十五年《湘潭县志》第十《艺文》。

同上《湘潭县志》卷八《二罗列传》第二十七：罗典，字慎斋。少凝重，容貌魁梧，性质刚方。乾隆十二年乡举第一，十六年用庶吉士改编修。督学四川，以造士育才为职。转监察御史、吏科给事中，迁鸿胪少卿。凡再充会试同考官、河南乡试考官，有鉴衡之誉。提学王鸣盛宠妾，其妻以年家谊恳典；典隐其事，假滥用夫马劾之。鸣盛文学有盛名，坐降官江南。朝臣皆不直典，典不自安，乞归，以母老请终养。及归主讲岳麓，唯以治经、论文启诱后进，覃思幽微，多有心得。所著《诗管见》，字句诠释，能补毛、郑之略。唯论喜新异，传者怪焉。其受业弟子、知举门生，显达者百数，岁时问遗，俱莫敢致银币。身后无余财。年九十卒。

嘉庆二十五年《湖南通志》卷一百四十二《人物》十八：罗典，字徽五，号慎斋。嘉庆丁卯重宴鹿鸣，越明年卒。

《考定华氏五禽戏图》一卷　　清　王荣弼

见光绪十五年《湘潭县志》第十《艺文》。

第九类　杂　录

《水云录》二卷　　明　杨溥

嘉庆二十五年《湖南通志》卷一百九十六《艺文》四《谱录类》：上卷载十二月种植花果、饮馔及文房杂用。下卷分：卫生、养生、器用、牧养四门，所记多农圃种畜法。

光绪十一年《湖南通志》卷二百五十一《艺文》七《子部》一：《水云录》二卷。长沙杨溥撰。《四库全书存目提要》谓溥，自号水云居士。《千顷堂书目》列于刘基《多能鄙事》后，即以为永乐中"石首杨溥"。然考书中自述，有戎务之暇语；则其人尝为武职者。又所撰有《用药珍珠囊》，其书成于宏治中；盖姓名偶同，非一人也。

《勿药信征》　　清　蒋云宽

同治六年重校道光八年《永州府志》卷九下《艺文·子部》：国朝永明蒋云宽为罗伯申作。按：伯申，医理通神，其治病多有不事药饵而立愈。

同上《永州府志》卷十五上《行义》：罗伯申，永明人。素精医学，能洞见病源，所至立效，人以为神。晚年玩世，好倒乘篮筍，时呼为罗疯子。

道光二十六年《永明县志》卷十《人物志·方技》：罗伯申，康熙时人。居邑西登云坊。业医，精脉理，决人生死多奇中。有病颠者，其家延之往治，至则索古刀一枚、清水一盘，躬自淬砺，令缚颠者于旁视之、且语之曰：若病颠，非药可能治，计维杀若耳。颠者惧、乞命。伸佯为不许，乞至再乃云：能尽饮此水即贷汝。颠者遂饮之，已而醒然。尝与一友人送葬郊外，执手行数步，促之同返。问故，漫应以他语。及归，阴嘱其子为办后事，至夕而亡。贫者济之以药不索值，至骄贵之家，必先取谢金然后医，然皆随手散去，不以入私橐，其狂率类如此。

同上《永明县志》卷十《人物·经济》：蒋云宽，原名云官，字思齐，号锦桥。为诸生时，以学行受知钱学使澧，旋登拔萃科，嘉庆三年乡举，明年成进士，入词馆改刑部主事。道光元年进刑科给事中，明年迁户科，未几积劳成疾，卒年五十又八。云宽志在康济，端亮敢言，天下皆望其大用。

《仁寿编》 　清　石光陞

光绪二年《宁远县志》卷七之三《人物·名贤》：石光陞，字阶九，石溪人。幼失怙，力学笃行，士林推重。堪舆、岐黄，靡不精究。道光辛巳，举孝廉方正，不赴。晚年建来鹤书巢，课训子侄，并以馆四方从游者。日以阐明正学自任，著有:《经史日钞》《仁寿编》《九疑诗草》行世。

《圣门三戒说》 　清　童圣世

同治《平江县志》卷五十一《艺文志》一《著述》：童圣世，字荡平，廪生。是说能抉出所以然之理，与《周易》《灵枢》《素问》《难经》《太极图说》等篇相发明。

《摄要录》四卷 　清　傅振华

见光绪十一年《湖南通志》卷二百五十一《艺文》七《子部》一。（清泉人）。

附录　参考书目

本附录所列参考书目，凡文中引用者加米字符号。

*《湖南通志》二百一十九卷　〔附〕十一卷　清嘉庆二十五年刻本

*《湖南通志》二百八十八卷　〔附〕二十七卷　清光绪十一年府学宫尊
　　经阁刻本

　《湖南考古略》十二卷　清光绪二年刻本

*《湖南全省掌故备考》三十五卷　清光绪十四年长沙刻本

　《湖南各县调查笔记》二册　一九三一年铅印本

*《长沙府志》五十卷　首一卷　清乾隆十二年刻本

　《长沙县志》二十八卷　首一卷　清嘉庆二十二年增补嘉庆十五年本

*《长沙县志》三十六卷　首一卷　清同治十年刻本

　《长沙临湘山志》十卷　〔附〕二卷　民国三十六年铅印本

*《善化县志》十二卷　清乾隆十二年刻本

　《善化县志》三十卷　〔附〕二卷　清嘉庆二十三年刻本

*《善化县志》三十四卷　首一卷　清光绪三年刻本

　《岳州府志》十八卷　一九六三年上海古籍书店影印天一阁明隆庆本

　《岳州府志》三十卷　首一卷　清乾隆十一年刻本

　《岳阳风土记》一册　鹿岩精舍抄本

　《巴陵县志》三十卷　首一卷　清嘉庆九年刻本

　《巴陵县志》三十卷　首一卷　清同治十一年文星楼刻本

　《巴陵县志》六十三卷　〔附〕十九卷　民国三年补刻清光绪二十六
　　年本

　《巴陵乡土志》二卷　清光绪间抄本

　《临湘县志》十三卷　末一卷　清同治十一年刻本

　《临湘县志》十三卷　〔附〕二卷　清光绪十八年重刻同治十一年本

湖
南
省

《平江县志》二十四卷　〔附〕二卷　清嘉庆二十一年刻本

*《平江县志》五十五卷　〔附〕三卷　清光绪元年刻本

*《湘阴县志》三十九卷　〔附〕二卷　清道光四年校补嘉庆二十三年
　　本（〔附〕《补遗》有脱叶）

*《湘阴县图志》三十四卷　〔附〕二卷　清光绪六年湘阴县志局刻板

《华容县志》八卷　清雍正七年增刻明万历三十九年本

《华容县志》十五卷　首一卷　清光绪八年刻本

《华容县志》十五卷　不著撰人　清光绪间刊紫色印本

*《湘潭县志》四十卷　清嘉庆二十三年刻本

*《湘潭县志》十二卷　清光绪十五年刻本

《浏阳县志》四卷　首一卷　民国二十二年北京图书馆传抄清雍正十一
　　年刻本

《浏阳县志》四十卷　首一卷、《志余备考》二卷　清嘉庆二十三年
　　刻本

*《浏阳县志》二十四卷　清同治十二年刻本

《澧陵县志》十五卷　清乾隆八年刻本

*《澧陵县志》二十六卷　首一卷　清嘉庆二十四年刻本

*《澧陵县志》十四卷　〔附〕二卷　清同治九年刻本

*《澧陵县志》十卷　民国三十七年澧陵县文献委员会铅印本

《攸县志》六卷　清乾隆十六年刻后印本

*《攸县志》五十五卷　清道光十九年增刻嘉庆二十三年本（原注：实刻
　　四十四卷）

《攸县志》五十五卷　清同治十年尊经阁刻本

*《茶陵州志》二十七卷　〔附〕二卷　清道光十二年增刻嘉庆二十二年
　　尊经阁本

*《茶陵州志》二十四卷　清同治十年尊经阁刻本

《郿县志》二十三卷　首一卷　清乾隆三十年烈山书院刻本

《郿县志》二十卷　首一卷　清同治十二年刻本

*《湘乡县志》十卷　首一卷　清嘉庆二十二年刻本

《湘乡县志》十卷　首一卷　清道光五年刻本

*《湘乡县志》二十三卷 〔附〕二卷 清同治十三年刻本

《郴州志》二十卷 一九六二年上海古籍书店影印天一阁明万历四年本

《郴州总志》十二卷 清康熙五十八年增刻康熙二十四年陈邦器原本

*《直隶郴州总志》四十三卷 〔附〕二卷 清嘉庆二十五年刻本

*《郴州直隶州乡土志》二卷 清光绪三十二年活字印本

*《安仁县志》十六卷 〔附〕二卷 清同治八年刻本

*《永兴县志》五十五卷 首一卷 清光绪九年安陵书院刻本

《兴宁县志》六卷 清道光元年刻本

《兴宁县志》十八卷 〔附〕二卷 清光绪元年明月仙刻本

《桂东县志》二十卷 首一卷 清同治五年尊经阁刻本

《桂阳县志》二十二卷 首一卷 清同治六年活字印本

《桂阳县乡土志》一卷 清光绪三十四年活字印本

*《宜章县志》二十四卷 首一卷 清嘉庆二十年刻本

*《宜章县志》三十二卷 首一卷 民国三十年活字本

《临武县志》十六卷 清乾隆十九年增刻康熙二十七年本

《临武县志》四十七卷 首一卷 清同治六年增刻嘉庆二十二年刊本

《桂阳州志》十四卷 清康熙三十五年增刻康熙二十二年本

《桂阳州志》十四卷 清雍正七年刻本

*《桂阳直隶州志》二十七卷 首一卷 清同治七年刻本（又一本。
  十五卷）

*《耒阳县志》二十二卷 首一卷 清道光六年胞与堂刻本

《耒阳县志》八卷 首一卷 清光绪十一年耒阳县志局刻本

《耒阳乡土志》二卷 清光绪三十二年学务办公所活字印本

*《衡州府志》二十三卷（现存十九卷）清康熙二十一年增刻本

*《衡州府志》三十三卷 首一卷 清乾隆二十八年刻本；又、光绪元年
  修锓乾隆二十二年本

《衡山县志》六卷 民国十三年铅印明弘治元年本

《衡山县志》五十五卷 首一卷 清道光三年活字印本

*《衡山县志》四十五卷 首一卷 清光绪元年开云楼刻本

《衡山县文献委员会续修县志征集材料事项总册》一册 民国三十六年

湖
南
省

铅印本

*《常宁志》十六卷　首一卷　清同治九年古文轩刻本

*《祁阳县志》二十四卷　首一卷　清嘉庆十九年濂溪祠刻本

*《祁阳县志》二十四卷　首一卷　清同治九年刻本

《浯溪考》二卷　清王士禛撰　刊本

《祁阳县志（浯溪志）》残本二册　刊本

*《祁阳县志》十一卷　民国二十年刻宣统原本

*《衡阳县志》四十卷　首一卷　清嘉庆二十五年刻本

*《衡阳县志》十二卷　清同治十三年刻本

*《清泉县志》三十六卷　首一卷　清乾隆二十八年刻本

《清泉县志》十卷〔附〕二卷　清同治八年刻本

*《永州府志》十八卷　首一卷　清同治六年重校道光八年本

《零陵县志》十六卷　清嘉庆十五年刻本

*《零陵县志》十五卷〔附〕补遗一卷　清光绪二年刻本

《零陵县乡土志》一册　民国七年稿本

《新田县志》十卷　清嘉庆十七年尊经阁刻本

《宁远县志》十卷　清嘉庆十七年刻本

*《宁远县志》八卷　清光绪二年刻本

《蓝山县志》十六卷　末一卷　清同治六年增补嘉庆十一年本

*《蓝山县图志》三十五卷　民国二十二年铅印本

《江华县志》十二卷　首一卷　清同治九年刻本

*《永明县志》十三卷　首一卷　清道光二十六年刻本

《道州志》十五卷　清康熙三十三年增刻康熙六年本

《道州志》十二卷　清嘉庆二十五年刻本

《道州志》十二卷　清光绪三年刻本

《东安县志》八卷　清光绪元年刻本

*《宝庆府志》一百四十三卷〔附〕五卷　清道光二十九年濂溪书院
　　刻本

*《邵阳县志》四十九卷　首一卷　清嘉庆二十五年刻本

*《邵阳县志》十卷　清光绪二年嘉庆

《邵阳县乡土志》四卷　清光绪三十三年刻本

《新宁县志》残存七卷　民国二十四年北京图书馆传抄清康熙二十四年
　　刻本（原十八卷，此存卷一至卷七）

《新宁县志》二十六卷　首一卷　清光绪十九年刻本

《武冈州志》十卷　首一卷　清乾隆二十一年刻本

《武冈州志》三十卷　首一卷　清嘉庆二十二年刻本

*《武冈州志》五十四卷　首一卷　清光绪元年刻本

《武冈州乡土志》二册　清光绪三十四年木活字印本

*《城步县志》十卷　清同治六年文友堂刻本

《绥宁县志》四十卷　首一卷　清同治六年刻本

*《新化县志》三十五卷　首二卷　清同治十一年刻本

《黔阳县志》十卷　清雍正十一年增刻本

《黔阳县志》四十二卷　首一卷　清乾隆五十四年刻本

*《黔阳县志》六十卷　首一卷　清同治十三年刻本

《辰谿县志》四十卷　〔附〕二卷　道光元年刻本

《辰州府志》五十卷　首一卷　清乾隆三十年刻本

《沅陵县志》十卷　〔附〕二卷　清康熙四十四年刻本

《沅陵县志》五十卷　首一卷　清同治十二年刻本

《溆浦县志》二十卷　〔附〕二卷　清乾隆二十七年刻本

《溆浦县志》二十四卷　首一卷　清同治十二年刻本

*《重修会同县志》十四卷　首一卷　清光绪二年刻本

*《靖州志》十四卷　〔附〕二卷　清乾隆二十六年刻本

《靖州直隶州志》十二卷　〔附〕二卷　清光绪五年刻本

*《靖州乡土志》四卷　首一卷　清光绪三十四年刻本

《晃州厅志》四十四卷　〔附〕二卷　清道光五年刻后印本

《沅州府志》四十卷　首一卷　清乾隆五十五年刻本　又、清同治十年
　　重刻增补乾隆五十五年本

*《芷江县志》六十四卷　首一卷　清同治八年刻本

《麻阳县志》十卷　清康熙三十三年刻本

《续麻阳县志》二卷　清乾隆十一年刻本

湖
南
省

1833

《新修麻阳县志》十四卷　首一卷　清同治十二年刻本

《乾州厅志》十六卷　首一卷　清光绪三年校刻同治十一年本

《永顺府志》十二卷　首一卷　清乾隆二十八年刻本

＊《永顺府志》十二卷　首一卷　清同治十年增补乾隆二十八年刻本

《永顺县志》四卷　清乾隆十年刻本

《永顺县志》八卷　〔附〕二卷　清同治十三年刻本

《永顺风土志》一册　民国十二年铅印本

《永顺县志》三十六卷　民国十九年铅印本

《桑植县志》四卷　首一卷　清抄乾隆二十九年本

《桑植县志》八卷　首一卷　清同治十一年本

《九谿卫志》三卷　清抄康熙二十四年本

《永定县志》八卷　清道光三年刻本

＊《续修永定县志》十二卷　清同治九年刻本

＊《永定县乡土志》四卷　民国九年武陵集智印刷局铅印清光绪三十二
　　年本

《永顺宣慰司志》存一卷　清初抄本

《古丈坪厅志》十六卷　清光绪三十三年铅印本

《凤凰厅志》二十三卷　民国十九年北平图书馆抄清史馆旧藏乾隆
　　二十三年本

《凤凰厅志》二十卷　首一卷　清道光四年刻本

《永绥厅志》四卷　清乾隆十六年刻本

《永绥直隶厅志》六卷　清同治七年绥阳书院刻本

《永绥厅志》三十卷　首一卷　清宣统元年铅印本

《保靖县志》十二卷　首一卷　清同治十年刻本

《龙山县志》十六卷　首一卷　清光绪四年刻本

《常德府志》二十卷　一九六四年上海古籍书店影印天一阁明嘉靖十七
　　年本

＊《常德府志》四十八卷　〔附〕十四卷　清嘉庆十八年刻本

＊《武陵县志》四十八卷　清同治元年刻本

＊《武陵县志》三十二卷　首一卷　清同治六年刻本

《安福县志》三十二卷　〔附〕二卷　清道光三年刻本

《安福县志》三十四卷　首三卷　清同治八年刻本

《澧州志林》二十六卷　〔附〕二卷　清乾隆十五年刻本

《澧志举要》三卷　〔附〕《补编》　清嘉庆二年经腴堂刻本

*《直隶澧州志》二十八卷　首三卷　清道光元年刻本

*《直隶澧州志》二十六卷　首三卷　清同治八年刻本（一名《重修直隶
　　澧州志》）

《安乡县志》八卷　清光绪六年补刻乾隆十三年胞与堂本

《龙阳县志》八卷　清嘉庆十八年刻本

*《龙阳县志》三十二卷　首一卷　清光绪元年刻本

《桃源县志》二十卷　首一卷　清道光三年重刻元年本

*《桃源县志》二十卷　首一卷　清同治七年刻本

*《桃源县志》十七卷　〔附〕二卷　清光绪十八年刻本

《桃源县乡土志》一册　民国稿本

《慈利县志》十八卷　一九六四年上海古籍书店影印天一阁明万历二
　　年本

《慈利县志》八卷　首一卷　清嘉庆二十二年刻本

*《续修慈利县志》十四卷　首一卷　清同治八年尊经阁刻本

*《慈利县志》十卷　首一卷　清光绪二十二年刊本

*《慈利县志》二十卷　首一卷　民国十二年铅印本

《石门县志》三卷　清康熙四十五年增刻康熙二十二年本

《石门县志》五十五卷　首一卷　清嘉庆二十三年刻本

*《石门县志》十四卷　首一卷　清同治七年文昌阁刻本

*《益阳县志》二十五卷　首一卷　清同治十三年文阁刻本

《沅江县志》三十卷　清嘉庆十五年尊经阁刻本

*《宁乡县志》十二卷　清嘉庆二十一年刻本

*《续修宁乡县志》四十四卷　首一卷　清同治六年刻本

*《宁乡县志》十八卷　《新志》四卷　民国三十年活字印本

《湖南阳秋》十六卷　《续编》十三卷、《衡阳稽古》五卷　清同治九年本

《湖南舆图说》六卷　清光绪二十三年刻本

湖
南
省

1835

*《衡州府志》九卷　一九六三年上海古籍书店影印天一阁明嘉靖十五年本

*《汝城县志》三十五卷　〔附〕二卷　民国二十一年刻本（汝城曾属桂阳县）

*《宁远府志》五十四卷　一九六零年西安古旧书店油印旧抄清咸丰本

广东省

前　言

我们从广东地方志搜辑医籍，在天津翻阅该省地方志乘一百四十余部，所得名医著述一百七十余目，深感所获甚少。以后两度去京，复检书近百种，所得部目仍不超过二百。就现存粤省全部志书总数相较，尚有一部分未曾查阅。尽管如此，本册所罗列粤省医药撰著，虽然未窥全豹，但也不仅是尝鼎一脔了。

编写既成，约略对本省医著特点可得以下几个印象。

一、颇有本省地方色彩

《灵枢·邪客》说："人与天地相应也，人与天地相参也。"它强调医药必须因时、因地、因人制宜；又如《素问·异法方宜》所说的，必须"相其宜而施其治"。本省自唐宋以来医家撰著中，很多是结合本地区具体时宜、地宜的专著，如唐·李暄《岭南脚气方》、佚名《岭南急要方》、郑景岫《南中四时摄生论》、李继皋《南行方》、佚名《治岭南众疾经效方》、佚名《岭南卫生方》及《南海药谱》。渐至清代，又有邹锡恩《蛋家小儿五疳良方记》及潘大纪《南北喉症辨异》等。这些都说明是符合于《内经》"地势使然也"而"因地制宜"这一医药理论总原则的，绝非安于故常，一概泛论者所可比拟。这还不过仅是"见名而未见书"理论，倘将全省撰著"罗列满前"因而"钩深索隐"，其地方色彩之富，当不止此吧。

二、明医必自读书始

中医药学，从时间上说是源远流长，而人寿几何，纵然"十口相传"，终归见闻有限。所贵的是自有书契以来，文献俱在，遂使千百年事恍如昨日、百千里外开卷可见。或者以为"世医承家传之秘，时医有临证之多"何必读书？试问家传能阅百世，巡诊能越几许？仲景"勤求古训，博采众方"，华佗"兼通数经"，思邈"精诸子，善老庄，好释典，通阴阳，推及于医药"，李时珍"读书十年不出户庭，博学无所弗窥。撰著《本草纲目》，历时二十八年，翻书八百余种"。我们不难看出，仲景、华佗等均非家传，时珍家传也不过两三世，那么能够"成一代绝学，立百世宗法"的，都不外读书罢了。

不过，自许允宗"医者，意也"的说法流行，不少人错会其意，因而束书不观并藉为口实，仅说"医在于意"。这就千里之谬了。

本省医家后先相望，医著更不乏传世之作。但稍一涉猎其《传略》，都可见其尽从"勤求古训，博采众方"和"兼通数经，搜罗百氏"才能有那些伟大成就的。现在仅举番禺金菁华在《医学辑要·序》里一段话："医者，意也。古名医之'意'皆寓之于书，《素问》《灵枢》《伤寒》尚已；孙思邈之《千金》、王焘之《外台秘要》，犹是古来专门授受之法。"又说："夫无其范，不可以合土；无其则，不可以伐柯。学医之范与则，舍医书奚取焉。古之名医不复作矣，书之所存，即意之所注。读其书不达其意者有矣，未有不读其书而能通其意者也。苟能心知其意，虽谓古之名医至今存可也，不然，师心自用，妄作方论，草菅人命，良可悼叹！"又说："庸医杀人，一言以蔽之曰，不学无术而已矣。"我们觉得，这样理解"医者，意也"，可算是知言吧。

第三，不乏创新之论

历来我国医药学家在与疾病做斗争时，颇着意于"辨证求因，审因论治"，也就是"治病必求其本"；深忌头痛医头、脚痛医脚的单纯皮相的施治方法。始终着意于全面分析患者的主、客观致病因素，借以提供遣方、用药等的依据。故此，病因学说一直是我国医疗基础理论之一。

最早的病因学说，要算公元前541年（周景王四年）秦医和的"六淫致病说"。其次是公元前5世纪《素问·调经论》所述："夫邪之生也，或生于阴，或生于阳。其生于阳者，得之风雨寒暑；其生于阴者，得之饮食居处、阴阳喜怒。"到东汉末张仲景《金匮》始明揭"三因"；南宋淳熙中，陈言《三因极一病证方论》又论述了"三因致病说"，陈言"三因说"也就是我们医家至今所遵循和习用着的。自南宋迄今，对其"三因说"提出异议的，唯本省明琼州丘敦。他说："病有三因：因于天，因于地，因于人；岂但内因、外因、不内外因而已。"论者认为"丘敦之言，有朴于世"。我们说这是非常符合《内经》理论真精神的。

丘敦，博极群书，酷嗜《素问》，在李濂前，著有《医史》行世。可惜的是，卒于明宏治三年，年仅三十一。仅就其"三因说"而言，其不落前人窠臼，富有创新精神，又非"抱残守缺，终始顺旧"的人所敢仰望的。至于其他创论，尚不止此，展卷所得，这里不过权作发端罢了。

区区以上所云，实不能尽粤省医事之美富，所望海内同道，补我罅漏，幸甚。

郭霭春　李紫溪
一九八四年

目　录

广东省

1843

广
东
省

《医脉秘要》一卷 ……………………………… 清　饶宗韶 1886

《王氏证治准绳》一卷 ………………………… 清　朱　珩 1887

《陈修园十六种》 ……………………………… 清　朱　珩 1887

《六经治症解》 ………………………………… 清　胡树东 1887

《意也山房医书》十八卷 ……………………… 清　林贤辅 1887

《效验良方》七卷 ……………………………… 清　黄朴之 1887

《业医要言》四卷 ……………………………… 清　罗佐廷 1888

《咳嗽集成》一卷 ……………………………… 清　罗佐廷 1888

《医宗集览》 …………………………………… 清　何叔夷 1888

《医学寻源》五卷 ……………………………… 清　黄炜元 1888

《医学集腋便览》二十卷 ……………………… 清　汤宸槐 1888

《秘溪医集》八卷 ……………………………… 清　谭锡彝 1888

（以上内科）

《跌打方书》二十卷 …………………………… 清　连卓琛 1889

《外科辨症》 …………………………………… 清　傅世弼 1889

《日新验方新编》 ……………………………… 清　李盛萃 1889

（以上外科）

《妇婴痘三科辑要》 …………………………… 清　何梦瑶 1889

《验方》 ………………………………………… 清　羊其峻 1889

《保产备要》 …………………………………… 清　劳　潼 1889

《保产备要》 …………………………………… 清　冯秉枢 1890

《广嗣篇》 ……………………………………… 清　潘景旸 1890

《达生遂生福幼合编》 ………………………… 清　马信道 1890

《妇科要诀》 …………………………………… 清　龙　文 1891

《妇科微旨》 …………………………………… 清　萧绍瑞 1891

《妇科便览》一卷 ……………………………… 清　汤宸槐 1891

（以上妇科）

《幼幼新书》四十卷 …………………………… 宋　刘　昉 1891

《麻疹全书》三卷 ……………………………… 清　林介烈 1893

《痘疹杂抄》 …………………………………… 清　黄廷矩 1893

《小儿科摄要》一卷 …………………………… 清　梁尧龄 1894

第一类 医 经 〔附〕运气

《运气图旨》一卷　　清　罗佐廷

见民国十八年《顺德县志》卷十四《艺文略》。

同上《顺德县志》卷二十《列传》：罗佐廷，字宸留。罗水人。业儒兼习医术。尝从妻伯父陈孝廉松游，松名其斋曰："活人"；以一书赠之，因执其术以医人。手著医书甚伙，曰《活人医案》一卷、曰《咳嗽集成》一卷、曰《业医要言》四卷、曰《伤寒分证》三卷、曰《温病治法》三卷、曰《伤寒论直解》九卷、曰《运气图旨》一卷，共分七本，统名曰《活人七种》。识者谓可与陈修园并驾云。

第二类 诊 法

《脉诀》　清　陈必勤

光绪十年《潮阳县志》卷十八《方技列传》：陈必勤，字淑震，贵屿乡人。素性廉介，少业儒，有诗名，既乃就学于蓝太医之子（佚其名），切究脉理。凡良药秘方，靡不考据精核，迨十余稔始出而治病，惠、潮两郡全活者无算。时医家竟索重值，必勤弗之较，贫者且购药以济，人多德之。遗有《脉诀》及《鸿宝良方》传于家。子廷锡、廷纲，俱能医。

《脉诀简要》一卷　清　易汝弼

见光绪十四年《电白县志》卷二十八《纪述》四《艺文》。

光绪十六年《高州府志》卷四十七《人物》二十《方技·易艮山传》：易艮山，其孙汝弼，号钦堂。监生。精研方脉，穷幽洞微。遇危症曰若可医、若不可医，无不验者。每到病者家，无论贫富，一以仁术行之，未尝索谢。论者谓其医术居中，医品居上云。卒年六十七。著有《脉诀简要》《内外科治验方书》。

光绪十四年《电白县志》卷二十四《人物》九《方技》：易汝弼，北桥村人。与杨廷璧齐名，廷璧亦精医。

《四诊纂要》　清　郑瑞兰　郑凤山

民国十二年《香山县志续编》卷十一《列传》：郑瑞兰，字佩芳，一字香浦，隆镇西亭乡人。少聪敏，年逾壮补弟子员。家居侍养，母多病，屡困床蓐，因学医于其叔泽世。咸丰甲寅，请于官，增筑礮台于叠石乡隘，并筑横栏海口。性和厚，晚年专究医学，名噪一时。或劝之著书，瑞兰曰：医者意也，岂楮墨所能传哉。所著只《四诊纂要》《四症纂要》

广东省

1851

二帙以授其子，命藏于家而已。年八十，钦赐副贡。寿八十六卒。子凤山，亦诸生。少读父书，能传其医术。瑞兰著《四诊纂要》未就，凤山竟成之，并梓以行。

按：同上《香山县志续编》卷十五《艺文·子部》:《四诊纂要》，郑凤山著。与《传》小异。

《辨舌认症图》一卷　　　清　阮玕

光绪十六年《高州府志》卷五十二《纪述》五《艺文·子部》:阮玕，岁贡生，郭高之父。以医名。茂名人。

同上《高州府志》卷三十一《人物》四《选举表》:阮郭高，嘉庆间贡生。

第三类 伤 寒 〔附〕温病

《伤寒论近言》　清　何梦瑶

见道光二年《广东通志》卷一百九十四《艺文略》六之《医碥》条及光绪五年《广州府志》卷九十二《艺文略》三。

光绪五年《广州府志》卷一百二十八《列传》十七：何梦瑶，字报之，云津堡人。年二十九，受知学使惠士奇，称惠门四俊。雍正己酉拔贡，领乡荐，庚戌成进士，分发广西。大府耳其名，至则令修《省志》，历宰义宁、阳朔、岑溪、思恩，擢奉天辽阳州。寻引疾归。在岑溪，地僻政简，乃大修《县志》，大吏将以鸿博荐，辞不赴。在思恩，时疫气流行，立方救疗，多所全活，制府策楞下其方于各邑。归而悬壶自给，大府聘主端溪、粤秀、越华书院讲席，肇庆府吴绳年聘修《府志》，因自称研农。富于著述，已梓者《菊芳园诗抄》《庄子故》《赓和录》《制义焚余》《医碥》《妇婴痘三科辑要》《伤寒论近言》《胡金竹梅花四体诗笺》《大沙古迹诗》。未梓者，《菊芳园文抄》《皇极经世易知录》《移橙余话》《紫棉楼乐府》《绀山医案》《针灸吹云集》《算迪》《三角辑要》《比例尺解》《秋翠》《金钱隘纪闻》《罗浮梦》《暖金盒》《菊芳园诗续抄》。卒年七十二。

道光十五年《南海县志》卷三十九《列传》八：何梦瑶，颖悟绝伦，十岁能文，十三工诗。即应童子试，屡考辄落。二十七，充巡抚署掾属三月，不乐，作《紫棉楼乐府》寄意，拂衣去。二十九，康熙辛丑岁试，惠公士奇籍于庠；壬寅试优食饩，命随阅惠州试卷；雍正元年癸卯考拔贡，而梦瑶不与选，僚属问故，惠公曰：何生必先鸣，不用此也。甲辰惠公再督粤学，举优行，特免考验，且榜曰：何生文行并优，吾所素悉。三十七，选己酉拔贡，旋领乡荐，庚戌联捷成进士。

同上《广东通志》卷一百三十九《列传》二十八：陈国栋，字一隅，新会人。幼师南海何梦瑶，梦瑶深于医，国栋衍其传，由是活人甚众。乾隆末家居，筑槃园草屋，吟咏其中。年近八十无疾卒。

《订正金匮玉函经全书集注》二十卷　　清　黄子健

道光十五年《南海县志》卷二十五《艺文略》一：自序曰，先师张仲景为《伤寒杂病论》合十六卷，盖忧斯道之不明，悯当世之横夭而作也。医书自《灵》《素》以来尚矣，然前此有法无方，至仲景始能神明其意而立为方治，是仲景书实接《灵》《素》之传而开万世之术者，宜当时宝之为《玉函经》，后世尊之为群方祖也。慨自仲景既殁，唯华元化独得其宗；迄乎典午之间，其书亦颇残缺失次，王氏叔和起而采辑之，未能深究其颠末，第以己意为撰次，故其书非复长沙真面，而后世相传，遂以其定本为鼻祖；自晋迄唐，先师如皇甫谧、孙思邈辈，于仲景咸加推重，惜未取其书而折衷之，而长沙之学于是遂失其传矣。《伤寒论》《金匮要略》本合为一书，按《文献通考》二百二十二卷中《金匮玉函经》八卷条下晁氏曰：汉张仲景撰，晋王叔和集，即其全书也。自宋林亿校刊，始分为二，于是专门名家之业起矣。《伤寒论》自成无己创注，踵之者百余家；《金匮要略》自赵良仁《衍义》，后继之者十余人；其于仲景之道固多所发明，而仍讹踵谬、附会失真，正复不少。方有执因成注为《条辨》，喻嘉言作《尚论篇》以辅之。外此，又有程郊倩之《后条辨》、魏荔彤之《本义》，余不具论。之数子者，皆自谓独出冠时，能正从来之误；要亦各出己见，言人人殊。其间六经参错、前后倒置，总莫得其本然次第，以此羽翼长沙，是益丰其蔀而已矣。夫古人立言，必有次第；得其次第，虽无注释亦可上下探索而得之；失其次第，则本旨必不可得，而穿凿附会适足以贻误后人。况仲景之书，所论病证浅深，而治疗之轻重、缓急即因之；不得其次第，而谓治疗悉当，吾不信也。昔王海藏自谓读医书几十年，于仲景书卒未能洞其指趣，欲得一师指之，遍国中无能知者。甚矣仲景之精微广大，诚难领会；重以前人摭拾于残缺之余，未能正其舛讹；而后世著述之家，又无能穷其原委，是以愈久而愈失其真。今诸书俱在，试一为翻阅，不啻纷如乱丝，虽有明智之士，亦苦无脉络可寻，坐使仲景寿世之书，人莫名其宝而卒至晦蚀千古也，可胜慨哉。唯我朝《医宗金鉴》一书，集诸家之大成而折其中，最为有功于斯道；而《正误存疑》一卷，尤足以祛后世之大惑。长沙不传之学，于今庶可复明矣。余读之数年，颇有所得，然犹苦其头绪纷纭，艰于寻究，爰取全书而会通之，一遵《金鉴》定本，而先后次第稍为变通，务使阴阳表里、寒热虚实各以类从，庶几条理井然、易于记诵。凡十数易稿而始定，既定其次第，然后酌取其义疏，稍有疑义，姑阙之以俟明者。嗟乎！著书立说，于医道关系为最巨，一字之误，贻害无穷，予非好自立异也，特以前人已坏之绪，不得已起而理之，其敢妄为附会以畔道惑世哉，亦欲成一家言，俾长沙真面于兹或仿佛可睹云尔。

同上《南海县志》卷十一《本传》：黄子健，字江皋，南海平地村人。邑增生。性沉毅，言笑不苟，为制艺不染时习，久困场屋，乃肆力于医。尝谓世人不读黄帝、张仲景书，而自命为医，是草菅人命也。取《内经》及《伤寒论》《金匮要略》殚思研虑者二十年，遂精其术。著有《订正金匮玉函经集注》，藏于家。

《脉如伤寒论》一卷　　清　郭治

道光十五年《南海县志》卷四十二《列传》十一：郭治，字元峰，南海附贡生。精于医术。清远县男子患水肿，曰非药水蒸之不可。令以绵被裹肩及踵，置巨镬中，窍其盖而见首，炽薪焉。汗透重绵，掀之下，肿顿消。同时有崔七者，治病亦多奇效，闻其名不信，匿童男女于帏，更迭其手而使诊之。既，不予方。问其故，曰阴阳既乱，尚可治邪。崔服其明，遂定交去。著有《脉如伤寒论》《药性别》《医药》，各一卷，惟《脉如伤寒论》见存云。

《伤寒辨症》四卷　　清　郑华国

民国十二年《香山县志续编》卷十五《艺文·子部》：郑华国，道光壬午举人。见前《志·选举表》。

《伤寒法眼》二卷　　清　麦乃求

民国十二年《香山县志续编》卷十五《艺文·子部》：见同治《广州府志》。

《伤寒述》二卷　　清　陈琮

民国十五年《始兴县志》卷八《艺文略·书目》：自序：余编《伤寒述》，分上、下二卷，上卷守其经，下卷通其变。无上卷，则其源不清；无下卷，则其流不达。虽六淫之邪变动多端，未能殚述，然要而论之，六经中岂外阴阳、表里、虚实、寒热者乎。治之之法，又岂外汗、吐、下、和、凉、温、补者乎。苟能融通其旨，亦可以得其概矣。编成，名之曰《伤寒述》，以志余服膺于古，不敢自作聪明也。道光十年，腊月望日。

同上《始兴县志》卷十二《列传》上《儒林》：陈琮，字玉山，兴仁里人。博学能文，以监生应乡试，屡荐不售。筑云山书院一所，聚书数千卷，朝夕诵读，经史而外，旁及天官、卜筮、青囊、风鉴，刑名、医药诸学。辑《左传必读》《史汉丛抄》《唐宋诗醇节本》，不下百卷。著《云山书院课草》《伤寒述》《地理折中》三种以传于世。尝言《论语》二十篇，已包全部，学者学为君子，方可为人，其本在孝悌，要以忠信为主，人不忠信，全是假的。《大学》发明为学之旨；《中庸》发明性与天道之旨，乃《论语》之注疏。《孟子》七篇，言仁义、言性善，又《学》《庸》之注疏，皆五经之注疏。识者恒韪其言。琮虽弱不胜衣，而技击冠一时。道光间土匪倡乱，渠魁谢某骁勇无对。琮率数百人往捕，谢挥刀疾呼，众披靡莫敢当。琮与斗数十合，格杀之。邑令杨君耀祖赠以诗有"君本能文还讲武，此邦保障赖全筹"之句。随上其事于大吏，议奖把总之职。琮曰：吾为乡里除害耳，何官为。笑却之。性慷慨，邑中建考棚、设宾兴，胥倡捐无稍吝。

《伤寒杂气辨证》二卷　　清　关文炳

见宣统二年《南海县志》卷十一《艺文略》。

光绪九年《九江儒林乡志》卷十九《耆寿表》：关文炳，时寿九十六岁，事迹无考。

《伤寒论归真》七卷　　清　陈焕堂

见光绪五年《广州府志》卷九十二《艺文略》三及民国十年《东莞

县志》卷八十六《艺文略》四。

《伤寒杂病论》十二卷　　清　霍又坚

见光绪五年《广州府志》卷九十二《艺文略》三。

《伤寒纂要》二卷　　清　区翰府

见光绪五年《广州府志》卷九十二《艺文略》三。

《伤寒要论》一卷　　清　袁永纶

见光绪五年《广州府志》卷九十二《艺文略》三。

按：永纶顺德人，尚撰有《痘科指迷》一卷。

《伤寒撷要表》　　清　涂廷献

民国三十二年《大埔县志》卷二十九《人物志·义行传》：涂廷献，号省斋。年八岁，母抚之成立。少苦学，嗜《汉书》而无力以购之，则手自抄写，纸不能继，则抄于他书之眉。补博士弟子员，旋补增生。史学外，酷嗜《易》学、医学，旁及于阴阳、术数、天算。著有《周易史证》及《读史小评》《伤寒撷要表》《最新代数学教科习题详草》等编。尝诏其子葆莹曰：吾家自祖父西园公，以医为业，救济多人，至今尚口碑载道。你等于读书之暇，当留心此道，虽非必业此，然先绪不可坠、常识不可缺也。如能沟通中西以成学术，则尤吾所愿望已。光绪戊戌政变后，令子葆琛兄弟习算术，通形代弧角历算诸术。又集同志于北区创办仁济会，提倡扶助慈善事业及施赠医药，收效颇巨。年七十三岁卒。子葆莹于遗产除丧葬各费外，以四分之一捐入区小学校，为购置图书费，区教育会为名曰"省公图书馆"，以志纪念。

《伤寒备要》二卷　　清　李晃宇

民国十年《东莞县志》卷八十六《艺文略》四：李晃宇，字曦廷，缺口新塘村人。

《伤寒论真解》九卷　　清　罗佐廷

见民国十八年《顺德县志》卷十四《艺文略》。

《伤寒分证》三卷　　清　罗佐廷

见民国十八年《顺德县志》卷十四《艺文略》。

（以上伤寒）

《温病心法要诀》二卷　　清　孔继溶

见民国二十年《番禺县续志》卷三十《艺文·子部》。

同上《番禺县续志》卷二十四《人物志》上：孔继溶，字绍修，号苇渔，诜墅乡人。至圣六十九世孙。父传福。本生父传鸿，儒而隐于贾，善教子。长子继钊，道光二十九年乡试副榜贡生，出道州编修何绍基之门。继溶，其次也。随兄读书，为文有奇气。入邑庠，文名藉甚，馆于邑学二十年，成就甚众。光绪四年，邑绅梁肇煌、许其昌办册金局，延继溶主文牍，筹画周妥，百端就绪。就职训导，加五品衔。平日精医术，奇难各证就诊，罔不立效。尝以古医书所载经穴之名互有异同，审之不真，差以毫厘，谬以千里，著有《经穴异同考》一卷、《温病心法要诀》四卷，藏于家。年五十八卒。子广汉，光绪十三年，学政考取阖属医学第一，补府学生员。

《拣炼五瘟丹方略》　　清　胡天铭

见光绪七年《惠州府志》卷四十《人物·耆寿表》。

《救疫全生篇》　　清　梁国珩

见宣统二年《南海县志》卷十一《艺文略》。

《霍乱良方》　　清　林贤辅

民国十四年《阳江县志》卷三十五《艺文》一：自序略曰，医者，济世之事也。余少年多病，延医治之，往往寡效。遂广购医书，讲求方术，至今二十余年矣，犹未能穷其理、精其业，信乎医学之难。比年以来，每多霍乱急证，尤难乎其难。不揣谬妄，爰集先贤治霍乱良方，分其三阴、三阳，辨其寒热、虚实，辑成一编，以便检阅，还望诸君匡我不逮，则幸甚焉。时光绪戊子春。

《温病证治》三卷　　清　罗佐廷

见民国十八年《顺德县志》卷十四《艺文略》。

（以上温病）

第四类　本　草

《南海药谱》一卷　　佚名

光绪五年《广州府志》卷九十二《艺文略》三：谨案《崇文总目》卷数同；《通志略》《国史经籍考》均作七卷。《本草纲目》引掌禹锡曰《南海药谱》，不著撰人名氏，杂记南方药物，所记郡县及疗疾之功，颇无伦次。李时珍曰：此即《海药本草》也，凡六卷，唐人李珣所撰，珣盖肃、代时人，收采海药，亦颇详明。据此当是珣书，而《通志略》自分两书著录，至黄《通志》又以为陶隐居撰，未审孰是。

《本草格式》　　明　邱浚

见道光二年《广东通志》卷一百九十四《艺文略》六及道光二十一年《琼州府志》卷四十三《杂志》二。

宣统三年《琼山县志》卷十九《艺文》：《本草格式》一卷。自序：儒者之学，不但有性理之学，而又有物理之学焉。《大学》之教以格物为先，而圣人教人学诗亦欲其多识鸟兽草木之名，《尔雅》一书，亦于草木虫鱼详焉。予幼有志物理之学，读书之暇，遇物辄加考究，后见夹漈郑氏《通志略·序文》所谓：儒者达诗书之旨，而不识田野之物；必广览动植、洞见幽潜、通鸟兽之情状、察草木精神，然皆参之载籍，明其品汇。意其必大有所深造也，徐而察之，不过删节医家《本草》而已。及以《本草》观之，凡药有所疑者，《日华子》曰：是此物；陶隐居曰：非。《图经》曰：宜治此病；《衍义》曰：不然。呜呼，作书者尚不灼知其物之真的，考书者又何所据而用之哉！况其所载药品，动至数千，其中有世人所不识、古方所不用者，纷纭错杂，卒无定见，心窃病焉。后得王好古《汤液本草》，简而有要，心甚喜之，然其中所载之药如藿香，本草类也，而载之木部之中，譬则善风鉴者不能辨其人形之男女，又安能审其人之气色而知其休咎哉。窃念医书之有《本草》，如儒家之有字书也；不识字义者断不能为文，不识药性者又安能治病哉。是故欲识药性，先识药形，然所生之物，地各不同，不皆聚于目前也，不有纂要之书，又何自而识之哉。予以是故，即邵子观物之说，本《周礼》五药之目，拟为《本草格式》及《采取条例》一编，藏之巾笥，以俟后人用焉。夫自神农作《本草》之后，汉世始诏求其书，历唐、宋以至元，代代皆加修纂，无一代不然者，然所命执笔者多儒臣，儒者于方技固未能尽通，而专业方技者又未必能执笔，是以其书虽多，然皆博而寡要、泛而无实，非独无益于世，而或至于误人也亦有之矣。予学儒而不通于医，窃本儒家所谓物理之学者，以为医家《本草》之书，较之旧本，似亦有可取者。顾欲成此书，须是足迹遍天下，然后可也；今头颅童童矣，拘于职不出国门者几三十年；不日将乞骸骨，归老海隅，谅于此生终无可成之期，始序其概而藏之，异时营老菟裘及正首邱之后，万一国家欲承前代故事、成一代之书以嘉惠生灵，或有以此闻之于上，择而用之、续而成之，死且不朽矣。谨书以俟。

道光二十一年《琼州府志》卷三十三《人物》一《名贤》上：邱浚，字仲深。其先世家泉州晋江，元季有官于琼者，遭乱不能归，遂占籍琼山。祖普，性仁爱，专事济人利物，为临高医学训科。宣德甲寅，郡大饥，白骨遍野，普有第一水桥地，舍为义冢，躬求全骸瘗之，封茔累累凡百余所，遇清明节，必洒以杯酒、粝饭。其所行，自少至老多类此，年享遐寿，人谓天报矣。父传，早卒，母李氏守志训子。浚生异质，读书过目成诵，日记数千言，六岁信口为诗歌，语皆警拔，如咏《五指山诗》，识者知其必为国器。稍长，博观群籍，虽释、老、技术，亦所不废。家贫无书，尝走数百里借，必得乃已。年十七始习举子业，落笔为文，数千言立就，迥出伦辈。正统甲子首举于乡，主司全录其五策。两试礼部，名在乙榜。卒业太学，祭酒萧镃深器重之，为之延誉，由是名益重。景泰辛未告归，甲戌复试于礼部，廷试二甲第一，选入翰林为庶吉士者十八人，浚为首。被命修《寰宇通志》，浚以远方新进，一旦名动京师，方欿然不自足，益求人间所未见书读之，遂以博极群书称于时，尤熟本朝掌故。《通志》成，授翰林院编修。浚既多识有获，发之文章，雄浑壮丽，四方求者沓至，碑、铭、序、记、词赋之作，流布远迩；然非其人，虽以厚币请之，不与。卒官少保兼太子太保，改户部尚书武英殿大学士。赠特进柱国太傅，谥文庄。命行人护丧南归，行装自钦赐白金、绮币外，唯图书数万卷而已。正德初，武宗素知其名，命孙莹荫尚宝司丞。

咸丰七年《琼山县志》卷三十九《杂志·事纪》：明宏治八年乙丑二月，邱浚薨。年七十六。

道光二年《广东通志》卷三百一《列传》三十四《本传》引《明史·王恕传》：孝宗初，浚以礼部尚书掌詹事，与王恕同为太子太保，恕掌六卿，位浚上。及浚入阁，恕以吏部弗让也，浚由是不悦。恕考察天下庶官已黜，而浚调旨留之者九十余人，恕屡争不能得，因力求罢，不许。太医院判刘文泰者，往来浚家，以求迁官为恕所沮，衔恕甚。恕里居日，尝属人作传，镂板以行。浚谓其"沽直谤君"，上闻，罪且不小。文泰心动，乃自为奏草，示除名御史吴祯润色之；讦恕变乱选法。且传中自比伊、周，于奏疏留中者，概云不报，以彰先帝拒谏，无人臣礼，欲中以奇祸。恕以奏出浚指，抗言臣传作于成化二十年，致仕在二十二年，非有望于先帝也，且传中所载，皆足昭先帝纳谏之美，何名彰过，文泰无赖小人，此必有老于文学、多阴谋者主之。帝下文泰锦衣狱，鞫之得实，因请逮浚、恕及祯对簿，帝心不悦恕，乃贬文泰御医，责恕沽名、焚所镂板，置浚不问。恕再疏请辨理，不从，遂力求去。听驿归，不赐敕，月廪、岁隶亦颇减。廷论以是不直浚。及浚卒，文泰往吊，浚妻叱之出，曰以若故，使相公龁王公，负不义名，何吊为。

《笺补神农食物本草》　　明　梁宪

见民国十年《东莞县志》卷八十六《艺文略》四。

《集简本草》　　清　翟登云

康熙三十六年《广东通志》卷十八《隐逸》：翟登云，号羽仪，原东莞，宋进士翟卷石之后。天性孝友，尤喜施予。博闻强记，托迹罗浮山，乐道著书。旁通医理，在博罗、东莞治活多人，不责所报，人咸赖之。明季，征为鸿胪寺，不就。康熙七年，举乡饮宾，时年八十。著有《集简本草》《翟氏传方》行世。

《药性别》一卷　　　清　郭治

见道光二年《广东通志》卷三百二十六《列传》五十九。

《诸药详要》四卷　　　清　梁世杰

见民国十二年《宣统佛山忠义乡志》卷十五《艺文》一《子部·医家》。

同上《艺文》二：尚著有《画蝶诗册》一卷、《珠江杂诗》一卷、《六悔亭诗抄》一本。

《药性全书》　　　清　佚名

见民国十八年《顺德县志》卷十四《艺文略》。

第五类　针　灸

《重刻明堂经络前图》　明　邱浚

宣统三年《琼山县志》卷十九《艺文》：自序：明堂者，黄帝坐明堂之上，与岐伯更相问难，因雷公之请，坐明堂而授之，故谓之明堂云。其书上穷天纪、下极地理、远取诸物、近取诸身，不专为人设也。而后人作为《图经》以明气穴、经络，乃专以归之明堂何哉。盖以黄帝之问、岐伯之对、雷公之授受，所以上穷下极而远取者，不过明夫在人之理而已。黄帝之问岐伯，首谓善言天者，必有验于人，盖谓是尔。夫人得天地之性以生，凝而为之形、流而为之气。内有脏腑以应天之五行、外有面部以象地之五岳。以至手足之有经络十二，以应经水。肢体之有系络三百六十五，以应天度。其气穴称是，以应周期之日。上下有纪、左右有象、督任有会、俞合有数。是人一身生天地之间，全阴阳之理、聚五行之气、备万物之象。终日之间，动息坐卧；百年之内，少壮艾老。无非是身之所运用，而恒与之偕焉。乃至有其身而不知身之所有，而凡在其身者，若脏腑、若脉络、若孔穴，曾不知其形状何如、其气脉安寓、其名称曷谓，是有其身而不知其身之所以为身也。取诸其近也且然，况又远取诸物而上穷下极也哉。或者贻予以镇江府所刻《明堂铜人图》，面、背凡二幅。予悬之坐隅，朝夕玩焉。病其繁杂有未易晓者，乃就本图详加考订。复以《存真图》附系于内，命工重绘而刻之。考《宋史》：仁宗天圣中，命尚药奉御王惟一，考明堂、气穴、经络之会，铸铜人二。惟一又订正讹谬，为《铜人腧穴针灸图经》上之。诏摹印颁行。其后，又有石藏用者，按其状绘为正、背二图，十二经络各以其色别之。意者，京口所刻即其图之遗制欤。嗟呼！所贵乎儒者，以其格物致知。凡三才之道、万物之理，莫不究极其所当然，而知其所以然也。矧吾有是身，至切至要，长与之俱长、老与之俱老，而不知其状、不识其名可乎。此予所以不自揆而纂为此图，非独以为医家治病之用，而于儒者所以养身之方、穷理之学，亦未必无补云。

《重刻明堂经络后图》　明　邱浚

宣统三年《琼山县志》卷十九《艺文》：自序：圣人所慎者三，而疾居其一。是疾之为疾，系人之寿夭生死，不可忽焉者也。圣人犹且慎之，况余人乎。欲慎其疾，必知夫疾所自出之原而加慎焉，则百病不生。百病不生，则能尽人所以生生之理而不枉其天年矣。且疾所自出之原，果安在哉，身而已矣。是身也，禀气于天地、受形于父母，固非天地雕刻而为之，亦岂父母布置而成之也哉。然而五脏六腑、四肢百体、骨骼经络、俞穴孔窍，无一而不备焉，人能保而养之，则全而归之矣。全而归之，则人为吉人，子为孝子，而无忝于天地之委形、父母之遗体矣。彼夫六合之间，横目而黎首者，纷纷攘攘，自戕自贼，不知自保者多矣，然其间亦或有偶能保全之者，盖亦资禀之美尔，非学问之功也。所贵乎学者，以其穷理尽性以至于命。理穷矣，性斯自尽，而命随之。欲穷夫理，当自吾身始，吾身所具之理，所谓天命之谓性，率性之谓道，圣贤所以建图者，固已明尽矣。然其言，深于理，详于气，而于所赋之形质则容有未备焉者。予述此图，盖示学者以理气之所凝以成质者，而知其疾病根原之所自出而慎诸身。学者诚能察之目而究诸心，谨夫肢体之运动，顺夫气脉之流行，则可以奉亲尽孝、保身而全归矣。若夫世之学方技者，以之求十四经之流注、八法之运用、九针之补泻，亦未必无所助云。

《针灸吹云集》　清　何梦瑶

见道光二年《广东通志》卷一百九十四《艺文略》及光绪五年《广州府志》卷九十二《艺文略》三。

《男妇小儿针灸》　清　易艮山

道光五年《电白县志》卷十八《列传·方技》：易艮山，字经国，电白北桥人。三世皆以庠生习医术。至艮山尤精，切脉能先数年卜人生死；

制方得法，差以分厘。幼习儒，累试不遇，以医名世。贫者不受酬谢，当道多旌奖之。考古方，参之心得，著有《内外方脉》《治验元机》《男妇小儿针灸》等书。子孙多以医名。

《金针撮要》　　清　胡天铭

光绪七年《惠州府志》卷四十《人物·耆寿表》：胡天铭，业医，尤精针法。纂有《金针撮要》《拣炼五瘟丹方略》等书。寿八十四。

《经穴异同考》一卷　　　清　孔继溶

见民国二十年《番禺县续志》卷三十《艺文·子部》。

《针灸秘诀辨证》一卷　　　清　朱珩

见民国十三年《花县志》卷十《艺文志·书目》。

同上《花县志》卷九《人物志》：朱珩，号楚白，香圃第三子，黄沙塘乡人。性聪颖，幼承庭训，年十二下笔成文，有神童称，未冠，通经史、工帖括，年十八补郡庠，乙酉登贤书，光绪乙未成进士。三场五策进呈，谈科目者以为盛事。通籍后，官刑部主事。以母年高，乞假归养，十年不仕。服阕入都，充法部统计纂修官，寻迁京师高等审判厅推事，任民庭庭长，亭平疑狱，有声于时。先是，会试报罢，留京官国子助教，究心经世之学，熟习辽、金、元三史，尝注《元朝秘史》蒙文原本，为顺德李文诚、吴县洪侍郎所激赏。某王邸慕其才，特辟图馆于总理衙门，使任编辑，期年之间，成书十九。最著者曰《中俄交界图说》、曰《北徼水道考》、曰《塞北路程补考》、曰《中亚洲欧属游记注》、曰《三史国语解检韵》、曰《元朝秘史补注》。性孝友，尝谓印累绶若、扬名显亲，不如戏彩家居，较有至乐。继母弃养，时生母犹在堂，册报丁忧，未填家有次丁。时邑令某公为子兆莘受知师，有通家谊，私嘱补填，否则吏部覆文，例必勒令终养。公谢其意而终不冒报，部覆果如言。公笑曰：终养是吾志，何待勒令为。在京署闻兄玉持噩耗，骤伤手足，悲不自胜，遂赋《归去来辞》以见志，辞官而归（以上略参同上《花县志》卷九之《朱凤翔传》）。

第六类　方　论

《南行方》　　唐　李继皋

见道光二年《广东通志》卷一百九十四《艺文略》六。

《岭南脚气方》一卷　又《方》一卷　　唐　李暄

见道光二年《广东通志》卷一百九十四《艺文略》六。

《岭南急要方》三卷　　唐　佚名

道光二年《广东通志》卷一百九十四《艺文略》六。

《太平圣惠方》一百卷　　宋　陈昭遇

康熙三十六年《广东通志》卷二十六《仙释·附方技》及道光十五年《南海县志》卷四十二《列传》十一：陈昭遇，南海人。世为名医。开宝初至京师，为所知者荐为医官，遂留家开封。初为医官，领温水主簿，后加光禄寺丞，赐金紫。初太宗在藩邸，暇日多留意医术，藏名方千余首皆有验。及即位，诏翰林医官院各具家传验方以献，又万余首，命昭遇与王怀隐等参对编类，成一百卷，御制序，名曰《太平圣惠方》，镂板颁行天下。又尝被诏与医官刘翰、道士马志等详定本草，既成书，新旧药凡九百八十三种，并目录二十一卷，上之。昭遇于医术无所不究，著述精博可传，往来公卿家，诊脉对证多奇验。性谦慎，以此被眷宠不衰。

光绪五年《广州府志》卷一百三十九《列传》二十八：陈昭遇，岭南人。太平兴国初，受诏与王怀隐等编类《经验方》一百卷。太宗御制序，赐名曰《太平圣惠方》。

《敬斋医法》一卷　　　宋　佚名

乾隆三十九年《番禺县志》卷十九《艺文·书目》:《敬斋医法》一卷，宋·佚名著，番禺刻。书无存。

《治岭南众疾经效方》一卷　　　宋　佚名

见光绪十九年《广东考古辑要》卷三十一《艺文·子部》。

《医卜星历》四卷　　　明　曾俊

见光绪九年《九江儒林乡志》卷八《艺文略》。

同上《九江儒林乡志》卷十二《列传》: 曾俊，字元哲，号鹤峰。弱冠有文名，中正德丁卯乡试，四上春官不第，谒选授广西融县。融半猺獞，俊以至诚抚之，众皆乐输供役。邑多舞文，诇其尤桀骜者置之法，俗为一变。乃修黉宫，兴社学，暇则进诸生讲解不辍，兴至或遨游岩洞，偕士人觞咏，浩然有老安少怀之度。邑有牛税，岁入千缗，前任多乾没，俊悉登于籍充公费。人或劝其为子孙谋，则曰: 吾自有不尽之福以遗之也。时逆瑾用事，官非入贿不得迁，竟以廉介不能徇时免归，融人德之，祀融县名宦。俊博学自植，孝亲睦邻。既归，躬耕教子，为乡间表式。其于理奥，极深研精，而于诸子百家，靡不淹贯，凡医、卜、星、纬、律、历，咸究其指。所著有《鹤峰集》《易义一得》《洪范图辑》诸书藏于家。其令融时，著《训俗篇》，颇有关世教。卒年七十六。

《程斋医抄》一百四十卷　　　明　盛端明

一九四九年铅印《民国潮州志》之《艺文志》二:《程斋医抄》一百四十卷，明盛端明撰。《万卷堂》《千顷堂书目》著录;《程斋医抄撮要》《医藏目录》称五卷。《医籍考》云:《医抄》未见，《撮要》存。

自序曰: 予纂《医抄》一百四十卷，首以《内经素问》《脉经》诸书为经，集历代名医所论著，分门为治法诸方。余三十年间，宦辙南北，所至携以自随，每遇有奇方、秘法，辄编入于各门，第简帙繁多，不能抄写。偶乡友滕子安氏，一见而欲寿诸梓以传，亦患力有弗及，遣其子太学生克诚来请，欲予撮其要者录之。予于医书所自得者，皆非方法所传，欲摘其要尤难也。乃以近验者付之，亦曰《撮要》云者，因其请耳，非谓《医抄》中所集者，其要止此也。欲知医者，必得《医抄》全书而详习之，厥术始妙，此特其千百中之一二云尔。但穷乡僻壤中得此，亦可以疗疾也。滕氏刻书之功岂可泯哉，故序之以贻得此书者，俾知所自云。时嘉靖癸巳夏四月朔，玉华山人盛端明书。

《潮州艺文志》饶锷曰：《经籍访古志·补遗》载日本，高阶经宣藏有"端明手写演山省翁《活幼口议》二十卷，末署嘉靖二十二年夏六月二十五日誊完集录。嘉靖癸卯夏四月朔玉华山人盛端明书"。考嘉靖癸卯，即嘉靖二十二年。其时端明已晋位礼侍，乃能以蝇头小字写此二十卷之书，足见其抄辑之勤与精力之过人。

嘉靖三十六年《大埔县志》卷三《乡贤》：盛端明，字希道，号程斋，滦州人。宏治戊午乡试第一，登壬戌进士，选授翰林院庶吉士。丁外艰服阕，再授检讨。以母老乞终养，寻擢督学浙江（正德十四年），不为俗学科条，多士知所兴起。继擢春坊庶子兼翰林院侍读经筵讲官，历通政大常卿，都察院副都御史，国政多所裨益。时有言者，挟憾论劾；蒙恩致政，遂筑室东山为终老计。遭际圣明，谕宰相起用，既至，升礼部左侍郎备顾问。及询摄生要法，辄以清心寡欲致养中和为对，未几，以疾乞归，授工部尚书，复召授礼部，因疾剧，恳乞致仕，时年已八十，抵家逾年而卒。所著有《玉华子》《知微录》《五行论》，并《诗集》《类稿》等书传于世。

民国三十二年《大埔县志》卷十八《人物志·列传》：盛端明，历官右副都御史，督南京粮储，劾罢。家居十年，好药石及长生之术，著有《程斋医抄撮要》五卷、《玉华子》四卷，行于世。嘉靖中，遂以陶仲文荐，起为礼部右侍郎，寻拜工部尚书，改礼部加太子少保，与顾可学并，命但食禄不治事，供药物而已。端明素负才名，晚以他途进，士论怪之，端明亦以为耻，闭门谢客，未几引去。卒年八十一。

《程斋医抄撮要》五卷　　　明　盛端明

见民国三十二年《大埔县志》卷三十五《艺文志·书目》。

《医方》　明　曾仕鉴

见光绪九年《九江儒林乡志》卷八《艺文略》。

同上《九江儒林乡志》卷十二《列传》：曾仕鉴，字人倩，号洞庭。燕颌四乳，慷慨有大志。十岁能诗，十五通经史，文思日进，十九补邑诸生，与庞弼、唐崇、叶化甫（春及）读书罗浮西樵山中。万历乙酉举于乡，年已四十一。滕方伯在闱中喜曰：贤人进矣。及赴公车，囊涩，客有奉千金为京先容于滕方伯者，仕鉴谓非古道，却之。肄业南雍，赵大司成贤隆以宾礼。足迹游历遍吴越燕赵齐鲁瓯闽，为海内名贤推慕。三上春官不第，授内阁中书舍人。时西夏、东倭警急，赵文懿公志皋延入幕府画策，仕鉴著《兵略》上之。宋经略应昌得之，惊曰：此老胸中甲兵奚止百万；即疏请加士鉴职衔，赞画东征。帝以其供事制敕，不许。宁夏平，仕鉴奉使谕两广，却绝馈遗，事竣复命，充《玉牒宝训》《实录》正史官，加俸二级，赐金币、锦衣千户。韦梦麒奏采珠，仕鉴疏止之。又疏陈修屯政，酌古通今，凿凿可行。文懿柄国，有大政必与谘商，敷陈必请属草，声望日隆，而妒忌亦随之。迁户部主事，会差趱南直隶白粮，次湖州，遂南还。仕鉴天性孝友，居丧骨立，三年不履房闱，庐墓六载。为兄偿负、毕婚嫁、完丧葬。里人陈贞白诬陷大辟，在狱已十年；慨为昭雪。易封君旅没清江、江赟卿客死崧台、叶化甫与吴少东官卒京邸，皆贷金经纪其丧，仍命季子居涣间关万里扶叶榇归。都阃李桂、友人董仕贤、吕光武罹难，皆力脱之，其高义多类此。仕鉴文追班马，诗祖少陵，著作甚富。论者谓其文章、道义，当世无匹云。

《医方》四卷　明　曾仕慎

见光绪九年《九江儒林乡志》卷八《艺文略》。

同上《九江儒林乡志》卷十三《列传》：曾仕慎，字礼中，号仰崖。少孤，恪遵先训，出必禀命于母。遭家多难，诸叔沦亡，群从幼弱，被族仇诬陷，仕慎据理悉为排解。辑两世遗稿，俾传于后。父执陈参政万言'有生子当如曾礼中之誉'。仕慎究心书算律令，而亦工于诗。尝游钱塘、过宁波，与彼都人士往来唱和，才名大噪，所经祠墓，题咏尤多。途中遇黄封君旅卒，为经纪其丧，时论重之。卒年八十二。

《医方集要》　　明　曾居渐

见光绪九年《九江儒林乡志》卷八《艺文略》及宣统二年《南海县志》卷十一《艺文略》。

光绪九年《九江儒林乡志》卷十三《列传》：曾居渐，字若逵，号大雁。少凝重，不妄言，弱冠补邑庠，试辄高等，从杨文懿公起元讲学禺山，文懿许其有颜子之仁、子路之勇。先后通家宦粤，概不干谒。时粤人师事沙门德清，虽贤智不免。居渐守道自重，清欲一见，不可得也。伯、季早殁，所遗子女视如己出，为毕婚嫁无少吝。生平守己以谦，接物以诚，虽有湎酒而妄加狎侮者，咸包荒不介意。晚年淹贯百家，谈星命休咎多奇中。

《惠济方》四卷　　明　刘邦永

见光绪五年《广州府志》卷九十二《艺文略》三。

康熙三十六年《广东通志》卷二十六《仙释·附方技》：刘邦永，水东人。宋翰林权直刘衰然之后。生有异质，少孤贫，樵于山中，遇异人呼与俱去，授以岐黄之术及上池刀圭之法，久之，尽其秘。归遂以医行世，一时号称国手。视病多望形、察色，或以一指按脉即知吉凶，可治者辄喜，与药不问资财，不治者则不与药，泣问之则以指数示曰：某日去矣。无不如言。其用药不拘古方，率以己意变通，人多莫测。尤精太素脉，以断修短，无不中者。人皆以为神，迎治殆无虚日。尝为一陈妪治病，请其数，永以竹为筹，封置缶中与之曰：岁取一，筹尽之年某月某日，是其数也，已而果然。又为当道某公愈危疾，谢以百金，辞不受。因问之，永曰：予未有子，见公侍女，意欲得之。公笑曰：君何不早言，即与二婢。后邑令王公得痰症，永诊视脉，危之，欲就医于广。永劝勿行，令怒囚之，曰：返时治罪汝。既而卒于舟中，乃遗命释永。永哭曰：吾固忧其不返也。永虽以术名，然为人狂脱，恒垢衣敝履，笑谑自喜，或侧弁蓬首，袒裼扪虱，见尊贵人物勿恤。尤好谈仙家上升事，时人以为颠废，因自号废翁。卒著《药方》甚富，人得其方者辄取效，今所传《惠济方》四卷。

光绪五年《广州府志》卷一百九十三《列传》二十八：刘邦永，从化人。

《医书》　　明　林逢春

见咸丰三年《顺德县志》卷十七《艺文略》一。

乾隆二十四年《广州府志》卷三十四《循吏》一：林逢春，字孟育。年十二能文章，笃嗜古学，为弟子员久，督学皆以国士目之。崇正丙子、丁丑，联捷成进士，出黄石斋之门。除会稽令，邑故繁剧难理，奸民、猾吏，逢春莅以至诚，人不敢欺。以弗谐上官，左迁汀州幕，视篆永定；寻擢常州，申行要政六条，厘夙弊、革侈靡，皆切时急务。晋户部主事，督饷浙江，寻转本司员外。迁池州知府，未赴，抱病归。所辑《家乘》《医书》《诗韵》《兰陵》《鄞江》诸集。

咸丰三年《顺德县志》卷二十四《列传》：林逢春，号木翁。病归，隐龙山乡，一室仅蔽风雨。生平雅意作人，王自超、章贞、吴南岱、庄有筠，皆江、浙所得名士，家居讲学，老而不倦。

光绪五年《广州府志》卷一百二十二《列传》十一：林逢春，年七十三卒。著有《识乘》。

民国十八年《顺德县志·郭志刊误》卷下：林逢春，仕国朝（清）参政。

《医学奇剂》　　明　方桂源

见民国十年《东莞县志》卷八十六《艺文略》四。

《医方杂说》　　明　梁宪

民国十年《东莞县志》卷八十六《艺文略》四自序：昔人谓事亲不可以不知医。先大人晚侍祖母，留意方药。不肖少多疾疢，亦喜学之。比年，飘泊湖海，所至咨访，数得异传，归而证之于《素问》，犹有胶于纸上之惑。自受郁溪先生《易》旨，见得天人一体，物我情亲，常拈一草一木及先贤经方，形色气味、体用阴阳，随意分析其刚柔制化，皆颇得神理。浇圃之余，间为之说，每恨奔走衣食，不能闭户以成一书，聊复草草录而藏之，以俟择术之君子。

（原按）：宪，字绪仲，号无闷，两头塘人。《海云禅藻》云：宪。文学。礼天然和尚。《宝安诗正》云：宪。明末官司李，晚隐罗浮，著有《无闷集》。据此，则宪入国朝盖隐居不仕者。无闷系其晚号，取《易》"遁世无闷"之义也。戴《府志》题国朝人非，兹改题为明。

《易简单方集》　明　梁宪

见民国十年《东莞县志》卷八十六《艺文略》四。

《大生方论》　清　阮遂松

道光十五年《南海县志》卷四十二《列传》十一：阮遂松，字嵩阳，号大生子。世居南海官窑，五世为医。遂松幼失怙恃，依两兄成立，博览好学，为诸生。时年四十未有嗣，遂谢青襟，搜家传，究医术。精太素，治病多奇效，以利济为心，造门求治者无虚日。性仁厚，貌清癯。晚年耽仁术，喜修炼。所著有《大生方论》《三元秘录》《七发真言》《玉枕记》《锡类编》《惠阳行草》诸书。顺治丁亥，无病沐浴就寝而卒。年九十四。

《锡类编》　清　阮遂松

见光绪五年《广州府志》卷九十二《艺文略》三《医家类》。

《翟氏传方》　清　翟登云

见嘉庆二年《东莞县志》卷三十四《方技》。

《采艾篇》　清　叶广祚

康熙四十九年补刻康熙二十六年《新兴县志》卷二十《艺文·书目》：《采艾篇》，叶广祚著，潘毓珩序。

光绪二年重刻道光十三年《肇庆府志》卷十五《选举表》：叶广祚，清顺治八年贡。

《知蒙医镜》　清　张中和

乾隆十八年《南雄府志》卷十四《人物列传》中《方技》：张中和，字介石，保昌城内人。倜傥有干局，康熙初，由监生任韶州府经历。曲江、仁化、乳源乱，郡守遣往招安，中和以一子为质，携其贼首而出。时文武大员竟戮贼首，因杀其子；而上官更坐以激变之罪，罢官系狱，三年乃获昭雪。隐不复仕，精岐黄借以自给，医多神效。所著有《西来集》《知蒙医镜》。

《方书》　　清　郑以雄

咸丰八年《文昌县志》卷十《人物志·笃善》：郑以雄，字得王，号乾九，尤角坡人。增生。为人（质直），周贫乏、施棺木、葬无归者、建祠、置学田。尝撤已屋构学舍，延琼山进士谢宝，教里族子弟。雅精岐黄，著有《方书》成编。

《医碥》二卷　　　清　何梦瑶

见道光二年《广东通志》卷一百九十四《艺文略》六。

道光十五年《南海县志》卷二十五《艺文略》一自序曰：文以载道，医虽小道，亦道也。则医书亦载道之车也，顾其文繁而义晦，读者卒未易得其指归，初学苦之。瑶少多病失学，于圣贤大道无所得，雅不欲为浮靡之辞以贻虚车诮。因念道之大者以治心，其次以治身。庄子曰：哀莫大于心死，而身死次之。医所以治身也，身死则心无所寄，固小道中之大者。爰取少日所诵岐黄家言，芟其繁芜、疏其湮郁，参以己见，渺为一书，用以阶梯后学，非敢谓是载道之车，欲升车者借此以登，如履碥石云耳，故以碥名编。或曰：方今《景岳全书》盛行，桂附之烈等于昆岗，子作焦头烂额客矣。人咸谓子非医病，实医医，是书出，其时医之药石欤，碥当作砭。予笑而不敢言。

辛昌五序曰：王金坛先生《证治准绳》脍炙人口，予友何西池称当代医书之冠，虑其奥博难读，因作《医碥》以羽翼之。其书文约而义赅，深入而显出，当与《准绳》并传无疑。盖皆以文学名儒而发轩岐之秘，宜其足以行远也。独是金坛之作《准绳》也，以罢黜；而西池之作《医碥》也，以幽忧之疾，倘所谓穷愁著书者非邪。因念西池少时，妻子仆婢才十数人，有田数十亩，足供饘粥，意兴甚豪，酒后耳热，纵谈古今世事，烛屡跋不肯休，又尝与予极论西历、平弧三角八线等法及填词度曲之理，片言印合，欣然起舞，初不知人世有穷愁事。一行作吏，田园荒芜，而食指且半千，于是引疾里居，悬壶自给，曩时豪兴索然矣。予尝过其家，老屋数椽，仅蔽风雨，琴囊药裹外无长物。有数岁儿，破衣不履，得得晴阶间，遽前揖人，婉委可爱，问之，则其孙阿黄也。予谓西池，同年中惟君与孔兼容能医，又皆工诗，而其穷亦相若。兼容自宜春解组归，为小儿医，日获百钱即弹琴、歌商，浩浩自得，岂医与诗皆能穷人邪，抑廉吏固不可为邪。今兼容补官有日矣，西池尚高卧不起，窥其意，似欲以医终老者，然则贫固其所甘，而穷愁著书又其所乐者矣。或曰多文为富。西池尝举鸿博，著述追步金坛，何富如之，是编又继《准绳》行世，可以不朽，视富贵利达、朝荣夕萎者，所得孰多，宜西池不以彼易此也，噫，知言哉。

《痨瘵十药神书》一卷　　清　甘作斯

道光二十年《新会县志》卷十一《方技·甘彝讲传》：甘彝讲，名应达，甘边村人。祖竹亭，业医。父作斯，承家学，著《痨瘵十药神书》一卷。作斯尝治一妇，法当下，以妇毫不敢遽进，罔效。命彝讲往视，竟大下之，归语父，父惊曰：暮年虚弱，奈何下之，趋视已愈。邻村某，久患痰疾，医穷于术。彝讲处方与前医同，惟加童溲为引。前医叹曰：是子聪明，我辈愧矣。邻塾少年佯病以试其术，诊竟愀然曰：是死脉，不出旬日矣，可速归。众笑为妄，已而果验，远近神之。学者叩其著述，曰：医者意也，规矩准绳，师资俱在，而神明变化，存乎一心，彼言语文字皆迹也。生平作字必端楷，虽匆遽，无一字急就。子常广。孙允枝。侄孙允如。并以医知名。

《尊生辑要》四卷　　清　朱沣

光绪六年《清远县志》卷十《列传·人物》：朱沣，字连渭，县城人。幼颖悟，长嗜学。乾隆丁酉拔贡，廷试一等，充武英殿校录。选授连山教谕，旋补长乐教谕。振文风、端士习。解组归，长乐人奉祀于德政祠。生平喜恬静，总督那彦成器重之，札询地势、民瘼，条对数千言，切中时务。那得书，语邱山长先德曰：文士胸中有甲兵，信哉。酷爱名人法帖，暇即临池摹仿。故饶曼唐太史称其书法精妙。所著有《类函事抄》三卷、《南山诗草》三卷、《南山文稿》五卷、《尊生辑要》四卷。卒年六十九。

《医约》一卷　　清　郭治

见光绪五年《广州府志》卷九十二《艺文略》三。

《医法心传》　　清　曹浚来

同治十三年《韶州府志》卷三十三《列传》：曹浚来，乐昌人。读书山寺，遇异人授以龙宫方脉，其术如神。就医者概不索谢，全活甚众。著有《医法心传》。

同治十年《乐昌县志》卷九《人物志·义行》：曹浚来。性聪敏，弃帖括，业岐黄。从学者如邓方直、邓树纲，颇得其传，活人甚众。

民国二十年《乐昌县志》卷十六《人物》中：曹浚来。精岐黄术，无穷富，以医请辄应，治疾多奇效。有贫妇临产胎不下而死，即日入棺，舁出将瘗，血自棺隙下，淋漓在途。适浚来至，见其血色，诧曰：人未死，安得活埋。众素信仰浚来，遂开棺，浚来取针，针二三穴，胎遂下，母子俱生，人惊为神医。

《岭南卫生方》一卷　　清　佚名

见道光二年《广东通志》卷一百九十四《艺文略》六。

《治验元机》一卷　　清　易艮山

见光绪十六年《高州府志》卷五十二《纪述》五《艺文·子部》。

《内外方脉》一卷　　清　易艮山

见光绪十六年《高州府志》卷五十二《纪述》五《艺文·子部》。

《医学辑要》　　清　金菁华

同治十年《番禺县志》卷二十六《艺文》二自序曰：医始于黄帝、岐伯，观其问答即知其人之病所由来，不啻洞见症结何也，以意消息之也。故语云：医者意也，《内经》所云，微妙在意是也。古名医之意，皆寓之于书，《素问》《灵枢》《伤寒》《金匮》尚已。孙思邈之《千金》、王焘之《外台秘要》，犹是古来专门授受之法，至东垣之独重脾胃、河间之分三焦、丹溪之专门于补阴、子和之锐于去邪，虽各有专长，亦各有所偏；能得其要，则一以贯之，不得其要，则散无所纪，此《医学辑要》一书所由作也。余秉气素薄，弱不胜衣，补弟子员，益瘁力于学，得痊仲疾，延医治之，几至于殆。因杜门习医，罄心渺虑，三载始悟其意，疾遂得瘳。厥后，先妣沈太孺人有末疾，医药罔效，复博观医家言，悉心以治，幸得无恙。然是时治举业，未遑专习其术。举副榜后，就教职，冷官多暇，取《四库全书》医家类九十七部遍阅之，手披掌录，掇其精英，积以岁月，遂成巨帙，条贯其说，便于流览，出以示人，皆以为已陈之刍狗。不知法古人者，贵会其意、不泥其迹，医不师古，而能得心应手者，未之前闻。误针之、误药之，至于不可救，转委之于命，造化岂任受咎哉。是则庸医杀人，一言以蔽之曰，不学无术而已矣。夫无其范，不可以合土；无其则，不可以伐柯，学医之范与则，舍医书奚取焉。古之名医不复作矣，书之所存，即意之所注，读其书不达其意者有矣，未有不读其书而能适其意者也。苟能心知其意，虽谓古之名医至今存可也。不然，师心自用，妄作方论，草菅人命，良可悼叹，韩昌黎云：为之医药以济其夭死。有医药而夭死更甚，黄岐在天之灵，能不抱憾乎哉。

光绪五年《广州府志》卷一百三十一《列传》二十：金菁华，字殿选，先世浙人，宦粤，因家焉。生甫周岁而父卒，母沈守节抚孤。菁华少能自立，读书持论，必求其端，虽病不废学。嘉庆十四年甲子副榜，就教职。历署廉州训导、博罗县训导、永安县教谕、钦州学正。能勤其官，诸生多所兴起。丰湖、登峰两书院膏火及宾兴公费，皆尝四出劝助，人士无不乐从。为人悃愊任真，宽和自适，至所愿为者，必尽心力，不少瞻顾，于族党尤任劳而让善。同邑林伯桐称其质则能勤、厚则不忮，无意外饰，为足多云。年五十八卒。

《鸿宝良方》　　清　陈必勤

见光绪十年《潮阳县志》卷十八《方技列传》。

《良方类抄》　靖　梁玉成

民国十二年《宣统佛山忠义乡志》卷十四《人物》六：梁玉成，字恕堂。兄弟三人，随父国雄由顺德迁佛山。家本中资，弃儒就商。居恒俭约，衣粗茹淡，独于善举弗稍吝。道光辛卯岁大祲，由族而乡、而佛山，捐粟逾千石，人多藉以存活。素通岐黄术，辑医方之屡验者二十余卷，曰《良方类抄》，命子九图梓以疗世。卒年七十有二。

《调元捷径》　清　丘集勋

见民国三十二年《大埔县志》卷三十五《艺文志·书目》。

同治十二年《大埔县志》卷十七《耆德》：丘集勋，号建川，同仁人。嗜诗书，敦孝友，课徒五十年，士林矜式。吴孝廉佐周尝赠联道其实德。编有《左史汇诠》及《调元捷径》医书，藏于家。寿九十有六。

《医的》四卷　清　李步墀

见咸丰元年《龙门县志》卷十五《艺文》。

同上《龙门县志》卷十三《人物》：李步墀，字志摩，一字南溟。生而颖异，读书过目成诵，七龄解作诗文，以神童称。比长，博及群书，酷嗜左史庄骚，时艺专以古文行之，务出于奇而不同俗。兼工各体书，善作擘窠大字。应郡县试，辄冠曹偶，县令师保元重其名，预以首选讽意。步墀曰：是更甚于衒玉求售，不毕试而去。夙负经济才，以不合时趋，终无所遇，士论惜之。年逾强仕，伯兄步蟾谋荣以章服，自任所邮书入都，得授按察司照磨职。部牒至，步墀大惊，察知其由，愤叹累日。或往贺，辄掩耳避，赋仲冬西子菊诗以见志。结茅村外，颜曰伍草山房，吟啸其中，时或栽花种竹、焚香观鱼以为乐。招贤峰顶有卧鹿池，绝爱之，取以自号，人称鹿池先生。自奉俭约，见窭苦者推解无所吝。素精岐黄术，屡起沉痼无德色，贫者赠以药资、丹丸，全活无算。自知年寿之数，作感怀诗寄意。尝语人曰：庚辰秋深，吾其逝矣。至期果卒，年六十。著述甚富，不自珍惜，散佚殆尽，仅存《伍草山房诗文集》一卷、《经史辨疑》一卷、《庸言》一卷、《医的》四卷，藏于家。

《经验良方》十卷　　清　潘仕成

见民国二十年《番禺县续志》卷三十《艺文·子部》。

光绪五年《广州府志》卷一百三十一《列传》二十：潘仕成，号德畲，捕属人。家素封，慷慨有大志。道光壬辰，北闱副榜。时京师饥，仕成捐赈多全活，钦赐举人，报捐郎中，供职刑曹。海内人争延访之，以不识其人为憾。临桂陈继昌、元和陈钟麟、亦与为忘年友。二十六年，放甘肃平庆泾道，因督办七省战船未竣，经粤督奏调近省。是年十一月，放广西桂平梧郁道，又因帮办洋务，奏留仕成捐制火炮、水雷等器，筹防、筹饷，大吏深倚之，叙功加布政使衔。二十七年，特旨补授两广盐运使，以本籍人监司本籍，旷典也。仕成不敢当，禀大吏固辞。乃改授浙江盐运使，以粤事孔棘，亦未赴也。洋税章程久未定，命仕成随钦差大臣花沙纳等往江苏上海会议。归而养疴里门，不复出。仕成轻财好义，修考棚以便岁、科两试，扩贡院以备广录人才，捐都门广宅为本邑公车会馆，皆能见其大。且急人之急，通有无者，各如其意，以此故家中落，晚岁困盐车，至破其家。未几卒，人咸惜其未获大用于世也。好刻书帖，尝翻刻《佩文韵府》一百四十卷、《拾遗》二十卷；集刻《海山仙馆丛书》一百一十八卷，共五十六种，中多秘籍；选刻《经验良方》十卷，又石刻《海山仙馆集古帖》十卷、《兰亭集帖》四卷、《尺牍遗芬》二卷。士林嘉赖焉。

《纯盦医学丛录》四卷　　清　詹瑞云

民国二十年《番禺县续志》卷三十《艺文·子部》：自序略云：《说文》云"医，治病工也"。工欲善其事，必先利其器。自陈修园以《医学实在易》诏人，学者易之，遂纷纷以术求售。余阅历有年，深知兹事之不易为，暇则博观医学诸家之书，遇证则反覆参考以求其是。夫医者意也，会其意可通治百病。惟识证难、识脉尤难，尝欲纂《脉法秘奥》一书，衰老未及成，而读书临证之余，间有心得，于诸名家异同得失，窃有辨正，而经治有验各证，亦略著《医案》附于后，抄存四卷，非敢语人，聊备遗忘而已。

《医方杂抄》　清　罗在思

见咸丰三年《顺德县志》卷十七《艺文略》一及民国十八年《郭志刊误》卷下《艺文略》。

同上《顺德县志》卷二十六《列传》六《罗礼琼传》：罗在思，字名先，号中麓。顺天道光壬午乡举，官光禄署正。修本寺《则例》，督太平仓出纳无所染。在思少承家学，工吟咏，登临凭吊，一见于声诗，尤善为骈体文，都下缙绅恒属草。秩满，卒于官。著《管蠡篇》《读画楼诗抄》《群芳谱》《医方杂抄》。

《医法精蕴》四卷　　清　梁九章

民国十二年《宣统佛山忠义乡志》卷十四《人物》四：梁九章，字修明，号云裳。本籍顺德。嘉庆丙子顺天乡试选国史馆誊录，《一统志·臣工列传》告成，议叙得四川布政司经历，荐擢知州。大吏奇其才，每畀重任，艰巨辄胜，旋以亲老回籍。工画梅，人争购之，时论称其秀逸中见古劲，当与金冬心并驱争先。喜鉴藏古今法书名画，刻有《寒香馆帖》六卷。当时粤中鉴藏家：南海则有叶氏风满楼、吴氏筠清馆及梁氏寒香馆而三。久居京师，与翁鸿胪方纲、郭编修尚先、李太守威诸公游，故搜罗多而精。迨其归也，筑寒香馆于汾水曲，古梅奇石环列左右。汾水为粤城上游要地，南北士大夫往来络绎道过者，多与之订缟纻交。而应酬赠答，佳章隽句又往往清丽缠绵，惜不自收拾。晚岁精医，著有《医法精蕴》四卷，未梓，藏于家。卒年五十有六。诗人吴炳南哭以诗，中有句云：石多顽趣今无主，梅有花神亦哭君。其风雅盖可知矣。

《景岳新方歌诀》一卷　　清　邹锡恩

见同治十一年《南海县志》卷十《艺文略·子部》及光绪五年《广州府志》卷九十二《艺文略》三。

《脚科风痰鹤膝标本论》一卷　　清　关文炳

见光绪九年《九江儒林乡志》卷八《艺文略》及宣统二年《南海县志》卷十一《艺文略》。

《指测录》　　清　范秉元

同治十二年《大埔县志》卷十七《人物传·宦迹》：范秉元，字彝甫，三河乡，绍蕃孝廉长子也。淹博覃思，著述号专家，尤妙达纬象，精岐黄、青囊诸书。稚龄下笔千言，掇藻食饩如拾芥，三试三冠军，胡学使长龄诧为岭南巨擘冠。应嘉庆庚午乡试，咸推解首有属，榜揭抑置副车，群不平。嗣知枝梧有由，遂绝意举子业，而从游益众。任信宜教谕二十年，遇邑灾，劬劳筹画过于宰，寻升琼州府教授。以忧归，家居，忘分利物，晚年自题小照有英雄圣贤庶遇旦暮语，皆其概也。手著《指测录》刊行。其中《中庸解说》《诗文各集》，藏于家。年七十四卒。

《良方偶存》一卷　　清　黄培芳

见光绪五年《香山县志》卷二十一《艺文·子部》。

同上《香山县志》卷十五《列传》：黄培芳，字子实，明祭酒佐八世孙也。培芳幼聪颖，应县试时，题诗山寺。方绳武见之，访与订交。二十补弟子员。嘉庆九年，中式副榜，肄业太学。道光二年，充补武英殿校录官。十年，选授乳源教谕。历任陵水县教谕、肇庆县训导。培芳秉性孝友，操履端洁，与仲兄干、芝辈互相砥砺，勉承家学，早为郑士超、冯敏昌器重。当道闻名，延课子弟，未尝干以私。游其门者，名硕辈出，如许尚书乃普、罗侍郎文俊，其尤著者。官乳源时，新进诸生书券为质，及送出门，反诸其袖。调陵水，以士习朴陋、罕睹书籍，因详列教条及当读书目，遍谕乡间，受学者麇至。邑有顺湖书院，膏火不敷。三昧寺有余田，僧徒启争，密言有司驱僧，拨田赡膏火。任满，陵人俎豆之，叙劳加内阁中书衔。复与祁宫保埙商榷，上《变通考试遴选真才疏》，欲仿唐制举科目、并司马光《十科取士条目》以罗群才。祁称其深切时务云。世居省城泰泉旧里，藏书五万余卷。咸丰丁巳，英夷入城，居民迁徙一空。培芳以先祠、图书所在，坚守不动，曰：脱有不测，则大夫死宗庙之义也，奚避为。因与坊邻竭力联卫，卒无恙，人服其定识。性好游，尝六上罗浮，谓罗浮粤望也，可名粤岳，因自号粤岳山人。著述甚富，尤邃于《易》，诗文、书画俱工。北平翁方纲目其诗与番禺张维屏、阳春潭敬昭为粤东三子。江南盛子履又推培芳及张维屏、潭敬昭，顺德吴悌、黄玉衡，吴川林联桂，镇平黄钊，为粤东七子云。咸丰丁巳，年八十，重游泮水。卒年八十二。著书凡若干卷，见《艺文》。

《医方易解新编》　　清　黄统

见民国十八年《顺德县志》卷十四《艺文略》。

同上《顺德县志》卷十七《列传·黄乐之传》：黄统，字伯垂，乐之子。道光辛卯顺天举人，庚戌二甲一名进士选庶常，散馆授编修，充国史馆武英殿协修、功臣馆纂修。咸丰改元，承诏上书论兵事，条条皆切时务。章甫入浃旬，即有贵州学政之命。故事：庶常新留馆，例不与考，盖特恩也。统曾随父任遵义，稔知黔省文风不振。甫下车，即汇选古今文、诗赋刊刷，随棚分给。甲寅冬，按临遵义毕，路次新城，土贼突至，猝受石伤，恐误试事，奏请开缺，枉道往山西河东道署调治。时弟经任河东道也。乙卯病痊回京，丙辰以疾卒。年四十五。

《四症纂要》　　清　郑瑞兰

见民国十二年《香山县志续编》卷十一《列传》。

《医方理镜》二卷　　清　刘耀南

民国十二年《香山县志续编》卷十五《艺文·子部》：刘耀南，字致道。东门人。咸丰间诸生。

《医书》　　清　严锡龄

民国十四年《阳江县志》卷三十《人物志》一：严锡龄，字鹤田，城南白沙洞人。咸丰丙辰补行乙卯科举于乡。家贫力学，课徒自给。远方耳其名，争以重币聘主讲席。念母病瘵，终不忍离。先后遭父母丧，哀毁骨立。兄弟四人同居，食指甚繁，锡龄独任家政，不为有无计较，境虽困，意泊如也。生平尤以操守自励，岁入惟取诸砚田，他无所苟，门下士成就颇众。卒后，家无余财，戚友特为捐金立嗣。以家世业医，著有《医书》各种未及刊云。

《评琴书屋医略》三卷　　清　潘名熊

见光绪五年《广州府志》卷九十二《艺文略》三。

民国二十年《番禺县续志》卷三十《艺文·子部》：自序略云：儿侄辈从师羊城，余虑其起居不慎、饮食不节，因订外感、春温、暑、湿、泻、痢、疟七证方与之，庶免临渴掘井。后据言，服之多效，即馆友亦有遵此法而除病者。余闻其验，因复增入头、心、腰、腹、胁、脚、耳、牙、疝气、痿躄、诸痛、小便、大便、衄血、诸血；又消渴、呕吐、噎膈、反胃、霍乱、黄疸、淋浊、癃闭、遗精、咳嗽诸证。此外，虽尚多遗略，但此中数证，实人生所易患，且又每见时医误治，而世人受其害者不少，是以不必求其全而思撮其要，纵不知医，亦得以自为调理，不致为庸医所误云。

同上《广州府志》卷二十四《人物志》七：潘名熊，字兰坪，西村人，邑诸生。通禅理、善弹琴，尤精医术，审证矜慎，诊治无不应手奏效，顾不自满假，尝戒子勿轻学医，赋诗有云：医良能济人，医庸必贾祸。知之斯最佳，业之未必可。邑人陈璞称其真实本领、绝大见识，不徒训子弟，可与一切学医者读之。著《医略》一书，邑人李光廷为序之。又以《叶天士医案》，读者难晓，因于诸门中删繁举要，仿李瀚《蒙求》体演为四言歌诀，义撮其大，而方括其全，其试而尝效者，间以己《案》附焉，名曰《叶氏医案括要》。括叶氏之书，仍还叶氏之目，所附各《案》亦只证明其是，绝不扬己以炫才，其品高矣。暇日喜吟咏，有《评琴书屋诗草》二卷。

《医门守约》　清　周兆璋

见民国十八年《顺德县志》卷十四《艺文略》。

同上《顺德县志》卷二十《列传》：周兆璋，号云瑑，龙山人。孝友谦和，学问淹博。咸丰庚申，以县案元进庠，吴令赞诚所赏拔也。旋领同治壬戌乡荐，光绪丙子成进士。以知县分发甘肃，兆璋至，谒总督左宗棠，一见器之，委办营务处及粮台。光绪八年，以克复新疆南八城功，奏准补缺，后以直隶州用，赏戴花翎。是年充甘肃乡试同考官，所拔皆名下士。会回酋白彦虎勾结俄夷入据伊犁，复随节督师出关，移驻哈密，总办营务。迨俄夷就范，凯旋。历权肃州同知及平远县事，寻补两当，民德之，立碑纪事。光绪十四年，以年老乞改教职，选廉州府教授未就，归粤授徒，城乡先后从游者数百人。尝筑金湖里石路，建亭于穗亨口，集资共成善举。尤好讲医学，驻哈密时，军士多患白喉病，立方治之，存活甚众。居乡辄为人治病，济世之心一如在官时。所著《陇游杂志》《边声酬唱集》《鱼雁录》《吾犹人语》《医门守约》《同证辨异》《喉症指南》《四书臆见》《枕善居赋草》等书。卒年七十。

《同证辨异》　　清　周兆璋

见民国十八年《顺德县志》卷十四《艺文略》。

《医宗辑要》　　清　李起鸿

光绪七年《惠州府志》卷二十七《艺文·著述》：李起鸿，归善人。

同上《惠州府志》卷三十九《人物·方技》之《邓大德传》：当时与大德先后著名者有：刘渊、龚楚、邓大成、邓大任、王世仁、李起鸿，皆卓然自立以行于世。而李起鸿著有《医宗辑要》，尤足以征其学植云。

《医学纂要》　　清　刘渊

光绪七年《惠州府志》卷二十七《艺文·著述》之《集验良方》条：刘渊，字圣泉，长宁人。武生。著有《集验良方》《医学纂要》，布政使王恕序其书。

同上《惠州府志》卷三十九《人物·方技》之《邓大德传》：邓大德，归善人。世业医。父文照，诸父藜照、子照。皆精于医。而文照尤好行善，大德为文照次子，承其家学，以术行于乡垂六十年，为诸医所不及。平居小心谨慎，每遇一病，必诊视详审然后发药，药之所投，皆中其肯，十不失一。尝治一疑难大证，诸医束手，大德至则指下了了，亟下重剂，力排众议，其自任又如此。

当时与大德先后著名者，有刘渊，著有《集验良方》。

《集验良方》　　清　刘渊

见光绪七年《惠州府志》卷二十七《艺文·著述》。

《医学精要》　　清　黄岩

光绪二十四年《嘉应州志》卷二十九《艺文》：黄岩，桃源堡人。著有《花溪文集诗集》《岭南荔枝咏》《医学精要》《眼科纂要》（诗文集未见，余见存）。

《内外科治验方书》　　清　易汝弼

见光绪十六年《高州府志》卷四十七《人物》二十《方技·易艮山传》。

《暑证指南》一卷　　清　王学渊

见光绪十六年《高州府志》卷五十二《纪述》五《艺文·子部》（茂名人）。

《经验良方》一卷　　清　黎景垣

见宣统二年《南海县志》卷十一《艺文略》三。

《医学要领》二卷　　清　区翰府

见光绪五年《广州府志》卷九十二《艺文略》。

《一斋医学》　　清　刘一斋

一九四九年铅印《民国潮州志》之《艺文志》二：书首有古今方药病症不同。末云癸亥避乡祸，适寓潮阳贵山都书院，详究医理，将古方详加注释。稿本。

按：清代末一癸亥，为同治二年。

《验方备考》二卷　　清　谭瑀

见宣统二年《南海县志》卷十一《艺文略》。

《医学心法》 清 梁瀚川

光绪二十二年《四会县志》八编《艺文志·子部》：瀚川，字燕行，顺德人梁星朗之裔。星朗官钦天监博士，以选择世其家。瀚川父明贻，始侨居吾邑，设择日馆。瀚川传其术，而兼通医学，遂著是书。

《拯世锦囊》 清 吴荣照

见民国十年《增城县志》卷二十六《艺文·书目》。

同上《增城县志》卷二十《人物》王：吴荣照，原名焱，号南台，石滩人。少丧父，事母以孝闻，而天姿聪颖，笃学能文。弱冠饩于庠，光绪己卯领乡荐，己丑以大挑二等选教职，署翁源县训导、儋州训导，寻铨授高明县教谕。先后司铎十余年，造就后学，勉尽人师之责。醇朴寡言，淡泊仕进，终其身皆以讲学课士为职业。而研经之余，旁及医学，疗疾时有奇效。尝综究医家诸书，参以己见，编成《拯世锦囊》一帙，珍而藏之以为家传秘钥。晚年解职家居，创设石滩崇实初等小学堂，旋充本县官立高等小学堂长，堂规多其整顿。年六十五卒于家。著有《榔阴寄笔》梓行。弟荣熙，子焕彬。咸世其医学。

《医方杂纂》一卷 清 招成鸿

宣统三年《南海县志》卷十五《列传》：招成鸿，字仲逵，溶洲堡溶州乡人。成鸿性沉毅，覃精典籍，同治丁卯，由廪生中第五名举人。坚忍任事，能人所难。光绪九年，法夷启衅，成鸿联及绅士，禀办七堡团练总局，公举正绅任事，用遏乱萌。寻以大挑二等，选授文昌县训导，旋兼理乐会训导，复充文溪书院山长。光绪二十年，粤藩成允调成鸿带缺返省，复办保安局，逾年送考回，未进局卒。著有《四书讲义》二卷、《蓼华斋纂闻》二卷、《读子漫录》二卷、《蓼华斋课言》二卷、《理气汇纂正绥》二卷、《医方杂纂》一卷、《堪舆偶记》一卷。

《医脉秘要》一卷 清 饶宗韶

见民国三十二年《大埔县志》卷三十五《艺文志·书目》。

同上《大埔县志》卷二十六《人物志》九《文苑》：饶宗韶，字史琴，城坊人。父宸元，训子綦严，宗韶刻苦自励。少负奇气，视同学少年无一当意者。其游庠食饩，受知何延谦、章鋆两学使。诗由三大家而上溯汉魏，五七古沉雄盘郁，独出冠时。赴南北试，屡荐不售，遂研究《史》《汉》，其揣摩简编，无不加朱墨者。光绪八年，使日大臣何如璋归里，喜其浑括，用成语如己出，特宠异之。癸未岁试，学使叶大焯览文，推为九县之冠，以其文选入试牍。论者谓潮州风气转移，士子能知读《史》《汉》，不为八股所囿，实自此始。光绪十四年叙岁贡，十七年入都，以著述就正当代，名流相推许，而嘉应温仲和评其诗得失尤当云。兼知医，尝自撰《医案》。又喜术数学，屡有奇验，著《六壬》一书，自刊行。愤时嫉俗，其遭逢著述备详上蔡臬书。遗编四十种，目见《艺文》。自言：乡先辈词章，独喜黄积水，而何宫詹、张杞县，皆并世文章知己。在京邸所交师友，服膺浙西吴士鉴，以荐卷出其房，熟于子书，互相推重也。二十二年，援例为州判，年五十卒于梧州差次（据邝黻廷撰稿，萧集潮州诗萃参修）。

《王氏证治准绳》一卷　　清　朱珩

见民国十三年《花县志》卷十《艺文志·书目》。

《陈修园十六种》　　清　朱珩

见民国十三年《花县志》卷十《艺文志·书目》。

《六经治症解》　　清　胡树东

民国二十四年《罗定志》卷八《艺文志·序目》：光绪增生，胡树东，字湘吾，柑园人。以医学名于时，又工画梅、菊。是编分别表、里、寒、热，以发、解、和、攻、救，五法治之。

《意也山房医书》十八卷　　清　林贤辅

见民国十四年《阳江县志》卷三十五《艺文》一。

《效验良方》七卷　　清　黄朴之

一九四九年《民国潮州志》之《艺文志》二：有排印本。普宁人。

《业医要言》四卷　　清　罗佐廷

见民国十八年《顺德县志》卷十四《艺文略》。

《咳嗽集成》一卷　　清　罗佐廷

见民国十八年《顺德县志》卷十四《艺文略》。

《医宗集览》　　清　何叔夷

见民国三十二年《大埔县志》卷三十五《艺文志·书目》。

同上《大埔县志》卷二十九《人物志·义行》：何叔夷，同仁嵩社人。性仁慈，精岐黄术，壮游南洋群岛。每赴医院、医社场考，俱列前茅。贫寒延诊，概不受酬，并给以药费。其他公益慈善诸义举，亦必量力捐助，亲友告贷，罔不立应。晚年著有《医宗集览》一部，未梓。《儿科秘要》四册，已梓。民国十一年卒，享寿六十一岁。

《医学寻源》五卷　　清　黄炜元

一九四九年铅印《民国潮州志》之《艺文志》二：炜元，字晖史。是书凡五卷：卷一阴阳五行图说及脉诀、卷二经络病症、卷三药性总义及治法、卷四长沙杂病及汤头歌、卷五时方歌括。首载《医学寻源论》及卦歌，末附《症论医案》。

《医学集腋便览》二十卷　　清　汤宸槐

民国十二年《香山县志续编》卷十五《艺文·子部》：汤宸槐，号廷三，亨里人。尚有《妇科便览》一卷、《幼科便览》一卷，并见上《艺文》。

《秘溪医集》八卷　　清　谭锡彝

见民国二十一年《开平县志》卷三十九《艺文略》二。

（以上内科）

《跌打方书》二十卷　　清　连卓琛

道光二十五年《长乐县志》卷十《人物传·方技》：连卓琛，黄龙约人。事孀母孝，年二十六即茹长素。善技击，距跃如飞，然从不与人争竞。集《跌打方书》二十卷，详注通身骨节及十二时用药节候。其方甚验，兼以形家言游，广惠间皆知名。

《外科辨症》　　清　傅世弼

民国二十八年《罗定志》卷八《艺文志·序目》：同治军功，傅世弼，号亮四，柑园人。业医数十年，以外科著名。

《日新验方新编》　　清　李盛萃

民国二十二年《仁化县志》卷六《列传·耆寿》：李盛萃，石塘人。寿八十八。善技击之术，尤精外科治疗。著有《日新验方新编》行世。

（以上外科）

《妇婴痘三科辑要》　　清　何梦瑶

见道光二年《广东通志》卷一百九十四《艺文略》六之《医碥》条。

《验方》　　清　羊其峻

民国二十五年《儋县志》卷十六《人物志》五《文苑》：羊其峻，官田人。举雍正壬子十七名乡荐。任龙川训导。垂老乡居，精医学，有《验方》传世。

同上《儋县志》卷十三《选举志》三：羊其峻。精医学，有秘传《调经种子方》传世，人称官田丸，功效卓著。

《保产备要》　　清　劳潼

见民国十二年《宣统佛山忠义乡志》卷十五《艺文》一《子部·医家》。

同上《宣统佛山忠义乡志》卷十四《人物》三：劳潼，字莪野，乾隆乙酉举人。受知武进刘星炜、大兴翁方纲、余姚卢文弨，得名最早。

事母至孝，不肯再应礼闱，以引奖后进为己任。尝言读孔子书得一言，曰务民之义；读孟子书得一言，曰强为善而已矣；读朱子书得一言，曰切己体察。著有《孝经考异选注》《救荒备览》《荷经堂古文诗稿》。至论学，以立志、居敬、穷理、笃行为的，而敬尤贯于三者之中。每训人必欲以小学立其根本，乃可由程朱窥孔孟。始设教本乡，继在羊城，及门知名之士指不胜屈，士林多奉为圭臬。制军曾延主越华讲席，以病未就，旋卒。生平著作极富，已梓者如《四礼翼》《人生必读》各书。未梓者备载书目。冯太史敏昌、陈观察昌齐，皆极推重焉。

《保产备要》　　清　冯秉枢

见道光十年《佛山忠义乡志》卷十一《艺文》下《著述》及同治十一年《南海县志》卷十《艺文略·子部》。

《广嗣篇》　　清　潘景旸

见咸丰三年《顺德县志》卷十七《艺文略》一及光绪五年《广州府志》卷九十二《艺文略》三。

《达生遂生福幼合编》　　清　马信道

民国十二年《宣统佛山忠义乡志》卷十四《人物》四：马信道，字闲庵，顺德马村乡人也。少孤家贫，年甫七龄，育于邻乡胡氏，胡母过严，善事之无间言，服劳奉养如事所生。迎养生母……其时设帐于邻村西深乡，远方来游者众，遂移塾于佛山，因税居佛山之医灵铺司马坊。中年不第，即弃举业，嗜经史，虽严寒盛暑，手不释卷。家贫无书，常贷书于藏书家，原书稍有残缺，必修补完固，然后珍复。藏书家不以借观为嫌，故虽贫无书，而于经传史策借资博览，皆由珍护贷书所致。执事与人，必本忠敬，而不敢自负宏博，稍涉轻率。晚尤好道，而不失于正，服金丹、导引，能却寒暑，年逾八十，时届隆冬不衣棉裘，子虽有奉，在笥而已。常语人曰：金丹之道，乃心田内丹，非方士所炼铅汞之法，惟寡欲培元、咽津运气，内注丹田，乃得为之，若误信方士邪术，妄求延年，失之远矣。自号曰觉各阁。著有《金丹撮要》《延年要诀》。尝辑《马氏绳武集》八卷。又著有《求福指南》《多福集》《淑女幼学编》

《闺门戒法敬戒合编》《戒溺集说》《保赤三要》《达生遂生福幼合编》《救饥举略》诸书。皆述前人成说，参以赞词，使人知感，非敢云作也。板藏佛山十七间光华堂、大地街连元阁、绒线街天禄阁、省城天平街五云楼，今皆闭歇，书板散佚。其印刷成帙者，又经乙卯水灾，半遭湮没，殊为可惜。享寿八十有九，无病而终。学者称闲庵先生。

《妇科要诀》　　清　龙文

宣统三年《英德县续志》卷十《列传人物·龙跃渊传》：龙跃渊，字海屋，溪头人。岁贡生。子龙文，字化成，亦邑诸生。尝设立《乡族条约》，严禁烟、赌，以维风俗。父卧病几十年，调侍无倦容，便溺自涤。父殁，母患噎，又侍奉六年，亲侍汤药，因明医术。诊不受谢，全活多人。著有《妇科要诀》。同治间，与从弟章倡筑黄竹溪鹨子桥，行人德之。

《妇科微旨》　　清　萧绍瑞

见宣统二年《南海县志》卷十一《艺文略》。

《妇科便览》一卷　　清　汤宸槐

见民国十二年《香山县志续编》卷十五《艺文·子部》。

（以上妇科）

《幼幼新书》四十卷　　宋　刘昉

一九四九年《民国潮州志》之《艺文志》二：有日本·枫山秘府藏明人墨书本及香港黄氏藏明万历重刻本。《书录解题》作五十卷。

是书，今流传者为明万历陈履端删刻本。藏香港医生黄省三许宋时楼琦原刊本，清黄尧圃《求古居宋本书目》载之，凡七卷，又内抄一卷，共七册。日本·枫山秘府所藏，则为明人墨书本，《文渊阁书目》《菉竹堂书目》皆著录，均称十三册。《绛云楼书目》《国史经籍志》作五十卷。石才孺《后序》称：揭阳刘公帅荆湘，曾命编集古今医书中小儿方剂之说为一书，曰《幼幼新书》，成三十八卷而疾不起，遭使楼公命亟迄其事，因合后二卷为一，复纂历代所述《求子方论》为一卷冠其编首，阅月而书成。则是书固四十卷也，今从《宋史艺文志》著录。

李庚序略云：湖南帅潮阳刘公，镇抚之暇，尤善方书，每患小儿疾苦，不惟世无良医，且无全书，孩抱中物，不幸而殒于庸人之手者，其可胜计。因取古圣贤方论，与夫近世闻人家传，下至医工技工之禁方、闾巷小夫已试之秘诀，无不曲意寻访，兼收并录。命干办公事王历义道主其事、乡贡进士王湜子是编其书。虽其间取方或失之详、立论或失之俗，要之皆因仍故文，不敢辄加窜定，越一年而书始成。惜乎公未及见而疾不起，公临终顾谓庚曰：《幼幼新书》未有《序引》，向来欲自为之，今不遑及矣，子其为我成之。绍兴二十九年既望，门人左迪功郎潭州湘潭县尉主管学事巡捉私茶盐矾李庚谨序。

楼璹跋云：庚午仲秋，潭帅刘方明以疾不起，仆摄帅事，问诸府人，公治潭久，凡所兴立，不为苟且计，得无有肇端既宏，偶未就者，于是以《幼幼新书》来告。索而观之，则古今医家之书，若方与论为婴孺设者，无不毕取，包并总统，类聚而条分之，如适通寰，百货俱在，如开藏室，群玉灿然，随所宜用，必厌其求。噫，昔好事人，得一名方，楗藏谨守，虽父子誓以不传，方明于此，顾能穷采博取，萃为成书，镂板流通，与世共宝，则其用心亦仁矣哉。因命促工以成其美，又集故传宜子诸方，列系于左，为第一通云。十一月六日，左朝散大夫荆湖南路转运判官潭州军州事楼璹谨跋。

陈履端重刻本序略云：宋本《幼幼新书》，心保赤子，具本、具末、具变，悉中肯綮；得吕牙、孙武制胜合变之玄机，诚医家韬钤之选也。板经兵火，亡失已久，即本世惟存二：一留中秘，远不可得；一属钱氏，闵不可求。端世幼科，传自白下。先子枳田痛婴儿多抱期颐而夭襁褓，宏修前学，靳靳若不逮，购得一二。端髫时，捧读心慕，更求无获，而钱氏旧本转归云间顾研山氏。端因黄清浦河水为介绍，怀资偕某恳得之，与某各藏其半。顾本合南、北宋板，复缺三卷有奇。端神祈广询，一恒徐永锡氏有质本，抄得其全。玉庵杨大润庆，欲抄而索之，某竟秘以烈焰辞。阅岁，徐本归古歙程大纲氏；复往抄之，始获睹全帙。深慰天幸，且笔且读，领其要略。曾见世医伤寒家，无分七热风食，辄以伤寒治。问之，曰不尔何以身热如炙也。疳积家，无分五疳虫食积聚，辄以疳积治。问之，曰不尔何以面黄腹胀羸也。惊悸家，无分痘疹痫痉风痰蛔厥，悉以惊风治。问之，曰不尔何涎潮搐搦戴目也。昧日用、偏仁智，治多天阏，目击其弊，知不可户晓也，鄙心恻然，欲以书传布而广济之，载易寒暑，删繁理乱，裁初本十之三，稿凡四易，卷四十，总五百四十七门，便稽阅也。倾资采梓、数字计值，手录授工，首事两月，食木者六之一。同志如某者，杂以力助，完卷可冀，庶乎家世者不袭故名而妄投、崛起者不敢无章程而杜撰、师门授受不至秘而不传。万历十四年，太岁丙戌端阳日，古吴陈履端谨序。

陆心源《皕宋楼藏书志》云：楼璹，《书录解题》误作徐鹗。刘昉，字方明，广东潮阳人。绍兴中知潭州，兼荆湖南路安抚使。《四库·医家类》未收。此明万历重刊，凡分四十门：曰求端撰本、曰方书叙例、曰病源形色、曰形初保育、曰初生有病、曰禀受诸病、曰蒸忤魃啼、曰惊潮狂因、曰惊风急慢、曰惊痫噤病、曰痢论候法、曰胎风中风、曰伤寒变动、曰咳嗽诸病、曰寒热疟瘴、曰斑疹麻豆、曰诸热痰涎、曰热蒸汗胆、曰寒痛逆羸、曰癥癖积聚、曰五疳辨治、曰无辜疳剧、曰诸疳异症、曰诸疳余症、曰吐哕霍乱、曰泄泻羸肿、曰滞痢赤白、曰诸血淋痔、曰三虫、曰颓疝、曰水饮鬼疰、曰眼目耳鼻、曰口唇喉齿、曰一切丹毒、曰痈疽瘰疬、曰疮瘘疥癣、曰头疮冻痹、曰鲠刺虫毒、曰论药叙方。每门又各分子目《原序》云四十卷，《解题》作五十卷者，误也。

温廷敬曰：楼璹，见楼钥《耕织图后序》，曾为於潜令，进《耕织图》。楼钥之伯父。

《麻疹全书》三卷　　清　林介烈

一九四九年《民国潮州志》之《艺文志》二：林介烈，名俊亮，乾隆时人。是书为其裔孙坤将传抄本改编者，分上中下三卷。上卷论麻疹初起及用药治法；中卷论已出用药治法；下卷论收靥用药治法及麻疹时期内之杂症用药。一以歌诀出之，间有为坤增附者。首有林坤序二篇。有民国二十五年印本。介烈，揭阳人。

《痘疹杂抄》　　清　黄廷矩

咸丰三年《顺德县志》卷二十七《列传》七：黄廷矩，字至斋。廷矩性笃厚，出于侧室，善事嫡母。以乡里儿多殇于痘，慨思以是术济人。适楚南欧世珍者，挟技游粤，有神术，屡著奇效。廷矩师事之，罄其所学，神明变化，曲尽其妙。于是延者无虚日，数百里内缙绅家，咸具币聘，名噪岭峤。廷矩故善饮，虽多不乱，往往酒后秉烛审视，精神转旺、眼亦愈明，起死回生，奇异百出。五十年后，世珍死已久，学亦中绝，招其子洪澜至，悉以所得于其父者教之，自是洪澜亦世其业，垂老而卒。番禺吕坚，故与黄丹书善，称四子者。尝赠诗有十年平乐酒，八十太公年句，纪实也。著有《痘疹杂抄》。潘成善。亦大良人，与廷矩同师，精其业，活人无算，贫者不受谢，且施药焉。同时，喜涌陈盛南。亦以痘医鸣于时。

《小儿科摄要》一卷　　　清　梁尧龄

光绪二十三年《德庆州志》卷十一《人物志·方技》：梁尧龄，字祝廷，乐善坊人。监生。通《颅囟经》，自合治惊风丸散，活孩婴无算。凡诊视无论贫富，悉却其金。著有《小儿科摄要》一卷。

《种痘奇书》一卷　　　清　郑崇谦

道光十五年《南海县志》卷二十五《艺文略》一：案牛痘之方，嘉庆十年自外洋至。崇谦时为洋行商人。刊此书募人习之，同时习者数人，今则人精其业矣。崇谦殁后，后嗣式微，遂有窃其书而增益之以问世者，不复举崇谦名氏也，良可慨夫。

《幼幼集成评》一卷　　　清　邹锡恩

见同治十一年《南海县志》卷十《艺文略·子部》。

《蛋家小儿五疳良方记》一卷　　　清　邹锡恩

见同治十一年《南海县志》卷十《艺文略·子部》。

《保赤三要》　　　清　马信道

见民国十二年《宣统佛山忠义乡志》卷十四《人物》四《本传》。

《引痘略》　　清　邱熺

见同治十一年《南海县志》卷十《艺文略·子部》。

光绪五年《广州府志》卷九十二《艺文略》三:《引痘略》一卷。

同上《广州府志》卷一百六十三《杂录》四:乾隆间,蕃商哆啉哎,携牛痘种至粤。其法用极小刀向小儿左右臂微剔之,以他小儿痘浆点入两臂,不过两三点,越七、八日,痘疮即向点处发出,比时行之痘大两倍,而儿并无所苦,自尔不复出,即间有出者,断不至毙,诚善法也。洋商郑崇谦司马刊《种痘奇书》一卷,以广其传。其原痘浆,殆出之牛,故称牛痘云。顾粤人未深信,其种渐失。嘉庆辛未,蕃商刺佛,复由小吕宋携小夷数十,沿途种之,比至粤,即以其小儿痘浆传种中国人。洋商潘有度、卢观恒两都转、伍秉鉴方伯,共捐银三千两,发商生息,以垂永久。募习者,得番禺梁辉,香山张尧,南海邱熺、谭国四人。其后,梁返黄埔,张归翠微,邱、谭两人遂擅其技。初设局洋行会馆,后迁丛桂里三界庙西偏。至道光壬寅,经费为当事者亏折,伍方伯崇耀遂独力支拄者十年。至同治壬戌,制府劳文毅公崇光,札谕惠济义仓,岁拨银约百五十两,仍俾当事者后人分董之,以永其传。盖盛夏隆冬,人尽爱怜儿女,屏迹不来。必多择婆入子之壮且少者,反畀以金,递种以留其浆。又虞其传染疯疾,当事者或未之知,必雇疯院人届期验看,不然贻祸转有难言者,故经费均不可缺。阮文达公尝有诗云:阿芙蓉毒深中国,禁之仍恐禁未全。若得此丹(自注:即痘种。见《藏经》)传各省,稍将儿寿补人年。今粤人共知洋痘之善,惟岭外人尚有未深信者,若遍传远近,亦视乎好善者之愿力何如耳。

少司马温公汝适尝曰:《本草纲目》有《种痘方》用:白牛虱。以此虱扑缘牛身,食饱自坠,用之能稀痘。盖取其中有牛血也,牛虱尚能稀痘,则牛痘必稀,用其苗以种,百无一失,理有固然。是中国人已发其端,而外洋人遂触类引申耳。

同治十年《番禺县志》卷四十七《列传》十六:梁国炽,字辉,上黄埔人。少孤,事母维谨,饮食疾病必躬亲之。以监生屡试棘闱不售,去而服贾。好善,喜济人。痘证盛行,多死者,国炽悯之,求良法不可得,闻西人有种牛痘法,取牛所患痘浆,刺入臂令痘出,数日即痂,无所苦。国炽乃以重金购其法习之，痘浆必由西洋传递而至，费不赀，国炽无所吝，岁以其法治之，不受分文谢。至今人人知种痘，中国得免痘患，自国炽倡之也。国炽性俭朴，缊袍布被恒数十年，而裕祖尝、济乡族、助婚葬、赈凶荒，为之不倦。年五十七卒。

《麻痘验方》二册　　清　张缵烈

民国三十二年《丰顺县志》卷二十二《列传》四《方技》：张缵烈，字庆光，建桥人。幼承家学，以医济世，尤精麻痘科。遇贫求医，不受谢金，且出资为购药，人多德之。寿逾七旬，著《麻痘验方》二册传世。孙凌魁，亦能继其业。迄今乡人有出麻痘者，将原方调治，无不药到回春。

《痘科指迷》一卷　　清　袁永纶

见光绪五年《广州府志》卷九十二《艺文略》三。

《痘疹玉髓金镜录》　　清　翁仲仁

民国十二年《宣统佛山忠义乡志》卷十五《艺文》一《子部·医家》：《痘疹玉髓金镜录》，信丹翁仲仁著，梁世澄校刊并序。

序曰：人秉阴阳之气以生，凝而为神、发而为色，凡有诸内者必形诸外，一定之理也。故善医者莫先于望、闻，而问、切次之。小儿号为哑科，问、切俱无所用，所恃者望、闻而已。矧痘为先天毒、疹为后天毒，其寒热、虚实、斑点、黡陷，不准一望而知，独惜世乏专门，遂令问津无自。丁卯秋，予应京兆试，从厂肆中得翁仲仁先生所著《痘疹玉髓金镜录》。取而读之，见其方简而备、纯而精，法密而不失之迂、论奇而不诡于正，剖晰奥妙，迥迈前人。及阅叶天士医案，所用治痘疹诸方，多以此书为本，是知后先合辙，名医巨识，虽卢扁复生不易也。间尝博考医籍，痘疹一科，专书实鲜，即宋秘书钱乙《颅囟经》略载数条，亦未免语焉不详。今得是书，诚福幼之宝筏、度世之金针。顾粤中向无刊本，亟付剞劂，以广厥传。至其辨证之微，则在读者潜心玩味，幸勿以菖阳引年而欲进狶苓也，是尤予所厚望也夫。同治十又二年岁次癸酉长至日，南海梁世澄序于汾江孟晋斋。

《初生十则》一卷　　清　钱颖根

见民国十年《东莞县志》卷八十六《艺文略》四。

同上《东莞县志》卷七十四《人物略》二十一：钱颖根，万字租人。少颖悟，读书观大意。精于医。同时以医名者，钱谷人、罗猗兰。颖根后出，名居其上，就医者错踵于门，儿科尤妙。所著《婴儿初生十则》，为世所宝，时比之钱乙。钱谷人，名抡英。板桥人。诸生。光绪庚寅年八十，钦赐副贡生。性慈善，贫病者施医不受谢。猗兰。城西门人。垂老犹诵医书不辍，或问之，曰：病情万变，非精熟不能起沉疴也。亦年八十余卒。

《保赤良篇》　　清　张应奎

见民国十年《东莞县志》卷八十六《艺文略》四。

同上《东莞县志》卷七十四《人物略》二十一：张应奎，字静徽，号鱼门，诸生。工医，尤长于儿科。番禺沙湾市桥等乡镇以神仙目之。光绪乙未、丙申间疫起，出秘方制药施赠，活者甚众。著有《自适轩医案》《保赤良篇》。

《治痘歌诀》　　清　关履端

见民国十八年《顺德县志》卷十四《艺文略》。

《儿科秘要》四卷　　清　何叔夷

见民国三十二年《大埔县志》卷三十五《艺文志·书目》。

《幼科便览》一卷　　清　汤宸槐

见民国十二年《香山县志续编》卷十五《艺文·子部》。

（以上儿科）

《眼科摘要》　　清　梁身洞

见光绪七年《惠州府志》卷二十七《艺文·著述》。

嘉庆二十四年《和平县志》卷六《人物》：梁身洞，字友仙。三岁失怙，节母黄氏矢志抚孤，课读尤严。洞凛遵母训，笃志力学，屡试优等，食饩。生平精医道，手著《省心录》《眼科摘要》。

《眼科纂要》　　清　黄岩

见光绪二十四年《嘉应州志》卷二十九《艺文》。

《眼科约编》　　清　颜尔梧

见光绪七年《惠州府志》卷二十七《艺文·著述》。

同上《惠州府志》卷三十九《人物·方技》：颜尔梧，字凤甫，连平人。素善岐黄术，而眼科尤精，名重于时。著有《眼科约编》。

《眼科全集》　　清　黄惠然

一九四九年《民国潮州志》之《艺文志》二：黄惠然，号乔岳，光绪间诸生。是书首为眼科诸论，次眼科七十二症及各症诸图与观证用药治法。有排印本。惠然，澄海人。

（以上眼科）

《喉科施治图》一卷　　清　阮玕

见光绪十六年《高州府志》卷五十二《纪述》五《艺文·子部》。

《喉症指南》　　清　周兆璋

见民国十八年《顺德县志》卷二十《列传》。

《喉科大全订正》二卷　　清　潘大纪

见宣统二年《南海县志》卷十一《艺文略·续编》。

同上《南海县志》卷二十一《列传》：潘大纪，字饬之，河清堡人。少读书，矜厉名节，好施与，喜宾客，以是耗其家资，遂作窭。值岁饥食粥，亲友来哺者尚盈室。友没以妻子相托，虽窭犹践诺。善鼓琴，时奏一曲以自陶写，处逆境如故也。擅青乌术，而不轻为人择地，为择者必得吉壤。著有《松筠堂琴谱》四卷、《葬经衍释》二卷、《白云名墓述略》二卷。

子良弼,号达卿。工诗赋,亦能琴,喜堪舆,尤精医。多隐德,施茶、施药数十年不辍。著有《静观室诗存》一卷、《喉科大全订正》二卷、《南北喉症辨异》一卷。

按:《喉科大全订正》《南北喉症辨异》两书撰人,据《列传》为大纪子良弼撰著,与《艺文略》不同。

《南北喉症辨异》一卷　　清　潘大纪

见宣统二年《南海县志》卷十一《艺文略·续编》。

《白喉忌表抉微》一卷　　清　冯心兰订　梁元辅审定　梁锡类编校

民国十二年《宣统佛山忠义乡志》卷十五《艺文》一《子部·医家》:

梁元辅序曰:白缠喉证,即瘟病之一,至危至速,且易传染,盛于北省,近传南方,业医者向未考究,猝遇此证,束手无策,余窃悯焉。上年于桂林得冯心兰学使所订《白喉忌表抉微》一书,论注精详,源流洞彻,大旨要以养阴忌表四字为主,诚治喉之秘钥,医家之津梁也。余什袭珍藏,因忆从侄黄初素习青囊,邮寄归里,使之删繁撮要,速付剞劂以广其传,庶临证者不至误入歧途云尔。

梁锡类序曰:白喉一证,古书未经人道,近三十年始有之,盖时行之瘟病也。害人最速,传染尤烈,苟未悉其源,辄投以喉科常药,鲜有不败事者。余正思主治之法,适月谭叔父于梧州官廨邮来《白喉忌表抉微》一书授余曰:是书活人无算,北方奉为至宝,亟宜刊刷,用广其传。第原书治法附诸叙论,猝病之家,急难查检,汝从事岐黄,当明是意,盍节其繁而录其要,是亦救人之一道也。余细阅全书,喜其深得证治之源,遂竭两昼夜心目之力,删编次序以呈,叔父览之曰可。爰付梓人,书成遂为之记。时光绪二十五年花朝日也。

同上《宣统佛山忠义乡志》卷十四《人物》六:梁元辅,字月潭,籍南海。少能文，咸丰八年应京兆试，留京就职主事、签分刑部安徽兼山东司行走，管理督催所事务。旋改同知官广西，由军需局保案加运同衔。其在籍也，清葬佛山义庄无主古柩、创设顺德甘竹滩救生船只、赠医天花、刊送白喉瘟验方，慈善事知无不行，行无不力。年六十有六卒于家。著有《学治纂要》六卷、《字学定讹》八卷、《石室絮闻》四卷、《榕城纪事》二卷。

（以上喉科）

第七类　医史　医话　医案

《医史》　　明　邱敦

正德六年《琼台志》卷三十七《儒林》：邱敦，字一成，别字必学斋，邱深庵冢子。博极群书，性韬晦，对人未尝文言，虽深庵父子间，未能尽知。有志著述，多未成书，惟《发冢论》《医史》脱稿。以深庵贵荫补太学生。年三十一而卒。

道光二十一年《琼州府志》卷四十三《杂志》二：敦，酷嗜《素问》，著《医史》。其《运气表》曰：运有五，金木水火土是也，气有六，燥暑风湿寒燠是也。其《三因说》曰：病有三因，因于天、因于地、因于人，岂但内因、外因、不内外因而已。言皆有补于世。

同上《琼州府志》卷三十三《人物·名贤》上：邱敦，琼山人，浚长子。性简默，塾师疑其痴。浚遭丧，留敦在家，敦乃尽读所储书，非有事，足迹不涉公府。对人如木偶，不出一语。会高、雷间有故河遗迹，有司开通以便往琼舟楫。敦家书并及，谓疏治失宜，恐先贻害。元人治河，因之召乱，往事可鉴。浚得书，始知其不凡也。屡书促还京邸，以荫录为太学生，挟《春秋》艺试京闱，下第，遂屏弃举业，研究经史百家，绝无进取之意。其学以积思自悟为主，终日凝然无言，继以通夕不寐，有所得发而为文，多不起草，落笔如飞。时见李广辈将复成化故事，作《发冢论》以攻宦者，盖取庄子诗礼发冢之义，设为甲乙辨诘之词。已而思母婴疾，宏治三年卒于京邸。年三十一。时蒋冕哭之痛，为序其书以行世。

《岐轩管豹》三卷　　清　朱松龄

光绪六年《清远县志》卷十《列传·人物》：朱松龄，号苍山，城内人。年弱冠补弟子员，旋食廪饩。乾隆乙卯举优贡，选授阳江学训导。韩中丞按蔚，延主凤城书院讲席，历八年。县令张筠重修邑《志》，延请总纂，悉心采访，一载书成。及任阳江学，专心课士，创建学宫。诸生请于有司，延掌濂溪书院。道光七年卒于官。灵柩归，送者百数十人。生平博览群书，著有《四书口义》十三卷、《香芸斋各体诗文》五卷、《清远县志稿》六卷，未刊。又通医学，著《岐轩管豹》三卷。

按：民国二十四年《清远县志》卷上《人物·先达》之《本传》：松龄，朱沣子。沣著有《尊生辑要》四卷，医家言也。

（以上医史）

《思理堂医说》二卷 　　清　陶邵安

民国二十年《番禺县续志》卷三十二《艺文·补遗》：陶邵安，字勉斋，邵学从兄（光绪十五年举人）。邃于医术，为人疗治，无问贫富，精慎多效而不索酬。其殁也，闾里痛惜之。

《确夫医学笔记》一卷 　　清　章果

民国二十年《番禺县续志》卷三十二《艺文·补遗》：章果，字确夫，号珠垣，附贡生。精医，晚岁隐于香港。是编摘取《灵》《素》《伤寒论》诸书疑义，旁参互证，间下己见。刻成一卷，未刻者尚多。

（以上医话）

《绀山医案》 　　清　何梦瑶

见道光二年《广东通志》卷一百九十四《艺文略》六之《医碥》条。

《林氏医案》 　　清　林天植

见同治十年《番禺县志》卷二十六《艺文》二及光绪五年《广州府志》卷九十二《艺文略》之三。

《丽江医案》二卷 　　清　黄丽江

民国二十四年《清远县志》卷十八《艺文》:《中医年刊》李荫侯著论云：丽江，道、咸时，邑中名医。其《医案》所论极为精明，陈修园诸书，每被其纠正云。

《叶氏医案括要》八卷　　清　潘名熊

民国二十年《番禺县续志》卷三十《艺文·子部》：邑人李光廷序云，吴县叶天士先生以医名海内，应世既亟，未遑著书。先生殁，门人辑其医案，分门别类，附以论断，刻为《指南》。其元孙万青，又辑书中所遗之案，不分门类，刻曰《存真》。今家有其书，衣被广矣。夫医之道微矣，学不至，足以误人，学至矣，而辨证不审、立方不精，亦足以误人。盖自《内经》开辟鸿濛，《难经》复发挥其旨要，虽遗文残缺，而微言奥旨，皆定为经，张长沙崛起汉季，《金匮》二百三十六方、《伤寒》一百一十三方，始抉经之心，立为成法，此后诸贤，递相祖述，至金元，四家辈出，波倒澜翻，法大备矣。先生生千百年后，咀研经旨，因脉以辨证、因证以立方，法胥本长沙而出入金元诸子，其高识悬解、独开面目，则尤在春温、肝风二门。夫阳易复也，而阴难复，经易通也，而络难通，善参岁气者，治于有形，亦治于无形；善调脏真者，治其正经，尤治其奇经；世徒知大寒大热，攻补互施；至消息不通，遂束手而坐困。先生本源既裕，变化从心，其洞幽凿空，十发九中者，机先得耳。顾其义既奥，方亦丛杂，骤读者，辄不得要领，即有一知半解，或方不全记，临证茫然。故其书虽行，而学不至、证不审、方不精者，仍纷然于世，无怪乎医日多而医愈晦也。吾友潘君兰坪，邃于叶氏之学，其于医案，盖尝句析字疏。而等其轻重，又虑学者之难晓也，别择于诸门中，删繁举要，仿李瀚《蒙求》之体，演为四言歌诀，义撮其大，而方括其全；其试而尝效者，间以己案附焉。散者厘之以整、繁者驭之以简，譬之满屋散钱，尚无收拾，一经贯串，遂举手而可掣。是书一出，使中材以下，皆能记诵，用以辨证立方，俨有规矩可守，而不至误人。是故前哲之功臣、后贤之先路矣。君与予总角交，以为能与于此也，书成，使为之序。余于医未窥其门，敢序君书哉。顾尝读喻嘉言《尚论篇》，嘉其尽扫前人，独抒卓见，及观林氏合刻，乃知全取明季方有执《条辨》之作，攘为己书；林氏件举毛求，抨击不无过甚，亦喻氏掠美有以取之也。今君括叶氏之书，仍还叶氏之目，所附各案，亦只证明其是，非扬己以

广东省

1903

炫才，其书不知于喻氏何如，其品则过之远矣，余故乐表而出之，以告后之著书者。

《自适轩医案》　　清　张应奎

见民国十年《东莞县志》卷八十六《艺文略》四。

《医案》　　清　饶宗韶

见民国三十二年《大埔县志》卷二十六《人物志》九《文苑本传》。

《医案》一卷　　清　朱珩

见民国十三年《花县志》卷十《艺文志·书目》。

《活人医案》一卷　　清　罗佐廷

见民国十八年《顺德县志》卷十四《艺文略》。

《文波医案》　　清　陈彪

民国十八年《顺德县志》卷十四《艺文略》：彪，字文波，龙山人。

《治验书》　　清　黄殿中

民国十二年《宣统佛山忠义乡志》卷十四《人物》八：黄殿中，字慎堂，原籍三水。父积昌，有善行，精医，设肆佛山，每暑天煎药茗，饮路人。及殿中，业益精，所制丸药，收效虽速，而皆合乎卫生，存活甚众。乃设分肆于省、港、津、沪，中外皆知有黄慎堂名。性任侠，尝学技击于潘某，潘死，为之丧葬、赡其妻子，岁以为常。崇儒重道，恒以重币聘请名宿教子。著有《医案》及《治验书》数卷藏于家。卒年七十七。

《医案》　　清　黄殿中

见民国十二年《宣统佛山忠义乡志》卷十四《人物》八。

《昼星楼医案》　　清　丁乃潜

民国三十二年《丰顺县志》卷二十一《列传》三《文学》：丁乃潜，原名惠馨，字旭卿，晚更今名，号讷庵，署所居室曰匏存。日昌仲子。生于汤坑，随父侨居揭阳城，不隶揭籍。性狷悫无他嗜，不与时征逐。雨生中丞自抚闽乞归，延名师课诸子，督责严而厉，诸子惴惴。或跅弛不受羁系，或攻经世考古之学，觊以事功著述显。乃潜独研习制艺试律，光绪癸巳恩科，以廪生中副榜。嗒然意阻，谓操此术以求售于庸庸耳目，得丧焉足论者，遂弃去，且焚其稿。乃敝精刿志于岐黄、《灵枢》之学，暇则或吟讽自娱。内室孙西台通医术，往往兰室篝灯，鸡再鸣，犹相与讨论脉理方药不稍辍。著有《昼星楼医案》问世。专治诗及医，穷年不厌。间及堪舆、星卜，涉猎弥广，虽未尽竟其绪，而于诗盖有独至者。其论诗，不主祧唐宗宋，晚年致力宛陵、后山、荆公，初主深峭，后归平淡，曾刚父极称之。乃潜性情和霭，口吃吃若不能出，而与人极可亲。尤笃于亲亲，乐施与，贫无可殓者赠之棺，病者赠医药，冬寒施布衣，岁费千百金以为常。顾自奉俭朴，虽席丰厚，辄衣大布，食不重肉。起居以时，至老不懈。工书法，初学大苏兼董、赵，老年忝以石庵、松禅，能自变化，自成其体。卒于民国十七年戊辰三月二十三日。年六十有五。

（以上医案）

第八类　养　生

《南中四时摄生论》一卷　　唐　郑景岫

道光二年《广东通志》卷一百九十四《艺文略》六：见《唐志》。《宋志》南中作广南。《崇文总目》摄生作摄养。谨案：《通志略》有《广南摄生方》一卷，不著撰人，疑即景岫之书，不别著录。

《玉华子》四卷　　明　盛端明

民国三十二年《大埔县志》卷三十五《艺文志·书目》：端明，自号玉华山人。薛雍《金山读书记》云：余潮倚郭有金山焉，下为玉华书院，有别墅曰玉华堂。又云：披云玉华翁结亭于此，故名。知玉华为端明退居之所，因以自号，而即以名书者也。其书盖盛言神仙、引导之术。

《养生举要》　　明　钟芳

见乾隆二十年《崖州志》卷七《人物志》。

道光二十一年《琼州府志》卷四十三《杂志》二及宣统三年《琼山县志》卷十九《艺文》并作五卷。

道光二十一年《琼州府志》卷三十四《人物》二《名贤》下：钟芳，字仲实，先崖州人，改籍琼山。少育外亲，因黄姓，后奏复焉。自幼颖异，十岁入州学，宏治辛酉领乡荐第二，正德戊辰登进士二甲第二，选翰林庶吉士，授编修。以忤时，左迁宁国府推官。升太常寺卿，寻摄国学，讲论经义，升南京兵部左侍郎，改户部右侍郎。甲午七月南京太庙灾，自陈修省以回天变，且乞休。上重违其请，准致仕。家居十余年，未尝一至城布，惟以书史自娱。其为文雄浑精深，气随理昌，论学以程朱为宗。尝言性根诸心，非学弗培，故道问学即所以尊德性，非有二也。

又谓存养兼动静，非端默静坐之谓。知、行本自合之，知以利行，行以践知，理无内外，心亦无内外也。甲辰卒于家，年六十九。讣闻，赠右都御史，赐祭葬。芳性简重、寡嗜欲。其为学，博极而精，虽律历、医卜之书，靡不通贯；然皆取衷于孔、孟正论，为岭海巨儒。所著有《学易疑义》《春秋集要》《皇极经世图》《续古今纪要》《崖志略》《大学广义》《养生举要》及《诗文》二十卷行世。

光绪三十四年补订《崖州志》卷十八《人物》一《名贤》：钟芳，号筠溪，高山所人。

《摄生要义》　明　梁绍震

见乾隆三十九年《番禺县志》卷十九《艺文·书目》。

乾隆二十四年《广州府志》卷三十五《循吏》二：梁绍震，字原东。隆庆丁卯领乡荐，辛未乙榜，署淮安教谕。当事闻震名，丙子山西聘同考，山右所拔多名士，升国学博士。萧良友、良誉皆出其门。及迁牧河池，佐郡平乐，皆有政声。归田作《正学论》以示子孙，乡人咸称泰台夫子。有《绪昌堂稿》。

《养生杂录》　明　黎民表

见康熙三十六年《广东通志》卷十六《人物》上及康熙庚寅《从化县志》之《人物志·黎氏人物合传》。

乾隆二十四年《广州府志》卷三十九《文苑·本传》及嘉庆十一年《羊城古抄》卷六《人物》并作《养生集录》。

光绪五年《广州府志》卷一百二十五《列传》十四：黎民表，字惟敬，自号瑶石山人。幼颖异，十三为邑庠生，举嘉靖十三年甲午乡试。久不第，授翰林孔目，迁吏部司务。执政知其能文，用为制敕房中书，供事内阁。乙丑升南京兵部职方员外郎。丁母忧，起补户部浙江司员外，掌秘阁、侍经筵，予修《世宗实录》成，晋郎中。修《玉牒》，又修《穆宗实录》，加官至河南布政司参议。万历己卯，乞致仕。疏三上，允归。民表赋性坦夷，内无城府，好读书，博综古典，下及百家禅史，过目成诵。至其豪迈之气、宏放之才，则独立一时、雄视千古。少师事黄佐，独见雅重，诸所论撰，必与商榷。海内名流，多所结纳，如文征明父子、王世贞、世懋、皇甫汸兄弟、王稚登、周天球、黄姬水、宗臣、余日德、沈一贯、屠隆、吴国伦、李攀龙辈，尤所友善。生平工真、草、隶、篆，八分，图绘，咸诣逸品，尤精词赋。尝与修《广东通志》《从化志》《罗浮志》《清泉志》。所著《瑶石山人稿》《梅花社稿》《北游稿》《谕后语录》《养生杂录》若干卷，行于世。

《删正黄庭经》　　明　黄畿

光绪五年《香山县志》卷二十一《艺文·子部》黄佐：书后曰：神仙家书，奚止万卷，惟《黄庭经》其文高古，写自王羲之者，独得其宗，惟以伏气、固精，存神为主。道流浮谈养生，皆未尝及此，舍根蒂而谈枝叶，不亦惑哉。《崇文总目》云：《黄庭外景经》记天皇氏至帝喾受道得仙事，其书已亡。陶宏景撰《内景玉经》以为疏义，乃妄改此本为《外景》以补亡书。观其大纲，则上下前后之中，惟坚内守焉，岂外乎哉。先君子既加删正而会其要，句析之，精而守于一，则浮谈皆可废矣。老子不云乎，多言数穷，不如守中。

同上《香山县志》卷十三《列传》：黄畿，字宗大。七岁善属对、鼓琴，见者呼为奇童。十六岁补郡庠生，通《诗》《春秋》二经，撼茹百家，涤去陈语。督学金事张习称为古作，然不能取合有司。一夕同舍生攘鸡邀之，谢不往，即束书归，曰：是固尝业举擅场者，其行若此，吾何可侣哉。乃告改邑庠，即以养亲归。自是绝意进士举，隐居粤山之椒。乃研九流，通三才五行之蕴，撰《三五元书》。始犹杂于佛老，既而读邵子《皇极经世》，深造其奥；叹曰：自箕子以来，合术于道，其惟尧夫乎。遂弃宿习，稽元微，订律历，作《皇极管窥》十三篇。知言者取以附诸《皇极经世》之后，谓于康节之学符合。晚年潜心《大易》《中庸》，曰《中庸》《易》之疏义也；《太极通书》《定性》《西铭》，犹《中庸》也，乃述《易说》若干篇。盖粤人著书之精奥者，以畿为最。其论学则曰：前之三代，由夏历殷而文成于周；后之三代，由汉历唐而文成于宋，名理纯粹，周、宋其齐轨乎。是故，周至元矣，道同乎伏羲；程至大矣，见卓于颜子；朱至博矣，功亚乎仲尼。再辟混沦，不亦元乎；心普万物，不亦大乎；功在六籍，不亦博乎。又曰：孔门传心之要，一言而已，慎独是也，故为学必主于独。生平未尝袒露，星月下，梦寐中，有不善语，必吁天谢过。暗室抱寂，终日临妻孥无有惰色，其所善盖醇如也。正德癸酉秋，与子佐计偕如京师，至玉峡而病，笑曰：七七之期至矣，数也、命也，何寿夭问哉。抵议真而殁，年果四十有九。别号粤洲，学者称粤洲先生。嘉靖甲午，父老核其行实上之当道，揭名于孝友坊。丙申，家人以所著《三五元书》《皇极经世书传》《粤洲集》诸书送察院，御史周煦叹曰：真隐居求志之儒也；建逸士坊以旌之。

《延年要诀》　清　马信道

见民国十二年《宣统佛山忠义乡志》卷十四《人物》四《本传》。

《金丹撮要》　清　马信道

见民国十二年《宣统佛山忠义乡志》卷十四《人物》四《本传》。

按： 此书。非方士所炼铅汞之法。惟寡欲培元，咽津运气，内注丹田。故特与信道《延年要诀》并列之养生家言。

《新食经》　清　张竞生

一九四九年铅印《民国潮州志》之《艺文志·子部补遗》：有印本。饶平人。

第九类　杂　录

《宝脏畅微论》三卷　　　南汉　轩辕述

见光绪十九年《广东考古辑要》卷三十一《艺文·子部》。

道光二年《广东通志》卷一百九十四《艺文略》六:《文献通考》引晁氏曰:青霞君作《宝脏论》三卷,著变炼金石之诀。述既详其未善,因刊其谬误、增其阙漏,以成是书。时年九十,实乾亨二年也。

按: 光绪五年《广州府志》卷九十二《艺文略》三,列入医家类。

《诗骚本草通》十二卷　　　明　黄圣年

见道光十五年《南海县志》卷二十五《艺文略》一《杂家类》。

咸丰三年《顺德县志》卷十七《艺文略》一《艺术》:按番禺黎遂球《笔搜·序》云:余友黄子逢永者,其所著有《诗骚本草通》一书,鸟兽草木之名,号为多识。《说圃》一书,则又方闻之苑也,如将离之赠,何以相谑。黄子曰:此所谓子不我思,岂无他人也。其证解微妙,大都如此。顾黄子今以养疾困守王园长署中,其为书不为之传,又不知将来谁与传者,至于罗浮西园公,则已耄矣。乔子归而质之二子者,即以为序;余亦遂书一通以招余黄子。据此,则黎忠愍心折于此三书,故与西园并论,虽未为之序,而乔氏《笔蒐》特详著之;如此,是即三书之序矣。

同上《南海县志》卷二十四《列传》四《黄维贵传》:黄圣年,字逢永。善属文,登万历戊午贤书。当阳教谕。工书法,学务博洽,为文下笔立就。以是病归,卒年六十二。著有《薛芷斋诗集》《壬游草》《墙东草》《非有堂草》《说圃》《诗骚本草通》《坤舆志》《春秋测》《家乘》《金刚如义》《存蛩》各若干卷。

《太素脉理》一卷　　明　易第明

见光绪五年《广州府志》卷九十二《艺文略》三。

《惠阳行草》　　清　阮遂松

见光绪五年《广州府志》卷九十二《艺文略》三《医家类》。

《三元秘录》　　清　阮遂松

见光绪五年《广州府志》卷九十二《艺文略》三《医家类》。

《七发真言》　　清　阮遂松

见光绪五年《广州府志》卷九十二《艺术略》三《医家类》。

《玉枕记》　　清　阮遂松

见光绪五年《广州府志》卷九十二《艺文略》三《医家类》。

《荔谱参》　　清　叶广祚

见康熙四十九年补刻康熙二十六年《新兴县志》卷二十《艺文·书目》。

《身心宝鉴》　　清　杨凤来

一九四九年铅印《民国潮州志》之《艺文志》二《医家类》：据百侯《杨氏文萃》阙名《凤来公传》：凤来，字营若，号仪人。康熙捐贡。

同治十二年《大埔县志》卷十七《人物传·儒行》：杨凤来，字营若，号仪庭。赋性方洁，日与季弟之徐道义相勖，好施济不苟取。尝设帐饶邑，睹九峻岭崎岖，以所得修金捐修之，行人称便。凤来建约亭三椽，时集子弟讲约其中，正襟危坐，凛然不可犯。生平攻举子业，为文涉笔立就，屡困棘闱，卒以明经老。

《醒医条辨》一卷　　清　黄澄

光绪二十二年《四会县志》八编《艺文志·子部》：时人，黄澄撰。澄，隆伏铺人，邑庠生。

《医门十戒》一卷　　清　黄澄

见光绪二十二年《四会县志》八编《艺文志·子部》。

《劝戒易览编》下卷　　清　谭炳墉

民国二十四年《罗定志》卷八《艺文志·序目》：是编上卷多贤圣语录，并参论断；下卷多编《救急良方》。

同上《罗定志》卷七《列传》：谭炳墉，字词垣，塔溪乡贤里人。清光绪附生。性孝友，幼时邻人遗果饵，必怀归奉母。家贫，年十六以训蒙助家计，课暇则代母劳，料理诸事。其父历年出外授徒，及母卒，力请父家居就养，先意承志，侍奉惟谨。越十年，父亦卒。事长兄炳焕如事父。地方义举，恒勇为之，必底于成而后已。先是，云霄、千官、大全、大方各村人，由北岸渡河，须绕道乃得渡，渡夫重索渡资，道又远，樵采者苦之。炳墉倡设义济渡，募捐得银二千余圆；于是造渡船、建茶亭，行人称便。州中创建育婴堂、寿世堂及菁莪书院，皆竭力经营，不辞劳瘁。生平邃于宋儒《西铭》之学，言规行矩，虽盛暑不裸体，终日危坐，自得真乐。教人循循善诱，群从子弟多赖以成立。与人交，蔼蔼然，人亦爱之敬之。苍梧关太史冕钧尝谓：谭先生德容可尊，不愧为乡贤世家云。

《医书精要》　　清　何秉钧

民国三十二年《大埔县志》卷二十八《人物志·耆德》之《何寅初传》：何秉钧，号衡石。年十四失学就贾，能自振拔。事继母以孝闻，老而弥笃。为人谦恭，处事复强毅。岁时常周给乡中贫乏，尤好修桥路，合力募建梅子冈丹心亭、松山风雨亭。其自城西迄高寨，延袤三十里之路，捐筑倡修，几于澌尽西河，人类能道之。光绪戊子，邑举人丘晋亨集股设养蚕局，秉钧赞襄其事。埔气候宜蚕，可养八造，所得丝精良逾顺德。适连年多淫雨，桑脆薄，蚕半病死，得少费多，又请免出口税，不报。筹办两载，竟折阅停办。尝恨力不能继，十余年犹叹惜不置。雅敬礼文士，自以少读书为憾，恐再令子弟失学，乃继父志，加捐置田租三石，增益村塾经费。年六十余，犹好学不倦，生平缀辑前贤格言，医书精要，积抄成帙，高可盈尺云。

附录　参考书目

　　本附录所列参考书目，凡文中经引用者，前方例加米字符号

*《广东通志》三十卷　康熙三十六年刻本

*《广东通志》三百三十四卷　首一卷　道光二年刻本

　《广东图志》九十二卷　同治年间刻本

*《广东考古辑要》四十六卷　光绪十九年还读书屋刻本

　《元广东遗民录》二卷　补遗一卷　原题渔隐辑　刊本

　《两广便览》二卷　光绪三十四年刻本

　《广东舆地全图》二册　光绪二十三年广州石印本

　《广东新语》二十八卷　康熙间木天阁刻本

　《粤述》一卷　龙威秘书本

　《粤东笔记》十六卷　民国六年上海广益书局石印本（按：此即《南越
　　笔记》十六卷·同书异名）

　《粤中见闻》三十一卷　附纪一卷　乾隆四十二年范氏刻本，一泓轩
　　藏板

　《岭表录异》三卷　张允颐《榕园丛书》补刻本

　《北户录》三卷　民国十二年沔阳慎始基斋影印《湖北先正遗书》本

　《海槎余录》一卷《百川学海》本

　《岭南随笔》六卷　嘉庆间刻本

　《岭南随笔》三卷　道光间刻本

　《岭南杂记》一卷　清刻《说铃》本

　《岭海剩》四卷　道光四年番禺赵古农校刻本，梅梦草堂藏板

　《粤小记》四卷　《粤谐》一卷　一九六〇年中山图书馆油印道光十二
　　年本

　《岭南丛述》六十卷　道光十五年顺德赖氏修镌十年刻本

《南越游记》三卷　咸丰七年章门重刻本

《粤屑》八卷　道光十年刻本

《岭南杂事诗抄》八卷　光绪间刻本

*《广州府志》六十卷　首一卷　乾隆二十四年刻本

*《广州府志》一百六十三卷　光绪五年粤秀书院刻本

《广州城坊志》六卷　民国三十七年番禺叶氏影印广东丛书本

*《羊城古抄》八卷　首一卷　嘉庆十一年八赍堂刻本

《花县志》四卷　光绪重刻康熙二十六年本

*《花县志》十三卷　民国十三年铅印本

《增城县志》二十卷　首一卷嘉庆二十五年刻本　又、同治十年补刻同
　　上本

*《增城县志》三十一卷　首一卷　民国十年刻清宣统三年本

《苏黄门龙川略志》十卷　《别志》二卷　民国十年上海商务印书馆铅
　　印本

*《龙门县志》十六卷　首一卷　咸丰元年刻本

《龙门县志》二十卷　首一卷　民国二十五年广州汉元楼铅印本

*《番禺县志》二十卷　乾隆三十九年刻本

*《番禺县志》五十四卷　附录一卷　同治十年光霁堂刻本

*《番禺县续志》四十四卷　民国二十年刻本

《茂名县志》二十一卷　首一卷　嘉庆二十四年刻本

《茂名县志》八卷　首一卷　《补遗》一卷　光绪十四年刻本

*《佛山忠义乡志》十四卷　道光十年刻本

《佛山忠义乡志》十九卷　首二卷　民国十二年刻本

《南海县志》四十四卷　首、末二卷　道光十五年刻本　又同治八年重
　　刻同上本

*《南海县志》二十六卷　同治十一年刻本

*《南海县志》二十六卷　末一卷　宣统二年刻本

*《九江儒林乡志》二十一卷　光绪九年羊城聚升堂刊本

《韶州府志》十八卷　康熙二十六年刻本

*《韶州府志》四十卷　同治十三年刻本

《重修曲江县志》四卷　康熙二十六年刻本

广
东
省

1915

《曲江县志》十六卷　光绪元年刻本

*《乐昌县志》十二卷　首一卷　同治十年刻本

*《乐昌县志》二十三卷　首一卷　民国二十年铅印本

《仁化县志》五卷　一九六三年上海古籍书店影印天一阁藏明蓝丝栏抄
　　　嘉靖丁巳年重修本

《仁化县志》三卷　嘉庆二十四年刻本

《仁化县志》八卷　首一卷　光绪九年刻本

*《仁化县志》八卷　民国二十二年铅印本

*《南雄府志》十九卷　乾隆十八年刻本

《直隶南雄州志》三十四卷　首一卷　道光四年心简斋刻本

《始兴记》一卷　道光同治间粤雅堂校刻本

《始兴县志》二卷　油印明嘉靖十五年本

《始兴县志》残存十一卷　乾隆二十年刻本

《始兴县乡土志》一册　光绪三十三年铅印本

*《始兴县志》十六卷　首一卷　民国十五年南雄华园印务局石印本

《翁源县志》一卷　一九六三年上海古籍书店影印天一阁藏明乌丝栏抄
　　　嘉靖三十六年本

《翁源县新志》十二卷　〔附〕三卷　嘉庆二十五年刻本

《佛岗直隶军民厅志》四卷　首一卷　咸丰元年刻道光二十二年本

*《英德县续志》十七卷　首、末二卷　民国二十年铅印宣统三年本

*《清远县志》十六卷　首一卷　光绪六年广东翰元楼刻本

*《清远县志》二十一卷　民国二十四年铅印本

《阳山县志》十五卷　首一卷　道光三年刻本

《连山绥猺厅志》八卷　道光十七年刻本又光绪三年增刻同上本

《连州志》十二卷　首一卷　同治九年刻本

《连山县志》十六卷　首一卷　民国十七年铅印本

《连阳八排风土记》八卷　康熙四十七年连山书院精刻本

《乳源县志》十二卷　油印清康熙二年本

《惠志略》一册　一九六二年上海古籍书店影印明嘉靖三十五年本

《惠州府志》十六卷　一九六一年上海古籍书店影印明嘉靖丙辰本

《惠州府志》二十卷　首一卷　康熙二十七年刻本

*《惠州府志》四十五卷　首一卷　光绪七年刻本

《归善县志》十八卷　〔附〕四卷　乾隆五十三年增刻乾隆四十八年本

《博罗县志》十四卷　乾隆二十八年刻后印本

《连平州志》十卷　雍正八年刻本

*《和平县志》八卷　首一卷　民国二十三年油印清嘉庆二十四年本

《龙川县志》十六卷　末一卷　嘉庆二十三年刻本

《新安县志》十三卷　一九六二年中山图书馆油印清康熙二十七年戊
　　辰本

《新安县志》二十四卷　首一卷　嘉庆二十四年凤岗书院刻本

*《东莞县志》四十六卷　首一卷　嘉庆二年刻本

*《东莞县志》一百二卷　首一卷　民国十八年养和印务局铅印本

*《嘉应州志》三十二卷　首一卷　光绪二十四年刻本　又民国二十二年
　　心远庐补刻本

《嘉应乡土志》一册　宣统元年刻本

《平远县志》十卷　民国二十二年北京图书馆传抄清雍正九年本

《平远县志》五卷　首一卷　嘉庆二十五年刻本

《重修镇子县志》六卷　乾隆四十八年刻本

*《大埔县志》九卷　一九六三年中山图书馆油印明嘉靖三十六年本

《大埔县志》十八卷　首一卷　嘉庆九年精刻本

*《大埔县志》十八卷　首一卷　同治十二年刻本

*《大埔县志》三十九卷　首一卷　民国三十二年铅印本

《榕园琐录》十卷　《续录》四卷　民国三十三年梅县东山中学铅印本

《丰顺县志》八卷　首一卷　同治四年查侃校刊乾隆十一年本又光绪十
　　年修镌增刻同上本

*《丰顺县志》二十六卷　首一卷　民国三十二年铅印本

《长乐县志》八卷　康熙二十六年精刻本

*《长乐县志》十卷　首一卷　铅印道光二十五年本

《正德兴宁志》四卷　一九六二年中华书局影印祝枝山手写明《正德兴
　　宁志》稿本

《兴宁县志》十二卷　首一卷　咸丰六年陈氏慎修书屋增补嘉庆十六
　　年本

《澄海县志》二十九卷　首一卷　乾隆二十九年刻本

《澄海县志》二十六卷　首一卷　道光九年刻嘉庆二十年本

《澄海县乡土韵语》一册　民国三年铅印本

《潮州府志》十二卷　一九五七年中山图书馆油印清康熙二年刻本

《潮州府志》四十二卷　首一卷　光绪十九年珠兰书屋重刻乾隆二十六年本

*《潮州志》二十一册　一九四九至一九五〇年间印本

《潮乘备采录》二卷　同治间刻本

《海阳县志》十二卷　雍正十二年刻本

《海阳县志》四十六卷　光绪二十八年刊本

《海阳县乡土志》一册　传抄光绪三十四年本

《饶平县志》二十四卷　康熙二十六年刻后印本

《饶平县志》二十五卷　光绪九年增补康熙二十六年本

《南澳志》十二卷　乾隆四十八年本　又道光二十一年补刻同上本

《澳门纪略》二卷　乾隆十六年刻本

《澳门杂诗》一册　民国七年铅印本

《潮州县志》十五卷　附录一卷　一九六三年上海古籍书店影印天一阁藏明隆庆六年重修本

《潮阳县志》二十二卷　首一卷　光绪十年刻本

《惠来县志》十八卷　康熙二十六年刻本

《陆丰县志》十二卷　乾隆十年刻本

《海丰县志》十卷　末一卷　乾隆十五年刻本　又同治十二年补印同上本

《海丰县志续编》二卷　同治十二年刻本

《普宁县志》十卷　首一卷　乾隆十年刻本

《揭阳县志》八卷　首、附各一卷　乾隆四十四年刻本

《揭阳县续志》四卷　首一卷　光绪十六年刻本

《三水县志》十六卷　首一卷　民国十二年影印清嘉庆二十四年本

《顺德县志》十六卷　乾隆十五年刻本

*《顺德县志》三十二卷　咸丰三年刻本

*《顺德县志》二十四卷　《郭志刊误》二卷　民国十八年刻本

《五山志林》八卷　《岭南遗书》本

《香山县志》十卷　油印康熙十二年本

《香山县志》八卷　首及附录各一卷　道光七年刻本

*《香山县志》二十二卷　光绪五年刻本

*《香山县志续编》十六卷　首、末各一卷　民国十二年广州墨宝楼刻本

《新会县志》十八卷　传抄康熙二十九年本

*《新会县志》十四卷　首一卷　道光二十年刻本

《高明县志》十八卷　首一卷　康熙二十八年刻本

《高明县志》十八卷　首一卷　道光三年刻本

《高明县志》十六卷　首一卷　光绪二十年刻本

《鹤山县志》十二卷　末一卷　道光六年刻本

《开平县志》十卷　道光三年刻本

*《开平县志》四十五卷　首一卷　民国二十一年香港民声印书店铅印本

《赤溪杂志》二卷　光绪十七年刊《粟香室丛书》本

《赤溪县志》八卷　首一卷　民国九年至十五年间刻本

《新宁县志》十卷　道光十九年刻本

《新宁县志》二十六卷　光绪十九年刻本

《新宁乡土地理》一册　宣统元年刊本

《恩平县志》十一卷　康熙二十七年刻本

《恩平县志》十八卷　首、末各一卷　道光五年富文斋刻本

《恩平县志》二十五卷　首一卷　民国二十三年铅印本

《恩平县志补遗》二册　民国十八年铅印本

*《琼台志》四十四卷一九六四年上海古籍书店影印天一阁藏明正德六
　　年本

*《琼台府志》四十四卷　首一卷　道光二十一年刻本

《琼山县志》三十卷　首一卷　咸丰七年雁峰书院刻本

*《琼山县志》二十八卷　首一卷民国六年刻宣统三年本

《定安县志》十卷　首一卷　光绪四年刻本

《会同县志》十卷　光绪二十七年宋恒坊补刻嘉庆二十五年本

《乐会县志》四卷　首一卷　崇文斋传抄康熙二十六年本

《万州志》十卷　道光八年崇圣祠刻本

广
东
省

《澄迈县志》十二卷　首一卷　光绪三十四年刻本

《临高县志》二十四卷　光绪十八年临江书院刻本

《陵水县志》一册　一九五七年中山图书馆油印清康熙二十七年本

《陵水县志》十卷　〔附〕《补遗》乾隆五十八年刻本

＊《崖州志》十卷　乾隆二十年刻本

＊《崖州志》二十二卷　一九六二年铅印光绪三十四年补定本

《感恩县志》二十卷　首一卷　民国二十一年海口海南书局铅印本

《昌化县志书》五卷　民国二十二年北京图书馆传抄康熙三十年刻本又
中山图书馆一九六三年校补油印同上本

《昌化县志》十一卷　首一卷　一九八二年中山图书馆复印清光绪
二十三年刻本

《石城县志》六卷　首一卷　嘉庆二十四年刻本

《石城县志》九卷　首、末各一卷　光绪十八年刻本

《石城县志》　民国二十年铅印本

《化州志》十二卷　光绪十四年高城联经号刻本

《高州府志》十六卷　首一卷　道光七年富文楼刻本

＊《高州府志》五十四卷　首、末各一卷　光绪十六年高城学院前联经号
刻本

《阳春县志》十四卷　首一卷　道光元年六书斋刻本

《阳春县志》十四卷　首一卷　一九四九年铅印本

《阳江县志》八卷　道光二年刻本

＊《阳江县志》三十九卷　首一卷　民国十四年广州留香斋刻本

＊《重修电白县志》二十卷　末一卷　道光五年刻本

＊《重修电白县志》三十卷　首一卷　光绪四年刻本（一作光绪十八年
刻本）

《吴川县志》十卷　道光五年刻本

《吴川县志》十卷　首一卷　光绪十八年尊经阁刻本

《雷州府志》十卷　康熙十一年刻本

《雷州府志》二十卷　首一卷　嘉庆十六年刻本

《海康县志》三卷　传抄康熙二十六年修本

《海康县志》八卷　嘉庆十六年刻本

《肇庆府志》三十二卷　康熙十二年刻本

*《肇庆府志》二十二卷　首一卷　光绪二年羊城富文斋重刻道光十三年本

《高要县志》二十二卷　首一卷　道光六年刻本

《续修高要县志稿》二卷　同治二年刻本

《高要县志》二十六卷　附志二卷　民国二十五年肇庆和发印务局铅印宣统本

《怀集县志》十卷　乾隆二十年刻本

《怀集县志》十卷　民国五年广州市十八甫石经堂铅印本

《广宁县志》十七卷　道光四年刻本

《广宁县乡土志》一册　清刊本

《四会县志》二十卷　康熙二十七年刻本

*《四会县志》十编　编首三编、末一编　光绪二十二年刻本

*《新兴县志》二十卷　康熙四十九年补刻康熙二十六年本

《罗定州志》六卷　首一卷　雍正九年刻本

*《罗定志》十卷　民国二十四年铅印本

《西宁县志》十二卷　首一卷　康熙二十六年刻本

*《德庆州志》十五卷　首、末各一卷　光绪二十三年刻本

《钦州志》九卷　一九六一年上海古籍书店影印宁波天一阁藏明嘉靖刊本

《钦州志》十二卷　首一卷　道光十四年刊本

《珠玑巷民族南迁记》一册　一九五七年广东油印本

《南汉地理志》一卷　《南汉金石志》二卷　道光三十年刊《岭南遗书》本

《石窟一征》九卷　民国十九年铅印本

*《从化县志》一册　民国十九年排印清康熙庚寅刻本

《东安县志》四卷　民国二十五年刻清道光三年本

《永安县三志》五卷　首、末各一卷　道光二年刻本

《信宜县志》八卷　《拾余》一卷　光绪十五年刻本

《遂溪县志》十二卷　光绪二十一年补修道光二十九年刻本

《徐闻县志》四卷　民国二十二年北京图书馆传抄清康熙三十七年刻本

《徐闻县志》十五卷　首一卷　民国二十五年铅印清宣统三年本

《海南岛志》一册　民国二十二年上海神州国光社铅印本

＊《文昌县志》十六卷（残存十卷）　首一卷　咸丰八年刻本

《儋州志》三卷　民国二十二年北京图书馆传抄清康熙四十三年刻本

＊《儋州志》十八卷　首一卷　民国二十五年铅印本

《廉州府志》二十六卷　首一卷　道光十三年刻本

《珠官脞录》十卷　民国十六年铅印本

《灵山县志》二十二卷（残存十四卷）　民国三年广东新中华印务局铅
　印本

广西壮族自治区

前　言

　　广西壮族自治区位于我国南部边疆，清置广西省，1958年始建立广西壮族自治区。因秦属桂林郡，故简称桂。该地各民族杂居，是我国多民族省区之一。

　　古之广西，地处边隅，路塞壤僻，经济、文化落后，医学发展也受到限制。但是，"人不能无病，即不能无医"。广西壮族自治区人民在同疾病作斗争中，为地方医学的生存和发展做出了贡献。从检阅的该区一百五十种省、府、县志中可以发现，自从有了地方史料，就有了医事的记载。尤其有清一代，医家们开始著书立说，进步较快。兹仅从辑录的医籍序言或作者传略中，酌择几则，述于篇首，以示桂地医学之一端。

　　临桂黄元基，著有《静耘斋集验方》一书，在其自序中，他叙述了著书之用意。他认为："（广西）方舆辽阔，穷乡僻壤之所，（医家）不能遍及，所以求医不如求方，而方必期于验。虽望、闻、问、切四者不可偏废，然切脉所以辨表里虚实，要之有是证，即有是形，切亦不过征实望、闻、问三者而已，若能于三者外见之形，而详审明辨之，即可对证用方，而求实效"。这对于缺医少药之地区，确可起到应急作用。此盖近乎晋葛洪著《肘后备急方》、唐陆贽编《古今集验》、宋世苏轼、沈括辑《良方》之用意。

　　贵县梁廉夫，著有《不知医必要编》一书，他在自序中，说明了著书之缘委。他说："医之所以济人也，识有不到，即未免杀人。尝见世之市医，往往抄用歌诀，执而鲜通。幸而病愈，不知何药之投。若未愈，则不惮以人试药，始而轻，继而重，卒至于危，而不可救。予甚慨焉。（今）取前人所著方论，择其辨证显明，药皆常见贵，删繁就简，并参以己见，汇集成编，倘不知医者，临证翻阅，但不至为庸医所误，未尝无小补云"。他说得极为剀切，可以发人深省。

桂平程士超，著有《星洲实录》一书，据其传略云：士超自幼潜心医术，十余岁游广东，访名师。后受业于喻嘉言弟子朱易，日随之诊，夜读方书，益日修励，传习师说。并参张介宾、薛立斋两家言，医术显著，为桂名医。有"神同和缓""十全为上"之誉。可贵者，"成名不忘所出"，"星洲者，朱易悬壶之号。士超医道出于星洲，故著书不忘其本也"。像他这敬业尊师的精神，也是医德的典范。

桂省医家，在长期的医疗实践中，积累了丰富的用药经验。如："（治痘）用生虾炒豆，升发之力可比参蓍；莱菔、春菜，清毒之能可牟羚犀"。又如："治脑病不用药，嘱铸金为枕枕之，变黑，令匠以火化去，再枕，如是三次而病愈"。还如："（有）病阳缩，医者均治以滋阴壮阳之药不愈，且加甚……作苏荷汤与服而愈。"这些经验，哪怕是一点一滴，也值得我们加以研讨发掘。

应当指出，由于本编的体例资料来源仅限于方志所载，对于少数民族的医籍一定遗漏很多，这还需要以后再努力继续发掘。

郭霭春　高文柱

一九八三年

目 录

广西壮族自治区

第一类　医　经　〔附〕藏象

《灵素内经体用精蕴》十六卷　　清　黄局

民国二十五年《阳朔县志》卷三《文化·医学》：黄周，字达成，高田乡人。性敏慧，精通医学，著有《灵素内经体用精蕴》一书，能与科学暗合。分脏腑经脉、经病、经方、经药为四大纲，而以诊候、审治、调摄三类殿之后。论针灸之法援引经文，而以已意为之归纳，意思一贯，体最精，而用亦宏。

同上《阳朔县志》卷三《文化·著述》：黄周，字达成，号扫云。著有《新法要义》凡十三种，共二十卷；《剩稿汇编》五种，共十六卷；又著《灵素内经体用精蕴》凡八种，共十六卷；《医学摄要》一卷，刊行于世。

《朱批人身脏腑脉络全图》　　清　程尹扬

见民国九年《桂平县志》卷三十八《纪人·艺术传》。

第二类　诊　法

《脉理素精》　　清　谢济东

见民国三十一年《全县志》第十编《文化·著作汇载》。

同上《全县志》第十编《文化·艺术》：谢济东，万乡桥渡村人。署广东嘉应州同。精医理，工诗书。著有《适园诗钞》《脉理素精》行世。

《脉理素精》　　清　俞廷举

见民国三十一年《全县志》第十编《文化·著述汇载》。

《四诊记》　　清　谭祚延

民国三十七年《象县志》第五编《文化》：谭祚延，号寿丞。少习医，中年客广州，赴澳门镜湖医院，研究西法治疗，欲勾通中外医术，旋里行术，屡起沉疴，不幸赉志以殁。著有《四诊记》若干卷，藏于家。

第三类　伤　寒　〔附〕金匮

《伤寒检验提要》三卷　　清　吴汝兰

光绪十五年《恭城县志》卷三《乡贤·学行》：吴汝兰，字韵轩。性刚介不阿，工吟咏，精岐黄。著有《集兴诗》一卷、《杂体诗文》二卷，手纂《伤寒检验提要》三卷，待梓。

《批伤寒论》　　清　庞鹏展

见民国二十二年《武宣县志》第七编《列传·技术》。

《伤寒科（学）释》　　清　石德培

民国三十六年《藤县志稿》卷四《文化》：石德培，大旺乡龙腾村人，红疗医学毕业。著有《伤寒科（学）释》《金匮科学释》，未梓。

《批金匮要略》　　清　庞鹏展

见民国二十二年《武宣县志》第七编《列传·技术》。

《金匮科学释》　　清　石德培

见民国三十六年《藤县志稿》卷四《文化》。

第四类　本　草　〔附〕食疗

《本草经验质性篇》　　清　程兆麟

见民国九年《桂平县志》卷三十八《纪人·艺术传》。

《药性赋》　　清　甘庸德

光绪九年《平南县志》卷二十二《列传》：甘庸德，字元夫，一字玉山，一剂先生，又其善医所得名也。少读书善记，日可万余言，背诵不忘。年十五在乡塾习应制文，塾师器之。而庸德课程稍暇，辄窃看岐黄书，遂善大素脉经。塾友有病为之发剂，病立解。然以年少故轻之。而庸德结习矜张，塾友益忌其才，而恶其言之诩也。有狂生与友谋伪病以试之，将执为笑柄，以塞其口。会庸德自外归塾将至，伪病者遂登床拥被呻吟，群生趋逆庸德按视。庸德诊脉云无病，去之。群生庄言强其复诊，又去之。如是者三四，始怃然为间曰：噫，初本无病，今膀胱病矣，溺散四肢，月余必死。伪病者惊起疾趋更衣，遗溲溢地。先是庸德将归，伪病者欲溺，仓卒就榻，迄诊时已不能耐，然必欲售其欺，仍力制之，而病已不可救矣。月余果卒。由是庸德之名骤显里中，奉如神明。造门请者，舆马接于道。庸德之治病也，不执古方，深得刘河间、朱丹溪医中意。尝炼药为丸，实葫芦中，每诊病必手提以往，按病与之，或三四丸至十余丸而止，不能用丸乃开方药。其制丸亦无成方，恒见其于药裹中，随意杂取，多少无等限，均以朱砂为衣，如绿豆形，常能起九死而俱生，究不知其挟何术以至此。中年限于步履，乃设佐化堂药肆于大安墟邑中，黎、梁、胡、龙诸族多与往还，无贵贱贫富不识一剂先生者。梁舍人之瑰北去供职时，取其药百丸，备长途缓急，至都因以救人罔不应，驰书回里，嘱复制丸，并以百金市其方。庸德坚不与方，只寄丸数千粒去而已。其族弟训导业德，官平乐时，患病署中，群医束手，走马回乡逆庸德。将至，病濒危，家人环泣，庸德略按脉，顾家人曰：无妨，亟以十余钱出市买甘草，随令备糜粥云：俟甘草汤成，饮后病汗，汗而苏，苏必饥，粥宜急矣。后悉符其言，明日服一二汤剂而愈。或问用甘草何故？庸德曰：弟本无甚病，群医温凉补泻杂投，以至水火交战，因药瞑眩耳，甘草解百药毒，我先治其标耳，其术神化类如此。邑大令尚政文病，服其方愈，书"才堪华国"四字匾赠之。生平著有《药性赋》《锡葫芦赋》《药王游猎赋》传于世。而辟正群医之作与各种秘方，非亲爱子孙无有见者。卒时梁舍人已致仕家居，挽以联云：济世有方，妙术竟难治老；长生无限，仙方何不传人。

《本草摄要》　　清　何耀庚

民国三十六年《藤县志稿》卷四《文化》：何耀庚，字子长，五裤厢人。编有《本草摄要》《何氏食谱》《子长诗文稿》待梓。

《何氏食谱》　　清　何耀庚

见民国三十六年《藤县志稿》卷四《文化》。

第五类　方　论

《医藏十经》　　清　谢济世

同治六年重校道光八年《永州府志》卷十《寓贤传》：谢济世，字石林，号梅庄，广西全州人。康熙进士。性刚正豪迈，不苟同时尚。雍正四年官御史，以劾田文镜，论救黄振国忤旨，责成阿尔泰军前效力，既又论史，几濒不测。在塞外九年，究心圣籍，著有《医藏十经》及《居业集》《史评》《纂言内外篇》《离骚解》《西北域记》。

《静耘斋集验方》八卷　　清　黄元基

见光绪十八年《临桂县志》卷十九《艺文志》：元基自序曰：医自轩岐而后，辈出名贤，其论病立方，纪载甚伙，不啻汗牛充栋。业医者，若惮于搜罗，只就坊间所有，购求一二，涉猎行之，窃恐古人就症论治，因病立方，以方合病之义，其挂漏正复不少。且即有渊通之士，接踵迭出，其如方舆辽阔，穷乡僻壤之所，又安能遍及。若是则莫如求方，而方必期于验。虽望闻问切，四者不可偏废，然切脉所以辨表里虚实，要之有是症，即有是形，切亦不过征实望闻问三者而已。若能于三者外见之形，而详审明辨之，即可对症用方，而求实效。基自少多疾，每误于庸流，幸瘥于明手。因思医之为道，不但济人，实先自济。由是留心讲求，每遇方书，必觅而阅之，凡己所经验及耳目所见闻者，即援笔记之，三十余年来，渐积荟萃，计方三千余首，对症用药，频频取效，此虽前人之唾余，实可为无医之一助。爰于簿书之暇，分门别类，列为八卷，并勉捐薄俸，付之梓人，以供同志者采取，非敢云济人，聊以扩自济之一念云尔。乾隆二十八年岁癸未夏范咸序曰：昔先文正公有言，不为良相，则为良医。诚以医能生杀人，其功直侔于相耳。然予尝谓相之回邪者无论矣，即名贤遭时遇主，致位辅弼，亦往往不能遂其所欲为。若张九龄之厄于林甫，李纲赵鼎之厄于咸阳者，指不胜屈。转不若良医之学成名立，可以惟其所欲为；而闲或撰述，尤足以传后世，则其为功大矣。余少时，喜手录诸书，每于稗史中，所载名医方剂，辄抄撮成编，然试之或多不验。盖予于阴淫寒疾，阳淫热疾之不同，素所未讲，则其择之固不精也。桂岭黄君澹园，为予壬子典试粤西所得士。予主讲端溪，君方宰灵山，扁舟访予江上，出其所辑《静耘斋集验良方》一书，分门五十有六，细目三十有九，为卷八，为字二十六万有奇，自卫生以至邪祟，怪症杂方，无乎不备，其用心抑亦可谓勤矣。昔陆忠宣公贬忠州，畏谗不敢著书，地苦瘴疠，只手抄《古今集验方》五十篇，以示乡人。惟其医国之志，有所未惬，故孜孜寄意于医人也如是。澹园方历任县宰，有循名，非复留意于避谤。而簿书之暇，专精治是书者，其所生之乡，所治之地，皆近于蛮烟荒箐，瘴疠为多；而又夙研《素问》之精蕴，因出其治人之余方，为济人之善术，而皆集其已验，择之必精，此正东坡所谓药虽进于医手，方多传于古人，若已经效于世间，不必皆从于已出者也。澹园将付之剞劂，以序为请。余嘉其济人利物，可以远及后世，非若良相之功，仅在一时者比，故为之序以传之。乾隆二十八年癸未秋七月。

　　同上《临桂县志》卷二十九《人物志·先贤》：黄元基，父正焕，河南商城县知县，有政声。元基雍正十年举人，拣发广东，授海康县知县，调揭阳，再调灵山，未几乞归。元基处膏脂不以自润，家居以医自给。手集《经验良方》八卷刊行，卒年七十有八。

《济世良方》一卷　　清　谢文徽

　　见道光九年《庆远府志》卷十八《艺文志·著作》。

　　同上《庆远府志》卷十七《人物志·流寓》：谢文徽，广东南海人。能诗，精通医理。乾隆二十四年澳门席将军题赠："如见其肺肝然"匾额。二十五年幕游广西，历田州，庆远，以名医见重于当道。好施药济人，延诊者不讨资。二十九年庆远协副将西冲额题予"业精卢扁"匾额。三十三年庆郡瘟疫流行，延治者络绎不息，病随药解，郡人德之。绅耆苗德沛等公赠漆版金字联云："方述龙宫消世劫，学通金匮代天工"。

六十年庆远知府张曾扬赠诗云："岐黄一卷得天心，六十年来学养深，意气既平无妄语，精神益壮爱高吟。间烧柿叶归丹灶，时揽春风出杏林，异日芝兰看竞秀，知君长啸复弹琴"。文徽课子业医诗云："不为良相必良医，到处逢迎最便宜，起死回生人性命，得心应手我神奇。术能治世功非小，业可传家学莫迟，谆切要同诗礼训，岐黄经诀务精推"。著有《济世良方》一卷。寿七十有四，无疾而终。子钟传其术，多活人，阖郡官绅咸器之，寓郡垣，寄籍永定土司。

《星洲实录》 清 程士超

民国九年《桂平县志》卷三十八《纪人·艺术传》：程士超，号上达，军陵里竹山塘村人。性灵敏，幼诵群经，早能领解，贫不能攻举业，乃潜心艺术。十余龄，游广东，访名师，久无所遇。西返游桂林，受业于朱易。易江西人，生乾隆间，习医得其乡先辈喻嘉言之传，士超日随之临症，夜则诵古方书，一生得力全在于斯。旋随易回浔营医，易之名大著于郡，无贵贱咸尊之曰朱先生，居十余年，易逝世。士超传其衣钵，施术不亚于易，故众人亦以尊易者尊士超，不啻有若之似夫子也。士超益日加修励，传习师说外，并参考张介宾、薛立斋两家之言，故于外淫内伤辄应手而瘥。道光间匪渐起，清廷调贵州标营驻浔，军士患疫甚剧，粮台杨某聘士超医，全营病者俱愈，保赏六品顶戴。洪秀全起事，县主李孟群调军驻浔，复患疫，延士超随营医，亦收效。奏给即补县丞，归部选用。咸丰五年，值陈开陷城，旋里家居，将平日经验诸方，及各病体用，辑成一书，名《星洲实录》。（星洲者，朱易悬壶之号。士超医道出于星洲，故著书不忘其本也。）以光绪十三年终世，寿八十四。平生医案不能尽忆。再要者，同治七年，鹿令传霖有姑母孀居随任，年三十余，病脑痛，服补剂无验，而且腹渐大如斗，两颊色似桃华，月信且断，诸医疑私胎。士超诊之六脉弦实，作而曰：此腹积药饵所致，积药清，则胀消，月事来矣。立方施治，所言果效。治脑病不用药，属铸金为枕枕之，枕变黑。令匠以火化去，再枕。如是三次，而病愈。鹿令赠言曰："神同和缓"。焦令肇骏向有雅片癖，患浮肿，吸烟不能入口，诸医汤药无灵，或用龙肝研粉敷全体，仍无效。士超先发其汗，次理其脾，遂愈。赠曰："十全为上"。其他官绅受医愈而题赠甚多。自程尹飏既亡，后起者士超也。兆麟又名石麟，士超子。幼传父学，复参究朱丹溪《心法》、张隐庵《伤寒论集注》，再从事于闽人陈念祖之说，著一书名《医中参考论》六卷藏于家。多发古人所未发，并有《本草经验质性篇》，书未成而卒，年四十八。生前医誉，克迪前光，求者络绎，常年晨出暮归，未尝稍暇。子锦堂，亦能医。

《医中参考论》六卷　　清　程兆麟

见民国九年《桂平县志》卷三十八《纪人·艺术传》。

按：程兆麟行事，见其父程士超传。

《医学纂要》　　清　蒋励常

民国三十一年《全县志》第十编《文化·著作汇载》：励常，字岳麓，全州人。乾隆五十一年举人，融县训导。好讲存心养性持心之学，不屑章句，而不废文章。著《蒙养编》《十室遗语》等书，验之一身。为学问推之于世，为经济皆主实践，不为空谈。

《医门心镜》六卷　　清　屈遵德

民国十三年《永淳县志》卷七《乡贤》：屈遵德，字明古。辣刘村人。乾隆丙午科举人，任宜山县教谕。湛深经术，旁通诸子百家。乡荐时，年已知非，故闭户读书时多，得以涉猎群籍。举业外，尤精岐黄术。任宜山时，同城广远太守某公有子六岁未行，黄瘦无润泽气色，百医罔效，延公诊视。公笑曰：公子无病，勿药有喜。太守曰：然则将如何？公曰：但每日置公子地上，戒婢仆毋多抱负，膏粱之味，禁勿与食，俟饿极少与之，病当瘥。如其言，旬日而气色生新，饮食大进；两越月，而精神焕发，行走轻捷，庞然一伟儿矣。太守酬以金不受，乃设筵请教曰：小儿恩叨再造，君以不医而医何也？公曰：此胃病也，君恩爱护太过，仆妇辈默承意旨，彼抱带负，日不释手，使公子数年不沾土气。胃土脏也，是五行已缺其一，胃安得不弱。今令日置于地上，则土气生，肌通畅，诸病悉去，何用药为！不见窭人子乎？敝衣恶食，状健异于富儿可知。富贵护惜太甚，反使致病也。太守曰：诚哉是言也。医虽小道，至理存焉，君之术，迨神而明之者欤。自是太守与公不时过往，遂成莫逆。太守为延誉于当轴者，请荐任太医院以相当之职，俟太医任满，即出任牧令，未几公卒于宜山任所。著有《医门心镜》六卷，无力梓行，遭乱，稿已被毁，与其他著作皆无。

《医宗揽要》　　清　伍家榕

见民国三十一年《全县志》第十编《文化·著作汇载》：伍家榕，字松文。官至江苏升用知府。

同上《全县志》第十一编《人物·乡望》：伍家榕。升乡瑞长村人。嘉庆甲子科举人，戊辰会试，挑选国史馆誊录。著有《银槎山馆文集》《淮醮揽要》诸书，卒年八十一岁。

《不知医必要编》四卷　　　清　梁廉夫

民国二十三年《贵县志》卷十二《学艺·著述汇载》：自序曰：古来医书自《灵》《素》而下，代有著作，然类皆卷帙浩繁，义理精奥。吾人各有所事，既不能舍己业而习之，一旦有病，不得不托之于医。夫医之所以济人也，识有不到即未免杀人。尝见世之市医，往往抄用歌诀，执而鲜通，幸而病愈，不知何药之投。若未愈，则不惮以人试药，始而轻，继而重，卒至于危而不可救。以父母妻子之性命，误于庸者之手，而不自知，予甚慨焉。丙午秋，领乡荐后，家居数载，暇时辄取前人所著方论，择其辨证显明，药皆常见者，删繁就简，并参以己见，汇集成编。因遭寇乱，半已散亡，今任苜蓿闲官，谨将所存者检出，失者补之，略者增之，以便人抄录。倘不知医者，诚能家备一书，临症翻阅，庶不至为庸医所误，未尝无小补云。

光绪二十年《贵县志》卷四《纪人·列传》：梁廉夫，字子材，城厢人。道光丙午科副贡，博学端品，行谊为一邑冠。教授生徒，门多知名士。生平乐行善事，如立义仓、扩衢道、重建武庙、衙署、试院，皆其悉心经理，百废俱兴。同治初兵燹，继以岁饥，途有饿殍，筹款购米，亲自发散给穷黎，存活无算。登龙桥覃塘汛为贼人久踞，平定后，禁民复业，而流民野居露宿，穷困无归。慨然请诸当事，卒得弛禁。董办团务，前后七八年，一秉至公，多所补救。屡经保荐，以母老请改教职，选授灵川县教谕。在任十载，训士以立品为先。书院课文，必详加批削，循循善诱，士林咸爱慕焉。调署百色厅学正，施迁南宁府教授。解组归里，日以书史自误。尤精岐黄，老而不倦。著有《不知医必要编》行世，《潜斋吟》《见闻录》采入府志。光绪庚寅重游泮水。以子贵，叠受封典。年八十有四。

《验方》四卷　　　清　程尹扬

民国九年《桂平县志》卷三十八《纪人·艺术传》：程尹扬，居军陵里官河村。举人程道光之子，年二十一补博士弟子员。尤精于医，其学于今古方术无所不窥，而能由博归约，故治病悉桴应。吉一里何桂芬家稍裕，妻病肉跳头大，厚币延诸医，远近已遍，俱无效。尹扬至，下桂附分量特重，桂芬不遽信，减半试服，疾旋愈。复延尹扬，诊之顿足曰：汝为何减轻吾剂，今虽愈，明年八月中秋复发，无救矣。及期妇病果发，桂芬思尹扬言，遣使求视，词甚哀。答曰：去亦无益矣。是晚三更妇竟死。同里韦村蒙姓，有孙媳孕才一月而病，诊之拱手曰：冬间翁将抱孙也。及期果产男。守备黄某继室，年且五十三，妊期已过，体殊不适，虽名医亦茫然不知何症。尹扬入门见其额光夺目，唇左润如珠，即向黄揖曰：夫人麟珠结半月矣。逾十月产男，其神验多如此。中村何有奇母，年逾七旬，病癥垂危，子孙为备棺矣，尹扬诊而笑曰：此老阿婆尚有微息，若服吾药非但不死，且可再寿十年。后竟如其言。粤人有王其昌者，商于贵县，妾随侍食粥，四十日无矢溺，服尹扬药三时许，腹奇痛，响如雷，大号苦，各医金云必死，须臾大小便需然，遂愈，众咸神之。永和里福山村某翁；有孙五日不食，一息奄奄，医者咸投桂附，尹扬到甫施闻望，急摇手曰：不用桂，不用桂，信吾言，包汝三更贵孙索粥食矣，三天可全愈。后果然。平南麦公和平码店伙伴四人俱病，危在旦夕，备快船请。既至，病者面如栀子，目如桂圆，肤急，用瓶中药水滴目上，各与数小丸入口，病者即转身举手，又晚，起身自服药更衣，数日平复。其余着手回春者，殊多不能尽录。家贫，应秋试沿途借诊金资逆旅，自县至省陆路数百里，荒村茅店咸耳其术之高。性慈俭，病而无钱者，赠医药不吝。祖及父俱为名孝廉，贵于一方。未尝以此自炫，来请者欲备车马辄却之。手著《验方》四卷。《朱批人身脏腑脉络全图》，凡人死生之故，标解瞭然。卒年七十一。子炳珍，业儒强记，传父医术，有名于乡，著《经验良方》四卷、《童人二面》。同族懋麟得其传，愈人不少。邻村卢某中暑，已濒死，服其药一次而苏，名遂噪。

《经验良方》四卷　　清　程炳珍

见民国九年《桂平县志》卷二十八《纪人·艺术传》。

按： 程炳珍行事见其父程尹扬传。

《张炳辰医书》　　清　张炳辰

民国三年《武宣县志》卷十一《纪人·列传》：炳辰，字西垣。弱冠应试，即冠其曹，为诸生，有声黉序。道光癸卯数上春官不第，改教职，选怀集教谕。尝著《戒溺女文》《拯婴汇编》及各种医书。

《占病必要》　　清　龚彭寿

见民国二十三年《贵县志》卷十二《学艺·著述汇载》。

《急症良方》一卷　　清　周庆扬

光绪十五年《恭城县志》卷三《乡贤·学行》：周庆扬，北乡人。精岐黄，远近有疾者辄请诊视，病愈酬以资，谢不受。地方疫症盛行，以经验方活多人。著有《急症良方》一卷，兵燹后失传。

《医学辑要》一卷　　清　龚振家

见民国二十三年《贵县志》卷十二《学艺·著作汇载》。

同上《贵县志》卷十六《人物·列传》：龚振家，字香山，郭西里桐岭村人。赋性高迈，咸丰间邑境多故，遂韬才屏迹，隐于乡。辟"带经园"，杂莳花竹，建亭大榕下，颜曰："醒亭"。日与朋侪唱和其间。同治初元，布政使刘坤一克复贵县，闻其贤，欲官之。振家辞以亲老，自是力田习贾以自给。治家严而能忍，弟启泰同居终老，食指日繁，融融浅浅无间言。平居以方正砥俗，建浮青书屋延师讲学，立学规十五条，奖掖后进，垂四十余年，人材辈出。巡抚马丕瑶劝务农桑，振家辟地经营，以气候地质不宜，遂改树嘉果青松，蔚然成林，县北倡兴林业自振家始。光绪间重建醒亭。改牓园曰"长春"，一时风雅之士题咏，裒然成帙。雅集之余，联合邻里，设六庐团，护森林，防宵小。讲水利，劝耕稼，为自治之刍型。手订"六庐乡约"六条，切实简当，勒诸石，行之数十年而无弊。通岐黄，著《医书摄要》，梁廉夫为之序。《家训十六则》，子孙世守之。卒年七十九。道光十五年生，光绪三十三年卒。

《至善剂》　　清　赵廷桢

光绪十一年增刻道光六年《永宁州志》卷十三《人物·贤良》：赵廷桢，号松涛。敦行孝友，常得亲欢，而于兄弟尤笃爱。积学未售，性严正，出入起居不失准绳，而教子孙尤严。凡星象堪舆诸学，靡不通晓。尤精岐黄，著有《至善剂》待刊。凡遇病者家贫无力，延请则自至其家医之，兼有代出药资。咸丰年间，永宁屡遭兵燹，野多枯骨，率子庆祥亲至野外，雇人掩骼埋胔。生平惟以济物、利人、放生为事。喜吟咏，家有藏稿。

《各种奇方》　　清　唐征濂

民国三年《灌阳县志》卷十二《人物·乡贤》：唐征濂，字慕周，例贡。幼精岐黄，年二十随宦至黔中，每遇逆症随手奏效。周统领达武闻其名，延至营中，适合营病疫，环而诊视，依方制药，煮以巨釜，遍饮之，病若失，故当时目为唐半仙云。晚岁旋里，设药肆，远近踵门求医者日不暇接，即沉疴痼疾罔不立愈，贫则赠以药，不索值。著有《各种奇方》。

《家传验方集》　　清　黄道章

民国九年《桂平县志》卷三十八《纪人·艺术传》：黄锡遐，别字东初。幼攻医术，脉学法李濒湖，治法宗张介宾。每切脉辄能细数病源，确定治法。尝闲行入市，涂遇里人莫姓者，惊谓之曰：汝病已殆，不治五日后不可救矣。莫不信，五日果病，驰平延视，并询以能预知之故。答曰：吾观其面目青黯，额际唇间尤甚，此肾将绝，早治犹可，今病发不可为矣，速备后事可也。其精如此。至今乡中遗老谈善脉者，犹称道锡遐不已。应桂，字乙枝。锡遐子。少承庭训，治医业，尤精儿痘等科。性豪侠，喜交结。咸同之乱，以军功得六品顶戴。遇医流中有一技之长者，辄降心求教，务得其传，以故每遇奇症，世所称难治者，均能刻日取效。尝至族人家，闻邻舍儿啼声，惊而谓之人曰：此儿病已殆，不治将不起矣。命往探，则以贫不能备医药告，乃为赠医而愈。鹧鸪李某，病阳缩，医者均治以滋阴壮阳之药，不愈，且加甚焉。应桂至，切脉已，命急作苏荷汤与服，群医咸嗤以鼻。已而药进病除，始相惊问故。公曰：《内经》不云乎？诸筋瘈疭，皆属于风，阳事为宗筋所聚，风动筋瘈，阳乃暴缩，驱之使出，病自愈耳，何奇焉。清季种痘法来尽善，天痘流行，几于无岁无之，贫儿患者恒束手，应桂遇此辈，每从饮食消息之，微生虾炒豆，升发之力可比参、芪，莱菔、春菜，清毒之能，可牟羚、犀，生平经验，存活甚众。道章，字万年。应桂子。后改名有章，字敏年。少倜傥，喜浪游。于先人之业虽童而习之，未见重于乡里。后往同里耀村，遇黄静山之女患急惊风，气息仅属，已委之地。道章闻而往，探心坎尚温，命以蚯蚓研末，灌醒，药而愈之，名遂噪。求诊者日众，乃益博览医籍，术亦愈精，而于内伤、虚痨、外伤、金疮各症尤见专长。平生治案颇多，有《家传验方集》。

《方书摄要》六卷　　清　周启烈

见民国十八年《灵川县志》卷四《艺文》。

同上《灵川县志》卷六《技术》：周启烈，岁贡生，六都江头洲人。绩学精医，著有《选择慎用》一卷、《行文口诀》二卷、《续方书摄要》六卷、《方脉秘传》二卷。

《续方书摄要》六卷　　清　周启烈

见民国十八年《灵川县志》卷六《技术》。

《方脉秘传》二卷　　清　周启烈

见民国十八年《灵川县志》卷四《艺文》。

《选择慎用》一卷　　清　周启烈

见民国十八年《灵川县志》卷四《艺文》。

《神效名方》　　清　潘珝瑾

见民国二十二年《钟山县志》卷十四《列传志》。

《医学粗知》二卷　　清　龚彭寿

民国二十三年《贵县志》卷十二《学艺·著述汇载》:《医学粗知》二卷，龚彭寿纂，稿本。彭寿，字介眉。桐岭村人。清庠生。旁通岐黄、卜筮之术。此书凡四万余言，手自精楷，细若毫芒，出诸晚年，尤为难得。清同治元年生，民国十五年卒。自序云：天地以好生为德，自人受气成形而后，未有不予之以乐利，而予之以忧患也。顾人或起居不慎，饮食不节，嗜欲不淡，而病有难免者，此忧患之所由来也。是以人不能无病，即不能无医，谓医可以起死而回生也。然医之一道，义理渊微，使业有不精，识有未至，温凉补泻，一旦妄投，即终身贻累，轻而重，重而毙者有之矣，可不慎哉。程伊川先生云：病卧于床，委之庸医，比之不慈不孝。故事亲者，不可不知医。言念及此，则医之不可不学也明矣。余自童年幼学，疟疾疥疮，缠绵莫愈，尔时神智未开，纵家有藏书，犹未涉猎也。至游庠后，又得腹痛一疾，每至夏秋间，如期而至，每发必对时而后顺，且一月间，少则一次，多则两次，愁苦呻吟，延医调治，均无奏效。心焉悼之。不得已，翻阅群书，按病投药，兼和丸常服，以断其根，而病势渐减。窃叹凡事求人，不如求己也。自是以后，益用功夫，愈深考究，凡诸杂症，一一研求，爰于呫哔余闲，取古人所著者，参以俗尚，略为考订。因某病而设一论，因某论而设一方，简切详明，披卷易晓。且药不尚乎奇，剂不同乎峻，颇为平稳。迄今汇集，幸克成编，聊以自便观览，作为家藏，固非敢谓洞悉渊微，与名医而媲美也，亦非敢谓可付枣梨，出而问世也，颜之曰《医学粗知》，亦适如吾之分量已耳。光绪十六年岁在庚寅仲夏月贵邑介眉龚彭寿书于桐岭之浮青书屋。

此书成于前清光绪庚寅年，原系细字，誊真装成小本，冀便舟车。嗣因携往赴试，在舟中竟被宵小窃去。幸稿犹存家内，时当家塾课徒，从游颇众，旋即乘此机会，分派诸徒，手抄大字，以存旧本。乃至今迁延日久，历数十年，其间经虫蛀磨灭者，十中已有一二，遂于民国十一年壬戌岁初冬亲为手录，并略加增删，去繁就简，于医学之治法，更为全备云。民国十二年癸亥岁四月八日介眉再志。

《治蛊新编》　清　路顺德

民国二十五年《融县志》第五编《文化》：路顺德，清举人，古鼎村人。殚精医学，著有《治蛊新编》一册。

《医学摄要》一卷　清　黄周

见民国二十五年《阳朔县志》卷三《文化·著述》。

《经验医方》八卷　清　莫以悌

民国二十六年《邕宁县志》卷四十二《艺文志》：莫以悌，字克恭，东门乡人。诸生。

《良方汇编》四卷　清　刘启芳

民国二十六年《邕宁县志》卷四十二《艺文志》：刘启芳，字桂甸，县南刘墟人。集验方为是编，间有发明者。

《医学初步》　清　唐式谷

民国三十一年《全县志》第十编《文化·艺术》：唐式谷，长乡新鲁村人。知医，外科活人甚多，著有《医学初步》《外科手法》《心法》诸书。

《医科备要》　清　唐锡祀

民国三十一年《全县志》第十编《文化·艺术》：唐锡祀，建乡人。精医理。光绪二十八年大疫，治愈数百人，贫者且助药费。著有《地理丛谈》《医科备要》《养元居诗草》。

《批医学三字经》　清　庞鹏展

民国二十二年《武宣县志》第七编《列传·技术》：庞鹏展，字扬庭，县城北人。幼聪颖，有孝行。由旧制中学毕业生，入广州镜明美术专科、上海中西医药学校及医院，均毕业。任武宜初级中学校美术、卫生教员，兼校医。国民革命军第七军后方医院准尉军医。全活颇众，且善画。著《妙趣环生》一卷、《批医学三字经》及《伤寒论》《金匮》等医书，遗稿均藏于家，积劳病卒，年三十六。

《医学》二卷　　清　唐载生

民国三十一年《全县志》第十一编《人物·乡望》：唐载生，字斋圃，思乡白茆屋人。颖异多才，诗文各擅其妙，两中副车，遂弃进取，潜心著述。民元选任县议会议员，寻充教育会长、财务局长，一切多所擘画。民十任公安局总办，境赖粗安。民二十二年聘充县志总纂，兼省志采辑，未及三月作一万余言之稿。遂以此积劳不起，士林悼之。著有《文集》八卷、《诗集》八卷、《解颐碎史》四卷、《尺牍》四卷、《偶待录》四卷、《医学》二卷、《□文便览》四卷，均待梓。

（以上内科）

《外科心法》　　清　唐式谷

见民国三十一年《全县志》第十编《文化·艺术》。

《外科手法》　　清　唐式谷

见民国三十一年《全县志》第十编《文化·艺术》。

（以上外科）

《增补达生篇》　　清　俞廷举

见民国三十一年《全县志》第十一编《人物·乡望》。

《手订达生篇》　　清　潘玿瑾

民国二十二年《钟山县志》卷十四《列传志》：潘玿瑾，字昆山。其父耀源，富而好行其德。艰于嗣，四娶生昆山。急公好义，卓有父风，事继母尤曲尽孝道。平日待人以诚，复乐施予，遇有贷者，艰于偿，辄焚其券。素好劝善文，刊有手订《救溺戒淫合编》及《达生编》诸书，附刻《神效各方》在内送人。病将革，犹遗嘱其子孙，增刊广送，其热诚慈善公益有如此者。

（以上妇科）

《童人二面》　　清　程炳珍

见民国九年《桂平县志》卷三十八《纪人·艺术传》。

（以上儿科）

第六类 医案 医话

《集验医案》 清 李世瑞

见光绪十七年《广西通志》卷二百七《艺文》。

同治十三年《苍梧县志》卷十五《列传》：李世瑞，字非凡，号月庵。始居长洲，吴逆之变，徙居长行乡，后迁梧城水街。康熙四十一年岁贡。少孤，奉母孝。家贫嗜学，博通群书，以勤俭成家。生平乐善好施，建宗祠，置义田，以赡族人。立义学、社学，以兴文教。设义渡，以济行旅。舍田于各庙寺，以奉香火。积贮备饥，施药救病，善无不为。邑志修自曾士杨，邑令刘以贵增订授梓。至是朽蠹，独发愤搜讨，纂成四卷进县。著有《世纪考略图》《地理舆图》《记天文》四卷、《诗文》一卷、《集验医案》一卷，皆梓行。选修仁县训导，辞不就。寿八十余。

《惺斋医案》 清 蒋励惺

见民国三十一年《全县志》第十编《文化·著作汇载》。

同上《全县志》第十编《文化·艺术》：蒋励惺，万乡龙水村人。少因多病求医，遂成国手。著有《惺斋医案》待梓。

《医案秘要》三卷 清 王振秩

道光二十四年《灌阳县志》卷十一《人物·列传》：王振秩，字慎五，号叙斋，江口人。秉性正直，乐施与。宗族贫乏者，至除夕酌量分济钱谷。异乡有丧不能归者，购地于枫山侧，任其埋瘗。县西有芹菜桥，独力架以石。道路崎岖必修之。尤精医，著有《医案秘要》三卷。曾曰：吾闻之，良医可比良相，以此济人不少。

《兰溪医案》　清　陆兰溪

民国九年《桂平县志》卷三十八《纪人·艺术传》。陆兰溪，上秀里南乔村人。博学精医，著有《兰溪医案》，未刊。平生治病，专尚温补，至谓温热发斑，亦未尝遇一热症，盖东垣派也。

《寄尘草庐医案》　清　邓达亮

民国二十三年《贺县志》卷十《杂记部》：邓达亮，贺县莲塘坪人。光绪壬辰年，曾在英属南洋槟榔屿南华医院考充医师。试题为"辨真阴假阳治法论"，列第一；丙申年试题为"痿症治法论"，列第二；乙巳年试题"问核症大渴大热狂言妄语而能救者是用何方？有大热不渴不言不语而不能治者其说何解？"，列第一。在南洋充当医师二十余年，著有《寄尘草庐医案》书一部，抄本未刊。其三次试题论文列后：

（一）辨真阴假阳治法论

尝思天一生水，地二生火。是则水火者，乃先天之阴阳，曰元阴，曰元阳。元阴者，即元精。元阳者，即元气。精气足，则阴阳和。安有元阴亏竭、元气无根，而有阴阳真假之病哉！而不知世之人为七情劳欲所伤，故真阴假阳之病从此而生矣。何也？阴者寒也，阳者热也。真寒假热之谓也。其阳非假，无以辨其阴之真。其阴即真，即可辨其阳之假。于以知真阴固阴，而假阳亦阴也。人徒知真阴之寒乃寒，而不辨假阳者为真阴之极，寒极似火之象也。夫乃叹真假之分，真者固当辨其真，假者尤当辨其假。治此者，观其形之有神无神，切其脉之有力无力，闻问之余，自如指掌之明矣。善治之法，或以附子理中加减之冷服，四逆猪胆汁之从治，所谓热因寒用也。于此而扶危救急，可为济世安民之方矣。

（二）痿病治法论

经曰：五脏能令人痿病者何也？盖肺主皮毛，故肺热则叶焦，皮毛落，发皮痿；心主血脉，心热则脉涩，故足不任地，发为脉痿；肝主筋膜，肝热则筋急拘挛，大筋缩短，小筋弛长，发为筋痿；肾主骨髓，肾热则腰膝不举，发为骨痿；脾主肌肉，热则肌肤不仁，散缓不收，发为肉痿。是则五脏之痿，固显然可晓者也。夫经曰：热则生痿，是言痿之实证也。又曰：清湿袭虚，是言痿之虚证也。所以痿症有虚有实，夫亦曰阴阳而已。阳痿者，实证也。阴痿者，虚证也。今南方卑湿之地，天气虽热，内有伏阴。《易》曰：外阳而内阴。外热而内寒，极易感邪，痿症居多。或风寒暑湿伤于外，外入之病多有余，阴邪化热，则为阳痿。其症或发热口渴，四肢软弱，脉见洪数有力者，是实证也。实证则易治。或七情劳欲伤于肾，肾伤则水不能生木，以致血不能养筋，木侮土衰，则为阴痿。其症或息短声微，腰重难以转侧，脉见沉细无力者，是虚证也。虚证难治。且夫治之之法，不外随其虚实，各求其经而治之则善也。何以独取阳明，阳明宗筋之会也。盖肺热者，或泻白散加减，或竹叶石膏汤；心热者，或清心汤加减，或天王补心丹；肝热者，或养肝煎加减，热甚者龙胆泻肝汤；肾热者，滋阴八味、六味；脾热者，人参白虎汤加减，热甚者大小承气随宜。感冒风湿者，风盛则败毒散加减；湿盛则羌活胜湿汤，或活络丹加减。湿热俱盛则大橘皮汤之清利无不可也。故实症易治也。至于肾水枯竭，血不养筋之虚证，尤有二说焉。阴中之水亏以致血不养筋者固易知，而阴中之火亏而成痿病者难识。火亏者乃水中无火，是气不化精，以致精气日去，故四体无血以滋，无气以运，而为痿厥者有之。治之法，水亏者左归饮、丸加减，火亏者右归饮、丸加人参，活法治之可也。故曰虚证难治也。

（三）问核症有大渴、大热、狂言妄语，而能救者，是用何方？有大热、不渴、不言不语，而不能治者，其说何解。

今夫核症者疫症也。有天行之核症，有传染之核症，其来虽殊，其为核症则一也。而医者见此症有大热，或表散，或凉散，而不知实实虚虚是医者误之也。何也？或其人素有畜热，一染核症，其症为实证矣。其人素有虚寒，虽染核症，其症为虚证矣。是虚实不可不明，生死所关也。试申论之，夫实证者，热证也，热毒入于胃腑，故大热。胃火上烁肺金，不能生化水源，故津液枯而大渴。胃火上熏于心，则心神内乱，故狂言妄语。救之之法，以犀角地黄、普剂消毒、三黄解毒之类加减之。如不应，或便闭者，速用大、小承气攻之，使胃火不致上熏心肺，是胃火平而大热退，则大渴自止，狂妄之言亦除，是釜底抽薪之法也。所以能救者，是实证也，实则当泻。虚症者，阴症也，外虽有大热，而内伏阴毒。其不渴者，因无胃火熏肺故也。不言语者，阴主静，阴毒攻心则神志昏沉。正气虚，邪气盛，故死。所以不能治者，是虚证也。虚证宜急补，或以参附汤，或回阳救急、托里消毒之类加减，倍参、芪、附、桂，活法以治之，或十中有一二可救也。

《临症经验医案选录》五卷　　清　王少卿

民国三十七年《隆山县志》第七编《文化·科学》：全书内分五卷，子目列有血证、虚劳、咳嗽、肿症、呕吐、痢疾、温病、气喘、眩晕、惊悸、腹病、头病、梦遗、盗汗、泄泻、霍乱、抽筋、风寒湿痹、黄疸、妇儿科、外科、伤寒及论不治之死症、论生草药之治效、论中风急救法、论太乙神针治效书，共二十七门，为县人王少卿所著。盖王承其祖传医术，行医二十余年，将其临症用者之经验而集成，能于成法之外，出自心裁，详叙病情，说明治法，按气候与处地交通运用古方，洵为病者之救星。

《金台医话》　　清　俞廷举

民国三十一年《全县志》第十编《文化·著作汇载》：廷举，字介天，号石村，全州人。乾隆戊子举人，四川营山知县，充四川通志纂修官，所纂《名言》八卷。

同上《全县志》第十一编《人物·乡望》：俞廷举，长乡高峰村人。清举人，知四川营山县事，倡建书院，修城郭，缮厉甲兵。他县皆被贼陷，营山独无恙。廷举守御有功，保全甚众。兼优文学，宫路延请纂修《四川通志》，引年归，卜居白石一园。著有《一园诗文集》《金台医话》《增补达生编》《静远斋诗举》。

《心安医话》　　清　区景荣

见民国三十五年《龙津县志》第九编《文化·著作》。

同上《龙津县志》第九编《文化·艺术》：区景荣，字心安，县城人。廪生。性仁厚，读《宋史·范文正公传》，慕其为人，置田赡其宗族，曰："士当如是也"。尝以范文正"不为良相当为良医"语句，书之座右。负笈游粤，以明师习中医，学成悬壶粤市中。回里以术济世，治辄有效。有请治病者，无论深夜风雨贫富，均随时赴治，诊资多少不计。遇贫乏者，诊资不取，且赠药费，人多德之。虽数绾铜符，无官僚习气，时人多敬之。

《锡葫芦赋》　　清　甘庸德

见光绪九年《平南县志》卷二十二《列传》。

《药王游猎赋》　　清　甘庸德

见光绪九年《平南县志》卷二十二《列传》。

附录　参考书目

本附录所列参考书目，凡文中引用者前加米字符号。

*《广西通志》二百七十九卷　首一卷　清光绪十七年补刻本

《广西通志稿》六篇　民国二十八年油印本

《南宁府志》五十六卷　清道光五十七年增刻乾隆间本

*《凭祥土州乡土志》　清宣统间抄本

《邕宁县志》四十四卷　民国二十六年铅印本

《武缘县志》十卷　传抄清道光二十四年本

《武缘县图经》八卷　清宣统三年铅印增补光绪十三年本

《武鸣县志》十卷　首一卷　民国四年铅印本

《白山司志》十八卷　清道光十年刻本

*《隆山县志》九编　民国三十七年誊印本

《上林县志》十卷　首、末各一卷　清光绪二年刻本

《上林县志》十六卷　首一卷　民国二十三年铅印本

《宾州志》二十四卷　清光绪十二年刻本

《宾阳县志》八编　民国三十五年修　一九六一年铅印本

《横州志》十二卷　清乾隆十一年刻本

*《永淳县志》八卷　民国十三年修　抄本

《新宁州志》六卷　清光绪五年刻本

《同正县志》十卷　民国二十一年铅印本

《太平府志》五十卷　一九五七年誊印清雍正四年本

《左州志》二卷　传抄清康熙四十八年本

《崇善县志》十编　一九六二年铅印民国二十六年本

《宁明州志》二卷　民国三年铅印清光绪九年本。

《思乐县志》十卷　民国三十七年石印本

《明江厅乡土志》 清宣统间修　抄本

《明江厅上石州乡土志略》 清宣统间修　抄本

《明江县志》 民国二十一年修　抄本

《龙州纪略》二卷　清嘉庆八年刻本

《龙州县志》二十卷　民国十六年修　一九五八年誊印本

《上金县志》不分卷　民国十七年油印本

*《龙津县志》十三编　民国三十五年誊印本

《万承县志》不分卷　清抄本

《养利州志》不分卷　清康熙三十三年刻本

《雷平县志》十卷　民国三十五年誊印本

《大新县志》 一九六零年油印本

《隆安县志》六卷　首一卷　民国二年铅印本

*《庆远府志》二十卷　首一卷　清道光九年刻本

《河池州志》二卷　清光绪三十三年抄本

《河池县志》四卷　民国八年铅印本

《思恩县志》八编　民国二十四年铅印本

《宜北县志》八编　民国二十六年铅印本

《天河县志》二卷　清道光六年刻本

《天河县志》九编　民国三十一年石印本

《罗城县志》四卷　清光绪间石印道光二十四年本

《罗城县志》十二卷　民国二十四年铅印本

《龙胜县志》二卷　民国间辑　抄本

《宜山县志》三卷　民国七年铅印本

《都安县概况》 民国三十五年石印本

《东兰县政纪要》不分卷　民国三十六年铅印本

《东兰县新志》 一九六零年誊印本

《凤山县志》八编　民国三十五年誊印本

《柳洲府志》四十卷　首一卷　清乾隆二十九年刻本

《柳州府志略》四卷　清乾隆间修　清抄本

《柳城县志》八卷　首一卷　民国二十九年铅印本

*《融县志》十二卷　首一卷　民国四年传抄清道光十一年本

*《融县志》九编　民国二十五年铅印本

《三江县志》十卷　首一卷　民国三十五年铅印本

《雒容县志》二卷　民国二十三年铅印本

《榴江县志》八卷　民国二十六年铅印本

《象州志》四帙　清同治九年刻本

《象县志》五卷　一九五九年抄民国二十七年刻本

*《象县志》九编　民国三十七年铅印本

《武宣县志》十六卷　清嘉庆十三年刻本

*《武宣县志》十五卷　民国三年铅印本

*《武宣县志》八编　民国二十三年铅印本

《马平县志》十卷　清乾隆二十九年刻本

《来宾县志》二编　民国二十六年铅印本

《迁江县志》四卷　清光绪十年刻本

《迁江县志》十编　民国二十四年铅印本

《临桂县志》三十二卷　清光绪十八年修补嘉庆七年本

*《临桂县志》三十二卷　一九六三年石印光绪十八年本

《临桂县志初稿》　一九六零年铅印本

《桂林市志初稿》　一九六零年铅印本

《义宁县志》六卷　传抄清道光元年本

*《灵川县志》十四卷　民国十八年石印本

《兴安县志》十八卷　清道光十三年刻本

《西延轶志》十卷　清道光二十年刻本

《全州志》十二卷　首、末各一卷　清嘉庆四年刻本

*《全县志》十三编　民国三十一年铅印本

*《灌阳县志》二十卷　清道光二十四年刻本

*《灌阳县志》二十四卷　民国三年刻本

*《恭城县志》四卷　清光绪十五年刻本

《恭城县志》二卷　民国二十六年铅印本

《平乐府志》四十卷　清嘉庆十年刻本

《平乐县志》十卷　清光绪十年刻本

《平乐县志》八卷　民国二十六年修二十九年铅印本

《阳朔县志》五卷　清道光十八年刻本

＊《阳朔县志》四卷　民国二十五年石印本

《荔浦县志》四卷　清康熙四十八年抄本

《荔浦县志》四卷　民国三年铅印本

《修仁县志》　清道光十年修　抄本

《修仁县续志》　清光绪间稿本

《永宁州志》十六卷　清光绪十一年增刻道光六年本

《永福县志》四卷　民国六年刻本

《龙胜厅志》一卷　清道光二十六年刻本

《梧州府志》二十四卷　清同治十二年重刻乾隆三十五年本

＊《苍梧县志》十八卷　清同治十三年刻本

《苍梧县志》五编　民国三十年稿本

＊《钟山县志》十六卷　民国二十二年铅印本

《富川县志》十二卷　清光绪十六年刻本

《贺县志》八卷　清光绪十六年刻本

＊《贺县志》十卷　民国二十三年铅印本

《信都县志》七卷　民国三十五年铅印本

《岑溪县志》四卷　民国二十三年铅印清乾隆九年本

《岑溪县志》四编　一九六零年誊印本

《藤县志》三十三卷　清同治六年刻本

＊《藤县志稿》七卷　传抄民国三十六年稿本

《永安州志》四卷　清光绪二十四年增刻十六年本

《昭平县志》八卷　清乾隆二十四年刻本

《昭平县志》八卷　民国十七年修二十三年铅印本

《郁林州志》十卷　清乾隆五十七年刻本

《续修郁林州志》二十卷　清光绪二十年刻本

《兴业县志》四卷　清乾隆四十三年刻本

《续修兴业县志》十卷　传抄清嘉庆十六年本

《浔州府志》三十八卷　清光绪十三年刻本

《浔州府志》五十七卷　清光绪二十二年刻本

《浔州府志》三十卷　民国二十二年誊印本

《桂平县志》十六卷　清道光二十三年刻本

*《桂平县志》五十九卷　民国九年铅印本

　《平南县志》二十二卷　清道光十五年刻本

*《平南县志》二十四卷　清光绪九年刻本

　《平南县鉴》二编　民国二十九年铅印本

　《容县志》二十八卷　清光绪二十三年刻本

　《北流县志》二十四卷　清嘉庆二十年修　光绪六年刻本

　《北流县志》十二编　民国二十四年铅印本

　《北流县志》　一九六零年誊印本

　《陆川县志》二十四卷　首、末各一卷　民国十三年刻本

　《博白县志》十六卷　清道光十二年刻本

*《贵县志》八卷　清光绪二十二年刻本

*《贵县志》十八卷　民国二十三年铅印本

　《钦州志》十四卷　清雍正元年刻本

　《钦州志》十二卷　清道光十四年刻本

　《钦县志》十六卷　民国三十六年石印本

　《灵山县志》十三卷　清嘉庆二十五年刻本

　《灵山县志》二十二卷　民国三年铅印本

　《廉州府志》二十六卷　清道光十三年刻本

　《合浦县志》六卷　民国二十一年修　三十一年铅印本

　《防城县志》十八章　据民国三十四年稿抄本（残）

　《上思县志》六卷　民国四年铅印本

　《百色厅志》八卷　清光绪十七年增刻八年本

　《上思州志》二十卷　清道光十四年刻本

　《凌云县志》九编　民国三十一年　石印本

　《乐业县志》十编　民国二十五年修　抄本

　《恩阳州判志》　清光绪十四年官抄本

　《镇安府志》八卷　清乾隆二十一年刻本

　《镇安府志》二十五卷　清光绪十八年刻本

　《归顺真棣州志》六卷　清光绪二十五年刻本

　《靖西县志》八卷　民国三十七年誊印本

广西壮族自治区

《镇边县志》四卷　传抄清光绪三十四年稿本

《西林县志》　民国二十年修　抄本

《西隆县志》一卷　民国间石印清康熙十二年抄本

《西隆州志》一卷　传抄清嘉庆间增补康熙十二年本

《田西县志》八编　民国二十七年铅印本

《怀集县志》十卷　民国五年铅印本

＊《永州府志》十八卷　同治六年校刻道光八年本

四川省

前　言

四川地处我国长江流域西部，境内有岷、雒、泸、巴四大河流经其中，故名四川。其地东界湖北，南界云、贵，西界原西康（今甘孜、阿坝等自治州），北界陕、甘两省，地处高原环抱之中。四川自西汉景帝末，文翁守蜀，兴学校，崇教化，文风大振，故而流风余韵，沾溉至今。

至于本省历代为祖国医药科学所做出的巨大贡献，仅就清代以前，举其显著的：医经方面，南宋有史崧注《灵枢》；明有杨慎作《素问纠略》；宋有杨康侯、虞庶注《难经》。本草方面，唐有梅彪，前蜀有李珣，五代有韩保丹，南唐有陈士良，宋有田锡、陈承、唐慎微等各本草专著。针灸方面，东汉有涪翁作《针经》。方论尤多，汉有李八百之《李八百方》、郭玉《经方颂说》，五代罗普宣《广正集灵宝方》，宋陈尧叟《集验方》、史堪《指南方》。外科如南齐龚庆宣《刘涓子神仙遗论》，产科如唐咎殷《产宝》、宋杨康侯《十产论》等。无不功宣当代，泽流至今未已。如总括各时代本省医药学发展大略，可见其始于两汉、盛于唐宋，再振于明清；而独于元代竟无一家、一书可以称述，如何使然！未敢臆论，只有暂付阙如，俟之将来拾补。

编写既毕，略有所见，书之于后，以作终篇。

一、标榜门派之误人

本省咸同间，井研有廖荣高和他弟子税锡祺等，专宗张景岳之金水六君煎，偏于滋阴；同时又有周廷爕，一反廖、税滋阴之说，偏主昌邑黄元御重用姜、桂、附、夏之剂。二说相持，药也互异，故当时有"税龟板、廖龟胶，王厚朴（王廷照）、周花椒"之语。故稍后有廖登楼目睹时弊，起而思有以救正，著《四圣心源驳议》；斥荣高、锡棋偏用龟板、龟胶之害及廷爕等专主姜、附、桂、夏之亦偏。观其序略云："井研自廖荣高、税锡祺以滋阴之说倡，群焉附从。药肆龟板、龟胶动销数千百斤，病者常以阴不足而死。自黄氏之说盛，周廷燮为之倡。岁销姜、附、桂枝、法夏数千百斤，龟板、龟胶几绝，病者又转以阳不足而亡。常见服阳药者，以桂、姜、椒、蔻随口咀嚼，一人服附片至以百斤计，卒死于阳虚。岂龟、地于廖、税无功，姜、夏因廷燮而鲜效哉，天地不能有阳而无阴，人身不能有气而无血。"说者谓深中两派之弊。

不仅如此，蜀地还有所谓"果子药门派"。有孙子千者，以医名于蜀，其用药专取乎和。如泻、散、热、寒之物，皆视为禁品。故又有简阳人陈周，著《医学卮》一书攻之。其序略云："今之所谓良医者，知其术不足以活人，则选药之无气、无分量者凡数十种，而佐以果品、花蕊之类。有乞治者，择其与病相近者书方畀之。其人苟生，则医之功也；其即死，则药非杀人之药，非医之过也。况妇女、儿童饰病者多，饮如是药适与病符，而医之名著矣。吾观古人用药，惟出于长沙者皆效，而世医避之如仇。盖承气、桂枝之属，用误，祸且立见。彼无术审其当用与否，遂竟弃而不用，则何贵有此医哉。"说者谓"真足针砭俗医病源"，其书亦颇行于世。

廖登楼、陈周，其说都痛切时弊如此。虽独为一邑一省而发，若从《四库全书提要·医部总叙》所提"医之门户分于金元"的话来说，可知门派之分已久，但不知以上所谓的门派是否和《提要》所说的门派意义相同？如果不同的话，这些所谓门派也确实贻害不浅！

二、本省中西汇通诸家大略

自西方医学传入我国以后，清初汪昂、乾嘉赵学敏等导其先河，其后以汇通名家的，上海有王宏翰、南海有朱沛文、盐山有张锡纯，四川彭县则为唐宗海。

王宏翰主张从中西基础理论上求汇通，朱沛文主张以临床验证为准则，张锡纯主张中西药物可综合使用，唐宗海则主张取长补短、归于一是。前人评价他们是："汇而未通，成就甚微；而其勇于接受新知，企图取长补短，还是可取的"。我们则认为汇通家的出现，毕竟是这一历史阶段风趋所使然。回顾并探讨它们的产生和演进情况，对于汲取过去的教训及今后医学发展似乎有裨益的。

在这一时期，本省受这种思潮影响的如：①井研徐诚。著有《内经西法参同》。大要"是编引西法以证《内经》，旧来误解，相证乃明。知西学实为中医书所包，西人所得尚不足以尽《内经》之蕴。"②苍溪卢炳唐，著《气化的医理学》其大旨谓："西医之解剖，形质的医理学也；中医之诊验，气化的医理学也。人之一身，外有六气之浸淫、内有七情之感伤，气化之生病较形质为多。且气化能该形质，形质不能该气化，故研究气化尤为当务之急。"③井研贺龙骧，著有《中西本草功用异同说》。④江安黄中美，著有《医罅刍言》。其持论有："脏腑为生成之具，经络乃一定之形，若不详考《铜人图说》、借证西医标本，纵阐精冥索，讵能臆揣。"⑤西昌李秾，著有《医学总论》，以新学理证《内》《难》，颇有可观云云。

仅从以上所列各家来看，或与唐氏同时，或略与唐氏相先后。其汇通主张，有基于爱国观念而故步自封和一概排外的；也有基于中学为体、西学为用而衷中参西的；也有两可其说，罗列同异的；也有实事求是，择善而从的；故川省一地，备有各种中西汇通之说，其间的交互影响不可无视。假如想进一步研讨汇通主张始末，就蜀地文献试一探索，其原始要终，当有攻错之益也。

三、藏象部分新说之探讨

我国藏象学说中，其中各衷一是而纠葛不休的要推"命门和三焦"两说，至于其他，却很少有人触及。至清光绪间，井研廖登楼倡以胆为脏说、肾为五脏之精说及在治则上主张以阴阳家说代五行家说。今择要介绍如下：

在其《脏府探微·序》云：先秦、两汉，阴阳五行之说专门名家，阴阳、五行，又略有分别。《灵枢》《素问》，有阴阳家说、有五行家说，唯五行之说多于阴阳，后来医家说脏腑者，遂专主五行。考今文《尚书》欧阳说："肝木、心火、脾土、肺金、肾水"与《内经》同。古文家则以："心为土脏、肺火也、肝金也、肾水也"；《五经异义》、古文《尚书》："脾木也、肺火也、心土也、肝金也、肾水也"；杨雄《太玄》、高诱注《吕览》亦同；然高诱《尚书·注》两存其说。考《内经》："心为君主之官、胆为决断之官"，心、胆形体同，功用同。胆有上口无下口，脏也。其所以列之于府，与胃、大肠、小肠、三焦、膀胱同者，以脏虽有六，而五行只五，以六配五，少一数，非别有所据也。今医家以胆为腑，尤尊贵于肾，诸脏奇而肾偶，无说以通之，乃创右命门、左肾之名。按：

以心比胆，胆当为水脏。肝与肺形体相合，为金、木合并；胆与心形体相同，为水、火既济；肝、肺、心、胆、脾为五脏配五行，肾为五脏之精华，兼包并揽，如天王在五官之上，上帝较五帝为尊。肾之司权皆在壮年，人初生，肾无权，人将老，肾先绝。《内经》云："男子十六而精通，八八，六十四而阳道绝；女子十四而精通，七七，四十九而阴道绝。"所云精通，肾方秉权；所云（阴）阳道绝，肾已先亡。盖肾为五脏精华，专主司化，如草木初生，不能花、实，衰枯不实，根株不伤犹不至死。五脏不可一日无，而肾之司权，男不过四十八年、女不过三十五年。此肾所以超出五脏之上独为二体，肾亡而人不死也。（编者按：以上为胆为脏及肾为五脏之精华说）。试再以阴阳家说推之，则人身如锅炉。饮食入胃，以火蒸之，上熏为气，气下降为血，肝司之。心藏气精、胆藏血精。肺如天锅、肝如下笕，专主流通气血，布达四肢。心、胆则为气血之精华，专主神智。人之存亡则在肝、肺，肾无权焉。脾、胃居中肺司上焦、肝主下焦。血气壮盛而后精通，稍见衰败则肾气先绝。此以阴阳说五脏，不似五行家配合牵掣徒为缪辘。……就阴阳家以治病，明白简要，可以删除支蔓之弊。

我们即用廖氏的说法，本想删除支蔓而去其纠葛，却仍以肝（木）、肺（金）、心（火）、胆（水）、脾（土）五脏配五行为言，而仅是略易五行所主并将肾独立于五脏之上，仍未脱五行说之樊篱为可惜。不过，他能有见于《内经》中存在阴阳家说与五行家说，有见于医家以五行说五脏之不必视为一成不变之理，他的真知灼见，不仅于蜀之一地，实罕其匹，即并代而言，亦医中之佼佼者，故特不惮词费如此。

最后，本编计翻阅蜀郡地方志乘近四百种，但如杨慎，自言："余在滇南，枕疾岁久，岐黄雷华之书钻研颇深"；如费密，传其父经虞医学，曾著有《长沙发挥》《王氏疹论》《金匮本草》等书；而本编中，或收采聊聊无多、或空存其部目，而无由知其梗概，使人不能不寄慨于清初严藏书之禁，兴文字之狱所致。又如唐容川，如廖平等，著述等身，名传环宇，又或以其生存时，碍于成规，前《志》不收；亡逝后，后《志》迄未重辑。似此诸家，纵然医林传说，遗编在手，本编限于体例，也未加以著录，识者谅之。

郭霭春　李紫溪

一九八四年

目　录

第三类　伤寒〔附〕金匮　温病　　　　　　　　　　1991

第七类　医话　医案

第八类 养生

第九类 杂录

四
川
省

第一类 医 经 〔附〕运气

《黄帝素问灵枢集注》二十四卷　　宋　史嵩

见清嘉庆二十一年《四川通志》卷一百八十五《经籍·子部》及同治十二年《成都县志》卷九《经籍志》第十。

嘉庆《通志》卷一百六十六及同治《县志》卷七之第八下：史嵩，成都人。著有《黄帝素问灵枢集注》。附自序云：昔黄帝作《内经》十八卷。《灵枢》九卷、《素问》九卷，乃其数焉。世所奉行，惟《素问》耳。越人得其一、二而述《难经》；皇甫谧次而为《甲乙》；诸家之说悉自此始。其间或有得失，未可为后世法则，如《南阳活人书》称：欬逆者，哕也。谨按《灵枢经》曰：新谷气入于胃与故寒气相争，故曰哕。举而并之，则理可断矣。又如：《难经》第六十五篇，是越人标指《灵枢·本输》之大略，世或以为流注。谨按《灵枢经》曰：所言节者，神气之所游行出入也，非皮肉筋骨也。又曰：神气者，正气也。神气之所游行出入者，流注也。井荣输经合者，《本输》也。举而并之，则知相去不啻天壤之异。但恨《灵枢》不传久矣，世莫能究。夫为医，在读医书耳。读而不能为医者有矣，未有不读而能为医者也。不读医书，又非世业，杀人尤毒于梃刃。是故古人有言曰：为人子而不读医书，犹为不孝也。仆本庸昧，自髫迄壮，潜心斯道，颇涉其理。参对诸书，再行校正。家藏《灵枢》九卷，共八十一篇，增修音释附于卷末。勒为二十四卷。庶使好生之人，开卷易明，了无差别。今嵩专访明医，更乞参详，免误将来。利益无穷，功实有自。

《素问纠略》三卷　　明　杨慎

见嘉庆二十一年《四川通志》卷一百八十五《经籍·子部》。

道光二十四年《新都县志》卷九：杨慎，字用修，父廷和。慎年十一《拟过秦论》，后举正德庚午乡试第三，辛未会试第二，廷试第一，授修撰。尝奉命祀江渎，以父命见杨文襄公于京口，观所藏书，无不言之成诵，慎惧，益发愤读书。武皇数游幸，上书谏，不报。遂移疾归。世宗继统，起为讲官，讲《尚书》：金作赎刑篇，言大憝不可赎。盖指罪铛张锐、于经等以金得免云。其戍永昌也，安凤困木密所。慎戎服往援，与副使张羲谋固守。官兵与贼战城外，慎促城内兵开门夹攻之，贼败去。安宁守欲榷民盐、牛税。慎谓此刀锥者，宜推与民。军官以浚海口役为利，督丁夫六千人下海，民苦之。慎作书箴告当事，俱报罢。戍滇三十五年，究心著述。暂归蜀者再，晚欲长归，已七十余。而滇士有谗之于抚臣王昺者，使四指挥以银锒铛锁来；至滇则昺已墨败，然竟不能归，病寓萧寺以没。丧还，藁葬新都西门外。穆宗即位，赠光禄少卿，谥庄介。

《内经精华》　　清　梅光鼎

民国二十七年《泸县志》卷六《人物志·文苑》：梅光鼎，字东阁。工制艺，试辄冠群。清光绪乙酉拔贡，寻中式举人。主讲川南书院，善训迪后进，入其门者多成名以去。既而入京师、巡西北砦上。还以盐库大使宦游闽，主藩署文案。用劳委娘宫山盐厘总局、延平府挈验关兼官运局，有廉明称。

国变后，遁迹沪上，日以著书、教子、活人为业。及病，乃由渝归泸。年七十九卒。著有《内经精华》《梅氏辨证要诀》《梅氏药物学》等医药书。《梅氏文抄》《公牍》《奏议》《怡养斋文存》《快哉条记》若干种未梓。

《内经易读》　　清　胡醴铭

民国二十年《三台县志》卷九《人物志》四：胡醴铭，幼失怙，赖母氏萧教养成立。弱冠后补县学弟子员，舌耕为业。见中江易雪庵先生精岐黄术，遂就正而专工医学，历数十寒暑不倦。悯后世之业医者未能深造，由于医书浩若渊海，无从问津。苦心孤诣，著有《医书正蒙十种》，以便初学。曰《医门四始》、曰《药性精要》、曰《经方触类》、曰

《时方约选》、曰《万病撮要》、曰《论略原文》、曰《伤寒节旨》、曰《金匮节旨》、曰《内经易读》、曰《难经辨正》。此十种之大略也。此外若《本草崇原》《明医杂论选》《症治纂要》《医书题名》四种，均稿缮待梓。卒于民国十三年，寿五十九。

《内经纂要》一卷　　清　阎云浩

民国二十一年《渠县志》卷六《艺文志·技术录》：阎云浩，伯余编。云浩颇精医术，既汇成是书，复取诸家之说较善者，诠释之，间亦录己经验语。惟稿存其家，尚未刊行，业医者得此，或亦一二有补焉。

同上《渠县志》卷九《人物表》二《先正》下：阎云浩，附生。不苟言笑，清末尝主本乡小学，晚岁专精医术，投剂辄效。

《内经西法参同》二卷　　清　徐诚

光绪二十六年《井研县志》卷十四《艺文》四《子部》：自西医入中国，学者震惊其奇，暗与《周礼》医学相合。是编，引西书以证《内经》，旧来误解，相证乃明。知西学实为中书所包，西人所得尚不足以尽《内经》之蕴。

《灵素精义》　　清　朱嘉畅

光绪二十六年《井研县志》卷十四《艺文》四《子部》：《医学五种》十二卷。朱嘉畅撰。是书分五种：一曰《灵素精义》、二曰《脏腑源真》、三曰《本草集解》、四曰《医方括要》、五曰《女科备旨》。其《灵素精义》多主张隐庵说，尤以运气为主。《脏腑源真》，则发明脏腑部位、经络、血脉流通之故，故与《灵素》相为表里。《本草》，则引陈修园、叶天士、汪切庵诸书，准其同异。《医方》则集《金匮》《外台》《千金》诸方，国朝名医方论。于每方中，辨证诸说，定其准絜，以为后学津梁。至于《女科》，尤明带下之证，所论杂病皆不外此，其胎前、产后，则多引成说。所附：伤寒、中风、瘟病，则仿陈修园《伤寒浅注》例及吴棠《三焦说》，辨其传经次第，施治先后而已。

同上《井研县志》卷三十五《传》八《乡贤》六：朱嘉畅，字葆田，以廪生入资授眉州训导。性倜傥，好议论，于当代政治得失及兵事要领，

四川省

尤深切言之。尝叹夷虏恣横，海防不足恃，每论及辄忧愤形于色，座客为之动容。学使张之洞试士眉州，尤器遇嘉畅，谓非校官中人。晚岁，好堪舆家言，及目失明，令人状说山水以取适。所著书有《史论》一卷、《兵略》一卷、《学则》二卷、《地学》三卷、《茆香山房诗文》若干卷。

《内景图说》　　清　廖正原

光绪元年《铜梁县志》卷九《人物志》中：廖正原，字怀清。方正有古君子风。少读书，历试不售，改业医，所疗辄愈。卒年七十五。著有《方脉切要》《内景图说》诸书。子拱。别有传。

《难经续演》　　宋　杨康侯

民国三十三年《青神备徵录》第二十：青神，杨康侯，《难经续演》一书。为《难经》十《注》之一种。

按：康侯，尚著有：《十产论》《护命方》五卷、《通神论》十四卷。

《难经注》五卷　　宋　虞庶

见嘉庆二十年《资州直隶州志》卷二十一《艺文志·书目》。

同上《资州直隶州志》卷十八《人物志》：虞庶，仁寿人，寓居汉嘉。少为儒，已而弃其业习医。著《难经注》五卷。以补吕、杨所未尽。黎泰辰，治平间为之序。

《难经辨正》　　清　胡醴铭

见民国二十年《三台县志》卷九《人物志》四《方技》。

《论生理学》　　清　潘廷彦

民国十七年《续修涪州志》卷十七《人物志》七《方技》：潘廷彦，字醒园，鸣谦季子，州名士也。书、画品格俱高。官训导，不取重赘于新生，贫者或赠以衣冠。生子连夭。妻成氏有三女，卖田遣嫁，坐是中落。以医为生，能得法外意，名重一时。手书四五册《论生理学》，为张贡琳所得。

张贡琳，武生。其兄明轩孝廉设帐，潘醒园之子往肄业。问，知有手书《秘本》，借阅不还。遂以医得名，亦能多活人。

施承勋，字焕堂，晟曾孙。因善病，就先人遗书研究医道。又受业潘醒园，得传其学以济世，亦不取资财。尝谓：医者，意也。凡诊一病，以精意消息之，如振衣必挈其领，不枝节而为，故全活甚多。

《元运元气本论》一卷　　宋　杨绘

见嘉庆二十一年《四川通志》卷一百八十四《经籍·子部》。

《医门衷易》　　清　唐巨川

见道光二十年《江油县志》卷三《选举·恩贡之道光十五年条》。

《气化的医理学》　　清　卢炳唐

民国十七年《苍溪县志》卷十四《人物志》第七《方术传》：卢炳唐，字艺仙，邑之龙山乡人。幼业儒，清光绪简朴博士弟子员，试高等。屡举不第，于是弃帖括。研精岐黄术，揣摩数载，有心得。以民国初年入成都，时四川总监杨维，招考各地医官，炳唐得通省第一号免许状。在省垣治疗多人，无不应手奏效。著有《卢氏医案》。

按：艺仙，年逾五十，新著一书，名曰《气化的医理学》。其大旨谓：西医之解剖，形质的医理学也。中医之诊验，气化的医理学也。人之一身，外有六气之浸淫、内有七情之感伤，气化之生病，较形质为多耳。气化能赅形质，形质不能赅气化，故研究气化尤为当务之急。其书抉岐黄之奥秘、阐仲景之心传。其手著尚有十余种。

《脏腑探微》二卷　　清　廖登楼

光绪二十六年《井研县志》卷十四《艺文》四《子部》：登楼，字光远，平之三兄。其书以胆为脏，肾为五脏之精。说详自序。

序曰：先秦、两汉，阴阳、五行之说盛行，专门名家，六艺、九流皆列其目。故无论说经、行政、测天、量地，皆以五行说之。至于医、卜、星、相，更无论矣。而阴阳、五行，又略有分别。今按《灵枢》《素问》，有阴阳家说，有五行家说，惟五行之说多于阴阳。后来医家说脏腑者，遂专主五行。考今文《尚书》欧阳说：肝木、心火、脾土、肺金、肾水，与《内经》同。古文家则以心为土脏、肺火也、肝金也、肾水也。《五经异义》、古文《尚书》：脾木也、肺火也、心土也、肝金也、肾水也。杨雄《太元》：木脏脾、金脏肝、火脏肺、水脏肾、土脏心。高诱注《吕览》亦同。高诱注《书》两存其说。二者相持，虽左袒博士者多，然古文家能别树一帜。

考《内经》：心为君主之官、胆为决断之官，心胆形体同、功用同。胆有上口无下口，脏也，非腑也。其所以别之于府，与胃、大肠、小肠、三焦、膀胱同者，以脏虽有六，而五行只五。以六配五，少一数，故以胆为腑。推衍、配对，穷于数，非别有所据也。今医家以胆为腑，尤尊贵于肾。诸脏奇而肾偶，无说以通之，乃创左命门，右肾之名。按以心比胆，胆当为水脏。肝与肺形体相合，为金、水合并。胆与心形体相同，为水、火既济。肝、肺、心、胆、脾为五脏，配五行。肾为五脏之精华，兼包并揽，如天王在五官之上、上帝较五帝为尊。肾之司权皆在壮年，人初生肾无权，人将老肾先绝。《内经》云：男子十六而精通，八八六十四而阳道绝。女子十四而精通，七七四十九而阴道绝。所云精通，肾方秉权，所云阳道绝，肾已先亡。盖肾为五脏精华，专主司化。如草木初生不能花实，衰枯不实，根株不伤，犹不至死。五脏不可一日无，而肾之司权，男不过四十八年，女不过三十五年，此肾所以超出五脏之上独为二体，肾亡而人不死也。

试再以阴阳家说推之，则人身如锅炉。饮食入胃，以火蒸之，上熏为气，气下降为血，肝司之。心藏气精，胆藏血精。肺为天锅，胆为下笕，专主流通气血，布达四肢。心胆则为气血之精华，专主神智，人之存亡则在肝、肺，肾无权焉。脾、胃居中，肺司上焦，肝主下焦。血气壮盛而后精通，稍见衰败则肾气先绝，此以阴阳说五藏，不似五行家配合牵掣徒为缭辖。《内经》及古书实有二派，今撰此书悉以甄录。学者就阴阳家以治病，明白简要，可以删除支蔓之弊。今考西人锅炉之上，有水、火各表，可以知其水、火之盈虚。人身之耳、目、口、鼻即表也，观于外可知其内。然则人身不成一大机器乎哉。

按：同上《井研县志》卷十四《艺文》四《子部·阴阳家》：载有其弟廖平撰《阴阳汇辑》六卷、附《凡例》一卷。

略曰：《史记·叙传》云：《易》著天地、阴阳、四时、五行，故长于变。是阴阳家由《易》而出，为说《易》专门。又为帝王法天之学，以《月令》为主，后世乃流为机祥家耳。考《汉志》所列阴阳家，今皆无传本。汉廷博士及先秦诸子，则无人不讲此学。如《大传》《繁露》《七纬》《白虎通》，以及《管子》《淮南》《灵枢》《素问》《逸周书》，皆各有专篇。特其文散见，学者莫能详焉。考道家者流，论黄帝之道，以顺天为主。帝《典》羲和，即《月令》之本经，亦首言法天之事。言王制者，以安民为主；言帝道者，以顺天为要。今欲明《易》学、昌帝道，则阴阳一家不容听其散失。今故恢张旧法，立此一门，先辑经、传、子、史、纬候、博士各书原文，分为四类。言天道者为一类，法天布令者为一类，顺天获吉者为一类，逆天不祥者为一类。诸书中有文义相同者，则仿孙本《孔子集语》例，以最详明一条为主，余惧低格书之，其有隐义则间为发明。又律吕一门，本为时令之学，别取专门各书为之纂辑考订。凡有《易》《诗》文义例有与此学相关者，必极为发明，标著条目。汉师阴阳为专家，将来重兴此学，必以此书为嚆矢云。

又：《阴阳五行经说》四卷。略曰：董子为西汉大师，《繁露》多阴阳、五行家说。非汉儒之风习，乃经传之正轨。盖经传言近旨远，多为百世以后立法。人事变迁不足垂法，惟天地万古不变，故多托以立说，《纬》所谓万古不失九道谋也。是《经》《传》之言行，多指天行言，非人事矣。《论语》：四时行、百物生也。故黄帝之学多以太乙、四时为题目，此阴阳家所以为说专门也。

是编，于《纬》外，兼录汉师说，而必求验于《经》。观所论述，专在阐明《经》旨，非徒炫博者比也。

同上《井研县志》卷四十《传》十三《方技·廖荣高传》：廖荣高与税锡祺，居同里闬。荣高故业医，有时誉。锡祺从之学。所用方，专主景岳八阵，尤以和阵金水六君煎为主，偏于滋阴，与周廷燮相反。时人为之语曰：税龟板、廖龟胶，王厚朴（王名廷照）、周花椒。二说相持，病者阴阳亦互异，疗瘵至夭亡无所怨。

《脏腑源真》　　清　朱嘉畅

光绪二十六年《井研县志》卷十四《艺文》四《子部》：是书发明脏腑部位、经络血脉循行流通之故，与《灵》《素》相为表里。

《医理原理》　　清　彭鸣盛

见民国十年《金堂县续志》卷十《艺文志·著述》。

同上《金堂县续志》卷十二：彭鸣盛。例贡。尚撰有：《壶天约语》三卷、《先天图说》《天涵表述》诸书。

《五脏六腑病情便览》二卷　　清　曾芳桐

民国十八年《遂宁县志》卷四《乡宦》：曾芳桐，字虞封，原籍庐陵。芳桐以廪生选芦山教谕。三年告养归，民国八年九月终于家。年六十四岁。

晚年，粹深于医，设赭鞭馆。既以愈人，又以教人。著《伤寒论类证录》四卷、《五脏六腑病情便览》二卷、《曾氏医通》个卷。其《诗文集》十卷，则门人梓行者也。

第二类 诊 法

《叔和脉经注》 明 通真子

乾隆八年《甘泉县志》卷十四《人物》下：蜀人通真子，注叔和《脉经》已行于世，而其道未行。遂历湖、汉、江、浙，亦未有目之者，及至淮之邵伯镇，旅于僧舍，亦无闻于人，又将转而之他。主僧闻之曰：子若不设肆，谁则知之。市有寺屋，吾给子具请。试为之，既而医道大行。

《男女脉位图说》 明 杨慎

见道光二十四年《新都县志》卷十七《经籍志》下。

嘉庆二十一年《四川通志》卷一百八十五《经籍·子部》作《脉位图说》，亦无卷数。

《通志》卷十七之下自序曰：晋太医令王叔和有《脉经》一书。其文高古，其言简奥，浅儒读之，尚不能解，况医流乎。近代有高阳生者，变为韵语歌诀，以便诵读，又恐人之不信也，乃嫁其名于王叔和。后世不惟医流宗之，而儒者亦以为真出叔和之笔，不敢非也。不思西晋之世，岂有此等文体哉。其书为韵语所拘，语多牵滞，理或不通。即以男女左右手脉之部分，亦分晰不明。医人遵用之，其误多矣。夫脉部误，则诊必误。诊既误，则药必误。药一误则杀人，不知其几千万矣。惟《褚氏遗书》有《平脉》一篇，分别男女左右脉部，甚为明晰，而医家罕遵用之。盖惑于高阳生之谬说，沉痼不可返矣。往年，余方外友飞霞韩懋，遵用褚氏《平脉》以诊妇女，十中其九。且又为余言：子试以《素问》平脉、病脉，按男女脉部，如褚说而诊之，自可以验。因叹俗书之误人也久矣。

余在滇南，枕疾岁久，岐黄雷华之书，钻研颇深，盖亦折肱而知良医，非虚语。因表章褚氏《平脉》一篇，又绘男女脉部二《图》，刻而传之。庶乎庸医之门，冤魂少稀，亦仁人君子之所乐闻而快睹也。

《脉学归原》　清　姚克谐

民国十六年《剑阁县续志》卷九下《艺文·脉学归原诗（自题）》：考订灵经一卷新。从来小道足容身。不辞苦口追秦汉，脉络分明要见真。

同上《剑阁县续志》卷七：姚克谐，字海楼。拔贡生。著有《二松塈斋诗稿》及《脉学归原》。

同上《剑阁县续志》卷八：姚克谐。咸丰辛酉科，历任江西宜春、安仁、萍乡、广丰知县。

《脉学探源》　清　金纯煦

见民国二十四年《蓬溪近志》卷十三《艺文篇》。

同上《蓬溪近志》卷四《人物篇》上：金纯煦，春和，常乐镇人。父时，邑诸生。早卒。纯煦及弟涛，少育于母谢，家贫为童子师以养。尝与祀乡贤，大恸伏地，乃益劬于学，至老不倦。著《学源统宗》数万言。旋治岐黄，多心得。著《医学探源》《脉学探源》《伤寒金匮恒解》诸种。

《脉法》二卷　清　周廷燮

光绪二十六年《井研县志》卷十四《艺文》四《子部》：《医镜》四卷、《伤寒解意》四卷、《脉法》二卷、《药解》二卷。数书亦同时作（按同时，谓同治中，馆县东吴氏思益斋，撰《伤寒庸解》二十四卷时也），惟《药解》不及金石。

同上《井研县志》卷四十《传》十三《方技》：周廷燮，字载阳。少从游贡生宋治性之门，文峭鸷不鸷时趋，声誉卓侪偶，然以是积不售。亦愈自信，久之乃弃去。以医名，历四十余年。究极《金匮》之蕴，决人寿夭如响。当时俗医泥于滋阴之说，多用阴剂杀人。廷燮一遵仲景微旨，以调中为升降之枢。晚著：《伤寒解意》四卷、《伤寒庸解》二十四卷。大旨论伤寒、温病各不同气。《素问》："冬伤于寒，春必病温。"以阳生于春，而盛于夏，收于秋，而藏于冬。冬不藏精，阳气疏泄，沍寒之运，行盛暑之令，相火炎热，精液销铄。是谓：冬伤于寒，非由感冒寒邪。故冬时不病，于春夏木火司令，内气闷郁，或经霜雪侵薄，则有温病。春病温、夏病热，实异名殊，其实一也。病由外感，而根原于内，故病传三阳，即内连三阳之腑，并伤三阴之脏。在脏、在腑，但热无寒。以积热在中，表郁而里发也。六日经尽，则脏腑、经络、表里皆热。故曰三阴、三阳、脏、腑皆病也。若伤寒、中风，本无内热，但因感冒而发病，在经络不入脏腑。阳盛而后传阳明之腑，阴盛而后入太阴之脏，视温病热自内发者不同，叔和《序例》，引《热病》之文，以释伤寒，遂启传经为热之谬说，此《伤寒》之旨所由晦也。

某甲妻病气郁，嘻笑无恒。诊之曰：脉沉而实，胃脘当有结涩，故失常。以生、熟水导之，吐宿痰斗许，霍然已。

晚，亦苦人事牵缀，适犍为，弟子筑馆招之。逾年，无疾卒。年七十。

《脉诀提纲》　　清　陈心泰

同治五年《万县志》卷三十三《仕女志》之《大年》上：陈心泰，年八十二岁，精医术。著有《伤寒详注》《脉诀提纲》《药性切指》《医方歌正》。

《脉经注》三卷　　　清　吴锡玲

民国三十一年《西昌县志》卷十一《艺文志·著述》:《医圣合璧》十六卷，吴锡玲著。内《伤寒论注》六卷、《脉经注》三卷、《金匮注》七卷。皆发前人所未发。

锡玲，字蓝庄。安宁河右岸樟木乡士族。

同上《西昌县志》卷十：吴蓝庄。专研医理，昕夕鲜暇，几席为剡。以笃实之性，加沉潜之功，日久术精，名驰遐尔。延诊者络绎不绝。年逾七旬卒。著有:《吴氏医案》等书待梓。

《王叔和脉经》　　清　姜国伊

见光绪三十三年《郫县乡土志》之《历史门·耆旧之学问》。

民国三十六年《郫县志》卷三《儒林》：姜国伊，字尹人，诸生。钟骏声之奉命督学四川也，访于成都守杨仲雅，以国伊对，遂举光绪庚午优贡，旋捷秋闱。笃志穷经，涉猎汉唐宋诸儒笺注传训，取六经诸子回翔雒诵，谓经者理而已。其三代制度，必考传注；理则经文具在，何传注为。故所述经传，皆以经解经，一扫汉唐宋诸儒窠臼。尤专于《易》，常谓人曰：吾于他经，诵不下万遍，而《易》，则十万遍不啻。顾炎武所谓：尽天下之书，皆能以注《易》，而尽天下之书，不能以尽《易》者也。（伊）素有用世志，治经之余，取古今兵、农、礼、乐诸大端，兼综条贯。谓《八阵图说》乃黄帝风后所传，不自武侯始。作《八阵图说》阐明其义。所过遍览山川形势，道山东，登日观峰观日出，竟后期不果试而归。志趣瑰奇，人不能测，尚论古人，鲜有能当其意者。门人或举王守仁以问，国伊曰：王阳明之学，禅学也，非孔、孟也；其用兵，孙、吴也，非三代也。其讲学宗旨如此。

精医理，疗治多奇中。门人之室人病数月。国伊诊之，为处方曰：服此有转机可治，服数剂，病瘳其半。复诊曰：病不可为也，当暴厥。茂才陈献廷病心疾久。国伊诊之曰：可无药也，当自愈。已而皆验，类此者尚多，不能悉记也。

与世枘凿，行事多出人意表。傅相李鸿章闻其名，聘使校正书籍，行经荣县，赵尧村以语激之，遂不果。然笃于伦谊，尝举病家所酬金，悉数以遗其友。虽不偕于众，而立身行己，则更不欲人知也。湘潭王壬秋主讲尊经书院，教士穷经，博综传注。国伊尝条举《四书》疑义数十以问，故闿运亦亟称之。弱龄即工诗赋，所作沉浸酝郁，有古作者风。论者谓其经学优于诗赋，诗赋优于文章，医学则在经学、诗赋间。识者以为笃论。所著有《守中正斋丛书》二十余种，镌板行于世。奎俊督蜀进呈，旨称其著述宏富，奖五品章服。卒年七十三。

光绪三十三年《郫县乡土志》之《耆旧之学问》：姜国伊，邑举人。博览群籍，著述甚富。所刊《守中正斋丛书》十余种：有《周易古本撰》《尚书正义》《诗经思无邪序传》《春秋传义》《家语正》《孝经述》《大学古本述注》《中庸古本述注》《孟子外书考》《癸甲乙记》《蜀记》《颐记》《神农本经》《本经经释》《晋王叔和脉经》《伤寒方经解》《医学六种》。皆其手订，确有见地，能发前人所未发云。

《脉诀三字经》一卷　　清　罗觉

民国十三年《崇宁县志》卷六《人物门·寿民》：罗觉，原名正昌。友教多年，编有《药性》《脉诀三字经》，各一卷待梓。

《天和脉论》　　清　吕佚名

见光绪三年《崇庆州志》卷八《人物》下《方技》。

按：民国十五年《崇庆县志》卷十一：《天和脉论》一卷。莫知子撰。

光绪三年《崇庆州志》卷八《人物》下《艺术》：莫知子，姓吕，隐其名，自号莫知子。幼习儒，屡试不第。退而学医，研究诸名家秘奥。故为治病，洞悉病源，用药辄效。著《天和脉论》。本诸《河图》《洛书》，验之五运六气，独窥《内经》不传之妙旨。其自序略曰：医者，易也，非意也。盖即《易》：交易、变易、不易之道也。《经》曰：必先岁气，毋伤天和。又曰：毋伤岁气，勿伐天和。夫天和因乎岁气，应于两手尺寸，本有定位。然五运六气因年干支为转移，则有定仍属无定。故或在左，或在右，或在尺、或在寸。要必明乎岁气，而后可得天和。医者苟不知某年在某位，因其不见而妄补妄泻，则伐之矣。盖脉名天和者，得岁气之正。本属无病，不得以见、不见为定衡也。其书辨析甚明，深于医者自知之。

《脉诀要旨》一卷　　清　吴德濂

民国二十二年《达县志》补遗二《人物·方技》：吴德濂，字莲甫。少卓荦。贵州苗乱，莲甫与其兄潜南守遵义府有功，晋秩游击，弃之而归。得太医院《秘本》，精研医学，所治多效。著有《医学证治表解》二十二卷、《本草药性真治》二卷、《脉诀要旨》一卷，行世。

《脉诀一见晓》一卷　　清　陈际昌

民国四年《潼南县志》卷五《艺文志·医道溯源序》：陈君际昌，县属下县人。著有《医道溯源》四卷、《脉诀一见晓》一卷，行世。

《四诊新解》一卷　　　清　龙景云

民国十五年《南川县志》卷十一：龙景云，西路太平场人。十余岁弃儒业，专研医理、地理。各有心得。断人生死吉凶，常常应验。著《四诊新解》一卷。明望闻问切之要。知医者谓其纯从《灵》《素》《难经》揣摩而得，简明精透，诊病家正法眼藏也。

《寒门三十六舌》　　　清　吴为昺

民国十九年《中江县志》卷八之三《著述表》:《寒门三十六舌》。吴为昺，焕若撰。

道光十九年《中江县新志》卷五：吴为昺，綦江教谕，精医。

同上《中江县志》卷六《人物》一《仕进表》，吴为昺，字灿若。

第三类 伤 寒 〔附〕金匮 温病

《伤寒补》 明 罗仲光

民国十八年《南充县志》卷九《人物志·方技》：罗仲光，邑库生。字觐吾，仲先、仲元弟。勤学博群书。因母病，遂精岐黄。著有《伤寒补》《古活人方》。皆前贤所未发，世珍之，以名医传。常从任太史瀚讲学，得伊洛薪传，自号青城山人。其行谊详《花上苑传》《黄琬歌》。

《伤寒法略》 明 赵琢

万历七年《合州志》之《人物·方术》：赵琢，州之来苏里人。幼从乃兄正郎公章习举子业，少多病，改治岐扁，精熟《素问》《难经》诸书。视证立方，随试辄效，叩门者不远千里，如川之东北等处，延治靡有不起者，人号为神医云。掩骼埋骴、起死回生，此等阴德甚多，语在《家乘》中。著有《六经治要》《却疢延龄集》《伤寒法略》行于世。浑朴和厚，行己端方，且治人不责报，不亚于古撄宁生也。

《六经治要》 明 赵琢

见万历七年《合州志》之《人物·方术》。

《长沙发挥》二卷 清 费密

见清嘉庆二十一年《四川通志》卷一百八十五《经籍·子部》及光绪三十三年《新繁县乡土志》卷三《历史门·耆旧录名儒》。

同治十二年《新繁县志》卷十一《人物志》下：费密，字此度，号燕峰。崇祯甲申，张献忠犯蜀。密年二十，为书上巡按御史刘之渤言四事：练兵一、守险二、蜀王出军饷三，停征十六、十七两年钱粮四。仓卒未果行，献忠遂陷成都。密展转迁避得不遇害。

著《中传正记》百二十卷、《宏道书》十卷、《圣门旧章》二十四卷、《文集》二十卷、《诗抄》二十卷、《河洛古文》一卷、《尚书说》一卷、《周礼论》一卷、《二南偶说》一卷、《甕极》一卷、《中庸大学古文》一卷、《中庸大学驳论》一卷、《太极图记》八卷、《圣门学脉中指录》一卷、《古文正》一卷、《史记补笺》十卷、《历代纪年》四卷、《礼备录》十卷、《古文要旨》一卷、《蚕此遗录》二卷、《奢乱纪略》一卷、《荒书》四卷、《苓箐归来晚暇纪》四卷、《历代贡举合议》二卷、《二氏论》一卷、《题跋》六卷、《尺牍》六卷、《诗余》二卷、《杂著》二卷、《费氏家训》四卷、《长沙发挥》二卷、《王氏疹论》一卷、《金匮本草》六卷、《集外杂存》八卷、《补剑阁芳华集》二十卷、《雅论》二十六卷，共三十六种。康熙四十年，病下痢卒。年七十有七。门人私谥中文先生。

民国三十五年《新繁县志》卷三十《费中文先生家传》云：从刘时雨先生学医，后究心于《内经》《伤寒论》《金匮》诸书，为《长沙发挥》。

附戴望《费舍人别传》：费密。其先出自汉谏议大夫诗。后自犍为来徙新繁。曾祖彦。明万历中九十余，为寿官。祖嘉诰。大竹县训导。父经虞。云南昆明县知县。张献忠犯蜀，密上书，不省。为凹者蛮所得，脱归，时永历二年戊子岁也，为国朝顺治五年。密叹曰：既不能报国，又不能庇亲及身，不如舍而他去。遂奉父由成都北行入秦中，居于沔县。有总兵官闻其贤，以千金聘，密却不受。遂携家东下，出沔汉至维扬，定居焉，时密年三十四矣。初，密父邃于经学，尝著《毛诗广义》《雅论》诸书，以汉儒注说为宗。密尽传父业，又博证诸学士大夫，与王复礼、毛甡、阎若璩交好。北游往卫辉，谒孙奇逢于苏门山，高其行，自称弟子。至保定，见颜元、李璨，大悦之。归而杜门乡居三十余年，著书甚多。

弟子，休宁蔡治、田金，皆知名。子锡琮，锡璜。孙，冕、盂、轩、藻四人。皆世其学。

《伤寒医悟》四卷　　清　王璲

光绪十三年《广安州志》卷十二《艺文志·典籍》：王璲。《十七史删评》、《古诗自怡编》八卷、《唐诗自怡编》八卷、《伤寒医悟》四卷。皆其自序。

光绪三十三年《广安州新志》卷二十一作《伤寒医论》四卷。

光绪十三年《志》卷十二《艺文志·杂著》：李仙根撰《王公暨元配熊氏墓志铭》：公讳璲，字元佩，号子荆，明大司希泉公之仲子。退处三十年，日以著书为事，绝不与世通。而宇内谈经济、风雅者，莫不推蜀北子荆先生云。公负资渊颖，十岁余博通群籍，补博士弟子员。方二十许，而练达如老成。解官后，益肆力古学。与吴人邢昉、周景濂、顾梦游，豫章周亮工、陈伯玑，楚人王天庚、严平子、张正、曹国璞，蜀人尹子求、范文光、李长祥辈称诗友。扬榷论难，绝去畦町。而旁及西洋句股、岐黄、养生、堪舆家言。书法、名画、种植、修造，靡不究悉。著述三十余种，皆确期有裨于世用。辛酉九月，疾作。奉遗命，卒后三日归窆。公时年八十二岁。

光绪三十三年《广安州新志》卷二十一《艺文志》：璲尚著有《青城山人集》八卷。

《伤寒论翼评语》一卷　　清　章汝鼎

民国九年《合川县志》卷二十九下《艺文》二《子部》三：《伤寒论翼》《伤寒附翼》。清柯琴原著，章汝鼎评。

此书，为读柯琴书而不得其宗旨者说法，故不专为诠释字句。特于其关键处，指明窍要，使读者有悟入处。又恐人记忆不清，虽明其理仍不得其用，更屡叮咛及之。卷端更附以己所著《针灸大法》：首为《太乙神针法》，次为《用针手术》，次为《月之各日人身不宜针灸处》，次指示《面背各穴》，而绘图以明之。殆欲公其道于世，不第附骥益彰而已。（书有原刻本）。

同上《合川县志》卷四十九《方术》上：章汝鼎，字玉田，州永里南津街人。性刚方，言动必以礼，有古人风概。初应童子试不利，念终无以益于人，乃遁而学医。医固其祖、若父世业也。虽不及亲授受，而藏书满家，几于应有尽有，汝鼎尽发而读之。考究钻研，颇窥窍要。间有疑义，则就里中老医朱正位、徐回春等，相与讲明切磋，由是所诣益进。偶为人施治，亦著手成春，无夭枉者，汝鼎益自喜。复深求医学之源于《甲乙》《针经》。确见古人治疾，祝由而已，其后乃有针灸，其后乃有汤药。今人但知汤药，不知针灸，何论祝由。已为不能推见本始，况于汤药亦无所解。汉晋而下，歧之中又有歧焉，费日费人，徒滋诟病，固不如还原返本，于汤药之外求之。祝由虽无正传，针灸尚有遗则。因拟《针灸大法》数则而为文以发挥之。曰：余考古治疾，无内外，皆刀、针、砭、刺、蒸、灸、熨、洗，诸法并用，不专于汤液一端。今诸法失传，而专责之汤液。故有邪气隐伏于经络之间，而发为痈疽也。夫用药如用兵，若为将者奉命伐暴，废其纪律，不以摧坚破贼为己任，徒从事于文檄簿书之间，虚应故事，以待贼之自毙。养奸玩寇，滋蔓难图。至使国俱亡而后已，是尚有为将之道乎。乃医者治痈疽，弃其刀针，不以决去脓腐为急务，徒从事于方剂汤药之间，以待疽之自溃。因循姑息，养痈贻患。至使与身俱亡而后已，则失其为医之道不待决也。洄溪论外科曰：手法必求传授，穴道定要亲指。此言是已。但颖悟者自能心得，否则虽授无益也。夫医之有《灵枢》《素问》《伤寒》，犹儒之有六经。和、缓、庆、意诸大家，皆能窥见奥微、吻合经旨，故其书虽传自《内经》，而不列于学官。儒者斥为小道，缙绅家鲜称述之。一二粗工，不过以得方书之糟粕，自鸣绝技。故世人不死于病而死于医，不死于医而死于圣经之不讲求也。余家业医数世，略见大意。聊次其所知，即素所闻见者，叙录是篇。今针灸诸法不行久矣，医者弃难而就易，病者畏痛而苟安。亦由今时之风气尚虚声、喜浮誉，循名而不责实。世道之所以愈趋而愈下者，时也，势也。秦缓曰：药之不达，针之不及。仲景治伤寒，用麻、桂以发汗。其汗之不彻者，有刺风池、风府之法，以通阳而代汗。今人谓麻、桂不可用而禁之，又谤刺法为泄气，以致留邪不去，发为遗毒。夫古人治病之法，针灸为先。《灵》《素》所论，皆为针、灸而设。即治伤寒，亦皆用针，《刺热病篇》是也。至仲景以汤剂治伤寒，尤为变化神妙，然亦有汤剂所不能愈而必用刺者。如史传所载，虽帝王将相之病，而用刀针者，不胜屡指。试问今日遇之，尚敢出诸口乎，故曰：时也、势也。可见在昔，内证尚须外治。今疡科转以汤液治外疾，藉言补托，迁延时日。轻浅者靡帑劳师，深久者溃败决裂。或死无敛具，或残体破家。医者自谓谨慎，而不知杀人无迹。病者乐于苟安，而至死不悟。

此即子产所谓：水软弱，民狎而玩之，则多死也。不意于医道亦然，可不哀哉。彼医岂设心欲杀人耶，实由不能辨其为脓为血也。亦有能辨之，而故缓之以敛财。亦有不能用刀针，仅藉汤液数方，貌为爱护之言，以愚病家，反訾刀针为险事而自护其短。指蒸脓、发热为内病，指重证为死证。果死也，可以显我之有先见。幸而不死，又可邀功而索谢。吾谁欺，欺天乎。古人有戒用刀针之说者，盖谓脓未成而戒其早用，非一概戒之也。然则决不可服药乎，曰：始则不外，汗之则疮已。若疮家不可发汗，指既成而言也，亦非一概戒之也。善后不外理脾胃。数法之外，不必他求矣。外证初起，由于湿热内蕴，或痰饮留滞，以致气壅血凝者多。此宜疏通清化为先。汗之则疮已，特为外感不净而发者言也。是故《抱朴子》有云：播种有不收者矣，而稼穑不可废。仁义有遇祸者矣，而行业不可堕。儒者虽多贫困，而坟典不可谓非进德之具也。扁鹊虽不长生，而针砭不可谓非活命之器也。诚哉是言也，有志斯道者，岂可弃针灸而专主乎汤液哉。故余录是篇以寿斯民，以贻后世。虽不敢自谓有得，亦足补活人之万一矣。其法不知果可用否，其言则固原原本本，非俗医所能见及也。举人张中榜、张正仑，皆与为道义交，甚知重之。光绪二十六年卒。年七十二。

汝鼎为人，慷慨好义，有贫苦延医者，必先往。其生平著书无几，惟《针灸大法》未见。别有《批点伤寒论翼》《（批点）伤寒附翼》存家。

《伤寒附翼评语》一卷　　清　章汝鼎

见民国九年《合川县志》卷二十九下《艺文》二《子部》三。
同上《合川县志》卷四十九作《批点伤寒附翼》。

《伤寒详注》　　清　陈心泰

见同治五年《万县志》卷三十三《仕女志》之《大年》上。

《伤寒庸解》二十四卷　　清　周廷燮

光绪二十六年《井研县志》卷十四《艺文》四《子部》：是书，为同治中，馆县东吴氏思益斋时作。稿藏蒋墩田氏。

四川省

1995

《伤寒解意》四卷　　清　周廷燮

见光绪二十六年《井研县志》卷十四《艺文》四《子部》。

《仲景伤寒论浅说》四卷　　清　祝开新

光绪十年增刻同治四年《荣昌县志》卷十四《耆寿》：祝开新，性喜读书，为父久病，乃潜心医学。方脉精熟，凡治人病百不失一。一乡邻为之谣曰：若要病体好，双石桥头问祝老。若要病体安，祝老家有长生丹。著有《仲景伤寒论浅说》四卷。卒年八十一岁。

《伤寒浅注歌括》　　清　林毓璠

民国十七年《大竹县志》卷九《人物志》上《卓行》：林毓璠。字兰阶，邑庠生。光绪丙申、癸卯，办理赈粜、赈捐，全活甚众。性好诗，尤精岐黄。著有《诗集》及《本草歌括》《伤寒浅注歌括》待梓。卒年七十余。

《伤寒瘟疫辨似论》　　清　何炳椿

民国十四年《合江县志》卷六《艺文篇》第十：《茂堂医书》，共二卷。内《伤寒金匮歌诀》一卷、《伤寒瘟疫辨似论》与《瘟疫类方》合一卷。未刊稿，藏于家。

同上《合江县志》卷五《人物篇》第九上《方技》：何炳椿，南四区人，字茂堂。读书能文，累试不售，改习医。于历代名医之著述，无不探究。佐以经验所得，能别出见解。立方甚简，有奇效。尤长于寒、温之调诊，几于著手即愈。民国七年卒。年七十五。

《医学探骊》二卷　　清　杨进蕃

民国九年《合川县志》卷二十九下《艺文》二《子部》三：此书乃其为医以后，即所探讨阅历，而杂编为歌括论说，以传诸学侣而质之同人者。

上卷。为新辑伤寒大旨：分太阳、少阳、阳明、太阴、少阴、厥阴六经证治，各为歌诀以提其要。每经皆分经证、腑证、变证。说之多，或二三十首，少或数首，要以说尽而止，不拘限也。又伤寒附法二十三首。本太医院院使钱乙之说，杂采双解散、防风通圣散以下至温胆汤十九方。又本张景岳法，为伤寒附法补。杂采再造散至归葛饮七方，而第二三小建中汤已见经方，则六方也。

大意以为，治杂病不妨采取时方。至伤寒一门，则非此方不能治此病，非此药及此分两不可名此方，不能少有迁就。特挈其要领为入门之导，再授以仲景书，便知有下手功夫矣。其附法及补，则以近治四时伤寒，参用双解散及其他经验名方，往往有效。特参取之，俾学者知所变通。庶于伤寒一证，经权、常变，皆有遵循无遗法云。

下卷。为治瘟疫病法。有：伤寒瘟疫辨、瘟疫大旨、瘟疫续编、治时疫法、六经分治瘟疫歌、厥阴发瘢歌、内伤寒歌、寒疫歌及大头、麻脚、痰疫、黄耳、晚发证、赤肠、衄血、吐血及其他变证等歌。凡数十首。井井有条，若指诸掌。固其用力至深，探口而出，头头是道。亦本诸生，家有文学名，故能自撼所见，无不达之隐也。

同上《合川县志》卷四十九《方术》上《本传》：杨进蕃，字笠台，晚年改字渔侪，州东里双凤场人。颖悟能文章，主明善义塾讲席，讲授之余，颇阅《灵》《素》《伤寒》《金匮》等书，为事亲计。久之，遂有心悟，得其悬解。间为人施治，辄应手愈。以疗父目，虽不能复明，而诸病尽去，身心霍然，并其母终身无患苦，以天年终，则进蕃力也。进蕃由是以医名乡里间，闻其声者多舆马延请，进蕃往往谢不应，唯族戚中有密切关系者，始一往诊之。

有李懋宗妻华氏及其堂妹张氏者，并中年病瘵，胁痛胀满，潮热骨蒸，眩晕惊悸。医以补中益气、调经和血等剂治之，不效。进蕃以其病为支饮，非先去水，补救无施。为授十枣汤，大剂服之，顿下，痛减神清。续服逍遥散等，月余而愈。

有杨进楷妻潘氏，其族嫂也。年六十余，患时疫。医者授以清解之剂，转益壮热、谵语、目赤、齿黑，以大承气汤下之不动。延进蕃至，谓是积寒生热，郁久而发，势如龙雷之火在积雾中，热将烧天，雨适以益其焰。非用从治法，使太阳当空，龙雷万难退听。乃进以大剂参附汤引火归原，续以连芩等治之。一剂而和，二剂而已。

有张家骥患风热，医治之愈八九矣，而郁闷不欲食，十余日不减，势且不支。请进蕃往视，则问原医所用方，出示之。指栀子豉曰：此可用。原医曰：无效也。进蕃曰：其时未至，今可矣。从之，果然。

森楷主讲振东时，学生患火眼，相续不绝。既半月，且十人矣。始患者犹未痊可。进蕃为董事，以他故至校。学生便请治，进蕃以葛根汤予之。或以人非一，所因当不同，何以能统治。进蕃曰：能服之，皆已。请二剂。曰：仍前方，果愈。进蕃去，复有患者，承其法犹有效，遂相传以葛根汤为治眼之主方也。

森楷母刘，将七十，苦眩冒而性不喜服药，微能饮酒，森楷欲就所便适宜治之，问进蕃，教以西鹿茸末，每夜饮，用铜钱撮末令满，入酒中服之，眩当止。如其言。

其他类此者尚多。而进蕃性高尚，雅不欲以医自见。不肯汇集为《医案》。光绪二十五年卒，年五十九。

同上《合川县志》卷三十九《传》二《杨进笏传》：进蕃。尚著有《鄂不楼诗待定稿》。

《溯源论》一卷　　清　张懋昌

见光绪三年《崇庆州志》卷八《人物》下《艺术》。

民国十五年《崇庆县志》卷十一作《伤寒溯源论》一卷。

光绪三年《崇庆县志》卷八之下：张懋昌，州西处士。家世业儒，独隐于医。施治多奏奇效，尤究心张仲景《伤寒杂病论》，得其窾要。晚年，著《溯源论》一卷。论凡七篇。书成，未梓而终。明于医者，恒取法焉。

《伤寒六经定法》　　清　周智端

民国二十四年《蓬溪近志》卷四《人物篇》上《方技》：周智端，字子方，邑西回龙杨家沟人也。幼聪颖，好读书，务诗文。年弱冠应童子试，屡列县府前第，未获博一衿。因祖、若父均上医，始舍去帖括，从治岐黄业。以通儒治方书，事半功倍，不数年即成名医。著有《伤寒六经定法》。

邑令牟育，患夜梦不宁，终日发怒，饮食减少，群医罔治。智端诊视云：脾阳衰惫，肝木乘脾。首剂宜乾姜桂枝汤，再剂加甘草，三剂加白芍，继服归脾汤，果愈。

刘某，患每卧四肢跳动，起坐常不安宁，唇皮瘛疭，时或呃逆，群医莫辨何证。智端云：此噫气不除，用旋覆代赭石汤加镇坠品，服之遂愈。所治瘵奇险证甚多，不备录。平生探讨所得，传授于长孙天阳。年八十有四卒。时天阳已继其薪传、大行其道矣。

《伤寒论广训》八卷　　清　巫烨

见民国三十五年《新繁县志》卷三十《艺文》第十六《子部》。

同上《新繁县志》卷十八《人物列传》第七之十二《艺术》：巫烨，字伯荣，诸生。少病虚损，因究心方药。久之，遂精其术，治病辄验。言医多名论。其论治疗法云：治疗之法，时有古今运会之不同，地有东西南北中央之各别，人有少小、壮老、强弱、贫富、贵贱之异，病有五脏六腑、皮毛、肌肉、血脉、筋膜、骨髓、并全部一部之分。故古人用种种治疗，或因时之宜、或因地之宜、或因人之宜，神明而变通之。《素问·移精变气论》云：往古恬澹之世，邪不能深入，可移精祝由而已。中古之世，病至而治之，汤液十日，以去八风、五痹之病。十日不已，治以草苏、草荄之枝。本末为助、标本已得、邪气乃服。《汤液醪醴论》云：当今之世，必剂毒药攻其中、镵石针艾治其外。此古今运会之不同也。《异法方宜论》云：东方之域，其治宜砭石。西方之域，其治宜毒药。南方之域，其治宜微针。北方之域，其治宜灸焫。中央者，其地平以湿，其治宜导引按跷。此地有东西南北中央之各别也。《方盛衰论》云：老从上、少从下。《灵枢经·营卫生会》篇云：壮者之血气盛，老者之血气衰。《卫气失常》篇云：人年五十已上为老，二十以上为壮，十八以上为少，六岁以上为小。《论痛》篇云：人之骨强、筋弱、肉缓、皮肤厚者耐痛。其于针石之痛，火焫亦然。其坚肉、薄皮者，不耐针石之痛，火焫亦然。胃厚、肉黑、大骨及肥者，皆胜毒。瘦而薄胃者，皆不胜毒也。《邪气脏腑病形》篇云：阴阳形气俱不足，勿取以针，而调以甘药。《素问·征四失论》云：不适贫富贵贱之居，生之厚薄、形之寒温，不适饮食之宜，不别人之勇怯。不知此类足以自乱，不足以自明。《血气形志篇》云：形乐志苦，病生于脉，治之以灸刺。形乐志乐，病生于肉，治之以针石。形苦志乐，病生于筋，治之以熨引。形苦志苦，病生于咽嗌，治之以甘药。形数惊恐，经络不通，病生于不仁，治之以按摩、醪药。《灵枢经·根结》篇云：膏粱菽藿之味，何可同也。《寿夭刚柔》篇云：刺布衣者，以火焠之。刺大人者，以药熨之。此少小、壮老、强弱、贫富、贵贱之异治也。《素问·玉机真脏论》云：风寒客于人，使人毫毛毕直，皮肤闭而为热。当是之时，可汗而发也。或痹不仁肿痛，可汤熨灸刺而去之。弗治，肺即传之肝，名曰肝痹，胁痛出食。是时可按若刺耳。弗治，肝传之脾，名曰脾风，发瘅、腹中热、烦心、出黄。是时可按、可药、可浴。弗治，脾传之肾，名曰疝瘕，小腹冤热而痛，出白。是时可按、可药。弗治，肾传之心，病筋脉相引而急，病名曰瘛。是时可灸、可药。弗治，满十日，法当死。《寿夭刚柔》篇之药熨寒痹、《经筋》篇之马膏膏急、酒桂涂缓，并《金匮》之百合洗方、礬石浸脚、头风摩散，此五脏六腑，形层全部及一部之分治也。统观诸法，岂汤剂能尽其事哉。其《六经通论》云：《素问》云：天以六六之节以成一岁，人之有六气者，法乎天也。六气分三阴三阳，究其实不过阴阳二气之变化耳。故少阳为阳之初生，太阳为阳之极盛，阳明乃两阳合明之义。少阴为阴之初生，太阴为阴之极盛，厥阴乃两阴交尽之称。即《经》所谓：气有多少、气有往复是也。然六气又有气化、功用之不同。《经》云：太阳之上，寒气治之；阳明之上，燥气治之；少阳之上，火气治之。太阴之上，湿气治之；少阴之上，热气治之；厥阴之上，风气治之。所谓气化是也。又云：太阳主开、阳明主阖、少阳主枢。太阴主开，少阴主枢、厥阴主阖。所谓功用是也。此皆就六者全体而言，至于六经，则提出部分矣。经之循行有道路、环周有时日。《金匮要略》云：腠者，是三焦通会元真之处，是即经气流通之所在。《伤寒论》中凡三阴、三阳之为病，但曰太阳病、阳明病、少阳病、太阴病、少阴病、厥阴病，而不言某经之为病。提出经字，止循经、过经、动经等文。经有循行之道路，故曰循经。经有环周之时日，故曰过经。经有显然之形质，故曰动经。仲景提出六经部分为治病之准绳；六气统六经，六经统血脉、筋膜、肌肉。然分之为六部，合之则不外阴阳二气。医者岂可但求形质而不探气化之精微哉。烨所著有《伤寒论广训》八卷。年六十五，以民国二十七年卒。弟子洪家栋，能传其术。

《伤寒方经解》　　清　姜国伊

见光绪三十三年《郫县乡土志》之《历史门·耆旧之学问》条。

《伤寒金匮附翼韵编》　　清　陈启予

民国九年《合川县志》卷四十九《方术》上：陈启予，州永里蔡坝人。少读书通大义，弃而学医，颇能治疗，不自以为足也。挟其术出邀。足迹遍大江南北，无所得。最后乃遇江西汤某。与谈《灵》《素》《伤寒》《金匮》诸疑难处，无不穷源洞委，解释粲然。心大服之，因执弟子礼。悉意研求医经、经方之奥及汉后诸大名医临证制方之蕴，而尽得其窍要所在。遂了了心口间，视前之轻易从事、邀幸奏功者，迥不侔矣。复出问世，著手如响。年余始辞归，设医学堂于汉州、金堂、什邡之间。从之者以百数，启予随其造诣深浅。适宜指授。无过于艰深之语，亦无固执不通之见。故学者各随所见而得于心，应于手，人人自以为获真传也。然其归本则在《伤寒》，教法尤有程序。非二年后不能通六经，非已通六经，不能随师出诊。随诊半年，乃听自诊。既自诊，至劣者犹十全六七，而优者可知矣。如是有年，知其道已西，浩然东返。即所舍为医馆，摊书授课一如成都。活人之余，兼治牛马羊豕等病，亦辄一知二已，无三剂者。人信服之尤众。先后从学四百余人。其著名者，若文生吴光慧、邵时韬、陈廷治、杜阳生、陈春山、袁后安，皆其高第弟子也。启予后以寿终。著有《伤寒金匮附翼韵编》及《本草歌括》。为当时教授之本，其门人矜为秘宝，转相传抄，不以刊行于世，今不可问矣。

《伤寒读本》七卷　　清　杨正

民国十年《温江县志》卷五《艺文·专书经史子类》：杨正，著有《大易微》十二卷、《悟道筌蹄》二卷、《奇门惠迪》六卷、《奇门橐籥》三卷、《玉函读本》四卷、《玉函翼》三卷、《罗经正谬》四卷、《代数因》十二卷。

同上《伤寒读本》七卷条：正谓张仲景著《伤寒杂病论》，合十六卷。晋王叔和编次，分《伤寒》《杂病》为二，而仲景原书不可见。自成无己创注后，若方中行、张介宾、喻嘉言、程郊倩、程扶生、魏念庭等注解《伤寒》，互有移易；惟柯韵伯，（此下有脱文）余之编订《伤寒》，亦本之韵伯，其与韵伯异者有三：一、编少阳于太阳之后，此据《伤寒论》本文定之；二、六经之方，彼此虽可通用，而界限亦应区别；三、于《伤寒论》一百一十三方内，删去一十二方，由《金匮》采入者七方，实存一百零八方。其不同于柯氏者以此。苟有嗜古之士，欲得叔和编次康本而一寓目焉，则有张隐庵、陈修园之书在。虽其中语无诠次不无遗憾，而实与余所编订者，并行而不悖。此其著书大要也。

民国三十六年《郫县志》卷三《惇行》：杨正，字致君，一字鹤琴，温江庠生。性和易，娓娓与人言不倦。于天文、佛经、医、数，无不洞究。尤长于青鸟，门弟子记录者数百人，同志会之役，佐某起义，有奇验。方其迁郫也，适邑中清欠粮。与其事，月有舆马费。乃婉辞曰：清粮所以除民之疾苦也，今事来竣而先受馈，馈皆民膏血，是重扰也，坚却弗受。居久之，自以为无所用于世，乃著书多种。有《孙子略解》《大学中庸撷粹》《显乘宗要》《血证管窥》《医律琼函》《医律轨辙》《伤寒炳麟》《疮痏彻玄》《大易微悟》《杨氏地理五种》《罗经正谬》《玉函读本》。

民国十年《温江县志》卷五《艺文·专书经史子类》之《大易微悟》条：杨正，字赐君，诸生。不事帖括学，为人质直不阿。深于《易》数，以此推究天地、古今之变，而自信力尤富。

《伤寒炳麟》　　清　杨正

见民国三十六年《郫县志》卷三《惇行》。

《玉函读本》四卷　　清　杨正

民国十年《温江县志》卷五《艺文·专书经史子类·自序》曰：仲景治杂病之书，惟《金匮玉函》一册。其中残阙者颇多，而上古圣人以汤液治病之法，赖此书之存，乃方书之祖也。其论病本诸《内经》，其用药方，仲景间有随证加减之法。其脉法亦皆《内经》及历代相传之真诀。其治病无不精切周到，实能洞见本原，审察毫末，诚医方之经也。惜唐宋以来，编订未善。有《伤寒论》中文，重见于此者；有繁文冗句无关紧要者；有鲁鱼亥豕传写致误者；有因所治诸病未备，附方于后者；

有伪托经方列入原文者。驳杂如此，不堪为后学读本。甲寅秋，余编次《伤寒论》讫，取《金匮玉函》原文，潜心考订。重见者删之、繁冗者削之、讹错者正之；后人附入之方与伪托之方，芟锄务尽。除《伤寒论》二十一方外，实存一百零八方。为《玉函读本》凡四卷，计十有八篇。后之学者，果能将此书三复探之，则治病莫不如桴鼓之相应矣。

《玉函翼》三卷　　清　杨正

民国十年《温江县志》卷五《艺文·专书经史子类》：正谓《金匮玉函》一书，汉张仲景治杂病之书也。书中所载诸病，未能全备，岂仲景故留缺略钦。盖由自晋历隋，兵燹播迁之余，十中仅存六七，散亡者十之三四。余读书至此，未尝不为之痛惜也。乙卯秋，采择唐、宋以下诸方，可以为世法者，仅得一百零八方。余临证经验者，得三十有六。尾附通治方五。则共成一百四十九方。名其书曰：《玉函翼》，以补《金匮玉函》之残缺云。

《仲景存真集》二卷　　清　吴光慧

民国九年《合川县志》卷四十九《方术》上《陈启予传》：光慧，字海山。传启予之学，全活甚众。著有《仲景存真集》二卷、《劝读张仲景书十则》。语皆扼要，梓板今存。

《劝读张仲景书十则》　　清　吴光慧

见民国九年《合川县志》卷四十九《方术》上《陈启予传》。

《长沙串注方歌》二卷　　清　邓德敏

民国九年《合川县志》卷二十九下《艺文》二《子部》三：德敏，字惠先，本江北人。其父化南来合，贸药肆，因留居焉。德敏承其业，亦知医。遍读《灵》《素》《难经》等书，特服膺于《伤寒》《金匮》。尤以长乐陈氏所著二书《浅注》，为简切详明，能窥长沙之阃奥。微惜其不便记诵，特作此书，使初学读之易于上口。自序称：熟习此歌后再读陈氏原注、再读张氏原文，则德敏亦非以医之道得此歌即可自足。而戴美渠序推崇过甚，则善善从长意耳。其用韵重复舛误，凡例亦言之，不足讥也。

《伤寒恒解》十卷　　清　郑寿全

民国十一年《邛崃县志》卷二《文学志·后贤传》：郑寿全，字钦安，东路白马庙人，恩贡郑守重之孙也。游学成都，问医道于刘芷塘。学成，著医书三种：一曰《医学真传》四卷，多论乾坤、坎离、五行、阴阳之理；一曰《医法圆通》四卷，多论杂证、辨明内外、虚实、经方、时方之要。一曰《伤寒恒解》十卷，发明仲景原文主方说法。案理学归子部儒家，兵、法、农、医四家，亦归子部。然则医书不得以方技而小之也，著书成文，故入此志。

《伤寒金匮歌诀》一卷　　清　何炳椿

见民国十四年《合江县志》卷六《艺文篇》第十。

《伤寒论类证录》四卷　　清　曾芳桐

见民国十八年《遂宁县志》卷四《乡宦》。

《伤寒节旨》　　清　胡醴铭

见民国二十年《三台县志》卷九《人物志》四《方技》。

《经方触类》　　清　胡醴铭

见民国二十年《三台县志》卷九《人物志》四《方技》。

《伤寒论翼》一卷　　清　宋怀璟

见民国二十三年《乐山县志》卷十一《艺文志·书目》。

《伤寒论注》六卷　　清　吴锡玲

见民国三十一年《西昌县志》卷十一《艺文志著述》之《医圣合璧》。

《伤寒金匮恒解》　清　金纯煦

见民国二十四年《蓬溪近志》卷十三《艺文篇》。

《金匮本草》六卷　清　费密

见清嘉庆二十一年《四川通志》卷一百八十五《经籍·子部》及光绪三十三年《新繁县乡土志》卷三《历史门·耆旧录之名儒》。

《金匮总括详解韵言》一卷　清　王沛霖

见民国二十三年《乐山县志》卷十一《艺文志·书目》。

同上《乐山县志》：沛霖。尚撰有《雨苍文集》四卷、《六经部位证治一串录》一卷。

《金匮注》七卷　清　吴锡玲

见民国三十一年《西昌县志》卷十一《艺文志著述》之《医圣合璧》。

《金匮节旨》　清　胡醴铭

见民国二十年《三台县志》卷九《人物志》四《方技》。

《温病条辨方脉歌括》　清　胡心河　原著　易正聪参订

民国十九年《中江县志》卷八《人物》三《著述表》：胡心河，字海楼。易正聪，字雪庵。

《瘟疫条辨》　清　王心醉

民国十七年《大竹县志》卷九《人物志》上：王心醉，字剑泉，人和场人，庠生明亮之子。家世书香，少食廪饩。后从濮斗衡先生游，以理学鸣一时。尤精医术，著有《瘟疫条辨》行世。

附：濮斗衡，字伯平。同治壬戌，以进士即用，签分陕西。以不屑趋承权贵，托病辞职。归主凤鸣书院讲席。

《温病举隅》　　清　潘俊

见民国二十三年《乐山县志》卷十一《艺文志·书目》。

同上《乐山县志》卷九《人物志》：潘俊，字宅三，牛华溪人。光绪乙亥举于乡。丁丑会试，已拟中，因策中有"衣钵"二字，黜。后三上春官，皆备卷未售。选授冕宁教谕。卒年七十六。居乡多善举。有《萃秀山房诗文集》《困后录》《温病举隅》《医学揭要》《贻谷堂家训》若干卷。

《瘟疫类方》　　清　何炳椿

见民国十四年《合江县志》卷五《人物篇》第九上《方技》。

按：同上《合江县志》卷六《艺文篇》第十：《瘟疫类方》与《伤寒瘟疫辨似论》合一卷。

《寒温条辨》　　清　赵廷儒

见民国十年《温江县志》卷五《艺文·专书经史子类》。

同上《温江县志》卷九《人物》下第九：赵廷儒，字纯臣，读书以义理为归。尤研精《灵》《素》，活人不受谢，常蔼然怀济世之心。著有《寒温条辨》《景岳括要》诸书。

《温病要言》三卷　　清　钟燊

民国三十五年《新繁县志》卷三十《艺文》第十六《子部》：钟燊，字心田。

《藿苓散方》　　清　谢祥瞻

民国十七年《雅安县志》卷四《杂记》：近如郭菊泉、谢祥瞻善医。今时慈善家，岁施藿苓散，治时疫颇验。为谢遗方。

民国十四年《雅安历史》卷三《人物篇》：以医术济人者，谢三益。游击曾定春赠匾亲书："汉嘉第一"；时人为之语曰：疾病请三益。郭华润，字橘泉。无论贫富，有请必到。垂老犹健步，不必肩舆出门。

第四类　本　草

《百药尔雅》二卷　　唐　梅彪

同治六年《大邑县志》卷十八上《艺文》，白云霁曰：释诸药隐名。

民国十八年《大邑县志》卷六《艺文志·子部》：彪自序云：《尔雅》者，古人训释所作也。予家西蜀江源，少攻丹术，穷究经方，第用药皆是隐名。就于隐名中，又有多本，若不备见，犹画饼、梦桃，遇其经方与不遇无别也。《参同契》云：未能悉究，当施直义。今以众石异名，像《尔雅》词句。凡六篇，勒为一卷。令迷者寻之稍易，习者诵之不难云尔。元和丙戌。

《海药本草》六卷　　前蜀　李珣

见嘉庆二十一年《四川通志》卷一百八十五《经籍·子部》及光绪二十三年《潼川府志》卷十六《经籍志·子部》。

同上《潼川府志》卷二十八之二《轶事之李舜弦条》：李珣，字德润，梓州人，昭仪李舜弦兄也。珣以小词为后主所赏，尝制《浣溪沙词》有：早为不逢巫峡夜，那堪虚度锦江春。词家互相传诵。所著有《琼瑶集》若干卷。

《蜀本草》二十卷　　五代蜀　韩保升

见清嘉庆二十一年《四川通志》卷一百八十五《经籍·子部》。

《食性本草》十卷　　南唐　陈士良

嘉庆二十一年《四川通志》卷一百八十五《经籍·子部》：南唐医学助教，剑州陈士良撰。

《曲本草》一卷　　宋　田锡

见嘉庆十八年《洪雅县志》卷二十四《艺文志·典籍》:《说郛》有田锡《曲本草》。

同上《洪雅县志》卷十九《艺文志·王偁撰本传节略》:田锡,字表圣,嘉州洪雅人也。杨徽之宰峨眉、宋白宰玉津,甚延誉之。举进士,为将作监丞,通判宣州,迁著作郎,京西转运判官。改左拾遗,直史馆。锡,鲠直寡言,恭敬好礼。既得谏官,即上疏献军国要机。太宗悦,愈重之。端拱二年,岁旱,锡上疏。尝曰:吾立朝以来,封章五十二奏,皆谏臣任职之常也,言苟获从,吾之幸也,岂可藏副示后,谤时卖直耶,悉取焚之。真宗每见锡。容必庄。尝目之曰:朕之汲黯也。卒年六十有四。真宗恻然谓宰相李沆曰:田锡,直臣也。特赠工部侍郎。有《咸平集》五十卷。

《元祐本草别说》三十卷　　宋　陈承

见嘉庆二十一年《四川通志》卷一百八十五《子部医家》。

《证类本草》三十二卷　　宋　唐慎微

见民国二十三年《华阳县志》卷二十五《艺文》第八之三。

民国十五年《崇庆县志》卷十一《艺文·县人自著之书·子部》:《经史证类大观本草》三十二卷。宋·唐慎微撰。提举大医学曹孝忠序云:成周《六典》,列医师于《天官》,聚毒药以共医事。盖虽治道绪余,仁民爱物之意寓焉,圣人有不能后也。国朝阐神农书,康济斯民,嘉祐中两命儒臣,图经、补注、训义、剖治,亦已详矣。而重熙累洽,文物滋盛。士之闻见益广,视前世书犹可缉熙,而赓续者。蜀人唐慎微,近以医术称。因《本草》旧经,衍以证类。医方之外,旁摭经史,至仙经、遭书,下逮百家之说,兼收并录。其义明、其理博,览之者可以洞达。臣因侍燕闲,亲奉玉音,以谓此书,实可垂济,乃诏节使臣杨戬总工刊写,继又命臣校正而润色之。臣惟睿圣当天,慈仁在宥。涎振三坟,跻民寿域。肇设学校,俾革俗弊。复诏天下进以奇方、善术,将为《圣济经》以幸天下万世。臣以菲才,叨列是职,竞临渊谷。而《证类本草》

诚为治病之总括，又得以厘而正之，荣幸深矣。谨奉明诏，钦率官联，朝夕讲究，删繁缉紊，务底厥理。诸有缓引误谬，则随笔刊正，无虑数千，遂完然成书。凡六十余万言。请目以《政和新修经史证类备用本草》云。政和六年九月一日。

原按：此序所云，则在赐名大观之后。金泰和甲子重修《证类本草》，麻革信之，亦有序，称晦明轩刊本。序有云：行于中州者，旧有解人庞氏本。兵烟荡析，所存无几，故人罕得恣窥。平阳张君魏卿，惜其凄遂湮坠，命工刻梓。因庞本附以寇氏衍义，比之旧本，益备而加察焉。又云：开卷之际，指掌斯见，如止水鉴形、洪钟答响，顾安所逃避其形声哉。养老、慈幼之家，固当家置一本，况业医者之流乎。

民国二十三年《华阳县志》卷二十一《人物》第七之十五：唐慎微，字审元，成都华阳人（宇文虚中《证类本草·跋》），或曰蜀州晋原人（赵与时《宾退录》）。貌寝陋，举止言语朴讷。而中极明敏（《证类本草·跋》）。世为医，深于经方（《宾退录》）。其治病，百不失一。凡诊候不过数言，其于人不以贵贱异，有召必往，寒暑雨雪弗避也。为士人疗病，不取一钱，但以名方、秘录为请。以此士人尤喜之，每于经、史诸书中得一药名、一方论，必录以告，遂集为《证类本草》。尚书左丞蒲传正，欲以执政恩例奏与一官，拒而不受（《证类本草·跋》）。元祐间，李端伯为蜀帅，尝招致焉（《宾退录》）。宇文邦彦感风毒，延慎微疗治，应效如神。复予缄一书，属至某年、月、日当用。及期而邦彦旧恙果发，开缄视之，得二方。一方治风毒再作，一治风毒上攻、气促欲喘嗽。状如其言，服之半月，良已。二子及婿张宗说岩老并传其艺，为成都名医（《证类本草·跋》）

民国十五年《崇庆县志》卷八之二：是书凡药，皆首图其形，次列其性。成三十二卷，名《证类本草》。上之朝，改名《大观本草》，当时已盛行。绍兴中，诏王继先校定，附以释音，镂板国子监。金张存惠重刊，并附以寇宗奭《本草衍义》。艾晟、刘祁皆为之序。

《药解》二卷　　清　周廷燮

见光绪二十六年《井研县志》卷十四《艺文》四《子部》。

按：是书为同治中，周氏馆县东吴氏思益斋时所作。

《药性切旨》　　清　陈心泰

见同治五年《万县志》卷三十三《仕女志》之《大年》上。

《草木便方一元集》二卷　　　清　刘善述

民国九年《合川县志》卷四十九《方术》上：刘善述，名兴，以字行，州西里刘家岩人。少读书能文，屡试童子均不售。改习医，特留心药学。以为医之大端：脉经、方剂、药物三者而已。诊视虽审，刀圭虽适，而药非其药，犹无当也。因采辑川东土产草、木、金、石等物，察其性质、究其作用，集成医方。撰为《草木便方一元集》二卷。区分类别，一见了然。即善述之读书临证，攻苦半生，概可想见。年六十余卒。其书，同治九年刊行。光绪六年，族孙刘绍熙追为之序，亟称之。绍熙，字庶咸。绩学工文。张之洞督蜀学试，补州庠生。

《本草便读》一卷　　　清　蒋鸿模

民国九年《合川县志》卷二十九下《艺文》二《子部》三：此书乃鸿模于光绪十八年，学医初成时，以汪氏《本草备要》、吴氏《本草从新》二书风行于世，不免逐末忘本。因取《神农本经》及后贤精要，汇而录之。编为歌括，以便学者记诵，故曰便读。由此融会贯通，再读全书，庶无望洋之叹。其原稿藏于家，未经送阅，今但就其序首例言十二则论之。书中所采本草，专主《本经》，旁采徐大椿之《百种录·注》、叶桂之《本草经解》。详说形、色、气、味，而性情功用次之，经络主治又次之。炮炙之说，如水浸黄连、火炮附子之类，未尝不取。其无理无义之麦冬去心、柴胡酒炒等，则一概从删。其旧有人胆、人骨、天灵盖等，以为邪说害理，弃置不道。即禽兽昆虫之入药品者，亦以爱惜物命之故，不轻取用。谓有他物可代者，不妨以他物代。惟奸肆假药，如以商陆充巴戟、茅片充人参、光菇充贝母之属，断然不许，亟为辨别，以免于人命有害，均属用心甚善。附录近地所产草药，试验有效者数十种于末，将俟格致精深之人，出所心得以匡不逮，尤为后望无穷。俟当觅其原本，出就正于海内精医学者，严加审定。如果不谬，固为谋刊行以广其传也。

同上《合川县志》卷四十九《方术》上：蒋鸿模，字仲楷，编修璧方子也。鸿模生而兔缺，读书亦诸兄弟之亚。璧方意有不慊，特命改习医术。初从老医刘道芝学，无所知名。毕业还家，年十六矣。璧方为购医书数十百种，恣其浏览。鸿模奋志研求，务在心得。间有疑难不明之处，还就道芝问难，务于心口了然乃已。邻近有请诊者，辄以所学未至婉辞谢之。如是十年，既尽读其藏书，乃稍稍出而问世，应手辄效。久之，则病有剧易，方无古今，几于经诊必生焉。由是医名大噪，远近延诊者，门无虚日、日无虚时。道远者或累日不能至，而富家大族渴望如岁，因数倍奉脉资，以求速到。鸿模势不能却，则亦徇其意以周旋之。而江、巴、邻、广、岳、定诸邻封厅、州、县，无不有其舆影矣，近地乃或不能遍及。每闻其还，则舆马盈门，争先延致，大有奚为后我之情。鸿模无可如何，则仿京城门簿例，为记注先后，以次及之，因得较有秩序。然病家盼之至切，固犹不免东征西怨、南征北怨也。鸿模初意，意以济世，无贫富之分。而入世渐深，始知有所不能，亟欲传诸后学，为之分任。则用陈启予故事，开堂授徒，为溥及计。而太邱道广，家食亦稀。出门以自随者，期月难遍。犹恐虚费岁月，误入歧途。因就药学、医经、证治、方剂诸大端，各为指定方针，编成歌括，使其先为诵习，睹指知归。不至茫无津涯，罔知攸济。此《本草便读》《医林辑要》《证治药例》诸书之所为作也。民国三年入城，设馆于久长街。生徒来从者益众，更假寓旁药肆为寄宿舍。犹不能容。病者利其在城，易为延请，各专延候，日昃无遑。鸿谟以为生命所关，一不率易。虽穷檐小户，犹精思及之。识者虑其神经过用，将至不堪，劝命少息，鸿模亦以为然。遂于五年还归其居，而誉问既彰，币聘仍多，其勤劳初不少减也。民国七年三月，一夕中风暴卒。年五十三。

《本草集解》　　清　朱嘉畅

光绪二十六年《井研县志》卷十四《艺文》四《子部》：是书引陈修园、叶天士、汪讱庵诸书，准其同异。

《本草崇原》　　清　胡醴铭

见民国二十年《三台县志》卷九《人物志》四《方技》。

《药性精要》　清　胡醴铭

见民国二十年《三台县志》卷九《人物志》四《方技》。

《本经经释》　清　姜国伊

见光绪三十三年《郫县乡土志》之《历史门·耆旧之学问》条。

《神农本经》　清　姜国伊

见光绪三十三年《郫县乡土志》之《历史门·耆旧之学问》条。

《中西本草功用异同说》二卷　　清　贺龙骧

光绪二十六年《井研县志》卷十四《艺文》四《子部》：西人医书，中国翻刻近六十种。专言《本草》者，则《西药大成》《万国药方》《西药释略》《泰西本草撮要》《药名表》《中西药名表》。是书，就药名，考而详其功用异同，交相为用。收效甚广，兼可济贫乏，最便病家。

同上《井研县志》卷二十一《选举》三：贺龙骧，光绪十七年辛卯科举人。

《药性论》三篇　　清　陈周

见民国十六年《简阳县志》卷二十《经籍篇·子部》。

同上《简阳县志》卷十三：陈周，字献之，蜀之简州人。幼入庠，好学通经史。以好客任侠罄其产，遂至成都，以医为活。然日诊不过五人，设遇难症，则止诊一人而已。其不肯苟且如此，以故活人甚众。尝著《药性论》三篇。略谓：《本草》，黑色入肾、赤色入心、通草通气之类，皆不足信。又言：药类不能治疾者甚多，且草木品居十之八，金石、血肉品居十之二，亦弗可解。

时有孙子千者，以医名于蜀，而其用药专取平和。如泻、散、热、寒之物，皆视为禁品。周乃著《医学卮言》四卷。真足针砭俗医病源，颇行于世。

民国二十年《简阳县续志》卷首《前志补正》：按《人名大辞典》

云：陈树周，字献之，简州人，廪贡生。有《药性论》《医学卮言》。

《草外本草》　　佚名

见民国十四年《内江县志》卷九《艺文志·书目杂说类》。

《药性辨要》　　清　陈化新

见民国二十三年《乐山县志》卷十一《艺文志·书目》。

《梅氏药物学》　　清　梅光鼎

见民国二十七年《沪县志》卷六《人物志·文苑》。

《巴蜀药品赞》　　清　戴光

民国九年《合川县志》卷六十六《文在》三《杂文》三：序曰：已疾之药，巴蜀实繁。炎经著录，三百余种，产蜀中者，十常八九。至若《金匮》之未收，《灵枢》所不具，《山经》之未备，《尔雅》所不登，稽其缺遗，恒数千百。药之于人，其功綦巨，在昔先民，寸草尺木，胥形赞颂，拳石鲜植，歌咏弗绝。揆之以药，宜有述焉。爰考巴蜀今古生植，凡《方志》所专称、《医经》所归美，得百余种。皆异地绝希，或歧产他山而精良鲜逮者。仿郭璞山海之意，续江淹草木之状，为《药品赞》。岐、伊哲匠，当有乐乎此也。

同上《合川县志》卷三十八《传》二之三：戴光，字子和，东里渭溪场人。其先世居州城，营纸业。光父始贸迁于乡，买田渭溪北岸之蟠龙石，因家焉。

《本草歌括》　　清　林毓璠

见民国十七年《大竹县志》卷九《人物志》上《卓行》。

《本草药性真治》二卷　　清　吴德濂

见民国二十二年《达县志》补遗二《人物·方技补遗》。

《本草歌括便读》　　清　卢清河

民国十九年《中江县志》卷八《人物》三《著述录》：卢清河，字道生。

同上《中江县志》卷七之二：卢清和。老于医。人以礼请者受之，贫无资者，转馈之钱。尝邀同志二三人研究医理，著《本草药性歌括》若干卷。为人排解尤为乡党所钦服。生平不欲理公务，而里中友助事，皆暗筹而婉导之。

《本草歌括》　　清　陈启予

见民国九年《合川县志》卷四十九《方志》上。

《药性便用》　　清　赵国栋

同治十三年《彰明县志》卷四十一《行谊志》：赵国栋，号大木。年十六失怙，三弟俱幼，困于家计，去儒习医。艺精望重。著有《药性便用》。人多抄读济世，充医学训科。卒年近九十岁。

《药性三字经》一卷　　清　罗觉

见民国十三年《崇宁县志》卷六《人物门·寿门》。

第五类　针　灸

《针经诊脉法》　　东汉　涪翁

见道光二十四年《新都县志》卷九《人物志·郭玉传》。

同治十年《直隶绵州志》卷五十《典籍志·医方类》:《针经》《脉法》分为两书。俱涪翁撰。

民国二十二年《绵阳县志》卷九据《一统志》作《针经脉法》。视为一书。

道光二十四年《新都县志》卷九《郭玉传》:初，有父老，不知何出，常渔钓于涪水，因号涪翁。乞食人间，见有疾者，时下针、石，辄应时而效。乃著《针经诊脉法》传于世。弟子程高，寻求积年，翁乃授之。高亦隐迹不仕。郭玉少师事高，学方脉六微之技，阴阳隐测之术。和帝时为太医丞，多有效应。

民国二十二年《绵阳县志》卷九《艺文志·宋绵州通判杨叔兰涪翁问》:(序曰):闻汉有涪翁者，独钓江干，不知氏名，其避世之雄乎。于是岁月之变迁，叹古道之不作，赋诗酌酒，与邻士朱震、庞辅、王炎、孙肖祖、赵振、孙德玉、李寅、宋师锡、蒲永庆、重庆相与问翁。其词曰:

呜呼涪翁，独钓江上。天高地厚，水阔山空。寒暑推迁，万物终穷。理乱莫知，舆歌箕奴。夷饿箕逃，随实而充。名实既泯，与天同功。吁嗟涪水，晓夜溶溶。共推涪翁，不清不和，匪聪匪蒙。作诗问翁，与我同心。

同上《绵阳县志》卷九《艺文志·金石》之《汉涪翁像碑》(清)城守都司何贡三摹绘，置李杜祠春醑亭下。

陈辛湄为之《赞》曰:两汉中微，名贤放逐。有一老父，不知何出。

钓隐涪江,《针经》著录。弟子程高,再传郭玉。矫矫清风,依依乔木。清州人吴朝品刻石。

同治十年《直隶绵州志》卷五十四《杂识》:王立宪屏风秩官考存:宋史渐,嘉泰十一年任成都教授。撰《绵州永泉寺碑记》,表汉隐君子涪翁渔父村遗迹。

按:永泉寺,即今之涌泉寺,一名雷家观。

《针经》　　东汉　郭玉

嘉庆十七年《汉州志》卷末《志余·经籍志补》:《针经》,郭玉著。见《后汉书·本传》。

嘉庆二十一年《四川通志》卷百六十六《艺术》:玉,和帝时为太医丞,多有效应。帝奇之,乃试令嬖臣美手腕者,与女子杂处帷中,使玉各诊一手,问所疾苦。玉曰:左阴,右阳,脉有男女,状若异人,臣疑其故。帝叹息称善。玉仁爱不矜,虽贫贱厮役,必尽其心力;而医疗贵人,时或不愈。帝乃令贵人羸服变处,一针即差。诏玉诘问其状。对曰:医之为言意也。腠理至微,随气用巧,针石之间,毫芒即乖。神存于心手之际,可得解而不可得言也。夫贵者,处尊高以临臣,臣怀怖慑以承之。其为疗也,有四难焉:自用意,而不任臣,一难也;将身不谨,二难也;骨节不强,不能使药,三难也;好逸恶劳,四难也。针有分寸,时有破漏,重以恐惧之心,加以裁慎之志。臣意且犹不尽,何有于病哉,此其所以不愈也。帝善其对。年老卒官。

《针法要览》　　明　王宗诰

同治九年《营山县志》卷二十六《人物·方技》:王宗诰,万历时人。针法通仙。作有《针法要览》。

《铜人图经考证》二卷　　清　冉广鲤

同治三年《酉阳直隶州总志》卷十七《人物志》二:冉广鲤,字海容,号松亭。博学多能,经史子集外,于星象、医、卜,靡不究其奥。食饩后,(乾隆庚戌)补州岁贡,不乐仕进,惟以莳花种竹自娱。晚年更游心方外书,日事校雠,孜孜不倦。年七十三卒。著有《信口笛吟草》二卷、《黄庭经句解》一卷、《古医方杂论》八卷、《铜人图经考证》二卷，藏于家。

《针灸真诠》　　清　李成举

民国九年《合川县志》卷四十九《方术》上：李成举，字玉林。以习内、外医科，兼工拳法、杂艺，而外科尤精。街有患恶疮者，愈治愈烂，有年矣。及是濒危，仅余残喘。或荐成举视之，为割去腐肉盈掌，脓血溢盘。限日而愈，果如其言。药邦某，偶久申，口张不能合，莫知所为。延成举至，为以左手扶其后颈，右手撼牙腮摇之，如是数次，乘势拍合，开闭如常。有五龄儿，失足跌地，肩骨顿挫，肿不能举。成举会以竹块夹之，而撒豆升许于地，诓使俯拾净尽则予以钱物。左倦则易以右，右倦亦如之，日周复始，七日失夹，活动如常。知州陈琠患背痈，初起未为意，比群医束手，始礼请成举为疗治。成举针而灸之，又为汤剂内托，调剂适宜，不十日愈。其他类此者，指不胜屈，合州人人乃莫不知外科李成举矣。岁贡禹湛、拔萃陈蕴辉尤善之，特未睹其武技，犹慊然也。以光绪二十一年卒。年七十余。著有《针灸真诠》二册，无卷数，藏于家。

《针灸大法》　　清　章汝鼎

见民国九年《合川县志》卷四十九《方术》上《本传》。

《人身经脉图》　　清　邹绍观

光绪二十三年《安岳县志》卷三《人物志》：邹绍观，字海澜。嘉庆甲子解元，联捷进士，以知县分发广东。急人之急，并施药饵。生平学问淹贯百家，著有《天文图》《古今堪舆形势略》《西征日纪》《声音韵字谱》《古今文赋时艺》《人身经脉图》《太乙钤》《慎惧余篇》若干卷，藏于家。

《经脉分图》四卷　　清　吴之英

民国十九年《名山县志》卷十五《文录》:《寿栋庐丛书》，清·吴之英撰。民国九年，里人胡存琼募资，傅守中校刊。凡十种:《仪礼奭固》十七篇、《礼器图》五百六十三（帧）、《周政图》三篇、《礼事图》四百有二（帧）、《天文图考》四卷、《经脉分图》四卷、《汉师传经表》一卷、《文集》一集、《诗集》一集、《卮言和天》四卷。

同上《名山县志》卷十三：吴之英，字伯朅。博通群经，尤精三礼。年十五饩于庠，以高材调尊经。住院十年，举优行。朝考以训导就职灌县。时：资之艺风，简之通材及尊经、锦江各书院，先后延主讲席，请业者常数百人。

《经脉指南》二卷　　　清　鄢孝先

民国三十五年《新繁县志》卷十八《人物列传》第七之十二《艺术》：鄢孝先，字伯埙。少好学而不利场屋，见两弟入学叹曰：门户之事，有弟任之，吾将潜研济世之术矣。乃集诸方书，穷日夜探究，旁谘博访，得辄记之。情清约，罕购书，诸故籍皆手抄以代读，寒燠无间。凡前后所抄无虑数十百册。尝摹《铜人图》四大幅，皆密楷细书，一笔不苟。生平于眼、耳、鼻、舌诸科尤精，所合喉证药，特著灵效，远近莫不称之。著有《经脉指南》二卷。

第六类　方　论

《李八百方》一卷　　　汉　李八百

见清嘉庆二十一年《四川通志》卷一百八十五《经籍·子部》。

《经方颂说》　　　东汉　郭玉

见嘉庆十六年《金堂县志》卷六下《艺术》。

嘉庆二十一年《四川通志》卷一百八十五卷《经籍·子部》:《经方颂说》,作李助撰。

同治十年《直隶绵州志》卷五十及民国二十二年《绵阳县志》卷九并作《李氏经方颂说》。

乾隆五十年《潼川府志》卷七及同治十年《直隶绵州志》卷四十四:李助,字翁君,涪人。通名方技医术,作《经方颂说》,名齐郭玉。

《医方辨难大成》　　　佚名

见民国二十二年《绵阳县志》卷九《艺文志·典籍》。

《广正集灵宝方》一首卷　　　五代蜀　罗普宣

见清嘉庆二十一年《四川通志》卷一百八十五《经籍·子部》。

《意医纪历》一卷　　　五代蜀　吴群

见清嘉庆二十一年《四川通志》卷一百八十五《经籍·子部》。

《集验方》　宋　陈尧叟

见咸丰元年《阆中县志》卷五《人士》。

嘉庆二十一年《四川通志》卷一百八十五《经籍·子部》作一卷。

咸丰《阆中县志》卷五：陈尧叟，字唐夫。解褐光禄寺丞，直史馆，迁秘书丞。久之，充三司河南东道判官。再迁工部员外郎广南西路转运使。岭南风俗，病者祷神，不服药。尧叟有《集验方》刻石桂州驿。尧叟，伟姿貌，强力，奏对明辨，多任知数。久典机密，军马之籍，悉能周记。所著《请盟录三集》二十卷。

《通神论》十四卷　　宋　杨康侯

民国三十三年《青神备征录》第二十《青神资谈》及民国三十四年《青神备征录》第二辑之《补青神艺文志》。

黄庭坚《通神论·序》略曰：天下之学，要之有宗师然后可臻微入妙。虽不尽明先王之道，惟其有本源，故去经不远也。今年以事至青神，有杨康侯子建者，以其所论著医，惠然见投。悉读之，而其说汪洋。蜀地僻远，无从问所不知。子建闭户读书，贯穿黄帝、岐伯。无师之学，至能如此，岂易得哉。然其汤液，皆以意调置，则不能无旨矣。方皆圣贤妙于万物之性者，然后能作，而巧者述之，而世之者也。今子建发五运六气，叙病裁药，错综以针、灸之方，与众共之，是亦仁人之用心云尔。

《护命方》五卷　　宋　杨退修

民国三十三年《青神备征录》第二十《青神资谈》及民国三十四年《青神备征录·第二辑》之《补青神艺文志》：杨子《护命方》五卷。宋·杨退修撰。赵希弁《读书志》曰：退修以岐伯语五运六气以治疾病。后世通之者，惟王冰一人而已。然犹于变迁行度莫知其始终次序。故著此方论云。

《指南方》二卷　　宋　史堪

清嘉庆二十一年《四川通志》卷一百八十五《经籍·子部》：陈振孙

曰：蜀人史堪，载之撰。凡三十一门，各有论。

乾隆三十八年《蜀故》卷二十四：朱师古，眉州人。年三十时得疾，不能食，闻荤腥即呕。用火镪旋煮汤，沃淡饭，数数食之，医莫能治。史载之曰：俗辈不读医经，而妄欲疗人，可叹也。君之疾，正在《素问》经中，名食挂。凡人肺六叶舒张如盖，下复子脾。子母气和则进食，一或有疾则肺不能舒，脾为之敝，故不嗜食。《素问》曰：肺叶隽热挂。遂授一方，买药服之。三日，闻人食肉甚香，取而啖之，遂愈。

《古活人方》　明　罗仲光

见民国十八年《南充县志》卷九《人物志·方技》。

《却疢延龄集》　明　赵琢

见万历七年《合州志》之《人物·方术》。

《古今方书》　明　费经虞

乾隆元年《江南通志》卷一百七十二《人物志·流寓》：费经虞，字仲若，新繁人。崇祯己卯举于乡，授昆明知县。罢官归蜀，遇乱流寓江都。门人私谥孝贞先生。

康熙十四年《扬州府志》卷二十六《人物》四《流寓》：费经虞，弱冠肆力经史。所著有《毛诗广义》二十卷、《四书字义》一卷、《雅伦》三十卷、《临池懿训》三卷、《周易参同契（注）》三卷、《古今方书》若干卷。子，密，能世其学。

《风门偶抄》　明　周琳

道光六年《忠州直隶州志》卷八《人物志》：周琳，字森玉，号琼林。天顺丁丑进士，任龙溪知县。琳精医，邑大疫，亲为方治之，并造门诊视，后以卓行内迁刑部主事。年六十三致仕归，以诗书自娱。著有《风门偶抄》《乌台纪事》。

《古今医方》　明　李天成

同治三年《酉阳直隶州总志》卷十六《人物志》一（彭水县）：李天

成，贡生。母病，求良医不得，李大痛。斥谢外事，不栉不沐，精究岐黄。母病得愈，遂以医术闻。前后活人无数，然有谢之者，却不受。著有《古今医方》数卷。

《医学五则》　明　廖云溪

见民国十九年《中江县志》卷八《人物》三《著述表》。

《周伯允岐黄书》　清　周伯允

道光二十三年《重庆府志》卷八《人物·江津县》：周伯允，顺治庚子举人，官嘉定州教授。喜读书、工小楷。手录秦汉古文、诸子、唐诗及所订《岐黄书》，各尺许。甲寅滇藩叛，迫以伪职，不受，几被祸。年七十三，犹手录《史记》《文选》成帙。

《医脉捷要》　清　高信

见光绪九年《内江县志》卷九。

民国十四年《内江县志》卷九作《医学捷要》。

同上《内江县志》卷九：高信，字子常。精岐黄术。著有《医脉捷要》藏于家。年九十卒。

《花蜜经》十二卷　清　申直

嘉庆十八年《夹江县志》卷八《人物志·方技》：申直，邑庠生，康熙时人。精岐黄，诊视病脉，能决生死时日。性嗜酒，延视者必备酒蔬，不问谢。诊后即席豪饮，大醉，信笔成方。病虽重，饮药立愈。其有诊后并不举杯，盘桓席间，惭而翱翔庭除，出游阡陌，久之旋席成方者，其病亦愈。至于往返再四，径去不复者。病人虽尚能饮食、步履，而另延他医，百无一生。故延者每以直之饮否为喜忧。邢守窦容恂，夙闻直名，延医太大人病。适老婢偶染疾，假以试直。直诊以为此病不药可愈，但月余再发，不治矣。窦笑而遣之，后果如直言。始信其名之不虚。乃复延视太夫人，沉疴立起。他多类此。遗方有《花蜜经》十二卷。

《医述》　　清　向廷赓

清嘉庆十八年《成都县志》卷六《经籍》：廷赓著有《伦风》十六卷，《易图》《周礼详解》《史抄》《医述》《企苏诗》《古文词稿》各十卷。

同上《成都县志》卷三《儒林本传》作《医述贯》四卷。

嘉庆十八年《成都县志》卷三：向廷赓，字修野，号陆海，康熙丙子孝廉。性聪慧，博极群书。两试春闱不第，遂绝意进取。以教授生徒为业，工吟咏。兼善医，刀圭所及，立起疲癃。性甘淡泊，虽饔飧不继，宴如也。官巴县、邛州、潼川等处广文，三十余年寒毡自守如枯僧。大学士鄂尔泰总督滇黔闻其名，荐授湖南巴陵县知县，后告归。乾隆四年荐举博学鸿词，辞不应。逍遥林下，号花溪老人。谓幸生圣世，读书稽古，得与田夫野老同享升平之福足矣。自筑生圹，并为文以志其墓。年七十余卒。著有《伦风》十六卷、《易图解》一卷、《周礼详解》一卷、《史咏》一卷、《医述贯》四卷、《企苏纪吟》一卷、《陆海文集》十卷、《诗》十卷，藏于家。

同治九年《郫县志》卷二十八《儒林》：向廷赓，犀浦人。

又，同治十二年《成都县志》卷九：《易图贯述》一卷。

嘉庆五年《锦里新编》卷五《儒林》：雍正十一年诏举博学鸿词不赴。年六十余卒。著《医述》四卷。

《医学心悟》　　清　（释）般若

同治十二年《忠州直隶州志》卷十一《外志·释老》：般若，本郡罗氏子。依铁壁咨决有年，尤精岐黄。有贫氏子，母病笃，其子痛泣。般若和药医之，服之可延寿一纪，后果如其言。著有《医学心悟》，藏涂井赵氏家。

按：同上《释老志》：般若，殆康熙间人。

《医学秘要单方》二卷　　清　康如斝

见嘉庆十九年《犍为县志》卷九《艺文志·典籍》。

按：同上《犍为县志》卷八《本传》及嘉庆二十一年《四川通志》

卷一百八十五并作《医方秘要》；同治三年增补重刻嘉庆八年《嘉定府志》卷四十六作《医方秘要单方》；民国二十三年《犍为县志》卷七作《医学提要单方》。

同上《犍为县志》卷八：康如斟，字龙山，乾隆丙辰举孝廉。丁巳会试明通。任汉州学正，寻以母老请终养，遂不复出。著有《周易解注》。年七十而卒。

《医理元枢》二卷　　清　朱音恬

见嘉庆十七年《什邡县志》卷四十九《典籍》。

同上《什邡县志》卷三十五《选举志》：朱音恬，字咏清，雍正元年癸卯恩科举人，任蓬州学正。

按：朱音恬，尚撰有《论语明捷解》四卷、《易理元枢》二卷、《天玉参注》四卷。俱见上《志》卷四十九。

《管窥蠡测》　　清　阴永明

嘉庆二十年《罗江县志》卷二十八《方技志》：阴永明，邑人。雍正间，以方脉驰名。著有《管窥蠡测》诸方书行世。其徒数十人，各得其传，亦名于时。

《医方心镜》二卷　　清　敖毓薰

光绪十年增刻同治四年《荣昌县志》卷十三及道光二十三年《重庆府志》卷八：敖毓薰，庠生，有隐德，不求闻达。且精于医理，夫妇齐眉九十六岁。卒之日，远方哭临者数百人，皆受其医药之恩者。著有《医方心镜》二卷、《戒淫说》一卷，行于世。

《医方辑要》　　清　刘显儒

道光二年《大竹县志》卷三十《人物志·儒林》：刘显儒，邑增生。志行修洁，足不履城市。好读书，年七十余手不释卷。所作古文，号《健斋杂著》。兼通术数，著有《地理秘诀》《医方辑要》，藏于家。卒年八十一。

《脾胃续论》一卷　　清　孙介嘏

见嘉庆十七年《什邡县志》卷四十九《典籍》。

民国十八年《什邡县志》卷八上《艺文志·典籍》:《脾胃续论》一卷。清乾隆时,邑贡生孙介嘏撰。

嘉庆十七年《什邡县志》卷四十三《方技》:孙介嘏,岁贡士。沉默喜医,读陶尚文《伤寒六书》,至"得其要领,易于拾芥,不得其要,难于涉海问津"。慨然曰:医可轻略乎。遂精究《素》《难》及四大家之说。最爱仲景书,精思研嚼,术遂通微。霍荣朝,十月得寒疾,医治之不效。孙曰:黄涎入脑也,一剂愈。一妇新产后,瞑目不语。孙曰:廉翻也,药下乎复。又尚宅妇患滞下,无异常人,但不喜食。迎孙诊之,曰:痢怕脾开,今脾神已出,不过二日。明夜,妇果亡。晚年,著有《脾胃续论》。

《医学书》　　清　杨凤庭

道光二十四年《新都县志》卷九《人物志》:杨凤庭,字瑞虞,号西山。幼负奇姿,读书过目不忘。爱玩周子《太极图说》,于阴阳生化万物之旨,一一皆如凤悟。乾隆丙辰举于乡,丁巳会试不第。奋志研稽,并究天文、地理、医、卜、星象、奇门、遁甲诸书。为之穷源,溯委,以晰其阃奥。精岐黄术,与人治病应手辄愈。黄廷桂任川督时,极相推重。拟列荐剡,力辞乃止。晚年习静,喜谈玄。著有《易经解》《道德经注》《医学诸书》。卜地青城山中,年七十余卒。学者称西山先生。

《医方集要》　　清　林愈蕃

见民国十九年《中江县志》卷第八《人物》三《著述表》。

同上《中江县志》卷二十一《文征》三:天门龚学海撰《墓志铭》:湖南酃县令林君。讳愈蕃,字青山。

君生有异质,年十七受知于学使莲峰周公,补弟子员。甲子登贤书,至辛未始成进士。需次期届,例当谒选。而君锐意潜修,实有在于荣禄显达之外者。乃复杜门授徒,益肆力于儒先著作,泛览经济有用之书,贯通古今,源流必彻。迨之官酃邑,而君年已五十矣。君内行修饬,性务本色，不肯以涂饰悦人。铨选时，有劝其染须赴验者。君正色拒之曰：入官之始，敢以欺罔负咎耶。与人交，笃于道义，然于君皆小节，不具录。君年五十又八，以乾隆三十六年十二月十一日卒。所著《敬义堂文集》，散体浸淫八家。诗赋皆自出机杼，多可传者。

《医方录验》　　清　林愈蕃

见嘉庆二十一年《四川通志》卷一百八十五《经籍·子部》及光绪二十三年《潼川府志》卷十六《经籍志·子部》。

《经验奇方》　　清　黄瑞鹤

见光绪元年《西充县志》卷十二《艺文志》上《书籍》。

嘉庆二十一年《四川通志》卷一百八十五《经籍·子部医家》：黄瑞鹤，字举千，号来远。

光绪元年《西充县志》卷八之上：黄瑞鹤，乾隆丙辰进士，授湖广蒲圻令。丁艰去，再除福建长乐知县，壬申，充房考官，得士最多。著《地理指迷》《经验奇方》诸书行世。

《神验良方》　　清　王定国

嘉庆二十年《罗江县志》卷二十八《方技志》：王定国，学医得江西文某传授，遂名于时。指下全活者甚众，集有《神验良方》数卷。子文灿，亦精岐黄，为两世名医。

《经验奇方》二卷　　清　董勷

见嘉庆二十年《罗江县志》卷二十四《人物本传》。

同上《罗江县志》卷二十四《人物·处士》：董勷，字君赞，号治斋，邑庠生。好读书，淹通经史。尤精医学。自制丸散济人，乡人皆德之。著有《经验奇方》二卷。

《简便医方》　　清　周伯寅

光绪二年《南川县志》卷八《人物志·文苑》：周伯寅，字鹤田。性笃学，制艺尚古简，工书，喜吟咏。成篇即焚，人拾其余，名《焚余草》。尤善治古文词，视唐宋人不多让。著有《家礼须知》《国法须知》《醒人浅语》《家常琐语》。并辑《简便良方》等书。《六事箴言》六卷，行世。

民国十五年《南川县志》卷十一《周世忠传》：伯寅少孤且贫，好读书，尤喜治古文词。虽厄于场屋，终老明经，恬如也。晚岁，韦孺人善病，因旁及医药，兼以全活多人。自言我于医无他奇，但无一误剂耳。盖其为人谨慎率类此。公生于乾隆三年，卒于五十三年。

《方脉切要》 清 廖正原

光绪元年《铜梁县志》卷九《人物志》中。

《删纂医学书》 清 卫道亨

民国三十六年《郫县志》卷三《文苑·本传》：卫道亨，道凝弟也。撰有《延陵妙诀》《却病秘诀》《删纂医学书》等书。均未刊。

《医髓》 清 高玉如

清同治九年《郫县志》卷二十八《艺术》：高玉如，字相齐，号一斋。弱冠，因母陈孺人病，旋愤医士不得肯綮，学为医，久之，穷其精奥。远近求医者众，无问远近，有延必往。凡夺人于九死而肉之者，环居数里内外，可指而计也。享年七十有八。著有《医髓》及《一线集》待梓。

《经验良方》 清 熊开迪

光绪二年《南川县志》卷八《人物志》：熊开迪，世业岐黄，全活多人，不计锱铢。刻《经验良方》并《慈船普济》行世，邑周士瀛为之序。

《寒症》 清 寇宗

同治三年《渠县志》卷三十八《人物志》：寇宗，字万川，为蒲圻令恭先之孙。家贫而力学，受知邑侯王衍庆，补弟子员。领戊辰乡荐，嘉庆戊辰授荣昌教谕，转成都教授。精堪舆术，言多奇中。为学博时，以培植文风为本。荣昌在本朝无甲科，宗为改修黉序。于是登贤书、游南宫者相继起，人士甚德之。晚年尤嗜学，所著《学宫图考》《天学》《易学》《寒症》《痘科》《撼龙》《疑龙》等书行世。其他如兵、农、医、算诸集，未及付梓而殁。

《东溪心法》　　清　杜昭怀

咸丰四年《云阳县志》卷八《人物·义士》：杜昭怀，胸襟洒落，赋性聪颖，精岐黄业。里中有疾病者，贫困家诊视，不辞劳瘁，活人甚众。手著《东溪心法》医书行世。

《医学正源》十六卷　　清　宋成佳

光绪二十四年《屏山县续志》卷下《艺文志》：附贡生，著有《医学正源》十六卷、《屏城妙策》无卷数。

同上《屏山县续志》卷上：宋成佳，字晴溪，庠生。家贫，友教四方。门下食饩、游庠者，岁常数人。秋闱屡荐不售，援例入贡。精岐黄术，施药饵日不暇给，活人甚众。卒年七十余。

《指迷医碑》　　清　蔡元和

民国九年《合川县志》卷四十九《方术》上：蔡元和，少业医。既久于其道，则见病知源。每诊脉后，辄能言其致病之由及其所以治疗之道，闻者为钦服。然不轻用古方，多采时方用之。而著手成春，其应如响。远近叩请者，日不绝门。他人羡之，遇有同一之证，偶相仿用，即不效。盖其临证熟而见机审，早迟轻重之间，固非可以言语形容者矣。著有《指迷医碑》若干卷。所论伤寒、杂病，至为详悉，而于杂病尤精。板出，人争购之。时医以其害己，托言书名夸大，讼之官，为封其板，识者惜焉。清光绪初，元和年九十矣。森楷遇之某戚座上，善饭、健谈，娓娓不绝。疑其不过五六十人也。后近百岁。

《良方一隅集》　　清　彭士瑛

见咸丰十年《资阳县志》卷十二《经籍考·子部》。

同上《资阳县志》卷十八《选举表》：彭士瑛，西乡人。道光八年戊子岁贡生。

《医学考辨》四卷　　清　罗绍芳

见同治四年续增《什邡县志》卷四十九《典籍》。

民国十八年《什邡县志》卷八上：作十六卷。

同上《什邡县志》卷三十五：罗绍芳，字林一，道光乙酉科举人。

《经验医方》　　清　龙庭三

光绪十九年《巫山县志》卷二十六《人物·儒林》：龙庭三，以守默为号，世居邑之南乡。早岁补弟子员，旋食饩。其教人以敦本为先，文艺次之。兼善岐黄，全活无算。著有《书经精义摘要》《劝学箴规》《经验医方》《守默斋制艺》《诗文全稿》待梓。享年古稀而卒。

《医书》　　清　姚万安

光绪二十九年《江油县志》卷十八《人士》：姚万安，字子静。幼聪颖，举笔成文。道光乙酉拔贡，时年甫十六。以秋闱累困，始设教于乡。精岐黄业，著有《医书》待刊。子京诰，字命三。光绪初，举孝廉方正。以教职用，历署茂州、泸州、剑州学正。晚年主讲涪江书院，远近乐从。医理尤精。

《医法钩玄》四卷　　清　张汉槎

见民国十六年《简阳县志》卷二十《经籍篇·子部》。

同上《简阳县志》卷十三：张汉槎，原名从梯，字云航。道光丙午，年二十九，由附生举于乡，后官兵部主事。在部时，傲骨嶙峋，不趋权贵。嫉时卑浊，淡于仕进。旋里后，亦崖岸高峻，不阿官府，不竞私利。汉槎雅好岐黄术。晚年医学日邃，洞见症结，为世所重。申竹珊钦使、翁叔平观察，延作上宾。

钱裕兴军门患不能食，求汉槎诊视。汉槎先索五十金为制丸药，钱服数日，食即如旧。问汉槎系何证，所用何药，如是神效。汉槎反其金笑语之曰：君病因肠胃肥腻，吾思善去脂垢者莫如豆腐渣滓，以香灰调为丸，是以偶中耳。钱曰：君胡不早言。汉槎曰：使先与君言，君肯服耶。其以权治病，率类是。著有《医理推陈》《医法钩玄》各四卷。

《医学推陈》四卷　　清　张汉槎

见民国十六年《简阳县志》卷二十《经籍篇·子部》。

同上《简阳县志》卷十三《本传》：作《医理推陈》。

《医门一字通方书》八卷　　清　魏亿龄

同治十二年《新繁县志》卷十一《人物志》下《方技》：魏亿龄，邑增生。好学能文，精岐黄术，活人甚众。著有《医门一字通方书》八卷行世。卒年八十八岁。子、孙守儒业，乡党咸重其行焉，

《廖先达医书》　　清　廖先达

光绪元年《铜梁县志》卷八《人物志》上《儒林》：廖先达，字春帆。闻见渊洽，工诗，有唐人风格。邑中诗派，自铜梁山人后，以达为大宗。擅画，设色精工。道光初，县令徐瀛重其人，延与营山举人白玉楷同修《铜梁县志》。性旷放不羁，卒郁郁不得志以老。所辑《医书》若干卷，著《春帆诗集》六卷，又有《波罗云舫诗集》。

《四圣心源驳议》一卷　　清　廖登楼

光绪二十六年《井研县志》卷四十四《艺文》四《子部》：是书，辨黄氏信用热药之失，与久服热药之害。

自序：井研自廖荣高、税锡祺以滋阴之说倡，群焉附从。药肆龟板、龟胶，动销数千百斤，病者常以阴不足而死。自黄氏之说盛，周廷燮为之倡。岁销姜、附、桂枝、法夏数千百斤，龟板、龟胶几绝，病者又转以阳不足而亡。常见服阳药者，以桂、姜、椒、蔻随时咀嚼。一人服附片至以百觔计，卒死于阳虚。岂龟地于廖税而无动，姜桂因廷燮而鲜效哉。天地不能有阳而无阴，人身不能有气而无血。仲景诸书，非危证、险疾，不轻用毒药。又阴阳相持，如二人相斗，以弱阳敌强阴，其不胜宜也。今苟得精强勇鸷之士一二人，加至数十人，则万无不胜之理。乃久服阳药者相继以死，则固万无此理矣。考医书：苦寒耗阴，辛热铄阳。服热药重剂，多头眩、汗出，阳随以亡。浪子还乡，无主不止。故扶阳之剂，必兼补阴。或曰：从黄氏之说，固皆阳不足以死，然病者受药时

收小效何也。吞刀、吐火，积幻成真。久用热药者，善于部勒，其收效在于佐使。班志云：以热益热，以寒益寒，精气内伤，不见于外。久服热药者，致成癥疾，阴阳隔绝，积热成寒，反引热药以自救。而精气消烁，旋登鬼箓，群迷不悟，深可哀痛者也。无论寒热药，与病相投者，病愈不反。过服寒热，旋愈旋反，久皆成痨，以此断其药之偏胜，百不失一也。

江南陆氏，著书攻击黄氏，多中肯要，然不切于吾研流弊。考黄氏书，如《伤寒》《金匮》，拘于经文，犹未大行决裂。《四圣心源》为其自著之书，背道而驰，毫无忌惮。阴绝、阳绝，药剂相同，是教人不必分阴阳也。诸病一括之，以"胃逆、脾陷"，是教学者但言升降，古书旧法皆可不观。朝检书而夕行艺，莫便于此。故讲黄氏学者，舍难从易，流毒愈广。此篇，首言阴阳平等，以祛其贵阳贱阴之误。次言从阳救阴、从阴救阳，以救其专用热药之误。次言阴药伤阴、热药伤阳，以启其久服热剂不能回阳之误。次言人脾胃，久则成癥，与阴阳隔绝，积热成寒，以解其病人受药，时收小效之疑。末附《医案》，凡久服寒凉与久服热药者皆列焉。偏之为害。彼此同病，固不仅黄氏之有弊，更愿习黄氏者之相观而自悟也。

《医罅刍言》四卷　　清　黄中美

见民国十二年《江安县志》卷三之第二十《本传·附陈天锡撰墓志》。

同上《江安县志》卷五《文征》卷上自序：先君峄山公遂于医。因食饩后屡踬秋闱，遂绝意仕进，肆志轩岐。家置医书甚众，偶于夏日曝书，因指而言曰：世以医为小道，讵知操生杀之柄、立达之方乎。凡为人子，无论为己、为亲，皆宜精习，否则不孝。汝咕哔之暇，盍试习之。时虽惟惟，心佩之，而躬未行也。以为席帽未离，青衿终老可乎。于是习举业、穷帖括，意拾青紫，安计岐黄。不料光绪己丑恩科，美幸获隽，而先君倏弃养矣。自是，家中老幼，时遭疹疬，则如盲人、瞎马，渺无适从。及舍己求人，又不知何医庸、何医善。伥伥自难，回思庭训，悔矣、伤矣。然色笑虽违，言犹在耳。因忆先君之言曰：学医何难，以《伤寒》握其纲，如学者必读《四子书》，然后知忠恕、一贯、仁义达道也。以《金匮》穷其变，如读《诗经》《书》《经》，然后知帝王升降、风雅正变也。以《内经》植其基，如读《易经》《西铭》，然后知乾坤、简易、贞元、会合也。以诸名家扩其识，如读历史实录，然后知因革损益，治乱兴衰也。美，旋自春官报罢，由京归里。并怃然见世风之日替，因束书高阁，专列医门各集。即以先君所训者，循而习之。首读《伤寒论》及诸家笺注。先以五行生克制化、气运亢害承制，以及各经之所属所主，略为记清。后将六经之从本、从标，寒化、热化，以至经证、腑证，主脉、主病、主方，一一熟记。于是，表里、寒热、合并、直中等理，了然矣。然于虚、实，盲如也。旋读《金匮》，兼考《脉诀》，并细绎各家注解，再临证时，以脉穷病，以病证脉。如是者，久之，始知虚实之微茫，病机之变态。以为成竹在胸、锤炉在手，庶几得心应手，汩汩乎其来矣。及临证审脉，自问于心，而七表，八里，终多模糊。如是者，又有年，即如，紧、涩、芤、濡等象，留心阅历，久始得其近似。自谓此后临证，其或一拳捶碎、三指了然乎，犹未也。夫阴阳消长、水火互根，微茫欲晰，岂容猎取。迨一临证处方，向之自信为豁然者，今又茫然矣。最后读《内经》，涌介宾、隐庵注释。虽佶倔聱牙，穷探力索，然后知阴阳之消息、气运之常变、造物之化育、天地人之合一也。至脏腑为生成之具，经络乃一定之形。若不详考《铜人图说》，借证西医标本，纵殚精冥索，讵能臆揣。暨涉猎张、刘、朱、李及后代名医各书，胸臆始开，胆识粗定。未尝不叹医学之博大精深，未可以一蹴企也，小道云乎哉，然后贤所论，即标新领异，不少发明，而万殊一本，皆不越《伤寒》《金匮》范围。又始知学医阶级，诚如庭训所云云。于是，远近目余为知医，纷纷请业。余殊自愧，然亦未敢负人。因就平日问难时，口述及临证所案者，笔而志之。并不分门、不别类、不列方，积久成卷，因颜之曰：《医罅刍言》。固未敢持以问世，不过识其崖略，如龙门之不坠先人所言，以明庭训之有自耳，敢云著作哉。

　　同上《江安县志》卷三之二十《本传及陈天锡撰墓志铭》：黄中美，字芸浦，祖学海。巴县训导。父希孟，岁贡生。

　　中美，少好学，游庠，以诗赋受知于学使瞿公，中己丑恩科举人。晚居于家，国变后深自韬晦。著《医罅刍言》四卷、《医案》一卷、其诊脉施治，往往应手效，全活甚众。以民国十一年四月日卒。年六十有五。

子二：长大椿，次大榕。

同上《江安县志》：黄希孟，字峄山，岁贡生。品学兼优，通技击、岐黄诸术。晚年弥精，游其门者，不取修脯，且给饮食焉。邑人士受其教泽者不少。仅一子，中美。

《伤寒痢疾应验方》　清　杨定勋

咸丰十年《资阳县志》卷三十一《人物列传》：杨定勋，善岐黄，全活甚众。著有《伤寒痢疾应验方》。自以弃读早，教子茂廷从名师游。茂廷中乙未举人，任南充教谕。著有《困衡斋文稿》《读书一隅》等卷。

《增订医方辑要》二十四卷　清　艾鸣谦

民国十七年《大竹县志》卷九《人物志》上《文苑》：艾鸣谦，字益斋。咸丰丙辰恩贡生。品端学裕，诗文皆翛然远俗，曾授徒梅家岩，从游者众。训课之暇，复潜心医学、地理，探厥本源。性谦和，不慕浮华，廉直不避权贵。归隐。著有《增订医方辑要》二十四卷、《平逆纪略》一卷、《培兰山房诗草》一卷、《地学心法》一卷、《杂录》一卷。卒年七十八。

《寒疫合编》四卷　清　王光甸

同治四年续增《什邡县志》卷四十九《典籍》：王光甸，邑监生。

民国十八年《什邡县志》卷八上：《寒疫合编》四卷。清咸丰邑人王光甸撰。已刻。别撰有《茗余新话》十二卷，已刻。板存邑绅冯氏。

《医学一说晓》　清　郭含章

民国十三年《巴中县志》第二编《人民志》下《方技》：郭含章，号东卿，咸丰十年岁贡。善堪舆、精岐黄，尤于《内经》运气诸学，极得要领。著有《医学一说晓》《良心镜》等书行世。诊济贫病，活人无算。

《儒医规矩》　清　郭含章

见民国十六年《巴中县志》第四编《拾遗·艺文考》。

《因病制宜方》一卷　　清　吴正封

见光绪二十年《永川县志》卷十《人物志》下《著述》。

同上《永川县志》卷八《人物志》上及卷十《人物志》下：吴正封，字固亭。工幼科，负子求方者，门常如市。不惮烦亦不索谢，乡人德之。著《因病制宜方》一卷，待梓。

《医书数种》　　清　杨怀芳

同治六年《大邑县志》卷十六中《烈士传·补遗》：杨怀芳，东乡人。性端方慈慧，业儒未就，遂学医。精其术，治疗多奇效。著有《医书数种》，至今论医者，尤称道不衰云。

《疫痧合编注释》　　清　周述典

见光绪二十年《永川县志》卷十《人物志》下《著述》。

同上《永川县志》卷十《人物志》下《技艺》：周述典，字徽五，庠生。业精岐黄，根抵《内》《难》二经，活人无算。注《疫痧合编》行世，人皆遵之。

《青囊存真录》一卷　　清　沈国体

光绪二十三年《蓬州志》卷第十五《艺文篇》：沈国体，字季常，国光季弟。痛父兄早世，不事科目，以布衣终。著《青囊存真录》一卷。

《治病撮要》　　清　卿仲达

见民国十六年《简阳县志》卷二十《经籍篇·子部》。

《古医方杂论》八卷　　清　冉广鲤

见同治三年《酉阳直隶州总志》卷十七《人物》二。

《王銮医书》　　清　王銮

同治十二年《忠州直隶州志》卷十《人物志》九《文苑》：王銮，号小坡，岁贡生。工制艺，长吟咏，屡荐不售，尤精岐黄术。有《医书》行世。

《医录便览》六卷　　清　刘福庆

见民国二十年《三台县志》卷九《人物志》四《方技》。

同上《三台县志》卷九《人物志》四：刘福庆，字萃田。游庠后，开门授徒。暇即研究岐黄术，博览名家方论。晚年著有《医录便览》六卷。其子莹，字完石，邑庠生。亦深于医道，每症后附以经验医案。光绪二十年，募款刊板行世。医家多佩服之。

《瘴书》十篇　　清　蒋肇龄

民国十四年《合江县志》卷五《人物篇》第九之上：蒋肇龄，字光廷，更字伯遐，又号八霞山人。廪贡生，选授云南峨嵋县知县，署马龙州知州。负才不羁，踪迹遍四方。官马龙仅四十日，而革秭政、勤讼狱，日进父老于堂皇而咨询之、敦勉之。至一日两餐皆在堂上，民情大悦，颂声且达境外。以母丧去官。已而走越南、客东粤、游琼儋，转徙沪上、沙市，卒于京师。中年留心洋务，讨论不遗余力。著有《边海镜原》《练武新图》《边备九筹》《瘴书》《古地今释》《八霞诗钞》各书。

同上《传·附李超琼撰蒋伯遐传》：又以地多烟瘴，为华人所畏，而莫辨其所由起与所以防治之法，复为《瘴书》十篇。

《医方括要》　　清　朱嘉畅

光绪二十六年《井研县志》卷十四《艺文》四《子部》：是书集《金匮》《外台》《千金》诸方、国朝名医方论，于每方中，辨证诸说，定其准絜，以为后学津梁。

《风寒阐微》一卷　　清　张九文

见民国十六年《简阳县志》卷二十《经籍篇·子部》。

同上《简阳县志》卷十三：张九文，字象乾，简城人。性明敏仁慈，少肄业凤山书院，屡试未售，弃儒就医。凡《素问》《灵枢》《难经》《脉诀》诸书，靡不诵习，得其精蕴。治病有奇效。偶适戚家，闻邻有哭泣声。因戚往问之，见一小儿弃置廊下，将死矣。九文曰：此疾可瘳，何悲为。始用针，后用药，儿疾遂瘳。后往李某家诊治，见其抱衣出质。九文止之曰：汝勿尔，吾当为汝尽力医治。卒赖之全愈。前清末叶，疫证流行。九文携自制九龙针、气痛丸、时证丸、红灵丹、太平散等，诊治全活甚众。至民国九年，抽筋证复行，赖九文以存者尤多。九文诊病不论贫富，一视同仁。有请求，即严冬酷暑、深夜晨早，无不应者。著有《风寒阐微》一卷《医案随录》二卷。

《临证要诀》一卷　　清　胡济全

见民国十六年《简阳县志》卷二十《经籍篇·子部》。

同上《简阳县志》卷十三：胡济全，字成章，简东普安保人。少业儒未成，学医于李盈统。与曾长晟同里，为莫逆交，医学亦多所取益，厥后，医学大行，著手辄愈，尤精于妇女、小儿。先是，小儿脐风证，俗名七朝风，患者多不救。济全于方外得一法，师传誓守秘密。后济全试之果效，因曰：与其施药有限，不如传方普济，即遭咒誓，弗计也。爰刊其方遍布之。法用地黄连、马蹄草各一勺。凡小儿生下，不论有无风邪，均宜采此药嚼烂。是男，则取女儿所食乳汁。是女，则取男儿所食乳汁调药。燉温贴儿脐上，二三次即保平安，全活颇众。济全卒年六十七。所著有《临证要诀》一卷。

《寿世金丹》一卷　　清　辜大安

见民国十六年《简阳县志》卷二十《经籍篇·子部》。

同上《简阳县志》卷十三：辜大安，字崇山。少聪颖，邃于经史，为文有奇气。肄业凤山书院，为林松云刺史赏识。时将童试，忽丁内艰。自是无意功名，改业医学。遍读《灵》《素》《难经》等书，尤服膺《伤寒》《金匮》，深入长沙之室。长于针灸，用之立效。为人治病，辨证诊脉，迎刃而解，辄著奇效。其治温病，几三折肱。尝曰：温病用凉药，愈者十之七八。用凉药佐热，愈者十之二三。盖人之脏腑，阴阳不同，气禀虚实各异也。其审证处方，随机应变，迥异时流。著有《寿世金丹》《身验良方》《医方歌括》行世。

《医方歌括》一卷　　清　辜大安

见民国十六年《简阳县志》卷二十《经籍篇·子部》。

《身验良方》一卷　　清　辜大安

见民国十六年《简阳县志》卷二十《经籍篇·子部》有刊行本。

《舒锦医书》一卷　　清　舒锦

民国十七年《大竹县志》卷九《人物志》上《文苑》：舒锦，字云亭，妈市人。弱冠补诸生。少有夙慧，以贫故业农，文弱而强用重力，致手战不能书，故不与乡试。然其为文，操笔立就。自谓明性理，得阴阳开合之法。于书喜《左传》，谓百读不厌。古文喜苏长公，诗喜工部与王、孟。晚深于医，谓医道无完书，即《内经》亦多伪托。所著有《杂体诗》《云亭闲谈》，又集《医书》若干卷。

《六经部位证治一串录》一卷　　清　王沛霖

民国二十三年《乐山县志》卷十一《艺文志·书目》：沛霖，尚撰有《雨苍文集》四卷、《金匮总括详解韵言》一卷。

《医学揭要》　　清　潘俊

见民国二十三年《乐山县志》卷十一《艺文志·书目》。

《知医初存》　　清　高友欧

民国二十六年《南溪县志》卷六《艺文篇》第十一《守耕轩文集》条注。

同上《南溪县志》卷五《人士篇》第九：高友欧，字次韩，风仪秀整。少读书，工古文、诗赋。以头病风眩，不应试。及长，遍读医经。有《守耕轩文集》《守愚斋诗赋集》《知医初存》《知医复存》诸书，藏于家。又有《剩集》《短李残篇》，语盖记实也。

《知医复存》　清　高友欧

见民国二十六年《南溪县志》卷六《艺文篇》第十一《守耕轩文集》条注。

《梅氏辨证要诀》　清　梅光鼎

见民国二十七年《泸县志》卷六《人物志·文苑》。

《证治药例》一卷　　清　蒋鸿模

民国九年《合川县志》卷二十九下《艺文》二《子部》三自序：夫事之最切于日用者莫如医。而理之深邃难测者，亦莫如医，是以古人有良医等于良相之说也。然自宋元以来，著述林立。虽胸罗万卷、目视十行者，犹难尽睹。况夫中下之资，贫窘之辈，仅藉此以为衣食计者，又焉能旁搜博采，遍观而详究哉。窃思病态万殊，揆度匪易。纵色脉有如和绥之神奇，而肝肠谁似越人之洞见。盖操斯术者，半皆拘守成法，囿于占方。苟药性弗明，则鲜知化裁，岂能与病处处吻合。第种类繁多，研悉颇难。惟李时珍先生《百病主治药例》，以证汇药，择宜而用，最为灵活。余不揣妄陋，重加订正，删其偏僻难觅之品，增其形体证治之论，并正三焦藏象之讹，俾临症者，既可以随机应变而施治，又可信手拈来以成方，庶不至有泥古误人之弊。虽不足以入大雅之目，而于浅学者，未尝无可采之刍荛云。

款署民国三年甲寅夏日，知一主人书于卫济山房。则鸿模晚年作也。鸿模之医，在当时颇负盛名，而此书乃欲使临症者，随机应变，信手拈来都可成方。则于古人制方之意，似未窥见，不过世俗所传《珍珠囊》《万病回春》之一种耳。自云不足以入大雅之目，其信然钦。

《医林辑要》　清　蒋鸿模

民国九年《合川县志》卷二十九下《艺文》二《子部》三：此书不知其有几卷。惟据其自序在民国二年，知为其晚年之作。其凡例六则：首称所辑皆古人精义要旨，并无一字杜撰。略以风、寒、暑、湿、燥、火为外感。劳役、房室、饮食为内伤。以阴、阳、表、里、寒、热、虚、实为六证。汗、和、下、消、吐、清、温、补为八法。多采程钟龄说以为临证审察轨范。其自序曰：《礼》云，医不三世，不服其药。夫人之病患临身，望医最切。苟非身经阅历，学有师承者，何足以应病者之求。然医学之道博矣、大矣、深矣、微矣。自汉唐而下，代不乏人，如金元之刘、张、朱、李，称为四大名家，皆当代之绝学，而后人犹有疑憾。至明季之薛立斋、张景岳辈，执骑墙之见，开温补之风，立论亦有过人之处，瑜不掩瑕。迨有明而降，名贤倍出，精益求精。若前清之叶、薛、高、张、徐、吴、陈、王诸人，或解释经义、或发明证治，虽无生死骨肉之方，实有探本求原之学。如《伤寒》之注，历来数十家，切当者首推陈修园。各家之精华，约为浅注，巧思妙义，独盖前哲，此注最为时尚。至云《伤寒》一书，六气皆备，未免牵强，恐非仲师之旨意也。温热之治，相沿数百年，精详者莫如叶天士。观其《治案》云：仲景《伤寒》，先分六经。河间温热，须究三焦。此语已挈其要。所著《温热论》，识解超卓，驾乎元明诸子以上，足堪羽翼长沙。嗣后贤暑，湿、温、热诸治，皆奉此为津梁也。至于初学简要之书，可法者惟《医宗金鉴》，集医学之大成，垂后世之模楷。所编《心法》，无科不备。惜杂病一门，稍有阙略，而于温热之治，颇多疑义。盖叶氏以前，无人阐发此理，故精于暑、湿、温、热之治者最鲜。回忆光绪丁西、戊戌两春，温病盛行。吾乡之医，只知伤寒，而不知温病。凡遇是症，辄以伤寒之法混施，遂致十病九死。嗟夫，寒温之别，判若天渊，寒温之治，反如冰炭，岂可以伤寒之法治温病哉。况迩来，时逢改革扰攘之世，同乎火化。正伤寒之病绝少，类伤寒之证极多。是以寒、温两门之治，不可不明晰也。迄今中外交通，五洲同轨，四海一家，虽民无疆域种族之分，病则有异法方宜之治。奈趋时之辈，罕达此理，只知崇尚新奇而废旧学。恐轩岐、仲景之大法微言，从兹益晦。西医之书，予所见者，惟合信氏之《西医五种》、海德兰之《儒门医学》而已。悉玩医论，重在形迹，不究六经之气化、脉象之虚实。审证以器具测量，而二阴之疾，多用机管吸药引入窍内。凡治产难、疮疽，先使迷药熏吸，令人无知，任意割取。似此陋习，岂皆正道。然西医之学，亦未可全非，总期择善而从，归于一是。近出唐容川《中西汇通》一书，采摭繁富，多辟手眼。据西人解剖视验诸说，参合《灵》《素》、仲景之文。考其异同、斥其疵谬，并补正陈氏

《伤寒》《金匮》之注，发明三焦即隔膜网油之属。辨论精详，可谓医中之杰出者矣。第医籍充栋，目力难周，若非聪明特达之士、历练精深之人，岂能别其泾渭，探其理致哉。余素不敏，曷敢赘词，谨将前贤之名言正论有得于心者，汇辑成帙，为入门之阶梯。由此循序渐进，有所指归，无临歧致惑。然后再阅群书，扩充心智，庶几见病知源，不致遗人夭殃，是余之所深望也。

《医书六种》　清　姜国伊

见光绪三十三年《郫县乡土志》之《历史门·耆旧之学问》条。

《容庵经验良方》　清　段明照

民国二十八年《德阳县志》卷一《人物志》：段明照，字容庵，廪生。素善岐黄。于贫苦尤加意疗治，全活甚众。著有《存诚斋集》《容庵经验良方》藏于家。

同治十三年《德阳县志》卷三十二《人物志·善行》：段明照，字远仲。一日道出旌阳祠侧，睹一妪病频殆，无力医药，因就诊之，并赠刀圭费。阅日又亲临问，月五六视，每视必挟丸饵数剂，卒用以起，如是全活者不一人。县中公事及为人谋，必竭心力以底于成。竟不克贡以死，悲哉。死之日，邻里耄稚皆雪涕辍业赴吊。

《临症偶得》　清　江世铭

民国十三年《江津县志》卷十五《杂志·方技》：江世铭，字芸圃，文学士也。患足疾，究医。精研数十年，出其心得，创立《肠痈方》。邑人顾善征刊刻行世。其他红喉药、白喉药尤效。晚年著《临症偶得》一书。

《医门四始》　清　胡醴铭

见民国二十年《三台县志》卷九《人物志》四《方技》。

《万病撮要》　清　胡醴铭

见民国二十年《三台县志》卷九《人物志》四《方技》。

《症治纂要》　　清　胡醴铭

见民国二十年《三台县志》卷九《人物志》四《方技》。

《论略原文》　　清　胡醴铭

见民国二十年《三台县志》卷九《人物志》四《方技》。

《明医杂论选》　　清　胡醴铭

见民国二十年《三台县志》卷九《人物志》四《方技》。

《时方约选》　　清　胡醴铭

见民国二十年《三台县志》卷九《人物志》四《方技》。

《医学心得》　　清　覃绥承

见民国十七年《涪陵县续修涪州志》卷十九《艺文志》一《存目》。

同上《涪陵县续修涪州志》卷十七《人物志》七《方技》：覃绥承，字能静，邑庠生，覃光銮之父也。弱冠受业于张贡琳，专业经方。刻苦研究十余年。四十以来即闻名于时。无论贫富贵贱，不计报酬，即下至乞丐，亦必一体诊治，活人无算。著有《医学心得》一书。寿六十六。

《医学丛抄》　　清　邹增祜

见民国十七年《涪陵县续修涪州志》卷十九《艺文志》一《存目》。

同上《涪陵县续修涪州志》卷十三之三：邹增祜，字受丞。以即用知县分发广东，升任嘉应直隶州知州加知府衔。两次奏保循良，传旨嘉奖。生平研精汉学，淹通经史。词章典雅，诗文皆有师法，不同凡响。晚年尤长于医学，盖名医棫之孙也。著有《天风海水楼诗文集》《蕙言》等书。

《医方歌正》　　清　陈心泰

见同治五年《万县志》卷三十三《仕女志》之《大年》上。

《医学一贯》上下卷　　清　马光吉

民国二十一年《万源县志》卷八《人物门·艺术》：马光吉，字霭如，六区人。清增生。因多病，力志岐黄，悉得济人之术。著有《医学一贯》上下卷。并《算术必读》一部，《代数须知》一部。

《秘授验方》　　清　郭兴贤

民国二十二年《达县志》卷十六《人物门·方技》：郭兴贤，少时其父病，后乃学医。遂精岐黄，尤长于妇女杂病、小儿科。辑有《秘授验方》《千金至宝》二书。死后，其乡人病笃，呼兴贤名求救。

《千金至宝》　　清　郭兴贤

见民国二十二年《达县志》卷十六《人物门·方技》。

《验方萃编》二卷　　清　李启和

民国二十年《三台县志》卷九《人物志》四《方技》：李启和，字雍庭。幼习儒业，工文字。屡试不售，遂弃儒习医。从游于邑良医萧岐盛之门，探讨《灵》《素》奥旨。娴习内、外方脉，尤精习小儿一科。著有《验方萃编》二卷、《幼科心法》一卷。邑中医门后学，多抄诵之。

《治黄疸药方》　　清　佚名

光绪九年《续增乐至县志》卷四《人物·黄维德传》：黄维德，昔曾学医，适邑某有善治黄疸药方，秘不轻传。费多金觅获之，归即刊板以行，并治丸散施济。

《医学杂摭》一卷　　清　余学渊

民国二十三年《彭山县志》卷五《文学篇·撰著》：书仅《脉诀百言》《痈疽总论》《治痢要诀》三篇。皆学渊未竟之稿也。学渊于医颇有所见，故持论皆能得其窾要，非俗医剿袭者所可同日语也。

同上《彭山县志》卷七《列传》二《乡贤》：余学渊，字奠高，邑忠义乡余碥人。生而惠慈，喜助人。幼读书，当农时辄辍学助家人耕作，事已仍读如故，人以为家贫也，不之异。及长，人恒乐亲之。以教读自赡，所入有余辄以散人，里中有贫不能婚嫁及亲殁不能丧葬者，学渊必量其力筹所以为助。且一切利人济物之事，学渊无不乐为。光绪癸卯岁大旱，饥民遍野，官中办赈粜不遑，学渊制疗饥丸以为助。又倡举一钱会，其法：凡人日捐制钱一文。盖学渊生而惠慈，凡所为，正己化人，扬善隐恶，盖出其天性，非勉强也。当其初，多遭人笑，及积久无所倦，则群又以为善人长者誉之，而学渊曾不措意。学渊，学主实践，其教弟子皆以伦纪为训。尝曰：吾人凡事只当尽心力作去，忠孝信义，不过随所事而异其名，其根本则一也。人有面扬其善者，学渊辄曰：吾不过因人之需而助之耳，何善焉。民国十二年卒，年五十四。

学渊尚著有《四子书训蒙诗》二卷、《文法度针》二卷、《杂文》一卷，俱见《文学篇·撰著》。

《医学入门》　　清　周本一

民国十七年《长寿县志》卷十一《艺文部》三：周本一，字伯贞，同治癸酉拔贡生，中戊子顺天乡试举人。父洪崖，为名诸生。本一受庭训久，为文扫去浮言，独标精谛。选萃后，留京三年，文名噪一时，常熟翁同和称之。屡试不售，乃归里。癸未入忠州牧幕，因县试，某县生以千金进，求首选，峻拒之，知立身有道不容以非义干也。得六壬神术，精习之以占诸事，无不奇应。戊子入京，筮得晋伐秦，壬戌获晋侯之卦，揭晓获售，日月悉与巧合。壬辰春围南下，洼子地鸣，占之，知国有大事。及东三省军务起，次年和议成，日月俱见卦中，人以是神之。失志归，益知科第得失皆有数，不能强求。常言：得志泽加于民，不得志独行其道；官可不作，败德事不可为也。即以课徒讲学为事，主讲凤山书院。题门联云：锦水东流，试溯众流脉络；丹台西峙，从知九转工夫。深合训士勤学之旨。生平尤尚行检，不妄入公门，前县宰霍润生以"行比澹台"四字旌其间，泂无愧色。生前著述诗文之属，大半不留稿，久亦散佚，只《医学入门》一书行世。其《地理解惑》《春秋简明录》《传家宝》诸篇，零断残余，等于麟角。于堪舆一道，依据经史，参以唐宋以来诸家之说，折衷独断，确有卓识，与横加抹杀者不同。

民国三十三年《长寿县志》卷九《人物列传》中：周本一，渡舟乡人。晚年精于《易》学，颇洞悉盈虚消长之理，至诚之道可以前知。民国三年，自知数尽，临终月前，撰联云：浩劫将临，劝人阴骘；浮生若寄，还我本来。又云：属黄帝子孙，须留人种；宗素王教化，莫断书香。灵屋联云：四大皆空，有何挂碍；万缘俱寂，可以栖迟。可想见其人矣。卒年七十有六。

《奇方辑要》六卷 　　清　赵三麒

见民国十年《温江县志》卷五《艺文·辑本》。

同上《温江县志》卷八《人物》上第八：赵三麒，字东垣。长有文誉，补诸生。潜心性命之学，旁涉百氏及天文、太乙、壬遁，无不钩贯。仰观俯察，独有会心，学者莫能测其涯略，垫江李惺称为西川翘楚。布政使祥福，修重币聘为子师。谢不往，曰:《礼》闻来学，不闻往教，自是名益重。廉访牛树梅尝造其庐，开县李宗羲督部，以诗笺相遗。其为时彦推重若此。有欲为三麒置田产者，笑而谢之。举孝廉方正，不就。生平节峻行高，一介不苟，尤人所难。著有《易学精粹》十二卷、《奇方辑要》六卷、《天文会纂》一卷、《名教范围》八卷。卒年八十六。

宣统元年《温江县乡土志》卷五《耆旧录》二《学问》：赵三麒，字东园，南维新乡人。潜心性命之学，右陆王、左程朱。所著《易经粹言》已付梓，毁于火。

《血证管窥》 　　清　杨正

见民国三十六年《郫县志》卷三《惇行》。

《医律琼函》 　　清　杨正

见民国三十六年《郫县志》卷三《惇行》。

《医律轨辙》 　　清　杨正

见民国三十六年《郫县志》卷三《惇行》。

《医门真钵》 　　清　胥灵明

见民国二十年《三台县志》卷二十《艺文志》一《典籍目录·子部

艺术》。

《曾氏医通》十卷　　清　曾芳桐

见民国十八年《遂宁县志》卷四《乡宦》。

《袖中方》　　清　张近辰

民国八年《绵竹县志》卷六《人物·张介宾等传》：张近辰，字枢元。著《袖中方》，治有奇效。子孙多业儒，亦有习医者。

《医学辑要》　　清　姜福泰

民国二十八年《德阳县志》卷一《人物志》：姜福泰，字阶平。善医术，传其父映洲业。有张文才，年三十余，腊日患胃痛。午犹可，晡愈甚，寒热时作时止，急则以两人按其股，双足掣跳。诸医以正气散加干姜进，或以理中、建中诸剂进，或以硝黄下之，均不效。越数日，吐虫二。泰至，诊之曰：此虫啮胃也，亟以乌梅丸服之，病若失。又王某女，年十二，偕母归宁。山行不数里，面目忽肿，自发际至耳项，闭目合口，莫可名状，泪如槐汁，面如涂墨，光油滑可鉴。众医骇诧，投以理气解毒之品，肿愈甚，皆束手无策。泰至，诊之曰：此夏秋湿气大行，湿热相搏，人感之而为肿。甚则火化而为墨，不然何以泪出，黄汁与胆无异，即以茵陈汤、五苓散治之，立愈。又有，张世德。年四十余，脉沉数。诸医疑为痨。泰视之曰：沉是湿、数是热，恍惚是毒，必酒毒所伤。德曰：前二年被瘈狗伤，用斑猫冲酒，服数次。泰曰：是也。斑猫直达水府，使精不固，故梦遗、头昏、腰痛、足痛。宜先解斑猫毒；用葛花、扁豆解酒毒；再用砂仁、茯苓、黑豆、甘草梢，服十余剂。间用地黄归脾丸而愈。其术神妙类如此。著有《医学辑要》《集验方》。年七十余卒。

《集验方》　　清　姜福泰

见民国二十八年《德阳县志》卷一《人物志·前代乡贤》。

《医学便览》　　清　王丕承

民国二十一年《万源县志》卷八《人物门·艺术》：王丕承，八区人，廪生。精医，有名于时。著有《医学便览》待刊。

《医学入门》　清　李绍青

民国十三年《巴中县志》第二编《人民志》下《方技》。

《病脉要诀》　清　林孝鼎

民国二十年《三台县志》卷九《人物志》四《方技》：林孝鼎，弱冠试不售，遂业医。通《内经》《金匮》及名家诸书。求治者无虚日，晚设医馆于家，病者盈门，从学者日益多。著有《病脉要诀》各书。医家珍为秘本。

《痢疾探源》　清　刘莹

见民国二十年《三台县志》卷二十《艺文志》一《典籍目录·子部艺术》及卷九之四《方技·刘福庆传》。

《医学证治表解》二十二卷　清　吴德濂

见民国二十二年《达县志》补遗二。

《医会纪要》六卷　清　胡启敬

见民国十五年《崇庆县志》卷十一《艺文·县人自著书之子部》。

同上《崇庆县志》卷八之二《方技》：胡启敬，字秋帆，庠生。弱冠时，代友应锦江书院课，冠其曹，颇有时文名。中岁，究心医理。父肇虞，故老医也。启敬本其家学，益精求之。以仲景书为主，间采宋、元来名家说。凡危险疑难之证，俗医不能疗者，延之至，一二剂辄瘳。视其方，仍不出仲景成法，或借用他方略事加减，平平无异，收效或奇。晚年集门弟子，每五日会所居，各举所治，某证何以愈，某证何以不效，互相穷究。乃本其心得、参以经验，辑为《医会纪要》六卷行世。

《医学集成》四卷　清　刘仕廉

见民国十年《双流县志》卷三《著撰》。

光绪二十年重刻光绪三年本《双流县志》卷下《人物》：刘仕廉，字清臣。耽吟咏，精岐黄，著有《医学集成》行世。

《医法圆通》四卷　　清　郑寿全

见民国十一年《邛崃县志》卷二。

《医学真传》四卷　　清　郑寿全

见民国十一年《邛崃县志》卷二。

《景岳括要》　　清　赵廷儒

见民国十年《温江县志》卷五《艺文》。

《医道溯源》四卷　　清　陈际昌

民国四年《潼南县志》卷五《艺文志》：金堂举人邓林竹坡《医道溯源·序》：天下有非常之任，必待非常之人，而天下非常之人，乃能克胜天下非常之任。否则蚊睫滋愧、螳臂贻讥，杯水车薪奚益哉。夫病犹贼也。譬彼强寇凭陵，非鞠旅陈师以备之，无以资捍卫而御凶锋，譬彼负隅抗拒，非选精蓄锐以凌之，恐无以入穴巢而歼丑类。治寇如此，治病亦然。己卯春，余馆于小溪贰尹于公筠琏幕中，旧恙发甚剧，连更数医，或效或不效，日重一日，已濒于危，痰涌填胸，汗流浃背，形枯色瘁，惫莫能支，群医束手矣。适有唐、张君，亦以医显名，于时金曰：细诊此症，阅时久、为害深，非峻厉之剂不为功，唯同道陈君际昌，世业医，平素识胆皆备，善用重药以治重病，人每疑而畏之。距知重所当重，重则易于见功；轻不当轻，轻则反以滋过。余故排众议，而以重任任之，连进大剂，顿有转机，经旬有余日而沉疴以起，渐次就痊。余感其德且不忍没其劳。今陈君以所著《医道溯源》见示，爰志其颠末冠之于首，以表而彰之，并为同病与业医者参一解焉。

《医宗彻微》　　清　程天视

见民国十六年《巴中县志》第四编《拾遗·艺文考》。

《暗室灯医书》二卷　　清　廖一品

见民国十六年《巴中县志》第四编《拾遗·艺文考》。

《神效验方》　　清　华克成

民国二十年《简阳县续志》卷六《仕女篇·善行》之《华光藻传》：华克成，字绎如，清庠生。工词赋诗文，后弃儒习医，活人颇众。著有《壶天逸叟诗草》及《神效验方》。

《国医论录七种》　　清　黎彬郁

见民国二十二年《达县志·补遗》二《艺文补遗》。

《公余医录抄》六卷　　清　刘绍熙

见民国九年《合川县志》卷四十九《方术》上《刘善述传》。

同上《合川县志》卷二十九下二之三《艺文》：考《公余医录》。为道光中举人，闽长乐陈念祖，官灵石县知县时所著。以公余之暇为之，故称《公余医录》。初止六种，后增至十六种，今且有三十余种矣。当时其书盛行，人往往取他书附益之，非尽出念祖手。绍熙为此《抄》时，尚止十六种。非病其伪，病其繁不可读也。特以其所心得者，节抄之，为课门人读本，颇得窍要。故刻出后，亦一时风行，故有向京、沪购求之者。则以其书《小引》署款"邑增生"，不云合州，故人或不知所自出。后加封面，注明合州人，始就所设之东生堂药肆购之，而书遂盛传矣。

今考其第一卷为《脏腑六经》，所谓医经也。卷二为《表里证诸病》，卷三为《寒热实虚症诸病》，所谓证治也。而皆附以方，取便检阅，则不必尽用方技之旧序矣。第四卷为女科、幼科、杂病、补遗及外备诸方。附以《三字经》及《脏腑经络补》。第五卷为《伤寒论》原文及霍乱劳复。卷六为《伤寒串解》，皆本陈氏原文而抄之。虽未尝自著一字，而由陈氏以窥仲景之门，此固其阶梯也（是书为东生堂巾箱本）。

同上《合川县志》卷四十九上《刘善述传》：刘绍熙，字庶咸（刘善述族孙）。绩学工文。张之洞督蜀学试，补州庠生，诵读之暇，辄手陈修园书十六种阅之。同学偶有病求施治，为予方，应如响，则究心医道久矣。后屡试不中第，自念进不能有为，退可以济人者无若医。于是吐弃一切，专力于医。觉欲窥仲景之堂奥，非由陈氏入门无从致力。而其书浩博，遍涉为难。因选择为《公余医录抄》六卷。虽著墨无多，而由陈氏以闯汉人之堂，其纲要具于此矣。书出，一时风行，其价值可知矣。绍熙以光绪三十一年卒。年六十六。

《寒门要诀》　　清　杨朝典

见民国二十一年《灌县志》卷十二《人士传》下《艺术》。

同上《灌县志》卷十二之下：杨朝典，字晓亭。娴医理，著有《寒门要诀》。出其门者多良医，最著者为何世芳。又有蔡曲江、张敬三者，皆以儒生习医，有名于时。而崇义乡之芶氏、魏氏、黄氏，并世传医术，今渐替云。

《医药宝鉴》一册　　清　萧树芬

民国三十一年《西昌县志》卷十一《艺文志·著述》：其总论云：药物学者，研究植物、矿物之生理作用，医治人身使进于健康之学问也。西哲有言曰：医与药不可废，犹布帛菽粟不可一日离也。至哉言乎，可以为医药之定论矣。后世不察，谓医药为人世奢品。医者杀人之人，而药即杀人之具。与其误于医药而殒命，何如勿药而有喜。不知燥、湿、寒、暑，时生六疾。人非草木，岂可任其消磨。况以违和之身，欲复其常态，舍医药何所取材耶。吾人生斯世，谓不用庸医则可，若尽废药饵则不可。不观夫茫茫大地，熙来攘往者，或胎传而罹先天之疾，或纵欲而残后天之身。至不得已，而皇皇然乞灵于草、木、金、石者岂少哉。又不观夫人生日用之间，至浅至近之事。火伤发炎，则纳诸水，水药物也。皮肤出血，则包以布，布亦药物也。药无求于人，而人自求于药，药顾可尽废哉。近世医药之书，汗牛充栋。求其明白、浅解，普通人能领悟者，尚属寥寥。余乃于功课之暇，以所闻于上野先生者，编为是书。称曰浅显，容有当乎。然医之理博，余之所作，不过如沧海之一粟耳。

《医学总论》　清　李秾

民国三十一年《西昌县志》卷十一《艺文志·著述》：是书，分二十章。以新学理，证《内经》《难经》，颇有可观。

（以上内科）

《刘涓子神仙遗论》十卷　　南朝·宋　龚庆宣

清嘉庆二十一年《四川通志》卷一百八十五《经籍·子部》：刘涓子者，晋末人。于丹阳县得《鬼遗方》一卷，皆治痈疽之法；庆宣得而次第之。今按《唐志》有庆宣《刘涓子男方》十卷，未知即此书否。卷或一板、或止数行，名为十卷，实不多也。

《刀圭录》　明　陈惟直

见嘉庆十八年《洪雅县志》卷二十四《艺文志·典籍》。

同上《洪雅县志》卷十三：陈惟直，字寅斋。少以奇童名。居官有鲠直声。假归，言官交荐，起补山西宪副，历湖广左布政使。生平以名节自持，宪副山西，黜唐佞臣宋之问祠，废其祀。所著有《存笥稿》《刀圭录》《唐诗类编》。

《肠痈方》　清　江世铭

见民国十三年《江津县志》卷十五《杂志·方技》。

《疮痈彻玄》　清　杨正

见民国三十六年《郫县志》卷三《惇行》。

《医方》　清　陈国泰

民国十八年《资州志》卷五《人物志·方技》：陈国泰，精医科接科，遇手足跌伤、骨节断碎，能医治如常，百无一失，贫者求药，概不取资。年九十卒。其《医方》传之子孙，克继其志。

（以上外科）

《产宝》二卷　　唐　昝殷

嘉庆二十一年《四川通志》卷一百八十五《经籍·子部》：昝殷，蜀人。大中初，白敏中守成都，其家有因免乳死者，访问名医，或以殷对，敏中迎之。殷集备验方药二百七十八首以献。其后周颋又作三论附于前。

同治十二年《成都县志》卷七第八之下：昝商（即昝殷），成都人。官医学博士。能得《黄庭》《素问》之精。撰《食医心鉴》及《导养方》。

乾隆三十八年《蜀故》卷二十四《医术》：蜀医昝殷言藏气：阴多则梦；阳壮则少梦，梦亦不复记。《周礼》有掌三梦。

《十产论》　　宋　杨康侯

民国三十三年《青神备征录》第二十《青神资谈》及民国三十四年《青神备征录·第二辑》之《补青神艺文志》：按：康侯，即著《护命方》《通神论》之杨退修。自言其著述《十产论》之旨曰：凡生产，先知此论，庶免子、母之命折于无辜也。世之收生者，少有精良妙手，多致倾命。予因伤痛而备言之。其书今世尚有传本。

《女科备旨》　　清　朱嘉畅

光绪二十六年《井研县志》卷十四《艺文》四《子部》：女科，尤明带下之证，所论杂病，皆不外此。其胎前、产后则多引成说；所附：伤寒、中风、瘟病，则仿陈修园《伤寒浅注》例及吴棠三焦之说，辨其传经次第、施治先后而已。

《经带种胎论》　　清　章汝鼎

见民国九年《合川县志》卷四十九《方术》上《本传》。

《造命广嗣法》一卷　　清　余学渊

民国二十三年《彭山县志》卷五《文学篇·撰著》：书分五章：曰勤耕心地、曰予储真种、曰务及良时、曰培植灵根、曰补偏救弊。医学中之劝世者也。后附《产科》一卷。

四川省

2051

《产科》一卷　　清　余学渊

见民国二十三年《彭山县志》卷五《文学篇·撰著》。

（以上妇科）

《保童方》一卷　　唐　周颋

见清嘉庆二十一年《四川通志》卷一百八十五《经籍·子部》。

按：周颋，曾作三论以附昝殷《产宝》二卷之前，是不专保幼一科者也。

《王氏疹论》一卷　　清　费密

见清嘉庆二十一年《四川通志》卷一百八十五《经籍·子部》及光绪三十三年《新繁县乡土志》卷三《历史门·耆旧录之名儒》。

《痘科》　　清　寇宗

见同治三年《渠县志》卷三十八《人物志》。

《保婴秘录》　　清　田倬甫

民国二十年《富顺县志》卷十二《人物》下《一行传》：田倬甫，字叙九，光绪丙子举人。性戆直不谐流俗，制艺外兼通岐黄、术数。以守拙名斋。课徒，多所沾溉。著有《醒世俗言》《保婴秘录》。

《惊风论》　　清　贾廷玉

民国八年《绵竹县志》卷六《人物·张介宾等传》：贾廷玉，字粹斋。自著《惊风论》《蟹气论》，附于所刊之《医林改错》后，盛行于世。其门人陈第璹，字蕴生，亦儒医。所治多效，乡里称之。

《蟹气论》　　清　贾廷玉

见民国八年《绵竹县志》卷六《人物·张介宾等传》。

《幼科心法》一卷　　清　李启和

见民国二十年《三台县志》卷九《人物志》四《方技》。

《惊风辟谬》　　清　董文彩

民国二十二年《安县志》卷五十《人物·技术》：董文彩，号彰五，城区东关外人。幼读书粗知大义，即辍业从事医学。后悬壶于市，请求者众。不肯自以为是，日应门户，夜读古医书，苦心孤诣。悟得小儿惊风，乃痉瘛症，世俗之说谬误。乃著《惊风辟谬》一书，以行于世。

（以上儿科）

《眼科辑要》　　清　王果

见民国二十一年《渠县志》卷六《艺文志·技术录》。

同上《渠县志》卷九《人物表》二《先正》下：王果，岁贡。设帐四十余年，营、蓬、渠、广人士列籍者，无虑千数。著《学庸讲义》《眼科辑要》诸书。

（以上眼科）

第七类　医话　医案

《医纂》四卷　　清　陈钧

嘉庆十六年《金堂县志》卷五《选举志·附乡贤》：陈钧，字璇图，号陶万。乾隆九年甲子科经元，十九年甲戌科进士，官潼川府教授。著有：《补敬斋集》六卷、《偶闲录》二卷、《旋乡纪事》二卷、《搜余杂记》二卷、《春秋小纪》一卷、《雅州府志》二十卷、《天雅传信录》二卷、《纲目节录》二十卷、《医纂》四卷、《地理管见》四卷。

同上《金堂县志》：附：吴树萱《陈陶万先生传》：陶万先生，姓陈氏，讳钧，粤之长乐人。雍正中岁，二十游蜀，家于金堂。年九十卒。粤之先世藏书，几十万卷，不二年，盖数过之。少时，雅意经世，于天下山川形便、郡县要冲、民生利弊，靡不研悉。先生之于文也，无成见、无定规，云集雨来，千言立就。其崇论宏议，如天风海涛，不可方物。精义名言，如岳峙渊澄，不可窥测。盖积理多故识伟，积气厚故其言浑。往者，张观察见其文叹曰：是那得复生大士。江陵名士朱遐唐亦云：某三十年不见此种著作矣。而先生殊不自足也。著书数十万言，于天文、地舆、医、卜、星、圃之书，纠正撰述，专门者咸以为不及。若《补敬斋诗文稿》四卷、《纲目节录》二十卷、《陈氏家谱》八卷，则予尝竟读焉。今先生返道山久矣，然予闻之西川言先辈者，必曰陶万先生云。

《闺阁元珠医录》四卷　　清　李书

光绪元年增刻乾隆三十八年《珙县志》卷十《人物志·文苑》：李书，邑人。乾隆壬辰恩贡。性敦孝友、学务本源。因家贫、亲老，无人侍养，终身不赴乡试。其所纂辑：经则有《周易合注》六卷。史则有《续明纪纲目》二十二卷、《经世纪年》十四卷、《两晋衍义》二十二卷。

子则有《希圣录》十二卷、《天文地舆图》《地理钧元》四卷、《龙穴要诀》四卷、《催官注》二卷、《历法志要》六卷、《天文摘要》三卷、《律吕全书》二卷、《闺阁元珠医录》四卷。发明则有《道德经》《南华经》《家礼注仪》《韩诗外传》《盐铁论》《风俗通》《白虎通》《外史新叙》《皇极启蒙》《洪范》《孔丛子》。著作则有《乐岸堂文稿》《草堂燕集诗抄》。远宗孔、孟，近接程、朱，为叙南冠。邑令王宫午莅任时，都人士以乡贤请。适王卸篆，未果。邑训导周祚，为之立《传》。

《学医心得》　清　包融芳

见民国二十六年《南溪县志》卷六《艺文篇》第十一。

同上《南溪县志》卷五《人士篇》第九《艺术》：清乾隆末，知县陈焕章有贤声，猝得暴疾，卧若僵、口噤不能言，群医束手，治槥矣。或以李庄张懋章治疾有奇效，延至。诊曰：疾伏十七年矣，今发故剧，然可治。进药，服片剂，病若失。次日，陈出谓曰：君言十七年者验矣。方是时，余读书山寺。新秋偕同人憩松阴，骤雨冒行归。同游者前年发是疾死，今幸遇子，岂偶然哉。懋章由是为邑令重客。

懋章，字子美，能以其术施济人。兄子仿祖、展祖，仿祖子铭惠，兄子荣德，皆能世其业。展祖，字布先，年八十余，尤乐恤贫，时设饮食劳病者，与同邑包融芳、高友欧相善。各疏所经验，辑为《学医心得》一卷。

融芳，临证切脉，识见通微，目无遁病、手无遁方。尤精药学，能剂数种药品以抵他药之功用。川督吴棠夫人，患水谷易道。闻融芳名延致，一药而愈。李庄王某，病瘫月余。融芳为诊讫，索前服十余方视之。择一纸加桂枝三钱，服两剂即起。李子章，壮热发狂。融芳令人缚之，指探其喉曰：证在是矣。煮姜、桂、附片灌之，一饮而热全退。其子汝载、汝璠。孙崇祐。审病制方，能融化古迹，出人意表，皆祖其遗意。

同上《南溪县志》：包融芳，字小和。岁贡生。天资隽爽，卓荦不群。精力兼人，勇于为义。母疾，延访名医，征求方药。遂精医术，名噪蜀中。又博学能文，操行刚正。蜀中名宿垫江李惺、洪雅曾璧光、新津彭润芳，皆与投契。工书，与父宽同入逸品，时有羲、献之称。

《农溪琐言》一卷　　清　张可兴

见民国九年《合川县志》卷三十八《传》二《乡贤》三《张世玙传》。

光绪二年补刻乾隆五十三年《合州志》卷十：张世玙，字云泉，其先大父农溪公。业儒传家，能甘清贫，精岐黄。著有《农溪琐言》云泉邃于学而命蹇，立身制行，里党称之。著有《他山吟草》。

民国九年《合川县志》卷三十八《张世玙传》：张世玙，祖可兴，号农溪。家世清贫，绩学不售，乃改为医，有能名。求诊者颇众，而以利济为心，不择人、不索谢。有暇仍从事诵读，励行谊。著有《农溪琐言》一卷、《枫落吴江诗稿》一卷。世玙少承门业，有良医名，尤邃于学而数奇不售，终身未得青其衿也。惟癖耽佳句，诊视少暇，辄推敲竞病，吟哦不休。子正嵩、正苍。并能读父书。正嵩业医，所交多知名士。正苍，字君弼，号县圃，一号海门，亦能诗。

《医镜》四卷　　清　周廷燮

见光绪二十六年《井研县志》卷十四《艺文》四《子部》。

《医说五种》　　清　姜国伊

见民国三十六年《郫县志》卷五《艺文典籍》。

按：光绪三十三年《郫县乡土志·耆旧之学问》：国伊尚有《医学六种》、与此似非一书，今两存之。

《医说》一卷　　清　杨钰

见民国十年《双流县志》卷三《著撰》。

同上《双流县志》卷三《乡贤》：杨钰，一名贯中，字子坚，邑庠生。父清梧，与刘止唐先生友善。《槐轩诗集》有《白鸟行》，为清梧作也。贯中性恬退，不汲汲于功名。读书以圣贤为心，务求其大，觥觥躬行，介然不苟。从游槐轩最久，得一贯之传。止唐先生没后，同门友孙庭槐、李成玉辈师事之。教授生徒，多所成就。年八十四卒。著有《医说》一卷。孙，光宗，字希祖，能继其业。

《医书题名》　清　胡醴铭

见民国二十年《三台县志》卷九《人物志》四《方技》。

《医学卮》四卷　清　陈周

见民国十六年《简阳县志》卷二十《经籍篇·子部》。

自序：今之所谓良医者，知其术不足以活人。则选药之无气、无分量者，凡数十种，而佐以果品、花蕊之类。有乞治者，择其与病相近者，书方畀之。其人苟生，则医之功也。其即死，则药非杀人之药，非医之过也。况妇女、儿童饰病者多，饮如是药，适与病符，而医之名著矣。吾观古人用药，惟出于长沙者皆效，而世医避之如仇。盖承气、桂枝、四逆之属，用误，祸且立见。彼无术审其当用与否，遂竟弃而不用，则何贵有此医哉。夫人之脏腑、血脉，本有部位，治病次序自不可易。而世惑于'医者意也'一语，创为种种臆说，实皆不中理解。故有心疾食豕心、鼠疮服猫头。又有菊花去蒂、竹叶抽筋、桑枝东向、河水逆流。自矜精细，以炫俗流，而晦盲士。故世之病而不死者，皆病能自愈，非药石之功也。'不服药为中医'之说，顾未可厚非哉。

民国二十年《简阳县续志》卷首《前志补正》：陈周《医学卮》，见前《志》。按《人名大辞典》作陈树周；书名作《医学卮言》。

（以上医话）

《医验》二卷　清　冉正维

同治三年《酉阳直隶州总志》卷十七《人物志》二《贤达》：冉正维，字德隅，号地山，嘉庆辛酉拔贡。年十八入州庠，时江南名孝廉吴大勋来摄州篆，观风得其卷，大奇之。寻召入署受业，廪给甚优。比登拔萃科，朝考报罢，吴已解任去，因淡于膴仕，隐居讲学，一时名下士多出其门。道光六年诏举贤良方正，当路欲以名应。维坚辞，人以此益重之。辛卯夏，酉大饥，首招谷数十石平粜，为尚义者倡，全活甚众。壬辰冬，李牧徽典莅州，延主书院讲席。以年谊故，重违其意，为山长三年。年七十卒。生平淹贯诸子百家，著有《老树山房文集》六卷、《醒斋诗文稿》四卷、《外集》二卷、《字音辨讹》四卷、《地理刊谬》二卷、

《卜验》《医验》二卷，均待梓行。

《太仓公医案注》　清　张柏

见同治十二年《成都县志》卷七《人物志》第八下《流寓·张邦伸传》。

同治八年《续汉州志》卷九《儒林传》：张柏，字廊舟，邦伸第五子。身修伟，素具大志，究心经世之学。纵横上下，议论风生，有陈惊座之概。年未三十母殁，遂不应乡举，以诸生终。遂于医。谓世传《脉诀》伪书也，得古《脉经》本，校雠而刊行之。复著《太仓公医案注》，未刊行。并精星纬之学，以推步算诸法，教授子弟。晚岁，终日独坐，罕与人接。有大府欲见之，终不往，惟二三老友杯酒过从而已。所为文，典赡风华，书法褚河南，均足为世楷模。

《莫氏医案》　清　莫国行

民国九年《合川县志》卷四十九《方术》上：莫国行，字高山。弱善病，委顿旬日不复，心厌苦之，乃肆力于医。誓以济世为任，活人无算。尝谓六经中阴阳、虚实之分，前哲辨之详矣。惟难产一门，博览方书，绝少发明。默讨冥搜，积数年，豁然大悟。始知生育原无坏证，坏者，医误之耳。其要在因病治病，不狃成方。

如张时修妻左氏，年四十余，坐草三四日，胎不下。延诊之，脉浮弦、头疼、骨痛、发热不休、口苦而干、心烦，胎不动已二日矣。查前医所用之药，悉皆补剂。此太阳、少阳伤寒证，补剂固不对证。但胎不动，胎必坏矣。时修曰：得妻活是矣。高山用柴胡桂枝汤，服一剂即产，果然子死母活。盖临产胎气上涌，妇科方论皆无是症。据理揣之，上涌者必下闭、必绝阴。血海有邪，故现此症。或寒或热，须临症斟酌也。

又，莫张氏临产气涌，诊之，乃寒邪闭窍。以仲景当归四物汤开之，眼三次即愈。又，莫易氏临产下痢，知其内有久寒。加吴萸清酒治之，自巳服，到酉时，亦产矣。后莫谢氏临产，亦有此证，诊是热闭。以小柴胡加木通、细辛，服三剂，又产矣。妹李莫氏亦临产热闭；莫王氏孕八月而胎动、气涌。均用其法治之，一产，一安。其他类此，难以枚举。

其治小儿亦有特长。如王玉树儿七岁，在家感冒、咳嗽。与小青龙汤服之，不守药忌，时愈时复。归家更数医，悉皆刚燥之剂。延十数日，酿成百晬嗽，至呕乃止。涎中带血、口渴身热、两足微冷、脉沉而数。国行诊之，以此证，明是肺经有热，嗽、呕时作；阳气上奔，故足冷。不清肺经则邪热不除，清肺经则阳气受伤。反复权衡，惟仲景猪苓汤一方，引燥气入泉方妥，然犹恐不对症。姑以轻剂试之，稍安。乃更以重剂进之，足温而症渐退。后以家抄黄芩知母汤，服二剂而诸证悉平。

其治怪症，如莫国林在岳父家感寒，医以姜附汤加麻黄、桂枝，以强责少阴之汗。病见烦躁、头昏、腰痛、小腹胀痛、发热、恶寒而微汗出、咳嗽带血、脉沉细。国行治，茯苓四逆汤加肉桂，腹胀若失。而温目瞑时，忽见一红衣人，一惊而醒，昼夜不能成寐。举家骇以为精怪，召巫禳解。问卦则曰红日精，人皆哗然。国行独谓此症，前经误汗，汗乃心之液，即神之舍也。以大剂回阳，阳回而神舍虚空，无所附丽，故瞑时所见之红人，乃心之神也。无所附丽，故见即惊醒也，何精怪之有。服当归建中汤，一剂，是夜安然无恙。后以人参养荣汤奏功。

又，简兴发，捕鱼为业，嗜叶烟。日带烟具随身，每于农家烧燃之灰堆吸烟，数吹、数吸，被呛者屡矣。后遂得日嗜干土之疾，医药罔效，阅三年。值六月，其家有宴会，剩余肉数碗，越日生蛆。家人弃之，彼独食之，其病少瘥，月余复发。忽于途中遇国行，历陈颠末，求治。细绎之，灰堆乃伏明之火，臭恶有毒。被呛则肺受火毒，肺燥必吸胃家之津液以润之。胃家津液告竭，始借外土以自救，所以嗜土者，必是故也。教以每次食臭肉半斤，勿入盐。食二次，厥疾遂瘳。盖以肉本甘寒之味，臭则味苦，能泻肺家之火。不用盐者，恐伤肾家之精，无阴液以滋肺也。盖见解独出如此。光绪十九年卒。年六十又二。著有《莫氏医案》《河洛图说》若干卷藏家。

同上《合川县志》卷七十三《文在》九《碑志》彭聚星《莫高山先生墓志铭》：莫君道生，曩与予订交京师，精鉴赏，收藏秦汉以来碑板甚富。予亦癖于金石，投契尤深。别来十余年矣，忽寓书奉其先公事状，属以铭墓之文。公讳国行，字高山，世居合川来苏里。曾祖永禄，祖廷庆。父衡才。公幼颖异，不为群儿嬉，长老咸异之。先是家不中资，弱冠后，溺苦于学。适婴疾，乃精研医理。尝谓：医，仁术也，理至微妙。非尽性立命、溯河洛之渊源，而又熟读《灵枢》《素问》及古今方书，不克深入堂奥。然必参之时贤以观其通、验之阅历以穷其变。盖药有寒、热、温、平，病有阴阳、虚实，毫厘千里。如欹轮者，不疾不徐，心手相应。虽在扁鹊仓公，且不能以传诸其子，此可以寻常拟议为哉。有问者，指画确凿，各得其意以去。以故无远近少长，求治者户外屦恒满，沉痼辄愈，而于难产独有神悟。谓生育本无坏症，大恒医阶之厉。吾非有秘授，因病治病而已。莫氏由楚迁蜀，以光绪癸巳年九月二十四日，考终里第。生于道光壬辰年十一月初四日。春秋六十有二。

《医案》　　清　邹棪

民国十七年《涪陵县续修涪州志》卷十七《人物志》七《方技》：邹棪，字敬轩，庠生。于岐黄之学独多心得，所处方莫不奇效。著有《医案》一书。棪孙增祐，曾著有《医学丛抄》。

《医案》　　清　熊焕鑫

民国十三年《江津县志》卷十五《杂志·方技》：熊焕鑫，字文坡，附生。精医，岁活人计数百。癸丑后军事起，瘟疫烈甚。熊立方施治，多所活。诸医本其法以治病者亦效。惜《医案》不传。

《医案》　　清　邹兴智

同治五年《仁寿县志》卷九《人物志·方技》：邹兴智。儒而医，凡阴阳表里、攻补温泻，卓有定见。著《医案》数卷。

《云帆医案》二卷　　清　朱子贵

光绪二十六年《井研县志》卷十四《艺文》四《子部》：子贵，医祖黄氏之说，而时出新意，盖其好深沉之思。遇有疑难，必通其理而后立方，故是编特多新解。

《医案合编》八卷　　清　廖振宗

见民国十六年《简阳县志》卷二十《经籍篇·子部》。

同上《简阳县志》卷十三：廖振宗，字维城，简东龙泉寺人。中光绪辛卯乡试。潜心医学，著有《医案合编》八卷。是书，首法叶天士

《医案存真》，次阐杨琼龄《乐我斋医案》，后载《琐说》《治验》。女，适曾用才。门人陈时瑞，从学有年，亦以医名世。振宗卒时，所著书尚未成帙，皆时瑞校成之。

《医案》　清　曹元琛

民国二十七年《泸县志》卷六《人物志·文苑》：曹元琛，字献之，崇义乡人。廪生。未弱冠即游庠。博观群书，善诗、古文，尤工骈体。秋试屡荐不中，乃发愤曰：不为良相，当为良医。遂取岐黄、扁、张、王叔和、孙思邈诸书，熟读深思。复潜心于元明各大家，暨清陈、徐、王、陆之言。出之以济世，咸得痊可，无几微德色。著有《仁世堂诗文集》《数学》《医案》，各种未梓稿。

《北京医案》一卷　　清　陈奕端

见民国二十四年《蓬溪近志》卷十三《艺文篇》。

同上《蓬溪近志》卷四《人物篇》上《方技》：陈奕端，字恪三，性敏能文，尝从邓德生讲心性之学，自励励人。授徒，学规整肃，循循善诱。门人率端谨自饬。奕端，故精医。宣统初元，任京师平和戒烟局事，大兴鹿相国礼重之。京师医学式微，至则名大噪，活人以千计，而不轻诊王公贵人。甫一年，病归，旋卒。著有《章甫遗集》十卷，存于家。射洪文映江为立《传》。

《甘泉医案》　清　陈宗和

见民国十年《金堂县续志》卷十《艺文志·著述》。

同上《金堂县续志》卷七《选举·援例》：陈宗和，字惠卿，廪贡生。

按：陈宗和，尚撰有《青门兵燹录》及《汉南诗草》。

《乐我斋医案》四卷　　清　杨琼龄

见民国十六年《简阳县志》卷二十《经籍篇·子部》。

同上《简阳县志》卷十三：杨琼龄，字玉堂，简东龙泉寺人。折节究心于医。时同里曾崇芳素通医，琼龄初与友，同习拳技，继读岐黄书，

四川省

遂师事焉。崇芳医最精，其后琼龄名亦与之齐，乡人常有药王之称。晚岁假馆蓉城，与锦江院长童械善。童为延誉于大僚，每以轻剂起沉疴。颜所居室曰：乐我斋。因名所著书为《乐我斋医案》。

曾崇芳，字碧山，简东龙泉寺人。壮游泮，精岐黄、兼善拳技。邃于脉理，决人生死恒不爽。有村妇某，产不下，适至立秋日。崇芳曰：但取陨桐叶一片服之，产果下。有病夫患便溺易位者，崇芳曰：以蛞蝓和药，旋亦验。后简温病流行，医者无书参究，但知伤寒，罔识此证，患者辄误死。州牧濮公素知医，其子病，延崇芳往诊，问系何证。崇芳曰：温病也，药宜辛凉。又问素读何书，曰仲景《伤寒论》。问读《伤寒论》何以识温病。曰：是从《伤寒》书中看出。濮公惊羡不已，旋出《温病条辨》四册赠之。继又携来《指南》《经纬》及《三家医案》诸书。叶氏之学流传愈广，邑中医道由此昌明。崇芳所著《医案》详载门人杨琼龄《乐我斋医案》卷中。子长晟，字旭初，少承庭训，继复转师琼龄。博闻赅通，善解医经妙义。生平所起重证，凡经前人道及者，弗肯立案。遇疑难证，每细心研求，别开生面。如樊性过伤冷水，肾囊肿如斗，诸医利水弗效，势垂危矣。长晟主以车前、防己、续随子、覆盆子、蛇床子，一剂溺水半桶而愈。人诘其故，答曰：水沉囊底，宜车而放之，顾名思义。防己似轮，续随车前，取车叶相随之意。覆盆取倾水之意，且皆利湿之品。蛇床生至阴之地，蛇乃至阴之物，常以之为床，用作引经，方能达到。其理想精透，立见奇功。

《变时医案》一卷　　清　李钟岳

见民国十六年《简阳县志》卷二十《经籍篇·子部》。

民国二十年《简阳县续志》卷十《文事篇·经籍》：自序云，今之所谓时医者，不知天时之变，泥于古而鲜有变通。其于看脉，用手摸之，而不知看字之义作何解？开口即称有寒，其实挂为口号，并未从伤寒书讨论过来。如病人发狂，则称为狂证寒；声哑，则称为哑症寒；耳聋，则称为聋子寒；泻痢，则称为漏底伤寒；咳嗽，则称为沉寒入肺；气喘，则称为伤火结胸之类，不可胜数。病家以寒问医，医家即以寒治病，寒之一证遍天下矣。或原其说曰，某乃寒病中之时医也。然岳之所谓时医则不然；春风、夏热、秋燥、冬寒，四时自有六淫之病，必探讨其现证合时，夫而后按时投方，而四时之病遂愈，此乃时医也。然犹有变者，伏气为病，过时而发，如伏水、伏火、伏痰、伏热、伏暑，及冬伤于寒春必病温，冬不藏精春必病温之类；或因新邪引动伏邪、或随春升之气而发泄，均不得以外感治之，否则致人于死，能治此者乃真时医也。然而更有变者，时代迁流，变证难测。或为阳虚挟湿，或为阴虚挟湿，或为阴阳两虚挟湿，积湿生热，发而为温。朱丹溪云：湿热之为病，十居八九，此时代使然也。何则？深山旷野，开辟无遗，地气温暖，轮车、轮舟，风火腾走，烟雾迷天，何得犹泥于寒哉。即云有寒，亦不过风之属寒者，称为寒风而已，取其对风寒而言之也；湿之属寒者，称为寒湿而已，取其对湿温而言之也；自于燥属次寒，与枯燥之宜润者有别，嘉言先生已发明之，卒无有四时治寒者。由此观之，能合天时之变以治病者，果真时医也。岳幼业儒，多病，兼习岐黄，两涉其途，终不能一精其业。兹当国家变科举为学校，识时务者诚为俊杰也，岳适始衰之年，自愧不识时务，甘作时医。初念故不屑为时医，而转念恐不能为时医也，不得不为天时变，且不得不为时医变。谨将岳据脉论病、据病用药，与古时稍不合，与今时稍有相合者，变而思迁，犹是变而思古之意，于前人所来发明者发明之，作成一帙，付之剞劂。以岳善变，谓为变时之医案也可，谓为变时医之案也，亦无不可。因题其笺曰《变时医案》（家藏本）。

民国十六年《简阳县志》卷十三《杨琼龄传》：杨琼龄，门人李钟岳，字伊恒，亦以活人济世为心，不计脉礼。遭病者，家贫苦无药资，必使愈而后已，虽暮夜风雨不辞劳瘁。其临证神效奇方，逐年笔记成帙，名曰：《变时医案》。一卷。

《史氏医案》　清　史载铭

见民国十年《温江县志》卷五《艺文·专书经史子类》。

同上《温江县志》卷八《人物》上第八《行谊》：史载铭，字介如，以医名。家有薄田，多种药苗。常悬药笼于庭，凡乡里贫病者来诊视，即裹药与之，应手即效。报以财物辄却之，虽奇疾未尝受谢。性好读书，闲暇为诗歌以自适。著有《医案》及《诗草》藏于家。卒年七十六。子中立，孙致祥，皆贤能世其德。

《医案随录》二卷　　清　张九文

见民国十六年《简阳县志》卷二十《经籍篇·子部》。

《卢氏医案》　　清　卢炳唐

见民国十七年《苍溪县志》卷十四《人物志》第七《方术传》。

《吴氏医案》　　清　吴锡玲

见民国三十一年《西昌县志》卷十《人物志·艺术之吴兰庄传》。

《医案》一卷　　清　黄中美

见民国二十二年《江安县志》卷三之二十《本传》。

《新三医书医案》十二卷　　清　汤显忠

见民国二十三年《乐山县志》卷十一《艺文志·书目》。

（以上医案）

第八类　养　生

《食经》五十卷　　唐　段文昌

见民国二十三年《华阳县志》卷二十五《艺文》第八之三《子部·谱录类》。

民国二十三年《华阳县志》卷七《列传》一：段文昌，字墨卿，西河人。

同上《华阳县志》卷二十五《艺文》第八之三：《清异录》：段文昌丞相，尤精馔事。第中庖所榜曰：炼珍堂。在途号行珍馆。家有老婢掌之，以修变之法指授女仆。老婢名膳祖，四十年阅百婢，独九者可嗣法。文昌自编《食经》五十卷，时称邹平公食宪章。

《导养方》三卷　　唐　昝商

见清嘉庆二十一年《四川通志》卷一百八十五《经籍·子部》及同治十二年《成都县志》卷九《经籍志》第十。

《食医心鉴》三卷　　唐　昝商

见清嘉庆十八年《成都县志》卷六《经籍》。

《食法》十卷　　唐　严龟

见光绪二十三年《潼川府志》卷十六《经籍志·子部艺术》。

同上《潼川府志》卷二十一及光绪八年《盐亭县志续篇》卷二：严龟，天复二年正月，为汴岐协和使。

《唐书艺文志·医术》：严龟《食法》十卷。《注》：龟，（严）震之后，镇南军节度使撰子也。昭宗时宣慰汴、蔡。

《赤城隐士服药经》三卷　　佚名

见乾隆元年《浙江通志》卷二百四十五《经籍》五《子部》下。

同治三年增补重刻嘉庆八年《嘉定府志》卷四十六《艺文·典籍》作《伏药经》三卷，汉赤城隐士撰。

嘉庆二十一年《四川通志》卷一百八十五《经籍·子部》作《峨眉赤城隐士伏药经》，卷数同作三卷，不著作者姓氏，云见《郑樵通志》。

《蜀郡处士胎息诀》一卷　　佚名

嘉庆二十一年《四川通志》卷一百八十五《经籍·子部》：见《宋志》。

《蔬食谱》　　宋　郭长孺

同治十二年重修《成都县志》卷九《经籍志》第十：长孺著有《易解》十卷、《书解》《蔬食谱》《阴阳杂证图说》《道德经解》《郭长孺歌诗杂文》十卷。

同上《成都县志》卷十五《艺文志》第十一《宋杨夭惠乐善郭先生诔》：先生讳某，字长孺。其迁徙入蜀，初莫详也，今为成都人。先生幼读父书，尽传其学。皇考早世。先生家居陋甚，然徒步出入里间，人望之常辟易。平生惟好书，无他嗜，丹铅点勘，笔不去手。自经、史、百氏之书，浮屠、黄老之教，下暨阴阳、地理、医卜之艺，吐纳、锻炼之术，皆研尽其妙。有《易解》十卷、《书解》七卷、《老子道德经解》二卷、《三教合辙论》一卷、《蔬食谱》一卷、《歌诗杂文》十卷。《孝行图》《高隐图》《阴阳杂证图》。各为之论述，传于其徒。时朝廷设八行科，求笃实尤异之士。府县以礼延至乡校，将荐诸朝，会先生病卒。《诔》曰：呜呼！先生肫肫于食贫而安，矻矻于为善而乐，若犹可及；然其所以用贫以裕子，而亲以施于人，而我皆无憾焉，是不可及已。弱无固、壮无专、老无在，死无余，此元次山所以丧紫芝者，顾某于先生亦云。呜呼！

《养生质语》　清　李拔

见民国二十三年《犍为县志》卷七《文事志·著作提要》。

同上《犍为县志》卷六《人物志》上《乡贤》：李拔，号峨峰，杜之后也。乾隆辛未进士，累官至湖北荆宜施道。初，拔由长阳知县起家，晋阶福宁、福州二府，再知长沙府，皆以爱人为本。察吏过严，人疑其峻，然所全实多。其知福宁时，教民树桑，闽知养蚕，实自拔始。擢道后，以事镌级，未竟其用，识者惜之。生平著有《四书旁注》《困学心传》《地理探源》《群编琐论》《读书乐趣广类》《行部纪略》《课儿随笔》《训子剩语》《钢鉴折衷》《退思偶记》《星轺便览》《西轩客话》《史学诸论》《东西行录》《壮游见闻》《公余寄兴》《理学探源》《学步外编》《谳牍纪要》《养生质语》《东溪文集》《教养迂说》《离骚解意》《道香园集》。

《老人食谱》　清　欧阳荣赐

民国十八年《资州志》卷五《人物志·儒林》：欧阳荣赐，字精孚，咸丰辛亥科举人。淡于荣名，惟以聚徒讲学为业，历长珠江、栖云、凤鸣暨罗泉、球溪、化龙各书院。及门以千计，成就者不下二百余人。生平毫无愧怍，而济急怜贫，恤嫠保孤等事，尤为厪念，眼见五代曾玄。卒年八十六岁。著有《俗化新歌》《老人食谱》《养正诗抄》《焚余漫草》《杂著存稿》等书。

《先儒静坐说》一卷　清　林有仁

见民国十九年《中江县志》卷八《人物》三《著述表》。

同上《中江县志》卷二十二《文征》四：刘德华撰墓志铭：先生姓林氏，讳有仁，字心甫，号爱山，先世自粤迁蜀中江之铜山。祖开端，太学生。父捷登。先生三岁而孤，同胞三皆稚，先生其季也。五岁复丧母，祖怜而教养之。及长，貌修伟，方颐长耳，眉目高爽，襟度和蔼。甫冠，受知于学使郑九丹，入县学。钟雨辰、张香涛两学使皆拔列前茅。早受业于晓谷黄公世喆，公凤学也，妻以女而教之曰：四圣道原备于《易》，明《易》则群经、诸子可通，子其勉之。沧浪文章、卓峰道学，属子负荷矣。尝以筹演卦象，错综指授。先生笃守师训、潜心攻《易》者三十年，著《读易日抄》三十卷、《易原管窥》二卷、《周子图书翼》二卷。既悟道之本原，虑末流纷竞，著《汉宋学合通篇》《朱陆王学合通篇》各二卷。又病读四子书者，徒解文义不反求诸心也，乃著《论语四省随笔》八卷、《曾子心传》三篇、《中庸明性通解》二卷、《孟子心学录》三卷。与郫县姜尹人国伊、三台王鲁舆龙勋、同里蒋磐卿邦安，为道义交，互相切劘。辑《景贤录》四卷，尹人为之序。有《龙溪约选三集》《语录》一卷、《文集》三卷、《诗集》二卷，皆鲁舆手为厘订，谓有真精神不可磨灭。什邡冯誉聪序《年谱》称：先生文以义理为主，不求近桐城，而自与之合；诗以冲淡为归，不求似陶，而自与之融；识者以为知言。历主本邑、宝峰、龙台、金堂、大成书院，教授多所成就。晚筑龙溪草堂于玉江之湄，杜门静养，自署拙翁。其言曰：拙翁天性浑朴，独拙守正学，重世人之所不重，不见是而无闷，始终不易其志。盖自道所得如此。年八十五。以民国庚申子月六日卒……其嗣以德华从先生久，粗知概略，属为铭。

《四时撮要》四卷　　清　潘大定

见民国二十三年《乐山县志》卷十一《艺文志·书目》。

同上《乐山县志》卷九《人物志》：潘大定，字子静，号虚斋。性情和平。虽经商业，手不释卷。咸丰末年，即辑成《四时撮要》四卷、《感应篇》六卷。其余多种，皆切于日用之书。李嘉秀为之序，劝其梓行。公曰：所业尚有待矣。清末卒。年八十八岁。

《益寿》一卷　　清　谢廷献

光绪十年增刻同治四年《荣昌县志》卷十九《仙释附艺术》：谢廷献，儒医。有颜怀舒之子，病势甚危，廷献诊脉毕，谓其不死，后果验。父、子皆师事之。有医书《益寿》一卷。卒年八十有四。

《延陵妙诀》　　清　卫道亨

见民国三十六年《郫县志》卷三《文苑》。

《却病秘诀》　清　卫道亨

见民国三十六年《郫县志》卷三《文苑》。

《戒烟方略》一册　清　傅树铭

民国三十一年《西昌县志》卷十《人物志·笃行》：傅树铭，字敬西，邑增生。师傅金门，立乡塾以教生徒，先行谊而后文章。及门如颜汝砺、张联材等，其选也。中年精医。风雪载途，步行数十里，往诊无倦容，贫不取资而馈药焉。拯人急如己急，恩及人无德色。任县戒烟局分局长，无款以制药饵，损资制之，断瘾者多。著《戒烟方略》一册。

第九类　杂　录

《洗冤录》　　明　田登年

道光六年《忠州直隶州志》卷八《人物志》：田登年，号小泉。嘉靖己未进士，任青阳令。有干略，制筑县城，至今赖之。历官大理司评事，恤刑广惠，出冤狱五十余人。著有《洗冤录》。

雍正十三年《四川通志》卷八：田登年。（青阳）邑无城，倭旧为患，登年创建，不避怨劳。历任大理司正。恤刑广东，多所乎反，出冤狱五十余人，广人德之。

《洗冤要览论》　　明　萧如松

见光绪十三年补刻道光二十四年《内江县志要》卷二中《人物本传》。

雍正十三年《四川通志》卷九作《洗冤要览》；民国十四年《内江县志》卷九作《洗冤要录览论》。

光绪补刻道光《县志要》卷二中《本传》：萧如松，字鹤侣，博学有大志。领万历癸西乡荐，任贵阳司李，爱书明允。奉委勘播酋事，酋以千金为赂，正色却之，竟按如法。擢南京陕西道御史，巡视江防、激扬振肃。封数上，如册立东宫、谏止矿税、请兵征播、救释被逮。俱称旨，载在《留台奏议》。时蜀大工起，采蜀材复急。如松奏请罢木役，桑梓赖之。江差报最，丁内艰起。仍补南台，掌河南道事。巡视凤阳，兼摄京营十三道，半为视篆。庚子、癸卯两试监临，得人称盛。乙巳报命赴阙下，值科臣某与院臣某交讦，疏久留中。如松奏请奋乾断定考察。意旨旋下，时谓有回天之力。晋光禄少卿，年余，斋俸过里，坚意终养。门无请谒，当路凛然。嗣起补大理寺，旋亦告归。优游恬静，寿七十一。

所著有:《建白稿》《经制要略》《洗冤要览论》若干卷。

光绪三十一年《内江县志》卷三《列传》：萧如松，字心甫。举孝廉，任贵阳司李，擢留台御史。防江视屯，积弊一清。会矿税起，珰贵煽焰，监司守令被逮。累疏论救，言甚切直。累官至大理寺丞。

《检验实则》　清　李逢吉

见民国二十年《三台县志》卷二十《艺文志》一。

《人镜经续录》二卷　明　张吾瑾

见清嘉庆二十一年《四川通志》卷一百八十五《经籍·子部》。

《医理精华》二卷　清　王以曜

见嘉庆二十一年《四川通志》卷一百八十五《经籍·子部》。

民国十七年《大竹县志》卷十四《艺文志》下《叠秀山墓铭》：孝廉先生王公，讳以曜，字栩岑。幼受学于父兄，壮而好游，足迹遍南北。居京邸，坐待春闱者十余年，终不第。中间得与贤士大夫游，资其讲习。年六十余，以县令终。生平诗古文词颇多，今皆芟去，仅存《近体古诗》一册。又所著有《家谱》全帙并《竹阳纪略》二卷、《医理精华》二卷。

《辨证虚实论》　清　饶佩兰

嘉庆二十年《资州直隶州志》卷十八《人物志》：饶佩兰，号香畹，资州人。工岐黄，不泥古法。著有《医论》《辨证虚实论》。稿藏其家。

《医论》　清　饶佩兰

见嘉庆二十年《资州直隶州志》卷十八《人物志·方技》。

《辨证虚实论》　清　范维宪

嘉庆二十年《资州直隶州志》卷十八《人物志》：范维宪，字式侯，资州人。持躬淳朴。喜读来氏《易》，作《论》数篇。又淮其意及医，作《辨证虚实论》数条，岐黄家多宗之。晚年不入城市，方脉悉造其庐，活人甚众。

《寒热辨疑表说》二卷　　清　张墀

光绪二十六年《井研县志》卷十四《艺文》四《子部》：至易辨者莫如寒热，然庸医杀人率由寒热误投。此表分为四格：首格言病象、次格寒、三格热、四格上热下寒。以舌生芒茨论，三症皆有之。于首格填'舌生芒茨'，下三格言形状之不同。次言以药试病，以水试病法。末言用药法：热剂必兼补血，寒剂必兼补气。非危证不用偏枯重剂，至于风湿，瘟症，又不在此例。

墀，博采古书，加以试验，诚临证之指南也。

同上《井研县志》卷三十五《传》八之六：张墀，字锦堂。同治六年举人，以大挑授键为训导。为校官，不屑计锱铢。士子入学来赘，壹是主于教渝，卒以违言为学使所劾，牵连被议。墀休官终始，不以为言。卒年六十。

《医略》一卷　　清　巫烽

见民国三十五年《新繁县志》卷三十《艺文》第十六《子部》。

《医学篇》　　清　曾伯渊

民国二十三年《华阳县志》卷二十五《艺文》第八之三：伯渊，华阳人。曾吟村太仆之女，适江苏袁氏。所著有《女学篇》《中馈录》《医学篇》《诗词集》。总为《古欢堂集》。

《华国新书·医学篇》　　清　董清峻

民国二十六年《南溪县志》卷六《艺文篇》第十一：《华国新书》四卷，清董清峻撰。此书以叙述我国自古物质上之文化为宗旨。以我国自古物质上之文化，与近今由外国输入之新文化有关系者为范围。书十三目：绪言第一、地理第二、实业第三、巧工第四、奇器第五、历象第六、兵器第七、音乐第八、医学第九、方术第十、格物第十一、学理第十二、序第十三。

同上《南溪县志》卷五《人士篇》第九《文学》：董清峻，字汉苍，一字平子。故尝自号鹤后身，幼慧，好学不倦。弱冠补县廪膳生，调尊经书院肄业。资师友之益，博通两汉训诂。精研宋儒性理及诸子百家、当代掌故、时务。旁及海外政治科学。又工诗古文词，声名藉甚。

《医学探源》　　清　金纯煦

见民国二十四年《蓬溪近志》卷十三《艺文篇》。

《良心镜》　　清　郭含章

见民国十三年《巴中县志》第二编《人民志》下《方技》。

《奚囊编》　　清　石法鲁

乾隆二十二年《广元县志》卷十二《人物志·乡贤》：石法鲁，邑贡生奠国长子。品端学富，性严整，盛暑未尝脱帽岸帻，即乙夜读书，如对严宾。时吴逆三桂蠢动，每遇警避，必携书相随。至山限林薄之间，开卷检读，率以为常，人咸谓避贼地为公读书舍。通医理，尝竭囊攒药，施及贫窭。选峨嵋县训导，辞职不仕。著《奚囊编》藏于家。

《彰明附子传》一卷　　宋　杨天惠

见嘉庆二十一年《四川通志》卷一百八十五《经籍·子部医家》。

咸丰八年补道光二十年本《龙安府志》卷九上《艺文》作《附子记》。

乾隆五十年《潼川府志》卷七《人民部·先宪》：杨天惠。旧州人。熙宁三年举进士，知双流县，多有政绩。文词有西汉之风，苏轼甚称许之。

咸丰八年补道光二十年《龙安府志》卷六《职官·政绩》：杨天惠。元符二年知县事，以诗名。有记撰彰邑逸事，《通志》载入名宦。

光绪二十三年《潼川府志》卷二十一《人物志》一《先贤》：杨天惠，字佑父，郫县人。元丰进士，摄邛州学官。徽宗朝上书言事，入党

四川省

2073

籍卒。左丞冯澥志其墓。号西州文伯,有温江县《三瑞颂》并序云。

民国二十年《三台县志》卷六《人物志》一《乡贤》:杨天惠,郪邻县人。幼警敏,尝取韩愈、欧阳修文集纵观,作歌十数篇,老师宿儒相传警叹。元丰中进士,徽宗时上书言宫禁中事甚剀切,后入党籍。有《文集》行于世。

光绪二十三年《潼川府志》卷二十九《杂志》三《考订》:杨天惠。郪人,登进士而后徙郪。按铜山赵申锡知华阳县,天惠为撰《赵侯祠堂记》,起句即曰:吾里有仁焉。可为郪人之证也。又《郫县志》:杨氏自潼川徙郫,继徙成都。《谱》实祖唐盈川令炯,炯谪梓州司马参军,迁盈川。既卒官,还葬潼,因家焉。盈川十一世孙天惠,始家于郫。以儒学称,自号回光居士。元符末,应诏上书,入崇宁党籍。

《糖霜谱》一卷　　宋　王灼

见明嘉靖《潼川志》之《选举志》下及雍正十三年《四川通志》卷三十八《隐逸本传》。

乾隆五十年《潼川府志》卷八《人民部·逸行》:王灼,遂宁人,字晦叔。读书自乐,不干仕进。所著有《糖霜谱》。

光绪五年《遂宁县志》卷三《学行》:王灼,号颐堂。文词古雅,著《碧鸡漫志》三卷。又著《糖霜谱》七卷。

民国四年《潼南县志》卷三《耆旧志》六《乡贤》:宋洪迈《糖霜谱》云,遂宁王灼作《糖霜谱》七篇,惜无可考。兹于《通志》录得《露香亭诗》,聊存原《志》灼《传》文词古雅之一斑。灼又著《碧鸡漫志》,言词曲原委。

《何首乌传》一卷　　明　杨慎

见嘉庆十一年《四川通志》卷一百八十五《经籍·子部医家》。

《药市赋》　　明　杨慎

见嘉庆二十一年《华阳县志》卷三十九上《艺文·赋》。

《甘草传》　　清　罗克忠

嘉庆十九年《三台县志》卷六《人物》：罗克忠，号钟山。先生幼有神童之称，读书目十行。弱龄即入学，旋食饩。居乡苦无书，僦居锦城书肆，凡所有书无所不览。又以丹棱彭氏为蜀中文薮，游峨嵋，便道僦居其家。年余，益得窥全书。故工吟咏，所至辄有诗，惜遗佚不传，其仅存者，有《课幼历代史诗》四十六首、《历代史解》四部，他如《甘草传》《梅花说》《峨嵋山记》，皆可传世。

附录　参考书目

　　本附录所列参考书目，凡文中引用者，于前加米字符号。

　　《四川总志》十六卷　明嘉靖二十年刻本

*《四川通志》四十七卷　清雍正十三年刻本

*《四川通志》二百四卷　清嘉庆二十一年刻本

*《蜀故》二十七卷　清光绪二十四年玉元堂刻乾隆三十八年本

　　《四川郡县志》十二卷　民国三十五年铅印本

　　《四川地理学》　民国元年铅印本

　　《四川全省地理乡土风俗志》一册　清抄本

　　《四川历史》一册　民国三十二年重庆钟山书局印行

　　《益都方物略记》一卷　明万历刻《秘册汇函》本

　　《益部淡资》三卷　沔阳卢氏慎始基斋民国十二年影印《湖北先正遗
　　　　书》本

　　《蜀中广记》一百零八卷　一九三五年上海商务印书馆影印清文澜阁
　　　　《四库全书》本

　　《蜀都杂抄》一卷　《宝颜堂秘笈》石印本

　　《蜀典》十二卷　清道光十四年武威张氏安怀堂刊本

　　《蜀事答问》一册　寒杉馆丛书活字本

　　《蜀海丛谈》二卷　民国三十七年重庆大公报社铅印本

*《全蜀艺文志》六十四卷　明嘉靖二十年刻本

*《锦里新编》十六卷　首一卷　清嘉庆五年刻敦彝堂本

*《成都县志》六卷　清嘉庆十八年刻本

*《成都县志》十六卷　清同治十二年刻本

　　《成都散记》一册　一九六三年手稿本

　　《成都通览》一册　清宣统元年成都通俗报社石印本

*《金堂县志》九卷　清道光二十四年补刻嘉庆十六年本

《续金堂县志》八卷　首、末各一卷　清同治六年刻本

*《金堂县续志》十卷　民国十年刻本

《双流县志》四卷　清嘉庆十九年刻本

*《双流县志》四卷　清光绪三年刻本

*《双流县志》二卷　清光绪二十年重修光绪三年本

*《双流县志》四卷　民国十年铅印本

*《华阳县志》四十四卷　清嘉庆二十一年刻本

*《华阳县志》三十六卷　民国二十三年刻本

《华阳县志古迹志稿》一册　民国间铅印本

*《重庆府志》九卷　清道光二十三年刻本

《长寿县志》十卷　清光绪元年刻本

*《长寿县志》十二卷　首一卷　民国十七年石印本

《长寿县志》十六卷　民国三十三年铅印本

《巴县志》十七卷　清乾隆二十五年刻本

《巴县志》四卷　清同治六年刻本

《巴县志》二十三卷　民国二十八年刻本

《綦江县志》十二卷　清同治二年补刻道光十五年增修道光六年本

《綦江续志》四卷　民国二十七年刻清光绪本

《江北厅志》八卷　清道光二十四年刻本

《温江县志》三十六卷　清嘉庆二十年刻本

*《温江县乡土志》十二卷　清宣统元年刻本

*《温江县志》十二卷　民国十年刻本

*《郫县志》四十四卷　清同治九年刻本

*《郫县乡土志》　清光绪三十三年铅印本

*《郫县志》六卷　民国三十六年铅印本

《崇宁县志》四卷　清嘉庆十八年刻本

*《崇宁县志》八卷　民国十三年刻本

《灌县志》十二卷　清乾隆五十一年刻本

《灌县志》十四卷　清光绪十二年刻本

《灌记初稿》四卷　光绪二十年彭氏种书堂刻本

四川省

《灌县乡土志》二卷　清光绪三十三年刻本

*《灌县志》十八卷

　《文征》十四卷

　《掌故》四卷　俱民国二十一年铅印本

*《新繁县志》十六卷　清同治十二年刻本

*《新繁县志》三十四卷　补遗一卷　《新繁文征》二十卷　补遗一卷
　　　民国三十五年铅印本

*《新繁县乡土志》十卷　清光绪三十三年铅印本

　《彭县志》四十二卷　补遗一卷　清嘉庆十八年刊本

　《彭县志》十三卷　补遗一卷　清光绪四年刻本

*《什邡县志》五十四卷　清嘉庆十七年刻本

*《续增什邡县志》五十四卷　清同治四年刻本

*《什邡县志》十卷　民国十八年铅印本

*《汉州志》四十卷　清嘉庆十七年刻本　按：汉州，于一九一三年改广
　　　汉县。

*《续汉州志》二十四卷　清同治八年刻本

　《新都县志》五十四卷　首一卷　清嘉庆二十二年刻本

*《新都县志》十八卷　清道光二十四年刻本

　《新都县志》六编　民国十八年铅印本

　《新津县志》四十卷　民国十一年铅印清道光九年本

　《新津县乡土志》二卷　清宣统元年铅印本

　《蒲江县志》四卷　清同治五年重刻本隆四十八年本

　《蒲江县志》四卷　光绪四年刻本

　《邛州直隶州志》四十六卷　清嘉庆二十三年刻本

　按：邛州，于一九一三年改邛崃县。

*《邛崃县志》四卷　民国十一年铅印本

*《大邑县志》二十卷　清同治六年刻本

　《大邑县志》二十卷　清光绪元年增刻同治六年本

*《大邑县志》十四卷　民国十八年铅印本

　《大邑县志》十四卷　《文征》二卷　《诗征》一卷　民国十九年铅印本

*《崇庆州志》十二卷　清光绪三年刻本

*《崇庆县志》十二卷 〔附〕《江原文征》 民国十五年铅印本

《直隶绵州志》十九卷 清乾隆元年刻本

按：绵州，于一九一三年改绵阳县。

*《直隶绵州志》五十五卷 清同治十年刻本

*《绵阳县志》十卷 民国二十二年刻本

*《彰明县志》五十七卷 清同治十三年刻本

《四川省彰明县概况》一册 民国三十年石印本

《罗江县志》十二卷 清乾隆十年刻本

《罗江县志》十卷 清嘉庆七年刻本

*《罗江县志》三十六卷 清嘉庆二十年刻本

《续修罗江县志》二十四卷 清同治四卷刻本

《江油县志》二卷 一九五九年油印清乾隆二十六年本

*《江油县志》四卷 清道光二十年刻本

*《江油县志》二十四卷 清光绪二十九年刻本

《龙安府志》一卷 传抄清康熙间抄本

*《龙安府志》十卷 清咸丰八年补道光二十年本

按：龙安府即今平武县。

*《广元县志》十三卷 清乾隆二十二年刻本

《广元县志稿》二十八卷 民国二十九年铅印本

《昭化县志》存四卷 首一卷 清乾隆五十年刻本

《昭化县志》四十八卷 清道光二十五年刻本

《重修昭化县志》四十八卷 清同治三年重刻道光二十五年本

*《剑州志》十卷 清同治十二年刻本

按：剑州，于一九一三年改剑阁县。

*《剑阁县续志》十卷 民国十六年铅印本

《梓潼县志》六卷 清咸丰八年刻本

《潼川志》十卷 明抄嘉靖辛亥本

*《潼川府志》十二卷 清乾隆五十年刻本

*《潼川府志》三十卷 清光绪二十三年刻本

*《三台县志》八卷 清嘉庆十九年刻本

*《三台县志》二十六卷 民国二十年铅印本

《盐亭县志》八卷　首一卷　清乾隆五十一年刻本

*《盐亭县志续编》四卷　清光绪八年刻本

《射洪县志》十八卷　首一卷　清嘉庆二十四年刻本

《射洪县志》十八卷　清光绪十年刻本

《遂宁县志》存六卷　首一卷　清乾隆十二年刻本

《遂宁县志》十二卷　首一卷　清乾隆五十二年刻本

*《遂宁县志》六卷　清光绪五年刻本

*《遂宁县志》八卷　民国十八年刻本

《蓬溪县志》二卷　清康熙五十二年刻本

《蓬溪县志》十六卷　首、图各一卷　清道光二十五年刻本

《蓬溪县续志》十四卷　首一卷　清光绪二十五年刻本

*《蓬溪近志》十四卷　民国二十四年刻本

《汉潺亭考》　一九四九年铅印本

*《中江县新志》八卷　清道光十九年刻本

《中江县新志补遗》一卷　《续编》一卷　清同治五年刻本

*《中江县志》二十四卷　民国十九年铅印本

《德阳县志》一卷　清乾隆二十七年刻本

《德阳县志》五十四卷　首一卷　清嘉庆二十年刊本

《德阳县新志》十二卷　首、末各一卷　清道光十七年刊本

*《德阳县志》四十四卷　首一卷　清同治十三年刻本

《德阳县新志续编》十卷　末一卷　清光绪三十一年刻本

*《德阳县志》五卷　民国二十八年铅印石印本

《绵竹县志》七卷　清康熙六十年增补康熙四十四年本

《绵竹县志》四十四卷　清嘉庆十八年刻本

《绵竹县志》四十六卷　清道光二十九年刻本

*《绵竹县志》十八卷　民国八年刻本

《绵竹县乡土志》一卷　清光绪三十四年刻本

《安县志》二十二卷　首一卷　清嘉庆十七年刻本

《安县志》三十二卷　清同治三年续增补嘉庆十七年本

*《安县志》六十卷　民国二十二年石印本

《安县续志》六卷　民国二十七年石印本

《石泉县志》十卷　清道光十三年刻本

　　按：石泉，于一九一四年改北川县

《内江县志》十五卷　首一卷　清嘉庆四年原刻、历次续增至同治十年
　　刻本

*《内江县志要》四卷　清光绪十三年补刻道光二十四年本

*《内江县志》十五卷　清光绪九年刻本

《内江县志》十六卷　光绪三十一年增刻本

*《内江县志》八卷　民国三十四年石印清光绪三十一年本

*《内江县志》十二卷　民国十四年刻本

《乐至县志》八卷　首一卷　清乾隆五十一年刻本

《乐至县志》十六卷　清道光二十年刻本

*《续增乐至县志》四卷　清光绪九年刻本

*《乐至县志又续》四卷　民国十八年刻本

《安岳县志》十六卷　清道光二十一年刻本

*《（续修）安岳县志》四卷　清光绪二十三年刻本

《威远县志》八卷　清乾隆四十年刻本

《威远县志》六卷　清嘉庆十八年刻本

《威远县志三编》四卷　清光绪三年刻本

《荣县志》三十八卷　清道光二十五年刻本

《荣县志》十七卷　民国十七年刻本

*《资州直隶州志》三十卷　清嘉庆二十年刻本

　　按：资州，于一九一三年改资中县。

《资州直隶州志》三十卷　清光绪二年重刻增续嘉庆二十年本

*《资中县续修资州志》十卷　〔附〕二卷民国十八年铅印本

*《资阳县志》四十八卷　清咸丰十年刻本

《简州志》十四卷　清咸丰三年刻本

　　按：简州，于一九一三年改简阳县

《简州续志》二卷　清光绪二十三年刻本

*《简阳县志》二十四卷　《补遗》《考证补》各一卷　续二卷民国十六年
　　铅印本

*《简阳县续志》十卷　首、末各一卷　民国二十年铅印本

四
川
省

《宜宾县志》五十四卷　清嘉庆十七年刻本

《富顺县志》五卷　清光绪八年重刻乾隆四十二年本

《富顺县志》三十八卷　清道光七年刻本

《富顺县志》三十八卷　清同治十一年刻本

《富顺县乡土志》一册　传抄民国本

*《富顺县志》十七卷　民国二十年刻本

《隆昌县志》二卷　清乾隆四十年刻本

《隆昌县志》四十二卷　首一卷　清同治元年刻本

《南溪县志》二卷　民国二十二年北京图书馆传抄清康熙二十五年刻本

《南溪县志》十卷　清嘉庆十八年刻本

《南溪县志》八卷　清同治十三年刻本

《南溪县志》十三卷　《南溪文征》四卷　民国二十六年铅印本

《江安县志》四卷　民国十九年北京图书馆重抄清史馆旧藏清乾隆稿本

《江安县志》二卷　民国十九年北京图书馆重抄清史馆旧藏传抄清乾隆
　　二十六年本

《江安县志》六卷　清嘉庆十七年刻本

《江安县志》二卷　清道光九年刻本

*《江安县志》四卷　《文征》二卷　民国十二年铅印本

《纳溪县志》十卷　清嘉庆十八年刻本

《泸州直隶州志》十卷　清嘉庆二十五年刻本

《泸州九姓乡志》四卷　清光绪八年刻本

《泸定县乡土志》一册　一九六□年首都图书馆抄民国九年本

《泸州志》十二卷　清光绪八年刻本

*《泸县志》八卷　民国二十七年铅印本

《合江县志》五十四卷　清嘉庆十八年刻本

《合江县志》五十四卷　清同治十年刻本

*《合江县志》六卷　民国十四年铅印本

《叙永厅志》二卷　民国二十二年北京图书馆传抄清康熙二十五年刻本

《直隶叙永厅志》四十八卷　清嘉庆十七年刻本

《续修叙永永宁厅县合志》五十四卷　清光绪三十四年铅印本

《叙州府志》四十三卷　清光绪二十一年刻本

《叙永县志》八卷　民国二十二年铅印本

《长宁县志》二卷　民国二十二年北京图书馆传抄清康熙二十五年刻本

《长宁县志》十二卷　清嘉庆十三年刻本

《兴文县志》一卷　民国二十二年北京图书馆传抄清康熙二十五年刻本

《兴文县志》一册　民国二十二年北京图书馆传抄清乾隆年本

《兴文县志》六卷　清光绪十三年刻本

《兴文县志》三十九卷　编首一卷　民国三十二年铅印本

*《珙县志》十五卷　清光绪九年增刻乾隆三十八年本

《高县志》五十四卷　清同治五年刻本

《庆符县志》五十四卷　清嘉庆十九年刻本

《庆符县志》五十五卷　清光绪二年刻本

《筠连县志》十六卷　清同治十二年刻本

《屏山县志》八卷　《续编》一卷　清嘉庆五年增补乾隆四十三年本

*《屏山县续志》二卷　清光绪二十四年刻本

《马湖府志》七卷　一九六三年上海古籍书店影印天一阁藏明嘉靖
　　三十四年刻本

《嘉定州志》八卷　抄明万历三十九年本

《嘉定州志》五卷　民国二十一年北京图书馆传抄清乾隆四十一年承勋
　　重写康熙丁未本

*《嘉定府志》四十八卷　清同治三年增补重刻嘉庆八年本
　　按：嘉定府附郭县乐山，于一九一三年裁府留县，今属乐山。

《乐山县志》十六卷　清嘉庆十七年刻本

*《乐山县志》十二卷　民国二十三年铅印本

《夹江县志》六卷　民国二十一年北京图书馆重抄故宫图书馆旧藏清康
　　熙年写本

*《夹江县志》十二卷　清嘉庆十八年刻本

《夹江县志》十二卷　民国二十三年铅印本

《洪雅县志》五卷　一九六三年上海古籍书店影印天一阁藏明嘉靖
　　四十一年刻本

*《洪雅县志》二十五卷　清嘉庆十八年刻本

《洪雅县志》十二卷　清光绪十年刻本

四
川
省

2083

《丹棱县志》十二卷　首一卷　清乾隆二十六年刻本

《丹棱县志》十卷　清光绪十八年刻本

《丹棱县志》八卷　民国十二年石印本

《青神县志》五十四卷　清光绪三年刻本

*《青神备征录》一册　民国三十三年石印本

*《青神备征录第二辑》一册　民国三十四年石印本

《眉州属志》十九卷　清嘉庆四年刻本

　　按：眉州，于一九一三年改眉山县

《续眉州志略》　清嘉庆十七年刻本

《眉山县志》十五卷　民国十二年石印本

《彭山县志》六卷　清嘉庆十九年刻本

《彭山县乡土志教科书》一册　民国十年铅印本

*《彭山县志》八卷　首一卷　民国二十三年铅印本

《井研县志》十卷　清乾隆六十年刻本

*《井研县志》四十二卷　清光绪二十六年刻本

《纂集仁寿全志》二卷　民国二十一年北京图书馆重抄故宫藏旧抄清乾
　　隆年抄本

*《仁寿县新志》八卷　清道光十七卷刻本

*《仁寿县志》十五卷　清同治五卷刻本

《补纂仁寿县志》六卷　序目及卷末各一卷　清光绪七年刻本

《仁寿县县政概况》一册　民国三十四年铅印本

*《犍为县志》十卷　清嘉庆十九年刻本

*《犍为县志》十四卷　民国二十三年铅印本

《峨眉县志》十卷　清嘉庆十八年刻本

《峨眉县续志》十卷　清宣统三年刻本

《永川县志》九卷　清乾隆四十一年刻本

《永川县志》存六卷　清道光二十三年刻本

*《永川县志》十卷　清光绪二十年刻本

《大足县志》八卷　清道光十六年增补重刻嘉庆二十三年纂修本

《大足县志》八卷　清光绪元年刻本

《大足县志》九卷　民国三十四年铅印本

＊《铜梁县志》十八卷　清光绪元年刻本

　《铜梁县地理志》一册　民国三十三年铅印本

＊《合州志》八卷　一九七九年四川省合川县图书馆石印北京图书馆藏缩
　　　微明万历七年刻本

＊《合州志》十六卷　清光绪二年补刻乾隆五十三年本

　　按：合州，于一九一三年改合川县。

＊《合州志》八十三卷　民国九年刻本

　《合川县文献特刊》第一期　一册　一九三七年合川文献委员会铅印本

　《璧山县志》十卷　清同治四年刻本

　《江津县志》十二卷　《志存》一卷　清光绪元年刻本

＊《江津县志》十六卷　民国十三年刻本

　《重修涪州志》十六卷　清同治九年刻本

　　按：涪州，于一九一三年改涪陵县。

＊《涪陵县续修涪州志》二十七卷　民国十七年铅印本

　《垫江县志》八卷　清乾隆十一年刻本

　《垫江县志》十卷　清咸丰八年钱涛重刻道光八年本

　《垫江县志》十卷　清光绪二十六年刻本

　《重修丰都县志》四卷　清同治八年刻本

　《丰都县志》四卷　清光绪十九年刻本

　《重修丰都县志》十四卷　民国十六年铅印本

　《石砫厅志》二册　清乾隆十四年刻本

　《补辑石砫厅新志》十二卷　清道光二十三年刻本

　《秀山县志》十四卷　清光绪十七年刻本

＊《增修酉阳直隶州总志》二十二卷　清同治三年刻本

　《黔江县志》四卷　首一卷　清咸丰元年刻本

　《黔江县志》一册　传抄清同治续增本

　《黔江县志》五卷　清光绪二十年刻本

＊《彭水县志》四卷　清光绪元年刻本

　《南川县志书》一册　民国二十一年北京图书馆传抄清乾隆年本

　《南川县志》十二卷　首一卷　清咸丰元年刻本

＊《南川县志》十二卷　清光绪二年刻本

《南川公业图说》十二卷　首一卷　清光绪十六年刻本

*《重修南川县志》十四卷　民国二十年铅印本

*《增修万县志》三十六卷　清同治五年刻本

《万县志》四册　传抄清同治十三年增补本

《万县乡土志》九卷　民国十五年石印本

《开县志》二册　传抄清乾隆十一年本

《开县志》二十七卷　清咸丰三年刻本

《城口厅志》二十卷　清道光二十四年刻本

《大宁县志》八卷　清光绪十一年刻本

　　按：大宁，于一九一四年改巫溪县

《巫山县志》一册　民国十九年北京图书馆重抄清史馆旧藏清康熙
　　五十四年抄本

*《巫山县志》三十二卷　清光绪十九年刻本

《夔州府志》十二卷　一九六一年上海古籍书店影印明正德八年本

《夔州府志》十卷　清乾隆十二年刻本

《夔州府志》三十六卷　清道光七年刻本

《奉节县志》三十六卷　清光绪十九年刻本

《云阳县志》二卷　一九六三年上海古籍书店影印天一阁藏明嘉靖辛丑
　　刊本

*《云阳县志》十二卷　清咸丰四年刻本

《云阳县志》四十四卷　民国二十四年铅印本

《忠州志》十四卷　民国二十一年传抄清乾隆年写本

*《忠州直隶州志》八卷　清道光六年刻本

*《忠州直隶州志》十二卷　清同治十二年刻本

《梁山县志》十八卷　清同治六年增修补刻嘉庆十三年本

　　按：梁山县，于一九五二年改梁平县

《梁山县志》十卷　清光绪二十年刻本

《顺庆府志》十卷　清康熙四十六年补刻康熙二十五年本

　　按：顺庆府附郭县南充，顺庆于一九一三年裁府留县。

《顺庆府志增续》一卷　清康熙四十六年刻本

《南充县志》八卷　清嘉庆十八年刻本

*《南充县志》十六卷　民国十八年刻本

*《苍溪县志》十五卷　民国十七年铅印本

　《保宁府志》六十二卷　补遗一卷　清道光元年刻本

　　按：保宁府附郭县阆中，保宁于一九一三年裁府留县。

*《阆中县志》八卷　清咸丰元年刻本

　《阆中县志》三十卷　民国十五年石印本

　《仪陇县志》十卷　清光绪三十三年补刻同治十年本

　《南部县志》三十卷　清道光二十九年刻本

　《南部县舆图考》四册　光绪二十二年袁氏重刻本

　《西充县志》十二卷　清康熙六十一年刻本

*《西充县志》十四卷　清光绪元年刻本

*《营山县志》三十卷　清同治九年刻本

*《蓬州志》十五卷　清光绪二十三年刻本

　《广安州志》八卷　清咸丰十年刻本

*《广安州志》十三卷　清光绪十三年刻本

*《广安州新志》四十三卷　民国十六年刻清光绪三十三年本

　《岳池县志》二十卷　清光绪元年刻本

　《定远县志》三十五卷　清嘉庆二十年刻本

　《续修定远县志》二卷　清道光二十年刻本

　《定远县志》六卷　清光绪元年刻本

　　按：定远，于一九一四年改武胜县。

　《达县志》五十二卷　清嘉庆二十年刻本

*《达县志》二十卷　民国二十二年刻本

*《达县志》二十卷　民国二十六年铅印本

　《太平县志》二卷　民国十九年北京图书馆重抄清史馆旧藏清乾隆六十

　　　年抄本

　《太平县志》十卷　清光绪十九年刻本

　　按：太平，于一九一四年改万源县。

*《万源县志》十卷　民国二十一年铅印本

　《东乡县志》存一卷　民国二十一年传抄清乾隆六年写本

　《东乡县志》三十三卷　增补一卷　清同治十二年补刻道光元年增补嘉

庆二十年本

按：东乡，于一九一四年改宣汉县。

《东乡县志》十二卷　首一卷〔附〕二卷　清光绪二十七年刻本

《重修宣汉县志》十六卷　首一卷　民国二十年石印本

《新宁县志》八卷　清道光十五年刻本

《新宁县志》八卷　清同治八年刻本

按：新宁，于一九一四年改开江县。

《邻水县志》六卷　清道光十四年刻本

*《大竹县志》四十卷　清道光二年刻本

*《大竹县志》十六卷　民国十七年铅印本

*《渠县志》五十二卷　清同治三年刻本

《渠县志》一册　民国十九年铅印本

*《渠县志》十二卷　民国二十一年渠县平民教养工厂铅印本

《南江县志》一册　民国二十二年北京图书馆传抄乾隆年本

《南江县志》三卷　清道光七年刻本

《南江县志》四编　民国十一年铅印本

《巴州志略》一册　民国二十一年北京图书馆传抄乾隆六十年本

《巴州志》十卷　清道光十三年刻本

按：巴州，于一九一三年改巴中县。

*《巴中县志》四编　民国三十一年重印民国十三年本

*《巴中县志》四篇四册　民国十六年石印本

《通江县志》十三卷（原作十五卷，十四、十五两卷佚）《续增》四卷
　　　清道光二十八年刻本

《雅州府志》十六卷　清嘉庆十六年补刻乾隆四年本

按：雅州府郭县雅安，雅州于一九一三年裁府留县。

*《雅安县志》六卷　民国十七年石印本

《雅安历史》四卷　民国十四年石印本

《芦山县志》二卷　传抄清康熙五十八年本

《名山县志》十五卷　清光绪二十二年重校光绪十八年本

*《名山县志》十六卷　民国十九年刻本

《荥经县乡土志》一册　抄光绪十八年本

《荥经县志》二十卷　民国十八年补刻民国四年本

《清溪县志》四卷　清嘉庆五年刻本

按：清溪，于一九一四年改汉源县。

《天全州志》八卷　清咸丰八年刻本

《西昌县志》一册　民国二十一年北京图书馆传抄清乾隆年本

*《西昌县志》十二卷　民国三十一年铅印本

《会理州志》一册　民国二十一年北京图书馆抄故宫藏清乾隆年抄本

《会理州志》十二卷　清同治九年刻本

《会理州志》二卷　光绪间刻本

《冕宁县志》十二卷　清咸丰七年刻本

《冕宁县志》十二卷　首一卷　光绪十七年增刻咸丰七年本

《松潘纪略》一册　清同治十二年刻本

《松潘县志》八卷　民国十三年刻本

《松潘县视察述要》一册　一九六四年杭州古籍书店据原稿本油印

《茂州志》四卷　清道光十一年刻本

《汶志纪略》四卷　清嘉庆十年刻本

《汶川县志》七卷　民园三十三年铅印本

《（直隶）理番厅志》六卷　清同治五年刻本

《九姓司志》二卷　传抄清乾隆间本

《保县志》八卷　旧抄清乾隆十一卷本

《北川县志》八卷　首一卷　民国二十一卷石印本

《绥靖屯志》十卷　清道光五年刻本

《懋功县乡土志》一册　民国六年抄本

《昭觉县志稿》四卷　民国九年铅印清宣统三年本

《峨边县志》四卷　民国四年铅印本

《马边厅志略》六卷　清嘉庆十年刻本

《雷波厅志》三十六卷　清光绪十九年刻本

《雷坡琐记》一册　光绪二年重刻清道光十一年本

《越嶲厅全志》十二卷　清光绪三卷二年铅印本

《打箭炉志》二卷　清康靖四十七年抄本

《打箭炉志略》一册　传抄清史馆写本

《四川新设炉霍屯志略》二册　清光绪三十二年铅印本

《武胜县志》十三卷　民国二十年铅印本

《汉源县志》四卷　民国三十年铅印本

＊《潼南县志》六卷　首一卷　民国四年刻本

《荣昌县志》四卷　首一卷　清乾隆二十九年增补乾隆十一年刻本

＊《荣昌县志》二十二卷　清光绪十年增刻同治四年本

《盐源县志》十二卷　首一卷　清光绪十九年刻本

《盐边厅乡土志》一册　民国元年刻本

＊《甘泉县志》二十卷　首一卷　清乾隆八年刻本

＊《扬州府志》四十卷　清康熙十四年刻本

＊《江南通志》二百卷　首四卷　清乾隆元年刻本

贵州省

前　言

　　贵州置省，始于明代。秦属黔中郡，唐属黔中道，故简称"黔"。全省位于高原，地形崎岖，俗谚有"地无三里平"之说。旧时由于交通闭塞，"飞鸟不通"，故经济文化落后于内地与沿海地区，医学当然也要受到影响。

　　然而，人群之所居，医道之所在，通检该省各府、县志，多有方技一门，记述了本地区医家情况。他们或行医施药，以治病救人；或著书立说，以发扬医理。为本地的医疗保健事业和医学发展作出了贡献。

　　这些医家，有的为医以谨笃为怀，"日之所诊，夜虽甚倦，必条记之""以验病之增减，药之调剂"；有的临证一丝不苟，凡"遇疑难诸证，为人诊视，必历一、二小时之久，凝神一志，务得其症结之所在而后已"；有的医德感人肺腑，虽年逾七旬，但"凡有求诊者，不论盛暑祁寒，昼则策杖，夜则以两孙扶翼而行，不稍延晷刻"。还有的医术绝妙，可为后人之鉴，如其载云："一妇临产不生，且大便闭九日，诊得中气不足，用大剂补中益气汤而生"。再如："一病黄肿瘫卧者八年，用五味异功散投之，命二人用艾炷更灸，自头至足，日千余壮，灸十日，其十指尖自流浓黄汁尽，肿消而起……"这些病案，为我们临床开阔思路，提供治疗方法，亦无不有所裨益。

　　古今医籍，用之临床有验，历经千年不衰者，莫如仲景《伤寒论》。而群医聚讼，历代争论不休者，亦莫如此书。毕节秦克勋，著《伤寒辨证》一书，在其序中提出的一些见地，对于研究《伤寒论》很有参考价值。

　　一、他认为注释《伤寒论》要注意切合仲景原意。"书之贵乎有注者，为其能达古人之意，发其所未发，互相羽翼。不达古人之意而托为之，注等于未注；不达古人之意而托为之，注而或从而背之，从而议之，从而诋之，毁之，则不于古人有功，且于古人有过，害之所中，有不可胜言者"。

二、他指出《伤寒论》虽经叔和厘定，而已非仲景之旧，犹是仲景之遗，"《伤寒》之论，一字一句，悉皆仲景原文，叔和何与哉！"又说："其书杂于《金匮要略》中，莫为辨识，西晋王叔和为之剔出，厘订为六经，以授学者，此书之用，益以盛行，是则仲景之书，得叔和而益显，叔和之为功于仲景者大。惟叔和当日，第录仲景原文，未及别为之注。后之读者，未经口授，不得其解之处恒多。无所归咎，或疑叔和杂有伪撰，不过揣摸想象无聊之词耳"。

三、他提出注解《伤寒论》宜仿"讲章"之例。"千有余年，注《伤寒》者百余家，岂其无所发明，而敢为矫诬？特以前之注者，但明大义，而未析其微言。仲景之书，文笔高古，直与经典无异，读者不得口授，往往难通，动生疑障，所以大惑不解。今若仍沿其旧，蒙头盖面，不与解明，则前之注者既未及解，后之读者又猝不能解，千秋万世，终于莫解，仲景之真，无由而见，即叔和之诬，无自而明。因仿'讲章'之例，先为'串讲'，顺衍本义语意，后为'析讲'，剖晰本文疑义，务使读者一目了然，不致惑于伪撰之诬，而得以入仲景之门"。

秦氏所提出的这些问题，不但有益《伤寒论》一书的研究，其"古书贵乎有注"和注古书要仿"讲章"之例的观点，对于我们今天文献整理工作也有现实意义。

黔之医学当不仅如上述，今就"黔考"中所载，略加条理，不过梗概而已。

郭霭春　高文柱

一九八三年

目 录

贵州省

第一类　医　经

《素问集注》　　清　李宝堂

见民国二十五年《遵义府志》卷三十二《艺文·目录》。

民国三十七年《贵州通志·人物志·德行》：李宝堂，字森斋，遵义岁贡生，而质讷。未冠，为诸生，苦贫。昼负药囊市街巷，夜辄燃香照读。好苦思，或匝月不就枕。博涉百家，归于六经，而尤邃于《易》。教郡城垂三十年，从者试州乡多获售。生平好静坐，言笑矜严，虽接亲狎，无敢妄咳唾，己亦无衺容也。旁精医方，求辄获效。卒年七十三。著有《格致编》《素问集注》。

《素问灵枢集要》　　清　李宝堂

见民国二十五年《遵义府志》卷三十二《艺文·目录》李謇臣《格致编序》。

第二类　诊　法

《图注脉诀》　　清　狄文彩

见民国三十七年《贵州通志·艺文志》。

咸丰二年补刻道光二十二年《贵阳府志》卷八十二《耆旧传·方技》：狄文彩，贵筑人。年十二丧父，事母党氏孝谨。家贫废学而习医业，精太素脉，识平人生死，延者虽卑贱，中夜必往。日所诊，夜归必记于册，以验病之增减，药之调剂。久之渐有余积，好施予，见人婚葬不能举者，必视其情助之。每岁除，辄以银三钱或五钱作小封，潜遗诸窘者之门，不令之知，而自食甘淡以此终身。著有《狄氏医案》《狄氏医传摘要》《经验幼科》《图注脉诀》等书存于家。

同上《贵阳府志》卷五十二《艺文略》：附署理贵州巡抚布政使司布政使罗饶典撰狄文彩传：处士姓狄氏，名文彩，字云轩。年十二而孤，事寡母党氏，以孝闻。家贫备书以资甘旨，稍长通医业。人有踵门而求者，无不立往，谓恐误人性命也，尝作《医戒》以自警。精太素，善辨死生脉。一日赴同人饮，或戏之曰：子能以诊知人寿修促，曷诊吾殁期乎？其人故无恙也。处士欣然诊之，诊毕，语之曰，期在今夕，咸以为戏语也，不之省。至夜半，其人果卒，人始服其神。有仓皇求治者，此处士至其间，则已僵矣。处士入诊之，曰：可治也。为处灸数处，微有鼻息，渐苏，旋为汤液，数服而愈。人或奇之，谓其能愈死人。处士曰：此即卢医起虢太子之旧证，非予能起死人也。学者咸服其精识。处士既明医术，受供以养葬其母，而家亦小康，辄以金钱施贫乏，亲知有不能婚葬者，必竭资为谋之。岁十有二月之季，裹白金数十百封，类重二至五钱，怀之以行，观其不能举火者暗投之，不令得知其主名，其好为隐德又如此。为医遇贫者反其供，贫甚者，赠之药及钱。处士生平以谨笃为怀，于医道尤慎，日之所诊，夜虽甚倦，必条记之，脉之平病，证之痊否。所活日益多，遂为西南名医。著《狄氏医案》《狄氏秘传摘要》《经验幼科》《图注脉诀》诸书。然少以养母故，废科举业，故不仕进。及其卒也，以少子觐光仕赠奉政大夫云。论曰：汉自光明而降，以医为诟厉，医之气郁而不宣者数百年，郁则愈深，不宣则愈密，有本之者，不可推抑如是。是以汉之季世，仲景精于方脉，元化神于内景，吴、李明于本草，而岐伯、雷公、桐君之业复振。处士以朴学昌绝业于黔，较汉世名医殆别出一轨者也。

《脉诀集证摘要》　　清　狄文彩

见咸丰二年补刻道光二十二年《贵阳府志》卷五十二《艺文略》。

《脉法正宗》一卷　　清　黎兆普

见民国二十五年《遵义府志》卷二十二《列传》。

《脉要》　　清　谢学全

见光绪二十年《永宁州志》卷八《人物志·方技》。

第三类　伤　寒　〔附〕温病

《尚论新编》　　清　秦克勋

光绪五年《毕节县志》卷六《人物·文学》：秦克勋，字相台，道光己亥举人。学有根抵，著《书经正旨》《四书汇折》各书，能发前人所未发，叙永桂小山司马聘主讲席，逾年从学者麇至，蓬莱书院不容，桂公为增置惜阴书舍，至今叙永学者犹乐道之。后由大挑，历官施秉、广顺、贵筑各学，尽心训迪，裁成甚多。尤精医，著有《尚论新篇》及《伤寒辨诬》等书。卒于贵筑学廨。

《伤寒辨证》十卷　　清　秦克勋

民国三十七年《贵州通志·艺文志·自序》：书之贵乎有注者，为其能达古人之意，发其所未发，互相羽翼，共延斯道于弗替也。不达古人之意，而托为之，注等于未注；不达古人之意，而托为之，注而或从而背之，从而议之，从而诋之毁之，则不于古人有功，且于古人有过，害之所中有不可胜言者。舒氏《伤寒集注》其龟鉴也。《伤寒》者，汉儒张仲景先生之所集也。先生穷阴阳之理，极病情之变，撰著此论。按症出治，为医学立之准绳如例然，言刑名者必不能易。三百九十七法，一百一十三方，遂为后世医学之祖。但其书杂于《金匮要略》中，莫为辨识。西晋王叔和先生为之剔出，厘订六经，以授学者。此书之用，益以盛行。是则仲景之书，得叔和而益显，叔和之为功于仲景者大。惟叔和当日，第录仲景原文，未及别为之注。后之读者，未经口授，不得其解之处恒多。无所归咎，或疑叔和杂有伪撰，不过揣摸想象无聊之词耳。舒氏不寻其端，不究其委，援此一语，定为铁案，遇所不解，即举其罪归之叔和，万口千声，恣其诋谤。著书者汉人，被诬者晋人，张冠李戴，不白之冤，往往如是。不但此也，既谓叔和伪撰，则人不知为仲景原文，而以为无用之具，而仲景仁爱天下之心于以隐，而仲景道济天下之功于以塞。则是斯文之丧，非天之丧，注之者之为之丧，诬枉之辨，兹其所不容已矣。勋幼习举业，从事帖括，岐黄之学，未经深考。每见疑难之疾，群医聚讼，相顾束手。即考诸方论，前贤意见，亦多错出，一经误治，性命从之。心窃抱憾，以为生死之命，虽曰在天，然必人事之尽，莫之能免，斯乃无憾。若以误治之，故致人于死，则死者含悲地下，不可复生，生者抱恨终天，几欲从死。无穷殃孽，谁贻之咎，斯诚人世缺陷，不可不为弥补也。道德之腴，不胜纷华之念，碌碌尘世，终岁不遑，虽有志焉，莫之逮也。咸丰癸丑，公车北上，马齿已加，龙门不辟，抱器而归，乃绝意功名，悉心斯道。宦游泾阳，见友人案头舒驰远先生《伤寒集注》，辞旨显明，不作模糊影响之语，喜其初学易识；继见集中与仲景本文有不合处，直冰炭薰莸之不入，深为咤异；意其所见者是，则仲景所言将致人于死；所见者非，将自致人于死；生死之关，于是焉在，是之弗辨，而又乌用辨为。爰乃息心静虑，反复推求，肯綮初开，洞若脱底。乃知仲景之医，神明于法，而不离于法，迥出寻常胸臆之外，无怪乎为之注者，斥其不通，目为伪撰，极口谤诋，哓哓不休，可笑也已，可悲也已。因为凡，记简端，嗣是凡遇不合之处，不敢轻置，务求指归，衷于一是，悉非舒氏梦想之所及。随得随记，讲说遂多。前后十余年，反复十余次。精诚所结，鬼神若通。初识仲景之面也，继乃见其心。彼舒氏者，诚所谓宫墙外望，不得入门，莫窥美富者也。伤寒之论，一字一句，悉皆仲景原文，叔和何与哉，舒氏自为之谤耳。惟意自汉迄今，千有余年，名人辈出，注伤寒者百有余家。岂其无所发明，舒氏亦岂别无所见，而故为矫诬。特以前之注者，但明大义，而未析其微言。仲景之书，文笔高古，直与经典无异。读者不得口授，往往难通，动生疑障，所以大惑不解。今若仍沿其旧，蒙头盖面，不与解明，则前之注者，既未及解，后之读者，又猝是能解，千秋万世，终于莫解，仲景之真无由而见，即叔和之诬无自而明。因仿讲章之例，先为串讲，顺衍本文语意。后为析讲，剖晰本文疑义。务使读者寓目了然，不致惑于伪撰之诬，而得以入仲景之门。夫如是优而游之，厌而饫之，升其堂而入其室，则斯道之传，藉以永赖。庶几乎互相羽翼，共延弗替，仲景有灵，当亦欣然喜矣。爰志颠末，而纪其概云，是为序。

按：光绪五年《毕节县志》卷六《人物·文学》作《伤寒辨证》。

《伤寒论浅注》　　清　宦应清

见民国三十七年《贵州通志·艺文志》。

《六经便读》　　清　陈道人

光绪二十五年《湄潭县志》卷七《人物志·方技》：陈道人，号正乐，龙泉鹿井人，寓湄之永兴。好读书，不慕荣利。精岐黄，广行医治。稍有余积，遂以施济耗去。且精性命之学，从游者众。著有《丹经易注》《太极图说》《六经便读》行世。其高弟陈瑄颇得其衣钵。

《六经辨正》　　清　张维一

民国二十五年《余庆县志》卷二《乡贤·德行》：张维一，张了原同胞兄弟也。维一字汝菊，以字行。汝菊子生明，了原子生春，俱前清俊秀。有大志，维性好闲逸，不求闻达，喜谈性理。精岐黄术，曾著《六经辨正》，为时医所崇焉。

《瘟疫辨证》二卷　　清　黎兆普

见民国二十五年《遵义府志》卷二十二《列传》。

按：民国三十七年《贵州通志·艺文志》作《瘟疫杂症》。

第四类　本　草

《刍荛本草》二卷　　清　黎兆普

民国二十五年《遵义府志》卷二十二《列传》：黎兆普，字少存。性朴讷寡言，少习帖括之学，一试不售，愤而习医。闭户事亲，朝夕承欢，求于无形无声之际。偶不怿，则战兢屏息，食不下咽。亲意一解，如释重负，忻忻如也。上有四兄，性情各异，事之惟谨，各得其欢，以故诸兄罔弗怜爱者，终身无所迕。事亲从兄之暇，则为农为圃，辨土宜，求嘉种，变瘠为腴，人多异之。其医术深入仲景室，求治者门如市，不受资。尝发明本草药性，著《刍荛本草》二卷、《脉法正宗》一卷、《瘟疫辨证》二卷，均未梓行。年五十一卒于云南寻甸州公署，就兄任也。

《本草摘元》十二卷　　清　董芝茂

见民国三十七年《贵州通志·人物志·文学》。

按：同上《贵州通志·艺文志》作《本草摘要》十三卷。

《药性歌》　　清　谢学全

见光绪二十年《永宁州志》卷八《人物志·方技》。

《药性歌括》一卷　　清　李树荣

见民国十五年《大定县志》卷二十《艺文志》。

同上《大定县志》卷十九《杂志·方技》：李树荣，字香池，岁贡生。年弱冠即究心岐黄之术，后卒以此名家。凡古今医学诸书，靡弗浏览披寻，枕席藩溷间，羼杂堆积，寝食与俱，终其身无少间。遇疑难诸症，为人诊视，必历一、二小时之久，凝神一志，务得其症结之所在而后已。以故积年沉疴不能起，或他人治之而弗效者，树荣为之辨方，辄往往奇验，踵门乞请者日如市。树荣每卓午出，挨户诊脉，必至二、三更后方归。家设药室，贫乏无资者，辄以馈送。利济数十年，功德无量。壻黄辑五锡典从学树荣，为最得其真传，继树荣后，亦以医学擅名，现年七十余，犹能为人疗病。树荣之将卒也，先数日病。谓其家人曰：此病患痰喘，七日变痰缓，至是必不愈矣，医药亦无益，践期果如所言。其平日为人诊视，亦尝先一、二月决死生，无不验。著有《医学歌括》，卒年八十。孙兆兰，字庆堂。优廪生。初习举子业，屡困秋闱，既而存心济世，专精岐黄。值郡中大疫，施药以疗，贫民全活者众，时论高之。

第五类 方 论

《韩氏医通》 明 白飞霞

道光二十一年《遵义府志》卷十一《金石》:《石壁仙题》,在府城北三十里,壁上刊有"山齿齿,石淼淼,白飞霞,曾到此"十二字。下有清泉一道,初传白真人曾于此沐手,至今取以疗疾颇验。飞霞著书有《韩氏医通》《方外奇方》。

《方外奇方》 明 白飞霞

见道光二十一年《遵义府志》卷十一《金石》。

《增补金镜录》 明 傅天镇

见民国二十五年《遵义府志》卷三十二《艺文·目录》。

民国十八年《桐梓县志》卷十七《人物志·技艺》:傅天镇,字继屏,东里魁山人。嘉靖间,其父高祥由江西来籍。天镇性颖悟,通经史。以杨酉禁学,遂不应举。专意于医,有一匕活人之妙,名满滇黔秦蜀间,安车之迎不暇。爰著有《增补金镜录》《手制验方》各若干卷,川抚刘某锓木行世。年近百岁乃卒。

《手制验方》 明 傅天镇

见民国二十五年《遵义府志》卷三十二《艺文·目录》。

按:原作《手验方》,据民国十八年《桐梓县志》卷十七《人物志·技艺》改。

《疟痢三方》　　清　宦廷臣

见民二十五年《遵义府志》卷三十二《艺文·目录》。

道光二十一年《遵义府志》卷三十五《列传》：宦廷臣，字仲良，遵义廪生。性恬静。谓太平之世，惟良医能活人，因殚精岐黄家言，实有心得，愈人不受丝毫谢。自言生平治病不外古方，惟变化在心，故驱遣如意。一女病痢，服峻剂，僵已半月，诊得元气陷，且将脱，用补中益气汤愈。一县令病鼓胀，求治。切诊之曰不治矣，然可四月活。用金匮肾气汤重加人参，胀消，果四月卒。一妇临产不生，且大便闭九日，诊得中气不升，用大剂补中益气汤，生而症悉平。一病疝，至二便闭十余日，诊得前药破气太多，用济川煎重加肉苁蓉愈。一病阴寒便闭十余日，诊得下太早，用理阴煎调麻油生蜜愈。一病黄肿瘫卧者八年，用五味异功散投之，命二人用艾炷更灸，自头至足日千余壮，灸十日，其十指尖自流浓黄汁尽，肿消而起。一产后两目失明，诊得血虚肝强，大用补血平肝之剂，三月目复，故廷臣医法，类有原本如此。尝刻《疟痢三方》，谓可补前所未著，按方施治，无不效焉。

《经验救急便方》　　清　杨志仕

光绪十六年补刻咸丰元年《安顺府志》卷三十六《人物·善行》：杨志仕。府岁贡。性孝友，家世业医。郡修考棚，志仕为首士倡。约施棺会。老仍业医，日持功过格。所著有《经验救急便方》行世。

《临症经验方》　　清　唐崇义

民国二十五年《遵义府志》卷二十二《列传》：唐崇义，号香亭，桐梓人。幼值家贫，嗜学。其父患心痛，久治不痊。崇义以金匮赤石脂散奏效，由是知名。求诊治辐辏其门，多所痊活。常集临症经用方而验者千余方。尤善推拿小儿，应手奏效。其子能嗣其业。

民国十八年《桐梓县志》卷十七《人物志·技艺》：唐崇义读《汉书·艺文志》，见《黄帝内经》九章，备详运气经脉治疗之法。叹曰：医非小道，参天地阴阳造化之机，起国家生民疾苦，非常人所能也，心切慕之，后屡试不遇。复治举子业，纳监乡闱亦不遇，乃致力于《神农本经》及《灵》《素》之旨，然未究其奥。每遇名医则延访之，后得友人授以《黄氏八种》，反复寻绎，始于仲景六经，确有心得。年三十出以问世，名震一时。（节家传《临症经验序》）

《经验药方》　清　周宗侯

民国二十五年《遵义府志》卷二十二《列传》：周宗侯，字耆园。少失恃，事父以孝闻，与兄宗佑友爱相亲，不啻孩提，终身如一日。幼精岐黄术，研究古方书，辨别药性，有国手之称。四方求医不分富贵贫贱，昼夜远迩，应聘未尝不至。每届年中，购取药材，制丸散布施，以治时症，数十年活人无算。手订其经验药方千余条，至今人皆宝之。庸德之行，胜奇节也。年八十一卒。

《医学指南车》　清　袁秉铎

民国二十五年《遵义府志》卷二十二《列传》：袁秉铎，字讲亭，永安里三衙庄人，嘉庆朝岁贡生。博学多闻，端品好学，设帐授经，生徒济济，一时童子之命也。主磁江书院最久，名噪士林。著有《伴我集》《诗文杂字考》《医学指南车》《种花聚春诀》《士林必读》《史学增补》等书，均未梓。

《寿世医窍》　清　杨芳

民国三十七年《贵州通志·人物志》：杨芳，松桃厅人。由行伍历拔镇远镇标千总，嘉庆二年黔楚苗疆平，以功升台拱营守备。四年擢平远协都司，旋擢下江营游击。是年三月升两广督标后营参将，七月芳迁广西新泰协副将。六年四月得旨嘉奖，旋擢陕西宁陕镇总兵。八年三月总督惠令檄芳还搜南山，芳由洵阳坝深入，冒雾雨，扪崖攀葛，狝薙无遗。惠令奏入命军机处记名，俟藏功加提督衔。十三年补松桃协千总，十五年三月特赐三品顶带，补广东右翼镇总兵，十月调陕西西安镇总兵。十八年十月服阕入都，道出河南，十一月进围滑县，加芳提督衔。二十年擢甘肃提督。道光元年调直隶提督，三年调湖南。道光七年上赏复四城功，加骑都尉世职，命在乾清门行走。十二月封芳三等果勇侯，赏用紫缰双眼花翎御前侍卫上行走，并赐其子承注为举人。九年晋封二等果勇侯，晋加太子太傅衔，在紫禁城内骑马。十三年晋芳一等果勇侯。十四年降为二等侯，革退御前侍卫，以总兵往甘肃候补。十五年以疾乞归，许之。二十三年以老病陈请开缺，上念其劳绩，令在籍支食全俸，以养余年。二十六年卒。

《狄氏秘传》　　清　狄文彩

见咸丰二年补刻道光二十二年《贵阳府志》卷五十二《艺文略》。

《狄氏医传摘要》　　清　狄文彩

见咸丰二年补刻道光二十二年《贵阳府志》卷八十二《耆旧传·方技》。

《医宗辨要》八卷　　清　董芝茂

见民国三十七年《贵州通志·艺文志》。

同上《贵州通志》《人物志·文学》：董芝茂，字香圃，荔波人，道光辛巳恩贡生。工诗，性潇洒，筑宜园于城之东北隅，种名花百种，有流觞曲水之胜。日与诸名士游、咏其中。著有《宜园诗钞》八卷、《子规箴》二卷、《家塾文钞》十卷、《名花考》四卷、《二十一史考辨》二十卷、《峨江纪略》二卷、《医宗辨要》八卷、《本草摘元》十二卷。

《寿身小补》十卷　　清　黄安泰

咸丰二年补刻道光二十二年《贵阳府志》卷八十二《耆旧传·方技》：黄安泰，其先醴陵人。安泰父运裳，始徙贵筑。安泰好学，通医术。于《灵枢》《素问》《中藏》《甲乙》诸经，《金匮》《伤寒》《病源》诸论，罔不贯究。又善尺牍，府州长官多聘为记室。尝以其术治病，无不应效。尝作《寿身小补》十卷。其自序云："岐伯云：上工救病于萌芽，下工救病其已成，救其已败。古之所谓下工，今皆可谓上工矣。其言痛中时弊，殆深思有得之书，非寻常抄录医方者可比。道光中卒于京邸。

《经世仁术》　　清　冯云祥

见民国三十七年《贵州通志·艺文志》。

同上《贵州通志》之《人物志·文学》：冯云祥，字麟州，毕节人。道光丙戌进士，历任安徽、浙江知县。引疾归里四十余年，以著述自娱。著有《诗经正本》《书经提要》《周易引蒙》《春秋志在》《四书述问》《离骚注疏》《经国大业》等书。卒年八十有六。

《古医方》　　清　郑珏

民国二十五年《遵义府志》卷二十二《列传》：郑斑，弟珏。珏字子行，珏字子瑜。遵义郑征君弟也。读书略通大义，不肯竟举业去。家贫薄，有田数十亩，力耕自食，名以山人自高。道光末，征君以高名宿学为西南儒宗，郡守以下礼聘造请，士大夫望尘款接，惟恐失颜色。山人独默寡誉，以布衣终，姓名不出闾巷。老屋柴扉，萧然物外，于富贵人一不识也。子行，隐于堪舆。子瑜，隐于医。二人者众德之，民有隐曲及构争讼事，两造莫能平，皆愿得郑山人一言而定，其推重若此。性嗜钓，无事率尝在乐安江水，藉草地、或据危石，虽斜风细雨不归，志亦不在鱼也。珏先卒，年四十三，辑有《古医方》若干卷。珏卒年七十一，有《悦坳遗诗》一卷。

《临症要诀》　　清　杨长青

民国二十五年《遵义府志》卷二十《列传》：杨长青，字子开，北乡龙塘人。邑岁贡生。长青幼随诸父读，年未冠入邑庠。天性锐敏，尤富才气。郡守杨书魁器之，召至署读书，暇今涉治术。咸丰以来，黔乱日棘，遂弃举子业，专致力于兵事，尤善岐黄术。十一年唐炯知锦州，招至，适川贼谭友盛、蓝大顺等势猖甚，长青任文案兼理粮饷事。时贼十万围城数匝，炯卒扫荡驱逐，得长青参赞之力居多。事平保县丞。六年，炯率师平黔乱，长青任营务处兼文案，揽乡人侦谍，迭擒巨匪。七年，贵州肃清，加同知衔。八年，大军进剿下游苗匪，师次重安江，值父丧，摧怆已过，益以军事旁午不得稍息，月余竟卒于幕。炯专案上闻，蒙赠知府，诏入祀黔省昭忠祠。年仅五十二岁。长青尝以医术济人，著有《临症要诀》《经验刍言》，为戚某操是术者假而散佚。

《经验刍言》　清　杨长青

见民国二十五年《遵义府志》卷二十《列传》。

《谢本峉方》　清　谢本峉

光绪二十一年《增修仁怀厅志》卷五《人物》：谢本峉，号竺岩，廪贡生。分部主事，历官云南宁州、云龙、罗平、潞南知州，政声昭著。兼精岐黄，图圄中得染瘴疬者，施方调治无不全愈，上宪刻其方，布各州县。又自著《痒疬》等书传世。年六十四卒于任所。宦囊空乏，欠款数千。

《痒疬》　清　谢本峉

见光绪二十一年《增修仁怀厅志》卷五《人物》。

《医学》　清　戴云龙

光绪二十五年《湄潭县志》卷七《人物志·方技》：戴云龙，永兴人，邑庠生。现年八十二岁，精岐黄，医治屡效，人多敬服。著有《医学》，待刊。

《男科验方》　清　黄金榜

光绪六年《清平县志》卷四《流寓》：黄金榜，字恕斋，镇远荐绅也。其立身大节，侨寓之清邑凯里，市隐教读者四十余年，年九十犹焚膏继晷，手不释卷。辑有《周易删补》《衍义大全经书》并男、妇、小儿验方，痘疹、推拿秘诀。今只存二集，则近作及辑旧也。

《医学歌括》　清　李树荣

见民国十五年《大定县志》卷十九《杂志·方技》。

《医学稿》一卷　　　清　黄发光

见民国十五年《大定县志》卷二十《艺文志》。

同上《大定县志》卷十九《杂志·方技》：黄发光，国学生。善岐黄术，生平济人利物，广行方便。乡邻请治病，无贫富悉往，每诊病必将病源开列于端，而以其方附后，脉礼之有无弗计也。年七十八时，每初更辄解衣袅礴而寝，甫就枕鼻息齁齁然，及二三更后有人唤请治病，则披衣起，立令其扶持以往，虽风雨霜雪不避忌。乡间有请乞者，则乘款段马崎岖数十里不为劳。尝夏日出游市中，以一手杖藜，一手握羽扇，而白鬚飘拂，下垂胸臆，童颜赪彩，笑容可掬，人望之若神仙中人。行医数十年，全活无算。年百岁，提学使赵维熙题赠"寿比乔松"扁额。郡人李芳为撰一联云：'一百岁曰期颐，是黄石后身，道骨仙风长不老；三千功为圆满，得仓公妙术，琪花瑶草尽成春。其丰采仪型可观其概矣。一百另一卒于家，著有《医学稿》一部。

同上《大定县志》卷十一《选举志·耆民表》：黄发光，年八十二岁，光绪元年以恩赐正九品。

《经验奇方》　　　清　范至诚

民国二十八年《开阳县志稿·人物·乡贤》：范至诚，名品端，号章甫，至诚其字也，初为蜀北中江县人。少时博通经籍，工制艺，兼涉猎《内经素问》诸书。拟应童子试，会蓝二等倡乱，川南北学使轺车多阻。章甫以医乃仁心济世之术，遂专研医理十余年，颇擅三折肱之誉。值邻县金堂龙海生刺史牧开州，以其地疫疠甚行，乏良医，素知章甫学，专函敦促。章甫因举家南来，至则待诊者无不应手立愈。甫更出经验秘方，请海生广市药，以应贫者之急，所全活愈众。岁庚子，萧牧伯委以运米平粜，事毕退休，时年已六十有八矣，犹手抄其素所诊断《经验奇方》，裒集成册，将以寿世。凡有求诊者，不论盛暑祁寒，昼则策杖，夜则以两孙扶翼而行，不稍延晷刻。其恫瘝在抱为何如。适有白某染时疫，曾一度诊视，越日复经其处，闻白室号泣声，诣诸邻云：白某死矣。章甫惊曰：何遽至是。急步入，见白某僵卧庭中，抚之手足已冰，审其息如游丝，即探药授白妇曰：尔夫固未死，急投以药，当复苏。临行谆嘱以善调护，并允以稍复诊视。妇敬如命，不数刻而白呻吟转侧矣，由是病日减，竟喜占无药。又三年，章甫卒，白临奠，哭之哀。

（以上内科）

《外科治法》一卷　　清　胡致中

见道光二十九年《大定府志》卷三十七《方技传》。

《刀圭摄要录》六卷　　清　胡承业

见光绪十八年《黎平府志》卷八《艺文志·书籍》。

同上《黎平府志》卷七《人物志·列传》：胡承业，开泰，岁贡生。性简静，精于医。著有《刀圭摄要录》。

（以上外科）

《产科心法》　　清　夏正邦

光绪二十五年《湄潭县志》卷七《人物志·方技》：夏正邦，经里人。生平乐善，精青乌术，并精岐黄。兵燹时，与曾祖芳，立砦东溪，施药济人。著有《产科心法》行世，年八十无疾终。

《妇科验方》　　清　黄金榜

见光绪六年《清平县志》卷四《流寓》。

（以上妇科）

《保幼集》一卷　　清　胡致中

见民国十五年《大定县志》卷二十《艺文志·书目》。

道光二十九年《大定府志》卷三十七《方技传》：胡致中，大定人。性温惠而明敏，幼事名医张一阳，尽得其传，遂以善医名于郡中。诊脉辨方极深细划，然有断限，不持两可之说。尝语人曰：方脉之书汗牛，一病之主治至数十，倘不精密，即可寒热反施。因此杀人，尚不自认为庸，侈然以本方自命，则又庸医之狡者也。以此故其处方无不立验，贫者求诊不责金钱，且施之药，人以此称之。著有《保幼集》一卷、《外科治法》一卷。

《幼科经验方》　　清　狄文彩

见咸丰二年补刻道光二十二年《贵阳府志》卷五十二《艺文略》。

《小儿验方》　　清　黄金榜

见光绪六年《清平县志》卷四《流寓》。

《痘疹秘诀》　　清　黄金榜

见光绪六年《清平县志》卷四《流寓》。

（以上儿科）

《推拿秘诀》　　清　黄金榜

见光绪六年《清平县志》卷四《流寓》。

第六类　医史　医案　医话

《轩岐外传》　　清　谢学全

光绪二十年《永宁州志》卷八《人物志·方技》：谢学全，字贯之，以医鸣于世。粗通文艺。所著有《轩岐外传》《药性歌》《脉要》等书，未梓，而毁于贼。家不甚裕，慷慨好施，乡邻皆称为善士焉。

《狄氏医案》　　清　狄文彩

见咸丰二年补刻道光二十二年《贵阳府志》卷八十二《耆旧传·方技》。

《医案抄本》　　清　杨忠熙

民国二十三年《兴仁县志》卷十四《人物志·儒林》：杨忠熙，号敬廷，普安恩贡生。性冲淡，容止端正，与人无竟，崖岸自立。工诗文，沉酣经术。咸丰回变，与安顺黄卓元避于四川，鬻文自食。同治末，回乱定，回里，举优行，秋闱中副榜，出壬申恩科贡生。继游于黔抚曾壁光幕，于黔省肃清案内，保奖内阁中书，候选教谕。好古文辞，派衍桐城，诗有李白风骨。其父济航，作别墅于关东，名"咏月诗巢"。忠熙作咏月绝句三百首纪之，诗载艺文志。承父教，能医。每为人治异疾，药到病除，有国手称。中年设帐，尝以躬行导后进。卒六十有五。著有《文辞诗赋》及《医案抄本》藏于家。

《虚者实之赋料》　　清　段云光

民国三十六年《镇宁县志》卷三《乡贤》：段云光，字辑熙，学者称碘常先生。生于道光庚寅，性聪颖强记，读书数行俱下，沉酣经史，浸渍百家，旁及医卜星相之学。故其文博而诗粹。弱冠入库食饩，文名籍甚。同治丙寅，苗贼陷城，公播迁东窑，四方负笈从学者不惮兵燹跋涉而麇集，居五载，学成者甚伙。贞丰、安南诸处闻公名聘往设帐。于时，玉成者颇多。光绪纪元乙亥，公出恩贡，赴省拜命，学正姜永清以公品学兼优，保于提学使，荐举以教职归部铨选。壬午刘州牧麟书聘主讲双明书院，训成者尤众。盖公之设教，定有规律，塑望必申。仿经义、治事斋法，博文约理，重笃实践履，故满城桃李尽出公门。已亥部文到，委公署都匀府学教授。文风优美之地，一时俊才咸来请益。在任二年已七旬有三，乃乞骸骨。辛丑壬寅寝疾，吟易簧诗云：'临深履薄战兢兢，寡过一生愧未能，从不琴堂稍屈膝，多遗手泽佐中兴'。笑语而殁。生平著述等身，其成帙者有《长春山房文集》《诗集》各十卷，《四子书精义》二十卷、《虚者实之赋料》四卷、《诗韵可读》二卷，《游于艺》十卷。斯著研医者强半，其他时艺杂作颇多，藏庋未梓。民国五年陈廷棻闻公富著述，索付剞劂，未识果否。

《游于艺》十卷　　清　段云光

见民国三十六年《镇宁县志》卷三《乡贤》。

《医戒》　　清　狄文彩

见咸丰二年补刻道光二十二年《贵阳府志》卷八十二《耆旧传·方技》。

附录　参考书目

本附录所列参考书目，凡文中引用者前加米字符号。

《贵州通志》四十六卷　清乾隆六年刻本

*《贵州通志》　民国三十七年铅印本

*《贵阳府志》八十八卷　清咸丰二年补刻道光二十二年本

*《遵义府志》四十八卷　清道光二十年刻本

*《续遵义府志》三十五卷　民国二十五年刊本

*《桐梓县志》四十九卷　民国十八年铅印本

《绥阳县志》　一九六四年油印清乾隆二十四年本

《绥阳县志》八卷　民国十七年铅印本

《正安州志》四卷　一九六四年油印清嘉庆二十三年本

《正安新志》八卷　清咸丰八年刻本

《续修正安州志》十卷　清光绪三年刻本

《婺川县备志》十一卷　一九六五年油印民国十一年汇辑本

《湄潭县志》三卷　一九六四年油印民国二十二年传抄清康熙二十六
　　年本

*《湄潭县志》八卷　清光绪二十五年刻本

《玉屏县志》十卷　民国三十七年铅印清乾隆二十二年本。

《玉屏县志资料》　一九六六年复制民国三十三年本

《玉屏县志》十卷　民国三十七年铅印本

《仁怀直隶厅志》八卷　清道光二十一年刻本

*《增修仁怀厅志》八卷　清光绪二十八年增刻光绪二十一年本

《龙泉县志草》　一九六五年油印清康熙四十八年本

《余庆县志》不分卷　清光绪三十年纂抄本

*《余庆县志》四卷　民国二十五年石印本

贵州省

《铜仁府志》十一卷　清道光四年刻本

《铜仁府志》二十卷　民国三十五年铅印清光绪十八年本

《思南府志》八卷　一九六二年影印明嘉靖十六年本

《思南府续志》十二卷　清道光二十年刻本

《思南县志稿》十卷　一九六五年油印民国九年本

《思州府志》八卷　一九六四年油印清康熙六十一年本

《平溪卫志书》不分卷　一九六四年油印清康熙十二年本

《石阡府志》八卷　清乾隆三十年刻本

《石阡府志》八卷　清光绪二年刻本

《石阡县志》二十卷　一九六六年油印民国十一年本

《印江县志》二卷　精抄清道光十七年本

《德江县志》三卷　民国三十一年石印本

《松桃直隶厅志》三十三卷　清道光十六年刻本

《普安县志》十卷　一九六一年影印明嘉靖本

《普安州志》二十六卷　一九六四年油印清乾隆二十三年刻本

《普安直隶厅志》二十二卷　清光绪十五年刻本

《普安县志》十八卷　民国十五年石印本

《南笼府志》八卷　一九六五年油印清乾隆二十九年本

《南笼续志》三十卷　民国十年修　抄本

《沿河县志》　民国三十二年铅印本

《兴义府志》七十四卷　铅印清咸丰四年本

《兴义府志续编》二卷　铅印清光绪九年本

《兴义县志》　一九六六年油印民国三十五年稿本

《毕节县志》八卷　一九六五年油印清乾隆二十三年本

《毕节县志稿》　一九六五年油印清同治十年本

*《毕节县志》十卷　光绪五年刻本

《黔西州志》八卷　清光绪十年重刻道光十五年本

《黔西州续志》六卷　清光绪十年刻本

《平远州志》二十卷　清光绪十六年重刻道光二十七年本

《平远州续志》八卷　清光绪十六年刻本

《册享县乡土志略》　一九六六年油印民国二十五年稿本

《册享县乡土志略》 民国三十一年 稿本

*《兴仁县志》二十二卷 一九六五年油印民国二十三年稿本

《兴仁县志补》十五卷 一九六五年油印民国三十二年稿本

《安南县志》四卷 一九六零年油印传抄清雍正九年本

《安南县志》不分卷 民国五年抄本

《安南县志稿》六卷 一九六六年油印民国十一年修本

《晴隆县志》 一九六五年油印民国三十三年稿本

*《大定府志》六十卷 清道光二十九年刻本

《威宁县志》十八卷 一九六五年油印民国二年本

《大定县志》八卷 清光绪十二年刻本

*《大定县志》二十二卷 民国十五年石印本

《息烽县志》三十八卷 一九六五年油印民国二十九年稿本

《清镇县志稿》十二卷 民国三十七年铅印本

《镇宁州志》八卷 清光绪元年修 民国间抄本

*《镇宁县志》四卷 民国三十六年石印本

《安顺府志》五十四卷 清光绪十六年补刻咸丰元年本

《开州志》四卷 民国二十三年影印清乾隆本

《开州志补辑》 民国二十三年影印本

*《开阳县志稿》 民国二十八年铅印本

《修文县志》十七卷 民国三十七年铅印本

《安平县志》十卷 一九六四年油印清道光七年本

《平坝县志》不分卷 民国二十一年铅印本

《永宁州志》十二卷 清光绪二十年重刻道光十六年本

《永宁州志补遗》五卷 清咸丰四年刻本

*《永宁州志》十二卷 清光绪二十年刻本

*《清平县志》六卷 清光绪六年刻本

《镇远府志》二十八卷 一九六五年油印清乾隆五十七年本

《关岭县志采访册》八卷 一九六四年油印民国二十五年本

《施秉县志》二卷 一九六五年油印民国九年本

《剑河县志》十二卷 一九六五年油印民国三十三年本

《清浪卫志略》不分卷 传抄清康熙二十三年本

《天柱县志》二卷　民国二十三年影印清康熙二十二年本

《天柱县志》八卷　清光绪二十九年活字印本

《黎平府志》四十一卷　清道光二十五年刻本

＊《黎平府志》八卷　清光绪十八年刻本

《黄平州志》十二卷　清道光二十九年增刻嘉庆五年本

《黄平县志》二十五卷　一九六五年油印民国十年本

《思州府志》八卷　一九六四年油印清康熙年间本

《古州厅志》十卷　清光绪十四年刻本

《定番州志》二十一卷　民国三十四年增补铅印清康熙五十七年本

《独山州志》十卷　一九六五年油印清乾隆三十四年本

《清江志》八卷　清乾隆五十五年修　抄本

《岑巩县志》十五卷　一九六六年油印民国三十五年稿本（残）

《开泰县志》四卷　一九六四年油印清乾隆十七年本

《台拱厅志略》三卷　清乾隆五十七年修　抄本

《麻江县志》二十三卷　民国二十七年铅印本

《榕江县志》一卷　民国年间修补石印本

《八寨县志稿》三十卷　民国二十一年铅印本

《贵定县志稿》　一九六四年油印清末年间稿本

《桑梓述闻》十卷　一九六四年油印清光绪戊戌年本

《瓮安县志》二十一卷　民国四年铅印本

《三合县志略》四十四卷　民国二十九年铅印本

《荔波县志稿》　清咸丰五年修　民国二十四年抄本

《荔波县志》　清光绪元年抄本

《平越直隶州志》四十卷　清光绪二十三年修　二十八年刻本

《独山县志》二十八卷　一九六五年油印民国三年稿本

《郎岱县采访稿》八卷　一九六六年油印民国二十五年稿本

《羊场县采访册》四卷　一九六六年油印民国二十五年稿本

《水城厅采访册》十卷　一九六五年油印清光绪二年本

《水城县志草稿》　民国十七年纂修　抄本

《黔记》四卷　清道光十四年刻本

《贵阳乡土地理三编》　民国间石印本

云 南 省

前　言

　　云南省地处我国西南边陲，山多地广，草木繁茂，药用植物资源尤为丰富。历史上一些有作为的医药学家，有的就是充分利用本省优越的自然条件，加上刻苦、勤奋，经过多年考察、实践、认识、总结，写下了不少医药学专著，为中医学增添了新的篇章。云南最负盛名的医药学家，杨林的兰茂就是其中之一。他积三十余年医疗实践经验，又悉心研究本草多年，独树一帜，撰著《滇南本草》一书，收载药物多为一般本草著作所未载，如其中特产药材：云连、马槟榔、千张纸，以及土茯苓、贝母，多为本书所首载。对声蜚国外的"云南白药"，其配方的主要药物的收载，在历代诸家本草中有些是难以查到的。以往本草书籍很少著录边远少数民族地区的药物，尤其是他们的用药经验，而兰茂的著作却突出地注意了这一点，这是极其难能而可贵的。有的记载至今仍有借鉴的价值，如关于灯盏花，可治疗"左瘫右痪，风湿疼痛"，据考查，云南邱北县苗族医生也有此等经验，现在我国《药典》中的"灯盏细辛"就是根据云南民间这一治疗经验收载的。《滇南本草》是一部反映云南地区用药经验的地方本草，在云南医籍中占有重要位置，也是研究我国南方地方药重要参考文献，在中医药史上也有一定地位，已流传了五百多年。贡献多，影响大，那是不待言了。

　　此外，云南省的医籍，也反映了本省医家因时、因地、因人制宜，辨证施治的经验。如《医门揽要》中，记载衡量脉象，识别心肾不交等证，产后病之灯光测证法。有的《医案》记载，根据当地发病特点，医家发明了截疟追瘴丸，拟制治瘴方等，在此就不必一一赘述了。

　　总之，云南省医籍，对于研究地方医药学，地方本草学提供了可贵的资料，为进一步研究中医药学开拓了广阔天地。

郭霭春　郭洪耀

一九八三年

云南省

2123

目　录

云
南
省

第一类 医 经

《内经条解》　清　向忠

民国九年《姚安县志》卷三十五《人物志·方技》：向忠，字晦庵，咸丰间监生。精习内外方脉，曾充楚雄府署医官。学参《灵》《素》，为人立方治病，多奇效，不计酬资，求诊者日盈其门。著有《内经条解》《验证指南》。

《内经四言韵语》　清　张佩道

民国九年《姚安县志》卷三十五《人物志·方技》：张佩道，字行之，光绪间诸生。家贫力学，潜心医术，于《灵枢》《素问》探赜研机。著有《内经四言韵语》一书。患沉疴者，悉求诊治。

第二类 诊 法

《脉诀指南》 清 钱懋龄

道光二十九年《昆明县志》卷八《艺文》：钱懋龄，原名简，字以敬，嘉庆戊午举人。性孝友，尝为季弟偿逋负数百缗。兄女少孤，抚育而择婿嫁之如己女。叔父官广文，老而失明，罢官后，僦屋以居，月奉之薪米。授从弟以经，迎寡嫂及遗孤育于家。凡地方建义学、设券金、周贫、恤嫠、掩骼诸善举，皆懋龄倡之。年五十四卒。

光绪二十六年《续云南通志稿·人物志》：钱懋龄，昆明人。幼苦贫，佣书养亲。嘉庆戊午举于乡，家居授徒。以母多病学为医，著有《瘟疫集要》《脉诀指南》《学董堂文集》诸书。

《六部脉主病论》 清 奚毓嵩

民国三十三年《鹤庆县志》卷九《人物志》：奚毓嵩，字楚翘，岁贡生。早岁入庠，即专攻制举业，数战不第，识者多为惋惜，然誉日以起，延者接踵而至，省垣及蒙腾皋比之拥殆遍焉。赋性严正，足不入公门，亦不一与闻地方公事。邑中科贡，多出门下。课徒之暇，研究经史子集，并讲求医术，曰：良医之功与良相等。吾不得志以行吾学，其藉手于医乎。著有《六部脉主病论》《训蒙医略》《伤寒逆症赋》《先哲医案汇编》《补遗论》《补遗药方备用论》《治病必求其本论》《五脏受病舌苔歌》。

《五脏受病舌苔歌》 清 奚毓嵩

见民国三十三年《鹤庆县志》卷九《人物志》。

第三类 伤 寒 〔附〕温病

《伤寒脉赋》　明　刘寅

民国六年《龙陵县志》卷之十一《人物志》：刘寅，嶟县人。洪武庚戌进士，授江西金事，以事谪金齿货药训业。所著有《武经直解》《伤寒脉赋》《标幽赋注》。其自铭曰：少游溽阳，老滞永昌。道不遂其初志，心终焉而遑遑。研究典籍，著述文章。愧无补于名教，徒取笑于大方。知非思改，得善虑亡。幸获享中寿，即九原而徜徉。

《伤寒论略》　清　赵同文

民国三十七年《云南通志》卷二百三十七《艺术传二》：赵同文，字书棣，白井人。学问优长，湛深岐黄之术。善治危症，着手见效。著《伤寒论略》《临症诸言》。

民国十三年《盐丰县志》卷十《人物》：今其家医术，已逮三世。季子锡圉，尚能继美，盖由涵濡之有素云。

《伤寒论》二卷　清　吴瑞

光绪三十年《续修永北直隶厅志》卷七《方技》：吴瑞，字玉书。世业医，尤精伤寒、脉诀。著有《伤寒论》二卷，远近医治皆效。同知严良裘给"着手成春"额。

《伤寒逆证赋》　清　奚毓嵩

见民国三十三年《鹤庆县志》卷九《人物志》。

云南省

2129

《瘟疫集要》　　清　钱懋龄

见道光二十一年《昆明县志》卷八《艺文》。

《瘟疫集要》二卷　　清　李本修

道光十五年《云南迪志稿》卷一百九十四《艺文志》：本修，字健业，号筠田，河阳人，嘉庆间诸生。著《瘟疫集要》，昆明钱允济为之序。

《瘟疫论》　　清　曹鸿举

光绪二十年《云南通志》卷一百八十六《人物志》：曹鸿举，字体恒，昆明庠生。精方脉，兼善针灸。时多疫，治之立愈。著有《瘟疫论》《瘟疫条辨》。其族兄旭，字东曙；昶，字炳蔚；亦精其术，皆以医著名。

《瘟疫条辨》　　清　曹鸿举

见光绪二十年《云南通志》卷一百八十六《人物志》。

第四类 本 草

《滇南本草》三卷　　明　兰茂

见民国二十三年《嵩明县志》卷二十一《艺文》。是书已收《云南丛书》子部之十五，分上中下三卷，记滇中药草共一百六十五种，各究其味之酸苦咸甘辛等，及其性之寒热温和平等，并某草通某经、治某病等，末附鸟类三、兽类一、虫类八。

民国二十三年《嵩明县志》卷二十六《人物》：兰茂，字廷秀，号止庵。杨林千户所，原籍河南洛阳人。性颖悟。过目成诵。年十六，通经史，于濂洛关闽之学焕如也，旁及医道、堪舆、丹青无不通晓。赋性简淡，不乐仕进。尝颜其轩曰止庵，号和光道人，自作和光传，又称玄壶子，留心经济。正统时，大司马王骥征麓川，咨其方略，遂成功。"若要麓川破，船从山上过"，至今犹传其语，乡里称为小圣。与安宁张维皆以文章行谊，为乡里崇尚。绝意仕进，楷模后学，时人为之语："杨林有兰，安宁有张"。所著有《玄壶集》《鉴例折衷》《经史余论》《安边策条》《声律发蒙》《性天风月通玄记》《止庵吟山堂杂稿》《碧山樵唱》《草堂风月》《苹州晚唱》《韵略易通》《金粟囊》《中州韵四言碎金》《滇南本草》《医学挈要》诸学行世。今所存者唯《玄壶集》《性天风月通玄记》《韵略易通》《滇南本草》《医学挈要》《声律发蒙》数书而已。止庵治家有法，冠婚丧葬一本文公家礼，不作佛事。年七十四卒于家。崇祀乡贤。止庵兄弟三人，子廷俊、廷瑞皆能诗。

民国三十七年《云南通志》卷七十三《艺文考》：本草书甚多，惟李时珍《本草纲目》一书能集诸家之大成。茂生洪武中，时李书尚未出，而已成《滇南本草》。取精用宏，尤难能可贵。惟历时数百年，书坊刻本，鲁鱼亥豕，讹误百出。方技家，假窃行术，益复擅加窜易，几失原书之真，序文并欠雅驯。辑刻云南丛书处，得旧刻本精校，收入《云南丛书》。

《本草别解》 清 赵子庄

民国六年《大理县志稿》卷二十二《人物部》：赵子庄，字临宇。世业岐黄，至子庄而益精，当道推重之。每遇奇疾，诊视辄效。时有痒子症，患者多死，子庄创奇方，活人无算。为人赋性磊落，不治生产，所得脉金，随手施与。著《本草别解》《救疫奇方》。

《本草改谬》 清 习谭

见民国三十七年《云南通志》卷二百三十七《艺术传》：习谭，字崇周，丽江人。善音律，尤精医。尝言医必备药，售于市者多伪。深山大壑，人迹罕到之处，躬亲搜采。著有《验后录》《本草改谬》二书。性慈仁，见人贫乏，虽诊治，而不取资。有姻戚王某求药，人视之无病。崇周隔房闻声，速遣归，未至家而卒，人咸叹其神云。

第五类　针　灸

《标幽赋注》　　明　刘寅

见光绪二十年《云南通志》卷一百八十七《人物志》。

《大小金针八法》　　清　尹丕

见光绪二十六年《续云南通志稿·艺文志》。

第六类　方　论

《心济医宗》　　明　龙施

康熙三十年《云南通志》卷二十一《乡贤》：龙施，字德敷，前卫人（昆明）。嘉靖乙卯乡试第一，初任峨眉学谕，历任户部郎中，所在声称藉甚。升河东运司，以母老乞养。家居二十余年，不入公门，当事者，屡荐不出，澹然自乐。著书之外，制药济病，视亲戚有缓急，辄损资佐之。所著《露林蝉啸》《心济医宗》《归田百韵》《田园杂兴》《集字和韵》《林皋漫兴》《群书集韵吟稿》诸书。及卒，祀乡贤。

《医学挈要》二卷　　明　兰茂

见民国三十八年《云南通志》卷七十三《艺文考三·滇人著述之书三》。《医学挈要》分上下两卷，上卷专论脉法，浅显明透；下卷论方症，多本《金匮》，而治法加详。所举各证，尤与滇省气候相符，殆合《滇南本草》并行之书也。收入《云南丛书》。

民国三十八年《云南通志》卷一百八十九《列传一》：兰茂，洪武三十年丁丑生，成化十二年丙申卒，年八十。崇祀嵩明乡贤祠。总督范承勋称其学"内圣外王"。侍读李澄中典云南试，为修祠墓，撰兰先生祠堂记，称为百世师。乾隆辛酉学使孙人龙撰《声律发蒙》序，称为天民；又谓使其出而有为，当与刘诚意，宋景濂后先辉映。

《奇验方书》　　明　李星炜

光绪二十年《云南通志》卷一百八十六《人物志》：李星炜，号云鹤山人，鹤庆人。性真悫简严。幼习举子业，每忘寝食。至疾，乃学医，洞彻方脉，以起人沉疴痼疾为念，不计利。著《奇验方书》并《痘疹保婴心法》一卷，多发前人未发之旨。

《洞天秘典》　　明　陈洞天

光绪二十年《云南通志》卷一百八十六《人物志》：陈洞天，逸其名，鹤庆人，居罗陌川。遇异人，授以黄白之术，丹成广济穷困，人多德之。遇瞽者，投丹少许，光明如好目。远近踵门求济，限为之穿。晚年以其所得著《洞天秘典》一书，多属前贤未发之旨，人争购之，因号洞天先生云。

《可知因病二论》　　明　孔聘贤

天启五年《滇志》卷十四《人物志》：孔聘贤，通海人，号浧阳。万历乙酉举人，历户部郎，出视边储。会岁大疫，念边人或为庸医所误，乃著《可知因病二论》，仍揭之通衢。每坐堂，边人皆投牒，言其病状，随方授之，全活甚众。迁贵州宪副，升广西参政。归以诗文自娱，有《金台、槐轩、桧亭诸集韵》。

康熙三十年《通海县志》卷八《人物》：孔姓系出东鲁，自句容入滇，为王姓者数世矣，至聘贤始请复姓孔。

《医书》　　明　何孟明

光绪二十年《云南通志》卷一百八十六《人物志·八》：何孟明，石屏人。持躬清介，以善医名。

《医集》　　明　何孟龙

嘉庆四年《临安府志》卷十四《人物》：石屏何孟龙。持躬清介，以善医著名。时高肇尧艺亦相埒，何著《医集》，高著《医案》，皆为岐黄家所宗。

《方书》十六卷　　清　罗名模

民国十二午《景东县志稿》卷十一《人物志》：罗名模，字范文，郡属左所营人。本姓程。幼读书，五遍即背诵不忘，未弱冠，补诸生。夙有疝疾，不问家人生产，妻李氏，克任门户，即断家事，绝意功名，不礼乡试。日惟依父母前，不离跬步。晨昏肴馔、必求丰腆以进。曾与兄，师事同郡之杼，终身礼之，事兄若严父。资修脯以佐家用，遇贫乏，则不受其金。登堂教授，虽盛暑必具衣冠。晚嗜医学，手录《方书》十六卷。居常自慊无补于世，将藉活人术，以行素志。

《验证指南》　　清　向忠

见民国九年《姚安县志》卷三十五《人物志》。

《验后录》　　清　习谭

见民国三十八年《云南通志》卷二百三十七《艺术传》。

《经验良方》二卷　　清　李希舜

民国十年《宜良县志》卷九下《人物志·方技》：李希舜，历任江南兴化、上海、常熟等县知县，太仓州知州，循声卓著。生平尤精岐黄术，著有《经验良方》二卷刊刻行世，贾纶为之序。

民国十年《宜良县志》卷九上《人物志·宦绩》：李希舜，号慄斋。由雍正癸卯举人，丁未中明通榜，授寻甸学正。八年乌蒙作乱，与州牧崔乃镛协理军务，固守城垣，著有劳绩，为鄂文端公赏识，保题昭通教授。乾隆十年升江南兴化令，捐俸修筑范公堤，以御水灾。创立义学，以培士类。继署太仓牧，并常熟篆。善政多端，尤尽心灾赈一事，严查户口，亲自散给，慨捐廉俸，煮粥赈饥，士民爱戴。

《验方》　　清　周逢源

民国三十八年《云南通志》卷二百三十七《艺术传》：周逢源，字陶谟，江川人。岁贡生。咸同之乱，与杨馥、李必扬、王永安等集丁壮，保危城。乱平获奖，不复进取。日惟研究医术，屡治危证，活人无算。曾将经验所得，著为《验方》三十本，传之子孙。其孙国柱以其术显。国柱，字沛然。诸生。弃举业，习医，远近求诊者踵相接。

《奇方要览》　　清　许高仪

民国三十八年《云南通志》卷二百三十六《艺术传》：许高仪，宜良人，文生。精岐黄，性慷慨好施。嘉庆间，疫虽盛行，捐资购药，全活甚众。

《临证知要》　清　茅德昌

光绪三年《东川续志》卷之三《方技》：茅德昌，字澍堂。幼习举子业，以家贫弃去，贸易奉母。母殁，游历四方，遇三吴名医师事之，遂精岐黄术。凡断病吉凶，皆有确据。遇险症，诸医束手，独毅然治之，每取效于须臾。平居讲求方术，由喻嘉言《尚论》之旨，窥张仲景《金匮》之秘，治伤寒尤有胆识。尽心疗疾，贫富一体，弗受人谢仪。闻危病相延，虽深夜或大雨雪必往。

《训蒙医略》　清　奚毓嵩

见民国三十三年《鹤庆县志》卷九《人物志》。

《补遗论》　清　奚毓嵩

见民国三十三年《鹤庆县志》卷九《人物志》。

《补遗药方备用论》　清　奚毓嵩

见民国三十三年《鹤庆县志》卷九《人物志》。

《岐黄得心汇编》　清　李耀

见民国十王年《盐丰县志》卷十一《艺文·书目》。

《医学诀要》　清　段觐恩

光绪二十年《云南通志》卷一百八十六《人物志·八》：段觐恩，字云峰，安宁人。精太素脉，每试辄效。晚年耳重听，诊脉不待问，而辨证无爽，险症沉疴，应手而立痊。

《溥仁堂验方》四卷　清　刘士吉

民国三十八年《云南通志》卷二百三十七《艺术传》：刘士吉，字子谦，腾越人。读书博洽，兼精俞跗之学。薄游昆华，士大夫每神其术。著《溥仁堂验方》四卷。

《经验方书》　清　杨文赐

同治十三年《黔阳县志》卷四十五《流寓》：杨文赐，字聿修，云南昆明县人。初任湖北应山县平靖关巡检。乾隆二年以胞伯永斌巡抚湖北，引嫌改湖南沣州嘉山镇，署石门典史、沣州州判。以卓荐调补永绥厅花园汛巡检，寻署经历，升授安徽安庆府照磨。引疾后，家于黔阳，子孙遂为黔阳人。文赐约己爱民，垂老，宦囊萧索，不介于怀。在苗疆日久，峒蛮感恩遗爱，岁问起居。住黔阳，多隐德，尝手书格言，启邑后进。集《经验方书》，以应求者。卒年七十有三。

《求我斋医书》　清　毛翰声

民国二十七年《石屏县志》卷十二《人物》：毛翰声，大瑞城人。著有《历代史略》▢▢，荣相庆序之。且精通岐黄，编有《求我斋医书》。

《医学集要》　清　李钟溥

光绪二十年《鹤庆州志》卷之二十九《方技》：钟溥，乾隆间人。貌修伟，髯丰而长，人皆以胡子先生称之，精内外科。晚年遇一湖广道人，授以升降二丹，治无名怪疮，辄验。太守辛给以额曰："华佗真传"。著有《医学集要》《眼科》诸书，至今孙辈仍尚习其业。

《临症诸言》　清　赵同文

见民国十三年《盐丰县志》卷十《人物·艺术》。

《人子必读书》　清　倪应弼

民国二十九年《昆明县志》卷四《人物志》：倪应弼，字承勋，诸生。有至性，事亲能先意承志，曲尽其欢。凡果蔬新出者，必先奉亲，亲未尝，虽戚友特具，亦不敢先亲而食。侍亲疾，药必亲尝。药物有未谙者，必遍检本草，考辨其性，始煎进。每痛庸医之误人，遂广集诸家医书、脉诀，殚精讨论，由是遂精岐黄之术。谓侍亲不知医，则于养生之道有匮。尝辑医书、地理书之简明切要者，汇为一册，名曰"人子必读书"，谓养生送死，人子之大事，非精于其道，乌能于心无慊。性尤友爱，事兄如父。兄性褊急，每有苛责，辄屏息顺受，敬之终不衰，亲所遗财，尽让于兄族。咸丰元年举乡饮介宾。

《医易汇参》　清　姚时安

民国十四年续修《昆明县志》卷四《人物志》：时安，字沛然。布衣，勤学，尚气节，不随人俯仰。父授以医术，攻苦廿余年，《灵》《素》《难经》《伤寒》《金匮》，诸书皆得其奥旨。每诊脉，能决人生死，所治辄有奇效。一妇人八月感温邪，胎为热逼已坏，不省人事数日矣。服其药胎下，妇复苏。一新妇入门，未三月，腹忽大，姑与夫均疑，欲出之。诊其脉，断以无他异，乃女将离母，忧思郁结，又误服涩药所致。投数剂旋瘥，两姓感激。馈甚丰，却不受。道光癸巳地震后，各乡瘟疫流行，日携药往治，全活甚众。惟不喜与冠盖者往来，总督程矞病，召之不往，曰：我布衣，粗以医为里邻疗微疾可耳，总督贵人，何敢冒昧。程闻之怒，欲罪之。得县令孔某解免。于是隐居课子，著有《医易汇参》数卷，因乱，失其稿。卒年五十五。子，文藻、文彬、文清皆能世其业。

按：据同《昆明县志》所载：姚方奇，字伟生，世居小西门外。为人诚笃孝友。乾隆末，以武职从军西征。得异人授以岐黄术，习之数年，颇有心得，意在疗亲疾。常曰：为人子者，不可不知医。久之，名渐著，里中求诊者，无不应手愈，然不肯悬壶问世。家虽贫，怡然自乐，惟闭门教子而已。子，时安，尽得其传。孙曾辈相继以医闻，皆承方奇之教泽也。年七十卒。

《救疫奇方》　清　赵子庄

见民国六年《大理县志稿》卷二十二《人物部》。

（以上内科）

《痘疹保婴心法》　明　李星炜

见光绪二十年《云南通志》卷一百八十六《人物志·方技》。

《葆婴辑要》　清　高奣映

民国三十七年《姚安县志》卷四十一《学术志·方技杂流专家之书》:《葆婴辑要》四雅求高奣映撰,甘孟贤《高雪君先生家传·文集存目》。

民国三十七年《姚安县志》卷二十七《人物志·乡贤》:高奣映,字元廓,一字雪君,别号问米居士。姚州土府同知高䮸子也。䮸当国破君亡,义不仕清,奣映袭职。生性警悟,幼嗜读,过目成诵。博极群书,自性理经济,以至玄释医术,莫不洞晓,诗词歌赋,皆能深造入微,天资既大过乎人,而学力倍之。康熙十二年,会川一碗水沙逆叛乱,奉檄出川巡视。寻吴藩事变,威逼分巡川东。未几,托疾挂冠。辛酉清军复滇,以只身单骑殄大逆,制溃军,特授参政,即以世职予其子映厚承袭。告归,结庐结璘山,因号结璘山叟。日事丹铅,并裁成后学,及门之士,成进士者二十二人,登乡荐者四十七人。著书八十一种,兼综儒释,著述之富为一州之冠。生平好公益,喜施济,凡兴学、厚俗、崇俭、助婚、赙丧、救急、养老、助产、掩骼、施棺诸善举,皆分别类例,捐资为之。

《痘症精言》一卷　清　罗庆嵩

光绪三十四年续修《白盐井志》卷七《人物》:罗庆嵩,嘉庆戊寅科举人。敦品力学,博极群书,工文艺。弱冠登贤书,讲学授徒,多士半出其门。以大挑授元谋县教谕,日课诸生文法,循循善诱。元谋文风为之振,实始于此。咸丰间升丽江府教授,时丽江为逆回所踞,未之任。元谋亦被兵,忧郁而卒。著述甚富。

《痘症经验录》　清　姚文藻

民国十四年《昆明县志》卷四《人物志二下》:文藻,字灿章。幼承庭训,未弱冠,医名大振。求诊者,日塞其门,伤寒、痘疹尤擅长,有马氏子患伤寒,甚危矣,皆以为不治,延之,曰,尚有生机,一剂而病顿减,赓续治之,遂就痊。又李福者,晚而生子,名嘉祥,七岁患痘,阅九日,见败症,福奔哭求救。为往治竟愈,后此子,食伤上床,呼文藻为再生义父。又吴某年踰艾,喜食硬饭,移时辄饿,而体健无病,偶就诊。断之曰：此风消症也，法在不治。吴怒而去，未数月而遽死。行医三十余年，惟责礼貌，不计脉资，乡里称其隐德。著有《痘症经验录》待梓，卒年五十一。

（以上儿科）

《目疾汇函》　清　刘定国

民国五年《黎县志》之《一行》：刘定国，字寀臣。持躬谨朴，自奉俭约。一冠履，十年不易。出见遗骴骼于道，即割田若干亩入兴仁会，为掩埋之资。晚年留心医学，著《目疾汇函》四十万余言。

《眼科》　清　李钟溥

民国三十七年《云南通志》卷二百三十七《艺术传》：李钟溥，鹤庆人。

（以上眼科）

云南省

第七类 医 案

《医案》 明 高尧

乾隆二十四年《石屏州志》卷四《方技》：高尧，石屏人。精医活人甚众，著有《医案》藏于家。

《医案》 清 刘本元

民国三十七年《云南通志》卷二百三十七《艺术传二》：刘本元，腾越人，以医瘴疠名一时。清乾隆间，大学士傅恒统大军征缅甸。至老官屯，瘴疠大作。副将军阿里衮及军中多染瘴，檄腾越厅吴楷访能医瘴疠者。乃敦聘本元，亲送之往军中医治，全活甚众。傅恒嘉其功，奏请钦赐太医院典籍。本元精于医学，著《医案》，且善摄生，寿至九十六而终。

《医案》 清 刘德俊

民国三十七年《云南通志》卷二百三十七《艺术传》：刘德俊，本元曾孙，承家传之医学，益光大之。发明截疟追瘴丸，腾越、永昌、龙陵各地边境人民染瘴者，延德俊诊视，无不应手辄效。清光绪间中法之役，云贵总督岑毓英派师往援安南，檄腾越厅，聘德俊为军医。德俊以道远不欲行，乃配制截疟追瘴丸数驮，附以治瘴方运往安南，军中赖以全活。子、福谦。清光绪辛卯岁贡，亦以医名。父子俱著《医案》。

《医案》 清 刘福谦

见民国三十七年《云南通志》卷二百三十七《艺术传》。

《先哲医案汇编》　　清　奚毓嵩

见民国三十三年《鹤庆县志》卷九《人物志》。

第八类 养 生 〔附〕其他

《养生元诠》一卷　　清　张如翼

民国三十七年《云南通志》卷二百二十一《孝友传》：张如翼，字超然，号滇南，光绪己丑举人。幼失怙，性至孝，母病笃，如翼写疏吁天，愿减己寿益母，母病遂减。然犹卧褥不能兴，如翼晨起，为母盥沐、除溲便、洗涤秽污，恭进朝馔毕，乃敢入塾。如是者，五年不懈。主讲龙吟书院，景中科名，多出其门。著有《诗经注解》六卷、《养生元诠》一卷、《听月轩文集》四卷、《听月轩诗集》二卷、《花萼轩摘史随笔录》一卷、《小浣襟居日记》。

《医家十全》　　清　孙荣福

见民国三十八年《云南通志》二百三十七《艺术传》。

《病家十戒》　　清　孙荣福

民国三十八年《云南通志》卷二百三十七《艺术传》：孙荣福，鹤庆人。事母孝，精医道，兼工书。著《病家十戒》《医家十全》人宗其术，辄应验焉。

《春杏载途》　　清　禹嗣兴

民国二十五年《昭通县志稿》卷九：禹嗣兴，十四岁入邑庠，家贫亲老。舌耕谋生，暇即研究医学，几二十年。亲友患病有求医治者，投方辄应，后遂畅行，家致小康。为人忠厚朴拙，临证小心谨慎。卒年七十四。名医之称，身后无间言，至今数十载，乡党犹有感慕者。其医箴云：延生丹，传忠录，三世业，万卷书，朝出诊，暮入读，虽小道，乃仁术。

《尊身十说》　　清　吴协

光绪二十六年《续云南通志稿·艺文志》：吴协，字寅斋，保山人。乾隆壬子举人，官四川新宁知县。

《治病必求其本论》　　清　奚毓嵩

见民国三十三年《鹤庆县志》卷九《人物志》。

附录　参考书目

本附录所列参考书目，凡文中引用者前加米字符号。

《云南图经志书》十卷　云南传抄明景泰六年刻本

《云南志》四十四卷　抄天一阁明正德刻本

《云南通志》十七卷　晒印明万历四年本

*《云南通志》三十卷　清康熙三十年刻本

《云南通志》三十卷　清乾隆一年刻本

*《云南通志》二百四十二卷　清光绪二十年刻本

*《云南通志》二百六十六卷　民国三十八年刻本

*《云南通志稿》二百一十六卷　清道光十五年刻本

*《续云南通志稿》一百九十四卷　清光绪二十六年　四川岳池刻本

《云南志抄》八卷　清道光九年抄本

《滇略》十卷　传抄明刻本

《滇系》十二卷　清光绪十三年刻本

*《滇志》三十三卷　明天启五年刻本

《滇绎》四卷　清光绪三十一年刻本

《滇史》十四卷　明诸葛元声抄本

《滇鉴》不分卷　清康熙间抄本

《滇录》八卷　民国二十二年排印本

《滇考》二卷　清道光十四年抄本

《滇南杂志》二十四卷　清上海申报馆铅印本

《全滇纪要》不分卷　清光绪三十一年刻本

《黔滇志略》三十卷　清乾隆三十八年刻本

《滇南闻见录》二卷　传抄清乾隆刻本

《云南地志》三卷　清光绪三十四年石印本

《滇云纪略》二卷　清嘉庆十三年抄本

《云南府志》二十六卷　清康熙三十五年刻本

《昆明市志》不分卷　民国十年铅印本

《昆明市志》不分卷　民国十三年铅印本

《昆明县志》十卷　清光绪二十七年刻本

*《昆明县志》八卷　民国二十九年铅印本

*《续修昆明县志》不分卷　民国十四年铅印本

《续修昆明县志》八卷　民国二十八年铅印本

《高峣志》二卷　民国二十八年铅印本

《富民县志》不分卷　传抄清康熙五十一年刻本

《重修富民县志》二卷　清雍正九年刻本

《呈贡县志》四卷　清雍正三年刻本

《呈贡县志》八卷　传抄清光绪十一年增刻本

《安宁州志》二十卷　清乾隆四年刻本

《安宁州续志》五卷　清光绪增刻乾隆四年本

《安宁州乡土志合编》三卷

《昆阳州志》十六卷　清道光十九年刻本

*《昭通县志稿》十二卷　民国十三年铅印本

*《昭通县志稿》二十四卷　民国二十五年铅印本

《永善县志略》二卷　清嘉庆八年修　光绪间抄本

《镇雄州志》六卷　清乾隆四十九年刻本

《镇雄州志》六卷　清光绪十三年刻本

《巧家县志稿》十卷　首一卷　民国三十一年铅印本

《东川府志》二十卷　首一卷　清乾隆二十六年刻本

《东川府续志》四卷　清光绪十年修二十三年续修本

《古越州志》十卷　首一卷　清光绪间增订传抄本

《南宁县志》十卷　首一卷　清咸丰二年刻本

《宣威州志》八卷　清道光二十四年刻本

《宣威州志补》四卷　清光绪末年修　抄本

《宣威州乡土志》一卷　清宣统间铅印本

《宣威县志稿》十二卷　首一卷　民国二十三年铅印本

云南省

《平彝县志》十卷　传抄清康熙四十四年刻本

《平彝县志》十卷　清光绪二十一年修　三十四年刻本

《师宗州志》二卷　清康熙五十六年刻本

《师宗州志》二卷　《附续编》传抄清雍正七年增刻本

《路南州志》四卷　清康熙五十一年抄本

《续编路南州志》四卷　清乾隆二十二年刻本

《路南县志》十卷　民国六年铅印本

《路南县乡土志草本》不分卷　民国二年抄本

《路南县乡土志辑要》不分卷　民国二十六年油印本

《嵩明州志》八卷　清康熙五十九年刻本

《续修嵩明州志》八卷　清光绪十三年刻本

＊《嵩明县志》三十八卷　民国三十四年铅印本

《寻甸府志》二卷　一九六三年上海古籍书店影印天一阁明嘉靖本

《寻甸州志》八卷　清康熙五十九年刻本

《寻甸州志》三十卷　首一卷　清道光八年刻本

《霑益州志》四卷　清乾隆三十五年抄本

《霑益州志》六卷　清光绪十一年刻本

《罗平州志》四卷　清康熙五十七年刻本

《罗平州志》六卷　民国二十三年石印本

《罗平州乡土志》十三卷　清光绪三十三年刻本

《陆凉州志》六卷　清乾隆二十五年刻本

《陆凉州志》八卷　清道光二十五年续修刻本

《新修宜良县志》十卷　清康熙五十五年修　抄本

＊《宜良县志》十卷　首一卷　民国十年铅印本

《马龙州志》十卷　首一卷　清雍正元年刻本

《澄江府志》十六卷　清康熙五十八年刻本

《新兴州志》十卷　清康熙五十四年刻本

《新兴州志》十卷　清乾隆十四年增刻康熙本

《新兴州志》十卷　民国九年增订本

续修《玉溪县志》十四卷　民国十年修　二十年石印本

《河阳县志》二十卷　清康熙五十六年刻本

《宁州志》不分卷　清光绪间修　旧抄本

《宁州志》不分卷　民国五年铅印本

《宁县志》不分卷　民国二年传抄本

《通海县志》八卷　清康熙三十年刻本

《通海县志》八卷　民国十二年石印本

《续修通海县志》四卷　民国九年石印本

《通海县续志》不分卷　清光绪九年修　民国九年石印本

《通海县乡土志合编》三卷　清宣统二年修　抄本

《河西县志》六卷　清康熙五十一年刻本

《河西县志》六卷　清乾隆五十五年刻本

《续修河西县志》四卷　清乾隆五十三年刻本

《元江州志》四卷　清道光六年刻本

《元江志编》三十卷　首一卷　末一卷　民国十一年铅印本

《新平县志》四卷　清康熙五十一年修　抄本

《新平县志》八卷　清道光六年修　抄本

《续修新平县志》八卷　民国八年石印本

《新平县志》八卷　首一卷　民国二十二年石印本

《新平县乡土志合编》三卷　清宣统间铅印本

《嶍峨县志》四卷　清康熙三十七年抄本

《嶍峨县志》二十九卷　清咸丰十年刻本

《嶍峨县志》七卷　民国十三年修　抄本

增补续辑《嶍峨县志》七卷　传抄清康熙五十六年本

《易门县志》十二卷　清乾隆四十二年刻本

《普洱府志》二十卷　清道光三十年刻本

《普洱府志稿》五十一卷　首一卷　清光绪二十六年刻本

《浪穹县志》八卷　清康熙二十九年刻本

《续修浪穹县志》八卷　首一卷　清康熙二十九年抄本

《浪穹县志略》十三卷　清光绪二十九年抄本

《墨江县志稿》不分卷　民国间修　抄本

《墨江县志资料》不分卷　民国间修　抄本

《景东直隶厅志》四卷　清乾隆五十三年抄本

云南省

2149

《景东直隶厅志》二十八卷　清嘉庆二十五年刻本

《景东直隶厅志》四卷　民国二十二年印本

＊《景东县志稿》二十二卷　首一卷　民国十二年石印本

《续修顺宁府志稿》三十八卷　清光绪三十一年刻本

《镇康县志初稿》不分卷　民国二十五年稿本

《永昌府志》二十六卷　首一卷　清乾隆五十年刻本

《永昌府志》十卷　首一卷　清光绪十一年刻本

《龙陵县志》十六卷　首一卷　民国六年刻本

《丽江府志略》二卷　清乾隆八年刻本

《丽江府志》八卷　首一卷　末一卷　传抄清光绪二十一年稿本

《丽江县志书》不分卷　民国九年前后抄本

《永北府志》二十八卷　清乾隆三十一年刻本

＊《永北直隶厅志》十卷　清光绪三十年刻本

《续修永北直隶厅志》十卷　首一卷　清光绪三十年刻本

《广南府志》四卷　清道光五年抄本

《广南府志》四卷　清光绪三十一年抄本

《广南县志》八卷　民国二十三年稿本

《新编麻栗坡特别区地志资料》三卷　传抄民国三十六年稿本

《马关县志》十卷　民国二十一年石印本

《邱北县志》不分卷　民国十五年石印本

《富州县志》不分卷　民国二十一年抄本

＊《临安府志》二十卷　清光绪八年补刻本

《个旧县志》七卷　民国二十二年修　抄本

《广西府志》二十六卷　清乾隆四年刻本

《广西府志》二十六卷　清光绪三十一年刻本

《弥勒州志》二十七卷　卷首一卷　清乾隆四年抄本

《阿迷州志》十三卷　清嘉庆元年抄本

《蒙自县志》六卷　清乾隆五十六年抄本

《蒙自县志》六卷　清嘉庆二年刻本

《续蒙自县志》十二卷　首一卷　清宣统间修

＊《石屏州志》八卷　清乾隆二十四年刻本

《石屏续志》五卷　清乾隆四十五年刻本

*《石屏县志》四十卷　首一卷　民国二十七年

《建水州志》十二卷　清乾隆五十八年增订雍正九年刻本

《续修建水县志稿》十八卷　民国二十二年

《普思沿边志略》一卷　民国五年抄本

《楚雄州志》六卷　明隆庆间修　照相本

《楚雄州志》十卷　首一卷　清康熙五十五年刻本

《楚雄县志》十二卷　清宣统二年稿本

《武定府志》四卷　清康熙二十八年刻本

《武定府志》四卷　清雍正九年刻本

《武定直隶州志》六卷　清光绪九年抄刻本

《武（定）、元（谋）、禄（劝）三属通志》四卷　民国抄本

《禄丰县志》四卷　清康熙五十一年刻本

《镇南州志》六卷　清咸丰三年刻本

《镇南州志略》十一卷　清光绪十八年刻本

《姚州志》四卷　清康熙五十二年刻本

《姚州志》十一卷　首一卷　清光绪十一年本

《大姚县志》十六卷　清道光二十五年刻本

*《姚安县志》六十六卷　民国九年印本

《白盐井志》四卷　清乾隆二十三年刻本

《续修白盐井志》十一卷　清光绪三十三年刻本

《黑盐井志》八卷　清康熙四十九年本

《黎县志》不分卷　民国五年铅印本

*《盐丰县志》十二卷　民国十三年铅印本

《定远县志》八卷　清道光十五年刻本

《南安州志》六卷　传抄清康熙四十八年本

《蒙化府志》六卷　清康熙三十七年本　光绪七年重刻

《续修蒙化直隶厅志》六卷　清光绪七年重刻乾隆五十五年本

《蒙化县志稿》二十六卷　民国九年铅印本

*《鹤庆州志》三十三卷　清光绪二十年刻本

*《鹤庆县志》不分卷　民国三十三年铅印本

《广通县志》九卷　清康熙二十九年刻本

《大理府志》三十卷　清乾隆十一年刻本

*《大理县志稿》三十三卷　民国六年石印本

《云南县志》十二卷　清光绪十六年九峰书院刻本

《云龙州志》十二卷　传抄清雍正六年刻本

《云龙县志稿》四卷　清康熙四十四年手抄本

《晋宁州志》五卷　清康熙五十五刻本

《晋宁州志》十六卷　民国十五年铅印本

《晋宁乡土志》三卷　清宣统间刻本

《禄劝县志》十五卷　民国十二年手抄本

《马龙州志》十卷　清雍正元年刻本

《赵州志》三卷　清道光十五年刻本

《赵州志》四卷　清雍正十三年　晒印本

《邓川州志》十六卷　清咸丰四年刻本

《宾川府志》十二卷　清雍正五年刻本

《剑川州志》二十卷　晒印清康熙五十二年刻本

《珍泉志稿》不分卷　民国三十八年稿本

《盐边厅乡土志》不分卷　民国元年刻本

《腾越州志》十三卷　清光绪二十三年重刻本

《腾越厅志稿》二十卷　清光绪十三年刻本

*《黔阳县志》不分卷　清同治十三年刻本

《维西县志》四卷　传抄民国二十一年稿本

《中甸县志稿》三卷　民国二十八年稿本

新修《中甸厅志书》三卷　清光绪十年稿本

《永平县志书》不分卷　民国元年抄本

《泸水志》不分卷　民国二十一年抄本

陕西省

前　言

　　陕西自古多名医，如唐之于志宁、王焘，若宋之寇宗奭，明之刘纯、武之望等，都昭昭在人心目。而耀州孙思邈的医学、医德、医术，更是千古常新。直到现在，他所著的《备急千金要方》《千金翼方》，仍然是医学宝库里的巨著。所可惜的，他的著作，如：《五脏旁通明鉴图》《脉经》《针经》《千金髓方》《玉函方》《千金月令方》《神枕方》《医家药妙》《风药方论》《龙宫方》《崔氏产鉴图》《五脏旁通导养图》《气诀》《养性杂录》《摄生真录》《养生铭》《养性延命集》《六气导引图》《摄生月令图》等都亡佚了！关于《千金》的医论、医方，目前人们正从各科广泛研究，著有成果，我们在此就不再作续貂之论，仅举他告诫人们校书一事说吧。他说："人罕通经方，抄写方书，专委下吏，承误即录，纰缪转多。近智之徒，不见正本，逢为经抄，以此而言，可为深戒。"（见《千金翼方》卷二十六）从他这简短数语中，使我们明白了校勘学里一个"传抄致误"问题。大概传抄致误的原因，约有两点，一是有钱之人，雇人抄书，承误即录，谬种流传；二是一般学习，不见正本，辗转传抄，以讹传讹。本来"校订之学，以医籍为最要，一字讹谬，充其量可以杀人，而后知精医术者，仍从一字一句做起。"（见杨守敬《日本访书志补》）伟大医学家孙思邈远在唐代，就告诫我们要注意医书校勘，我们应该继承这优良传统，更好地为今天党号召的整理中医古籍而做好工作。

郭霭春　田乃垣

一九八四年

目　录

陕西省

陕西省

第一类　医　经　〔附〕脏腑　运气

《五脏旁通明鉴图》一卷　　唐　孙思邈

见雍正十三年《陕西通志》卷七十五《经籍·子类》。

《黄庭五脏六腑图》一卷　　唐　胡愔

见雍正十三年《陕西通志》卷七十五《经籍·子类》。

《脏腑定论》　　清　李启让

见民国二十一年《华阴县续志》卷七《艺文志·经籍》。

同上《华阴县续志》卷五《人物志·文学》：李启让，员庄人。庠生，貤封中宪大夫。性和而介，沉默寡言。幼即不喜词章之学，博览群书，嗜先贤语录。精岐黄术，有延请者，虽风雨不避，所赠仪物，一切辞谢。著有《贤良内训》《脏腑定论》。

《运气图说》　　清　钱润身

光绪十九年《白河县志》卷十《人物·孝友》：钱润身，号清斋，一名广德，厚子河人。生有至性，事亲孝，父病制药饵，恒累月不解带。因父病，精岐黄术。著有《运气图说》。尝曰：文昌，孝友神也。神不可学，学孝友而已。

《动气图说》　　清　靳广渊

见民国二十五年《咸宁长安两县续志》卷十一《经籍考》。

第二类 诊 法

《脉经》一卷　　唐　孙思邈

康熙四十三年《三原县志》卷六《人物志·方技·唐》：孙思邈，通老庄百家之说，隐居太白山。隋文帝征以博士，不就。唐太宗召见，拜谏议大夫，固辞不受。学道养气，精究医业，著《千金方》三十卷、《脉经》一卷。卢照邻、宋令文、孟铣尝师事之。问良医愈疾奈何。曰：天有四时五行，人有四肢五脏，阳用其形，阴用其精，天人之所同也。及其失也，蒸则热，不则寒。良医导以药石，救以针剂；圣人和以至德，辅以人事。故体有可愈之疾，天有可消之灾。问人事曰，胆愈大，心欲小，智欲圆，行欲方。问养性之要，曰天有盈虚，人有屯危，论养性，心必知自慎，慎以畏为本。太上畏道，其次畏人，次畏身，慎小者不惧于大；戒近者，不悔于远，其旨如此。卒年百有余岁。旧以为华原人，三原古属耀州。邑之南郭，有真人乡贤祠，有碑可考，因志焉。

《诊法》一卷　　明　康佐

明正德十四年《武功县志》卷第三《官师第五》：康佐，以医推择为训科，善方脉，能与病者逾年决死生，历千百人，亡一谬者。有《医问》三卷、《杂治略》五卷、《诊法》一卷。

《脉书》　　清　吴全宾

光绪三十二年《韩城县乡土志》《耆旧录·医学》：吴全宾，康熙间人。于医经无所不窥，又善太素术，以脉决人富贵、祸福，什不失一。著有《脉书》未刊。所遗丸散方甚多，至今后裔资为生计。

《脉诀便诵歌》　　清　杜芳洲

民国二十五年《咸宁长安两县续志》卷十七《孝友传》：杜念祖，道光乙酉拔贡，己酉举人。幼失怙恃，奉祖母以孝闻。子芳洲，光绪十一年岁贡。精岐黄，凡诸医所束手者，往往一诊辄愈，决人寿夭，多奇验。著有《医理探源》《脉诀便诵歌》，惜毁于兵，遂不传。

《圣脉源流考》一卷　　清　邵升阳

光绪十七年《富平县志稿》卷六《人物下·儒条》：邵升阳，字日中，号忍山。年逾三旬，始发愤读书，有志圣贤，后隐于医。所著有《故历医书》十二卷、《圣脉源流考》一卷、《市隐小草诗》一卷。

第三类 伤寒 〔附〕金匮 温病

《伤寒撮要》 明 杨珣

见康熙七年《长安县志》卷七《人物·方技》。

明正德十四年《武功县志》卷第二《官师第五》：杨珣，长安人。以名医召入太医院，授武功医学训科，诊治殊验，所著有《伤寒撮要》《针灸详说》行于世。

《伤寒治例》 明 刘纯

见康熙六年《咸宁县志》卷六《人物·艺术》。

按：康熙七年《咸宁县志》卷六《人物·艺术》作《伤寒治则》。

《补遗伤寒治例》 明 刘纯

见康熙六年《陕西通志》卷二十五《人物·仙释附方技》。

《伤寒撮要》四卷 清 王梦祖

民国二十三年《续修陕西省通志稿》卷一百八十五《艺文·子部·医家类》：梦祖，字念武，贡生。嘉庆元年举孝廉方正。东阁大学士王鼎之祖也。

《伤寒辨证录》四卷 清 王鼎

见光绪七年《同州府续志》卷九《经籍志》。

《伤寒准绳》　清　杨仙枝

乾隆十六年《咸阳县志》卷二十《艺文五·撰著》：漳县知县杨仙枝著《伤寒准绳》。

民国二十一年《重修咸阳县志》卷七《人物志·文学》：案清代邑人著作有杨仙枝《伤寒准绳》，附识于此，俾有考焉。

《伤寒论》　清　白珩

民国二十五年《咸宁长安两县续志》卷二十《艺术传》：白珩，廪贡生。善医，嘉庆时最知名，著有《伤寒论》。

《伤寒辨证》四卷　清　陈尧道

康熙四十三年《三原县志》卷七《艺文志下》李因笃《陈素中先生传》：先生讳尧道，字素中，三原永清里人。家世孝友力田，行仁好义。先有讳恭者，于正统时，出粟五百石账饥，诏旌其门。载《通志》孝义中。曾王父及王父皆为儒，修长者之行，驯谨孝友。太公讳训，号奉庵，隐于贾，动口举足必念青天，市井因咸称为陈青天云。夜有盗入室，家人执之，公令盗自蒙其面而释之，有太丘遗缣之风。先生少负俊才，读书博览，旁及艺能。与石进士釐，字映昆者，镞砺志节，以古人相期许。结盍簪社，皆一时知名士。时艺之余，兼及诗赋、古文词。同人皆后先科第，而先生以诸生屡试不遇。然先生素性恬退，亦不以为意也。居常野服毡帽，足迹不至公府，然名噪一时。前守宪李公，敦请教其子弟，未几，以母病辞归侍养。及母寿终时，关辅兵荒，先生哀毁于扰攘之中，情文备至。自是，而遂绝意仕进，然力学，而于书无所不读，朱黄二毫，时不去手，经传子史外，凡天官、地利、星历，医卜之事以及六书、象形。点画之详，丛杂荟蕞，见者目眩，先生独能暗记而悉数之，其中尤淬于医。癸甲之际，中原鼎沸，先生立广济于市，一意以济世活人为事。有迎之者，无分贵贱，无替寒暑风雨，有东垣、丹溪之遗风焉。先生之医，初从事于云间李士材三书，而先生神明变化，剟其蹐驳，搴其芜秽。以及他医籍，无不启其鐍钥，入其堂奥。因作《伤寒辨证》《痘疹辨证》二书行于世。又念兵荒以来，谱牒沦亡，因仿看山及北地族谱之

陕西省

2167

书，作《陈氏家谱》，合散而一殊，散合则知亲，殊一则知尊，尊亲得而家道成，此作谱意也。故太公违养后于胞书讳语者，解衣推食，三十年如一日，而无倦容焉。下至群从昆季，以及疏属姻戚，赖其嘘植，亦无不得其欢心者。先生丈夫子三，长君顾青，讳嘉绩。次君孚青，讳□□。季君祗和，讳□□。亦忆太公，每念青天，故皆以青字之，令子孙修厥德而念祖也。长公癸卯举于乡，累困公车。维时军兴孔亟，捐例弘开。长兄冀升斗以隆孝养，遂入资而探符得浚县。板舆轻轩，迎养花署，以遂天伦之乐。先生至官邸，则蹙额曰：吾自不入公府，今公府居耶。浚畿南岩邑也，历来派一科十，先生谕长兄曰：一则一，二则二，毋令滑吏牵鼻，以天艺累穷民也。编审册中，有女名，询知乃丁倒户绝，有女者令出钱应差。临审，先生谕长君，敕里户长，各报男子，尽除册中女名。历来积弊，豁然一清，而丁亦无缺额。先生又念注解圣谕者，有劝无惩，于是贴律例，作合律圣谕解。申详各宪，皆蒙奖语，刊布成书，遍给乡民。长君居浚，而吏畏民怀，皆先生教之也。先生性不耐繁剧，力意西归。然生平不嗜酒醴，不好歌舞。客至设食，饦馍杂进。与客剧谈，及论权情伪，计成败，揣摩天下事，不失毫发。至受人欺绐，则瞪目直视而已。为人谋，周详微密，处分井然。至于屏营箱箧，则心憏而手懒矣。先生诚敬以孝享，享惇睦以善俗，以战竞慎独砥后贤，以躬行实践砭伪学。神明坚悍，老而不衰，端坐隐几，坦然委顺。盖笃实光辉，好德令终之君子也。既而以覃恩赠文林郎，浚县知县。及长兄为御史。又以覃恩赠文林郎，掌江南道事，贵州道监察御史。褒美光荣，泽及泉台。荆山子重先生故略述所闻以传之，俾闻风慕义者，动景行之思，生激发之耻，故言先生之孝，可以移人之薄植，而作其悱恻；言先生之高材坎壈，而人将绩学不怠，以义命自安；言先生之悬壶自托，而知虽为一艺，不可不求其极；言先生以善服人，而知三代之直道于今为烈也。时至今日，咸好圆而恶方，丰表而啬里，往往决藩逾垣，风俗日以偷，子弟日以坏。有如先生者，岂非古之师儒也欤，岂非乡先生没而可祀于社者欤。御史君奕世载德，规言矩行。父子之间，有潜曜而无崇卑，于以光大前人之业，正未可量也。呜呼！可以传矣。史氏曰，子每之青门，过获里，谒先生于广济中，凝尘蔽几，书药囊错亘几案。已而侍先生，则褒衣缓带，息深而视下，醇然有道者也。及其抗论天下事，风行水决，英气勃发，不可遏抑又如此。

乾隆四十四年《西安府志》卷三十五《人物志·本朝》：陈嘉绩，三原人。康熙癸卯举人。嘉绩父，诸生尧道，潜心医学，制方奇效。所著《伤寒辨证》《痘疹辨证》二书。嘉绩校定付梓，以竟前人之志焉。

雍正十三年《陕西通志》卷七十五《经籍·子类》：三原陈尧道撰《伤寒辨证》四卷。序曰：素中，少负异质，励精学古，出其绪余旁通于医。上溯轩岐，下迄来兹，无论《内》《难》《金匮》《甲乙》诸经以及华佗、河间、东垣、丹溪诸集，靡不抉微搜奥。即近代吴郡之医案，会稽之《类经》，云间之微论，三山之救正之类，亦莫不洛诵澜翻之，横口竖笔，略无留难。虽委巷绳枢必往。手编《伤寒辨证》一书，折衷诸家，参伍众论，弥缝其阙失，而匡救其不逮。析疑订讹，纲提胪列，览者较若列眉，旷然发蒙。所以康世利民，非徒以其文已也。

《伤寒论笺注》　　清　王九思

民国三十三年《府谷县志》卷十《丛录下册》：王九思，字睿生，前清孝廉。精医理，喜读《内经》《金匮》《伤寒论》诸书。对《伤寒论》几经笺注，尤具心得。晚年由《内经》参悟大道，遂将医理与儒、释、道之哲理勾通。阐发《内经》，仲景精微。每遇奇疾大症，庸医束手，经先生一诊，无不应手取效。而诊断胎脉更百不爽一，故人皆以儒医目之。

《伤寒杂病论集注》十八卷　　清　黄维翰

民国二十三年《续修陕西省通志稿》卷一百八十五《艺文三·子部·医家类》：黄维翰，字竹斋，著《伤寒杂病论集注》十八卷。

《选注瘟疫》　　清　赵骧恒

嘉庆二十一年《续武功县志》卷四《人物》：赵骧恒，字燕乘，雍正举人。攻举子业，因父病兼精医学，著有《选注瘟疫》诸书。

《温病提要》一卷　　清　曹文远

光绪十八年《新续渭南县志》卷八中《文苑》：曹文远，字花舫。颖悟卓荦，博览群书。善诗赋，工书画，尤精岐黄。按脉切理，遇瘟疫险症，辄著神效，名噪一时。著有《温病提要》一卷行世。

第四类　本　草

《修定本草》　唐　于志宁

嘉靖二十年《高陵县志》卷五《人物上》：于志宁，字仲谧，京兆高陵人。贞观三年为中书侍郎。太宗尝宴近臣，问志宁安在？志宁与司空李勣修定本草并图合五十四篇。

原注：帝问："复修本草何所异？"志宁对曰："昔陶弘景以《神农经》合杂家《别录》注铭之，江南偏方，不周晓药石，往往纰缪四百余物，今考证之，又增后世所用百余物，此以为异。"帝曰："《本草》《别录》，何为而二？"对曰："班固惟记黄帝《内、外经》，不载《本草》，至齐《七录》乃称之。世谓神农氏尝百药，以拯含气，而黄帝以前文字不传，以识相付，至桐雷乃载篇册。然所载郡县多在汉时，疑张仲景、华佗窜记其语。《别录》者，魏晋以来吴普、李当之所言。其华叶形色、佐使相须，附经为说，故弘景合而录之。"帝善之，其书遂大行。

《本草性事类》一卷　唐　杜善方

雍正十三年《陕西通志》卷七十五《经籍·子类》:《本草纲目》记载，京兆医工杜善方撰《本草性事类》，不详何代人。凡一卷。以本草药名，随类解释，附以诸药制使畏恶相反相宜解毒者。

《新本草》四十一卷　唐　王绦

见雍正十三年《陕西通志》卷七十五《经籍·子类》。

《药性要诀》五卷　唐　王绦

见雍正十三年《陕西通志》卷七十五《经籍·子类》。

《太常分药格》一卷　　唐　孙思邈

见雍正十三年《陕西通志》卷七十五《经籍·子类》。

《千金食治》　　唐　孙思邈

雍正十三年《陕西通志》卷七十五《经籍·子类》：孙思邈撰《千金食治》。李时珍曰："唐，孙思邈撰《千金备急方》三十卷。采摭《素问》、扁鹊、华佗、徐之才等所论补养诸说及本草关于食用者，分米谷果菜鸟兽虫鱼为食治附之，亦颇明悉。

《本草广义》二十卷　　宋　寇宗奭

见乾隆四十六年《同州府志》卷五十四《经籍志·子类》。

乾隆六年《同州府志》卷十四《经籍·子类》：晁氏曰："寇宗奭，编以本草二部。著撰之人或执用己私，失于商榷。并考诸家之说，参之事实，核其情理，证其脱误，以成此书"。陈氏曰："其书援引辨证，颇可观采"。时珍曰："寇宗奭撰以补注及《图经》二书，参考事实，核其情理，援引辨证，发明良多。东垣、丹溪诸公亦专信之。但以兰花为兰草，卷丹为百合，是其误也。书及序例凡三卷，平阳张魏卿以其说分附各药之下，合为二书。

按：《本草广义》又名《本草衍义》。

《倒蔗集》　　清　侯佐元

见乾隆四十八年《三原县志》卷九《人物·文学·清》。

乾隆三十年《三原县志》卷十三《人物六·文学·清》：侯佐元，字辅卿。弱冠读书，即知为己之学，绝意仕进，不懈而进于古，文誉日隆，远近多负笈从之。经康熙三十一年大祲。著有《倒蔗集》可补《食疗本草》所未及。

《四诊药性诸穴》八卷　　清　原廷葆

咸丰二年《同州府志》卷三十二《列传下》：原廷葆，字素亭，蒲城人。马平县知县。精医术，见义必为，人有贫不能葬者，即助资葬之。

主讲凤翔书院，所著书有《姓氏类编》一百三十六卷、《素亭诸集》十卷、《医学先务四种》《四诊药性诸穴》八卷、《保幼全诗》十二卷、《家传四稿》十二卷。

《通俗药性歌》　　清　韩华国

见民国十五年《澄城府志》卷七《人物·事业录·义行》。

《本草筌蹄》　　清　薛宝辰

见民国二十五年《咸宁长安两县续志》卷十一《经籍考》。

《本草详解》　　清　靳广渊

见民国二十五年《咸宁长安两县续志》卷十一《经籍考》。

《本经疏证》　　清　张文桢

宣统三年《重修泾阳县志》卷十四《列传三·方技》：张文桢，字周卿，社树村人。性孤介，眇一目，精岐黄术，不屑与富豪交。乡里往诊者，服方立愈，遇奇证亦应手而脱，时有名医之誉。著《本经疏证》行世。

《神农本草经歌括》一卷　　清　赖运淑

民国三十七年《西乡县志》卷十八《图书志·撰著》：《神农本草经歌括》一卷，赖运淑撰，存家待刊。

同上《西乡县志》卷十一《士女志·文学》：赖运淑，字季清，号善甫。生三岁，遭时多难，九岁丧父，家业陵夷。及就读，聪颖逸群。长喜治经，长于训诂，博览子史，雅擅词章。年二十一补县学生，旋食廪饩，数赴棘闱，三膺堂荐。光绪二十三年始拔贡。性孝友，家贫授徒赡家。肄业汉南书院时，月得膏奖费，悉寄家供菽水。母病思鲤脍，市无售者，急走堰口镇，觅得作羹以进，病良已。后疾大作，泣祷神前，求减算以益母寿，生事死葬，情义兼备。初与仲兄瑞珍共产同居四十年，无间言。兄殁，力为贷款营葬，抚其子女成立，论婚择配，悉用己财，保存兄产。后生齿日繁，嫂氏张求析产。慰留之，不可，乃泣谓曰，己业废尽，余皆兄产，书屋建在兄地，愿遗之图书数麓，请作公物，任所取求，但恳为亲友言，议非己出可耳。自二十四年朝考报罢归，即主讲丰宁书院，凡七年，而学制变。南游，历吴楚，无所遇而返。知县阎佐尧聘为师范传习所教习，膺高等小学校教务主任及教员，先后十余年。民国元年举教育科长，四年任孔子庙奉祀官，六年以筹饷功，授八等嘉禾章，十年举赈灾会正会长，十一年充陕西通志局采访主任。一生所历，多义务职，而勤其所事，不稍懈。安贫守道，乐善好施，为世所钦。渊源家学，精通医术，岁施药剂无算。每时疫起，必制丸散分送，全活甚众。著有《神农本草经歌括》一卷，待刊。教士以躬行实践为主，通经致用为辅，雅不喜人攻八股文。曰："圣贤精义，当不止此，是特功令所在，士子籍以为进取资，若谓尽学人之能事，乌乎可。日取朱子《小学》《性理精义》《进思录》，张子《西铭》诸书，口讲指授，勤恳不倦，及门多，莫不循谨自守。民国初，立碑以颂德教。十七年十二月卒，寿七十。遗《续修西乡县志》二十六卷，盖上续清道光八年张《志》而迄于民国十二年。初稿始具，尚未杀青云。

第五类　针　灸

《针灸服药禁忌》五卷　　唐　王方庆

见乾隆十六年《咸阳县志》卷二十《艺文五·撰著》。

《针灸方书》　　唐　孙思邈

雍正八年《临汾县志》卷四《流寓》：孙思邈，京兆华原人。幼时洛川总管独孤信，见而异之，曰此圣童也，顾器大难为用耳。及长，隐居太白山，学道养气，求度世之术。晓天文，精究医药，著《千金方》《脉经》等书。隋文帝以国子博士召，不拜。密语人曰：后五十年，有圣人出，吾且助之。因游行医，寄迹洪洞城南二里坂上。唐太宗与尉迟敬德战败，昼夜被追三百余里，以劳成疾，吐血不止。思邈药之而愈，欲官之，不受，封为安乐真人。显庆中，召诣京师，年已老，而视听聪了，拜谏议大夫，固辞还山，高宗赐良马，假平阳公主邑居之。永宁初年卒，年百岁余，有《针灸方书》行世，板藏府库。

《针经》一卷　　唐　孙思邈

见雍正十三年《陕西通志》卷七十五《经籍·子类》。

《针灸详说》　　明　杨珣

见正德十四年《武功县志》卷第二《官师第五》。

《针灸法剩语》　　清　高齐岱

民国三十三年《米脂县志》卷六《人物·方技》：高齐岱，字青岩，宛平教谕学士八世孙，清岁贡希圣长子也。生有异禀，博学工诗、古文。

父精岐黄术，齐岱侍父讲医，早得心传，入庠后，寝馈《灵》《素》，精研《脉诀》，参考历代医家诸说，期集大成。遇病着手成春，有当今和、缓之目。平生淡泊冲和，人乐与交。晚年得异人传授，通祝由、鬼谷之学。每以禁方疗疾，辄奏奇效。尤善书法，得钟、王神韵，惜为医名所拖。著有《颐园医抄》《针灸法剩语》《验方拾遗》等书。子，辛裔。庠生，亦通医学，能世其家。

第六类　方　论

《神方》五篇　　　汉　佚名

见咸丰二年《同州府志》卷二十五《经籍志》。

《四海类聚单方》十六卷　　　隋　杨广

见乾隆六年《同州府志》卷十四《经籍·子类》。

按： 本书即隋炀帝御撰。

《千金方》三十卷　　　唐　孙思邈

见康熙四十三年《三原县志》卷六《人物志·方技·唐》。

乾隆四十四年《西安府志》卷三十七《人物志·隐逸》：孙思邈，华原人。通百家说，善言老、庄。独孤信见其少，异之曰：圣童也，顾器大难为用耳。及长居太白山，隋文帝辅政，以国子博士召，不拜。太宗初，召诣京师，年老而听视聪了。帝叹曰：有道者，欲官之，不受。显庆初，复召见，拜谏议大夫，固辞。上元元年，称疾还山。思邈于阴阳、推步、医药，无不善。孟诜、卢照邻等师事之。永淳初卒。

雍正十三年《陕西通志》卷七十五《经籍·子类》：孙思邈，华原隐士，撰《千金方》三十卷。思邈，博通经传，洞明医术，著用药之方，诊脉之诀，针灸之穴，禁忌之法，以至导引养生之要，无不周悉。后世或能窥其一二，未有不为名医者，颇恨其独不知伤寒之数云。

民国二十三年《续修陕西省通志稿》卷一百八十五《艺文三·子部·医家类》：思邈尝谓："人命至重，贵于千金，一方济之，德无逾于此"。故所著方书以《千金》名。犹虑有缺遗，更撰《翼方》辅之。思邈作《千金方》时，已百余岁，妙尽古今方书之要。独伤寒未之尽，以未尽通仲景之言，故不敢深论。后三十年作《千金翼》，论伤寒者居半，盖始得之。其精审不苟如此。

《千金翼方》三十卷　　唐　孙思邈

见嘉靖三十六年《乔三石耀州志》卷十一《艺文志》。

雍正十三年《陕西通志》卷七十五《经籍·子类》：思邈著《千金方》，复缀集遗轶，以羽翼其书，成一家之言。林亿等谓，首之以药录，次之以妇人、伤寒、养性、辟谷、退居、补益、杂病、疮痈、色脉、针灸、而禁经终焉者，皆有指意云。

《千金髓方》二十卷　　唐　孙思邈

见康熙五年《蒲城志》四卷《重修孙真人祠记》。

《玉函方》三卷　　唐　孙思邈

见雍正十三年《陕西通志》卷七十五《经籍·子类》。

《千金月令方》三卷　　唐　孙思邈

见康熙五年《蒲城志》四卷《重修孙真人祠记》。

《神枕方》一卷　　唐　孙思邈

见嘉靖三十六年《乔三石耀州志》卷十一《艺文志》。

《医家药妙》五卷　　唐　孙思邈

见嘉靖三十六年《乔三石耀州志》卷十一《艺文志》。

《风药方论》　　唐　孙思邈

嘉靖三十六年《乔三石五台山志·外记》：有人碑刻《风药方论》，托之孙公，余尤恐其误人也，故附著于此。

《龙宫方》　唐　孙思邈

乾隆二十六年《新修庆阳府志》卷三十八《拾遗》：孙思邈，尝入泾阳水府，传《龙宫方》三十首，后又作《千金方》即散此于其内。

《开元广济方》五卷　唐　李隆基

见雍正十三年《陕西通志》卷七十五《经籍·子类》。

《贞元集要广制方》五卷　唐　李适

见雍正十三年《陕西通志》卷七十五《经籍·子类》。

按：《宋史·艺文志》作《贞元集要广利方》五卷。

《外台秘要》四十卷　唐　王焘

康熙六年《陕西通志》卷二十中《人物·凤翔府》：王焘，珪孙。性至孝，为徐州司马。母疾弥年，不解带，视汤药。数从高医游，遂穷其术，因以所学作书，号《外台秘要》，讨绎精明，为世宝焉。历给事中、邺郡太守，治闻于时。

乾隆四十三年《祁县志》卷七《人物·乡贤·王珪传》：王焘，王敬直子。

《外台要略》十卷　唐　王焘

乾隆四十三年《郿县志》卷十八《旧志誊录》：王焘撰《秘要略》十卷。

雍正十三年《陕西通志》卷七十五《经籍·子类》：王焘撰《外台要略》十卷。

按：《秘要略》应作《外台要略》《宋史·艺文志》亦作《外台要略》十卷。

《独行方》十二卷　唐　韦宙

见嘉庆二十四年《咸宁县志》卷十五《经籍志》。

雍正十三年《陕西通志》卷七十五《经籍·子类》：岭南节度京兆韦宙撰《独行方》十二卷,《玉壶备急方》一卷。

《玉壶备急方》一卷　　唐　韦宙

见嘉庆二十四年《咸宁县志》卷十五《经籍志》。

《岭南备急方》二卷　　唐　王綝

见乾隆十六年《咸阳县志》卷二十《艺文五·撰著》。

雍正十三年《陕西通志》卷七十四《经籍·子类》：王綝为广州都督,字方庆,以字显。著书二百余篇,尤精三礼。著《礼杂问答》十卷、《礼经正义》十卷、《宝章集》十卷等。

《袖中备急要方》三卷　　唐　王綝

见雍正十三年《陕西通志》卷七十五《经籍·子类》。

《要术刊石》　　唐　陈立

乾隆四十四年《西安府志》卷三十七《人物志·方技》：陈立,京兆人。家世为医,后唐明宗朝为太原少尹,集平生验方七十五首,并修合药法百件,号曰《要术刊石》,置于太原府衙之左,病者赖焉。

《千金宝要》　　宋　郭思

乾隆六年《同州府志》卷二十《拾遗》：宋学士郭思,按孙真人《千金方》纂要也。

《医经小学》　　明　刘纯

康熙六年《陕西通志》卷二十五《人物·仙释附方技》：刘纯,字景厚。洪武中居咸宁,博学工文辞,喜吟咏。深明医道,作《医经小学》《寿亲养老补遗》《伤寒治例》《玉机微义》等书。

康熙七年《咸宁县志》卷六《人物·艺术》：刘纯,字宗厚,中山禹锡之裔。尝制咏史诗数十首,凤明医理。

陕西省

2179

《玉机微义》　　明　刘纯

见康熙六年《陕西通志》卷二十五《人物·仙释附方技》。

《医问》三卷　　明　康佐

见明正德十四年《武功县志》卷第三《官师第五》。

《杂治略》五卷　　明　康佐

见明正德十四年《武功县志》卷第三《官师第五》。

《千金方》　　明　王淑抃

康熙六年《陕西通志》卷二十上《人物·明》：王淑抃，字符清，耀州人。万历丁未进士，授无极令，调繁宝坻。躬自淬励，一意勤民，不辞劳怨，中蜚语，解官。癸亥，补顺天府知事，寻擢本府推官，升户部郎中，理蓟州粮储，未几以仇党诬陷，察典回籍。淑抃性倜傥卓荦，伉爽不羁，归卧林泉。奉亲至孝，父宗伯染病，衣不解带者经年，及没，哀毁尽礼。惜年不永而卒。著有《丹工直指》《痘疹要诀》《千金方》《蟠桃自寿杂剧》《参同契注解》行于世。

《南阳活人书》　　明　来复

见乾隆三十年《三原县志》卷十八《典籍·子集》。

同上《三原县志》卷十一《人物一·名臣》：来复，字阳伯，万历中进士。少颖悟，过目不忘。殿试拟鼎甲三日，以一字误不果。起家户部主事，升郎中。提学四川，值奢酋乱后，考校从宽，士子颂之。治鹾颖州，游客山人亲故靡不周旋，人人以为亲己。兵备扬州，天启七年秋日，巡盐御史率僚属为魏阉建祠，蠲吉上梁，擎香鹄立俟复至同拜。未几，复一帆竟渡，众拭目俟之；不意别趋海州矣，众衔之。寻阉败，得免于祸。参藩大梁，迁山西右布政使。治兵云中，北虏数万骑，突至城下。戎服登埤，指挥战守，凡七日夜虏退。惓惓借饷修战，无奈司农告匮，忧愤成疾，卒于官。钱牧斋列朝诗集称其诗文敏捷如风焉，人重气谊，广交道，琴、棋、剑器，百工技艺，无不通晓。周栎园《尺牍藏弄集》又谓于女工刺绣，亦皆精妙。温自知曰，世之人称其诗文、书画、奕、琴、方脉诸绝技，而不称忠孝大节，盖不知公者也。

康熙四十三年《三原县志》卷六《人物志·贤才·明》：来复，历官至方伯，治行廉明，守正不阿，不拜魏祠，人称其节。书法、行草、琴奕、绘事悉极精妙，片牍尺幅，海内珍之。岐黄之理，究其奥微。著《文集》《医书》若干卷行世。

《后垣元机效方》　明　管泽

乾隆四十四年《西安府志》卷七十七《拾遗志·人物》：管泽，字子民，咸宁学生。父楫，官山左巡抚，以疾归。泽躬侍汤药，因精研岐黄，应手辄效，由是以医名闻。所著《后垣元机效方》藏于家。

康熙七年《咸宁县志》卷六《人物·艺术》：管泽，父中丞楫，以疾在告，医治罔效。泽因究心《素问》诸书，脉理多主东垣，父病遂愈。由是名闻关辅，求医者车马填户外。

《医理》二十卷　　清　白羽宸

乾隆十七年《青涧县续志》卷七《人物志·笃行》：白羽宸，字皓五，佥事慧元长子。弱冠随意元宦，邱城陷，慧元死之。羽宸于积尸中求得父骸，穿贼垒，间关千里，扶榇归葬。服阕，聚诸弟而戒之曰，善事父母，吾将入都伏阙以白父忠，因得赠恤典。羽宸荫入太学，后躬耕山野，终身不仕，抚诸弟以立，勉以忠孝。其子弟十数人，甲科不绝，遂为名族。人以为孝友之报云。晚年精于医，著《医理》二十卷，寿六十有三。

《活人书辨证》　　清　陈尧道

康熙四十三年《三原县志》卷六《人物志·方技·清》：陈尧道，字素中。御史嘉绩父，幼为邑诸生。潜心岐黄，制方奇效，远近来者满户，施药济贫困。性方正纯谨，凡乡里纷难，德其排解。有《活人书辨证》《痘疹辨证》行世。

《加减效验良方》　清　张恒

嘉庆二十二年《续潼关厅志》卷六《人物志·方技》：张恒，精于医，有求医者，不责其酬，名医之称，籍籍华蒲阌灵间。著有《加减效验良方》。

《医学正宗》　清　史景玉

咸丰二年《同州府志》卷三十二《列传下二》：史景玉，字朗山，华阴岁贡生。幼颖悟，读书数行并下，自六经百氏以及医卜杂技无不通晓，而尤工诗古文，凡一稿出，人争传抄之。性孝而廉，往往绝粮不肯干人，升米度十余日，面有菜色，居破屋中，旷如也。道光元年五月疾卒。著有《周易注》《周易十传翼》《春秋纲目》《医学正宗》。

《医学握要》　清　刘瑞生

民国二十一年《华阴县续志》卷七《艺文志》《刘瑞生先生墓表》：刘瑞生，讳发祥，字瑞生，经畲其号也。先生幼嗜学，稍长从任圣征先生游学，距家五里，每归省，往返途中，必诵一经。性仁慈好恤，生平惟苦读书，于经史子集，手加评骘外，旁及星、卜、堪舆，诸家，皆删摘成一家言。又著《医学握要》十余卷，活人甚众。先生考终于道光十四年九月十有八日。

《义方集》二册　清　白广文

见咸丰元年《澄城县志》卷十九《经籍》。

《医学先务四种》　清　原廷葆

见咸丰二年《同州府志》卷三十二《列传下》。

《医学摘要》一卷　清　王志沂

见光绪七年《同州府续志》卷九《经籍志》。

同上《同州府续志》卷十二《列传下》：志沂，号鲁泉。聪敏过人，年十二捐员外郎，在京候补。旋随父督学任所，阅卷余暇，辑有《华州志》《医学摘要》各书。精鉴各家名字法帖，著《汉唐存碑跋》。

民国三十八年《华县县志稿》卷十四《艺文志·书集》:《医学摘要》一卷，王志沂著。李元春序云：予方为王子鲁泉参校五种书，鲁泉因过桐阁相商。是时吾母病已两月，泄痢日数十次，食又大减。医者皆云脉洪大，与九旬人久病殊不符，老疾也。鲁泉诊之，乃遽贺予曰：母脉大异人，寿当百年，非尽病脉也，可勿药。而吾母自是遂愈矣！鲁泉为一世鸿才，医名亦动远迩，予所素信者。顾不意其视脉如此之神也。往，吾兄蓬山，学医数十年，察人病亦十不失一，谓：医不由学问来，终不能精。故生平喜读《性理大全》诸书，晚且日夕穷究天文。曰：医道通于天，五运六气，天门地户，其本耳。由吾兄以观鲁泉之为医，乃知世俗之所谓医，难言医也。读《医学摘要》书，乃知鲁泉之为医，异于世俗之所谓医，非偶然也。夫学必由博而约，约者精深之归也，医亦然。太史公作《仓公传》，详述其应诏对上。所以治病者，不过数纸书，今医家谁能诵而解之。鲁泉著此，与前刻五种一也，非穷极视见，不能简之又简以至于此。在鲁泉婆心，因欲后之学医者，得此或可益能以济斯世，然或竟易视之不得也。予自兄没，事亲愧不知医，犹幸视兄之绪论，于医非深信，不轻用其药。得鲁泉北书，学医即不能，以之择医，乃有据矣。鲁泉将刻此以续五种，委序于予。予为略言之，使人知鲁泉之于医，独有心得如是。顾鲁泉儒也，非医也，其著述无所不有。他日有探其全书者，自当入文学之中，岂得如张仲景、李士材诸人，仅列方技哉？

同上《华县县志稿》卷十四《艺文志·艺术》：王志沂，医学独有心得，与寻常方技不同，当时号为儒医之冠云。

同上《华县县志稿》卷十一《人物志·贤能·清》：王志沂，侍郎兰圃公子也，修《陕西省志辑要》。

《医学辑要》四卷　　清　吕登瀛

见光绪八年《三续华州志》卷十二《艺文志·著作》。

《医门便览》四卷　　清　吕登瀛

见光绪八年《三续华州志》卷十二《艺文志·著作》。

《经验内外方书》　清　韩昌学

光绪二十四年《洋县志》卷八《人物·艺术传》：韩昌学，庠生。家世业医，至昌学更宏通，知县辟为医学训科，所愈奇疾，不可胜计，内外针法尤精。所著有《经验内外方书》，数传为得者秘惜，不以示人，不获刊行。

《医理探源》　清　杜芳洲

见民国二十五年《咸宁长安两县续志》卷十七《孝友传》。

《医学入门》四卷　清　张钟秀

见民国二十五年《咸宁长安两县续志》卷十一《经籍考》。

同上《咸宁长安两县续志》卷三《选举表》：张钟秀，同治十七年岁贡生。

《故历医书》十二卷　清　邵升阳

见光绪十七年《富平县志稿》卷六《人物下·儒条》。

《医方屡验》二卷　清　郭可举

光绪三十一年《蒲城县新志》卷十一《人物下·方技》：郭可举，字直若。精岐黄，著有《医方屡验》二卷。贫无资者即予以药饵，年逾七秩，济世不衰。

《医书十四种》　清　薛士显

见民国十四年《韩城县续志》卷四《文征录下·著述书目》。

光绪三十二年《韩城县乡土志》《耆旧录·医学》：薛士显，字晓峰。幼聪敏，年十二，补博士弟子员。读书累万卷，而尤究心于医术，著有《医书十四种》。又案人身脏腑、经络及调治之方编为乐歌曰：《燮理堂集》。

《燮理堂集》　清　薛士显

见光绪三十二年《韩城县乡土志·耆旧录·医学》。

《家常必须》一卷　清　王建中

光绪三十二年《扶风县乡土志》卷四《耆旧篇第三十一》：王建中，字虚堂，号墅东。训义里生员。性豪放，善恢谐，且刚方，人莫敢犯，居家尤严正。邑令闻其公直，请主里民局，坚不赴。尝愤世俗颓敝，尚夤缘，不求实际，为曲词以嘲之。少读书明敏，又游心绘事。水墨有名大家风。好吟诗，不拘格律，自露性灵。晚精岐黄术，医人不受谢，乡里赖以全活者甚众。年七十手抄《医书》数十卷，自撰《诗》一卷、《补虚集》一卷、《家常必须》一卷、《眼科要方》一卷、《济阴备类》一卷。子，星枢。能读父书，亦精医。

《补虚集》一卷　清　王建中

见光绪三十二年《扶风县乡土志》卷四《学问篇第二十三》。

《时方妙用》　清　苟腾霄

光绪三十二年《扶风县乡土志》卷四《耆旧篇第二十一》：苟志义，午井卫人，其先大通里龙槐村人。伯仲二人因分炊失和，遂移家午井杨家庄，创立家产。不数十年，家渐丰裕，有田数顷。生一子步曾。兄子步颜，尚在龙槐，至不能举火。志义乃招与同居，待如所生。临没，遂将家产与子侄平分，亲为立券。子孙化之，世以孝友传家。孙二，长腾蛟，次腾霄，精岐黄术，著《时方妙用》数卷。

《证方臆说》　清　岳占鳌

宣统三年《重修泾阳县志》卷十四《列传三·方技》：岳占鳌，字海峰，岳家坡人，庠生。精骑射，业岐黄以活乡里之病者。著有《证方臆说》，剖辨各经，以期用方之当。

《经方妙用》　清　黄肇龄

民国十三年《重修紫阳县志》卷四《人物志上·文学》：黄肇龄，字鹤皋。幼失怙，家贫嗜学。长兄肇良课读甚严，开卷辄能默会其意，为文不事雕琢，而矩度秩然。食饩后，四赴秋闱，均膺鹗荐，终未获售。遂辍举子业，以经史自娱，绝口不谈制艺。复专精岐黄术，屡起沉疴。常语人云：仲景称医中圣者，以其聪明高学力深耳！后代解人，舍我其谁。著有《经方妙用》一书。盖亦不能济世而求济人之心也，至其品学则尤为士林所重云。

《医学易读》一卷　清　姬鼎

见民国十五年《澄城县续志》卷十三《经籍》。

《医学录要》　清　高树荣

见民国三十三年《米脂县志》卷九《艺文·文征》:《医学录要》，高树荣撰。撰者积一生学识经验为之，稿本现存其子若孙手，珍藏待梓。

同上《米脂县志》卷六《人物志·贤哲》：高树荣，字桂生，渭南训导。性孝友，童年入泮，学使慎毓霖勉以大成，遂有志正学，寝馈经史，博览群书。花门之变，贼夜袭城，登陴者数百，树荣随父督团力战，却之。父受重伤不能起，曰：贼退城安，复何憾。昔李二曲之父战死于贼，因之成名，汝其勉之。泣受教，益自励。服阕，选同治癸酉拔贡，就职直州判。回籍设帐，循循善诱。谓朱王之学，不可偏执，人必有守，始克有为。世之多王者，以有奇绩盛名耳，其学惟心为重，万物为轻。学者体验不真，果于自信，流弊不可胜言。致良知出于《孟子》，特论道之一端，博学散见群经，实圣功之基础。人情好名者多，好学者少，再以"不学而知"教人，恐学者益寡矣。盖不善学王，每发扬蹈厉；不善学朱，犹谨严自持。光绪丁丑大饥，与邑绅筹设赈务、平粜、育婴各局。建议购宁夏粮，由黄河运陕接济，沿河州县大吏委员住包头镇，树荣襄局事。施方药，救疠疫，全活甚多。事毕，筹办善后，招集流亡，劝垦荒田。仿朱子格言，吕氏乡约，编家乡善规，广为劝导。设织纺局，聘女师，邑纺织之利开旋。主定阳书院讲席，仿胡安定经义、治事二斋法，学风日振。辛卯领乡荐第一，礼围报罢。愤外侮日亟，讲阅西书，尽得其说，于机器算术，尤有心得。庚子陕再饥，奉檄督办北山各县赈务，仿古团赈法，以本区富户存粮赈本区饥民，使受者知所自，施者知所及。保知县，分山西不就。掌凤翔书院，凤为横渠讲学地，即讲横渠之学，并授各科学。谓变法非变道，息新旧之争。三十二年主讲榆林中学，学者多误解自由平等权之说，晓之曰：权以知轻重，等以别优劣。轻重优劣各如其量，即所谓平。若忘权昧等，概企其平，势必冠履倒置，阴长阳消，大乱之道也。自由重在自治，若不自治而以己之自由，碍人之自由，将堕道德，紊秩序，人格日卑，国运日衰矣。中西风气虽异，学理则同。吾闻维秩序以遵道德，未闻破人格以爱国也。一时传为名论。卒年五十有九。著有《圣学困勉记》《经世刍言》《机器说》《算理论》《医学录要》，卒祠乡贤。

同上《米脂县志》卷六《人物志·选举》：高树荣，同治癸酉科。

《经验奇方》　清　张映月

民国十八年《横山县志》卷一《人物·方技》：映月，字鉴卿，邑廪生。幼从父读医学，精通药性病理。著有《经验奇方》。凡按症调治，均立愈。性和厚，好施诊，踵求者，虽风雪不避，乡里德之。

《杂证分类》八卷　清　王梦祖

见民国二十三年《续修陕西省通志稿》卷一百八十五《艺文·子部·医家类》。

《悬壶一助》　清　徐溥廉

见民国二十五年《咸宁长安两县续志》卷十一《经籍考》。

民国二十三年《续修陕西省通志稿》卷八十六《人物十三·孝义》：徐溥廉，字洁伯。咸宁人。敦品力学，至性过人，工诗善医。著有《悬壶一助》及《诗集》均未梓。

《医学绝句》　清　薛宝辰

见民国二十五年《咸宁长安两县续志》卷十一《经籍考》。

民国二十三年《续修陕西省通志稿》卷八十四《人物十一》：薛宝辰，原名秉辰，字寿萱，咸宁人。勤学能文，博通经史，精于医理。

《医学论说》　　清　薛宝辰

见民国二十五年《咸宁长安两县续志》卷十一《经籍考》。

《医学喻晓》一卷　　　清　薛宝辰

见民国二十三年《续修陕西省通志稿》卷一百八十五《艺文三·子部·医家类》。

《惠济遗方》　　清　何元吉

见民国二十五年《咸宁长安两县续志》卷十一《经籍考》。

同上《咸宁长安两县续志》卷二十《艺术传》：何元吉，字迪翁。好读书，尤嗜医术。遵守先轨，非各逞家技者可比。著有《惠济遗方》。

《医学辑要》　　清　李含郁

民国二十五年《咸宁长安两县续志》卷十一《经籍志》：含郁，字春溪，太学生。长诗律，精岐黄。

《万方简要》　　清　郗孝箴

民国二十六年《大荔县旧志存稿》卷八《艺文志》：本书二十二门，条分二百四十余类，裁为一十四册。参伍古今，穷究标本，制药立法，详细无遗。可谓择焉而精，语焉而详。名都大邑，下里穷乡，固当奉为养生之经，拯危之秘，非滥汇套方，借以弋食者比。尤以人物门二十类为最，如饮食中，造皮蛋、腌莱、藏果诸法。服饰内，洗衣去垢、退油之方，均含科学性质，裨益人生日用不浅，不特济世活人之苦心也已。

《百毒解》一卷　　　清　赖明鉴

民国三十七年《西乡县志》卷十八《图书志·撰著》:《百毒解》一卷，清赖明鉴撰。

同上《西乡县志》卷十一《士女志·技术》：赖明鉴，字晓亭，城中人。幼慧，读书有神悟。善草书，精医术与堪舆、占卜，鼓琴亦擅长。随侍父文笃宦游广西，未能与试。宪幕叶其奇其才，与论婚。父旋任怀远主簿，携之任所，命管文牍、刑案，井井有条。无何，父以痼疾弃世，哀毁逾常。乡宦醵千金助赙，或献策曰，万里程途扶柩匪易，曷择善地，安葬先灵，自携眷归，可省川资之半。明鉴曰，贫富命也，若如此，则于人子之心有未安，纵使能富我，人其谓我何哉？吾宁穷饿以终，断不敢违义以图富耳，卒奉柩买舟，归正新阡。以药肆为生，诊不言利，负不责偿，惟以济人为心。当道辄延主办地方要公，学士大夫均乐与之游。一时若李文敏、王熙、李春荣，皆以兄事之。外舅叶某卒于广东，女眷三人无所归。讣至，急措资遣丁往迎，以是外祖姑、外姑相依以老。嗣因姨待字，为堂弟朋良作合，属令委禽，嫁奁胥出己资，时人义之。性慷慨，乐施与。夏设茶汤，疫时捐送药物。年节贫苦亲邻，踵门告急，信手予之。不事家人生产，亲友劝谋积储，辄曰：积金恐子孙不能守，贮书恐子孙不能读，惟积福与子孙，后世当有阴为相之者。吾岂不知虑后乎，但不敢损志以益遇耳。同治纪元之难，以防守城垣劳绩，叙六品军功。三年善后局开，由城功奖案，保授巡检职衔。除真有日矣，以疾卒于家。敝箧中，仅存故纸一束，皆贫人契券。妻叶氏，慈善而达于理，曰：留此奚益，不如焚之以种善因。尽焚之。

《颐园医抄》　清　高齐岱

见民国三十三年《米脂县志》卷六《人物·方技》。

《验方拾遗》　清　高齐岱

见民国三十三年《米脂县志》卷六《人物·方技》。

《颐生集》　清　侯干城

民国二十一年《重修咸阳县志》卷七《人物志·方技》：侯干城，精于医，活人无算，著有《颐生集》。

（以上内科）

《金疮杂方药书》　　清　钱千臣

光绪八年《续辑咸宁县志》卷六《人物·忠义传》：钱千臣，幼读书，明大义。著《金疮杂方药书》，监邑主事王柏心为制序。

（以上外科）

《崔氏产鉴图》一卷　　唐　孙思邈

见雍正十三年《陕西通志》卷七十五《经籍·子类》。

《产乳集验方》三卷　　唐　杨归厚

见乾隆五十三年《华阴县志》卷十五《经籍志》。

《济阴纲目》　　明　武之望

见康熙四十年《临潼县志》卷五《人物志·贤材》。

同上《临潼县志》卷七《艺文志·抄集》：武之望《济阴纲目叙》：妇女杂病率与男子同，唯经血、胎产诸证自为一类。而其中派分枝析，变亦不可胜穷矣。概观诸书，虽证各有论，而论不悉病之情。各有方，而方不尽治之变。以故治妇人者，往往操一二方以疗众病，一不应而技穷，斯法不备之过也。古方《产宝大全》而外，唯薛新甫推广敷衍，颇补前人所未备，而《医案》一书，并列杂病于其中，即其著论立方与疗男子，夫岂有殊焉。嗣见同年王宇泰氏所辑《女科准绳》，广搜博采，古今悉备。然一切杂病，亦复循薛氏例，而概收之，不无骈枝赘疣之病。且分条不整，序次无伦，非耳目所素习者，卒观之，而莫得其要也。余究心兹术，亦既有年，兹于公事之暇，手为搜集，汰去诸杂证，而专以妇人所独者，汇为一书。又门分类别，而纲之下，各系以目，名曰《济阴纲目》。盖证各有论，其寒、热、虚、实及标、本、浅深之致，颇悉其情，而各有方。其于温凉补泻及缓急轻重之宜，亦尽其变。庶览者不难因论识病，因病取方，一展卷而犁然提掌，即庸工下医，亦可随手而取效也。虽然医者，意也。许胤宗，善医而不著书，谓意所解者，口莫能宣也。余所集，悉前人绪余，谓可因是而解方术，非谓以是而尽方术也。是在善学者神而明之，变通而用之。斯斲轮之妙，承蜩之巧，不难致已。

雍正十三年《陕西通志》卷六十《人物六·直谏》：武之望，字叔卿，临潼人。万历己丑进士。宰霍丘、江都皆有能名。

《专门妇科》　　清　王宫槐

见光绪七年《同州府续志》卷九《经籍考》。

《济阴备类》一卷　　　清　王建中

见光绪三十二年《扶风县乡土志》卷四《耆旧篇第三十一》。

（以上妇科）

《医帜疹科》　　明　武之望

见雍正十三年《陕西通志》卷七十五《经籍·子类》。

康熙六年《陕西通志》卷二十上《人物·明》：武之望，授霍丘令。霍故疲邑，望至，革旧例公费数千金，额征限民自输，无追呼，然亦无逋赋。但以课士为乐。不治盗，顾治捕盗者，盗乃屏迹。调江都，时岛寇报警，战守之具，旬日而集。升南京兵部主事，久不调。越十八年，擢海盖兵备右参议。调永平，台头营呼饷，噪城下，佥议借府县库别贮给之。望持不可，谓万一他营效尤，即何以应，终弗予。临城以温言谕之，卒散。转兖西道副使，寻升大理寺少卿。狱多平反，力雪韩宗功冤，得减死。历太常寺卿，以都察院右副都御史抚登莱。寻升右都御史，总督三边。抵固镇，即颁弭盗、安民、防边科条甚悉。士卒以缺饷将为乱，密擒首事者数人，置之法。又多方通商，劝借乃定。策名垂四十年，在野缙绅初见者，多疑畏不敢近，久之无不折服。居乡不以行能势位骄人，非公事不至公堂。至事关地方利病，则慷慨切陈，侃侃不少徇。所著有《扣缶集》《鸡肋编》《海防要疏》等书。

康熙四十年《临潼县志》卷五《人物志·贤材》：武之望，字叔卿，号阳纡。从学于荆川先生之门，得姚江正派。万历戊子，省试第一人，遂成进士。宰霍丘、江都，皆有能名。擢吏部，寻主文选。直忤当路，有山涛之风焉。改兵曹归里，闭门讲学，远近争师事之。晋大中丞，巡抚登莱。劾总兵毛文龙之骄，即有登抚可裁一疏。迁比部尚书，以少司马总督陕西三边军务。未几卒于官。生平正色立朝，不为朋党，遇事独断，曾不依违两可。至居乡则恂恂，未尝以才能势位加人也。所著有《扣缶集》《鸡肋编》《吐质编》《医帜诊科》《济阴纲目》行于世。

《痘疹要诀》　明　王淑抃

见康熙六年《陕西通志》卷二十上《人物·明》。

《活幼全书》　清　刘向图

见乾隆十六年《咸阳县志》卷二十《艺文五·撰著》。

《痘疹颐生》　清　侯干城

见乾隆十六年《咸阳县志》卷二十《艺文五·撰著》。

《痘疹用中篇》　清　曹秉直

乾隆四十三年《富平县志》卷六《选举》：曹秉直，任兴安训导。精岐黄，著《痘疹用中篇》刊行。

《痘疹辨证》二卷　清　陈尧道

见光绪六年《三原新志》卷六中《人物·方技》。

雍正十三年《陕西通志》卷七十五《经籍·子类》：陈尧道，《痘科辨证》序曰：治痘之家，各有成书，不过解毒、补托二端而已。然痘疹应气运而为虚实，若辨证一或不审，则解毒、补托总无是处。余自丙戌，集有《痘科辨证》，亦觉条分缕析。今取旧书增补之，大约治法机权，不自我操，止以痘疮为主。必先岁气，而明辨夫虚实寒热，解毒之中，富有升发之义，实为心得之妙也。

《痘疹类编》　清　董凤翀

雍正十年《高陵县志》卷七《人物下·敦行》：董凤翀，字君灵，上石里人。力学好古，精究岐黄。吴逆乱，避伏北山。甲寅痘疹盛行，归里，全活甚众。人德之，赠匾曰："董林"，著《痘疹类编》。

《痘疹经验良方》　　清　董凤翀

见乾隆三十年《三原县志》卷十八《典籍·子集》。

同上《三原县志》卷十四《人物十·方技》：董凤翀，字君灵，世业医，于幼科痘疹，尤为专门。即始可以知终，于顺可以见逆。或遇逆难，方书所不载，耳目所仅见者，必静坐深思，而得其故。治之果效，赖以全生者甚众。子，汉杰传其术，为河南新裁令，尤善钟王书法。

《戴氏幼科方》　　清　董汉杰

见乾隆三十年《三原县志》卷十八《典籍·子集》。

光绪六年《三原县新志》卷六中《人物·方技》：董凤翀之子，传其术。著《戴氏幼科方》。

《痘疹仙传》　　清　邱天成

见道光九年《重辑渭南县志》卷十一《撰述》。

同上《重辑渭南县志》卷十七《艺术传》：邱天成，字仲彝，号中山，廪贡生。候选训导。究心心性。著有《痘疹仙传》行于世。

乾隆四十三年《渭南志》卷八《本朝著闻人考》：邱天成，知府天英仲弟。日与诸名贤，讲究心性。每有得，随录之，积案盈筥。

《保幼全书》　　清　张瘦荫

民国二十一年《重修咸阳县志》卷七《人物·方技》：张瘦荫，庠生。性恬恢，不乐仕进。道光元年举人，王弼等以孝廉方正举官，已允可矣，力辞之。官绅表其门曰："让善弥彰"，曰："士表民坊"。好岐黄，幼科尤精，著有《保幼全书》。

《保幼全诗》十二卷　　清　原廷葆

见咸丰二年《同州府志》卷三十二《列传下》。

《痘疹》　　清　高怀清

光绪十七年《富平县志稿》卷六《人物下·儒学》，高怀清，号简西，由举人官玉门教谕。学业鸿深，工书，精武艺，门下登科者不绝。任玉门，创修进昌院，县人为之建祠报德焉。著有《印月堂诗文集》及《制艺》《星象》《痘疹》数十卷藏家。

《痘证新方》　清　吴秉周

光绪三十二年《扶风县乡土志》卷四《耆旧篇第二十一》：吴秉周，字岐都，大通里恩贡生。性沉静，好读书，尤嗜《近思录》。教子训徒，不沾沾为章句学。晚年精医术，延者虽贫不辞，亦不受谢，乡里至今颂之。著有《痘证新方》。子三：廷桂，岁贡生，亦精医；廷桢邑廪生，性豪爽，善恢谐，好急人之急，宅心忠厚，与物无忤，早卒；廷楷能读父书，亦能医。

《麻疹约要》一卷　　清　任中彪

见民国三十五年《咸宁长安两县续志》卷十一《经籍考》。

《种痘常识》一卷　　清　雒镛

民国二十三年《续修陕西省通志稿》卷一百八十五《艺文三·子部·医家类》：镛，字声峻，陕西公立医学专门毕业生。

（以上儿科）

《银海精微》二卷　　唐　孙思邈

民国二十三年《续修陕西省通志稿》卷一百八十五《艺文三·子部·医家类》：孙思邈，撰《银海精微》二卷。是书前有齐一经序，称管河北道时，得于同僚李氏。其辨析诸证，颇为明晰，其法补泻兼施，寒温互用，无偏主一格之弊。疗目之方，较为可取已。

《二神方》　明　来复

乾隆三十年《三原县志》卷十八《典籍·子集》：《二神方》，治瞽目、发背。

《眼科要方》一卷　　清　王建中

见光绪三十二年《扶风县乡土志》卷四《学问篇第二十三》。

《定静轩眼科四种》　　清　胡巨瑷

见民国二十四年《续修兰田县志》卷十三《艺文》。

《开明眼科》　　清　胡荫丞

民国二十三年《续修陕西省通志稿》卷一百八十五《艺文·子部·医家类》：巨瑷子荫丞，所著《开明眼科》，卓然于古人五轮八廓、七十二问之外，独有精到之处，足补前贤所未及者。并能为针拨之，目竟复明，且能书小字，如未瞽时。一时咸以绝艺归之。翁之医术，固自名冠一时。

（以上眼科）

第七类　医案　医话

《刘成玑医案》　　清　刘成玑

民国二十五年《咸宁长安两县续志》卷十八《义行传》：刘成玑，字启厚。父英堂，精于医。成玑尽得其传，而外科尤精。药饵所不能治者，施以刀针应手而效。所著《医案》甚精粹。

《三槐医案》八卷　　清　王学温

民国二十五年《咸宁长安两县续志》卷二十《艺术传》：王学温，精岐黄。著有《三槐医案》八卷。方剂喜用党参，故乡人谓之王党参，且为之歌曰："不怕疾病多，只怕党参殁。"其一时推重如此，卒年八十有四。

《文山医案》　　清　常乃隽

民国三十三年《米脂县志》卷六《人物·乡贤·清》：常乃隽，花马池参将宸眷裔孙，保安训导干子也。天姿英敏，学问淹博，医、卜、星、相、占验、符箓之术，均研究有心得。由明经铨洋县训导。值元旦行香，仰视天色，隐有妖气，心异之。日晡复闻鸟鸣，云：不如归去。慨然曰：君子见几而作，不俟终日，遂归。抵延安，而洋县之难作矣。先是四川教匪王三槐聚众作乱，因川中剿捕，与其徒冉文龙等，窜入陕南，围攻洋县，破之，合城文武皆殉难，乃隽独免，人皆叹其先见。归里后，以医济世。有求必应，即向晦宴息；有扣门者，必披衣应，虽一夕数起不厌。尝谓其徒曰：苟非急病，不至深夜求医。性方梗，不事权贵。西安中丞患背疽，医药罔效。闻乃隽名，檄邑宰，促其速来，并许酬以四百金。乃隽曰：中丞以利啖我，我岂贵人役，以老病辞。著有《文山医案》

若干卷。

《医案记》　　清　寇灵霄

见民国三十三年《中部县志》卷十九《人物志·附艺文目》。

《医谈》一卷　　明　李苏

见康熙七年《咸宁县志》卷八《艺文·著述》。

康熙七年《咸宁县志》卷六《人物》：李苏，字元育，弱冠领乡试第一，授襄垣教谕。居官廉慎，喜读书，五经百家言无不晓，嗜天文、堪舆，昆虫、草木，亦无不赅博。

第八类　养　生

《五脏旁通导养图》一卷　　唐　孙思邈

见嘉靖三十六年《乔三石耀州志》卷十一《艺文志》。

《气诀》一卷　　唐　孙思邈

见嘉靖三十六年《乔三石耀州志》卷十一《艺文志》。

《养性杂录》一卷　　唐　孙思邈

见嘉靖三十六年《乔三石耀州志》卷十一《艺文志》及嘉靖三十六年《乔三石五台山志·著述》。

《摄生真录》一卷　　唐　孙思邈

见嘉靖三十六年《乔三石五台山志·著述》。

《养生铭》　　唐　孙思邈

见嘉靖三十六年《乔三石耀州志》卷十一《艺文志》。

《千金养生论》一卷　　唐　孙思邈

见嘉靖三十六年《乔三石耀州志》卷十一《艺文志》。

《养性延命集》二卷　　唐　孙思邈

见嘉靖三十六年《乔三石耀州志》卷十一《艺文志》。

《六气导引图》一卷　　唐　孙思邈

见雍正十三年《陕西通志》卷七十五《经籍·子类》。

《摄生月令图》一卷　　唐　孙思邈

见雍正十三年《陕西通志》卷七十五《经籍·子类》。

《九宝指元篇》一卷　　宋　陈抟

乾隆四十六年《同州府志》卷五十四《经籍志·子类》:《九宝指元篇》一卷,宋华山隐士陈抟撰。《宋史·本传》:抟好读《易》,手不释卷,自号扶摇子。著《指元篇》八十一章,言导养及还丹之事。

《泰定养生主论》　　明　来复

见乾隆三十年《三原县志》卷十八《典籍·子集》。

《寿亲养老补遗》　　明　刘纯

见康熙六年《陕西通志》卷二十五《人物·仙释附方技》。

《摄生正理》　　明　王焕

光绪八年《续辑咸宁县志》卷六《人物·选举》:王焕,号钟白,字午槐。孝友,读书攻苦过寒士。筮仕初选江南嘉定,改任江西永丰。著《教家录》《摄生正理》《太上感应》诸书行于世。

《养生目录》　　明　王舜卿

民国十年《广两曲志》外编《人物·著录》:明·王舜卿,《居蜀玉堂集》十卷、《玉垒集》十卷、《四川通志》八十卷、《茂州志》二十卷、《禹贡节要》四卷、《四乐同声》四卷、《王两曲归田五经集录》《小学集注》《性理字训》《三字经注解》《字学大全》《子史录》《古今事物考》《禹贡注解》《终南仙境志》《养生目录》《风土志》。《邑志》《赵子达兵议》《任依山仕隐类编》《竹窗类集》《韵略易通》《三云唱和集》。

同上《广两曲志》外编《人物》：虞，字舜卿，绥德学正。宗朱学，常令门人书先贤语录于衣衿间，常目在兹，不使有异。

《长生语录》　清　嗬憨

乾隆三十二年《凤翔县志》卷六《人物·仙释》：嗬憨和尚。住东关普门寺。生有凤质，长悟禅宗。顺治十八年重修普门禅院。所著有《长生语录》刻石院壁。

《保生要言》　清　古朴

民国三十八年《华县县志稿》卷十一《人物志·贤能》：古朴，字完夫，耽书，时号书癖。通五经，能诗文。性狷介，无与于世，敦古笃行士也。见前言往行，必书之壁，满屋皆师范语。闭户穷经，甘贫乐道，高贤多见重之。著书甚多：《易经五部集》《易卦浅说》《书经要语》《春秋胡传要录》《春秋集句》《五经闲论》《经书摘句》《四书信好集》《得心集》《学思笔证》《天人一贯解》《致知录》《史鉴纂言》《东铭注解》《壁□语记》《名物考订》《闲居肤论》《才知录》《砭己要言》《日用字义》《保生要言》《刍荛末议》《凭山诗草》。

第九类 法 医

《双溪小草洗冤录》　明　荣华

康熙六年《陕西通志》卷二十上《人物·明》：荣华，字躬实，兰田人。成化中进士。三任县令，化行邻邑。初任巩县，当道议改洛阳。巩民曰：均赤子也，何令洛人夺吾父母。洛民亦曰：巩洛皆赤子，巩可得慈父母，洛独不可得慈父母耶。更调无锡，治强抚弱，风采赫然。邑有四虎为害，华祝而捕之者三，民相谓曰：猛虎犹知约束，吾民可轻犯乎。擢监察御史，巡按两淮、四川，所至多兴革平反，为名御史云。

民国二十四年《续修兰田县志》卷十六《列传》：荣华，号双溪，辛丑进士。宰巩县时道沿瀍河，与温县邻，田稼每为温民所刈，斗伤者众。华筑堤，堰水界之，遂息争。遇旱步祷，劝民输粟。重修庙学，筑堤捍河。名日起，议改洛阳，巩县之民，相竞于庭，当道难之。后改嵩县，多盗警，华弭盗安民，教化大行。丁外艰，服阕。补无锡，锄强扶弱，崇儒薄赋，兴水利，毁淫祠。后诏为湖广监察御史，巡按两淮，除奸革弊，洗冤泽物。在四川劾边将不职，人称为名御史。所著《双溪小草洗冤录》《南巡西巡录》《两巡奏议》《兰田志》《辋川集》及《校正史鉴提纲》。

《洗冤录》三卷　清　王心敬

清雍正十年《鄠县重续志》卷三《官师》：王心敬。文义里人，孝义王忻子。少孤，母李氏矢节鞠育，一言一动，必勖以古圣贤成法。心敬自幼知遵奉母命。年未冠，即断游观博奕之好，奋然以古人为程。年仅二十五，并谢诸生掌故之业，负笈从二曲李征君颙，讲天德王道之学，屏作诗、写字之好不为。学于二曲者几十年，归仍闭户探诗、事亲、教

陕西省

2201

子，不轻一步出门。年四十后，名闻海内，一时黔、闽、吴、楚抚军，咸卑礼厚币聘主讲席。心敬凡晤对卿大夫，必期以致君泽民，行义达道伟业。遇问学之士，必期以成己成物，隐居求志实务，绝不随世依阿。所著书一十六种，曲畅旁通，无不本孔孟宗传为会归，绝不蹈后儒门户偏倚之见。至其待人接物，则切切以一体天地万物为怀，仁恕公平，初无间于亲疏远迩。其存心奉身，则淡泊兢业，盖自幼至老如一日也。前康熙五十三年，后雍正元年，两次奉旨征辟，俱以胸寒耳聋实疾固辞。今年七十有七，卧病于家，其所著书目另载文苑。

同上《鄠县重续志》卷五《艺文·文集》:《丰川集》，王心敬著。凡一十六种:《易说》十卷，《江汉书院讲义》十卷，《正编》二十八卷，《续编》二十三卷、《外编》六卷，以上五种已刻。《尚书质疑》二十四卷、《诗经说》三十卷、《礼记纂》二十四卷、《春秋原经》四十卷、又《续集》五十卷、《诗草》十二卷、《关学汇编》十二卷、《文献揽要》十二卷、《历年》四卷、《洗冤录》三卷、《南行述》四卷、《家礼宁俭编》四卷，以上十一种脱稿未梓。

附录　参考书目

本附录所列参考书目，凡文中引用者加米字符号。

*《陕西通志》三十二卷　首三卷　清康熙六年刻本

*《陕西通志》一百卷　清雍正十三年精刻本

《陕西省辑要》六卷　清道光七年赐书堂刻本

*《续修陕西省通志稿》　民国二十三年铅印本

《乡土志丛编》十七卷　燕京大学图书馆编　民国二十六年铅印本

*《西安府志》八十卷　清乾隆四十四年刻后印本

《长安志》二十卷　图三卷　宋熙宁九年修　清乾隆甲辰校刊本

《长安志》二十卷　清光绪十七年思贤讲舍重刻灵岩山馆本

*《长安县志》八卷　清康熙七年刻本

《长安县志》三十六卷　民国二十五年铅印本

*《咸宁县志》八卷　清康熙七年刻本

*《咸宁县志》二十六卷　清嘉庆二十四年刻本

*《续辑咸宁县志》八卷　清光绪八年刻本

*《咸宁长安两县续志》二十二卷　民国二十五年铅印本

《同官县志》十卷　清乾隆三十年刻本

《同官县志》三十卷　民国三十三年铅印本

《宝鸡县志》十卷　清乾隆二十九年刻本

《宝鸡县志》十六卷　陕西省印刷局铅印　清乾隆五十年本

《宝鸡县志》十六卷　民国十年修　铅印本

《最近宝鸡乡土志》一卷　民同三十五年铅印本

《陇州志》八卷　清康熙五十二年刻本

《陇州续志》八卷　清乾隆三十一年刻本

《陇州乡土志稿》十五章　清光绪三十二年抄本

《重修汧阳县志》十二卷　清道光二十一年刻本

《增修汧阳县志》二卷　清光绪十三年刻本

《汧阳述古编》二卷　清光绪十五年李氏代耕堂刻本

《凤翔府志》八卷　明正德二年修　抄本

《重修凤翔府志》　清康熙四十九年刻本

《凤翔府志》十二卷　清道光一年补刻乾隆三十一年本

《凤翔县志》十卷　清雍正十一年刻本

*《凤翔县志》八卷　清乾隆三十二年刻本

《麟游县志》五卷　清康熙四十七年增刻顺治十四年本

《麟游县新志草》　清光绪九年刻本

《岐山县志》八卷　清道光二十二年重印乾隆四十四年本

《岐山县志》八卷　清光绪十年刻本

《歧山县志》十卷　民国二十四年西安酉山书局铅印本

《扶风县志》四卷　清顺治十八年刻本

《扶风县志》十八卷　清乾隆四十六年刻本

《扶风县志》十八卷　清嘉庆二十四年刻本

*《扶风县乡土志》四卷　清光绪三十二年扶风官抄本

*《郿县志》十八卷　清乾隆四十三年刻本

《郿县志》十八卷　清宣统元年陕西图书馆铅印本

*《武功县志》三卷　明正德十四年修　清乾隆《四库全书》本

《武功县志》三卷　卷首一卷　明正德年间修　清光绪十三年补刻本

《武功县重校续志》三卷　清雍正十二年补刻康熙元年本

《武功县后志》四卷　清雍正十一年刻本

*《续武功县志》五卷　清嘉庆二十一年刻本

《武功县续志》二卷　清光绪十四年刻本

《凤县志》十卷　清光绪十八年刻本

*《咸阳县志》二十二卷　清乾隆十六年刻本

《续修咸阳县志》一卷　清道光十六年刻本

*《重修咸阳县志》八卷　民国二十一年铅印本

《兴平县志》二十五卷　清乾隆四十四年刻本

《兴平县续志》三卷　清光绪二年刻本

《兴平县志》八卷　民国二十一年铅印本

《兴平县乡土志》六卷　清光绪三十三年活字本

《礼泉县志》十四卷　清乾隆四十八年刻本

《续修礼泉县志稿》十四卷　民国二十四年西安酉山书局铅印本

《重修陕西乾州志》六卷　清雍正四年刻本

《乾州志稿》十四卷　清光绪十年乾阳书院刻本

《乾县新志》十四卷　民国三十年西京克兴印书馆铅印本

《永寿县新志》十卷　清乾隆五十八年古豳官署刻本

《永寿县志》七卷　首一卷　清康熙七年刻本

《永寿县志余》二卷　清嘉庆元年刻本

《永寿县重修新志》十卷　清光绪十四年刻本

《邠州志》四卷　清顺治七年重刻增补明万历本

《直隶邠州志》二十五卷　清道光二十四年增刻乾隆四十九年本

《邠县新志稿》二十卷　民国十八年铅印本

《长武县志》二卷　清康熙十五年刻本（仅存卷下）

《长武县志》十二卷　清嘉庆二十四年刻本

《长武县志》十二卷　清宣统二年学务公所印刷局铅印本

《三水县志》四卷　清康熙十六年刻本

《三水县志》十一卷　清乾隆五十年刻本

《三水县志》十二卷　清同治十一年刻本

《淳化县志》三十卷　清乾隆四十七年刻后印本

《淳化县志》三十卷　民国二十年重印清乾隆四十八年本

《泾阳县志》八卷　清康熙九年刻本

《泾阳县志》八卷　清雍正十年刻本（缺《艺文志》）

《泾阳县志》四卷　清乾隆十二年刻本

*《泾阳县志》十卷　清乾隆四十三年刻本

《泾阳县志》三十卷　清道光二十二年刻本

*《重修泾阳县志》十六卷　清宣统三年华新印刷局铅印本

*《泾阳乡土志》三卷　清光绪二十三年写本

《鲁桥镇志》十二卷　民国十二年铅印本

*《三原县志》七卷　清康熙四十三年修　四十五年刻本

陕西省

*《三原县志》二十二卷　首一卷　清乾隆三十年修　光绪丁丑菊月传抄
　　乾隆三十一年本

*《三原县志》十八卷　首一卷　清乾隆四十八年刻本

*《三原县新志》八卷　清光绪六年刻本

*《高陵县志》七卷　明嘉靖二十年刻后印本

*《高陵县志》十卷　清雍正十年刻本

　《吕泾野先生高陵县志》七卷　清光绪十年刻本

　《高陵县续志》八卷　清光绪十年刻本

　《高陵县乡土志》　民国初年抄本

　《鄠县志》十二卷　图一卷　清康熙二十一年刻本

*《鄠县重续志》五卷　清雍正十年刻本

　《鄠县新志》六卷　清乾隆四十二年刻后印本

　《重修鄠县志》十卷　民国二十二年西安西山书局铅印本

　《盩厔县志》十卷　清康熙二十年刻本（仅存一、二、三、四卷）

　《盩厔县志》十四卷　清乾隆五十八年补刻乾隆五十年本

*《广两曲志》二编　民国十年修　十七年铅印本

　《盩厔县志》八卷　民国十四年铅印本

　《马嵬志》十六卷　清光绪三年永康胡氏退补斋刊本

　《渭南县志》十五卷　清雍正十一年刻本

*《渭南志》十四卷　清乾隆四十三年刻本

*《重辑渭南县志》十八卷　清道光九年刻本

*《新续渭南县志》十二卷　清光绪十八年刻本

*《临潼县志》八卷　清康熙四十年刻本

　《临潼县志》九卷　清乾隆四十一年刻后印本

　《临潼县续志》二卷　清光绪十六年刻本

　《临潼县续志》四卷　清光绪二十一年刻本　又，同上抄本

　《临潼县志》九卷　民国十一年西安含章书局铅印本

*《乔三石耀州志》十一卷　〔附〕《五台山志》一卷　清光绪十六年
　　重印乾隆二十七年增刻明嘉靖三十六年本

　《续耀州志》十一卷　清光绪十六年增刻乾隆二十七年本

　《耀州志》十卷　清嘉庆七年刻本

《富平县志》十卷　明万历十二年刻后印本

*《富平县志》八卷　清乾隆五年刻本

*《富平县志》八卷　清乾隆四十三年刻本

*《富平县志稿》十卷　清光绪十七年刻本

　《富平县乡土志》不分卷　清末抄本

　《白水县志》二卷　清顺治四年刻本

　《白水县志》四卷　清同治八年重印乾隆十九年刻本

　《重修白水县暗门记》一卷　清同治八年刻本

*《蒲城志》四卷　清康熙五年刻本

　《蒲城县续志》四卷　清康熙五十二年刻本

*《蒲城县新志》十三卷　清光绪三十一年刻本

*《澄城府志》十二卷　民国十五年铅印本

　《澄城县志》二卷　明嘉靖年间修　清咸丰元年刻本

　《澄城县志》二十卷　清乾隆四十九年刻本

*《澄城县志》三十卷　清咸丰元年刻本

*《澄城县续志》十五卷　民国十五年铅印本

　《郃阳县志》七卷　清顺治十年刻本

　《宰莘退食录》八卷　清康熙四十三年修　抄本

　《郃阳县乡土志》　民国四年铅印　清光绪三十二年本

　《韩城县志》八卷　明万历三十五年刻本

　《韩城县志》十六卷　清乾隆四十九年刻本

　《韩城县续志》五卷　清嘉庆二十三年刻本

*《韩城县续志》四卷　民国十四年德兴石印馆石印本

*《韩城县乡土志》一卷　清光绪三十二年抄本

　《同州志》十八卷　明天启五年刻本

*《同州府志》二十卷　清乾隆六年刻本

*《同州府志》六十卷　首一卷　清乾隆四十六年刻本

*《同州府志》三十四卷　清咸丰二年刻本

*《同州府续志》十六卷　清光绪七年刻本

　《大荔县志》十六卷　首一卷　清乾隆七年刻本

　《大荔县志》二十六卷　清乾隆五十一年刻本

陕
西
省

《大荔县志》十六卷　清道光三十年刻本

《大荔县续志》十二卷　清光绪十一年冯翊书院刻本

*《大荔县旧志存稿》十二卷　民国二十六年陕西省印刷局铅印本

《大荔县新志存稿》十一卷　民国二十六年陕西省印刷局铅印本

《平民县志》四卷　民国二十一年铅印本

《朝邑县志》二卷　清康熙五十一年重刻明正德十四年本

《续朝邑县志》八卷　清康熙五十一年重刻明万历十二年本

《朝邑县后志》八卷　清康熙五十一年刻本

《朝邑志》十一卷　清道光十一年增刻乾隆本

《初朝邑县志》三卷　清咸丰元年华原书院刻本

《华州志》二十四卷　《诸图考》一卷　明隆庆年间修　民国四年补刻
　　清光绪八年吴炳南合刻《华州志》本

《续华州志》四卷　清康熙年间修　清光绪八年吴炳南合刻《华州
　　志》本

《再续华州志》十二卷　清乾隆年间修　光绪八年吴炳南合刻《华州
　　志》本

*《三续华州志》十二卷　清光绪八年吴炳南合刻《华州志》本

*《华县县志稿》十七卷　民国三十八年铅印本

《华阴县志》九卷　清康熙四十二年增刻明万历四十二年本

*《华阴县志》二十二卷　民国十七年西安艺林印书社铅印清乾隆五十三
　　年本

*《华阴县续志》八卷　民国二十一年铅印本

《潼关志》三卷　清嘉庆二十二年重印康熙二十四年本

*《续潼关厅志》三卷　清嘉庆二十二年刻本

《潼关县新志》二卷　民国二十年铅印本

《潼关乡土志稿》一卷　清光绪三十四年修　抄本

《兰田县志》四卷　首一卷　清雍正八年增刻顺治本

《兰田县志》十六卷　清嘉庆元年刻本

《兰田县志》十六卷　清道光二十年刻本

《兰田县志》十六卷　清光绪元年刻本

*《续修兰田县志》二十二卷　民国二十四年修　三十午餐雪斋铅印本

2208

《重修辋川志》六卷　清道光十七年刻本

《延安府志》十卷　首一卷　清康熙四十三年增修补刊康熙十九年本
　　（仅存一、二、三、四、五、六、十卷）

《保安县志》八卷　清咸丰六年刻本

《保安县志略》二卷　清光绪二十四年修　民国十三年抄本

《安塞县志》十二卷　民国三年铅印本

《安定县志》八卷　清道光二十六年刻本

《延川县志》一卷　清顺治十八年刻本

《重修延川县志》五卷　清道光十一年刻本

《延长县志》十卷　清乾隆二十七年刻本

《宜川县志》八卷　清乾隆十八年刻本

《宜川县志》二十七卷　民国三十三年新中国印书馆铅印本

《宜川续志》十卷　民国十七年石印本

《鄜州志》八卷　清康熙二十四年增刻康熙五年刻后印本

《鄜州志》六卷　清道光十三年刻本

《鄜州志续补》一卷　民国十八年修　抄本

《洛川县志》二十卷　清嘉庆十一年刻后印本

《洛川县乡土志》　清光绪三十三年抄本

《宜君县志》　清雍正十年刻后印本

《中部县志》四卷　清嘉庆十二年刻本

*《中部县志》二十一卷　民国三十二年新中国印书馆铅印本

《榆林府志》五十卷　清道光二十一年刻本

《榆林府志辨讹》一卷　清咸丰七年刻本

《榆林县乡土志》一卷　民国六年抄本

《延绥镇志》八卷　明万历三十五年刻本（仅存一、三、四、五卷）

《延绥镇志》八卷　清康熙年间纂　手抄本

《延绥镇志》六卷　清乾隆二十一年增刻康熙十二年本

《定边县志》十四卷　清嘉庆二十二年刻本

《定边县乡土志》三卷　清光绪三十二年抄本

《靖边志稿》四卷　清光绪二十五年刻本

《怀远县志》四卷　清道光二十二年刻本

陕
西
省

*《横山县志》四卷　民国十八年榆林东顺斋石印本

《神木县志》八卷　清道光二十一年刻本

《府谷县志》四卷　清乾隆四十八年刻本

*《府谷县志》十卷　民国三十三年石印本

《葭州志》十一卷　清嘉庆十四年刻本

《葭州志》一卷　民国二十二年石印　清光绪二十年增刻嘉庆十四年本

《葭县志》五卷　民国二十二年石印本

《葭县乡土志》　清光绪末年抄本

《米脂县志》八卷　清康熙二十年刻后印本

《米脂县志》十二卷　清光绪三十三年公记印字局铅印本

*《米脂县志》十卷　民国三十三年铅印本

《绥德州志》八卷　清顺治十八年刻本

《绥德州直隶州志》八卷　清乾隆四十九年刻本

《绥德直隶州志》八卷　清光绪三十一年红印本

《吴堡县志》四卷　清道光二十七年刻本

*《清涧县续志》八卷　清乾隆十七年刻本

*《清涧县志》八卷　清道光八年刻本

《汉南郡志》二十四卷　清康熙二十八年刻本

《汉南续修郡志》三十二卷　清道光九年增刻嘉庆十九年本

《城固县志》十卷　清光绪四年徐德怀重刻乾隆五十六年本

《城固县志续修工作方案》　民国二十七年铅印本

《洋县志》八卷　清康熙三十三年刻本

*《洋县志》八卷　清光绪二十四年刻本

《洋县县志备考》二卷　民国二十年石印本

《佛坪厅志》二卷　清光绪九年刻本

《佛坪厅乡土志》一卷　清光绪三十四年抄本

《西乡县志》十卷　清康熙五十七年刻本

《西乡县志》六卷　清道光八年刻本

*《西乡县志》二十卷　民国三十七年石印本

《定远厅志》二十六卷　清光绪五年刻本

《南郑县志》十六卷　清乾隆五十九年刻本

《续修南郑县志》七卷　民国十年刻本

《南郑县志材料集》　民国三十七年铅印本

《重修宁羌州志》七卷　民国十九年摄影传抄明万历二十五年本

《续修宁羌州志》四卷　清道光十二年汉中府草唐寺友义斋刻本

《宁羌州志》五卷　清光绪十四年刻本

《褒城县志》十一卷　清道光十一年刻本

《沔县志》四卷　清康熙四十九年刻后印本

《沔县志》四卷　清光绪九年刻本

《陕西汉中府沔县乡土志》一卷　清末编　抄本

《留坝厅志》十卷　清道光二十二年汉中友义斋刻本

《略阳县志》六卷　一九六三年上海古籍书店影印天一阁　明嘉靖
　　三十一年本

《略阳县志》二卷　清雍正九年刻本

《重修略阳县志》四卷　清光绪三十年重刻道光二十六年本

《新续略阳县志》一卷　清光绪三十年刻本

《兴安州志》四卷　清康熙三十四年刻本

《安康县志》二十卷　清咸丰三年来鹿堂重刻嘉庆二十年本

《安康县乡土志》一卷　清宣统三年稿本　又，同上。民国二十八年石
　　印本

《洵阳县志》十四卷　清光绪十二年增刻乾隆四十九年本

《洵阳县志》十四卷　清光绪二十八年刻本

《白河县志》十四卷　清嘉庆六年刻本

*《白河县志》十四卷　清光绪十九年刻本

《平利县志》四卷　清乾隆二十年刻本

《续修平利县志》十卷　清光绪二十三年刻本

《平利县志书》不分卷　抄本

《平利县乡土志》不分卷　清末抄本

《镇坪县乡土志》三卷　民国十二年编　抄本

《砖坪厅志》不分卷　清光绪三十一年修　抄本

《砖坪县志》　清宣统三年抄本

《砖坪县志》　民国六年铅印本

陕
西
省

2211

《紫阳县新志》二卷　清康熙二十七年刻本（残存一卷）

《紫阳县志》八卷　清光绪八年补刻道光二十三年本

*《重修紫阳县志》六卷　首一卷　民国十三年修　十四年石印本

《石泉县志》　传抄清康熙二十六年本

《石泉县志》四卷　清道光二十九年刻本

《汉阴厅志》十卷　清嘉庆二十三年刻本

《汉阴县志》六卷　清康熙二十六年刻本

《汉阴县志》八卷　清乾隆四十年刻本

《宁陕厅志》四卷　清道光九年刻本

《直隶商州志》十四卷　清乾隆九年刻本

《续商州志》十卷　清乾隆二十三年本

《洛南县志》十二卷　〔附〕《志》一卷　清乾隆五十二年增刻乾隆十一
　　年本

《洛南县志》十二卷　清乾隆十二年刻本

《洛南县乡土志》四卷　清光绪年间抄本

《商南县志》十二卷　清乾隆十七年刻本

《商南县志》十二卷　民国八年修　十二年铅印本

《山阳县初志》五卷　清乾隆四十三年刻本

《山阳县志》十二卷　清嘉庆元年刻本

《镇安县志》十卷　清乾隆二十年刻本

《镇安县志》三卷　清雍正四年刻本

《镇安县志》十卷　民国十五年修　十八年石印木

《镇安县乡土志》二卷　清光绪三十四年铅印本

《孝义厅志》十二卷　清光绪十年刻本

*《临汾县志》八卷　清雍正八年刻本

*《新修庆阳府志》四十二卷　末一卷　清乾隆二十六年刻本

*《祁县志》十六卷　清乾隆四十三年刻本

甘肃省

前　言

　　甘肃省位于我国西北部，其北界连内蒙古自治区，过河西走廊，西与新疆维吾尔自治区毗连，东接关陇，南临蜀汉；就在这较广阔的区域内，周秦汉唐之际，可以说人文毕萃。逮晋初皇甫谧又将《素问》《灵枢》《明堂孔穴针灸治要》三部书"删其浮辞，除其重复，论其精要"撰为《甲乙经》，被誉为针灸学之祖。至于近代医家，陇地也是异姿独挺。如本省医家对医经的研究，认为"医非得经论真传，不可以谓之学。"他们"慨夫《医经》之误于注释也。始也，以辞害志，置前人立论之原而不知继也，承误踵讹，遂陷人于迷途而不觉，于此需先觉人改正为亟亟耳"，（见秦维岩《伤寒体注》序》）并希望后学者能"从《灵枢》《素问》《金匮》《伤寒》等经循序用功。"其次他们注意从外地的名医书中得到启迪而为自己所用。此外陇地医生继承了医学中养生防病的思想。早在汉代就有封衡的《养气术》《卫生经》；唐代张湛的《养生要集》和《延年秘录》等养生方面的著述。清代慕元春所著《养生论》一书认为："医病以养生为本，服药次之。"他曾引"邱长春对元太祖之语以告人曰：药为草，精为髓，去髓添草，譬如囊中贮金，以金易铁，久之金尽，所有者铁耳，夫何益哉"。

　　总之，陇地医家，学有所宗。本编所录，由于文献不足，遗漏实多，以后仍当继续发掘，使陇西医学得以放出异彩。

郭霭春　罗根海

一九八四年

甘
肃
省

2215

目　录

第一类 医 经 〔附〕运气

《太素集》 明 张好问

嘉靖三十九年《平凉府志》卷二《府志·第三十九页接五十九页》：张好问，字希明，其先高邮人。始祖仁，以医事韩，遂家平凉。好问尤精祖业，常不拘古方，唯审病源，弗问贫富。校业礼，官为良医正。方夏有伤寒者，其类疟，众医治以清暑之剂。好问曰：南方湿热，故清之平；平凉地寒而燥，冬有积寒，遇夏伏阴为害，饮以附子理中立愈。总兵赵文，咯血兼衄下甚剧。好问以黄葵根、褒耳，饮以犀角、地黄、大小蓟、藕根汤遂愈。某参将牙疳、股肿青，众弗识。好问曰：此青股牙疳也，乃饮以芜菁根，且傅之，旬日愈。嘉靖戊子冬，时春为邢部主事，请假送先子归平凉，得寒疾。众曰："少年或好内遇寒，宜附子且灸艾"。好问曰："是好强力，减服被寒，且不药自汗"。贵在好问勿妄投药也，已而汗愈。暇则开医书，有益者采取，舛者辨正，类集为《张氏医精》，又著《太素集》。多髯，善持论，世号髯张，年七十余。所拯治甚众，不胜述也。然好饮酴醾，以是弗子。韩昭王疾，召诊视，忧其难起。众侑以烧酒致醉，及端礼门而卒。以其弟好古遗腹子治安为后，今为良医副。安母蒋早寡，闭户独处，今八十有三，人莫识其面，志节可嘉尚云。好问授徒遍城中，庐镇刘廷琮为最良。庸者以它罪共陷之，镇以医正除名，廷琮谪戍宁夏。

《医经》一卷 清 张晋

见宣统元年铅印乾隆二十八年《狄道州志》卷十四《艺文下·经籍·集部》。

民国三十七年《甘肃省乡土志稿》第二十一章《甘肃省历代之人物

及其著述·第三节历代主要著述录·第十四清》:《琵琶十七变一出》《九经解》《十三经辨疑》《黍谷吟》《剂门篇》《岁寒诗集》《秋舫一啸》《劳劳篇》《雍草》、《律陶》一卷、《集祉》一卷、《医经》一卷，上列十二种皆张晋撰。（狄道人）

《医经》　　清　李绍蔆

道光五年《重修镇番县志》卷九《人物·列传上·技术》:李绍蔆，乾隆十七年岁贡。少聪慧，博极群书。通数术，尤精于医，决吉凶生死，率多不爽。著有《医经》若干卷。

按：民国三十七年《甘肃省乡土志稿》第二十一章《甘肃省历代之人物及其著述·第三节历代主要著述录·第十四清》作《医经》，李绍荫撰（镇番人）。

《医经》　　清　李绍发

民国三十七年《甘肃省乡土志稿》第二十一章《甘肃省历代之人物及其著述·第三节历代主要著述录·第十四清》:《医经》，李绍发撰。

《阴阳五行之术十五篇》　　汉　公孙昆邪

民国《庆阳府志续稿》卷十三《艺文·著书目录》:《阴阳五行之术十五篇》，汉平曲侯北地公孙昆邪著。

民国二十年《庆阳县志稿》卷八《人物·汉》:公孙昆邪，北地义渠人。景帝时为陇西太守，以将军击吴楚有功，封平曲侯。著书十五篇，主阴阳五行之术。

第二类 诊 法

《脉诀》　清　刘恩

康熙二十六年《宁州志》卷五《人物·方技》：刘恩，医术擅长，活人无算，道、府、州、县无不器重。一日道台张公文炳延诊夫人病，恩曰：孕也，当二十四月娩男。张叱不信，寻验，乃致书大奇之。著有《脉诀》，颇称妙义。

《王叔和脉诀注》　　清　李典三

民国二十七年《青城记·人物》：李君典三，合牌人。精于岐黄，决病者生死极验。先大夫子荣公曾师事之，所著有《王叔和脉诀注》，曩存李君延儒家，今不知流落何所矣。

第三类　伤　寒

《伤寒体注》十卷　　　清　杨维仁

见民国六年石印光绪十八年《重修皋兰县志》卷二十《艺文·子类》。

同上《重修皋兰县志》卷二十七《杂传·技艺》：杨维仁，字伯廉，为县医学训科。幼嗜医术，弱冠南游江浙访师，得吴江徐大椿《医书》六种以归。后师事古浪李资深，复得钱塘张志聪所注《素问》《灵枢》《伤寒论》及《本草崇原》等书。潜心体究，至忘寝食，故诊病洞见本原，无不应期奏效。生平论述最富，皆能发前人所未发。晚尤好《易》，著有《周易汇参》《伤寒体注》《医学阶梯》等书。

民国《皋兰县新志》《略卷十二·文化上·艺术类》：《伤寒体注》十卷。秦维岩序之云：慨夫《医经》之误于注释也。始也、以辞害志，置前人立论之原而不知；继也、承误踵讹，遂陷入于迷途而不觉。于此，需先觉人改正为亟亟耳。吾乡有伯廉先生者，幼而聪敏，长而慈惠。独抱愿于济人利物之间，因寄情于《灵枢》《素问》之内，生长西陲，遨游南邦。凡遇《医经》，靡不潜心探索。细意推求，惟于仲圣《伤寒》一书，终恨诸家之议论歧出，而指归不能画一也。忠心耿耿，不能自释者有年。嗣得隐庵《伤寒集注》，冥心孤诣，朝夕思维，不数年而毕揭此中之精蕴，而真谛得矣。不禁恍然悟，而慨然自任曰：书可不有集注乎？不有集注，则余贸贸者如故也。今不体集注之意而详明之，安知后人之贸贸，不更甚于余乎？此体注一书所由作也。其书分论注、体注，共两截。论注系隐庵张子辨析群讹，以《内经》解论之作也，是为下截；其上截伯廉《体注》发论之作也。其总旨自文按驳，亦如儒者《四书体注》之式也。余本不晓《医经》，然观是书，远探立论之原，近遵传注之确。

每篇总旨，发尽全篇关键。每章章旨，发明通章枢纽。每节节旨，括尽节中要谛。发明语言文字之内，又发明语言文字之外。则仲圣作论之原委，了若指掌。伯廉真为善体注而发其未发者也。且经文有言类、义异处，复条畅发明之。诸家有纯粹、驳杂处，又引证剖辨之。总之，使伪注不能乱真，伯廉之心也。由此而后，天下容有不知集注之人，绝未有既见集注，而犹不得其指归者。容有不知体注之书，绝未有既见体注，而犹为诸家所惑者。展此卷也，节次分明，真伪两判。发抒奥妙，钩纂元微。探诸子之精义，为前人之辅翼。合众途于一轨，会万理于一本。焕然既备，昭然若明镜。俾学者各得指归之所在，而不惑于他歧。家轩岐而户二张，必获真医之用矣，则隐庵之幸，即仲圣、轩岐之幸，抑即天下后世之幸也。

按：民国二十七年《古浪县志》卷九《人物·技艺》：李资深，失其里居。年代。精岐黄术。按《皋兰县志》载县医学训科杨维仁，曾师事古浪李资深。维仁孙发甲，为府医学正科，同治七年奉调赴甘南大营，行至车道岭，遇贼被害。发甲既为同治间人，想资深必为嘉、道时人矣。维仁为兰州医学名家，能以资深为师，则资深医道亦必精于维仁矣。以上可对杨维仁的生卒年代有所资助。

第四类　本　草

《经证经药录》十六卷　　　清　王继志

民国《靖远县新志》第五编《耆旧传》：王继志，字士先，县大庙堡人。父惇，字成裕。入太学，严肃木纳，一乡表率。回乱，出资制舟，备堡民渡河避难。同治二年贼入县境，民争渡，惇让堡民先行，舟既离岸，贼至，惇与合家尚立河干。问："何为不遁？"惇曰："吾制舟为救堡民耳，吾何为先渡。"贼义之，乃释令登山逃命，里人以是感之。妻汪无出，死同治之乱，娶继中卫袁氏，生继志。盖继志生，而惇年已五十六矣。继志性至孝，母素褊急，好负气，遇家人操作，恒厉色督责之，无少间。稍拂意，则恶声达户外。继志原配胡氏，有贤名，晨昏趋承，曲尽妇道，迄不得姑欢。日必伺隙摘疵，而痛斥之。继志左右其间，怡言将顺，必俟色稍霁而后已，胡亦以是抑郁死。父殁，继志被缞经，面深墨。冬令奇寒，日夜坐卧苫块中，无倾刻离。葬则庐墓茹素，经大祥后始归。母殁，丧礼守制，亦如葬父时。继志初读书，颖悟异常人，弱冠县试冠军，入泮，自是文思大进。潜心经史，惟不得志于场屋。七越秋闱，始捷于癸卯，春官报罢，益肆力于诸子百家之学。尝谓人不可不学，学不可不有所抉择，非博览则抉择无从。经史之略，端在经史。书生立定脚根，放开眼孔，不患终身无见用之日也。后以保送举贡，官陕西，上书两江总督端方陈时事、论宪政。端方为誉扬于陕抚，不次拔擢。民国二年，膺省议会议员，七年任金塔县知事。十五年卒。继配牛氏，事姑相夫，持家训子，各得其道。故继志宦游各地，得无家室之累云。晚年精医，著有《经证经药录》十六卷，待梓。

第五类　针　灸

《甲乙经》八卷　　　晋　皇甫谧

民国二十四年《重修镇原县志》卷十五《艺文志·子类》:《玄晏春秋》，皇甫谧著。按玄晏先生所著诗、赋、诔、颂、论、难甚多，又撰有《甲乙经》《逸士传》行于世。

民国三十七年《甘肃省乡土志稿》第二十一章《甘肃省历代人物及其著述·第三节历代主要著述录·第六晋》:《帝王世纪》十卷、《年历》六卷、《高士传》三卷、《逸士传》一卷、《烈女传》六卷、《玄晏春秋》二卷、《朔气长历》二卷、《甲乙经》八卷、《文集》二卷，上列九种皆皇甫谧撰（朝那人）。

民国二十二年《增修华亭县志》卷三《儒林类·晋代》:皇甫谧，字士安，坚之子，嵩之孙也。性沉静寡欲，志清洁高尚。受叔父母抚育，年二十不好学。叔母任氏援经责曰:三牲之养，未足为孝，孟母断机，子成大贤。汝年壮，而目不观书，心不入道，虽尝以蔬果进侍，岂我所望于汝者。况修身笃学，汝自得之，于我何与。因对之流涕，谧乃感悟。就学于乡儒席坦，带经力农，食贫躬耕，博综典籍，专务著述。疾得风痹，犹手不释卷。自号元晏先生。或劝谧修名广交，谧作《元守论》以答之曰:出处圣人，且不能兼，贤如颜回，箪瓢陋巷，而名亦显。何必逐世利，官鞅掌，然后为名乎。竟不仕。而耽玩典籍，几忘寝食，时人称为书淫。或有箴其过笃，损精神者。谧引圣言以答之曰:朝闻道，夕死可矣。且命之修短在天，叔子四十而丧，后母亦还本宗，谁能恤其后乎。景元初，安定太守召为上计掾、举孝廉，相国征辟，皆不就。乡人劝其应命，又作《释劝论》以明志。后武帝频诏敦逼，疏辞坚切。举贤良方正，皆不起。惟表帝借书，帝以一车赠之。济阴太守文立以聘士有赘为烦，疏请绝其礼币。谥叹论曰：亡国之大夫，不可与图存。束帛戋，《易》之明义；元纁之赘，古之旧制。孔子曰，夙夜强学，以待问；席上之珍，以待聘。士于是乎三揖乃进，明致之难也；一让而退，明去之易。成汤之于伊尹，文王之于太公，或躬即莘野，或亲载渭滨，惟恐礼之不重，士之不至，敢吝其烦哉？且一礼不备，贞女耻之，况命士乎！《论语》云：尔爱其羊，我爱其礼，弃之如何；政之失贤，于此见矣。咸宁初，召为太子中庶子，以疾笃固辞，寻复征为议郎，召补著作郎，皆不应。泰康三年卒，寿六十八。子童灵、方回，出其父所作《诗、赋、论、难》及所著《帝王世纪年历》《高士》《逸士》《烈女》等传，《元晏春秋》《礼乐圣真论》等书，并重于世。门人挚虞、张轨、牛综、席纯，皆为晋名臣。

第六类　方　论

《圣济经注》十卷　　宋　吴褆

见道光十五年《重纂福建通志》卷七十九《经籍》。

按：吕复曰：《圣济经》十卷，宋徽宗所作。大要祖述《内素》，而引援六经。旁及老氏之言，以辟轩岐遗旨。政和间，颁是经于两学。辟雍生（昭武）吴褆为之解义……释诸字义，失于穿凿，良由不考六书之过。瑕瑜具存，固无害于美玉也。

又，昭武，旧县名，故城在今甘肃省张掖县西北。日·丹波元胤《医籍考》列于方论中，今从之。

《张氏医经》　　明　张好问

见嘉靖三十九年《平凉府志》卷二《府志·第三十九页接五十九页》。

民国三十二年《平凉县志》卷三《杂俎》：明·张好问，字希明。其先高邮人。始祖仁，以医事韩王，遂家平凉。好问尤精祖业，不拘古方，唯审病源。疗疾弗问贫富校馈遗。官为良医正，诊视神验。所著有《张氏医经》《太素集》《时巢鉴》等书。

《医要》　　明　周询

见道光十二年《兰州府志》卷十《人物志·行谊》。

康熙二十六年《金县志》卷二《隐逸》：周询，遴之孙，补邑庠生。精《易》学，善诗文。尚论慷慨，直非公事不私谒，操守严正，然不可犯。食廪多年，辞荣不仕。又常出积药饵，活人甚多，有《医要》传于世。

《名医选要》 　清　石生芄

民国十四年《新纂高台县志》卷五《人物·方术》：石生芄，岁贡。精医术，著有《名医选要》一书，迄今家藏未刻。

同上《新纂高台县志》卷五《选举》：石生芄，顺治十二年岁贡，任宝鸡县训导。

《医书》 　清　雷逢源

光绪十五年《重纂秦州直隶州新志》卷十五《人物三》：雷攀桂，字林一，明镇国将军都指挥金事泽之九世孙也。曾祖大才。精医学，性纯孝。以母疾，誓断荤酒，母疾寻愈，遂与兄大臣、大弼皆茹素终身。祖逢源。亦业医，好道家言，手写《医书》《道经》数十卷，藏家。晚遇道者兰某授以奇方一册，雷氏遂以医世其家。父现，亦有孝行。避寇入山，负先人木主而奔。每饭，必先祭后食。攀桂三岁丧母，稍长思母不置。夜读倦寐，忽见母形。旦以语祖母田，具道其状。田泣曰：真尔母也。自此，岁时荐献必悲涕竟日。十三居父丧，哀毁过人。以早失怙恃，事兄澄天如父。兄性刚，待攀桂极严。值其盛怒，则长跪请罪。兄怒解，乃敢起，至老犹然。勤学博识，为五言古诗，朴挚有味。弱冠入庠，寻食廪膳。省试十赴，卒不遇，竟以岁贡终。著有《尚书浅解》《读史论略》《筹海新编》等书。

同上《新纂高台县志》卷二十四《附考三·方技》：雷逢源，字守妙，号天然子，秦州人。性沉静简默。精于医内科，兼好道术，手写《医书》《道经》数十卷。晚遇兰道人，授以太乙、遁甲之学，所得益深邃，医道亦益进。其后子孙世用医显，全济无算也。

《医学阶梯》十二卷 　　清　杨维仁

见民国六年石印光绪十八年《重修皋兰县志》卷二十《艺文·子类》。

民国《皋兰县新志》《略传十二·文化上·艺术类》：《医学阶梯》自序云：《医学阶梯》者，余小子自课之集也。自课而云阶梯者，以明由是而学步也。盖余自拜师授业后，尝恨少未读书，兼之资性极拙，每苦读经论，而不能记解。欲强记解之法，凡有所疑，必求至于不疑，不疑必求至于疑。年来手抄笔录，略有几卷。今欲缮存，恍然悟曰，医非得经论真传，不可以为之学；既得，不熟读讲解，不可以为之学；既讲解，不虚心揣摩，不可以为之学；既心领，不能辨别群讹，不可以为之学；既辨别，不温故知新，不可以为之学。惜余悟之迟，以致蹉跎日月。余老矣，徒悔无补，焉知后学或不能无余之悔也。于是不揣鄙陋，备集余之学步。虽取笑于大方，然于引蒙，不无小补。阅者如或谓言不诬，即早从《灵枢》《素问》《金匮》《伤寒》等经，循序用功。将来之升堂入室，更胜余之学步矣。

《外感辨证录》二卷　　清　秦霖熙

民国三十七年《甘肃省乡土志稿》第二十一章《甘肃省历代人物及其著述·第三节历代主要著述录·第十四清》:《外感辨证录》二卷、《惊风治验》一卷，秦霖熙撰（皋兰人）。

民国《皋兰县新志》《略传十二·文化上·艺术类》：秦霖熙，字瑞泉，号春帆，光绪丁丑进士。户部主事，改官广西恭城知县。素善岐黄，精于别白，作《外感辨证录》。综风、寒、湿、热，而究其原，分门别类，了如指掌。其自序云：夫六淫之袭为外感，初病必在太阳之表。若识其因而治之得法，如伤风有汗，用桂枝。伤寒无汗，用麻黄。一药就痊，邪岂能传经深入。惟误用其药，病必不除。邪日以深，方日以乱，病之由轻而重，而死者不可胜计。岂果病之难医乎！实方之未能对证耳。医书始于岐黄，至仲景《伤寒》为万世立法之祖。加以各家集注，辨论纷纷，如柯韵伯、张石顽、喻嘉言、张隐庵诸贤，各出妙义，洵属仲景功臣。然卷帙繁多，文理深奥，学士大夫明其理而未暇读其书。庸医粗工操其业而鲜能知其义，无惑乎医书日多、医工日众、医道日晦也。熙在京二十载，诊视多人。见其辨识不清，误治贻害者甚众。兹于谒选之暇，将伤风、伤寒各证，分为十门，并脉诀、伤寒六经歌、风寒内外各证辨，粗加注解，名曰《外感辨证录》。文义浅显，方法无多，取其易知易从，人见则晓。惟是草中萤火，壁孔灯光，一隙微明，高明者，幸勿笑其简陋也。

按：民国六年石印光绪十八年《重修皋兰县志》卷二十《艺文·子

类》作《外感辨证》。

《验方》　清　张鼎成

民国二十七年《青城记·人物》：张先生照南，字午亭，东滩箭亭人。咸丰三年进士，授户部主事，累迁河南司郎中。在部几三十年，勤于其职。生平绩学能文，性情和蔼，曾主讲五泉书院。循循善诱，成就后学甚众。长子，鼎元，字甲三，兵部职方司主事。次子鼎成，字丹陵，陕西知县，历署华阴等县知县。精医学，所著有《验方》数十则，抄行于世。

《男女杂证要略》　清　葛正儒

民国三十五年《鼎新县志草稿·寓贤传》：葛正儒，字青云，庠生。精医理，善太素脉。寻得张、李、朱、薛之秘法，所治神效。伤寒、疟证，尤为极专。内伤外感，无不手到病除。而又善治时疫、白喉及虚火。喉症得郑梅涧先生《养阴忌表》之要诀。临症不慌，病虽极重，而始终不改全方，立起沉疴。论本养身寡欲，弱男保精，羸女养血之妥论。对病用药，又极心细。功尚望、闻、问、切之法，脉通先知之要。为近世之明医。先生对贫寒求治者，不索谢聘，反将自己所治之药赠之。于是踵门医治者，络绎不绝。晚年精神壮健，秉性谦恭，慷慨挥霍不吝。邻县人有要病，常聘之往，一时名传邻县。并手著《产后经验良方》及《男女杂证要略》等书。惜鼎新交通梗塞，未得翻印。

同上《鼎新县志草稿·方技》：葛正儒。精医，善太素脉，所治神效。著有《经验良方》《男女妇科要略》，惜未刊行。年七十有六，精神健壮。

《医学三字经》　清　秦凤鸣

民国二十七年《古浪县志》卷九《人物·技艺》：秦凤鸣，聪慧好书，过目不忘。凡名家医书无不尽心研究，于张仲景《伤寒论》尤有心得。著有《医学三字经》一书，未竟而没。

同上《古浪县志》卷九《人物·群材》：秦凤鸣，字晓楼，廪生。性情豪爽，聪慧过人。十四岁入邑庠第一。文章劲奇，且长医术。屡荐不售，识者惜之。

《经验续方》　清　陈玉义

民国三十七年《甘肃省乡土志稿》第二十一章《甘肃省历代人物及其著述·第三节历代主要著述录·第十四清》:《经验续方》《医宗问答》，陈玉义撰（宁远人）。

《医宗问答》　清　陈玉义

见民国三十七年《甘肃省乡土志稿》第二十一章《甘肃省历代人物及其著述·第三节历代主要著述录·第十四清》。

《医治验方》　清　王汝藩

民国三十七年《甘肃省乡土志稿》第二十一章《甘肃省历代之人物及其著述·第三节历代主要著述录·第十四清》:《立身说》《闻思集》《历代史览纪略》《易经数》《诗韵摘语》《医治验方》。上列六种皆王汝藩撰（静宁人）。

《岳毓兰验良方》一卷　清　岳毓兰

民国三十七年《甘肃省乡土志稿》第二十一章《甘肃省历代之人物及其著述·第三节历代主要著述录·第十四清》:《岳毓兰验良方》一卷、《医方百科录》一卷、《外方歌括》一卷。上列三种皆岳毓兰撰。

《医方百科录》一卷　清　岳毓兰

见民国三十七年《甘肃省乡土志稿》第二十一章《甘肃省历代之人物及其著述·第三节历代主要著述录·第十四清》。

《易医集》一卷　清　张振濯

民国《皋兰县新志》《略传十二·文化上·艺术类》:张振濯，字仲缨，嘉庆间举人。精岐黄术，所著《易医集》《痘疹管见》。见《四库全书简明录》。子，估。拔贡生。能读父书，传其学。

民国六年石印光绪十八年《重修皋兰县志》卷二十三《人物》；张振

濯。嘉庆十八年举人。品端行洁，学有根底。从之游者，率成名以去。选授陕西盩厔县教谕，卒于官。

《医畴》　清　刘绳武

民国《皋兰县新志》《略传十二·文化上·别集类》:《听云山房诗草》二卷、《医畴》一册，清·刘绳武著。

刘绳武，字绍庭。宣统纪元以优贡朝考，为七品小京官，需次都门。国变后，旋里贫甚，复宦游青海、新疆以归。晚年自号颐叟，以诗酒自娱，拟古作，尤历落可诵。自编其诗为八类。更研医术，亦有所著，曰《刘氏医畴》。

（以上内科）

《外科医门一助》　清　刘世顺　高寿田

民国二十七年《青城记·杂志》:道光间刘世顺、高寿田辑有《外科医门一助》一书，板藏新寺。今书、板均亡，此亟应查访者。

《外方歌括》一卷　清　岳毓兰

见民国三十七年《甘肃省乡土志稿》第二十一章《甘肃省历代之人物及其著述·第三节历代主要著述录·第十四清》。

（以上外科）

《产后经验良方》　清　葛正儒

见民国三十五年《鼎新县志草稿·寓贤传》。

（以上妇科）

《惊风治验》一卷　清　秦霖熙

见民国六年石印清光绪十八年《重修皋兰县志》卷二十《艺文·子类》。

民国《皋兰县新志》《略传十二·文化上·艺术类》:秦霖熙《惊风治验录》。自谓:在京二十余年，公余常为人诊病。每见小儿患此证者，非内伤、即外感。分门施治，无不愈者。锡晋《惊风治验》序云:昔范文正公有言，不为良相，则为良医。谓穷达虽殊，利济则一也。惟良相代不乏人，而良医世每罕觏。秦君春帆，雅精岐黄。甲申感以名进士改官，来宰恭邑。予忝守平郡，得与共事。数年来，稔知其听断明允，称神君焉。因于公馀之暇，出其术以活人，邑中贵贱老幼，求治疗者，恒无虚日，咸获十全，于是仁声远播数百里外。扶筇负襁而就诊者，莫不霍然愈、欣然去。君之术实精，君之心诚仁矣。然犹虑及之不广，爰以心得，集为《外感辨证录》一书刻行。语浅理真，令人易解。兹复著《小儿惊风治验录》，邮以示众。余读其总论、续论，剖析分明，言简意赅。按证求方，无误治之患。凡穷乡僻壤，得其一篇，足可救无数婴儿。洵为保赤要术，唯愿世之不知医者，粗绎各说，以防庸工之误。其知医者，已见不存，互相参考。由疑而信，由信而明，将见共济斯民于寿域，同保斯世于太和，岂非天下为父母者之深幸哉。予昧于医，短于文，不揣固陋，谨弁数语而归之，趣付剞劂，以广其传云。其书初刻于北京，并附有《简易录》。

《痘疹管见》一卷　　　清　张振濯

见民国六年石印清光绪十八年《重修皋兰县志》卷二十《艺文·子类》。

（以上儿科）

第七类　医案　医话

《鸿宝堂医案》　　清　石坚

　　民国十四年《新纂高台县志》卷五《人物·方术》：石坚，字碧天，号太朴，本城人。精医术，性仁慈耐烦冗，人或延之，风雨无所阻。虽极贫家及险症，均不辞艰瘁，务思有以生之后而已。生平著有《鸿宝堂医案》一书，独出心裁，方多验。高邑医学家宗之若宝，然亦可想见其学矣。一日骑驴行，经目牙湖边，见道旁有人僵卧，气息奄奄，疑为病，欲诊治之，下驴省视，则一路尸，气似绝。太朴抚摩，久之，思欲生之，而未由也。适县署捕役过，瞥见路尸，谓朴致死。方欲走避，卒未及。迨赴案，县令某失察，刑吓、谬定谳，指为真犯械省，系皋兰县狱中，候覆审。太朴含奇冤，自分俯首待毙已耳。会大府某公子疾作，舌外吐如缢鬼，不复吸纳，群医俱束手。乃县令舆马匆匆，日访医、上院者再。事为太朴闻知，于以问狱卒，卒以状告。太朴曰：所云病亦易治耳。卒叱之曰：名医莫治，汝奚能为？太朴曰，为我白县尊，愈之如反掌。卒不信。强促之以告县令。令曰，此非细事，姑为若试言之，乃许荐制府。太朴曰，若蒙允，须薙发，易赭衣而后进，令悉从之。随引见，制府问何术。太朴曰，须得衾之敝而多垢者一二袭，即易为力。制府如其言付之。太朴请公出，以两衾裸裹之，置热坑上使发汗透，启衾视之，急以针刺其喉间，舌立动，徐徐缩入，服药一、二剂，遂大愈。制府欣然．问何故陷重囚，太朴泣以告曰，如某致死，伤何在？制府恍然，命吏取全案阅之，毅然平反，白其冤，立为昭雪出诸狱，而太朴之令名遂噪兰垣矣。延之者盈门塞巷，昕夕无稍暇。太朴苦之，数载不得归；出，则病家各设侦探罗守之。嗣因微服，间道而行，始得返故里。晚年术益精，凡危症得太朴方则效，全活人无算。乾隆八年以疾卒于家。经分守陕甘秦公赠"函关紫气"匾额一方，存于家。

《医谈》 明 李倌

民国《庆阳府志续稿》卷十三《艺文·著书目录》:《医谈》，三水教谕安化李倌著。

同上《庆阳府志续稿》卷十一《人物》：李倌。安化人。万历辛丑岁贡，任三水教谕。因母病，精晰医理，著有《医谈》。

第八类　养　生

《养气法》　　汉　封衡

见宣统元年铅印乾隆二十八年《狄道州志》卷十四《艺文下·经籍·子部》。

光绪十五年《重纂秦州直隶州新志》卷二十四《附考三·方技》：封衡，字君达，陇西人。幼学道，通老庄学，勤访真诀。爱啬精气，不极视，大言，凡图籍传记无不习诵。魏武问养性大略。衡曰：体欲常劳、食欲常少，劳勿过极，少勿过虚。去肥浓，节酸咸，减思虑，损喜怒，除驰逐，慎房室，则几于道矣。故圣人春夏养阳，秋冬养阴，以顺其根，以契造化之妙。有《容成养气术》十二卷、《灵宝卫生经》一卷。

《卫生经》　　汉　封衡

见康熙六年《陕西通志》卷二十五《人物·仙释·巩昌府》。

《养生要集》十卷　　北魏　张湛

民国三十七年《甘肃省乡土志稿》第二十一章《甘肃省历代人物及其著述·第三节历代主要著述录·第九唐》:《养生要集》十卷、《养性传》二卷、《延年秘录》十二卷、《列子注》五卷、《古今箴铭集》十四卷《众贤诚集》十五卷、《杂诚箴》二十四卷，上列七种皆张湛撰（敦煌人）。

乾隆二十七年补刻二年《重修肃州新志·人物传》：张湛，字一然，一字仲元，酒泉人。魏执金吾恭九世孙，为河西著姓。李暠据西凉，引为功曹，甚器异之。湛弱冠有名凉土，好学能文，有大志。魏太武平凉州，赐爵南浦男。司徒崔浩重之曰，敦煌张湛有大才，见称于西州。湛至京师，家贫不立，而操尚无亏。浩尝给其衣食，荐为中书侍郎。湛知浩必败，固辞。每赠浩诗颂，多箴规之言。

《延年秘录》十二卷　　北魏　张湛

见民国三十七年《甘肃省乡土志稿》第二十一章《甘肃省历代人物及其著述·第三节历代主要著述录·第九唐》。

《养性传》二卷　　北魏　张湛

见民国三十七年《甘肃省乡土志稿》第二十一章《甘肃省历代人物及其著述·第三节历代主要著述录·第九唐》。

《养生论》　　清　慕元春

民国二十四年《重修镇原县志》卷十二《慕元春传》：元春，清布衣，生于乾隆盛时，同治二年冬，惨遭回难，不食而卒。

慕元春，字善卿，县南乡平泉镇人。隐居不仕，高尚其志，所居曰古城山慕氏。清咸丰初年，慕氏可谓极盛矣，元春深以为忧。呼子孙而教之曰：极盛之后，难乎为继，持盈保泰，盍取诸谦。夫养辨于讷，藏锋于钝，此保身术也。尔曹小有聪明，切不宜向人前称能。又不宜于稠人广众中，摘人之短，炫己之长。陆稼书先生云：做人要宽厚和平，勿太棱角、峻厉。又谚语云：事不可做尽，势不可用尽，言不可道尽。尔曹其识之勿忘。子孙益自砥励，循循然莫不守循矩，或捷乡书，或登力科，一门之内，拖紫纡朱，而元春高卧山中，萧然尘表，视天下无一物撄其心。尝曰：浮世利名如蟪蟓之过前，漏尽钟歇，不堪回首，反不如农圃者流，堪垂永久也。尤精岐黄术，其医病以养生为本，服药次之。尝引邱长春对元太祖之语以告人曰：药为草，精为髓。去髓添草，譬如囊中贮金，以金易铁。久之金尽，所有者铁耳，夫何益哉！闻者互相传述，是以声名洋溢乎陇东。时元春年已七十余矣，凡踵门求诊者，令季子性生切脉立方；元春略为增减，无不霍然愈。泾州牧谢某，得不治之症，耳元春名，又知其春秋高，令幕宾往聘之，以大轿随之。元春曰：山野小民，曷敢乘绿呢轿。况均是人也，我坐而人抬之，是以人为马牛，其能安于心乎！来伻知不可强，归而述其语，并称其五世同居，一家一百二十余口，入其门，不闻笑语声，此隐君子之流，以诚感人，庶其惠然肯来。州牧乃从鄂公坡，修车路以至古城山，倩泾州某绅劝驾。元春抵州署甫三月，州牧视事如常。将归，馈以千金，却之。后亲书"山中宰相"扁额，以鼓乐送至山庄，镇之人传以为荣。年八十余卒。著有《养生论》。后以孙暲贵，赠奉政大夫。

附录　参考书目

本附录所列参考书目，凡文中引用者加米字符号。

《甘肃通志》五十卷　卷首一卷　清乾隆元年刻本

《甘肃新通志》一百卷　卷首一卷　清宣统元年刻本

《甘肃通志》　民国二十三年北平大北印书局铅印本

《甘肃通志稿》十三种　一九六四年甘肃省图书馆油印本

《甘肃地理沿革图表》不分卷　民国二十三年北平大北印书局铅印本

《甘肃省县总分图》不分卷　民国二十三年北平大北印书局铅印本

《五凉考治六德集全志》五种五卷　清乾隆十四年刻本

《甘肃镇图说》　一九五七年传抄上海图书馆藏本

*《甘肃省乡土志稿》不分卷　民国三十七年抄本（文有错简）

《甘肃便览》　抄本

《临洮府志》二十二卷　清康熙二十六年刻本

*《兰州府志》十二卷　卷首一卷　清道光十二年刻本

《兰州志》四卷　清康熙五十四年补刻康熙二十五年本（仅存一卷）

*《金县志》二卷　传抄　清康熙二十六年刻本

《金县志》十三卷　卷首一卷　清道光二十四年刻本

《金县新志稿》不分卷　传抄清光绪三十四年刻本

*《青城记》民国二十七年修　传抄本

《皋兰县志》二十卷　清乾隆四十三年精刻本

《皋兰县续志》十二卷　清道光二十七年皋兰书院刻本

《皋兰县西固采访稿》　清光绪十三年修　稿本

*《重修皋兰县志》三十卷　卷首一卷　卷末一卷　民国六年
陇右乐善书局石印清光绪十八年本

*《皋兰县新志》　民国间修　抄本

《安定县志》七卷　明万历十三年修　二十五年刻本、抄本

《安定县志》八卷　清康熙十九年刻本

《定西县采访录》不分卷　清光绪三十四年修、抄本

《重修定西县志》三十八卷　卷首一卷　卷末一卷　民国三十八年修、一九五五年甘肃图书馆传抄本

《安定县乡土志》不分卷　清光绪三十一年抄本、一九六四年甘肃省图书馆抄本

《会宁县志》不分卷　清康熙间修　抄本、一九五八年甘肃图书馆抄本

《会宁县志》十二卷　清道光十一年尊经阁刻本

《续修会宁县志》二卷　清道光二十年刻本

《会宁县志续编》民国二十九年修　抄本（仅存卷九、十、十一）

《巩昌府志》二十八卷　清康熙二十六年刻本

《陇西县志》十二卷　清乾隆三十七年刻本

《陇西县志》二卷　清光绪年间修　一九六三年甘肃省图书馆油印本

《狄道州志》十六卷　清宣统元年重刻乾隆二十八年本

《狄道州续志》十二卷　清宣统元年刻本

《狄道县志》八卷　清康熙二十六年修　二十七年刻本、抄本

《洮沙县志》五卷　民国三十一年洮沙县志编纂委员会油印本

《重纂靖远卫志》六卷　卷首一卷　清康熙四十八年刻本

《续增靖远县志》不分卷　清乾隆四十年刻本

《靖远县志》八卷　卷首一卷　清道光十三年刻本

《续修靖远县志》清道光二十五年修　抄本

《打拉池县丞志》八卷　卷首一卷　清光绪三十四年修　抄本

《续修靖远县志》民国四年本、油印本

*《靖远县新志》民国间修　抄本

《重修通渭县志》明万历四十一年修　四十四年刻本、抄本

《通渭县志》十卷　卷首一卷　传抄清乾隆二十六年本

《重修通渭县新志》十二卷　卷首一卷　《补遗》一卷　清光绪十九年刻本

《渭源县志》不分卷　清康熙二十六年修　二十七年刻本、一九五八年甘肃图书馆抄本

《创修渭源县志》十卷　卷首一卷　民国十五年平凉新陇书社石印本

*《平凉府志》十三卷　传抄明嘉靖三十九年本

《平凉县志》二卷　清光绪三十四年修　稿本

*《平凉县志》四卷　民国三十二年修　三十三年铅印本

《灵台志》四卷　清顺治十五年刻本

《灵台县志》四卷　民国二十四年铅印本

《华亭县志》二卷　民国十九年摄影传抄清顺治十六年本

《华亭县志》七篇　清嘉庆元年刻本

*《增修华亭县志》十篇　民国二十二年石印本

《静宁州志》十四卷　清康熙五十五年刻本

《静宁州志》八卷　卷首一卷　清乾隆十一年刻本

《泾州志》二卷　清乾隆十八年刻后印本

《泾州采访新志》　清宣统元年抄本

《泾州乡土志》不分卷　清光绪三十三年稿本、抄本

《泾川县采访录》　民国十九年抄本

《重修崇信县志》四卷　民国十五年修　民国十七年石印本

《崇信县采访乡土志》一卷　清光绪三十四年编　抄本

《庄浪县志》七卷　清康熙六年刻本、甘肃省图书馆一九七九年抄本

《庄浪志略》二十卷　清乾隆五十五年增刻乾隆三十四年本

《新修庆阳府志》四十二卷　清乾隆二十六年刻本

*《庆阳府志续稿》十四卷　民国间修　一九六一年油印本

*《庆阳县志稿》民国二十年修　一九六三年甘肃省图书馆油印本

《正宁县志》十八卷　清乾隆二十八年刻本

《镇原县志》二卷　清康熙五十四年刻本

《镇原县志》二十二卷　卷首一卷　清道光二十七年刻本

*《重修镇原县志》十九卷　民国二十四年兰州俊华印书馆铅印本

《合水县志》二卷　清道光二十二年增刻乾隆二十六年本

《合水县志》二卷　清光绪三十四年修　民国三十六年抄本

*《宁州志》五卷　清康熙二十六年刻本

《直隶秦州新志》十二卷　卷首一卷　卷末一卷　清乾隆二十九年刻本

*《重纂秦州直隶州新志》二十四卷　卷首一卷　清光绪十五年陇南书院

刻本

《秦州直隶州新志续编》八卷　民国二十三年兰州国民印刷局铅印本

《秦州志》九卷　民国三十二年天水县志局陇西丛书编印社石印本

《天水县志》十四卷　卷首一卷　国民二十八年国民印刷局铅印本

《徽郡志》八卷　明嘉靖四十二年刻本、抄本

《徽县志》八卷　清嘉庆十四年刻本

《徽县新志》十卷　民国十三年石印本（存三～十卷）

《礼县志》十九卷　卷首一卷　清乾隆二十五年补刻乾隆二十一年本

《重纂礼县新志》四卷　卷首一卷　清光绪十六年刻本

《礼县志》四卷　民国二十二年铅印本

《宁远县志》六卷　图一卷　清道光十五年重印康熙四十九年本

《宁远县志续略》八卷　清道光十五年重印乾隆二十七年本

《宁远县志补阙》　清道光十五年刻本

《秦安志》九卷　清顺治间补刻明嘉靖十四年本

《秦安县志》十四卷　清道光十八年刻本

《清水县志》十二卷　清康熙二十六年刻本

《清水县志》十六卷　清乾隆六十年刻本

《清水县志》十二卷　首一卷　民国三十七年石印本

《两当县志》四卷　补一卷　清乾隆三十二年刻本

《两当县新志》十二卷　首一卷　清道光二十二年抄本

《两当乡土讲义》二卷　民国间铅印本

《西和县新志》四卷　清乾隆三十九年刻本

《伏羌县志》十二卷　清乾隆十四年刻本

《伏羌县志》十四卷　清同治十一年重印乾隆三十五年刻本

《续伏羌县志》六卷　清同治十一年刻本

《陇西分县武阳志》五卷　清光绪三十四年修、抄本

《漳县志》八卷　卷首一卷　民国十七年石印本

《漳县志》八卷　卷首一卷　民国二十三年铅印本

《直隶阶州志》二卷　清乾隆元年刻本

《武阶备志》二十二卷　清同治十二年刻嘉庆十三年本

《阶州直隶州续志》三十三卷　卷首一卷　清光绪十二年刻本（间有

抄配）

《康县县志》二十四卷　民国二十五年石印本

《岷州续志采访初稿》　清光绪三十四年修　抄本

《岷州志》　清光绪八年稿本

《成县新志》四卷　清乾隆六年刻本

《成县要览》　民国三十七年石印本

《文县志》八卷　清康熙四十一年刻本

《文县续志》不分卷　清乾隆二十七年刻本

《文县志》八卷　卷首一卷　卷末一卷　清光绪二年刻本

《文县要览》八卷　民国三十六年石印本

《洮州厅志》十八卷　卷首一卷　清光绪三十二年刻本

《拉卜楞设治记》　民国十七年石印本

《夏河县志稿》十卷　民国间修　抄本

《河州志》四卷　明嘉靖四十二年刻本、抄本

《河州采访事迹》　清宣统元年修　抄本（仅存一卷）

《导和县志》八卷　民国二十年抄本

《和政县志》九卷　民国十九年修　抄本

* 《重修镇番县志》十卷　卷首一卷　清道光五年刻后印本

《续修镇番县志》十二卷　首一卷　民国九年石印本

* 《古浪县志》九卷　首一卷　民国二十七年修铅印本

《永昌县志》十卷　清乾隆五十年修　民国七年石印本

《永昌县志》八卷　清嘉庆二十一年刻本　民国七年石印本

《续修永昌县志》八卷　民国七年石印本

《创修红水县志》　民国十九年修　一九六三年油印本（仅存卷二、
　　三、五、七、十、十一）

《甘镇志》不分卷　清顺治十四年重刻本　抄本

《甘州府志》十六卷　卷首一卷　清乾隆四十四年刻本

《新修张掖县志》　民国间修　抄本

《新修张掖县志》十二卷　一九六〇年油印民国三十七年本

《东乐县志》四卷　首一卷　民国十二年竞业石印馆石印本

《临泽县采访录》　民国十四年抄本

《创修临泽县志》十四卷　民国三十一年兰州俊华印书馆铅印本

《续修山丹县志》十卷　清道光十一年修　十五年刻本

《山丹县志》十八卷　首一卷　清光绪三十四年修（内有残缺）

*《新纂高台县志》八卷　卷首一卷　民国十四年铅印本

《玉门县志》一卷　清乾降间修　道光六年抄本

《玉门县志》传抄清嘉庆本

*《重修肃州新志》三十卷　图一卷　清乾隆二十七年补刻乾隆二年本

《肃州新志》清光绪间修　稿本

《肃州新志稿》十五册　清光绪二十三年修　稿本（仅存一册）

《敦煌随笔》二卷　清乾隆七年抄本

《敦煌杂钞》二卷　清乾隆七年抄本

《敦煌县志》民国十九年摄影清雍正年间抄本

《敦煌县志》七卷　卷首一卷　清道光十一年刻本

《敦煌县志》十五卷　民国三十五年修　抄本

《敦煌县乡土志》四卷　民国间抄本

《金塔县志》十卷　民国二十五年修　一九五七年油印本

《金塔县采访录》　民国三十年修　抄本

*《鼎新县志草稿》　民国三十五年修　一九五七年油印本

《鼎新县志》　民国三十七年稿本

《安西县采访录》　民国十九年抄本

*《陕西通志》三十二卷　首三卷　清康熙六年刻本

《首阳山志草稿》　民国二十五年修　油印本

*《重纂福建通志》二百七十八卷　清道光十五年续修道光九年本　同治
　　七年正谊书院刻本

辽宁省

前　言

辽宁省、吉林省、黑龙江省

辽宁省、吉林省、黑龙江省三省地处我国东北边陲，追溯唐虞时代于白山黑水之间，松花江与沈河之畔，就有各民族在此生息、繁衍。但与内地相比，这里毕竟是地阔人稀，文献晚成。如辽宁省，历经辽、金、元代后才"煦濡浃深，礼乐文化"。吉林省自嘉庆五年才添设满考试。黑龙江省于康熙间始设官学，文教逐渐发展。

一定的医学发展总是与一定文化发展密切相关，一定的文化发展又与一定的社会生活规模密切相关。在东北三省中辽宁省设邑较早，早在战国时代的燕国就始置辽东郡，秦时又置辽东、辽西二郡。以沈阳市为中心的发展则是辽金以后的事情。吉林省的开辟则晚于辽宁，清初的一个相当阶段里这里还是封禁区，禁中原移人，直至设府、厅、州、县，才一如内地之制。至于黑龙江省则人稀地阔。因此有传可稽的医家及其医学著作，辽宁省多于吉林省，吉林省多于黑龙江省。

东北的医家多在清代，没有更古的医家可稽；其医籍之富，也不能与内地相比，但从医经到方论，从针灸到本草，以至内、外、妇、儿、法医，亦各赅备。他们接受了前人的医学成果，形成了自己的特点。这主要表现在他们对温病的研究和认识是较为深刻的，其著述也较多。如辽宁省的张志文、杨喜霖、高愈明、王心一等。特别是吉林省的李庆恩，他酌古准今，对温病做了精细的研究。他从吴又可的《温疫论》、吴瑭的《温病条辨》、杨浚的《寒温条辨》中得到有益的启发；再加上他长期的医疗实践，取精用粹，著成《瘟疫摘要》一书。每当瘟疫流行，他施回春之术，活人无算。据记载当时他为精研温病的那种"寝不安席，食不甘味"的钻研精神，也足以表现了一个正直医生所具有的责任感。

东北三省曾是几个民族杂居的地方，少数民族的医生曾为中华民族的医药学做出了杰出的贡献，丰富了民族医药学的宝库，其中较突出的有怀训，庆恕等。尤其值得大书一下的是辽代医生耶律庶成，他善辽汉两种文字，其《译方脉书》，不能不看成是较早地将汉族的脉学书籍介绍给少数民族的显著一例，是民族文化交流的光辉范例，在这方面确有许多东西值得我们研究和探讨。

辽代还有许多医生虽没给我们留下什么著作，但其医术的高明，也足以使我们窥到辽代少数民族的医疗技术已达到相当的水平。如耶律迭里特，善驰射，尤神于医，视人疾若隔纱视物，太祖患心痛，问之，曰：膏肓有瘀血，非药所及，必针而后愈。从之，呕出瘀血，痛遂愈。再如耶律敌鲁，精医。能察形色，即知病源，枢密耶律斜轸有沉疴，鲁视之曰：胸有高热，非药石所及，聒使狂以泄其毒，则可。于室大击钲鼓于前，果狂怒，叫骂力竭而愈。其他著名医生还有耶律楚材，萧达鲁等。

黑龙江省医生多以内地为宗，本地医生有著作者只有王和尚的《野人穷源》和杨光矞的《医学修养表》。

总之，东北三省，文献不足，疏漏必多，希望贤达给予补正。

郭霭春　罗根海

一九八三年

目　录

辽宁省

第一类 医 经 〔附〕运气

《素问辨难》 清 房毓琛

民国十七年《辽阳县志》卷十四《文学志》：房毓琛，字仲南，别号心若。清恩贡生，候选直隶州州判。原籍海城，居本邑吴家台。幼受父镜潭庭训，生有夙慧，目十行下，博通典籍，嗜兵家言，尤精岐黄术。文笔浩瀚，应童试，有千山胜迹七古，其起四句云：娲皇炼石五色古，一九飞下辽东土，长白千里来婉蜒，到此翻身向空举。学使任赍台谓幕僚曰，此谢朓惊人句也，此生已探骊得珠矣。入庠，旋食廪饩，以舌耕自给。恒与兄伯韩、弟叔越，联华萼欢，有自撰联云：子孙贤，族将大，兄弟睦，家之肥。与荣文达、刘春烺相善，每秋闱，约各专一经，都门有奉天三才子之目，然屡踬棘闱。盛京将军裕禄、钦差定安，争延致之。甲午之役，曾建议于左忠壮公宝贵。颇嘉纳之，以格于众议不果行，卒致败。及和议成，叹曰：事不可为矣，乃就吉林将军延忠恪公茂幕府及厘金差。独处一室，咄咄自语云：何故授人以柄。寻卒。自号偶梦道人，有《梦偶草堂诗集》《外集》《随笔》《论语疏蠡》《训蒙语录》《诗经讲义》《书经正讹》《素问辨难》待梓。

《宝气论》一卷 清 徐象坤

民国十三年《海城县志》卷五《人物·方技》：徐象坤，字厚庵，牛庄人。幼读书，甚聪慧，因贫辍学，改习岐黄术。与名医张衍泽善，研究医理，疑难互诘，必洞达乃已。复潜心体验，久之认症不谬，时称国手。同治元年大疫，死亡枕藉，象坤皇皇奔救，全活甚多。又重友谊，胶西傅炳甲、蓬莱赵晖吉（均善书）常主其家。后炳甲病殁，为治丧葬。年六十七卒。著有《医学正传》十卷，《加减汤头歌》二卷、《宝气论》一卷，均未梓行。

第二类 诊 法

《译方脉书》 辽 耶律庶成

乾隆十二年《钦定盛京通志》卷二十二《人物·文学》：耶律庶成，幼好学，读书过目不忘，善辽汉文字，尤工于诗。官枢密直学士，与肖韩家奴各进四时逸乐赋，与撰实录、礼书，修定法令。有诗文及《译方脉书》行于世。

《脉理溯源》 清 高愈明

见民国十九年《盖平县志》卷九《人物志·方技》。

同上《盖平县志》卷十六《艺文志·杂著》：刘逢沣所作《伤寒论溯源详解序》。

第三类 伤 寒 〔附〕金匮 温病

《伤寒试验经》 清 王思泰

民国十八年《锦西县志》卷三《人物·方技》：王思泰，字畏三，城东南王家屯人。清道光时，任太医院八品吏目。研精医理，别具会心，著有《伤寒试验经》，风行一时。思泰立方，不拘汤头，随病加减，多奇效。孙，凤仪，衣钵相传，亦以医术闻乡里。

《张仲景伤寒论正解》 清 吴景玉

民国二十年《义县志》中卷十五《艺文志下》:《吴景玉伤寒论注解跋》：吴景玉，字子珍，吾邑知名士。弃举子业，通岐黄术，一时以医道鸣。观所著《伤寒论注解》于三百九十七法、一百一十三方，明法理于经旨之微，释方论于精义之奥。学识渊卓拔萃。昔先哲伊尹汤液作而《内经》明，仲景《伤寒论》出而医法备。今吴氏明其明，而后备其备，乃注所未注，解所未解。功有先贤，德垂后世，与王冰、成无己等争烈矣。

同上《义县志》中卷十三《艺文志上》《张仲景伤寒论正解·序》：盖自羲、农、轩、岐以来，所著天元至册，《灵》《素》诸书，皆有法无方，后学无所遵从。且辞义简奥，学者亦不易领会。惟仲景氏《伤寒论》《金匮要略》二书，无义不精，无法不备。方按君臣佐使，药辨寒热温凉，证察寒热虚实，脉详阴阳表里。真能阐发古圣不传之秘，开悟后学无限灵机，诚圣书也。但世远年淹，传写多讹。得叔和、无己诸贤，创《伤寒论注》。林亿、李彣、徐彬、尤在泾创《金匮要略注》，继之者代有多人，二书始得昌明宇内。无如注家太多，各发一义，学者难窥全豹，且不便诵读。今值我义州开创医学研究会，成材达德者，固有多人，而其中蒙学亦复不少。苦无简易明显善本，以便初学诵读。景玉年登花甲，脑力减损，眼目昏瞀，诚不足开悟后学。但承迩安吴君子儒赵君及李、韩、白、刘诸君推为医会科长，经监督赵州尊认可，景玉不获固辞，遂不揣固陋，因于疗病之暇，将仲景《伤寒论》《金匮要略》二书重加注释。俾浅而易读，繁而不复，简而易明。不敢唐突古人，亦不敢抄袭古人。又将近贤瘟疫诸书，较其孰是孰非，窃附己意。务使有当于理，实惬于心，俾临症获效，毫不误人。编辑成书，以留研究会诸君参阅。但其间有词义未当处，祈诸君赏加笔削，不致获罪时贤，此则景玉之幸也，是为序。

按：同上《义县志》中卷十五《艺文志下·著述》："《伤寒注解》一卷，清吴景玉"。是书景玉所撰。书题目三处均不相同，今取作者自序中所用题目为题目。

《伤寒论溯源详解》　清　高愈明

民国十九年《盖平县志》卷十六《艺文志·杂著》，刘逢泮《伤寒论溯源详解·序》云：吾乡高先生骏轩，具颖悟才，精歧黄术，岁活人以千百计。近因时局变更，而尊重人道之心愈笃。尝自言曰：医病自医个人，不如医医，其功倍之。遂请私立医学讲习，招集生徒多人，分门授课。研究古书而外，类多附以讲义。而于《内》《难》两经，《伤寒》《金匮》《本草经》等书，尤皆详为注释、抉择不遗余蕴，以开后学之法门，其用心亦深且远也。乙卯秋，延膺助教一职。余不知医，然经先生之提示，耳濡目染，亦觉稍启愚蒙。每于功课余暇，辄取先生所著之书，浏览披阅，如《脉理溯源》《妇科维新》《鼠疫问答》《温病革弊》《温病说略》各种，无不确有心得，为当时明医术者所赞许。然此不过为救一时计耳，惟《伤寒论溯源详解》一书，语尚平易，为浅人所能解。但其义精微，每析一理，必探气化升降之源；每解一方，必详君臣佐使之用。不抄袭旧说，惟阐发经旨，较之前贤诸注家，意旨回不相侔，诚可谓独树一帜矣。余以是书之成，如得付梓行世，自必风靡一时，传之久远，昌明医学，羽翼圣经，其裨益于天下后世，岂浅鲜哉。

同上《盖平县志》卷九《人物志·方技》：高愈明，字骏轩，邑北博洛堡人。性慧敏，通艺术，不学而能，每制一物，往往出人意表。少年专攻医学，从《黄帝内经》、仲景《伤寒论》诸书悟入，终日不语言，至废寝忘食，人每目之为书愚。学成，悬壶诚市，乡里造门问病者踵相接。注《伤寒论》多所发明，名曰《伤寒溯源详解》，经学部审定刊行；并著有《神农本草经大观注解》《脉理溯源》《六淫溯源》《温病溯源》《温疹溯源答问》《鼠疫答问》《秋疫答问》《时灾预言》《咳症论》《头痛分类》等书。每忧医学流传失实，为害甚钜。曾经请准自立医学校一处，招生肄业，以广其传。惜力难持久，六年后停办。子振德、振翰，均习医，克绍家学。

《瘟疫浅论》　　清　张志文

民国十九年《盖平县志》卷九《人物志·方技》：张志文，字蔚堂。现年七十五岁，邑诚厢人。赋性明哲，通画法。壮年习医，临证持重，悬壶数十年，有医林老成之目。晚年不轻出门户，病者必以舆迓之始可就道，以故人多畏难观望。泊病入危境，方来延请诊视，往往投药回春，收效于后，亦医中不可多得者也。现充本诚医药研究会会长。著有《瘟疫浅论》。子培芝（详见张培芝条）。

《温病论》　　清　杨喜霖

民国十三年《海城县志》卷五《人物·方技·清》：杨喜霖，字雨亭，城南土台子人。读书能文，久困场屋，中年改习医术。于温病、伤寒极有心得。著有《药性歌括》《温病论》诸书。未付梓，遗稿散失。

《温疹溯源答问》　　清　高愈明

见民国十九年《盖平县志》卷九《人物志·方技》。

《温病溯源》　　清　高愈明

见民国十九年《盖平县志》卷九《人物志·方技》。

《温病革弊》　　清　高愈明

见民国十九年《盖平县志》卷十六《艺文志·杂著》。

《温病说略》   清   高愈明

见民国十九年《盖平县志》卷十六《艺文志·杂著》。

《瘟疹论》   清   王心一

见民国十九年《开原县志》卷四《人物·王安传》。

第四类　本　草

《神农本草经大观注解》　　清　高愈明

见民国十九年《盖平县志》卷九《人物志·方技》。

《药性歌括》　　清　杨喜霖

见民国十三年《海城县志》卷五《人物·方技·清》。

第五类 方 论

《医理探源》 清 孟宪评

民国十九年《盖子县志》卷九《人物志·方技》：孟宪评，字子衡，熊岳西南归州人。业医，家传三世。祖，字芳邻，辽海间皆知名。宪评学有渊源，祖述《伤寒》《金匮》诸书。长于瘟疫、痘疹等症。著有《医理探源》。

《医学正传》十卷 清 徐象坤

见民国十三年《海城县志》卷五《人物·方技》。

《医学摘粹》六卷 清 庆恕

见民国二十三年《奉天通志》卷二百二十六《艺文四·遗著》。

同上《奉天通志》卷一百九十三《人物二十一·乡宦十五·清十三》：庆恕，字云阁，萨克达氏，满洲镶黄旗人。同治庚午举人，光绪丙子进士，授户部主事。原名庆恩，以与顺成郡王同名，改为恕。在部厘定杭州织造、楚军粮饷、汉员秩奉，暨陕、甘、新疆放款各章程，皆切中窽要。乙未中日议和，筹款孔亟，陈开源节流二十六条，为当道所嘉许。晋郎中，革黜舞文之吏，部务为之一振。丙申京察一等，简放凉州知府。清积案、正经界，民皆悦服；旋除兰州府，结重案四十余起，疑难案多所平反；迭擒巨盗，擢巩秦阶道。甘南巨镇，回目争长，据理为断，桀骜者帖服。甲辰，拜青海大臣。时贵德古哇番乱，乃单骑往，晓以祸福，密擒首要置诸法，并与之约法六章，皆听命。自咸、同以来，每遇番案重罪，多系顶凶，如古哇案内之某都坎加等，正犯伏辜，数十百年所仅见也。戊申充青海垦务督办，招佃领垦，免收荒价，蒙民称便。辛亥三月，丹噶尔民李旺，结奸董志学谋逆；秋，元山尔庄土匪亦借端倡乱。先后剿平之。鼎革初，辞职东旋。赖同乡彭英甲及同人馈赆，始得归奉。抵省，赁屋以居，行医以自给。每感念身世之故，痛不欲生。忽忽八载，以疾卒，年八十。遗摺由本省长官转递。逊帝予谥曰勤僮，以堂侄毓权嗣。生平喜诱掖后进，于书无不读。著有《养正山房诗文集》《讲武要法》《三字心法》《大学衍义约旨》。尤精医学，有《医学摘粹》刊行，解任三年时，西宁人感念旧恩，建生祠祀之。

《医学实在易》二卷　　清　庆恕

见民国二十三年《奉天通志》卷一百九十三《人物二十一》。

同上《奉天通志》卷二百二十六《艺文四》按：庆恕，世居沈阳，累官西宁办事大臣。又有《医学实在易》二卷。

《医学新编》　　清　李佩沅

民国十九年《台安县志》卷四《人物·文学》：李佩沅，字鼎臣，光绪辛卯科举人，官广宁斗秤捐局总办。北洋大臣袁公重其才，委充直隶永平府知府，未接篆卒。生平识大体，不矜细行。与文林李世雄、郝桂芬、李如柏、刘春烺、朱显廷诸人相善，人呼为辽西七杰云。所作有《医学新编》及《青梅诗集》，惜失于兵乱。

《集验良方》　　清　年希尧

民国二十三年《奉天通志》卷二百二十四《艺文二·遗著》：《八旗文经作者考》，年希尧，字允恭，广宁人，隶汉军镶黄旗。著有《视学测算》《刀圭面体便览》《对数广运》《万数平立方表》《算法纂学总纲》《集验良方》。

《雪桥诗话》：四年，允恭侍郎为双峰兄工绘事，尝画枇杷一枝、八哥四。枇杷叶以石绿为之，白粉为果，赭染其半。一八哥立于枝上，向下而鸣，三八哥相斗搅成一团，生动润洁。题曰：雍正甲寅，长玉写似，青岩和尚粲政，广宁年希尧。甲寅为雍正十二年，越年以双峰牵连落职，后复起用内务府总管，怡贤亲王力也。

《汤头会通》　　清　王安

民国十九年《开原县志》卷四《人物·艺术》：王安，城西孤家子人。少时家贫不能读，又患足疾，必扶杖而能行，然聪颖敏悟，识字日百数，见书籍，过目辄成诵。塾师怜其才，不受束修，而反供其饮食。曾于六十八日读熟《尚书》全部，其才气过人类如此。后从良师，习医业，精针灸，编《汤头会通》诸方书。制造瘟疫科：牛黄丸、太公丸、紫霞丹。妇科：黑龙丹、玄羊散。儿科：保元丹、古铜散、清肺散等药。服者，辄应手奏效。清同治元年，移药店于法库门，值是年瘟疫流行，遭传染者，死相继。公施舍太公丸、保元丹药，日不暇给。年终时，多有送礼物酬谢，而不知姓名者。其济人之多可知矣，余见孝义门。子毓琪，孙心一。皆业儒之暇，兼习医术，尚能不失家传。心一并著有《瘟疹论》待刊。

同上《开原县志》卷四《人物·孝义》：王安，字世平，幼家贫无以为学，去而入药肆，因精医术。同治元年，徙居旧属法库门，值瘟疫盛行，死亡相枕藉。君施舍药饵，活人甚众。同治四五年间，马贼蜂起，到处焚掠，法库为巨镇，遭劫尤酷。君以医术闻于贼，不忍见害，反敬礼之。因其求，商民得免祸者数十百家。后家稍裕，有贫苦戚族，辄加赒济。直至晚年，乐善不倦，寿七十三岁卒。

《应急偏方》一册　　清　王建亨

民国《旅大文献征存》卷八《杂说下》：王建亨，清金州厅西，泡崖屯人，字会之。贫居养亲，潜心医学。四方患病求医者，诊脉立方，而不售药，专以济人为宗旨。著《应急偏方》一册，远近利用之。惜甲午兵燹，竟尔无存。卒年七十九。

《加减汤头歌》二卷　　清　徐象坤

见民国十三年《海城县志》卷五《人物·方技》。

《药方》　　清　开元禅师

民国十九年《朝阳县志》卷三十五《艺文》：《赠开元禅师药书序》

云：开元禅师者，南海普陀山受戒之高僧也。其行已也，清而廉；其接人也，恭而逊。故凡谒见者，莫不以为和光堪挹，荡然可亲，恍置人于光风霁月之中矣，而其散财恤困施药救民一节，为尤足多焉。是以自幼年周游海内，结纳名流，倾谈会友之间，无不以延访良方为急务，得即书于册，而纳于囊。如是者数年，集腋成裘，今得药方若干，汇集成编。其间凡小儿、妇女、老幼，一切虚弱奇怪诸症，莫不备载于册中。凡此皆人经验，百发百中者，虽无大效，亦无大过，所谓得者十，失者不过一二，诚救生之金丹，济世之宝筏也。吾知此书一出，凡贫民染病，无力延医者，皆可按书开方，以济燃眉之急矣。其有益于人也，岂浅鲜哉。剞劂告成，师嘱予为序，予故略述颠末，以弁简端云。

《医方汇编》　　清　张鉴

民国九年《复县志略》《人物略·流寓·清》：张鉴，字澄之，号镜川，山东莱州掖县，附贡生。于五十岁时避乱携眷来复，遂家焉。幼时家贫，力学倜傥，自喜书法，规摹赵子昂，尤娴绘事，游幕四方，足迹历豫、皖、江、浙、湘、汉、川、陕、顺、直诸省。在川蜀幕中，省宪以苗乱勘定，将用君名入保案。君耻因人成专，力却之。中年以诗酒自娱，邃于医，踵门求治者，日不暇给。尤喜奖进士类，老年犹有执经请业者。所著《古今杂体诗赋策论》《医方汇编》等稿，均未及刊，毁于兵火。子熙孟，次子文澜，别有传。

《六淫溯源》　　清　高愈明

见民国十九年《盖平县志》卷九《人物志·方技》。

《毒疫问答》　　清　高愈明

见民国九年《盖子县乡土志》卷二《人物志·方技》。

《时灾预言》　　清　高愈明

见民国十九年《盖子县志》卷九《人物志·方技》。

《秋疫答问》　　清　高愈明

见民国十九年《盖子县志》卷九《人物志·方技》。

按：民国九年《盖平县乡土志》卷二作《秋疫问答》。

《鼠疫答问》　　清　高愈明

见民国十九年《盖平县志》卷九《人物志·方技》。

按：同上《盖平县志》卷十六《艺文志·杂著》：刘逢泮《伤寒论溯源详解序》作《鼠疫问答》。

《咳症论》　　清　高愈明

见民国九年《盖平县乡土志》卷二《人物志·方技》。

《头疼分类》　　清　高愈明

见民国九年《盖平县乡土志》卷二《人物志·方技》。

《回生集》　　清　王书森

民国十九年《盖平县志》卷九《人物志·方技》：王书森，字芸阁。邑城厢人。业儒，积学未售。从其父改习医术，悬壶三十余年，经验颇富，多所疗救。著有《回生集》。子，有衡。

《家技承经录》　　清　丁孝虎

民国十九年《盖子县志》卷九《人物志·乡宦》：丁文浚，字心泉，第一区常贾村人。道光己亥科举人。性孝友，急公益，创立辰州书院，筹办海防，整顿地方钱粮。同治初，以知州分发直隶，通商大臣崇咨调天津清厘京控积案：天津武状元温某，霸占水田致酿命案，惧罪，赂御史盂某诬参。据理抗争，督宪刘直之，照原审定谳，革温职，结案。津郡各属贫户，埒咸土煮小盐为生。盐厂巡役捕之，报为硝匪，谳局几置于法。经讯系良民，取保省释，全活者众。威县教民王石氏奸杀本夫案，八年未结，督宪曾文正特札驰审，经讯伏辜。署盐山、静海等县。在沧州数月，结案至二百余起，交卸回津，三州县绅民远送衣伞，谢不受。

任无极县，办理保甲，闾阎靖谧。分防练军，"捆打卖粮车夫、诈财"控案，讯明队长都司，详革兵等充边远军署。高邑地多沙碛，劝民种桑饲蚕、编筐筥，获利甚溥。城隍植柳万余株，号丁公柳。文童张文彬，子五岁，被捕役赵成勾匪绑票勒赎。访知传案，该文童畏害，坚不实供。讯明，密孥置赵于法。代理清苑，附郭冲途仅携一仆入署视事。时光绪四年伏夏，旱甚疫盛，巡查粥厂视理案件，未尝稍懈。安平县滹沱河漫溢，多村被淹。到任即为相度地形，命四乡联筑堤防，藉捍滹沱之患。莅衡水任，地当下西河之冲，土性斥卤，筹开引河，薄硗之田化为膏腴。光绪甲申年署任县，秋霖伤稼，大陆一片巨浸。履勘水灾，舟车不得通，时年七十有三，政躬况瘁。次年正月初，因积劳卒于任所。官直二十余年，实事求是，直民有青天之目。长于治河，同光间奉委修无极县子牙河，安州新安乡大清河工程，排易水中涝泥筑堤。六十年来，舟行津保间，长堤一带如燕巢垒泥形者累累犹在，即治河遗迹也。遗爱在民，端村祠中供有长生禄位牌，由分缺先前即补知州，奏保直隶州特用知府加运同衔。有《榆簃诗稿抄》存。子孝虎，字肖泉，光绪戊子优贡，己丑恩科举人。以知县分发四川，历署丰都、安县，奏补大竹加同知衔。所至有政声。光绪季年解组归田，侨寄津门近二十年，后旋奉天，隐居营川。现年七十有三。以医、字自娱，医师仲景，规抚经方；书宗鲁公，含咀汉隶。著有《各体诗文》，方书《家技承经录》。

（以上内科）

《妇科精蕴》　　清　张培芝

民国十九年《盖平县志》卷九《人物志·方技》：张培芝，字仙圃。幼承庭训，习学中医。清光绪间，考入大连南满医院讲习班，肄业后，经省委盖平防疫事务所医官。宣统二年，由奉天医学所毕业，嗣被公举为本城医药研究会会长。民国以来，历充陆军军医长、军医官、军医正及总司令部少校副官、中校副官，复任陆军步兵中校。五等文虎章，又奖有四等嘉禾章。现已回籍仍事医业，著有《妇科精蕴》。

《济阴奇文》　　清　王有衡

民国十九年《盖平县志》卷九《人物志·方技》：王有衡，字立堂。

克绍家传，现年七十六岁。业医五十余年，临证详审，用药慎重，长于女科、幼科。著有《济阴奇文》《活幼至宝》各种。

《女科宗要》 清 李荣孝

民国十九年《盖平县志》卷九《人物志·方技》：李荣孝，字显庭，邑城厢人。少时读书无多，后从邑庠生宋自申问字，数年寒暑无间，文义遂日明。宋殁于乡，诣其墓，躬奠焉，而人未之知也。经异人指授外科，悬壶城市，名渐著。生有会心，兼通内科，得诸治要领。善疗白喉、痘疹、小儿痞疾。既根据各症善本，且能体验变通之。针法有渊源，回异世俗，然不轻以示人，非孟浪于医者也。现充本城医药研究会副会长。著《女科宗要》《痘疹正治》《白喉辨微》诸书。子树新，亦业医。

《妇科维新》 清 高愈明

见民国十九年《盖平县志》卷十六《艺文志·杂著》：刘逢泮《伤寒论溯源详解序》。

（以上妇科）

《痘治法》十卷 清 怀训

民国十四年《新民县志》第十三卷《人物·乡贤》：怀训，姓温彻合恩氏，字绍伊，号聘卿。满洲世族，其先世居长白山，小叶赫。扈清世祖驾来奉天，驻防新民，遂家焉。父存善，官永陵防御。怀训聪颖过人，年十六，毕读十三经，奋发有大志。见同里，庆进士吉，秋闱捷报，益勇进于学。十九岁冠军于庠，二十一岁，中光绪二年丙子恩科举人。三上春官不第，以父老不再求进取，耕读娱亲，二十余年，父晚年参佛旨。怀训赒饥施药，息事宁人，以养其志。父既卒，适光绪甲午，中东战事起，前大总统项城表入，奉朝旨筹粮饷于辽沈。知怀训才，力挽之出，任为东征军粮局会办。以功叙知县，分直隶。未到省，复奉袁公檄充北洋练军总医官兼马队军精采办员。积劳致疾，假归，卒。家清贫，几不能葬。袁公悼惜，奏恤有加。友人刘焕魁养赙千金，始克成殡。怀训有才不傲，笃行不矜，胸怀坦然，意气蔼如。为学尚实，不喜空谈。性理诗文，朴茂无华。尤善岐黄，疗人无算。著有《绍伊文草》《幕中盾墨尺牍》各一卷,《缥湘诗集》五卷,《痘治法》十卷。

《活幼至宝》　　清　王有衡

见民国十九年《盖平县志》卷九《人物志·方技》。

《痘疹正治》　　清　李荣孝

见民国十九年《盖平县志》卷九《人物志·方技》。

（以上儿科）

《白喉辨微》　　清　李荣孝

见民国十九年《盖平县志》卷九《人物志·方技》。

（以上喉科）

第六类　医　案

《王庚堂医案》　　清　王官彦

民国六年《铁岭县志》卷七《名宦志》：王官彦，字庚堂，咸丰十一年任督捕厅事，精医理，著有《王庚堂医案》。

第七类 养 生

《居常饮馔录》一卷　　清　曹寅

民国二十三年《奉天通志》卷二百二十五《艺文三·遗著》:《四库全书总目》一百十六《谱录存目》:《居常饮馔录》一卷，国朝曹寅撰。寅，字子清，号棟亭，镶兰旗汉军。康熙中巡视两淮盐政，加通政司衔。是编以前代所传饮膳之法汇成一编。一曰：宋，王灼《糖霜谱》。二、三曰：宋，东谿遯叟"粥品及粉䴸品"。四曰：元，倪瓒《泉史》。五曰：元，海滨逸叟"制哺鲊法"。六曰：明，王叔承。酿录"。七曰：明，释智舷"茗笺"。八、九曰：明，灌畦老叟《蔬香谱》及"制蔬品法"。中间《糖霜谱》，寅已别刻入所辑《棟亭十种》，其他亦颇散见于《说郛》诸书云。

《卫生指南》一篇　　清　孙成文

民国十七年《岫岩县志》卷四《艺术》:孙成文，字郁双，世居邑城。精通医术，始于日本神户中国精神研究会，颇有心得。继由江省张青林之中西医院学习四年，复于上海医学讲习社专习内科。毕业，行医数载，本历年经验所得，参用中西医药制成神效良药十余种。有千金妇女宝、健胃消食水，止嗽清肺浆、小儿定风珠等药，医疗病症，颇有奇效。于疗毒恶疮，尤为擅长。自著《卫生指南》一篇，于卫生健康之法及病后选医、购药、治疗之方，皆言之甚详。

第八类 杂 录

《洗冤汇编》不分卷　　清　郎廷栋辑　杨朝麟重订

民国二十三年《奉天通志》卷二百二十五《艺文三·遗著》。

自叙：栋，司臬湖南，每录狱囚，杀人者抵，情法固勿敢纵，第稍不详慎，惟恐生冤死。读宋大夫《洗冤集录》，慨坊刻多讹缺不备，广搜博采，得笺释无冤等书，参订雠校，类为一编。考《洗冤集录》，肇自宋理宗丁未岁，大夫宋，讳慈。提刑湖南时所作，即刊于湖南，历代奉为章程。今栋亦叨任湖南提刑，是编之辑，述也，非作也。康熙四十九年小春广宁郎廷栋朴斋自识。

同上《奉天通志》卷一百八十三《人物十一·乡宦五》：郎廷极，字紫衡，永清子。初授江宁府同知，迁云南顺宁知府，有政声……弟廷栋，字朴斋，官湖南按察使。

《洗冤录解未定稿》一卷　　清　姚德豫

民国二十三年《奉天通志》卷二百二十五《艺文三·遗著》。

《自叙》：管见所及，为世所习误者，作《解》数十篇，不敢自信，名曰未定稿。道光十一年。

按：姚氏立斋，知慈溪县。自署其籍曰襄平。

附录　参考书目

本附录所列参考书目，凡文中引用者加米字符号。

《全辽志》六卷　民国二十三年辽海书社铅印明嘉靖四十四年本

《全辽志》不分卷　旧抄清初节明嘉靖本

《辽海志略》一百六十卷　清咸丰二年修　抄本（仅存一～十卷、
十四～十六卷）

《东北要览》　民国三十三年铅印本

《辽东志》九卷　日本大正一年（一九一二）东京高木亥三郎铅印本

《辽宁随笔》　民国十八年铅印本

《盛京通志》四十八卷　清咸丰二年雷以诚补刻乾隆一年本

*《钦定盛京通志》三十二卷　清乾隆十二年武英殿刻本

《钦定盛京通志》一百三十卷　民国六年铅印清乾隆四十三年本

*《奉天通志》二百六十卷　民国二十三年铅印本

《奉天新志略》不分卷　清光绪三十四年稿本

《奉天备志》五卷　清末纂修　稿本

（又名《奉天郡邑志》残存二、三、五卷）

《承德县志书》不分卷　清宣统二年石印本

《沈故》四卷　民国二十至二十三年铅印《辽海丛书》本

《沈阳县志》十五卷　民国六年铅印本

《新民府志》　清宣统一年铅印本

*《新民县志》十八卷　民国十四年铅印本

《新民府乡土志》　清光绪间抄本

《辽中县志》二十九卷　民国十九年铅印本

《辽中县志》十卷　民国二十七年油印本

《辽中县乡土志》　清光绪三十四年抄本

*《旅大文献征存》八卷　一九七零年抄民国本

　《旅大文献征存续编》一卷　一九七零年抄民国本

　《旅大文献征存补遗》一卷　一九七零年抄民国本

　《复县志略》不分卷　民国九年石印本

　《复县乡土志》　清光绪三十三年抄本

　《庄河县志》十二卷　民国十年铅印本

　《庄河县志》十八卷　民国十二年铅印本

　《海城县志》不分卷　清宣统元年铅印本

*《海城县志》八卷　民国十三年铅印本

　《海城县一般状况》二十五章　民国二十六年油印本

　《海城县乡土志》　清宣统元年编　抄本

*《台安县志》五卷　民国十九年铅印本

　《台安县志》六编　一九八一年铅印本

　《抚顺县志略》　清宣统三年石印本

　《抚顺县志未完稿》六卷　民国二十年抄本

　《兴京县志》十五卷　民国十四年铅印本

　《兴京县志》十五卷　民国二十五年铅印本

　《兴京厅乡土志》四卷　清光绪三十二年抄本

　《怀仁县志》十四卷　清宣统三年铅印本

　《桓仁县志》十七卷　民国十九年石印本

　《桓仁县志》　民国二十六年铅印本

　《怀仁县乡土志》（上、中、下）　清光绪三十四年抄本

　《锦州府志》十卷　辽海丛书本

　《锦县志》八卷　辽海书社铅印清康熙二十一年本

　《锦县志略》二十四卷　民国九年铅印本

　《锦州府乡土志》不分卷　清光绪三十四年抄本

　《锦县乡土志》一卷　一九六二年油印清光绪三十三年本

*《义县志》五卷　民国二十年铅印本

　《义县志补遗》　民国二十年铅印本

　《奉天锦州府义州乡土志》　清　抄本

　《北镇县志》六卷　民国二十二年石印本

《广宁县志》八卷　民国二十三年辽海书社铅印本

《广宁县乡土志》　清光绪三十三年抄本

《广宁县乡土地理教科书》　清光绪、宣统间编　抄本

*《锦西县志》六卷　民国十八年铅印本

《锦西县乡土志》　民国年间抄本

《宁远州志》　民国二十三年辽海书社铅印清康熙二十一年本

《宁远州志》　清光绪三十四年修　抄本

《宁远州乡土志草本》　清光绪三十四年抄本

《兴城县志》十五卷　民国十六年铅印本

《绥中县志》十八卷　民国十八年铅印本

《续编绥中县志》二卷　民国二十二年铅印

《绥中县乡土志》不分卷　清光绪间抄本

《黑山县志》十四卷　民国三十年铅印本

《安东县志》八卷　民国二十年铅印本

《岫岩志略》十卷　清咸丰七年抄本

*《岫岩县志》六卷　民国十七年铅印本

《岫岩州乡土志》不分卷　清光绪三十四年修　抄本

《岫岩县乡土志》不分卷　民国间抄本

《凤城县志》　据清宣统简写本传钞

《凤城琐录》　清刻本

《凤城县志》十六卷　民国十年石印本

《凤城县志书》不分卷　民国年间传抄本

《宽甸县志》　清宣统三年抄本

《宽甸县志略》二十二卷　民国四年石印本

《南金乡土志》不分卷　清宣统三年修　民国二十年石印本

*《阜新县志》六卷　民国二十三年铅印本

《彰武县志》四卷　民国二十二年铅印本

《彰武县乡土志》不分卷　民国年间本

《营口县志》　民国二十三年石印本

《盖平县志》二卷　民国二十三年辽海书社铅印清康熙二十一年本

*《盖平县志》十六卷　民国十九年铅印本

《盖平县乡土志》二卷　清光绪三十四年修　抄本

*《盖平县乡土志》二卷　民国九年石印本

《盘山厅志》不分卷　清宣统二年精抄本

《盘山厅乡土志》　一九六二年油印清光绪年间本

《盘山县志略》不分卷　民国四年抄本

《盘山县志》　民国二十三年铅印本

《辽阳州志》　清光绪三十四年修　抄本

《辽阳州志》二十八卷　民国二十至二十三年铅印《辽海丛书》本

《辽阳州土志》一卷　清光绪三十四年铅印本

*《辽阳县志》四十卷　民国十七年铅印本

《铁岭县志》　清康熙十六年刻本

*《铁岭县志》八卷　民国六年铅印本

*《铁岭县志》二十卷　民国二十二年铅印本

《铁岭县续志》十二卷　民国二十二年铅印本

《铁岭县乡土志》　清光绪三十二年修　抄本

《开原县志》　清咸丰七年刻本

《开原县志》不分卷　清光绪年间纂本

《开原县志》六卷　民国七年铅印本

*《开原县志》十二卷　民国十九年铅印本

《开原县志》二卷　民国二十三年辽海书社铅印康熙十七年本

《开原县乡土志》　清光绪、宣统年间修　抄本

《昌图府志》六章　清宣统二年铅印本

《昌图县志》四卷　民国五年铅印本

《续修昌图府志》八卷　民国二十四年铅印本

《昌图府乡土志》　清光绪三十四年抄本

《康平县乡土志》　一九六二年油印清光绪年间本

《法库县乡土志》一卷　清光绪三十三年刻本

《法库县乡土志》　民国三年春重订　抄本

《西丰县志》二十四卷　民国二十七年铅印本

《西丰县乡土志》不分卷　清宣统间抄本

《朝阳县志》　民国十四年铅印本

辽宁省

2273

＊《朝阳县志》三十六卷　民国十九年铅印本

《凌原县志》二卷　民国间油印本

《塔子沟纪略》十二卷　民国二十至二十三年辽海丛书本

《昭乌达盟纪略》不分卷　民国二年石印本

吉林省

目 录

吉林省

第一类 温 病

《瘟疫摘要》二卷　　清　李庆恩

见光绪十一年《奉化县志》（今梨树县）卷十三《艺文下》。自序云：温病之为世人一大厄也，久矣。每遇疠气盛行时，医率以伤寒治之，不如法者，又久矣。得是症者，不治尚可，治之往往十损三、四，良足悲悯。此又可先生《温疫论》之所以特著欤。后人祖述，扩而充之，如杨公浚之《寒温条辨》，吴公瑭之《温病条辨》，酌古准今，千变万化，皆不能越其范围。盖又可先生创作于前，杨、吴二公继美于后。三公著述，凡脏腑、经络、病源、药性、治法，罔不毕备。诚医学之正宗，岐黄之功臣也。后学傥能细心玩索，自有深造逢原之妙。奈世人厌其繁多，倦于披阅，三公之苦心恒无以表见于世。故时医有未见其书，不知其法者；有虽见其书，而不信其法者；并有口诵书言，啧啧称道，而临症施方，仍治以伤寒，终不用其法。余揣以情，必非知而不用也，徒知其名，而未得其辨症之法耳，是何能济。今姑就方书所载及余所潜考而通晓者，采辑成书，名曰《瘟疫摘要》。盖余由壮至老，温病脉症源流，经历已久。若能晓然于心，与目与手，故敢一一笔之于书也。诸科中，独温病其象微，其候险，其变化百出。必临症细心体验，而后能悉其由来，知其究竟。凡所载记，皆三公精微之言，实半生阅历之语，非徒纸上谈兵，以取罪先贤，贻误后人者。犹恐文义浩瀚，泛览为难，必须篇章简要，词理通明，然后可诱掖后进。今取三书由博反约，实显浅易读之书，亦初学不可不有之书也。虽余读书不多，采用只此三家，倘勤学者，能通晓于此，并能于诸家观其会通，则日起有功，俾温病之折夭者少，生全者多。夫岂非三公所嘉许，而更有起予之乐也哉，为跂足望之矣。

同上《奉化县志》卷之十三《艺文下》林万春《瘟疫摘要序》

云：……惟吾世伯李公者，诸病未尝不喻，而最得其奥者，疹痘而外，厥有瘟疫一科。盖其于吴公之《瘟疫论》，吴公瑭之《瘟病条辨》以及杨公浚之《寒温条辨》，无不熟读精思。寝不安席，食不甘味者垂五十年。举三书之微词奥旨，无不于鸡窗荧火间得之，竹成于胸，券操于手。盖屡试而屡验，是非识大心细，智园行方，肱折三而臂折九者。其何能臻此十全之境也。且公不第拯当时之孽海，并欲登奕世于寿山。于是撮合群书，择精取粹，寻章摘句，集腋成书，名曰《温疫摘要》篇。文非繁而义则赅，言较少而理乃全。纵著书立说，不能不间出心裁，参以己见。总之，不离乎三公之矩矱者近是，而并有以补其阙略也。

同上《奉化县志》卷之七《人物上》：李庆恩，性刚直。弱冠，应童子试，艰于遇，毅然弃进取，习岐黄术。于瘟疫、痘疹两科尤精，每天灾盛行，门恒如市，活人盖无算焉。尝采撮《瘟疫摘要》二卷，神摹手追，据有心得。晚岁尤乐善不倦，喜涉猎群书，尤耐读劝惩各编，辄手抄附以论议，铮铮有声，著有《观感益识录》四卷，藏于家。时年八十有五。

《说疫摘要》四卷　　清　李塞翁

民国《通化县志》《人民志》卷二《流寓志》：李塞翁，原名文藻，字晓云，别号陆沉子，一字笑云。清光绪二十六年，经钦命东边矿物总办阮毓昌保荐，办理通、桓、临、柳、辑五县矿物。值忠义军肇乱，夺其良马，因改名塞翁。祖籍浙江，自君父移居吉林。君少时倜傥，聪颖异常人，所读之书，过目成诵。惟诗文别有性灵，不规于章句，坐此不利场屋，后遂投笔参赞戎幕多年。自办理东边矿务，遂从而家焉。民国改元，君关怀故国，即蓄发为道人装。性嗜酒，喜交游。晚年宦囊羞涩，家徒壁立。偶值宾客满座，则令老妻脱簪珥，治酒浆，盘礡间，未尝有俭色，以此人益钦之。晚年好学，并有看花癖。茅舍三间，花木满院，有五柳先生洒然风趣。其忘年友，沈阳孟伯孙曾赠以诗云："三径犹存新事业，一生未改旧风流。"读此诗可以知公之天真矣。公晚近著有《蛛隐庐诗文集》各一卷，《说疫摘要》四卷。晚无子，亦无期功强近之亲，但乐天知命，学以忘忧。现年八十有二，犹精神矍铄，手足强健，洵可谓乱世之隐士也。

第二类　方　论

《医理会萃》　　清　马清廉

见民国二十年《永吉县志》卷四十五《人物志八·文学》，马清廉传。

马清廉，字伯泉，祖居其塔木后洼。家故小康，父大兴，喜任侠。凡有称贷，罔弗应，邻族婚丧不能举者，必斥赀以成之，坐是家渐落。清廉年十三，父即逝；贫不能读，依母氏为命。母林氏有贤德，以黹纫佐束修，夜月机丝，助其洛诵。清廉幼奇颖，益自刻厉，从名师武斯信游，覃经学，往往背诵不遗一字。稍长复与诸名士结文社，朝夕观摩，学乃日进。自是游庠补增生，名亦渐噪。又旁逮数术、医理及针炎法，靡不通晓。其为文也，能穷理尽性，以至于命，且能发前人所未发，足补传注所未备云。时姚都统福升、顾道肇熙创建义塾，耳清廉名，聘教经学。在塾八年，循循善诱，造就人才甚众。取优拔，登贤书，捷南宫者，类多知名士。而张光霈、杨景生其尤著者也。以贫故，已且不能赴乡选，仅以诸生终老牖下，为士林所惜。著有《馀经一得》《医理会萃》诸书，亦以贫不能刊行。民国十三年病卒，年已八十矣。嗟乎！生未食文字利，死亦不能畋文字名邪。

《痘疹辑要》　　清　杨师之

见民国二十年《永吉县志》卷四十五《人物志八·艺术》，翟崇喜传。

翟崇喜，字雨亭，本籍河北抚宁，父徙居县城，遂家焉。崇喜性颖悟，尝游山左叶瑞卿门，博涉经传，目为通士。既长承乃祖家传，究心岐黄术，覃研《灵》《素》群书，靡不涉猎，而于小儿痘疹、妇人内科，尤研几镜微，能通其妙。旁逮仲景《伤寒》《瘟疫条辨》。虽纤微必考虑，而名医杨师之更为悉心指导，以故万目芒芒，独能视垣一方焉。年三十遂悬壶于市，凡遘患求诊者，辄皆随手效，贫者且施药饵焉。晚得师之《痘疹辑要》一编，益以己所阅历，故于此术尤擅长。其子琛早世；孙，双禄尚幼；以致医学之不克再传也，论者颇为惋惜云。

《痘疹精言》　　清　　徐廷璇

见民国二十年《永吉县志》卷四十五《人物志八·耆旧》，徐廷璇传。

徐廷璇，字验修，本邑人。少颖异，状貌英伟。七岁读书，粗解大义，越五年，通五经，笃嗜史汉文选。治举子业，横肆高骋绁不自休。谙八法，得平原神髓。稍长应童子试，邻号满洲生，艰握管，倩代作，书二艺予之，遂获隽，乃踵门谢，馈巨金，璧弗受。父违和，不贴枕席者累月。夜半，时常焚香籲天，愿减己算益父龄。未几，疾果瘳，自是益究心医术。厥后弃养，颇备哀心，唯恐母氏忧。暇辄率子侄辈集堂上，讲古今轶事，杂以歌谣，藉作采衣舞，母恒顾而乐之。其学医也，博观而约取，一以黄帝脉书为归，而别取诸家所论著，以疏通证明之。尝谓张仲景《伤寒论》专指冬日言，非所治春夏秋热病。喻嘉言《医门法律》详伤寒矣，而疏于温热病。刘守真《伤寒直指》、吴又可《温疫论》并为热病正宗，而又不免于挂漏。主论至为精审。廷璇誉既起，延医者无虚日，辄皆随手效。贫者见请，则忻然往，力不能致参、苓者，资助之，以是活人无算。著有《痘疹精言》一书，按方施治，验不愆忒。且济急扶危，引为己任。妇孺无贤不肖，皆称为徐三先生而不名。时其子藻霖，方幼读，督责綦严，不纵为游邀事。年十七，出应郡试。临行谕之曰，予无它嘱，唯交友、用财二事，宜求谨慎，非正人万勿与，苟分外万勿取。为人之道，不外乎是。生平为学，一本程朱。尝言实至名归，格致为治平之本。仕非其道，儒者所耻。孔孟周流，乃不得已，要在利用机会耳。人皆以为知言。卒年六十有二。越九年，藻霖以劳绩知县，累迁黑龙江兴东兵备道。次年录筹边功，赏加二品衔，擢民政司使。廷璇亦获封光禄大夫。民国己未，从乡人请，归长吉林，论者皆归功于父教云。

附录　参考书目

本附录所列参考书目，凡文中引用者加米字符号。

《吉林通志》一百二十二卷　清光绪十七年刻本

《吉林外记》十卷　清光绪二十一年渐西村舍刻本

《吉林地志》(附《鸡林旧闻录》) 民国二年铅印本

《吉林汇征》二卷　一九六〇年油印民国三年本

《增订吉林地理纪要》二卷　一九六〇年油印民国二十年本

《吉林新志》 一九六〇年油印民国二十三年本

《吉林省各县略志》第一编　民国二十三年本

《长春县志初稿》 民国十六至二十年修　稿本

《长春县志资料》 民国间抄本

《长春县志》六卷　一九六〇年油印民国三十年本

《长春县乡土志》 民国二十六年油印本

《农安县志》八卷　民国十七年铅印本

《农安县乡土志》 清抄本

《德惠县乡土志》 一九六〇年油印民国年间本

《双阳县乡土志》 一九六〇年油印民国四年本

《榆树县乡土志资料》 民国二十六年铅印本

《九台县乡土志资料》 民国二十五年油印本

*《永吉县志》五十卷　民国二十年铅印本

《永吉县乡土志》 一九六〇年油印清光绪本

《盘石县乡土志》 民国四年石印本

《盘石县乡土志》 一九六〇年油印民国二十六年本

《桦甸县志》十卷　民国二十年铅印本

《桦甸县乡土事绩》 民国二十七年铅印本

《延吉县志》十二卷　一九六〇年油印民国年间本

《珲春乡土志》二十二卷　一九六〇年油印民国年间本

《安图县志》　一九六〇年油印民国年间本

《辽宁安图县志》　民国十七年本

《额穆县志》十五卷　一九六〇年油印民国年间本

《通化县志》四卷　民国十六年铅印本

*《通化县志》四卷　一九六〇年油印民国年间本

《通化县志》(初稿)　一九五八年油印本

《通化县乡土志》　一九六〇年油印清光绪年间本

《柳河志》　一九六〇年油印清光绪年间本

《柳河县志》　一九五九年铅印本

《柳河县乡土志》　一九六〇年油印清光绪年间本

《海龙县志》二十五类　民国二年石印本

《海龙县志》二十二卷　民国二十四年本

《海龙县志》　一九六〇年油印民国年间本

《海龙县志》(初稿)　一九五八年油印本

《海龙府乡土志》　一九六〇年油印清光绪年间本

《辉南厅志》二卷　天春园传抄清宣统二年本

《辉南县志》四卷　民国十六年铅印本

《长白汇征录》八卷　清宣统二年铅印本

《辑安县志》四卷　一九六〇年油印民国年间本

《辑安县志》一册　一九五八年油印本

《辑安县乡土志》　一九六〇年油印清光绪年间本

*《奉化县志》十四卷　清光绪十一年刻本

*《梨树县志》六编　民国二十三年铅印本

《梨树县志》不分卷　不著撰人　油印本

《奉化县乡土志》二卷　一九六〇年油印清光绪三十四年本

《梨树县乡土志》　民国三年抄本

《怀德县志》十六卷　民国十八年铅印本

《续修怀德县志》十二卷　民国二十三年铅印本

《昌图府怀德县乡土志》不分卷　清光绪三十四年铅印本

吉林省

《怀德县乡土志》 一九六〇年油印清光绪年间本

《辽源州志书》 一九六〇年油印清光绪年间本

《辽源县乡土志书》 清宣统二年抄本

《辽源县乡土志》 一九六〇年油印民国年间本

《辽源市地方志》 一九五八年油印本

《双山县志》 一九六〇年油印民国年间本

《双山县乡土志》 民国四年铅印本

《双山县乡土志》 一九六〇年油印民国年间本

《双山县乡土志略》 民国十九年油印本

《西安县志略》十一卷 清宣统三年石印本

《伊通县乡土志》 民国二十六年油印本

《东丰县志》四卷 民国十七年修 民国二十年续修铅印本

《东丰县乡土志》不分卷 清光绪三十四年修 民国六年抄本

《东平县乡土志》 清光绪三十四年修 抄本

《奉天海龙府东平县乡土志》不分卷 不著撰人 油印本

《靖安县志》 一九六〇年油印清宣统年间本

《靖安县乡土志》 一九六〇年油印清光绪年间本

《佻安县志略》一卷 一九六〇年油印民国年间本

《洮南县志》七卷 民国十九年铅印本

《洮南府乡土志》 一九六〇年油印清光绪三十三年本

《镇东县志》五卷 民国十六年铅印本

《西科后旗志》不分卷 民国二十七年铅印本

《大赉县志》 民国二年修 抄本

《安广县乡土志》 一九六〇年油印清宣统年间本

《扶余县志》 民国十三年铅印本

《扶余县乡土志资料》 民国二十六年打字本

《伯都纳乡土志》 一九六〇年油印清光绪年间本

《开通县乡土志》 一九六〇年油印清光绪年间本

《突泉县乡土志》 抄本

黑龙江省

目　录

第一类　方　论

《野人穷源》　　清　王和尚

民国二十三年《阜新县志》卷三《方技》：王和尚，号野人。现年八十二岁，原籍黑龙江青冈县。精八法神针，名动一时。初业儒，因得本愿真经十二元觉，阅之动心，遂立志游方，医世济人。后至高积德营子，闻佟渡槎先生精性命学，遂认为师，奉命化济吉、黑二省，所至施舍神针，针到病除。越三年，复归阜新，便济世二十余年矣。今犹步履如飞，精神强健，所著有《野人穷源》等书。

第二类　医　话

《医学修养表》　　清　杨光黼

民国二十三年《延寿县志》《人物·乡型》：杨光黼，字缉文，野农其别号也。初家于榆树县之太平川，望族于氏为其舅家。幼时英姿焕发，卓荦异群。二十二岁，入邑庠。有大志，士大夫咸器重之。清光绪十年初。来延领荒，后遂家于此。十三年，岁大饥，民苦无告，光黼急至厅，请办急赈，全活无算。当时官派放赈委员为谢汝钦，光黼躬任乡导，进行不懈，深虞散放不周，仍必逐户复查，期无缺漏。居心仁慈，即此可见。迨后总办榆、五、延三县团练，整军经武。有勇知方。十四年冬十二月，率领团兵剿匪。适天气苦寒，积雪没胫，光黼督战竟夕，匪遂败遁，擒获匪首多各法办，余尽击散，地方赖以保全。中日战起，受吉林将军常忠靖公顺特达之知，擢为九营统领，招练新军，将赴前方作战。时地方萑符不靖，复被委为武胜营管带。奖励士卒，剿平股匪，四社人民，始得安堵。义和团起，俄兵进侵延邑，光黼缮甲兵，具车乘，完堡垒，严斥堠，与俄兵对持数月，俄兵卒不得逞。时俄之远东留守关达基将军闻其名，深忌之，悬赏设侦，欲得之而甘心。光黼时以事留哈尔滨，奋然投见俄留守将军，与之辨白曲直，卒为光黼所屈服。于是俄人之在远东者，无不晓光黼果敢之盛名。当俄之气焰方张也，俄人概不缴纳木石税，光黼独倡议设局征收。旋奉当局命，创办木石税局，与俄人一再交涉，俄人率服命，而俄人之所伐民人林木者，并与力争，亦交纳山份。其与俄人交涉，刚强不屈，折冲有道，亦可见矣。自是之后，督抚之奖赞交至，士民之仰望日隆。黑龙江程抚军雪楼，为光黼挚友，曾以知府实职，调江任用，光黼力辞不就。兹后，专办林业，淡于仕进。公精于医，当程雪楼抚江省时，瘫痪疾累年不愈，招调方剂，应手霍然。著有《医学修养表》一书。得之者，咸奉为至宝。延寿学校，自公倡始，今之县立第一小学校舍，为光龥独自所捐助者，价值万金。其生性急公好义，已可概见。且又学业渊博，风度雍融。中外士大夫无不闻名钦慕，争与结纳。交游遍燕京、柳边，洵东省之闻人也。晚年游林下，诗酒自娱。卒年七十有六云。

附录　参考书目

本附录所列参考书目，凡文中引用者加米字符号。

《黑龙江外记》八卷　清光绪二十年渐西村舍刻本

《黑龙江通志纲要》二卷　民国十四年铅印本

《黑龙江志稿》六十二卷　民国二十二年铅印本

《黑龙江述略》六卷　一九六〇年油印本

《安达县志》十二卷　一九六〇年油印民国年间本

《绥化县志》十二卷　民国九年铅印本

《望奎县志》　一九六〇年油印民国年间本

《庆城县采辑通志事略》不分卷　民国五年抄本

《海伦县志》不分卷　民国二年抄本

《爱辉县志》十四卷　民国九年铅印本

《临江县志》八卷　一九六〇年油印民国年间本

《临江县乡土志》一卷　民国十四年铅印本

《桦川县志》六卷　民国十七年铅印本

《宝清县志》　一九六〇年油印民国年间本

《依兰县志》　一九六〇年油印民国年间本

《三姓志》(《依兰县地方志》)二十八卷　一九六〇年油印清光绪年
　　间本

《汤原县志》　民国十年修　抄本

《牡丹江志》(《牡丹江风土记》)　民国三十二年铅印本

《宁安县志》四卷　民国十三年铅印本

《宁古塔纪略》一卷　清绪十八年铅印本

《宁古塔地方乡土志》　清光绪十七年抄本

《东宁县志略》　民国九年铅印本

《阿城县地方志》 一九六〇年油印清光绪年间本

《阿城县志稿》不分卷　抄本

《呼兰府志》十二卷　民国四年铅印本

《呼兰县志》八卷　民国十九年铅印本

《宾县县志》四卷　民国十八年铅印本

《方正县志》 民国八年铅印本

《珠河县志》二十卷　民国十八年铅印本

《双城县志》十五卷　民国十五年铅印本

《双城县乡土志》 民国五年铅印本

《通北通志》 民国五年抄本

《巴彦县志》 据民国六年写本传抄

*《延寿县志》 民国二十三年铅印本

《龙城旧闻节刊》三卷　一九六〇年油印民国二十八年本

《讷河县志》十二卷　民国二十年铅印本

《拜泉县志》 民国三年修　抄本

《拜泉县志》四卷　民国八年石印本

《依安县志》 一九六〇年油印民国十九年本

《景星县状况》 一九六〇年油印民国年间本

《林甸县志略》不分卷　据民国六年写本传抄

《漠河县志》 一九八〇年根据民国抄本静电复制本

《呼伦贝尔志略》 民国十二年铅印本

《哲盟实剂》二种　一九八二年据民国二年石印本静电复制本

*《阜新县志》六卷　民国二十三年奉天正文斋印刷局铅印本

内蒙古自治区

前　言

内蒙古自治区、西藏自治区、青海省、
宁夏回族自治区、新疆维吾尔自治区

　　位于我国北部、西部边疆的内蒙古自治区、西藏自治区、青海省、宁夏回族自治区、新疆维吾尔自治区分别是蒙古族、藏族、回族、维吾尔族等族人民集中生活的地区。在中国历史发展的长河中，他们与汉族人民和睦相处，同全国各民族一道，共同创造了光辉灿烂的中华民族文化。同时，在人类同疾病的斗争中，也逐步形成了具有本民族特色的医药学。其中藏医、蒙医、维吾尔医，都在祖国的传统医药学中占有重要地位。

　　藏族医药学，一般认为形成于公元7世纪的吐番王朝。随着文成公主、金城公主的入藏，加强了汉、藏两族之间的友好往来和文化交流，汉族医药知识也不断传入西藏。在汉藏医家的共同努力合作下，首先出现了汉医药学的藏文译本。然后藏族医家把汉医同佛经理论相联系，与固有的西藏高原医药知识相结合，创造了藏医学。经过阿里、萨迦、帕竹、甘丹颇章等王朝各个历史时期的发展，使之逐步完善，而自成体系。据史料记载，在藏医的发展史上，曾出现过众多的藏族名医和藏医译著。其中《四部医典》因具有较丰富的医学内容和较高的学术水平，成为藏医学的经典著作。

　　蒙古族医药学是在原始的防御医学和治疗医学的基础之上，受到随着佛教的传播而来的藏医药学的影响，逐步形成发展起来的。公元13世纪以后，蒙古族同国内各地区和阿拉伯等国家的经济、文化交流日益扩大，随之医药交流也日益增多，蒙古族医药学又吸收了部分汉医和回族医药的内容，促进了蒙古族医药学的进一步发展。由于本民族的生活习

性所决定，蒙古族医药学有着自己的医疗保健特点。其中正骨、外伤和饮食疗法，都具有特色。尤其忽思慧的《饮膳正要》一书，是一部有较高学术价值的食谱，也是目前我国现存的第一部食疗专著。

维吾尔族医药学，也有着悠久的历史。是历代维吾尔族人民在长期积累的医疗知识基础上，并吸收其他民族医药学中适应本民族的有关内容，而发展起来的具有鲜明民族风格的医药学。早在隋唐以前，就有关于新疆地区（古称西域）的医药著作记载，如《隋书·经籍志》中就记有《西域诸仙所说药方》二十三卷、《西域婆罗仙人方》三卷、《西域名医所集要方》三卷、《乾陀利治鬼方》十卷，《新录乾陀利治鬼方》四卷，可惜这些书籍已全部亡佚。成书于回鹘王朝的《回鹘文医学文献》，是西域回鹘人民对13世纪前的西域医药学较全面系统的一次总结，反映了当时维吾尔族医药的学术水平和成就。该书现存于德意志民主共和国科学院图书馆。

总之，藏族医、蒙古族医、维吾尔族医，都是祖国医药学宝库中的瑰宝，是应当加以整理发掘的。《中国分省医籍考》的编写，注意到了少数民族医药著作的发掘著录。但是由于资料缺乏，对内蒙古自治区、宁夏回族自治区、新疆维吾尔自治区、西藏自治区、青海省少数民族医药著作著录甚少，还有待于今后进一步搜罗补缺。

郭霭春　高文柱

一九八四年

目　录

内蒙古自治区

第一类 诊 法

《四诊要言》 清 安兆麟

民国二十六年《绥远通志草稿》卷五十七《艺文》：安兆麟，字玉山，归绥县人。公暇潜心医籍，寝馈于伤寒者尤深。自仲景书及张隐庵、陈修园所著，精研近二十年，为绥之名医。尝以唐宋以后诸家著书，多贵阴贱阳，流弊甚大，力主扶阳抑阴之说，著论精辟，足破前人之惑。又根据学理，证以经验，著《伤寒传经考》及《辨伤寒传经为热直中为寒之谬》。其《论久服地黄之害》《论历风之证》诸篇，皆词旨明切，为医界所称道。辑为一书，名曰《医学琐言》。又撰《四诊要言》，于望色闻声，问病切脉，分篇论述，详为阐发。言近旨远，尤切实用。《琐言》二册、《要言》一册，不分卷。

同上《绥远通志草稿》卷九十六《人物·方技》：东乡有安兆麟者，为伤寒名家。尝病前人诊法冗杂，乃悉心抉别，本其经验，著有《四诊挈要》。又谓阳主生，阴主杀，今世习用六、八味丸，皆偏于扶阴。服者不慎，易致痰壅。故主扶阳抑阴之旨，著《医学琐言》。理论精确，颇能发前人未发。其切脉准确，尤为时医所推服云。

第二类 方 论

《医学琐言》　　清　安兆麟

见民国二十六年《绥远通志草稿》卷五十七《艺文》。

附录　参考书目

本附录所列参考书目，凡文中引用者加米字符号。

《蒙古志》三卷　清光绪三十三年铅印本

《蒙古鉴》七卷　民国八年铅印本

《蒙藏新志》三编　民国二十五年铅印本

《河套志》六卷　清乾隆七年刻本

《河套新编》十卷　民国十年修　一九八一年静电复制本

《古丰识略》四十卷　清咸丰十年抄本

《绥远志》十卷　清光绪三十四年活字本

《绥乘》十一卷　民国十年铅印本

《绥远志略》二十一章　民国二十六年铅印本

*《绥远通志草稿》一百卷　民国二十六年稿本

《土默特旗志》十卷　清光绪三十四年刻本

《归绥道志》四十卷　清光绪三十四年修抄本

《归绥志略》三十六卷　民国二十六年晒印清光绪间刻本

《归绥县志》　民国二十三年铅印本

《归归化志》二十一卷　传抄清光绪间本

《萨拉齐县志》十六卷　民国三十年铅印本

《集宁县志》四卷　民国十三年抄本

《清水河厅志》二十卷　清光绪九年刻本

《武川县志略》　民国二十九年铅印本

《丰镇厅志》八卷　民国五年铅印清光绪间本

《和林格尔厅志》四卷　清咸丰二年活字本

《和林格尔厅志略》一卷　清同治十年油印本

《伊克昭盟概况》　民国三十五年铅印本

《伊盟左翼三旗调查报告》 一九六零年据印本抄写本

《伊盟右翼四旗调查报告》 民国二十八年铅印本

《临河县志》三卷 民国二十年铅印本

《五原厅志略》三卷 清光绪三十四年修 抄本

《科布多政务总册》 民国二十六年铅印本

西藏自治区

经查阅西藏自治区区县志二十一种，未见医籍著录，兹将佛经之医学著作录编：

《菩萨处胎经》五卷

见乾隆《卫藏通志》卷十六《经典》。

《佛说咒时气病经》

见乾隆《卫藏通志》卷十六《经典》。

《佛说咒齿经》

见乾隆《卫藏通志》卷十六《经典》。

《佛说疗痔病经》

见乾隆《卫藏通志》卷十六《经典》。

《佛说咒小儿经》

见乾隆《卫藏通志》卷十六《经典》。

《罗嚩挐说救疗小儿疾病经》

见乾隆《卫藏通志》卷十六《经典》。

《伽叶仙人说医女人经》

见乾隆《卫藏通志》卷十六《经典》。

《佛说除一切病陀罗尼经》

见乾隆《卫藏通志》卷十六《经典》。

《治禅病秘要经》二卷

见乾隆《卫藏通志》卷十六《经典》。

《佛说十二品生死经》

见乾隆《卫藏通志》卷十六《经典》。

《佛说医喻经》

见乾隆《卫藏通志》卷十六《经典》。

附录　参考书目

《卫藏识略》四卷　清乾隆五十七年刻本

《卫藏通志》十六卷　清光绪二十二年刻乾隆年间本

《西藏图考》八卷　清光绪二十年刻本

《西藏新志》三卷　清宣统三年铅印本

《西藏通志》　民国十四年稿本

《拉萨厅志》三卷　清道光二十五年稿本

《太昭县图志》　民国初年修　一九六〇年油印本

《嘉黎县图志》　清宣统三年修　一九六二年油印本

《昌都县图志》　民国初年修　一九六二年油印本

《贡县图志》　民国七年修　一九六一年油印本

《武城县图志》　民国十年修　一九六〇年油印本

《察隅县图志》　民国初年修　一九六二年油印本

《科麦县图志》　民国初年修　一九六二年油印本

《硕督县图志》　清末修　一九六一年油印本

《同普县图志》　民国初年降　一九六一年油印本

《察维县图志》　民国元年修　一九六一年油印本

《宁静县图志》　民国十九年修　一九六〇年油印本

《盐井县图志》　民国初年修　一九六二年油印本

《波密县图志》　清末修　一九六二年油印本

《冬九县图志》　民国初修　一九六二年油印本

《恩达县图志》　民国初年修　一九六二年油印本

青海省

经查阅本省各府、县志二十四种，未见医籍著录，暂付阙如，仅将参阅书目列后。

《青海志略》 民国间稿本

《青海志》 民国间修 抄本

《青海省通志》 民国三十六年稿本

《青海省志》 一九六一年铅印本

《西镇志》 清顺治十四年刻本

《西宁府新志》四十卷 清乾隆十七年刻本

《西宁府续志》十卷 清光绪九年修 抄本

《西宁府续志》十卷 民国二十七年铅印本

《西宁县风土调查记》 民国二一十年修 抄本

《大通县志稿》 清光绪三十四年修 抄本

《大通县志》六卷 民国八年铅印本

《碾伯所志》 清康熙年间修 抄本

《乐都县风土概况调查最大纲》 民国二十一年修 抄本

《互助县风土调查记》 民国二十一年修 抄本

《循化志》八卷 清嘉庆间刻本

《民和县风土调查记》 民国二十一年修 抄本

《丹噶尔厅志》八卷 清宣统二年铅印本

《丹邑新志草稿》 稿本

《亹源县风土调查记》 民国二十一年纂 抄本

《贵德县志稿》四卷 民国二十九年修 稿本

《贵德县风土调查大纲》 民国二十一年修 抄本

《共和县风土调查记》 民国二十一年修 抄本

《玉树县志》十卷 民国抄本

《玉树调查记》二卷 民国九年铅印本

宁夏回族自治区

目 录

第一类 医 经

《素问》 上古 岐伯

宣统元年新修《固原直隶州志》卷六《人物志·方技》：岐伯，北地人。生而神明，精医术，通脉理，黄帝时以师事之。有《素问》《难经》行于世。

《难经》 上古 岐伯

见宣统元年新修《固原直隶州志》卷六《人物·方技》。

《难经直解》 明 张景皋

乾隆四十五年《宁夏府志》卷十六《人物·方技》：张景皋，精太素脉，可生则药，不可生，断以时日，百无一失。穷通寿夭，以脉推之，亦无不验。所著有《难经直解》。

第二类　本　草

《药书》　　清　蔡振铎

民国十五年《朔方道志》卷二十二《人物志·技艺》：蔡振铎，宁朔增生。熟读岐黄，在满营悬壶。尤精于痘科。定其吉凶，三年必验，人称蔡神仙。性爱人，遇贫寒者，则阴留钱以济之者屡矣。著有《药书》数卷，未刊。

第三类　针　灸

《黄帝岐伯针论》二卷　　上古　岐伯

民国《庆阳府志续稿》卷十三《艺文·著书目录》:《黄帝岐伯针论》二卷、《黄帝岐伯论针灸》二卷、《灸经》一卷。

《黄帝岐伯论针灸》二卷　　上古　岐伯

见民国《庆阳府志续稿》卷十三《艺文·著书目录》。

《灸经》一卷　　上古　岐伯

见民国《庆阳府志续稿》卷十三《艺文·著书目录》。

第四类 方 论

《医经》　清　王日秀

民国十五年《朔方道志》卷十七《人物志·学行》：王日秀，字实夫，宁夏县恩贡生。性情耿介，操守不苟。同治兵燹后，郡城书院已成荒墟，日秀受知于张翼长曜，乘间请修，仍名银川。启迪后进，有不循理法者，则为面责，从学生徒罔不服其严励。尤精于医，决人吉凶，率多不爽。著有《医经》若干卷。

《疮疡论》　明　方焌

乾隆四十五年《宁夏府志》卷十六《人物·方技》：方焌，精医道，尤善伤寒。所著有《疮疡论》。

按：民国三十七年《甘肃省乡土志稿》亦著录此书。

附录　参考书目

本附录所列参考书目，凡文中引用者前加米字符号。

《宁夏新志》八卷　明嘉靖十九年修　一九六一年影印本

《朔方新志》五卷　明万历四十二年修　四十五年刻本

*《宁夏府志》二十二卷　清乾隆四十五年刻本

*《朔方道志》三十一卷　民国十四年修　十六年铅印本

《宁夏省考察记》三编　民国二十四年铅印本

《银川小志》　清乾隆二十年修　一九八〇年油印本

《平罗纪略》八卷　清道光十三年刻本

《朔方广武志》二卷　清康熙五十六年刻本

《中卫县志》十卷　清乾隆二十六年刻本

《中卫县志》十卷　清道光二十一年刻本

《灵州志迹》四卷　清嘉庆三年刻本

《花马池志迹》二卷　清光绪三十三年修　民国三十六年抄本

《平远县志》十卷　清光绪五年刻本

《固原州志》二卷　明万历四十四年刻本

*《固原直隶州志》十一卷　清宣统元年铅印本

《硝海城志》一卷　清宣统元年铅印本

《海城县志》十卷　清光绪三十四年铅印本

《隆德县志》二卷　清康熙二年刻本

《重修隆德县志》四卷　民国二十四年石印本

《新编化平县志》四卷　民国二十九年石印本

*《庆阳府志续稿》

新疆维吾尔自治区

目　录

新疆维吾尔自治区

第一类 方 论

《西域名医要方》四卷　　佚名

见宣统三年《新疆图志》卷九十《艺文》。

附录 参考书目

本附录所列参考书目，凡文中引用者加米字符号。

*《新疆图志》一百六十卷 民国十二年铅印清宣统三年本

《新疆志略》 民国三十三年铅印本

《乌鲁木齐事宜》四卷 传抄清乾隆间本

《昌吉县乡土志》 清光绪三十四年稿本

《哈密志》五十一卷 清道光二十六年抄本

《新疆志稿》三卷 民国九年铅印本

《新疆乡土志二十九种》 一九五五年根据清光绪三十三年至宣统元年
　　间新疆知府知县造送清政府原呈本打印。分目列下：

《伊犁府乡土志》 清光绪三十四年修

《焉耆府乡土志》 未注纂修年代

《温宿府乡土志》 清光绪三十三年修

《疏勒府乡土志》 清光绪三十四年修

《莎车府乡土志》 清光绪三十四年修

《昌吉县呼图壁乡土志》 纂年末详

《阜康县乡土志》 纂年未详

《孚远县乡土志》 纂年未详

《鄯善县乡土志》 纂年来详

《宁远县乡土志》 清光绪三十四年修

《绥定县乡土志》 纂年未详

《精河厅乡土志》 纂年未详

《哈密直隶厅乡土志》 清宣统元年修

《婼羌县乡土志》 清宣统元年修

《轮台县乡土志》 清光绪三十四年修

《和阗直隶州乡土志》　清光绪三十年修

《皮山县乡土志》　纂年未详

《洛浦县乡土志》　纂年未详

《伽师县乡土志》　清光绪三十四年修

《巴楚州乡土志》　清光绪三十四年修

《英吉沙尔厅乡土志》　纂年未详

《蒲犁厅乡土志》　清光绪三十三年修

《温宿县乡土志》　清光绪三十四年修

《拜城县乡土志》　清光绪三十四年修

《沙雅县乡土志》　清光绪三十四年修

《温宿分防柯坪乡土志》　清光绪三十四年修

《乌什直隶厅乡土志》　纂年未详

《库车直隶州乡土志》　清光绪三十四年修

台湾省

前 言

　　关于台湾省的医籍，在本省地方志里著录甚少。内科名医如卓梦采、林元俊、魏莲芳、徐恢缵、王印，外科如林秋香，痘科如蔡光任等，他们有无遗著，由于有的本省府志县志尚未见到，继续钩沉，只可俟诸他日。

郭霭春　郭洪耀

一九八四年五月

目　录

第一类　方　论

《医方》　清　黄逢昶

光绪十一年《台湾杂记》：台湾横山跨海，烟瘴迷漫，忽雨忽晴，湿热又相乘为患，内地人不合水土，致病亡。爰拟医方，壬午三月，禀请岑宫保刊行，远人多资调治。板藏台北府考棚内，后为滇军取去。

附录　参考书目

本附录所列参考书目，凡文中引用者前加米字符号。

《台湾通志》不分卷　光绪十八年至二十一年修

《台湾府志》十卷　一九五九年扬州古旧书店油印清康熙五十一年本

《台湾府志》十卷　首一卷　清康熙三十五年刻本

《重修福建台湾府志》二十卷　清乾隆七年刻本

《重修台湾府志》二十五卷　清乾隆十二年刻本

《续修台湾府志》二十六卷　清乾隆二十八年刻本

《乾隆台湾县志稿》　传抄本

《台湾县志》八卷　清嘉庆十二年刻本

《台湾外纪》十卷　清康熙年间求无不获斋袖珍本

《台湾志略》二卷　清嘉庆间刻本

*《台湾杂记》　清光绪十一年刊本

《台湾小志》一卷　清末抄本

《台湾纪略》一卷　民国二十四年至二十六年上海商务印书馆排印本

《台湾新志》　民国三十四年中华书局铅印本

《台湾府噶玛兰所志》八卷　清咸丰二年刻本

《噶玛兰志略》十四卷　首一卷　清道光十七年修　稿本

《蛤仔滩纪略》　清道光十四年重刻本

《淡水所志》十六卷　清同治十年刻本

《凤山县志》十卷　清康熙五十八年刻本

《凤山县志》十二卷　首一卷　清乾隆二十九年刻本

《凤山县采访册》十卷　台湾文献丛刊（第七十三种）

《彰化县志》十二卷　首一卷　清道光十四年刻本

《苗栗县志》十六卷　清光绪十七年刻本

《甲午新修台湾澎湖志》十四卷　一九五九年杨州新华书店油印清光绪
　　二十年本
《澎湖所志》十五卷　清光绪八年修　稿本

　　关于名医的传记，见于正史里的很少，就是他们的逸闻佚事，在历代笔记中，也只是偶有记载。由于这样，在医学史研究中，就感到资料非常贫乏，这个问题，多少年来，解决不了。李一氓同志说："关于地方志，这是一门大学问，里面有许多宝贵的历史文献材料，譬如有许多人物，正史无传记，而地方志里却能够提供你有用的资料。"（见《中医古籍整理出版情况简报》第一期）本来地方志里蕴藏着丰富的有关社会科学和自然科学的研究资料，近年来学术界已经注意到这点。我们编写这部《中国分省医籍考》，只是从地方志里搜集医籍、医传两项内容，其中医传一项，可以补充正史之所不足，与李一氓同志的话是相合的。这可能对医史人物研究是有积极作用的。

　　本书编写，由于岁月悬隔，人手不一，加以霭春年老学荒，审阅不能周详，以致多有不当之处。例如：黄宫绣、程式两人医籍，江苏、江西分别列入，虽然合乎目录学互注之例，但全书未能统一，就觉得有些不合；再如《内经》一类，有的省即按年顺排，有的省即按书分列，如先《素问》，次《灵枢》《难经》，这就似乎不大统一；全书分类顺序，各省有些不够一致；一书两名，分类不当。更有需要说明的，即参考书目中引用与未引用的都列举出来，这并非有意侈张，而是说这些方志，虽然我们都检过了，但亦难免遗漏，而诚恳地请读者们按目核对，我们愿意接受疏略的批评。再者在编写过程中，经历二十多年，其间各省辖县隶属关系，屡有变迁，这亦难免与现今省县情况不合。总之此书编写"岁月淹久，其间牴牾，不敢自保。"（见司马光《进通鉴表》）尚望医林长者，学苑达人，幸有以督教之。

郭霭春

一九八四年十月

书名索引
（详见电子版）

微信扫描下方二维码
查阅本书"书名索引"

人名索引
（详见电子版）

微信扫描下方二维码
查阅本书"人名索引"